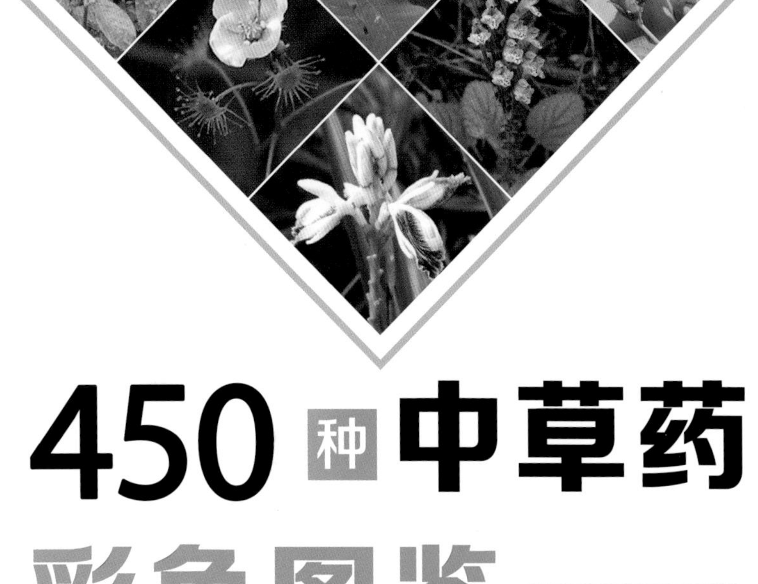

450种中草药彩色图鉴（修订版）

戴义龙　编著　　林余霖　审

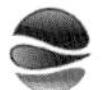
海峡出版发行集团｜福建科学技术出版社
THE STRAITS PUBLISHING & DISTRIBUTING GROUP｜FUJIAN SCIENCE & TECHNOLOGY PUBLISHING HOUSE

图书在版编目（CIP）数据

450种中草药彩色图鉴（修订版）/戴义龙编著. —修订本. —福州：福建科学技术出版社，2020. 5（2021. 5重印）

ISBN 978-7-5335-5968-7

Ⅰ. ①4… Ⅱ. ①戴… Ⅲ. ①中草药－图谱 Ⅳ. ①R282-64

中国版本图书馆CIP数据核字（2019）第175880号

书　　名	**450种中草药彩色图鉴（修订版）**
编　　著	戴义龙
出版发行	福建科学技术出版社
社　　址	福州市东水路76号（邮编350001）
网　　址	www.fjstp.com
经　　销	福建新华发行（集团）有限责任公司
印　　刷	福州德安彩色印刷有限公司
开　　本	889毫米×1194毫米　1/32
印　　张	22
图　　文	704码
版　　次	2020年5月第2版
印　　次	2021年5月第6次印刷
书　　号	ISBN 978-7-5335-5968-7
定　　价	98.00元

书中如有印装质量问题，可直接向本社调换

自序——草木有本心

诗人咏花草，缘由花草之有情；美人赏花草，皆因花草之美丽。然而，“草木有本心，何求美人折？”

先父戴良鸿先生对花草树木有着深厚的感情，在游方行医的经历中，写有一诗记述这段生涯的艰辛：

五湖浪迹奔天涯，寻觅三山异草花。

世上游方施药客，不知何处可安家？

遥想少年时代，跟随先父学医采药，踏遍群山，寻花觅草。这是一个对花草的认知和对生命不断深入的历程，是一个艰辛与乐趣并存的历程。

跋山涉水，行走在大自然中，倾情关注脚下的一花一草，感悟着人与花草树木和谐相处的意趣。深山采药，辨其形态，识其性味，明其功效，更让我明白，满山的花草就是一部读不完的奇书，满山的树木皆蕴藏着治病救人的奥妙，草木的本心诠释着生命的奥秘。

在随父学医的日子里，长年的耳濡目染，不仅让我逐渐体悟到了“医乃仁术”的意蕴，也使我对草木之本心有着自己独特的见解。

在大自然中，花草树木的“本心”又是什么呢？

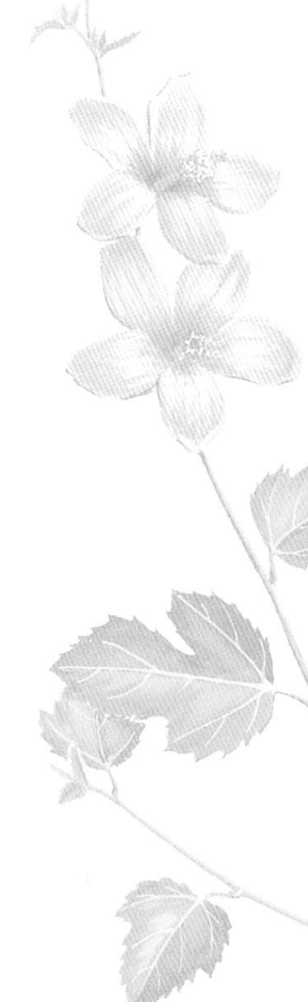

花草有心，既不为抒发诗人之情，也不为映衬佳人之美，它是为天下苍生而生长的，随处花草皆灵药。即便是生长于野外田间、深山密林里的闲花野草，看似至微至贱，却都隐含着与生命相关的信息，因为它可以“疗疾病、起沉疴、养性命”。

如今，从事中医四十多年的我，更乐于从“仁术”的视角来观照万物，是故，我编著了这本《450种中草药彩色图鉴》，以彰显草木的仁心与灵性，造福芸芸众生，以遂我先父之宿愿。

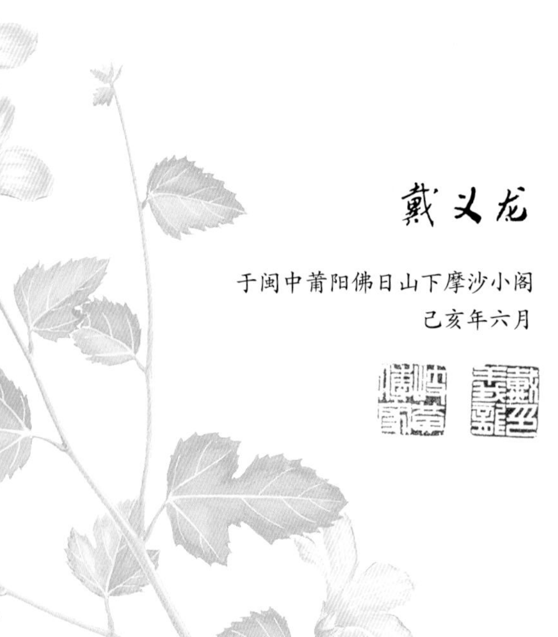

戴义龙

于闽中莆阳佛日山下摩沙小阁

己亥年六月

目录

发汗解表药

清热药

止咳化痰药

活血理气药

温中散寒药

祛风除湿药

利尿通淋药

润肠通便药

滋补强壮药

可外敷（洗）

可制用　可鲜用　可内服

治病组方见 571 页

桑　叶

别名：冬桑叶、霜桑叶、铁扇子

- **性味功效：**苦、甘，寒。疏散风热，清肝明目。
- **主治：**风热感冒、肺燥咳嗽、迎风流泪、高血压眩晕、面瘫、健忘失眠、目赤、风热赤眼、蛋白尿。
- **植物速认：**落叶灌木或小乔木。叶互生，叶片卵圆形或宽卵形，花绿色。瘦果外被肉质花被，成熟后变肉质，色黑紫。**生于山林或路旁。**

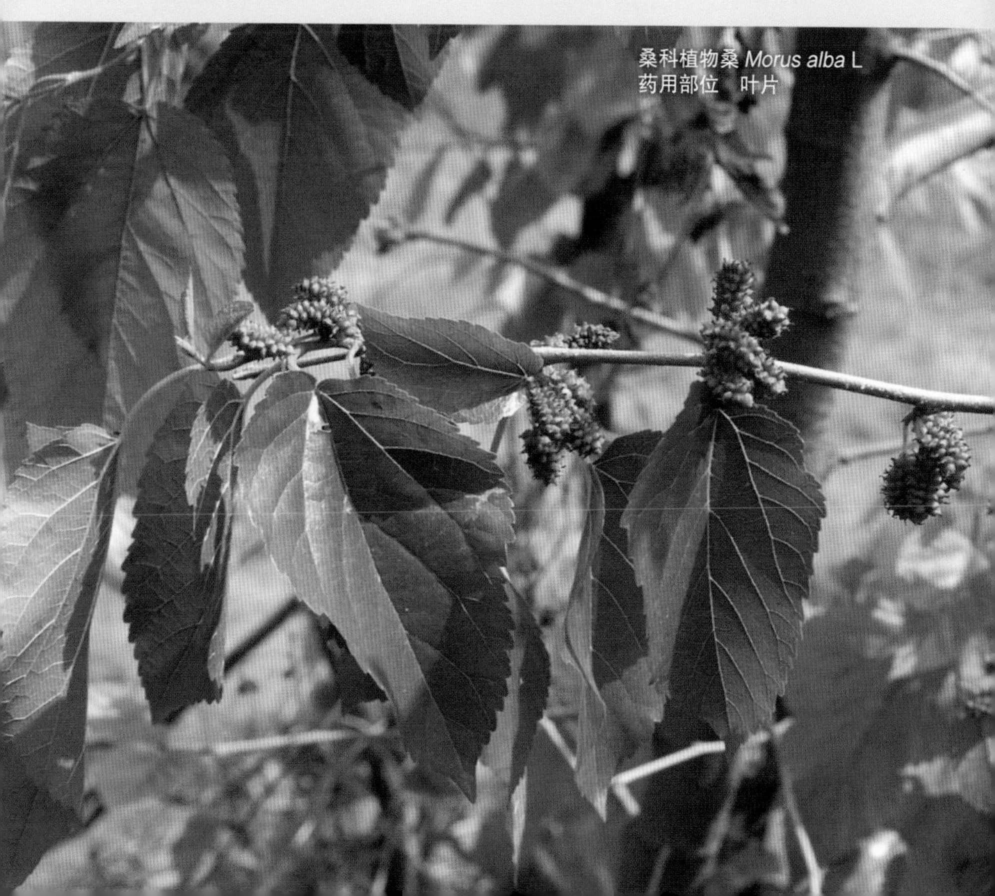

桑科植物桑 *Morus alba* L

药用部位　叶片

薄　荷

禁忌　可外敷（洗）　可制用　可鲜用　可内服

别名：升阳菜、夜息花、苏薄荷、薄苛

治病组方见 603 页

- **性味功效：** 辛，凉。散风清热，清利咽喉，透疹解郁，疏肝止痒。

- **主治：** 肝气郁结、风热头痛（咽喉肿痛）、中暑头昏（发热口渴、少尿）、口腔溃疡、风热感冒、鼻炎、虚寒型胃痛、痧气、胆石症、麻疹初期、全身瘙痒、小儿惊啼。

- **禁忌：** 凡气虚血燥，肝阳偏亢，表虚自汗者，均不宜用。

- **植物速认：** 多年生草本。有清凉浓香；根状茎细长，叶片对生，花萼钟状，淡红紫色；小坚果长圆形，褐色，藏于宿萼内。**生于河沟旁，路边及山野湿地。**

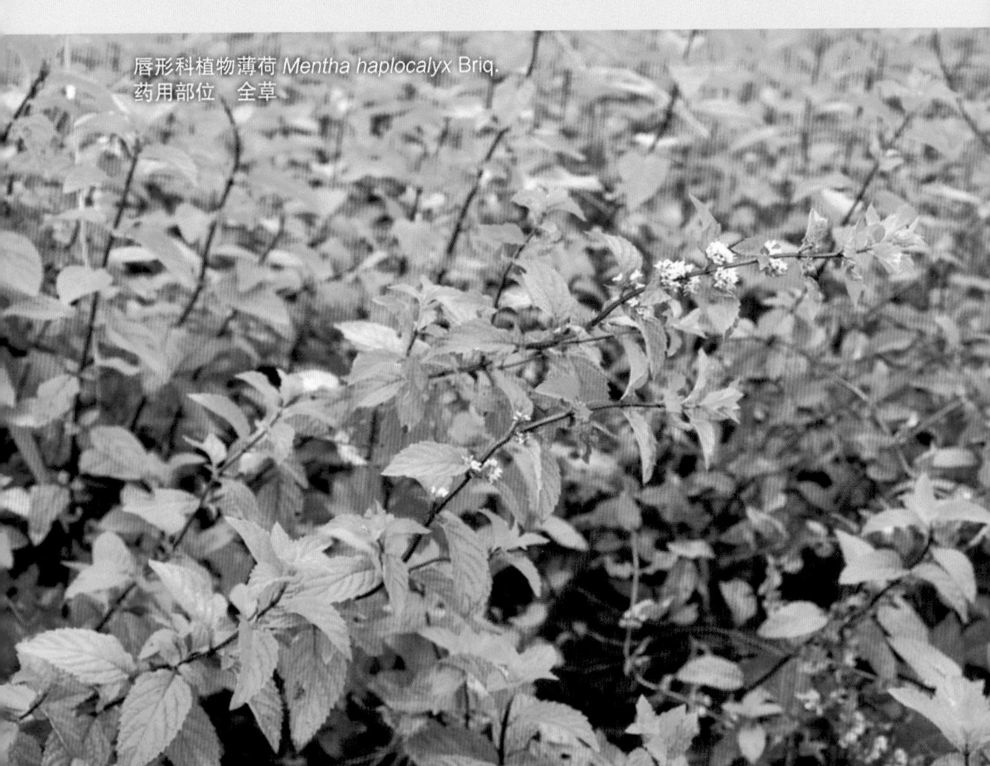

唇形科植物薄荷 *Mentha haplocalyx* Briq.
药用部位　全草

经验　可外敷（洗）
可制用　可鲜用　可内服

治病组方见 528 页

牡　荆

别名：蚊香草、埔香、午时茶

- **性味功效：**甘、微苦，平。疏风解表，化痰止咳。

- **主治：**预防中暑、风热感冒、感冒头痛、头痛久治不愈、头风贯眼、慢性支气管炎、胃痛呕吐、久痢不愈、痔疮大便出血、关节炎、坐骨神经痛、肩关节周围炎、妇女带下、功能失调性子宫出血、脚癣。

- **经验：**牡荆叶、茎外洗治疗脚癣疗效好。

- **植物速认：**落叶灌木，有香味。幼枝方形，被短毛。老枝圆形，褐色。掌状复叶对生，小叶椭圆状披针形，有浅锯齿。**生于山坡路旁。**

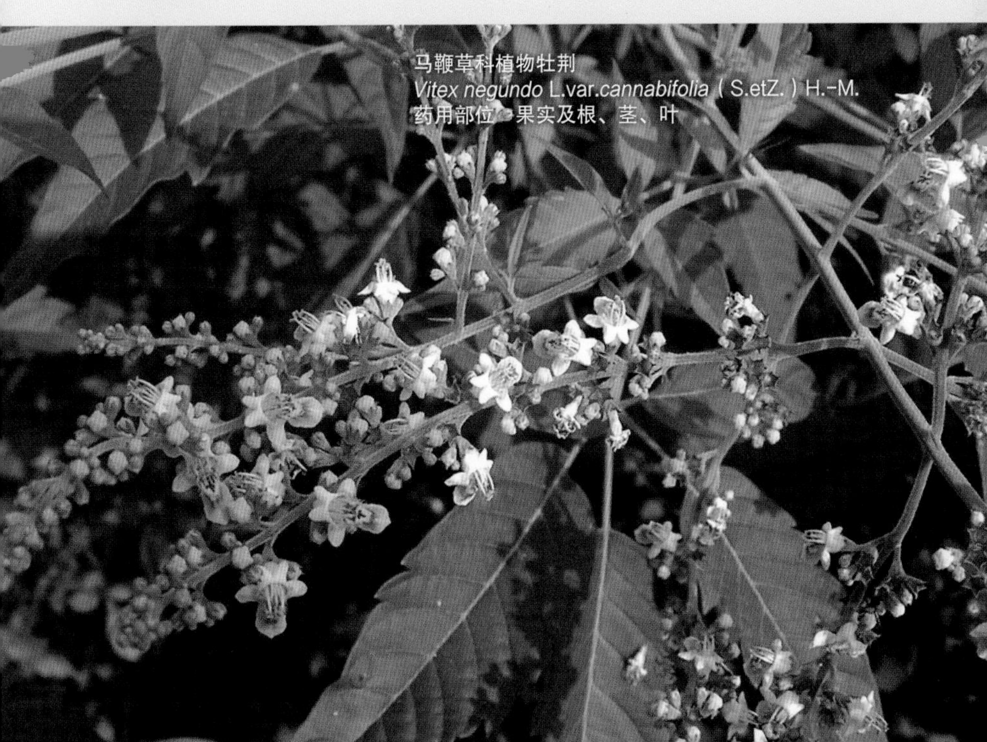

马鞭草科植物牡荆
Vitex negundo L.var.*cannabifolia*（S.etZ.）H.-M.
药用部位：果实及根、茎、叶

牛蒡子

禁忌 可外敷（洗）
可制用 可鲜用 可内服

别名：大力子、牛子、鼠粘子、黑风子、粘苍子、鼠尖子

治病组方见 481 页

- **性味功效：** 辛、苦，寒。疏散风热，祛疹止咳，解毒利咽。
- **主治：**风热感冒（咽喉肿痛）、麻疹发不透畅、热毒疮肿未溃、腮腺炎、梅核气（慢性咽炎）、偏正头痛。
- **禁忌：**虚寒便溏者慎用。

- **植物速认：**多年生草本。主根肉质，基生叶丛生，基部通常为心形，夏季开紫红色花，略呈伞房状；瘦果，长椭圆形或倒卵形。**生于沟谷林边、荒山草地中。**

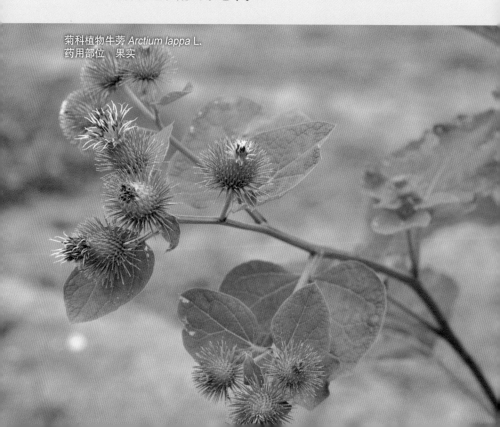
菊科植物牛蒡 *Arctium lappa* L.
药用部位 果实

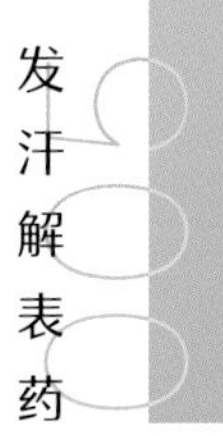

可外敷（洗）

可制用　可鲜用　可内服

治病组方见 598 页

蔓荆子

别名： 万京子、京子、蔓青子、蔓荆实、荆子

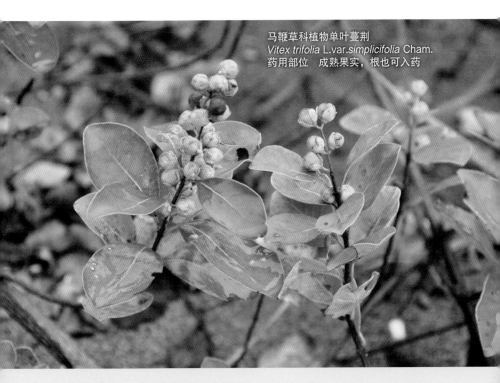

马鞭草科植物单叶蔓荆
Vitex trifolia L.var.*simplicifolia* Cham.
药用部位　成熟果实，根也可入药

- **植物速认：** 落叶灌木或小乔木，幼枝四棱形，单叶对生，叶片倒卵形或卵形，夏季开淡紫色唇形花，果实近球形，灰黑色。**生于海边、河湖沙滩上。**

- **性味功效：** 辛、苦，微寒。散风清热，止痛。

- **主治：** 风热头痛、风热目赤多泪、偏头痛、两颞部（太阳穴处）头痛、外伤瘀血致发眩晕、血虚头痛、眩晕、劳力过伤、背部风湿痹痛。

柴胡

别名： 北柴胡、柴草、狗头柴胡、硬叶柴胡、香柴胡、地熏、紫草

禁忌

可制用 可鲜用 可内服

治病组方见 563 页

- **性味功效：** 苦，微寒。疏肝理气，退热升阳。

- **主治：** 神经性头痛、外感有寒热往来、胁肋胀痛、心下痞闷、肝气不舒（症见头痛、肋下痞闷、恶心、呕吐、口苦等）、内伤发热、急性胆囊炎、睾丸炎、子宫下垂、脱肛。

- **禁忌：** 体虚气逆呕吐及阴虚火炽者不宜用。

- **植物速认：** 多年生草本，主根圆柱形，质坚硬。秋季开鲜黄色花，复伞形花序腋生兼顶生。双悬果宽椭圆形。**生于向阳山坡、路边或草丛中。**

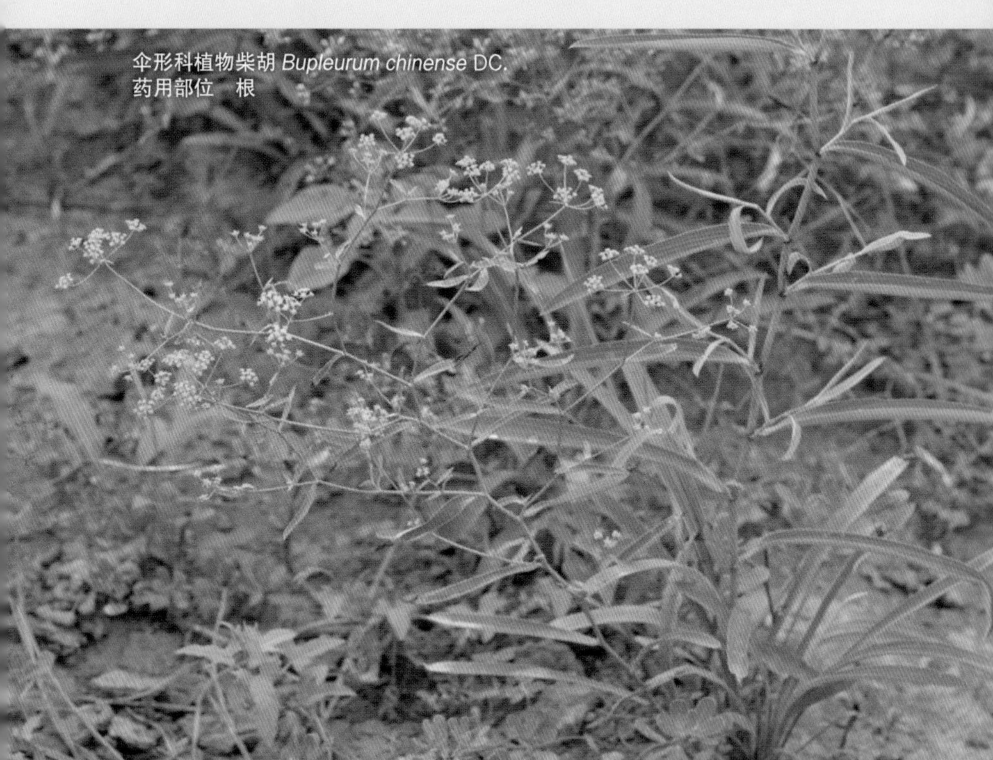

伞形科植物柴胡 *Bupleurum chinense* DC.
药用部位　根

可外敷（洗）
可制用　可鲜用　可内服

治病组方见 477 页

木　贼

别名：锉草、笔头草、笔筒草、节骨草、木则、节节草

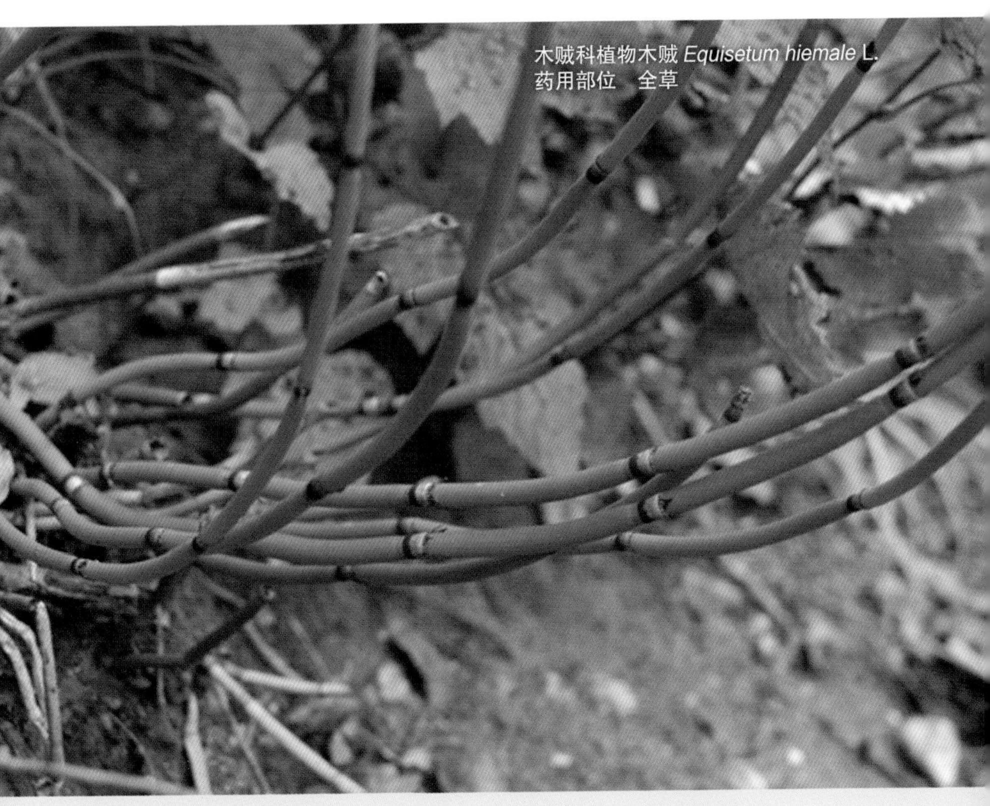

木贼科植物木贼 *Equisetum hiemale* L.
药用部位　全草

- **植物速认：**多年生常绿草本。根状茎粗短，黑褐色，直立，中空，表面灰绿色或黄绿色，粗糙。**生于河床、沙滩、干草原。**

- **性味功效：**苦，平。解表散风，明目退翳，利水。

- **主治：**肝虚火旺、目昏羞明、目生翳障（黑眼珠上有白色斑块）、胃涌吐酸水、脱肛、妇女赤带。

葛根

别名：葛条、粉葛、甘葛、葛藤、葛麻藤、葛条根

禁忌 可外敷（洗）
可制用 可鲜用 可内服

治病组方见 586 页

- **性味功效：**甘、辛，平。发汗解热，止渴生津，透疹止泻。

- **主治：**气虚血瘀之耳鸣失聪、气虚眩晕、饮酒过量烦渴、感冒口渴、风寒感冒、风热斑疹初发（点粒未透）、冠心病（胸痹心痛）、痢疾（腹泻、发热）、大便下血、2 型糖尿病（阴虚口渴咽干）、重症肌无力、偏头痛、三叉神经痛、神经根型颈椎病、椎动脉型颈椎病、肩周炎、偏瘫、小儿麻疹初起。

- **禁忌：**凡阴虚火炎或上盛下虚的慎用，多用反伤胃气。

- **植物速认：**多年生草质藤本，块根圆柱状；叶互生，有长柄，菱状卵形；秋季开花，花冠蝶形，紫红色。荚果条形。**生于山坡草丛、路旁、疏林中较阴湿处。**

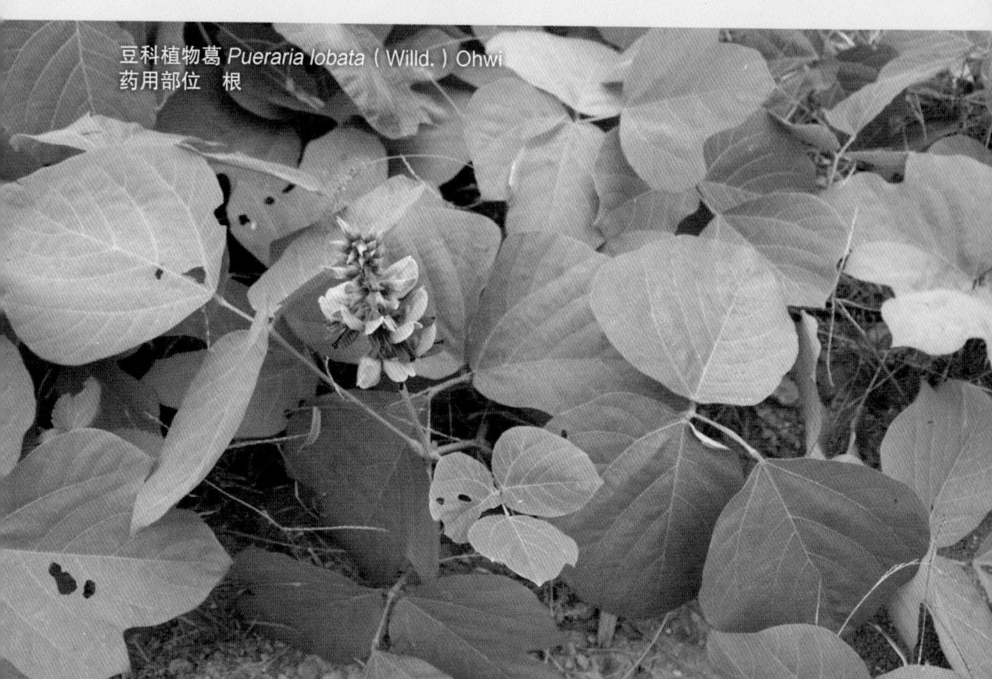

豆科植物葛 *Pueraria lobata*（Willd.）Ohwi
药用部位　根

经验 可外敷(洗)
可制用 可鲜用 可内服

治病组方见 578 页

菊花

别名：滁菊、亳菊、杭菊、怀菊、贡菊、药菊、甘菊花、白菊花

- **性味功效：**甘、苦，微寒。清散风热，平肝明目。
- **主治：**暑热烦渴（口干、尿赤）、风热感冒（头痛）、头晕（视物昏花）、头痛（失眠、烦躁）、血虚头痛、高血压、梅尼埃病、三叉神经痛、结膜炎、疔疮肿痛、小儿惊风。
- **经验：**杭菊花擅养肝明目，亳菊花擅疏风散热，解暑明目。
- **植物速认：**多年生草本，茎直立，叶生卵圆形，秋季开花，瘦果柱状，无冠毛。**生于山野灌木，多栽培。**

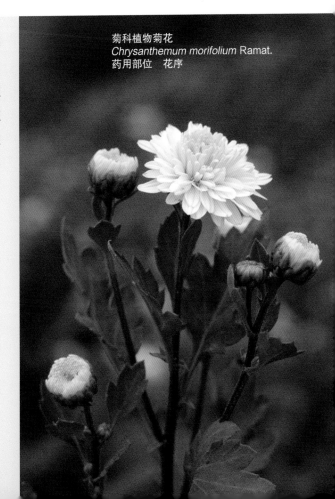

菊科植物菊花
Chrysanthemum morifolium Ramat.
药用部位　花序

升　麻

别名： 冉麻、绿升麻、西升麻、川升麻、龙眼根、冉升麻、窟窿牙根

禁忌　可外敷（洗）　可制用　可鲜用　可内服

治病组方见 484 页

- **性味功效：** 甘、辛，微寒。发表透疹，升阳举陷，解表。

- **主治：** 阳明胃热（牙痛、口疮）、中气下陷（脱肛、胃下垂、子宫下垂、久泻）、麻疹初期、水痘、前额痛（发热面赤）、慢性喉炎、头部外伤瘀血肿痛、后脚跟骨疼痛、小儿疝气（睾丸肿痛）、血崩（日久不止）。

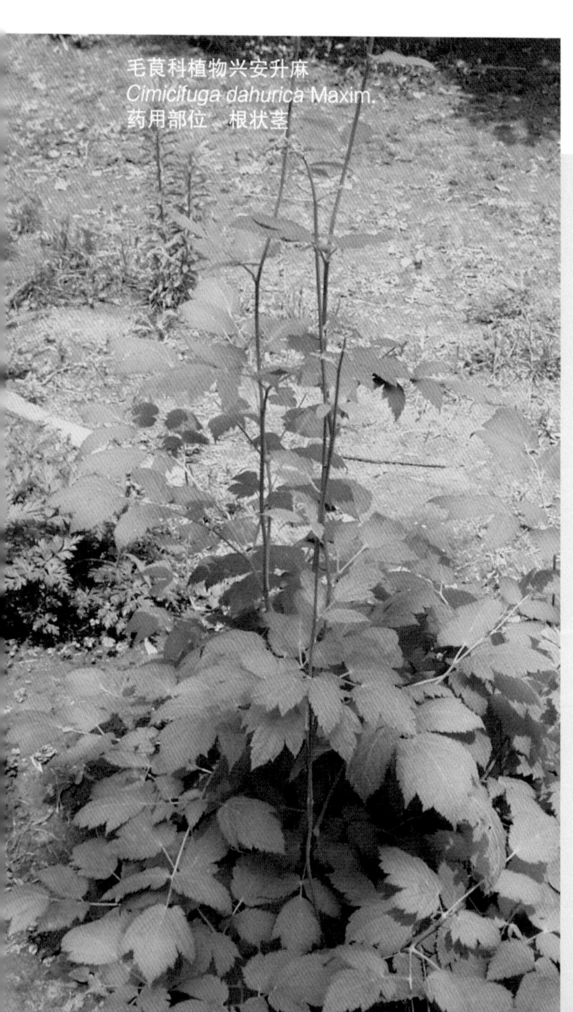

毛茛科植物兴安升麻
Cimicifuga dahurica Maxim.
药用部位　根状茎

- **禁忌：** 凡上盛下虚，阴虚火旺者不宜用。

- **植物速认：** 多年生草本。根状茎呈不规则长块状，叶宽菱形或窄卵形，7~8 月开花，雌雄异株；蓇葖果。**生于山地林缘、林中或路旁草丛中。**

禁忌 经验 可外敷(洗) 可制用 可鲜用 可内服

治病组方见 451 页

一枝黄花

别名：冬节花、百斤草、铁金拐、黄花仔、土苦菜、红杆一枝香、黄花母

■ **性味功效：** 辛、苦，寒。疏风解毒，清热消肿，活血化瘀，行气止痛。

■ **主治：**风热感冒、急性扁桃体炎、肾炎、淋巴结肿大、肝硬化腹水、霉菌性腹泻、腓肠肌痉挛、跌打损伤、顽固疔疖肿痛、毒蛇咬伤、带下病、尿道炎、乳腺炎、盆腔炎、小儿鹅口疮。

♥ **禁忌：** 本品种子长期大量服用会引起肠出血。

♥ **经验：** 本品水煎液对红色毛癣菌抑菌效果好。

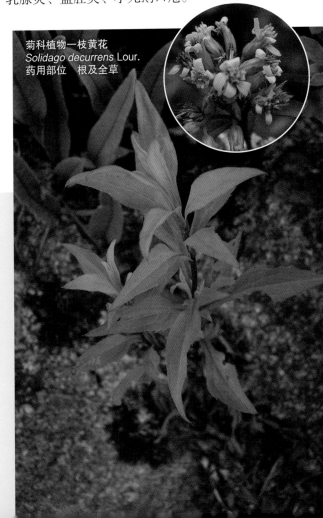

菊科植物一枝黄花
Solidago decurrens Lour.
药用部位　根及全草

■ **植物速认：** 多年生草本。茎直立分枝少，根须多条；花黄色头状花序，瘦果圆筒形。**生于山坡、路旁、赤土或干燥地。**

麻黄

别名：麻黄草、色道麻、山麻黄、龙沙、狗骨

禁忌　经验　可外敷（洗）
可制用　可鲜用　可内服

治病组方见 582 页

- **性味功效：** 辛、微苦，温。发汗解表，宣肺定喘，利水消肿。麻黄根甘，平。固表止汗。

- **主治：** 风寒感冒、风热感冒、冬季流行性感冒（外寒内热）、湿热黄疸初起、湿邪伤表（发热，头痛，肢节痛）、急性肾炎兼感冒、哮喘（伴恶寒，微热，身痛，无汗，全身浮肿，小便不利等）、慢性支气管炎、急性肾炎、神经根型颈椎病、腰椎间盘突出症（偏寒型）、百日咳。

- **禁忌：** 表虚自汗、肺虚喘咳者忌用，高血压及心功能不全者应慎用。

- **经验：** 发汗解表生用，宣肺平喘生用或炙用。

- **植物速认：** 小灌木，常呈草本状，根木质茎匍匐横卧土中，外皮褐色或红褐色，有须根。夏季开花，雌雄异株；种子卵形。**生于河床、河滩、干草原、固定沙丘。**

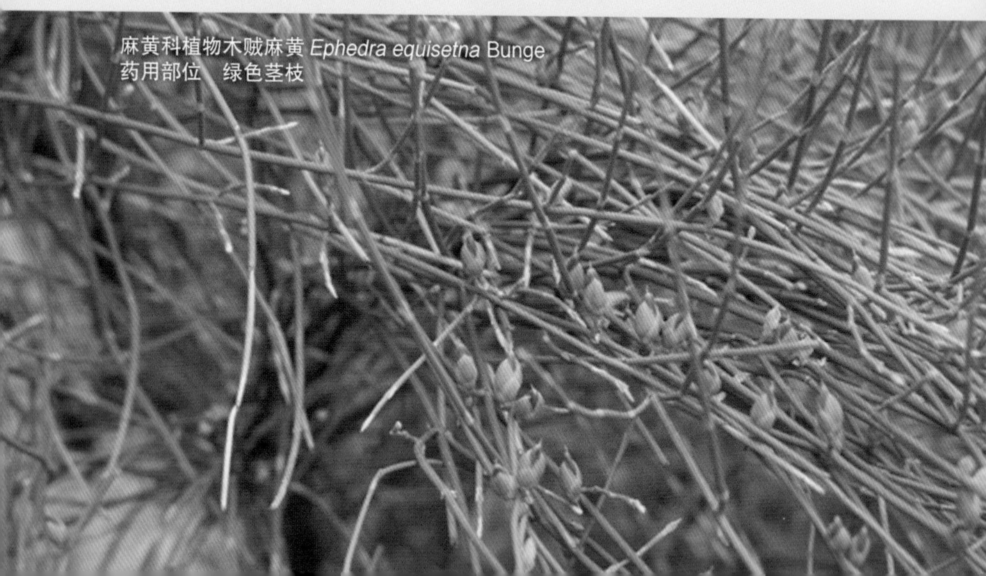

麻黄科植物木贼麻黄 *Ephedra equisetna* Bunge
药用部位　绿色茎枝

禁忌 可外敷（洗）
可制用 可鲜用 可内服

治病组方见 517 页

防风

别名： 百枝、屏风、关防风、东防风、冬防风、避风草

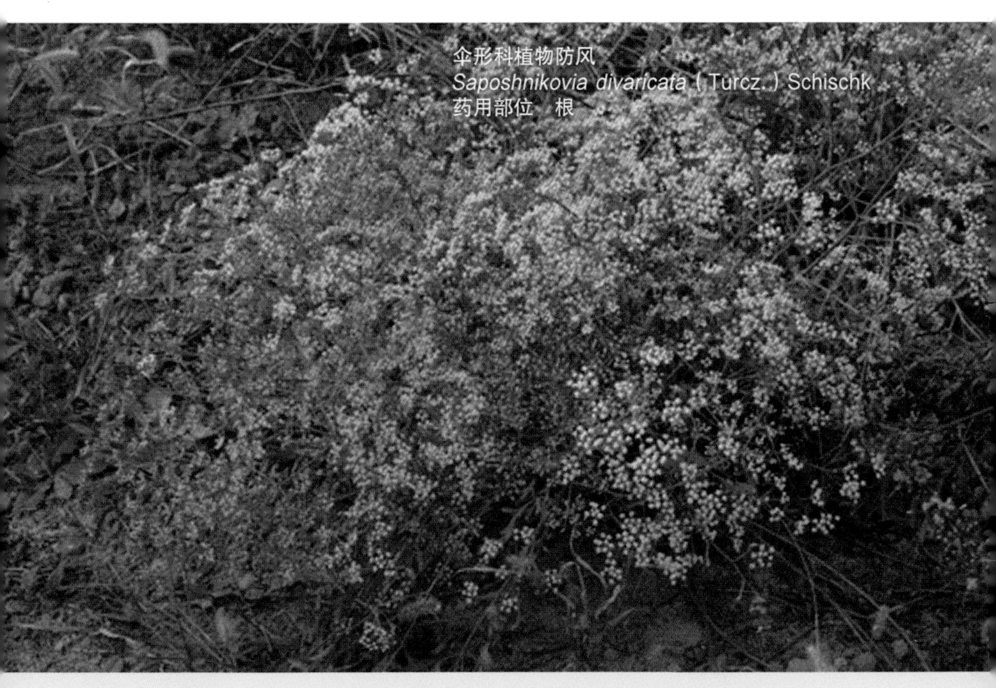
伞形科植物防风
Saposhnikovia divaricata (Turcz.) Schischk
药用部位：根

植物速认： 多年生草本。根粗壮，近圆柱形；茎单生，直立；秋季开小白花，双悬果长卵形。**生于草原、干燥山坡。**

性味功效： 辛、甘，微温。祛风解表，祛湿止痛，止痒止泻。

主治： 伤风感冒、头痛（偏头痛初起）、顽固性头痛、外感脾虚泄泻、体虚自汗（盗汗）、风疹瘙痒、骨质增生症、破伤风抽搐、跌打肿痛、风湿四肢痹痛、骨髓炎、目红肿痛、过敏性鼻炎、产后体虚乳汁自溢不止。

禁忌： 阴虚火旺的头痛不宜用。

香薷

禁忌 经验

可制用 可鲜用 可内服

别名：香茹、香草、华荠宁、蜜蜂草

治病组方见 556 页

- **性味功效：**辛，微温。发汗解表，祛暑化湿，利水消肿。

- **主治：**夏季乘凉腹痛吐泻、中暑吐泻、夏季暑症外感在表、水肿（小便不利）、反胃吐酸。

- **禁忌：**凡无暑邪束表者不宜用。

- **经验：**香薷应阴干而不能用火烘干，否则香气减疗效变差。

- **植物速认：**多年生草本。茎棕红色，四棱形，叶对生；秋季开花，轮伞花序密聚成穗状；小坚果近卵圆形。**生于山野。**

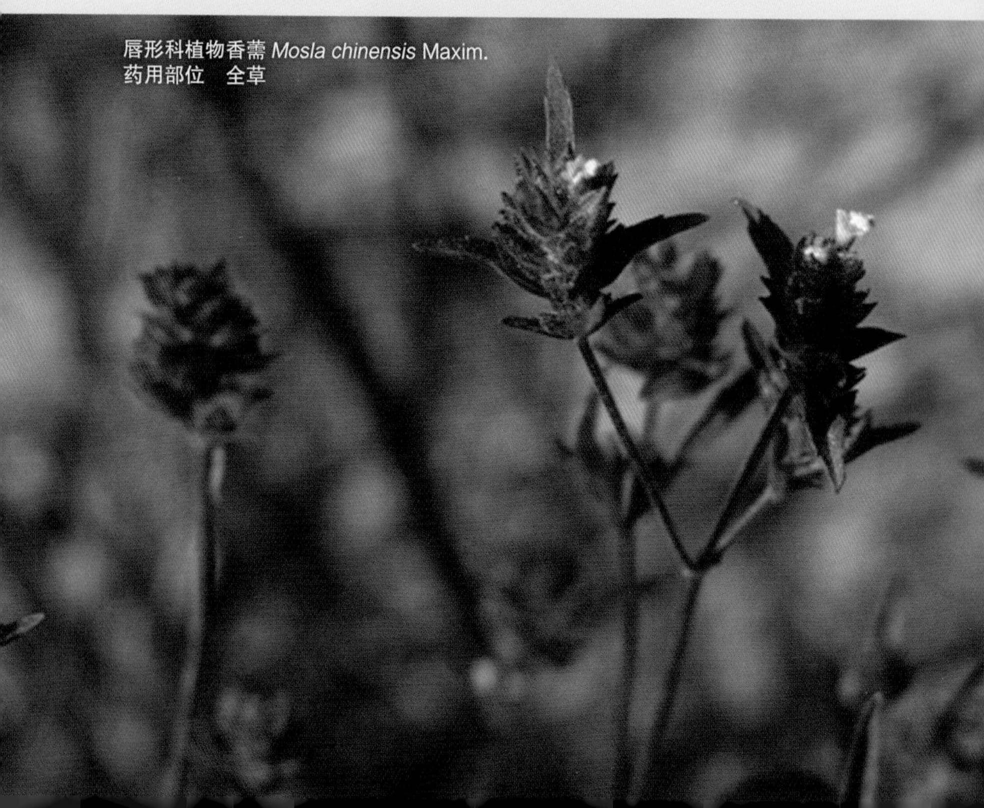

唇形科植物香薷 *Mosla chinensis* Maxim.
药用部位　全草

禁忌 可外敷(洗)
可制用 可鲜用 可内服

治病组方见 545 页

荆　芥

别名：假苏、四棱杆蒿、香荆芥、线芥、京芥、芥穗

- **性味功效：**辛，微温。祛风解表，透疹止痒，炒炭止血。

- **主治：**风热头痛、风热咳嗽、风寒感冒、眩晕、麻疹初期（荨麻疹初起）、扁桃体炎、鼻出血、便血、痔漏（肛门肿痛）、疮疥疔肿、产后血晕、崩漏。

禁忌：表证阳虚自汗者不宜单用。

- **植物速认：**一年生草本。茎直立，四棱形；花小，花萼钟形；小坚果卵形或椭圆形，棕色。**生于山坡路旁或山谷。**

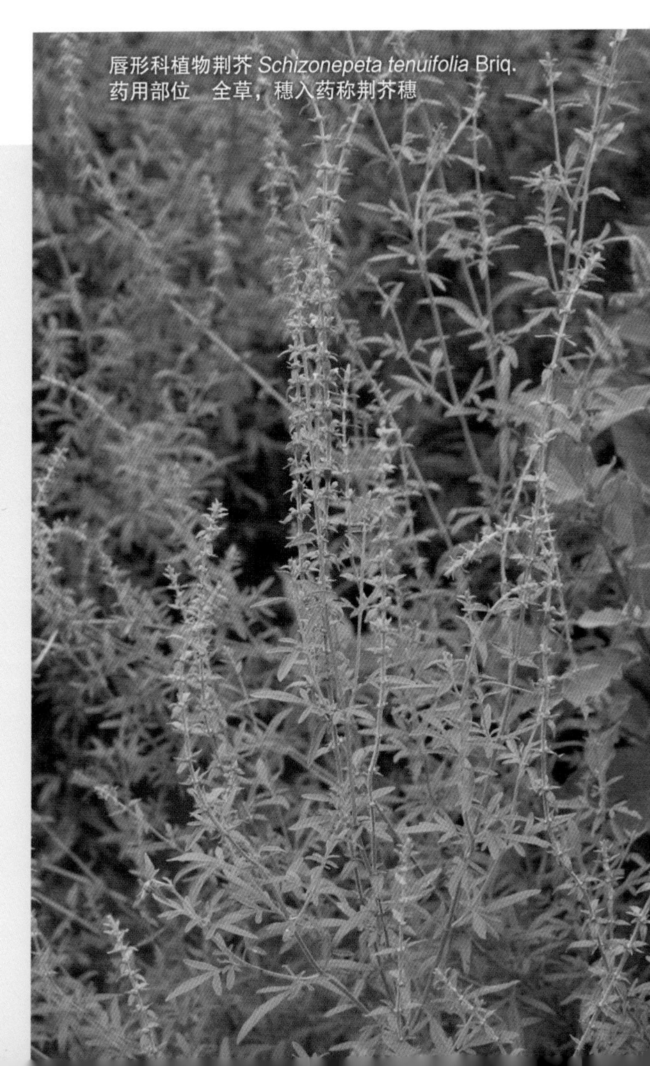

唇形科植物荆芥 *Schizonepeta tenuifolia* Briq.
药用部位　全草，穗入药称荆芥穗

藁本

经验 可外敷(洗) 可制用 可鲜用 可内服

别名：西芎藁本、香藁本、土芎、秦芎、藁板、地新、蔚香

治病组方见603页

- **性味功效：**辛，温。祛风除湿，散寒止痛。

- **主治：**风寒头痛、偏头痛、背部宿伤、脑震荡后遗症、头屑过多、疥癣。

- **经验：**本品煎汤外洗治头屑多、疥癣，疗效突出。

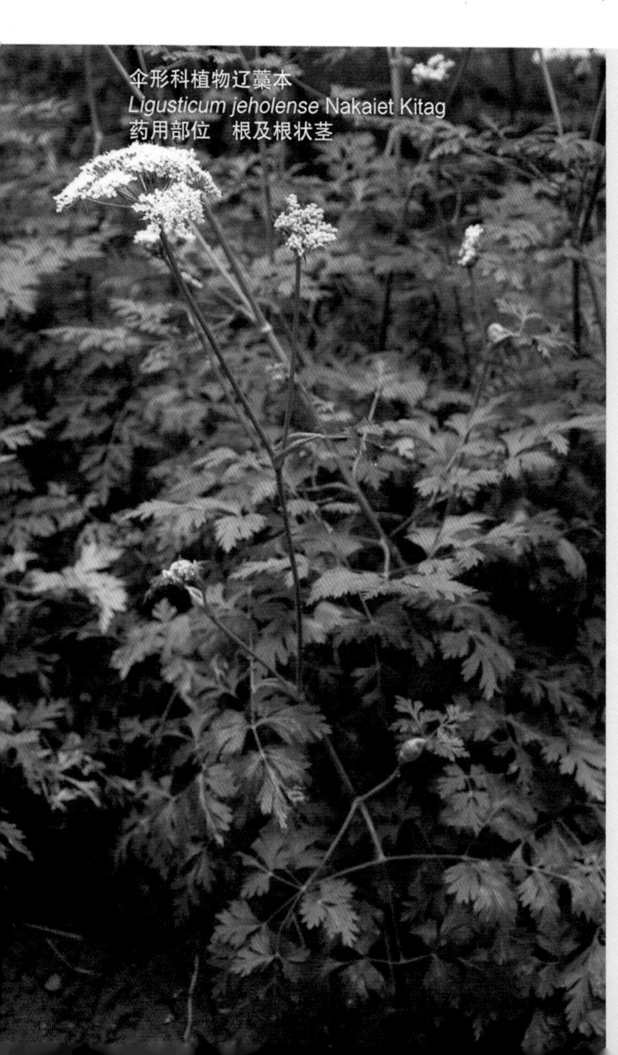
伞形科植物辽藁本
Ligusticum jeholense Nakaiet Kitag
药用部位　根及根状茎

- **植物速认：**多年生草本。茎中空，有纵沟。叶互生，夏秋开白花，果实双悬果广卵形，稍侧扁。**生于山地林缘和林下或栽培。**

禁忌 经验 可外敷（洗）
可制用 可鲜用 可内服

治病组方见 589 页

紫　苏

别名：白紫苏、香苏、苏麻、赤苏、苏叶

■ **性味功效：**辛，温。发汗解表，理气宽胸，解郁化痰，解鱼蟹毒，安胎。

■ **主治：**脾胃气滞（胸闷呕吐）、风寒感冒、痰嗽气喘、急性扁桃体炎、进食鱼蟹所致腹痛吐泻、慢性鼻窦炎、寻常疣、妊娠呕吐（胎动不安）、子宫下垂。

♥ **禁忌：**气虚表虚不宜单用。

♥ **经验：**苏子降血糖、降血脂作用突出。另有一种白苏，被白色细毛，功效相近。

■ **植物速认：**一年生草本。茎四棱形，紫色或绿紫色。叶对生，叶片皱，卵形至宽卵形，花冠二唇形，红色或淡红色。小坚果倒卵形，灰棕色。**生于山地、路旁、村边或荒地，全国有栽培。**

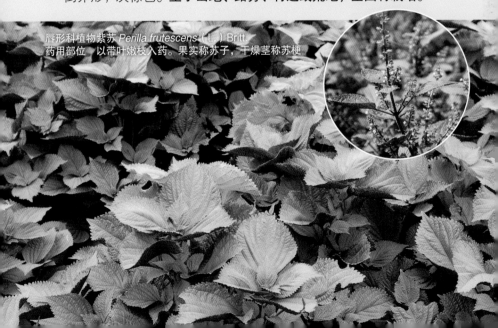
唇形科植物紫苏 *Perilla frutescens*（L.）Britt.
药用部位　以带叶嫩枝入药。果实称苏子，干燥茎称苏梗

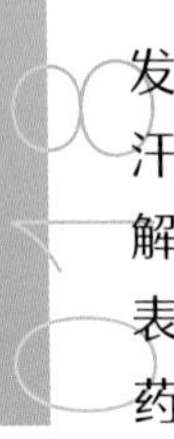

葱白

经验　可外敷（洗）　可制用　可鲜用　可内服

别名：葱实、葱子、四季葱

治病组方见 587 页

- **性味功效：**辛，温。补肾明目，发散风热，活血通阳。

- **主治：**风寒湿痹（筋骨作痛）、肾虚阳痿、风寒感冒、头痛不止、阳虚头晕、伤寒呕吐、胃溃疡、小便不通、藜芦中毒吐不止、蛔虫引起的肠梗塞、鹤膝风、胎动不安。

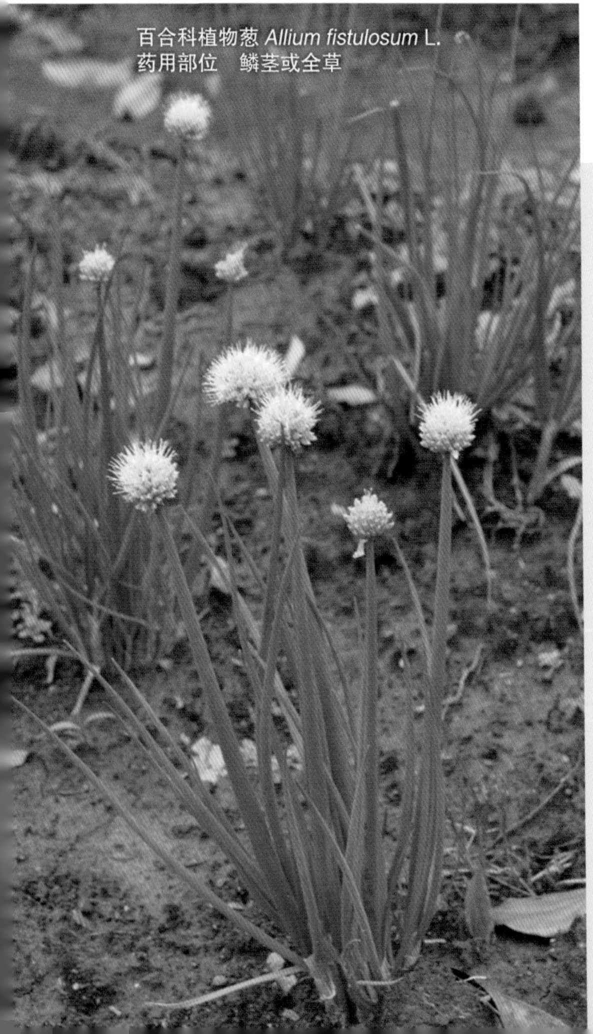

百合科植物葱 *Allium fistulosum* L.
药用部位　鳞茎或全草

经验：葱白煮水治小儿感冒初期，还能通产妇乳汁，散乳痈。

- **植物速认：**多年生草本，全体具强烈辛辣味。鳞茎卵状长圆柱形，肉质鳞，叶白色。花白色，多花密集成顶生球状伞形花序。蒴果球形。**生于田野。全国各地均产，以山东产量较大。**

禁忌 可外敷（洗）

可制用 可鲜用 可内服

治病组方见 497 页

白芷

别名：芳香、泽香、苻蓠、香白芷、川白芷、杭白芷

- **性味功效：**辛，温。祛风止痛，消肿排脓，宣通鼻窍。

- **主治：**风寒感冒（前额部头痛）、寒邪所致偏头痛、头痛（三叉神经痛）、眉棱骨痛、鼻炎引起头痛（偏头痛）、风寒牙痛、面神经炎（面瘫）、湿盛中阻型胃痛、寒凝气滞胃痛、风湿痹痛、跌打损伤（痛不可忍）、寒湿型痰注（肩、背、臂痛）、扭伤（局部肿痛）、痈疔疮肿、腰椎间盘突出症（偏瘀型）。

- **禁忌：**白芷久服耗气。

- **植物速认：**多年生大型草本。根粗大，圆柱形，常带紫色。叶互生；开白色小花，花瓣倒卵形；双悬果扁平长广椭圆形。**生于湿草甸子、灌木丛、河旁沙土或石砾质土中。**

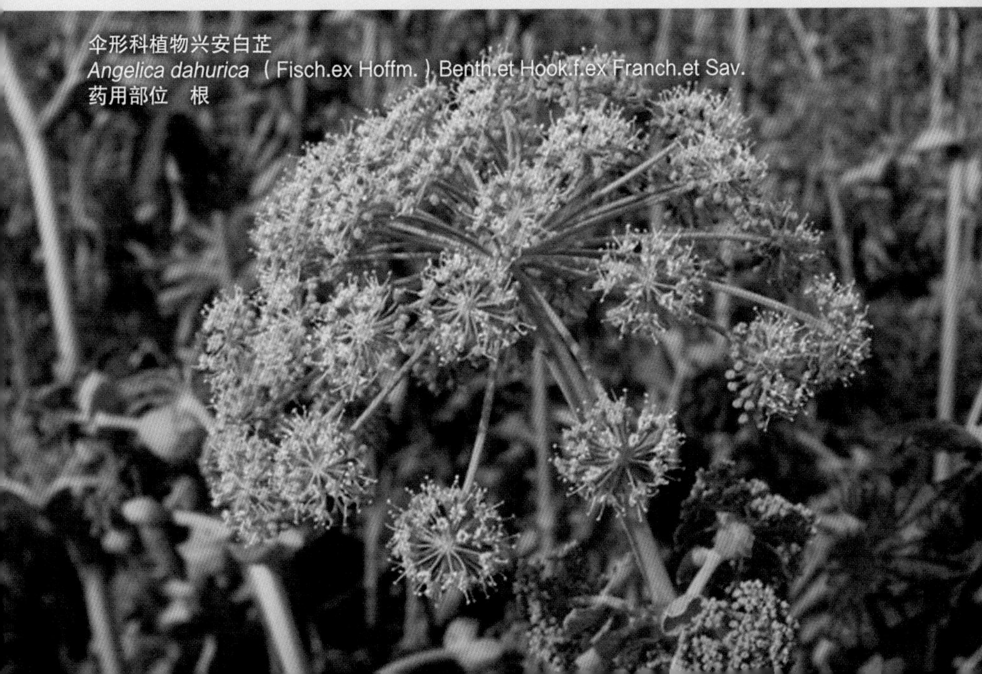

伞形科植物兴安白芷

Angelica dahurica （Fisch.ex Hoffm.）Benth.et Hook.f.ex Franch.et Sav.

药用部位　根

桂枝

禁忌 可外敷(洗) 可制用 可鲜用 可内服

别名：玉桂、牡桂、菌桂、筒桂、柳桂、柴桂

治病组方见 561 页

- **性味功效：**辛、甘，温。发汗解表，温经散寒，助阳化气。

- **主治：**外感寒邪（头痛、发热、汗出、畏风）、表证未解复感寒发热（腹胀、泻痢、舌淡苔白）、痰饮（眩晕、心悸、短气而咳、胸胁闷痛、舌苔白腻）、心阳虚损或心血不足（胸闷不舒、心悸怔忡）、冠心病、胃炎和十二指肠溃疡（属虚寒腹痛）、关节炎、肾炎（水肿、恶寒发热、骨节疼痛）、慢性肾炎（脾肾两虚型）。

- **禁忌：**阴虚火炽、喉证、出血证不宜用。

- **植物速认：**常绿乔木。树皮外表面灰棕色，幼枝有不规则的四棱；夏季开黄绿色小花；果实椭圆形。**生于常绿阔叶林中。**

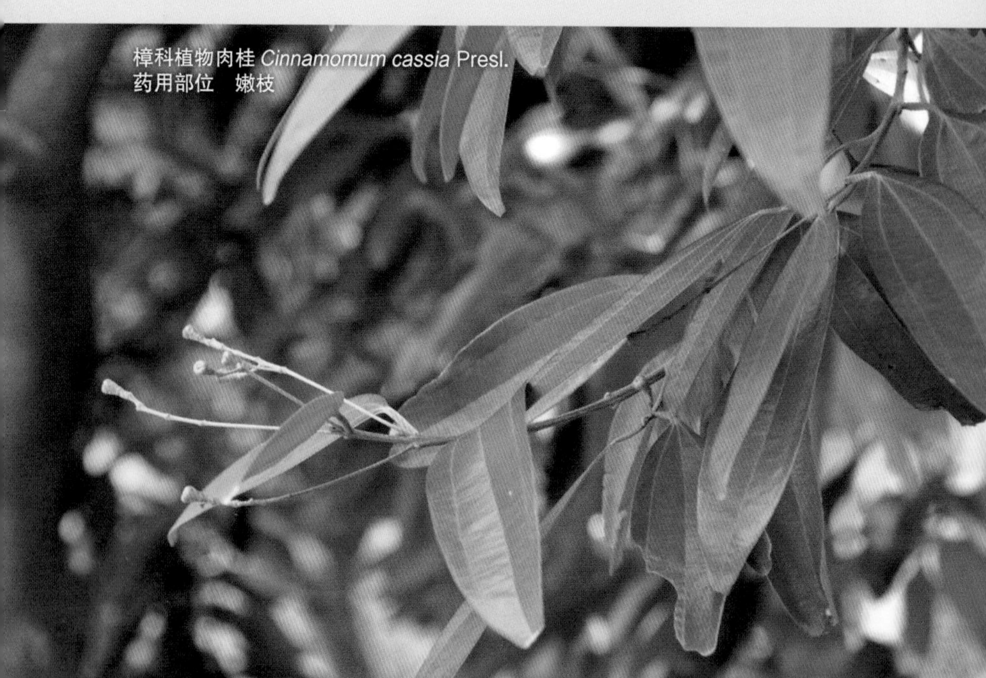

樟科植物肉桂 *Cinnamomum cassia* Presl.
药用部位　嫩枝

禁忌 经验 可外敷（洗）
可制用 可鲜用 可内服

治病组方见 530 页

辛 夷

别名：木笔花、迎春花、紫玉兰、姜朴花、毛辛夷

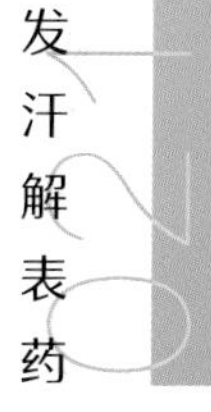

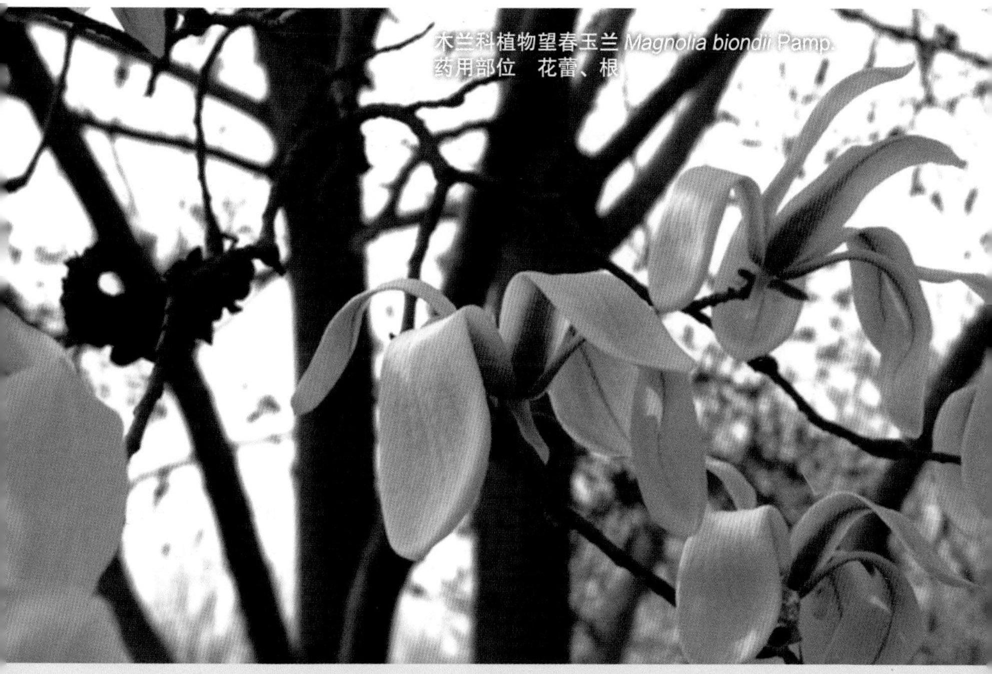

木兰科植物望春玉兰 *Magnolia biondii* Pamp.
药用部位 花蕾、根

- **植物速认**：落叶灌木。茎直立，树皮灰白色，分枝。花朵黄绿色，果实淡褐色。**生于阔叶林中。**

- **性味功效**：辛，温。散寒解表，宣通鼻窍。

- **主治**：风寒感冒、风热感冒、急慢性鼻窦炎、重症慢性鼻炎、虚寒头痛、头部外伤综合征（头晕、头痛、失眠等）。

- **禁忌**：阴虚火旺者忌用。

- **经验**：辛夷为治鼻炎专药，单纯感冒较少应用。

羌活

可外敷（洗） 可制用 可鲜用 可内服

别名：曲药、蚕羌、竹节羌、大头羌、狗引子花

治病组方见531页

- **性味功效：**辛、苦，温。发汗解表，通痹止痛，祛风除湿。
- **主治：**风寒感冒、三叉神经痛、风湿头痛、面神经麻痹、风湿性关节炎、椎动脉型颈椎病、外伤瘀血（眩晕）、风寒型肩周炎。

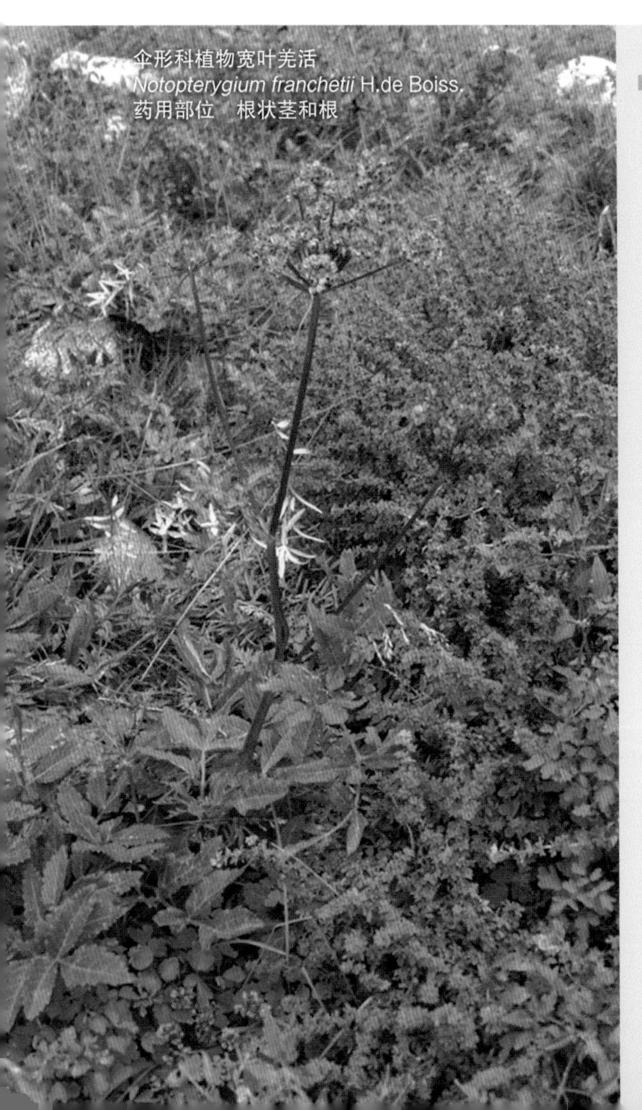

伞形科植物宽叶羌活
Notopterygium franchetii H.de Boiss.
药用部位　根状茎和根

- **植物速认：**多年生草本。茎直立，中空；叶互生；秋季开小白花，倒卵形，先端尖，向内折卷；双悬果卵圆形，背棱及侧棱有翅。**生于高山林阴潮湿肥沃处。**

禁忌 可外敷(洗)

可制用 可鲜用 可内服

治病组方见 545 页

细辛

别名：小辛、细草、少辛、细参、北细辛、金盆草、独叶草、烟袋锅花

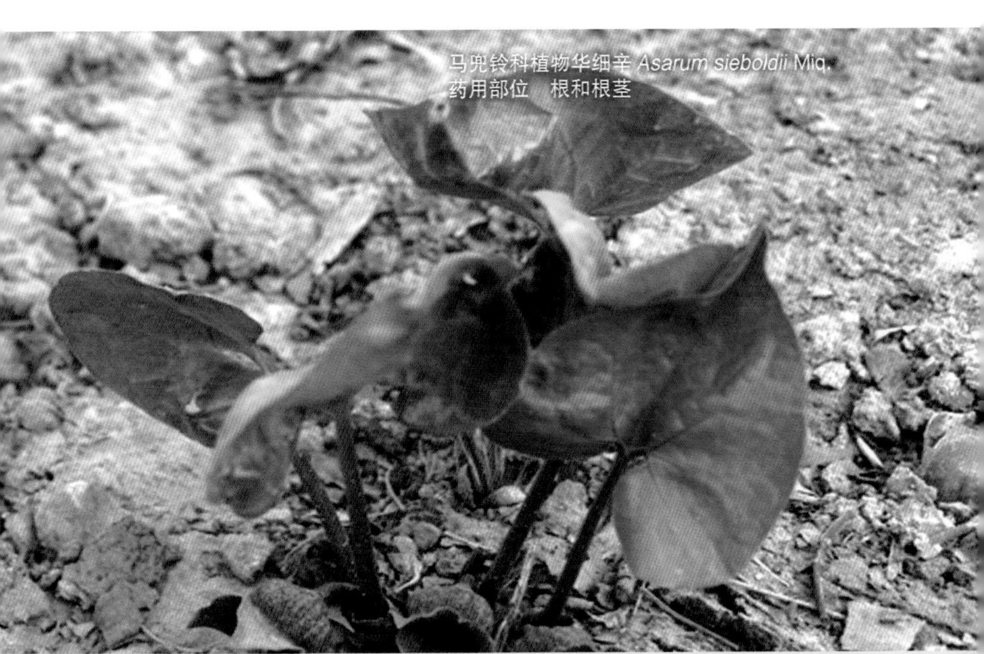

马兜铃科植物华细辛 *Asarum sieboldii* Miq.
药用部位　根和根茎

■ **植物速认：**多年生草本。根状茎柱状；叶片卵心形或近于肾形；5月开紫绿色花，花被管碗状，外面紫绿色；果实半球形。**生于山坡林下、灌木丛阴湿地。**

■ **性味功效：**辛，温，有毒。发散风寒，祛风止痛，温化寒饮，通关开窍。

■ **主治：**外感风寒、外感咽喉炎、鼻炎、寒饮咳喘、血瘀头痛、头风贯眼、心窍闭塞（昏迷不醒）、骨质增生症、筋脉失养型肩周炎、坐骨神经痛。

♥ **禁忌：**凡气虚有汗，血虚头痛，阴虚咳嗽者不宜用。反藜芦。

苍耳子

禁忌 可外敷（洗）
可制用 可鲜用 可内服

别名：粘粘葵、随人走、虱姆葵、羊带来、野茄、狗耳朵草

治病组方见 521 页

- **性味功效：**苦、辛，微温，有微毒。轻清散风寒，上通脑顶，下行足膝，达皮肤，利关节。

- **主治：**外感风寒、鼻窦炎、风湿头痛、胃病腹胀、久疟不愈、神经衰弱、肾虚耳鸣、中耳炎、疝气、风湿性关节炎、风疹（遍身湿痒）、慢性荨麻疹、手脚癣、疖痈。

- **禁忌：**体质差者服本品可出现厌食、恶心呕吐、出汗等反应。

- **植物速认：**一年生草本。全株有短毛。叶呈心脏形，花单性，雌雄同株；成熟后总苞片生有具钩硬刺，内有瘦果 2 枚。**生于荒地、山坡等干燥向阳处。**

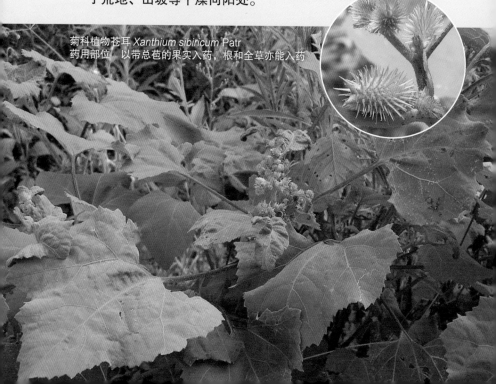

菊科植物苍耳 *Xanthium sibiricum* Patr
药用部位 以带总苞的果实入药，根和全草亦能入药

经验 可外敷（洗）
可制用 可鲜用 可内服

治病组方见 494 页

生 姜

别名： 大肉姜、鲜生姜

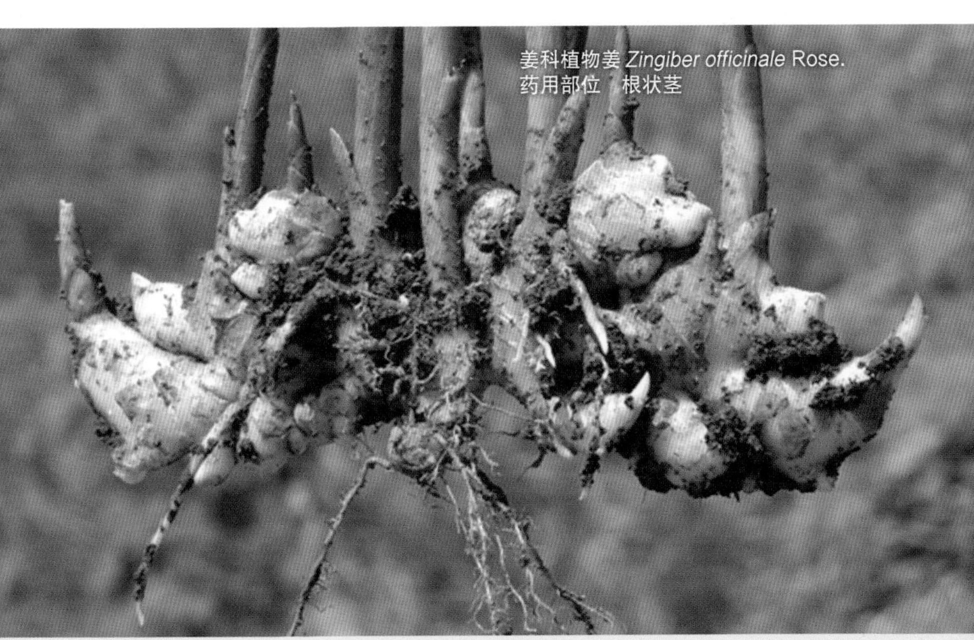
姜科植物姜 *Zingiber officinale* Rose.
药用部位 根状茎

- **植物速认：** 多年生宿根草本。根状茎肉质，肥厚扁平，叶片条状披针形；夏秋开花，花葶直立花冠黄绿色。**生于坡地稍阴处或沙壤。**

- **性味功效：** 辛，微温。发表散寒，止呕祛痰。

- **主治：** 暴雨淋湿或风寒感冒、神经性呕吐、寒性呕吐胃痛、食管狭窄或痉挛、心脏病所致的水肿、胆道蛔虫、妊娠（面目四肢浮肿）、恶阻（孕期呕吐）、闭经、痛经。

- **经验：** 生姜捣汁冲服或煎汤内服，可解鱼蟹毒。

金线草

可外敷（洗） 可制用 可鲜用 可内服

别名：大叶蓼、师父药头、大叶金线、大叶人字草、铁菱角

治病组方见 541 页

- **性味功效：**辛，微凉。清热解毒，疏风解表。
- **主治：**感冒发热、中暑、肺热咳嗽、痢疾。
- **植物速认：**多年生草本。茎中空，有粗毛，节膨大；叶椭圆形，先端短尖，基部楔形，叶柄短；瘦果卵形，暗褐色。**生于山坡阴湿地或沟边。**

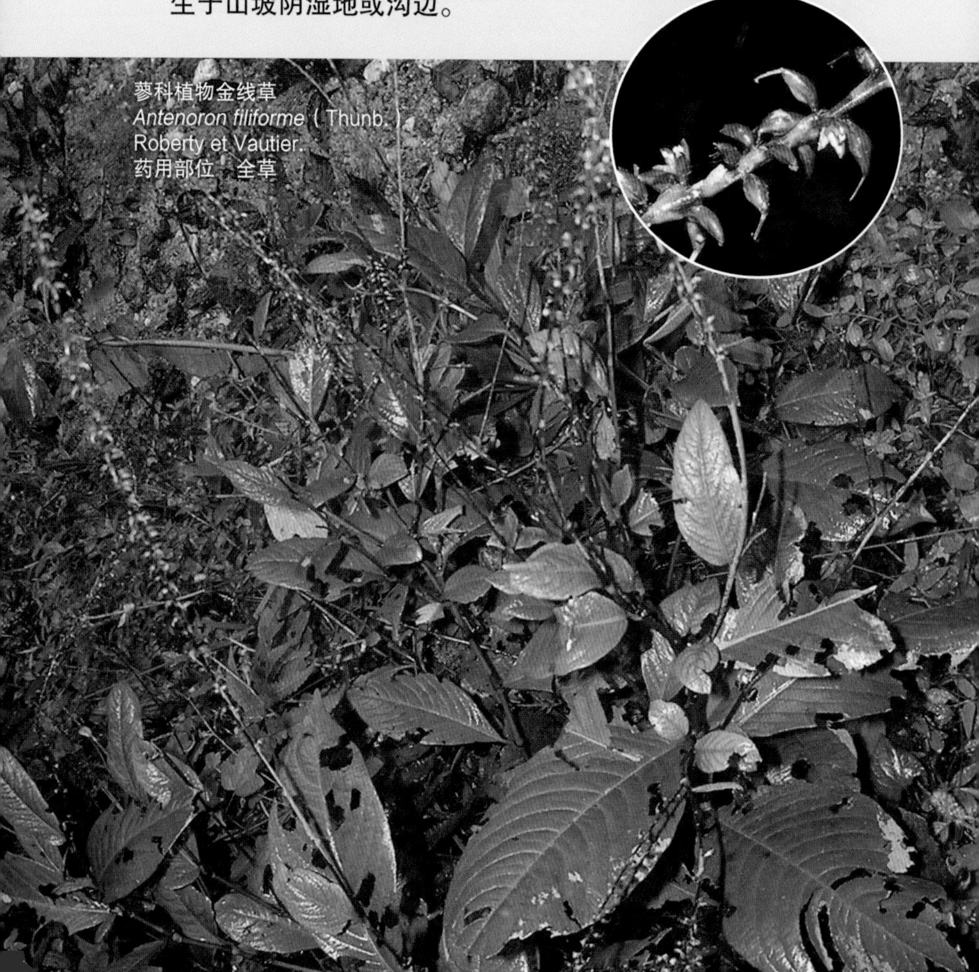

蓼科植物金线草
Antenoron filiforme（Thunb.）Roberty et Vautier.
药用部位　全草

可外敷(洗)

可制用 可鲜用 可内服

治病组方见 566 页

射 干

别名：乌扇、蝴蝶花、扁竹、绞剪草、剪刀草、山蒲扇、野萱花

- **性味功效：**苦，寒。清热解毒，利咽消痰，消瘀散结。
- **主治：**扁桃体炎、咽喉肿痛、急性咽炎（伴发热）、慢性咽喉炎、腮腺炎、稻田皮炎。
- **植物速认：**多年生直立草本。叶无柄，扁平；聚伞花序顶生，橘黄色，有紫红色斑点；蒴果，长椭圆形或倒卵形；种子黑色具光泽。**生于山地、甘草地、沟谷、河滩，也有栽培。**

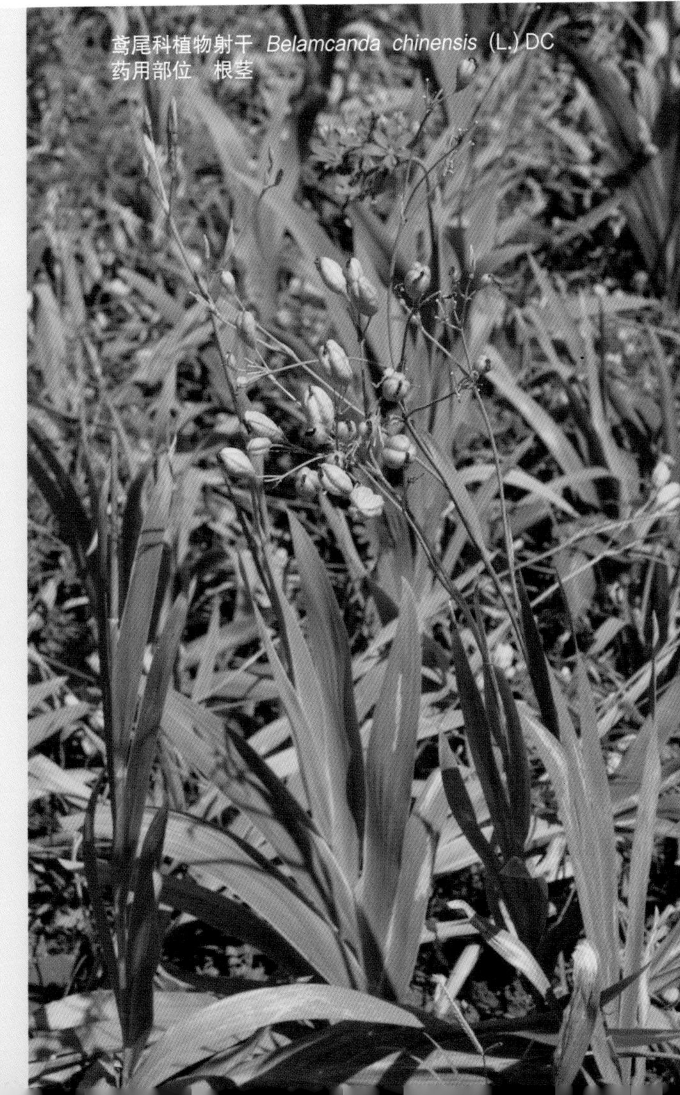

鸢尾科植物射干 *Belamcanda chinensis* (L.) DC
药用部位　根茎

马兰

可外敷（洗） 可制用 可鲜用 可内服

别名：鸡儿肠、黄花龙、舌草、黄花曲草、田茶菊

治病组方见 472 页

- **性味功效：**辛，平。清热解毒，活血祛瘀，行气消肿，凉血除痈。

- **主治：**感冒寒热、鼻炎、咽喉肿痛、偏头痛、脑膜炎、肺炎、血小板减少症、急性病毒性肝炎、胃溃疡、睾丸炎、痢疾、淋证、外伤出血、腹股沟淋巴结肿痛、结膜炎、流行性腮腺炎、乳腺炎、崩漏、产后腹痛。

- **植物速认：**草本。匍匐茎细长；叶对生，椭圆状披针形，先端短尖或钝，头状花序生于上部分枝顶端；中央花管状，黄色；瘦果扁平。**生于路旁、田边等潮湿处。**

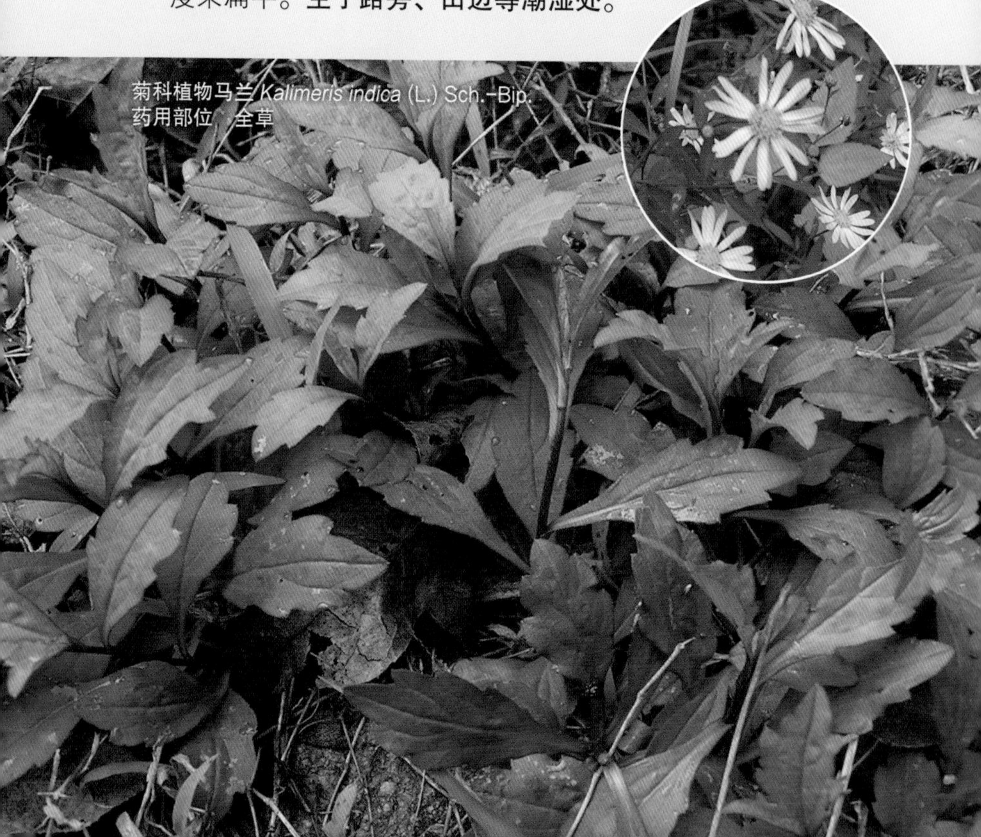

菊科植物马兰 *Kalimeris indica* (L.) Sch.-Bip.
药用部位：全草

可外敷（洗）

可制用　可鲜用　可内服

治病组方见 480 页

水蓑衣

别名：蓑衣草、水棕衣

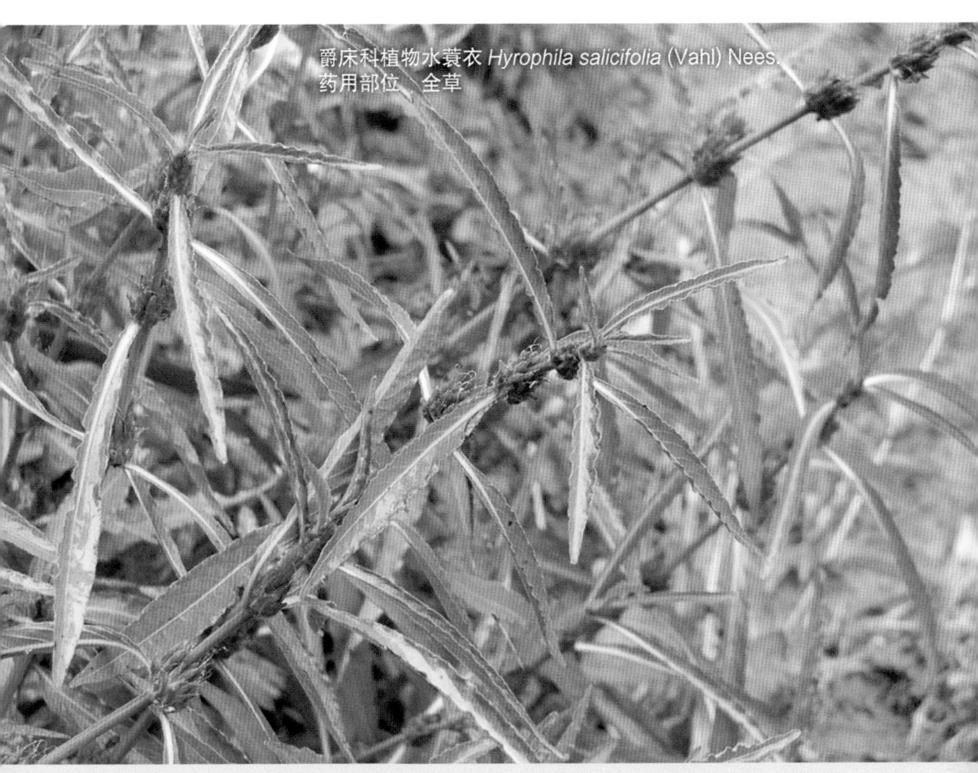
爵床科植物水蓑衣 *Hyrophila salicifolia* (Vahl) Nees.
药用部位　全草

- **植物速认：**草本。有根状茎，茎略带方柱形，暗棕色；叶对生，花浅蓝色或淡紫色，花冠二唇形；蒴果条形。**生于田埂、水沟边。**

- **性味功效：**甘，平。清热凉血，消炎解毒。

- **主治：**乙型肝炎、肝硬化、毒蛇咬伤、腰部扭伤、外伤血肿、骨折、痛风性关节炎。

半边莲

别名：鸡舌草、蛇草、急解索、蛇舌草、半边菊、半边花

可外敷（洗） 可制用 可鲜用 可内服

治病组方见 505 页

- **性味功效：**辛，平。清热解毒，散瘀消肿，利尿平喘。

- **主治：**偏头痛、扁桃体炎、阑尾炎、肠炎腹泻、急性黄疸性肝炎、肝硬化腹水、晚期血吸虫病腹水、肾炎水肿、胃癌、直肠癌、疮疖初起、外伤出血、毒蛇咬伤、狂犬咬伤或蜂蜇、急性乳腺炎、子宫肌瘤、小儿高热、小儿多发性脓肿。

- **植物速认：**草本。茎纤细，叶线形或狭披针形，叶腋单生淡红或淡紫色花，花梗长，花冠合成管状，花后结蒴果。**生于田边、地沟等潮湿地。**

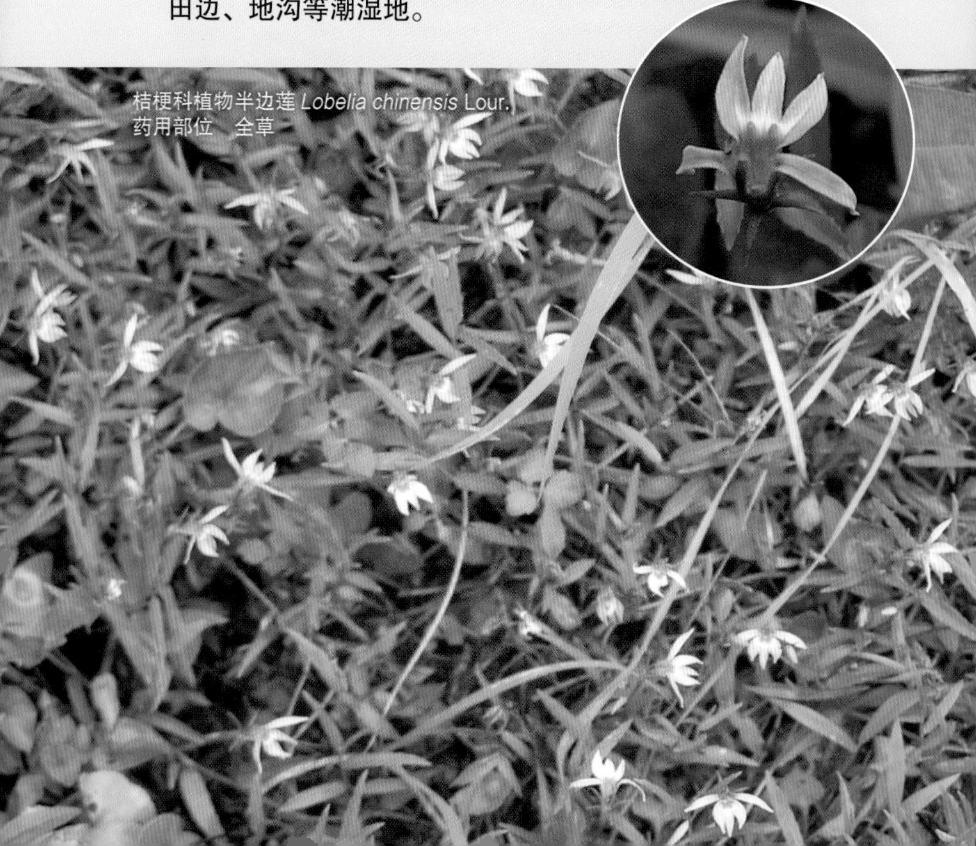

桔梗科植物半边莲 *Lobelia chinensis* Lour.
药用部位　全草

可外敷(洗)

可制用　可鲜用　可内服

治病组方见 516 页

阴地蕨

别名: 蛇不见、小春花、良枝草、一朵云、细毛竹、散血叶

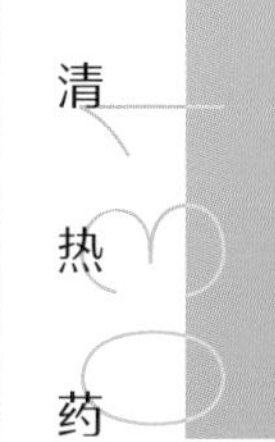

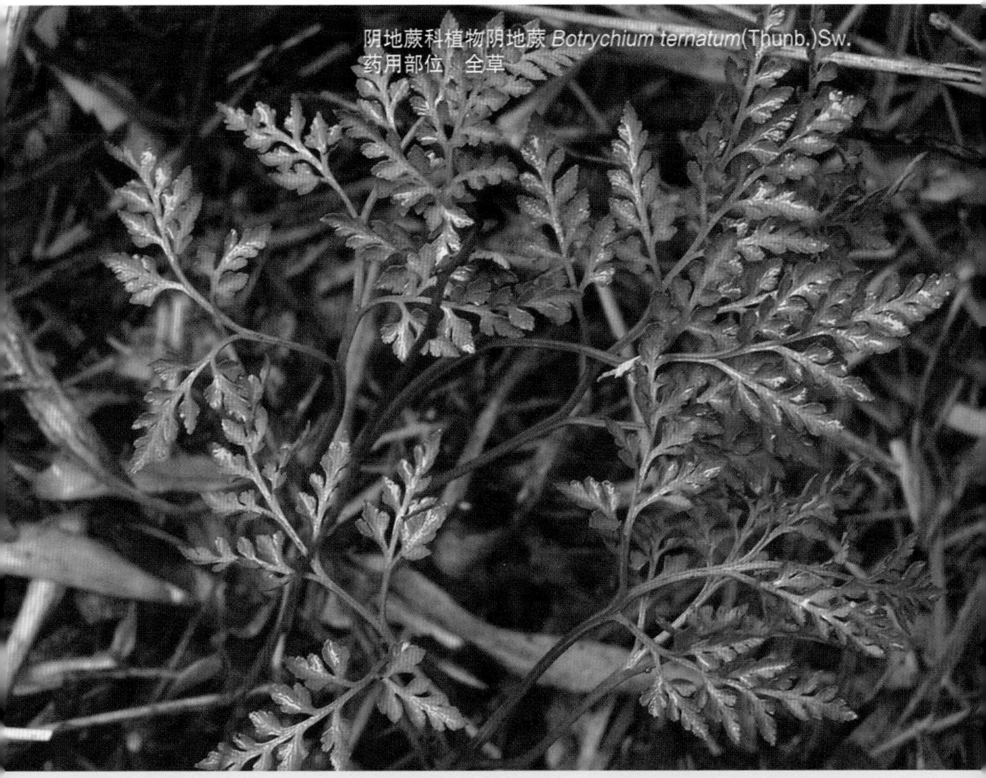

阴地蕨科植物阴地蕨 *Botrychium ternatum*(Thunb.)Sw.
药用部位　全草

■ **植物速认:** 草本。根茎短而直立;孢子叶有长柄,孢子囊穗为圆锥花序状。**生于山坡林下或灌木丛阴湿地。**

■ **性味功效:** 淡,平。清凉解毒,平肝散结,宁心,清虚热,定惊风。

■ **主治:** 虚烦不眠、劳伤咳嗽、肺病咯血、颈淋巴结核、癫狂、急性关节炎、疮毒、风毒、眼中生翳、小儿高热不退、小儿惊风。

杠板归

可外敷（洗）

可制用 可鲜用 可内服

别名：三角盐酸、有刺犁头草、犬跤骨

治病组方见 523 页

- **性味功效：**苦，平。清热凉血，消肿解毒。
- **主治：**急性扁桃体炎、肾炎水肿、急性细菌性痢疾、肛门湿气、湿疹、过敏性皮炎、带状疱疹、梅毒、枕疮、痔疮出血、毒蛇咬伤、跌打损伤、湿热带下、乳腺炎。
- **植物速认：**草本。茎蔓状，红色，有逆刺；叶戟状三角形，夏日枝梢开白花，短穗状花序；瘦果球状，熟时蓝黑色。**生于原野路旁、园篱边刺丛间。**

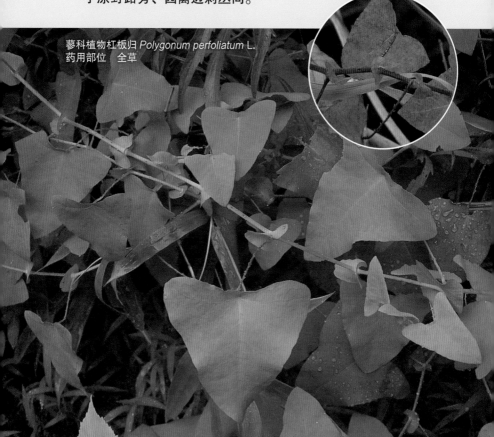

蓼科植物杠板归 *Polygonum perfoliatum* L.
药用部位　全草

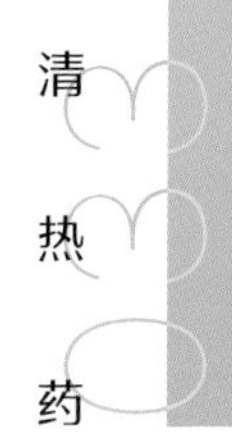

经验 可外敷（洗）

可制用 可鲜用 可内服

治病组方见 500 页

白背三七

别名： 广东草、鸡菜、大肥牛、土生地、三百棒、白子菜

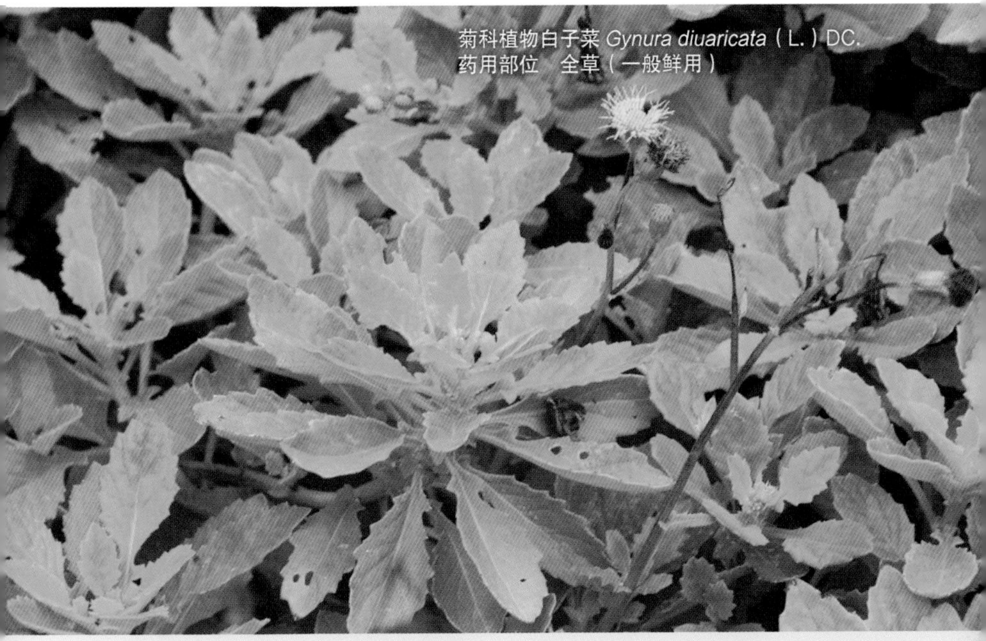

菊科植物白子菜 *Gynura diuaricata*（L.）DC.

药用部位　全草（一般鲜用）

■ **植物速认：** 多年生草本。茎稍带紫红色，叶互生，先端钝或短尖，头状花序顶生，花管状，金黄色；瘦果成熟时深褐色，春末至冬初开花。**生于潮湿的阴地上。**

■ **性味功效：** 辛、淡，平。凉血止血，清热消肿，活血化瘀。

■ **主治：** 风湿热、肺结核、胸闷、咽喉肿痛、咯血、呕血、甲状腺肿大、糖尿病、高血压、外伤出血、挫扭伤、骨折复位后、痈疽疔疮。

♥ **经验：** 本品消炎之力强堪称平价片仔癀。

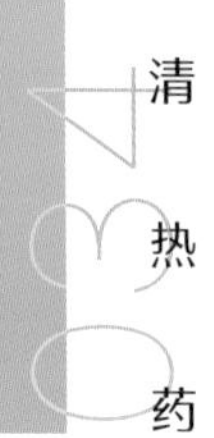

香茶菜

可外敷（洗） 可制用 可鲜用 可内服

别名：铁拳头、四角薄荷、铁菱角、溪薄荷

治病组方见 556 页

- **性味功效：**苦，寒。清热解毒，凉血止血，止痛消肿，清肝利胆，祛湿退黄。

- **主治：**外感发热、牙龈红肿、头痛、病毒性肝炎、胆囊炎、肾炎、劳伤、筋骨酸痛、跌打损伤、五步蛇咬伤、骨结核、乳腺炎、闭经。

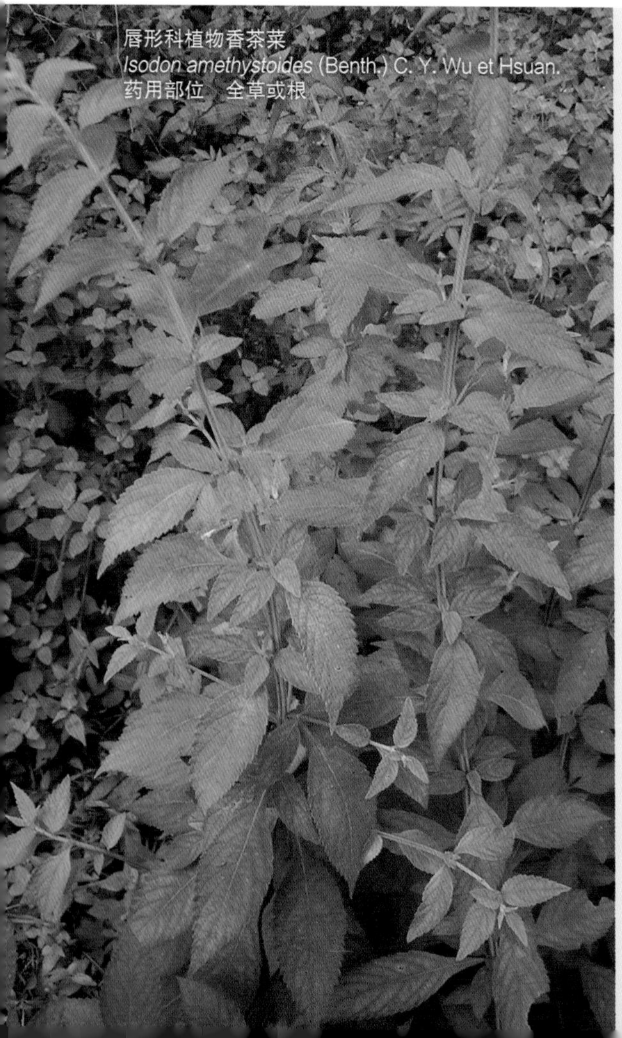

唇形科植物香茶菜
Isodon amethystoides (Benth.) C. Y. Wu et Hsuan.
药用部位　全草或根

- **植物速认：**多年生草本。茎方形；叶对生，卵形，先端尖，边缘有钝齿；花萼钟形，花冠筒部白色，唇部淡紫色；小坚果圆形。**生于山野、溪谷阴湿草丛中。**

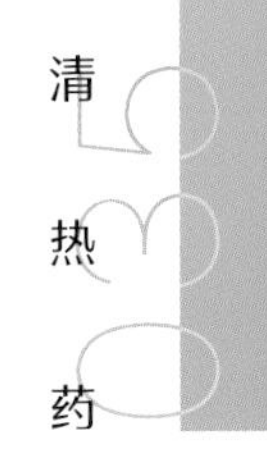

经验 可外敷（洗）
可制用 可鲜用 可内服

治病组方见 567 页

狼把草

别名：狼耶草、田边菊、豆渣草、一包针、针包草

■ **性味功效：**苦，平。清热消炎，健胃消食，活血化瘀，收敛止血。

■ **主治：**肺痨咳嗽、咯血、胸膜炎、急慢性肠炎、痢疾、跌打损伤、皮癣。

● **经验：**本品根榨汁可染鬓须发。

■ **植物速认：**一年生草本。茎直立或基部倾斜，绿色或暗紫色；叶对生，椭圆形至披针形，边缘有不规则的锯齿；花冠筒状，黄色；瘦果扁平，有数列倒生硬刺。**生于山坡水边湿地、沟渠或稻田边。**

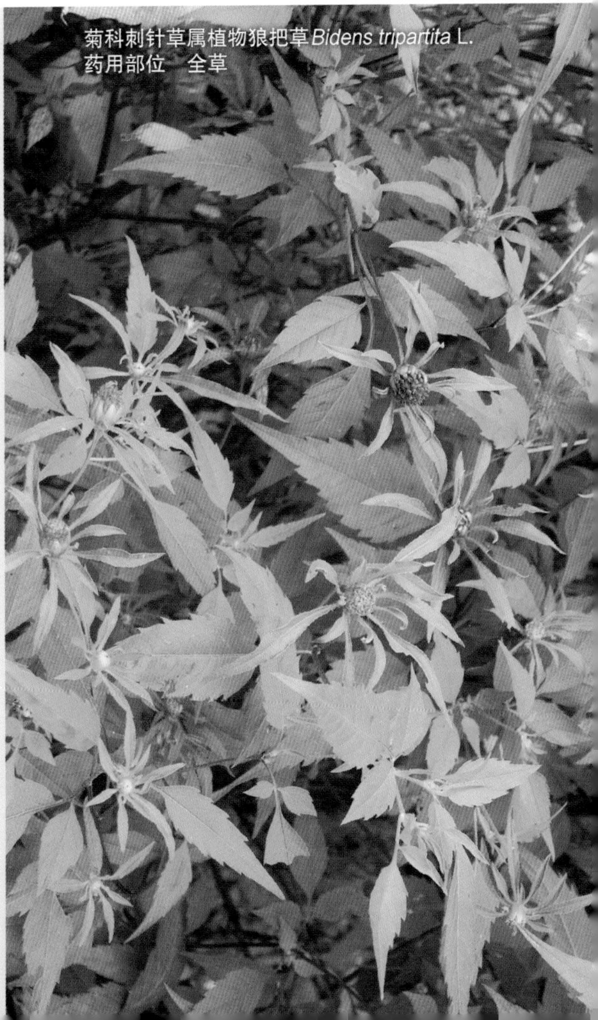

菊科刺针草属植物狼把草*Bidens tripartita* L.
药用部位　全草

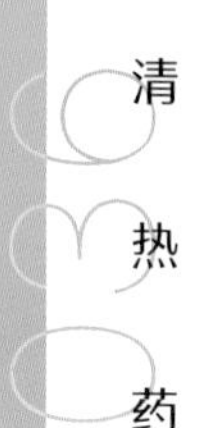

通泉草

别名：脓疱药、汤湿草、猪胡椒、野田菜、鹅肠草、绿蓝花、五瓣梅、猫脚迹、五星草

可外敷（洗） 可制用 可鲜用 可内服

治病组方见 570 页

- **性味功效：**苦，平。健胃止痛、清热解毒。
- **主治：**偏头痛、咽喉炎、口腔炎、消化不良、黄疸性肝炎、疔疮、小儿惊风。
- **植物速认：**一年生草本。茎直立或倾斜叶基生，有柄，叶片倒卵形至匙形；春夏季开淡蓝紫色花；蒴果球状。**生于山坡路旁及田野湿地。**

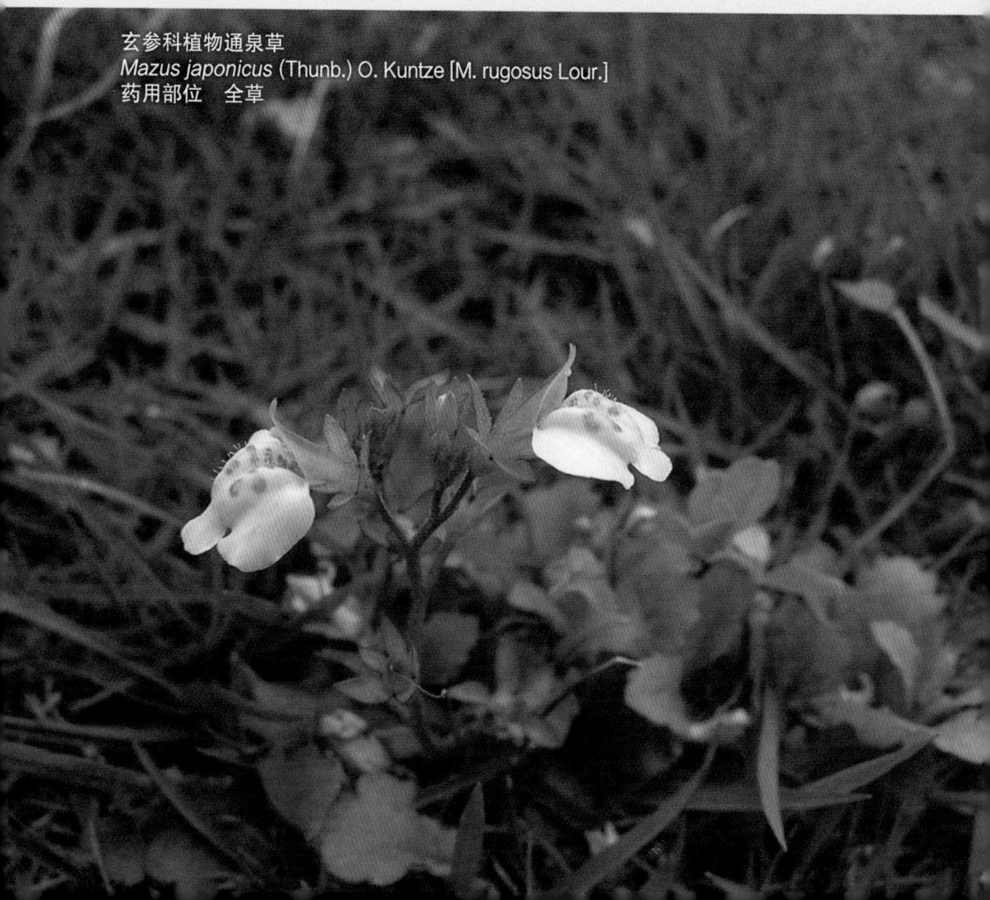

玄参科植物通泉草
Mazus japonicus (Thunb.) O. Kuntze [M. rugosus Lour.]
药用部位　全草

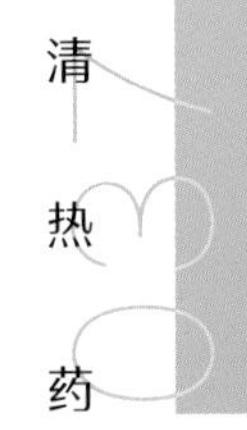

可外敷(洗) 可制用 可鲜用 可内服

治病组方见 579 页

梅叶冬青

别名：岗梅、疮草、点称星、梅山根、秤星树

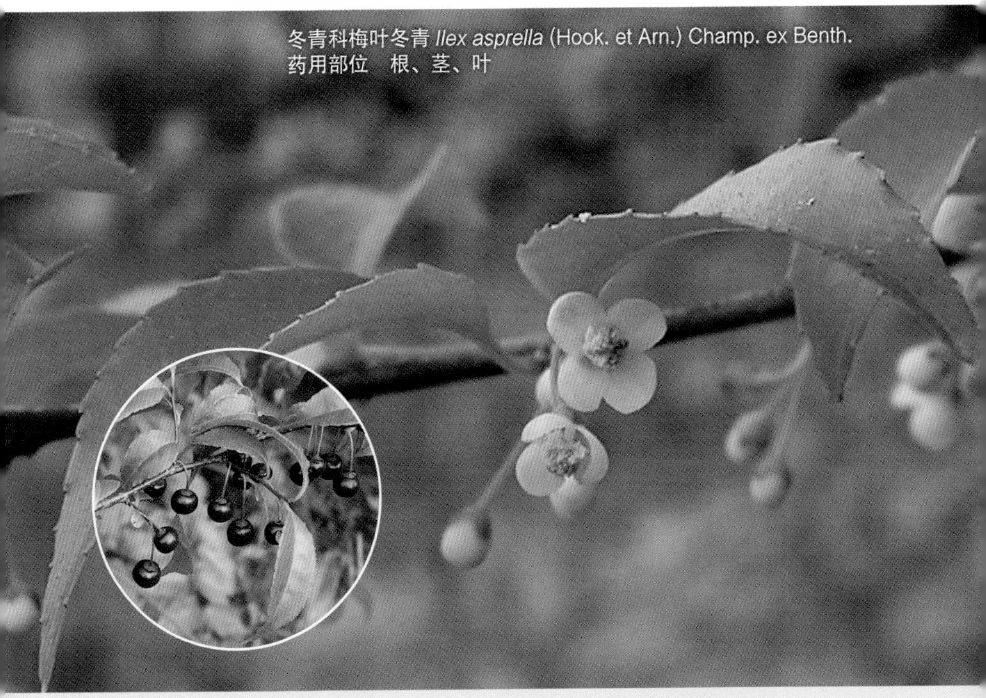

冬青科梅叶冬青 *Ilex asprella* (Hook. et Arn.) Champ. ex Benth.
药用部位 根、茎、叶

- **植物速认：**落叶灌木。叶互生，膜质，卵形或卵状椭圆形，花白色或黄绿色，浆果球状，熟时黑色。**生于山野间。**

- **性味功效：**甘、苦，凉。清热解毒，散瘀活络，生津止渴。为凉茶重要原料。

- **主治：**流行性感冒、风热感冒、咽喉炎、肺脓肿、急性扁桃体炎、颈淋巴结核、淋浊、痔疮便血、疥疮、防治暑疖及痱子、湿疹、过敏性皮炎、毒蛇咬伤、慢性盆腔炎。

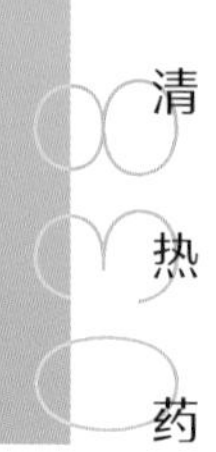

绶　草

可外敷（洗）　可制用　可鲜用　可内服

别名：青龙抱柱、盘龙参、龙缠柱、猪牙参、马牙七

治病组方见 584 页

- **性味功效：**苦，平。滋阴凉血，补气强壮，收敛精气。
- **主治：**神经衰弱、体虚乏力、咯血、慢性肝炎、肾炎、慢性前列腺炎、遗精、淋浊、糖尿病、蛇伤、痈疽肿毒、带下病。
- **植物速认：**多年生草本。茎直立；穗状花序顶生，花小，淡粉红色，唇瓣矩圆形；蒴果椭圆形。**生于山坡湿地或田畔草丛中。**

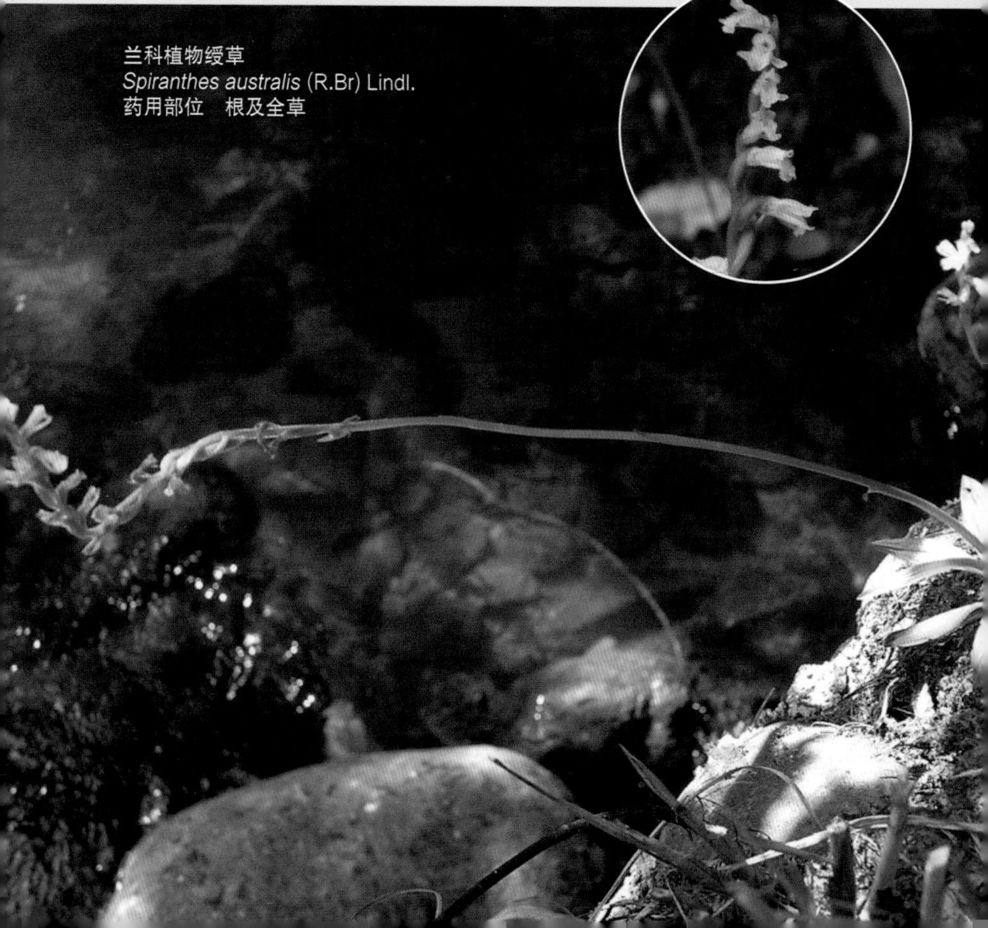

兰科植物绶草
Spiranthes australis (R.Br) Lindl.
药用部位　根及全草

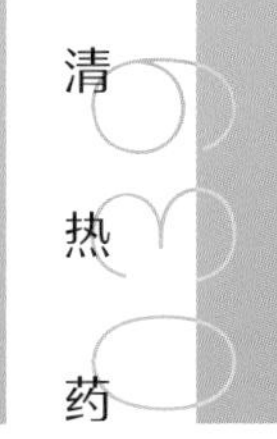

经验 可外敷（洗）
可制用 可鲜用 可内服

治病组方见 582 页

铜锤玉带草

别名： 小铜锤、土油甘、地茄、三脚丁、扣子草

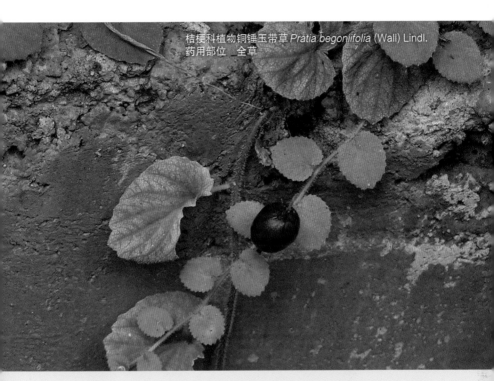

桔梗科植物铜锤玉带草 *Pratia begoniifolia* (Wall) Lindl.
药用部位 全草

- **植物速认：** 多年生匍匐草本。茎纤细，叶互生，圆状至心状卵形；花萼钟形，花冠近二唇形，淡紫色；浆果椭圆形。**生长路旁山地、林阴湿地。**

- **性味功效：** 辛、苦，平。活血化瘀，祛风除湿。

- **主治：** 急性肝炎、风湿痹痛、遗精、疔疖肿痛、带下病。

- **经验：** 本品水煎后味道极苦，服用时可加糖。

楮头红

经验 可外敷(洗) 可制用 可鲜用 可内服

别名：风柜斗草、卫环草

治病组方见589页

- **性味功效：**甘、淡，平。滋阴保肝，清热解毒，消肿祛湿。
- **主治：**咽喉肿痛、肺热咳嗽、肝炎、急性风湿性关节炎、痈疖疔疮。
- **经验：**夏季用本品泡茶，解暑清热且口感佳。

- **植物速认：**草本。茎上无毛，叶对生，卵形或卵状披针形；花数朵簇生枝顶或叶腋，紫红色；卵形，蒴果倒圆锥形。**生于山野阴湿地。**

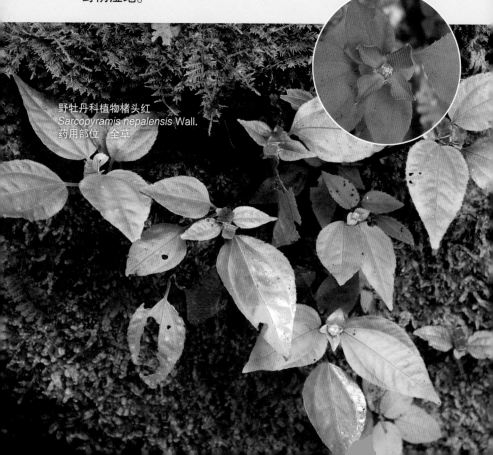

野牡丹科植物楮头红
Sarcopyramis nepalensis Wall.
药用部位 全草

可外敷（洗）
可制用 可鲜用 可内服

治病组方见 596 页

溪黄草

别名： 熊胆草、风血草、黄汁草、线纹香茶菜

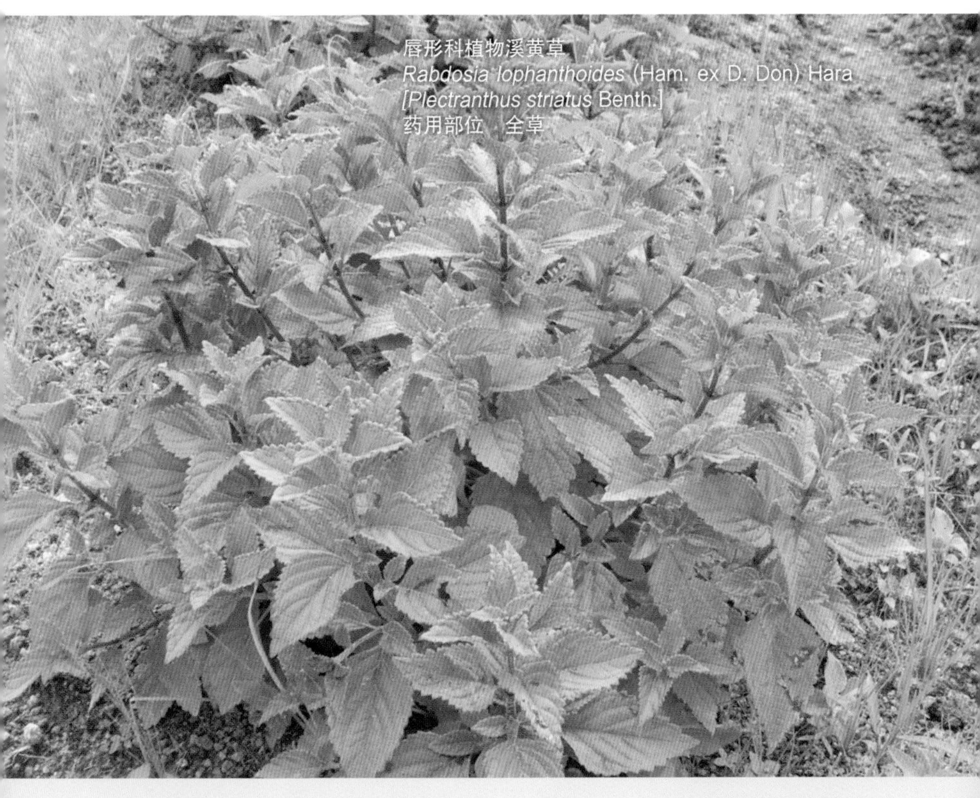

唇形科植物溪黄草
Rabdosia lophanthoides (Ham. ex D. Don) Hara
[*Plectranthus striatus* Benth.]
药用部位　全草

- **植物速认：** 多年生草本。茎直立，四棱形；叶对生，叶片椭圆状卵形至卵状披针形；花小，白色或粉红色，带紫色斑点，花冠二唇形；坚果小。**多生于溪谷湿地，村落附近，田边或水沟边。**

- **性味功效：** 苦，寒。清热除湿，凉血化瘀。

- **主治：** 急性黄疸性肝炎、急性胆囊炎。

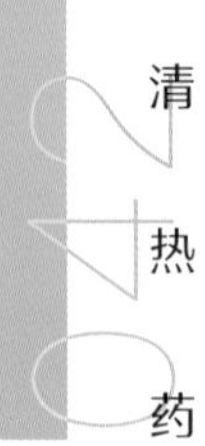

截叶铁扫帚

别名： 千里光、苍蝇翼、关门草、半天雷、夜合草、绒粗草、扫手截、牛奶草、一枝香

可外敷（洗） 可制用 可鲜用 可内服

治病组方见 597 页

- **性味功效：** 微甘，平。清热明目，益肝解毒，祛痰利湿，破瘀生肌，消炎防暑。

- **主治：** 慢性支气管炎、流行性腮腺炎、肝炎、糖尿病、失眠、神经衰弱、淋证、疮疖肿毒、跌打引起小便不通及小腹胀痛、夜盲症、结膜炎、带下病、小儿疳积。

- **植物速认：** 小灌木。复叶螺旋状互生，叶背密生白毛；总状花序腋生，花冠蝶形，白色；果小，长圆形。**生于山野、路旁、杂草丛中。**

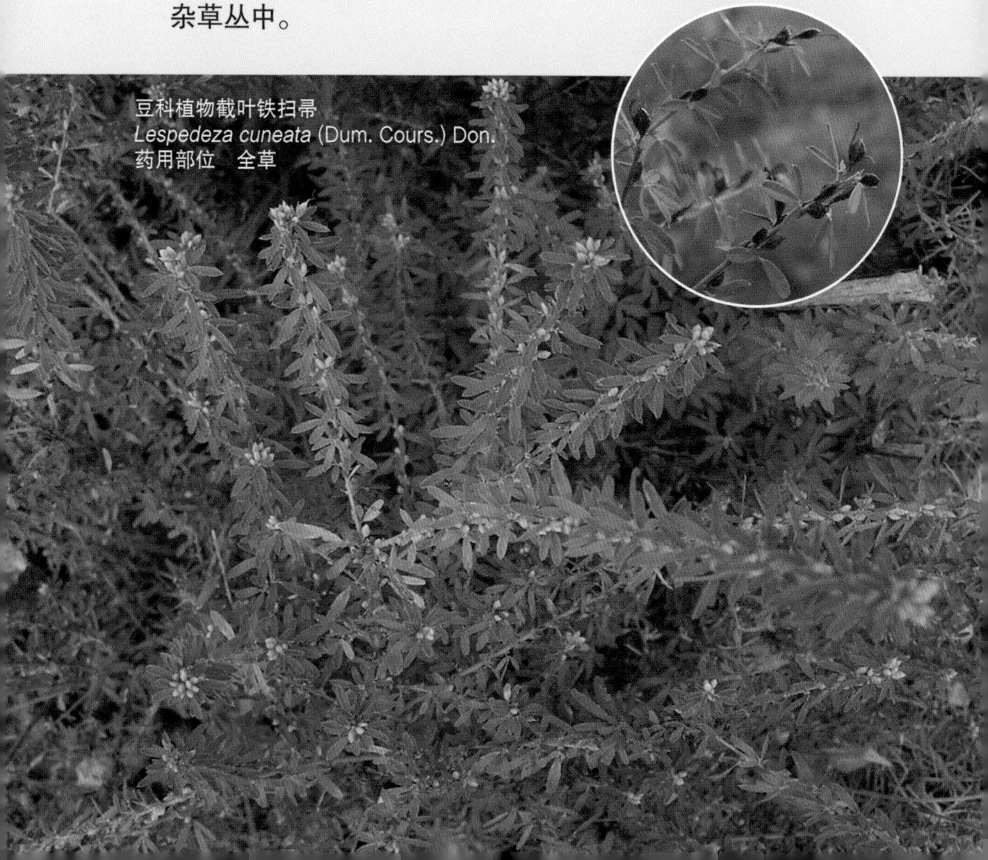

豆科植物截叶铁扫帚
Lespedeza cuneata (Dum. Cours.) Don.
药用部位　全草

可外敷(洗)

可制用 可鲜用 可内服

治病组方见600页

翠云草

别名：地柏、龙鳞草、金扁树、地柏叶、剑柏

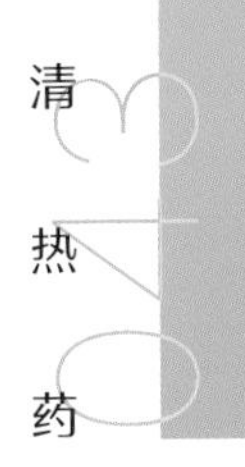

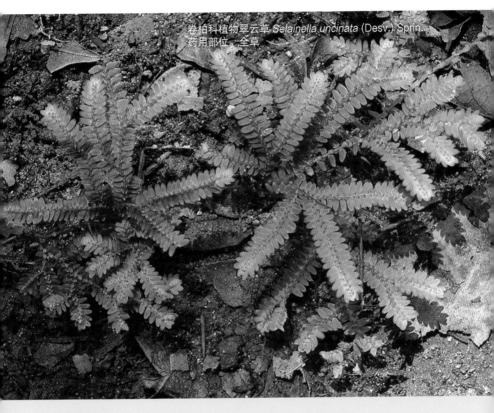

卷柏科植物翠云草 *Selainella uncinata* (Desv.) Sprin.
药用部位：全草

■ **植物速认**：多年生草本。主茎伏地蔓延，斜卵形，孢子叶卵状三角形，渐尖，孢子囊卵形。**生于山谷阴湿处。**

■ **性味功效**：苦，寒。镇咳祛痰，清热解毒，利水逐湿。

■ **主治**：慢性支气管炎、肺结核咯血、急性肝炎、肾炎、尿道炎、腰部扭伤、胸腹部挫伤、二便不畅、烧烫伤、带状疱疹。

蕨

别名：淀粉蕨、如意菜、蕨菜

经验　可外敷(洗)　可制用　可鲜用　可内服

治病组方见 601 页

- **性味功效：**甘，寒。清热消肿，宁心安神。
- **主治：**发热不退、咽喉肿痛、肺热多痰、头昏失眠、高血压、痢疾、痔疮、脱肛、带下病。
- **经验：**本品营养丰富，嫩叶可以炒菜吃，根磨粉口感似地瓜粉。
- **植物速认：**多年生草本。根状茎粗大，叶片近三角形或宽披针形，羽状全裂或半裂，沿小羽片边缘连续着生，外层为羽片边缘反卷而成。**生于山谷阴湿地处。**

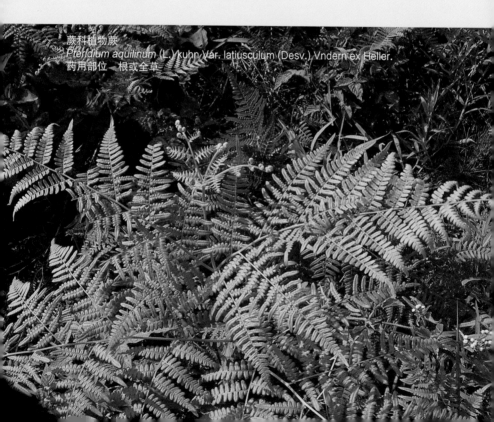

蕨科植物蕨

Pteridium aquilinum (L.) kuhn Var. latiusculum (Desv.) Vndern ex Heller.

药用部位　根或全草

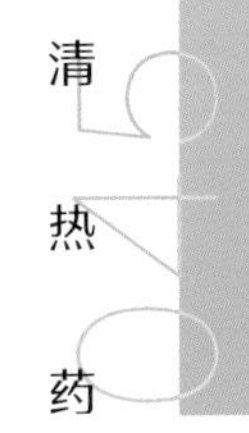

禁忌 可外敷（洗） 可制用 可鲜用 可内服

治病组方见 538 页

知 母

别名： 连母、地参、水参、儿草、鹿列、穿地龙、蒜瓣子草、肥知母

- **性味功效：** 苦、甘，寒。清热泻火，滋阴止渴。

- **主治：** 阴虚火旺、咳嗽（气逆少痰）、高热烦渴、热邪盛（高热、出斑）、消渴（潮热、干咳）、糖尿病（口渴）、类风湿关节炎初期、膀胱炎、前列腺炎。

- **禁忌：** 阳虚阴盛，脾胃虚弱大便溏泄者及表邪未解者不宜用。

- **植物速认：** 多年生草本。根状茎肥大；叶基部丛生，禾叶状，条形；蒴果长卵形，成熟时上方开裂；种子三棱形，两端尖，黑色。**生于山地、干燥丘陵或草原地带。**

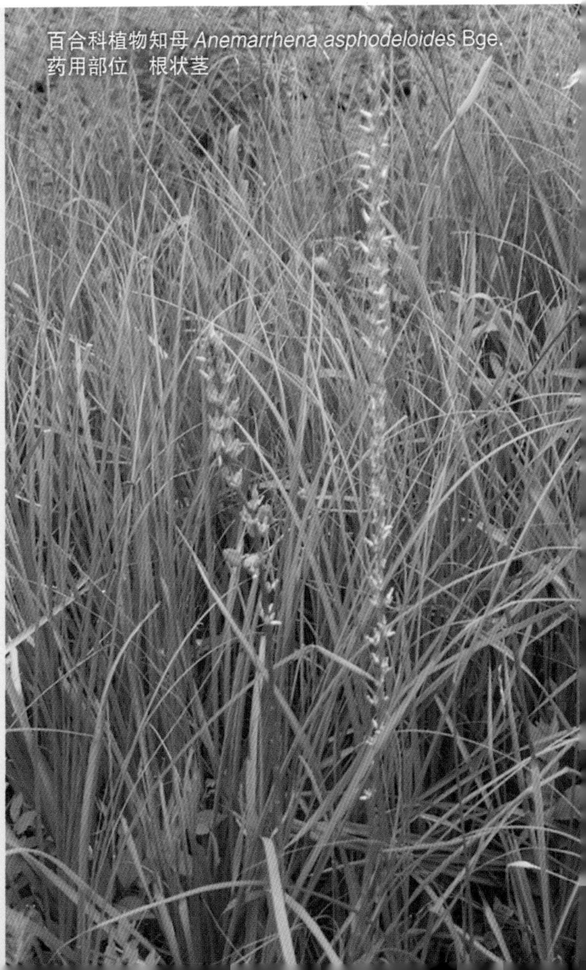

百合科植物知母 *Anemarrhena asphodeloides* Bge.
药用部位　根状茎

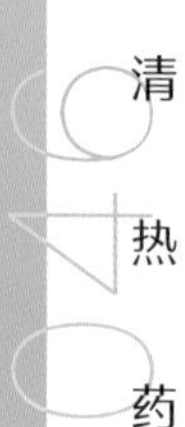

芦 根

别名： 苇根、芦头、芦茅根、甜梗子、芦柴根、鲜芦根

禁忌　经验　可外敷（洗）　可制用　可鲜用　可内服

治病组方见 522 页

- **性味功效：** 甘，寒。清热解渴，除烦利水。
- **主治：** 热病伤津口渴、胃燥津亏、风热咳嗽（痰黄稠）、肺热咳嗽、肺脓肿、胃热（恶心、呕吐）、中暑及感冒等引起高热、椎动脉型颈椎病、鼻出血不止、慢性鼻窦炎、泌尿系结石。

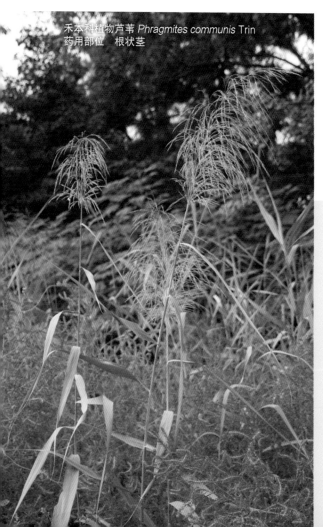

禾本科植物芦苇 *Phragmites communis* Trin
药用部位　根状茎

- **禁忌：** 中寒而非实热者不宜用。
- **经验：** 本品能化胆结石，对黄疸、急性关节炎也有效。能解鱼蟹、河豚之毒。

- **植物速认：** 多年生高大草本。地上茎直立，节下通常有白粉；叶片广披针形至宽条；圆锥花序顶生，棕紫色。**生于低洼、湖边、河边溪流或潮湿地。**

禁忌 可外敷(洗)
可制用 可鲜用 可内服

治病组方见 551 页

栀 子

别名： 山栀、黄枝子、黄栀子、山枝、黄果树、支子

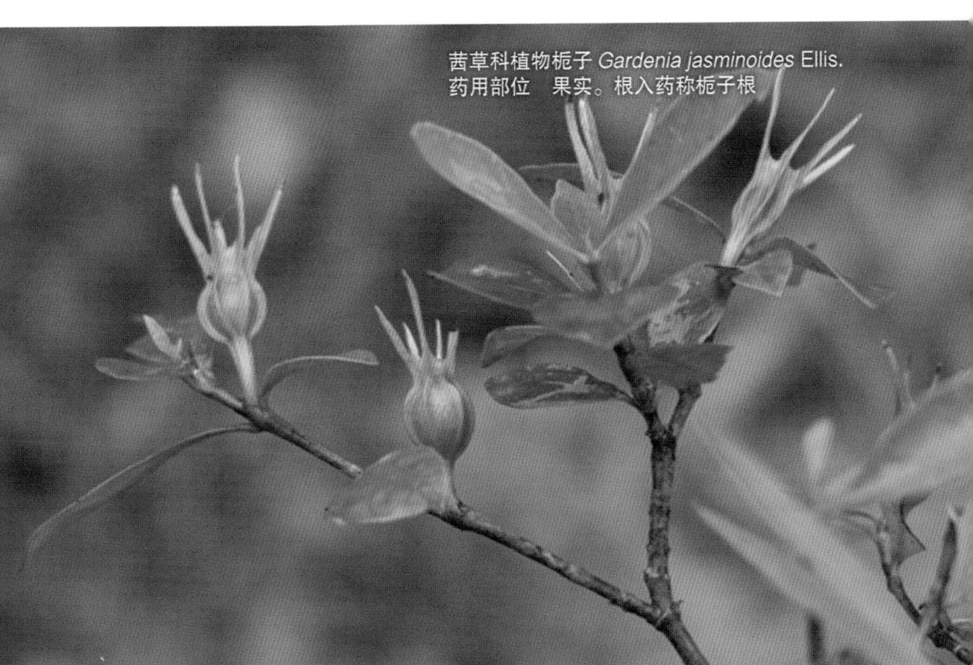

茜草科植物栀子 *Gardenia jasminoides* Ellis.
药用部位 果实。根入药称栀子根

■ **植物速认：** 常绿灌木，根淡黄色。叶革质，披针形，花大，花冠白色，果椭圆形，熟时黄色或橘红色。**生于低山温暖的疏林中，或荒坡、沟旁、路边。**

■ **性味功效：** 苦，寒。泻三焦火，凉血解毒，利湿清热。

■ **主治：** 头痛、虚烦失眠、牙龈肿痛、急慢性肝炎“大三阳”、慢性肝炎（黄疸）、关节风湿痛、毛囊炎、尿血、便血、泌尿系结石、跌打损伤、妇女阴痒。

♥ **禁忌：** 脾胃虚寒，食少便溏者慎用。

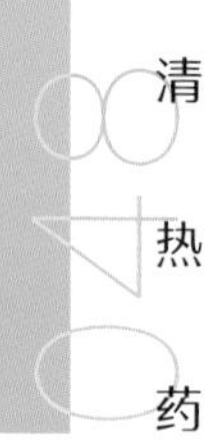

紫　草

别名： 紫根、软紫草、茈草、紫丹、红石根

禁忌　经验　可外敷（洗）　可制用　可鲜用　可内服

治病组方见 590 页

- **性味功效：** 甘、咸，寒。凉血解毒。
- **主治：** 淋证、尿血、湿疹阴痒、麻疹毒盛（斑疹紫暗）、火烫伤、褥疮（皮肤糜烂）。
- **禁忌：** 胃肠虚弱，大便易泻者不宜内服。
- **经验：** 可用于预防麻疹及作催疹药。鲜品不宜水浸洗，以防变色。
- **植物速认：** 多年生草本。根长条状，紫红色；茎直立，圆柱形；叶互生，叶片长圆状披针形至卵状披针形；花萼短筒状，花冠白色；卵圆形，灰白或淡褐色。**生于荒山田野、路边及干燥多石山坡的灌木丛中。**

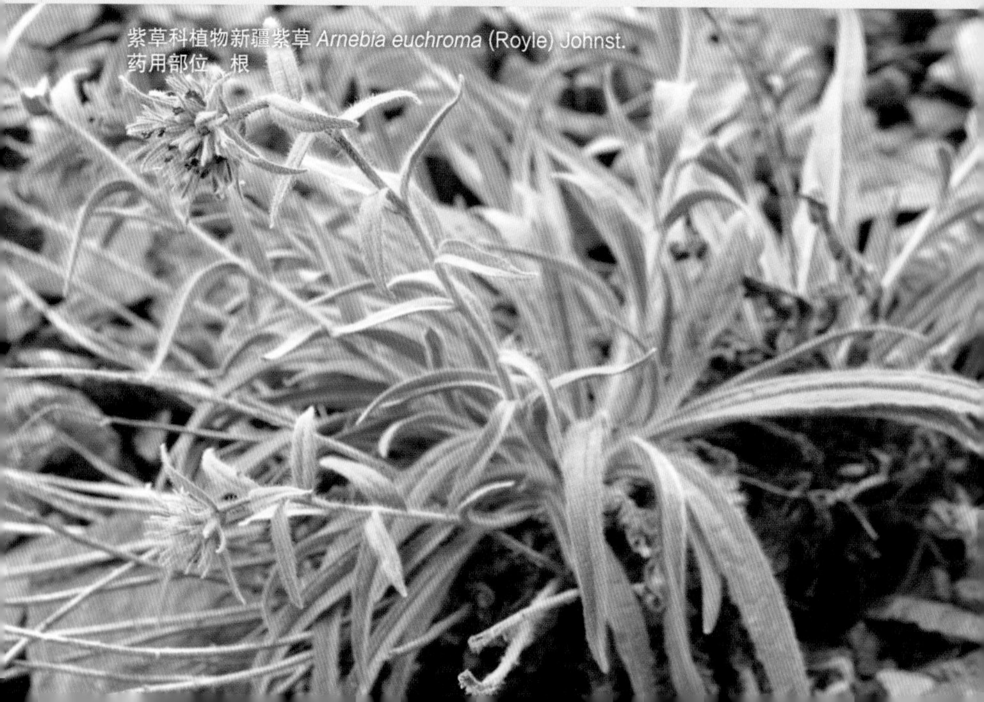

紫草科植物新疆紫草 *Arnebia euchroma* (Royle) Johnst.
药用部位：根

禁忌 可外敷（洗）

可制用 可鲜用 可内服

治病组方见 528 页

牡丹皮

别名：丹皮、木芍药、洛阳花、丹根

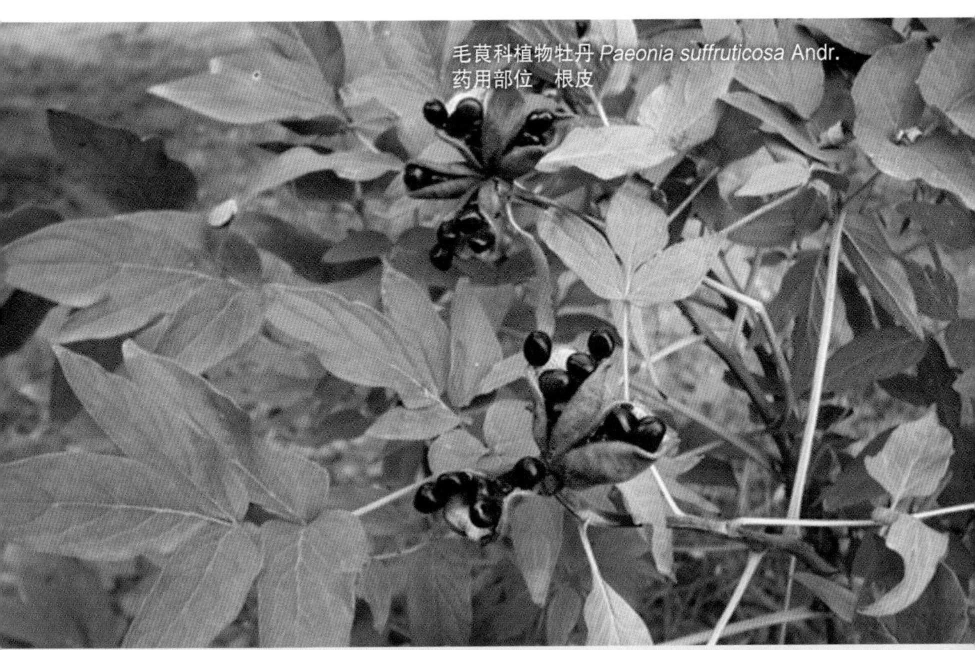
毛茛科植物牡丹 *Paeonia suffruticosa* Andr.
药用部位 根皮

- **植物速认：**落叶灌木。叶纸质，斜卵形；花白色、红紫色或黄色，倒卵形；蓇葖果卵形，密生褐黄色毛。**生于向阳及土壤肥沃的地方。**

- **性味功效：**辛、苦，微寒。清热凉血，活血化瘀。

- **主治：**阴虚发热、五心烦热（腰酸耳鸣）、败血症发热、肾虚咳喘、吐血、咯血、鼻出血、过敏性鼻炎、中耳炎、骨折（瘀肿）、湿热带下、产后恶露未尽（腰疼腹痛）、血热痛经。

- **禁忌：**脾胃虚寒、腹泻者，妇女经行过期不净者勿服，胎前勿用。

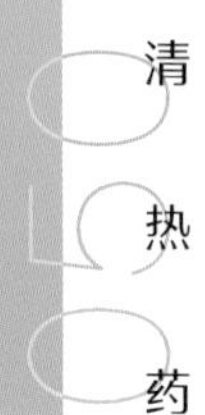

地　黄

禁忌　可外敷（洗）　可制用　可鲜用　可内服

别名：怀庆地黄、生地、干生地、怀生地

治病组方见 508 页

- **性味功效：**甘，寒。滋阴凉血，清热生津。
- **主治：**阴虚所致心悸、肝胆湿热、高热不退、急性风湿性关节炎、急性咽喉炎、急性结膜炎、鼻出血、血热身痒、慢性荨麻疹、经期腹痛（便秘、尿赤）。

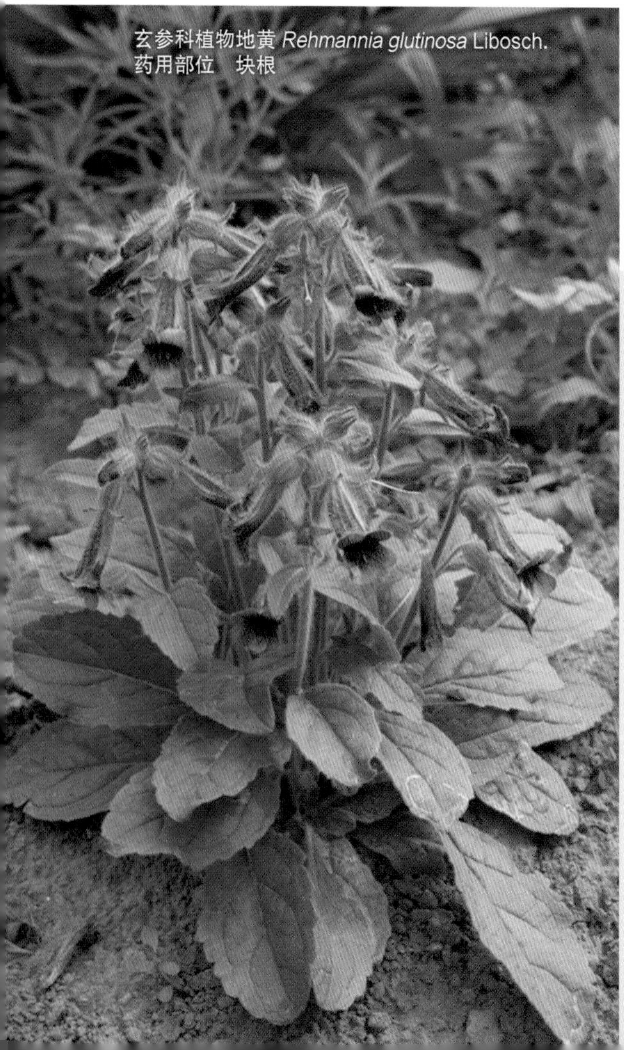

玄参科植物地黄 *Rehmannia glutinosa* Libosch.
药用部位　块根

- **禁忌：**阳虚阴盛、脾胃虚寒证患者不能用，暑湿盛、胸闷、舌苔白腻不食者禁用。

- **植物速认：**多年生草本。根肥厚，肉质，圆柱形或纺锤形；叶片倒卵状披针形；紫红色或淡黄色唇形花；果卵形或长卵形。**生于海拔 50~1100 米的山坡及路旁荒地。**

禁忌 可外敷(洗)

可制用 可鲜用 可内服

治病组方见 563 页

夏枯草

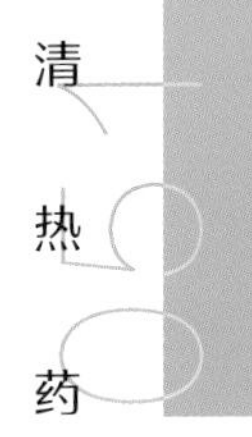

别名：铁色草、大头花、夏枯头、枯草花、枯草

■ **性味功效：**苦、辛，寒。清火明目，消肿散结。

■ **主治：**热证头痛、肝火上亢（目赤肿痛）、腮腺炎、痰火郁结引起的瘰疬、瘿瘤（大脖子病）、高血压、慢性肝炎、神经官能症（神经衰弱、失眠为主）、鼻咽癌、乳痈、崩漏。

● **禁忌：**脾胃虚弱、无郁结者不宜用。

■ **植物速认：**多年生草本。夏末全株枯萎，故名夏枯草。有匍匐根状茎，四棱形，通常带红紫色；叶对生，叶片椭圆状披针形或菱状窄卵形；花冠唇形，紫色或白色；小坚果三棱状长椭圆形，褐色。**生于路旁、草地、田埂坡边、林缘湿润处。**

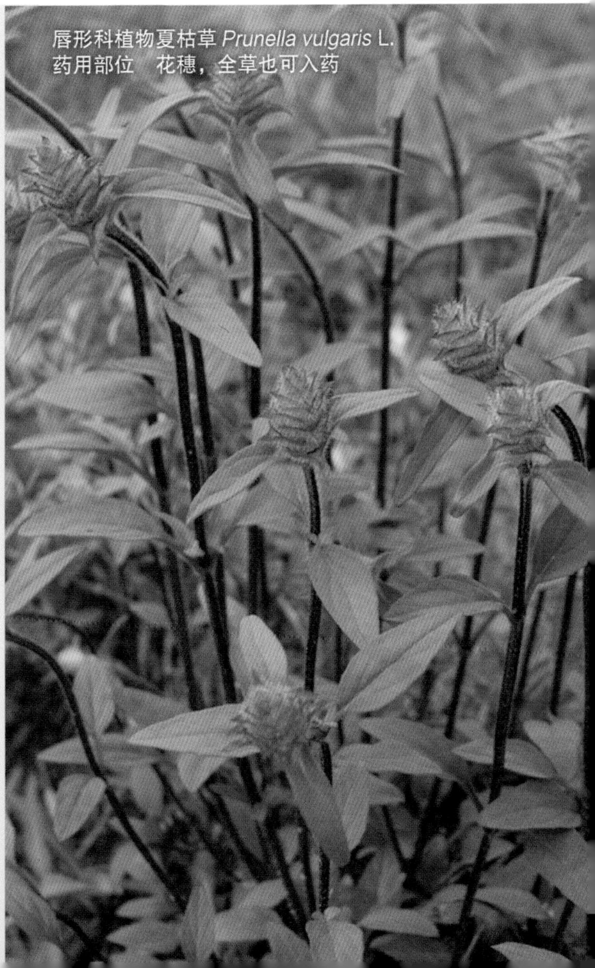

唇形科植物夏枯草 *Prunella vulgaris* L.
药用部位 花穗，全草也可入药

白薇

别名：白马尾、老君须、白尾、芒草、白微、薇草

禁忌 经验 可外敷（洗） 可制用 可鲜用 可内服

治病组方见 503 页

- **性味功效：**苦、咸，寒。凉血清热，利尿通淋。
- **主治：**阴虚发热（低热不退）、热病后期或产后阴虚血热、热淋、尿血、痈肿疮毒及毒蛇咬伤、疔肿。
- **禁忌：**血分无热及中寒便溏者不宜用。
- **经验：**广东、广西当地用的白薇实为毛大丁草，功效与本品不同。
- **植物速认：**多年生草本。根状茎短，淡黄棕色，茎直立圆柱形；叶片广卵形或矩圆形；夏季开黑紫色花，蓇葖果角状纺锤形。**生于林下草地或荒地。**

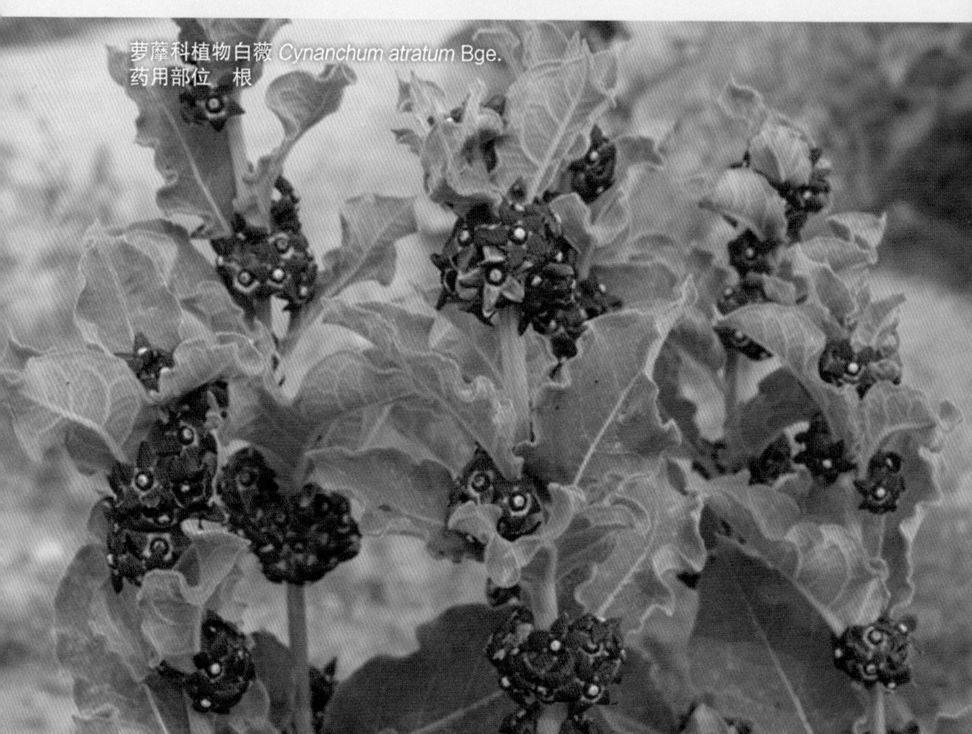

萝藦科植物白薇 *Cynanchum atratum* Bge.
药用部位 根

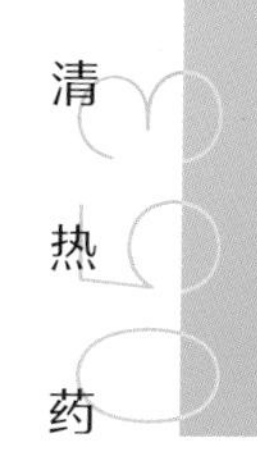

禁忌 可外敷（洗）
可制用 可鲜用 可内服

治病组方见 474 页

天花粉

别名：栝楼根、白药、天瓜粉、蒌根、花粉、屎瓜根

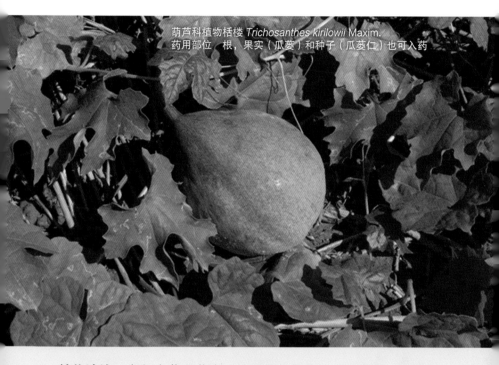

葫芦科植物栝楼 *Trichosanthes kirilowii* Maxim.
药用部位　根，果实（瓜蒌）和种子（瓜蒌仁）也可入药

■ **植物速认：**多年生草质藤本，块根粗长柱状，叶形多变，通常近心形，夏季开白色花，瓠果广椭圆形或近球形。**生于山坡、林缘，或栽培。**

■ **性味功效：**甘，寒。清热生津，消肿排脓。

■ **主治：**热病伤津、病后头痛、肺结核、反流性食管炎、糖尿病、颈椎病头痛头晕、通乳。

♥ **禁忌：**天花粉不宜与乌头、制附子同用，脾胃虚寒者忌用。

054

黄　柏

别名：关柏、檗木、黄檗、元柏

禁忌　经验　可外敷（洗）　可制用　可鲜用　可内服

治病组方见 576 页

- **性味功效：**苦，寒。清热燥湿，解暑消肿，清虚热。
- **主治：**小便热痛、胆囊炎、黄疸性肝炎、痢疾、跌打肿痛、鼻疮肿痛、湿热腰痛、下肢脉管炎、烫伤、烧伤、湿疹、皮炎。
- **禁忌：**凡非实火及脾虚多泻，胃弱少食者不宜用。
- **经验：**本品生用降火，盐制下行。既泻实火又清湿热，也能用于阴虚火旺。

- **植物速认：**落叶乔木。叶对生，卵状披针形或近卵形；夏季开黄绿色花，花序圆锥状，花小，长圆形；浆果状核果圆球形，熟时紫黑色。**生于深山、河边、溪旁林中。**

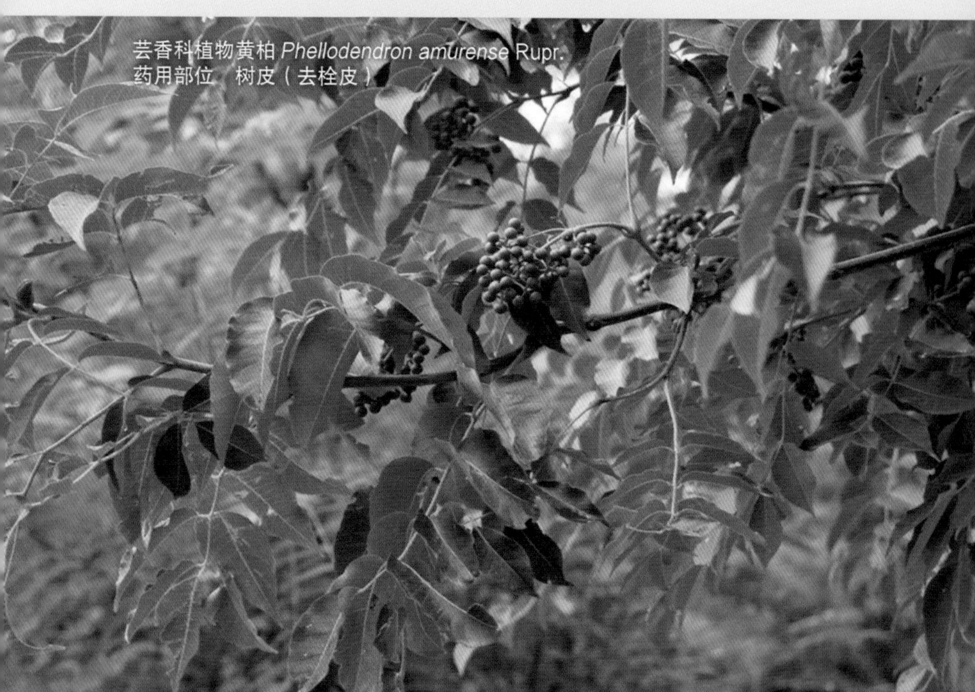

芸香科植物黄柏 *Phellodendron amurense* Rupr.
药用部位　树皮（去栓皮）

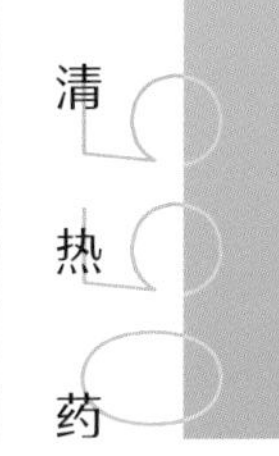

经验　可外敷（洗）　可制用　可鲜用　可内服

治病组方见 452 页

十大功劳

别名：功劳木、土黄柏、大黄柏、黄狗、黄柏刺、川柏

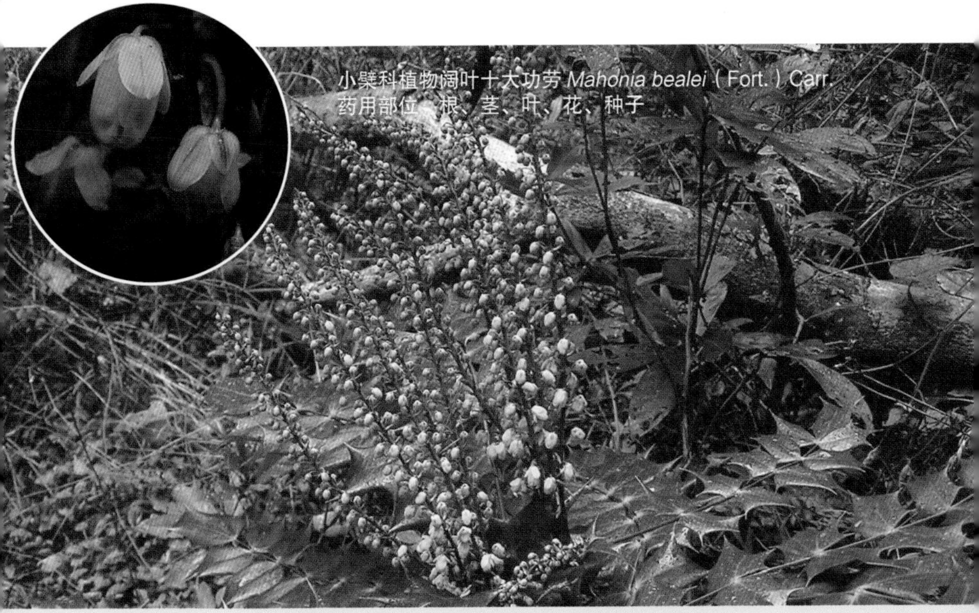

小檗科植物阔叶十大功劳 *Mahonia bealei*（Fort.）Carr.
药用部位：根、茎、叶、花、种子

■ **植物速认：**常绿灌木。根和茎断面黄色；羽状复叶互生，厚革质，广卵形；总状花序丛生枝顶；浆果圆形熟时蓝黑色。**生于山谷、林下湿地。**

■ **性味功效：**苦，寒，无毒。清热凉血，消炎解毒，燥湿泻火，补肺气，退潮热。

■ **主治：**湿热头痛、风火赤眼、头晕耳鸣、咽喉肿痛、湿热黄疸、急性支气管炎、肺结核、高血压、细菌性痢疾、淋浊、带下病、坐骨神经痛、游走性关节炎、热毒疮疡肿痛、盆腔炎。

♥ **经验：**还有一种狭叶十大功劳，叶及种子可以作凉性滋养强壮药。

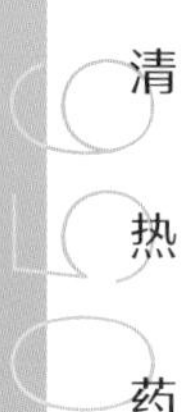

紫茉莉

经验 可外敷(洗) 可制用 可鲜用 可内服

别名：白胭脂、胭脂花、水粉草、粉孩儿

治病组方见590页

- **性味功效：**微甘，平。清热利湿，解毒消肿，凉血止血。

- **主治：**咽喉肿痛、扁桃体炎、失音、带下病、白浊、血尿、胃痛（湿热型）、急性支气管炎、肺结核、高血压、糖尿病、肿瘤偏于湿热者、风湿性关节炎、疮痈肿毒、雀斑、乳腺炎。

- **经验：**本品加猪胰食疗治糖尿病效果极佳。

- **植物速认：**多年生草本。主根圆锥形，节膨大；叶对生，卵形；夏秋开紫红、粉红、白、黄，也有红黄相杂的花；瘦果近球形，为宿存的苞片所包。**生于原野、路旁，也有园圃种植。**

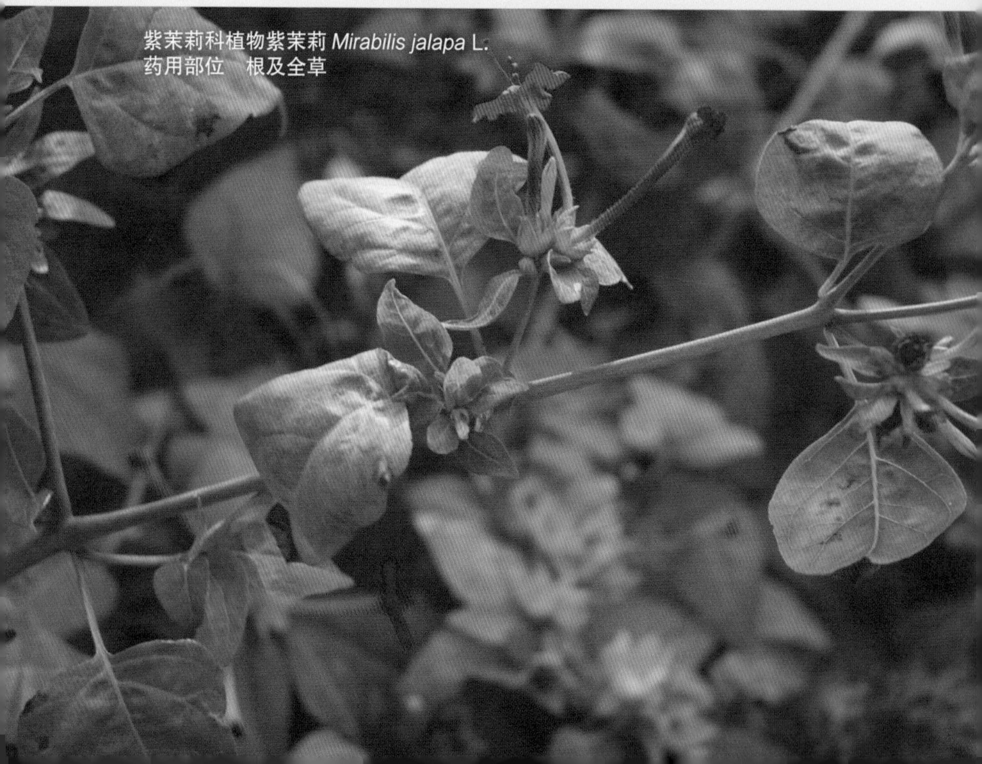

紫茉莉科植物紫茉莉 *Mirabilis jalapa* L.
药用部位　根及全草

禁忌 可外敷(洗)

可制用 可鲜用 可内服

治病组方见 492 页

龙胆草

别名：胆草、水龙胆、山龙胆草、四叶草、坚龙胆、滇龙胆、草龙胆

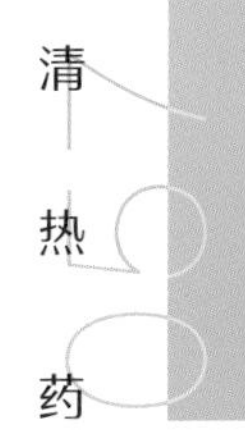

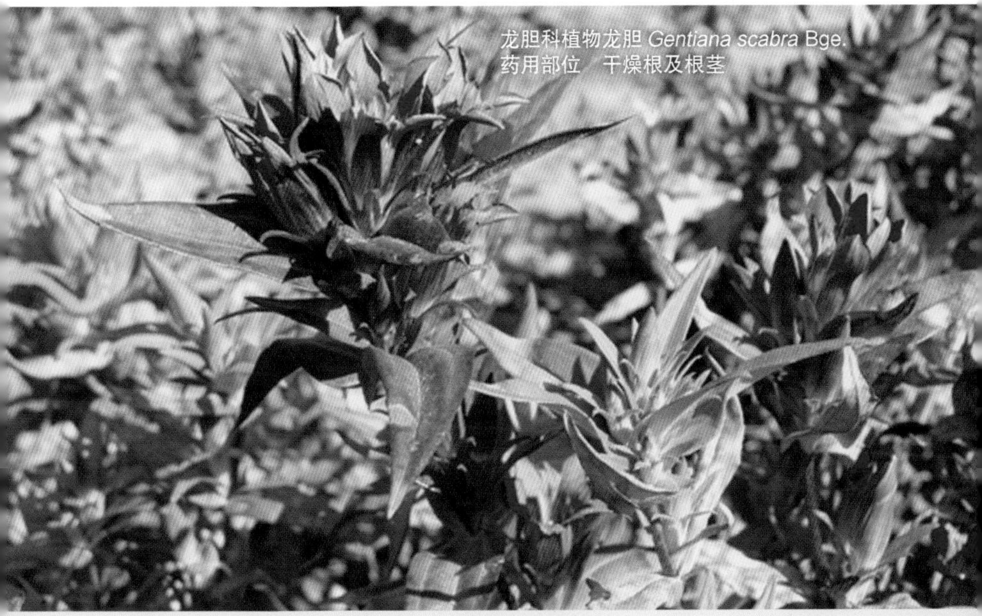

龙胆科植物龙胆 *Gentiana scabra* Bge.
药用部位　干燥根及根茎

■ **植物速认：**多年生草本。根状茎短，土黄色或黄白色；茎直立，近四棱形，常带紫色；叶全部茎生，鳞片状，叶片卵形或卵状披针形；秋季开蓝色无花梗；蒴果细长梭形。**生于山坡林下及沼湿地。**

■ **性味功效：**苦，寒。泻火，清湿热。

■ **主治：**肝经实证（口苦、耳聋、目赤）、黄疸尿赤、癫狂（属肝气郁逆，骤然发狂者）、精神失常、神经官能症、妇女黄带阴痒、小儿高热惊风、预防脑脊髓炎。

♥ **禁忌：**脾胃虚弱泄泻及无湿热实火者，不宜用。

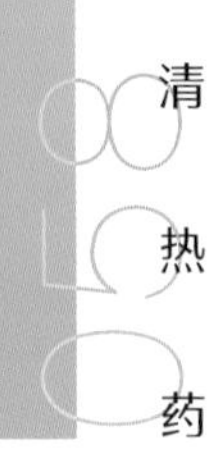

黄 连

禁忌 可外敷（洗） 可制用 可鲜用 可内服

别名： 西连、川连、味连草、鸡爪黄连、凤尾草、山柏

治病组方见 575 页

- **性味功效：** 苦，寒。清热燥湿，泻火解毒，清心除烦。

- **主治：** 肝胃郁热、胃阴不足（口渴咽干）、胃积热（牙龈肿痛、大便秘结）、肝胃不和（胁胀痛）、萎缩性胃炎、口舌生疮糜烂、热毒痢疾、水亏火旺型失眠、阴虚火旺型失眠、妇女恶阻（妊娠剧吐）。

- **禁忌：** 凡胃寒呕吐，脾虚泄泻，妇女产后血虚烦热等，非湿热证均不宜用。

- **植物速认：** 多年生草本。根状茎细长柱状，叶片坚纸质，三角卵形；春季开白绿色小花；蓇葖果。**野生或栽培于海拔1000~1900 米的山谷凉湿荫蔽的密林中。**

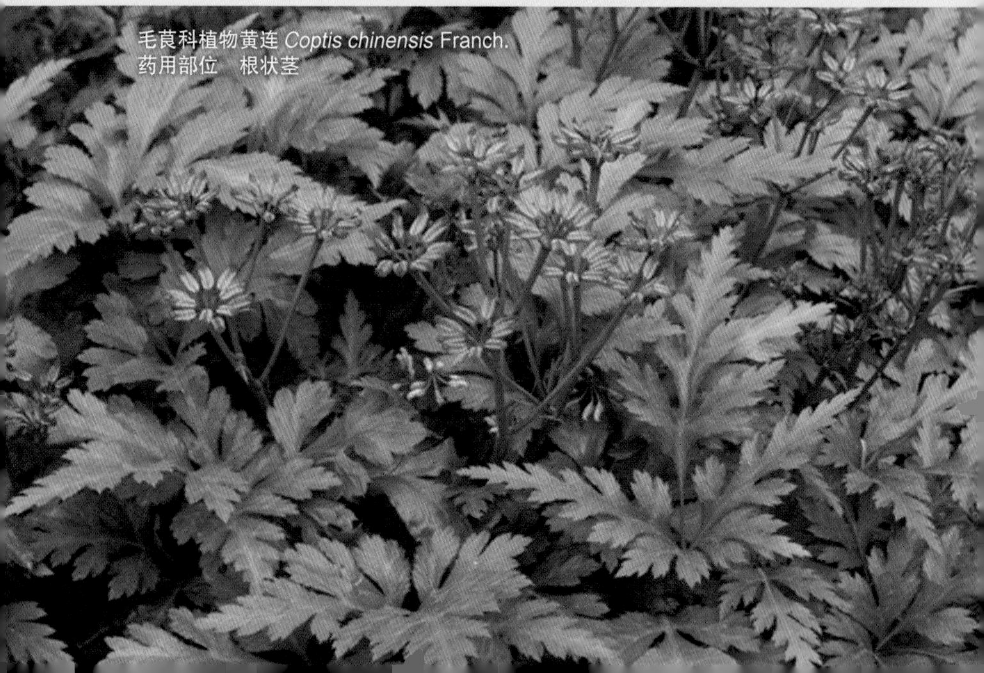

毛茛科植物黄连 *Coptis chinensis* Franch.
药用部位　根状茎

禁忌 经验 可外敷(洗)
可制用 可鲜用 可内服

治病组方见 536 页

苦参

别名： 野槐、好汉枝、苦骨、地骨、凤凰爪、山豆根、牛参

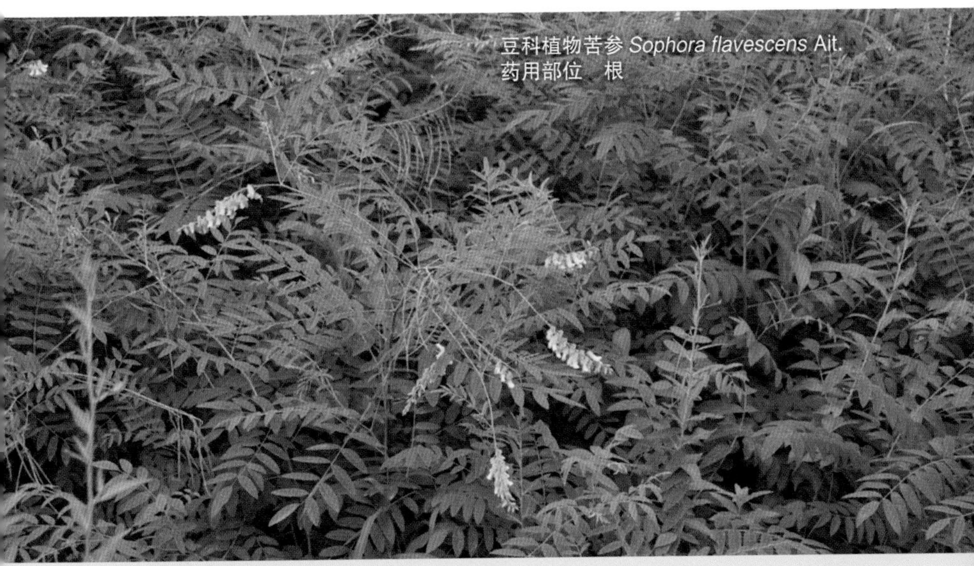

豆科植物苦参 *Sophora flavescens* Ait.
药用部位　根

- **植物速认：** 落叶灌木。根圆柱形，外面浅棕黄色，茎直立；小叶片卵状椭圆形，蝶形花冠，淡黄色；荚果条形，近球形，棕褐色。**生于向阳山坡灌丛、草地中。**

- **性味功效：** 苦，寒，有小毒。清热利湿，祛风杀虫。

- **主治：** 夏季五心烦热、头痛、胸膜炎、黄疸型肝炎、尿路感染、痢疾、肠炎、脱肛、会阴部瘙痒、痔疮出血（肛门肿痛）、疥疮、皮肤瘙痒、湿热带下。

- **禁忌：** 若脾胃虚而饮食减少，肝肾虚而火衰精冷及老年人均慎用，反藜芦。

- **经验：** 本品治心率失常效佳。

黄芩

别名：黄金茶、山茶根、烂心草、枯芩、元芩、黄芩茶、酒芩

禁忌 可外敷（洗） 可制用 可鲜用 可内服

治病组方见 574 页

■ **性味功效：**苦，寒。清热燥湿，凉血安胎，解毒泻火。

■ **主治：**肺热咳嗽、支气管炎气喘、眩晕、黄疸性肝炎、急性胆囊炎（寒热往来）、高血压、结膜炎、牙痛、崩漏、胎动不安。

● **禁忌：**凡脾胃虚寒，无湿热实火，及孕妇胎寒下坠，脉迟小弱者均不宜用。

■ **植物速认：**多年生草本。主根粗壮，略呈圆锥形，外皮棕褐色，茎四棱形；叶对生，叶片披针形；花冠 2 唇形，蓝紫色；小坚果近球形，黑褐色。**生于向阳草地、山坡及荒地上。**

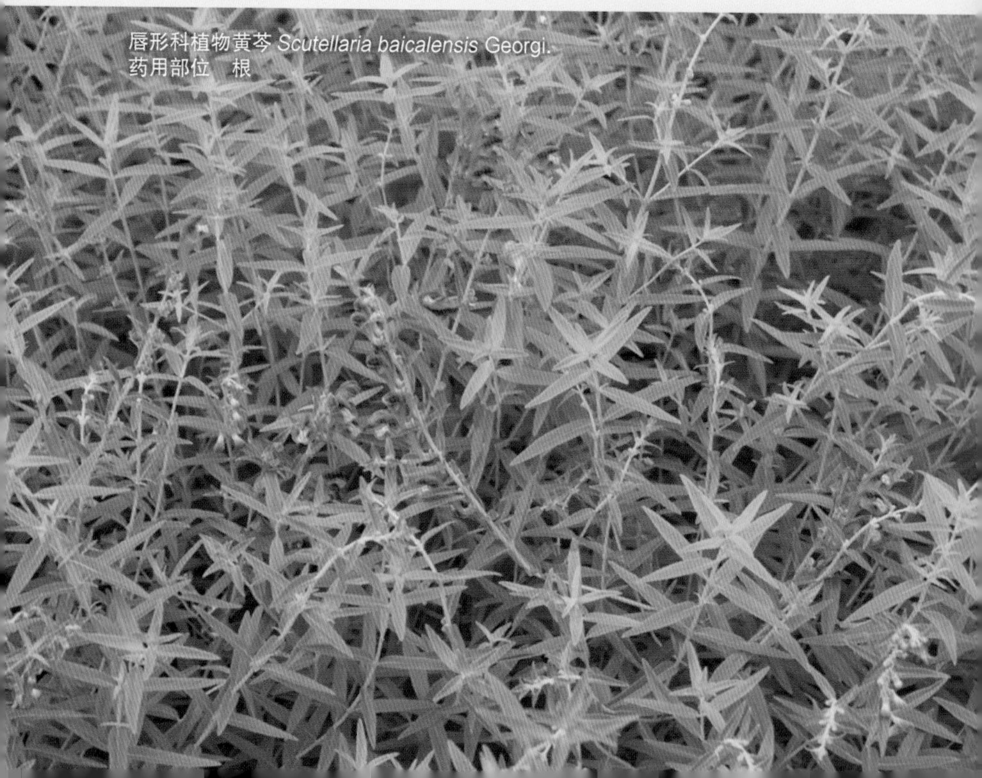

唇形科植物黄芩 *Scutellaria baicalensis* Georgi.
药用部位　根

禁忌 可外敷（洗） 可制用 可鲜用 可内服

治病组方见 526 页

连翘

别名：连壳、青翘、黄连翘、黄花条

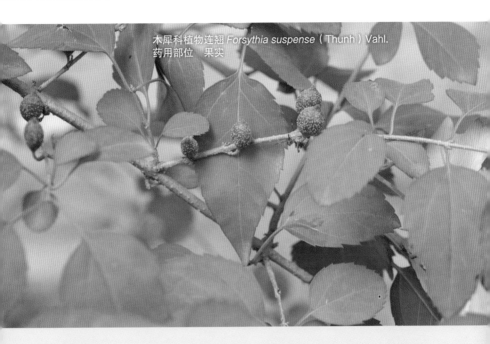

木犀科植物连翘 *Forsythia suspense*（Thunh）Vahl.
药用部位　果实

- **植物速认：**落叶灌木。枝条细长，稍四棱，单叶对生，卵形至长圆卵形；花冠管内有橘红色条纹；蒴果木质，卵圆形。**生于山野荒坡或栽培。**

- **性味功效：**苦，微寒。清热解毒，消痈散结。

- **主治：**偏头痛、牙齿红肿疼痛、咽喉肿痛、口腔溃疡、胃热疼痛、风热感冒、颈淋巴结核、急性肾炎、眼底出血、乳腺炎初起或乳腺结核、小儿风热外感（流鼻涕）。

- **禁忌：**凡阴虚血热，胃虚作泻，以及痈毒已溃，脓清色淡者均不宜用。

竹节蓼

经验 可外敷（洗） 可制用 可鲜用 可内服

别名：百足草、铁扭边、飞天蜈蚣、扁竹花

治病组方见 512 页

- **性味功效：**味淡涩，性微寒。拔毒消肿。
- **主治：**肺热咳嗽、咽喉肿痛、扁桃体炎、尿路感染、毒蛇及蜈蚣咬伤。
- **经验：**消炎解毒作用强。适合泡茶经常服用。
- **植物速认：**多年生直立草本。茎基部圆柱形，深绿色，单叶互生，菱状卵形，夏秋间开小白花，瘦果，三角形，包于红色肉质的花被内。**生于温暖、湿润的林间。**

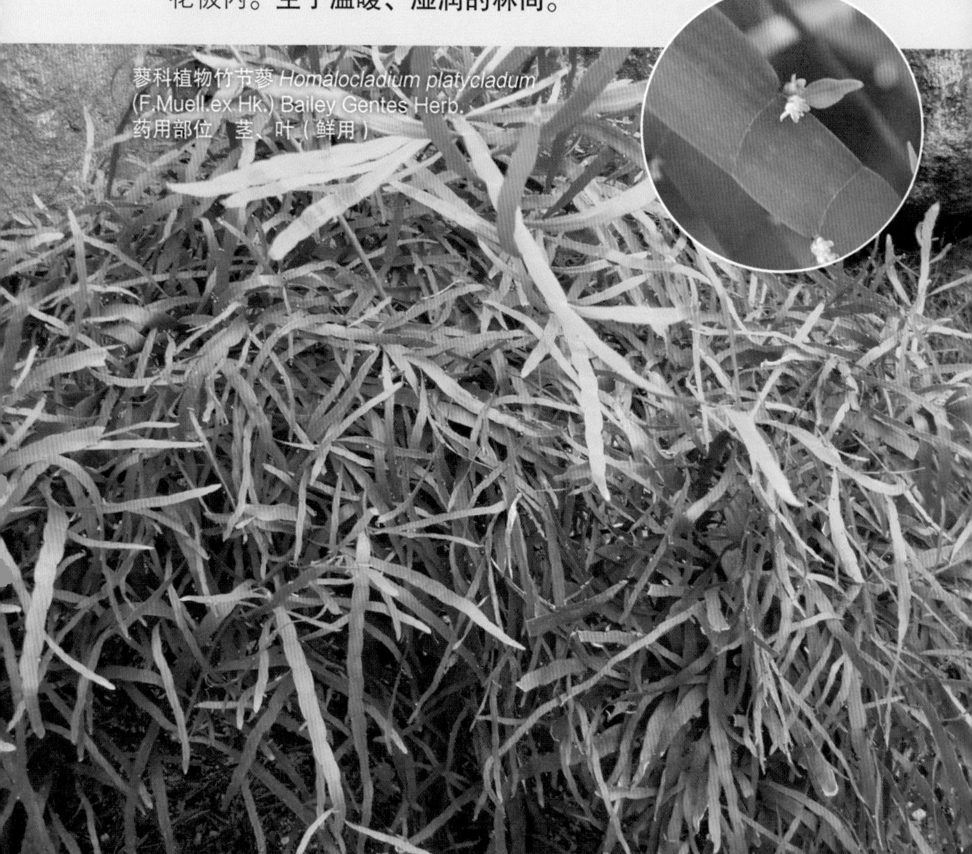

蓼科植物竹节蓼 *Homalocladium platycladum* (F.Muell.ex Hk.) Bailey Gentes Herb.
药用部位 茎、叶（鲜用）

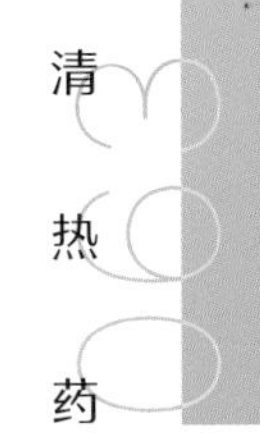

禁忌　可外敷(洗)
可制用　可鲜用　可内服

治病组方见 594 页

蒲公英

别名： 黄花地丁、婆婆丁、奶汁草、蒲公草、仆公英、仆公罂、黄花郎

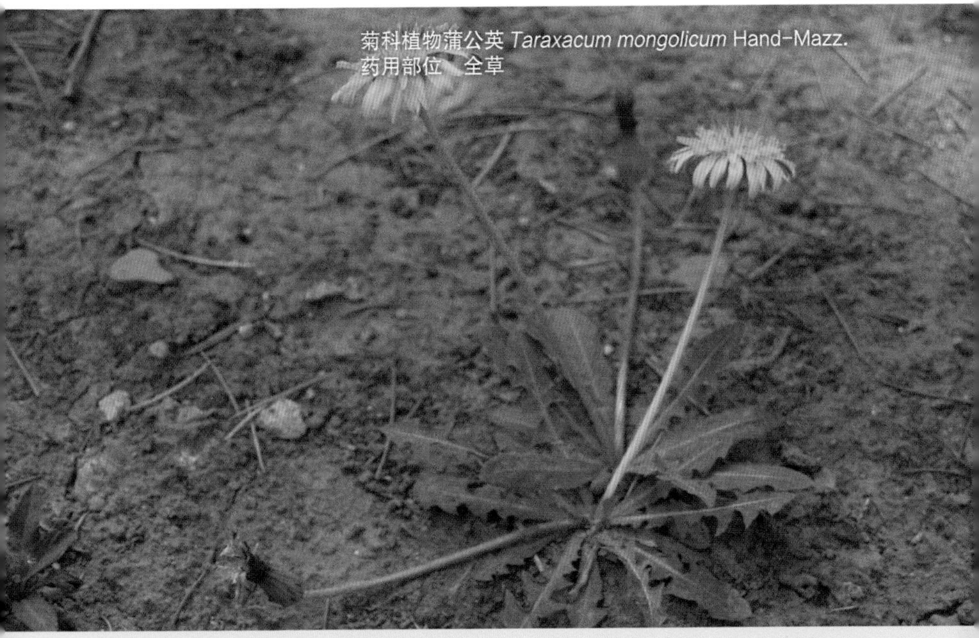

菊科植物蒲公英 *Taraxacum mongolicum* Hand-Mazz.
药用部位　全草

■ **植物速认：** 多年生草本。叶基生，倒披针形或倒卵形；早春及晚秋开花，密被白色蛛丝状毛，瘦果倒披针形，顶端着生白色冠毛，细软。**生于路边、田野、山坡。**

■ **性味功效：** 苦、甘，寒。清热散结，消肿解毒。

■ **主治：** 肺脓肿、胃脘灼热、黄疸性肝炎、胆囊炎、阑尾炎、肠癌不全梗阻、非化脓性肋软骨炎、痈肿、乳腺硬结胀痛、妇女产后缺乳。

♥ **禁忌：** 阴疽、久病败疮均忌用；中虚血寒者慎用。

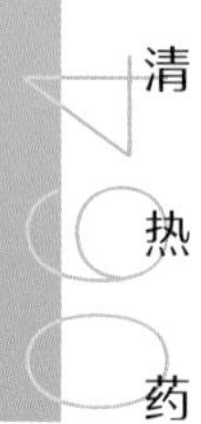

金线兰

可外敷（洗） 可制用 可鲜用 可内服

别名：金线莲、金钱草、乌人参

治病组方见 540 页

- **性味功效：**甘，平。清热凉血，止血解毒。
- **主治：**肺结核、胸部挫伤咯血、百日咳、脑震荡初期、糖尿病、高血压、肾炎水肿、肾炎、膀胱炎、坐骨神经痛、痛风性关节炎、急性化脓性骨髓炎、毒蛇咬伤、小儿惊风、婴幼儿顽固性低热。

- **植物速认：**多年生草本。根茎匍匐，叶互生，中间小叶大而形圆，基部浅心形；花小，花萼钟形，花冠蝶形，紫红色；荚果具 3~6 荚节，被柔毛和钩状毛。**生于高山、林海、竹林下。**

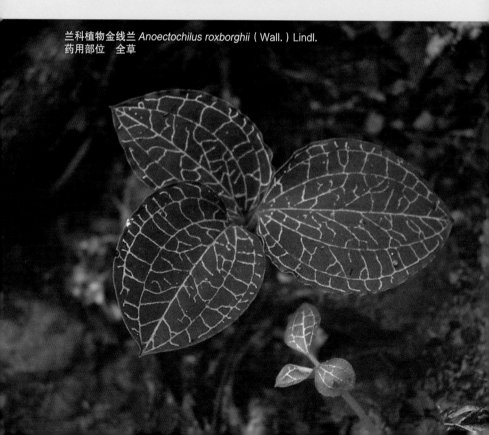

兰科植物金线兰 *Anoectochilus roxborghii*（Wall.）Lindl.
药用部位　全草

禁忌 可外敷（洗）
可制用 可鲜用 可内服

治病组方见 473 页

马鞭草

别名：铁马鞭、田边草、狗牙草、苦练草、蜻蜓草

■ **性味功效：**根辛、涩，温；茎、叶苦，微寒。清热利尿，破瘀消肿，破血行气，杀虫解毒。

■ **主治：**流感高热、肝硬化腹水、肝脾肿大、慢性肝炎、肝硬化、急性黄疸性肝炎、痢疾、急性胃肠炎、细菌性痢疾、内外痔、疝气、睾丸炎、腮腺炎、挫伤、跌打损伤、癣疥痈疽、疮痈未溃疡、多发性脓肿、疔疮肿毒、闭经。

■ **植物速认：**多年生草本。茎方形，叶对生，卵形或长圆状卵形；花小，花冠淡紫色或蓝色，漏斗状；蒴果长圆形，成熟时裂为 4 个小坚果。**生于路旁、村边、田野、山坡。**

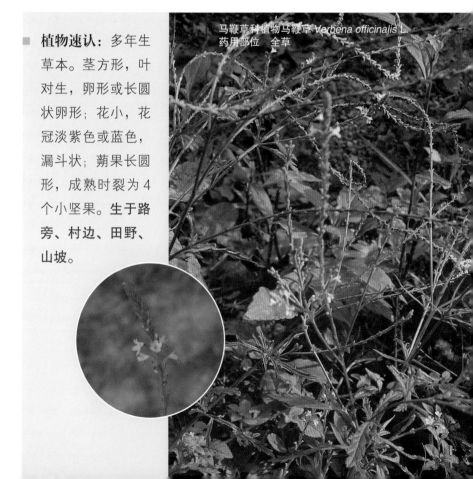

马鞭草科植物马鞭草 *Verbena officinalis* L.
药用部位　全草

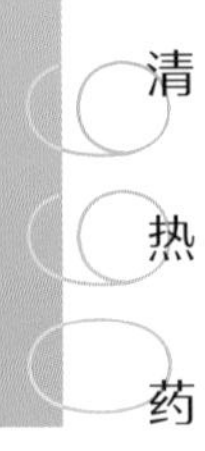

胖大海

可制用 可鲜用 可内服

别名： 大海、大海子、安南子、大洞果、大海榄、打布巴

治病组方见 557 页

- **性味功效：** 甘，寒。清肺利咽，润肠通便。

- **主治：** 肺热声哑、咽喉干痛、大便秘结。

- **植物速认：** 落叶大乔木。单叶互生，叶片革质，卵形或椭圆状披针形，网脉明显；圆锥花序顶生或腋生，花杂性同柱，花萼钟状；蓇葖果呈船形，种子梭形或倒卵形，深黑褐色。**生于热带地区。**

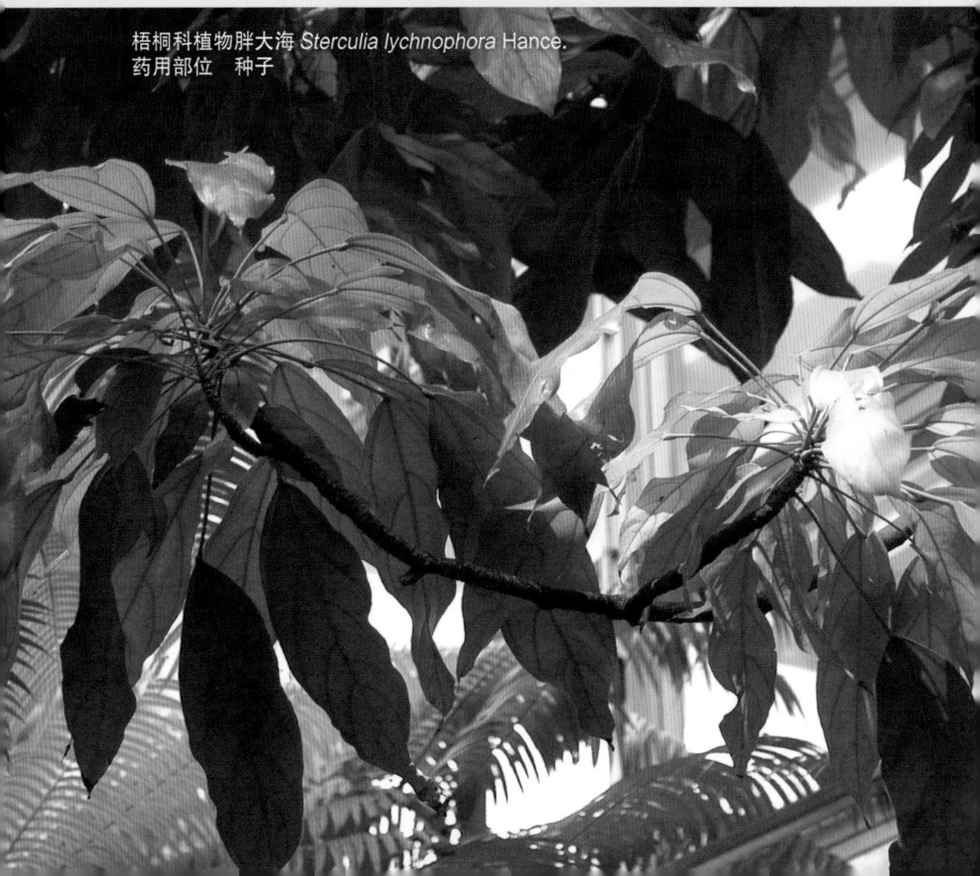

梧桐科植物胖大海 *Sterculia lychnophora* Hance.
药用部位　种子

禁忌 可外敷（洗）
可制用 可鲜用 可内服

治病组方见 465 页

山豆根

别名： 广豆根、小黄连、柔枝槐、苦豆根、山大豆根、黄结

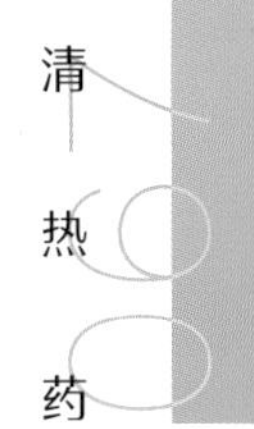

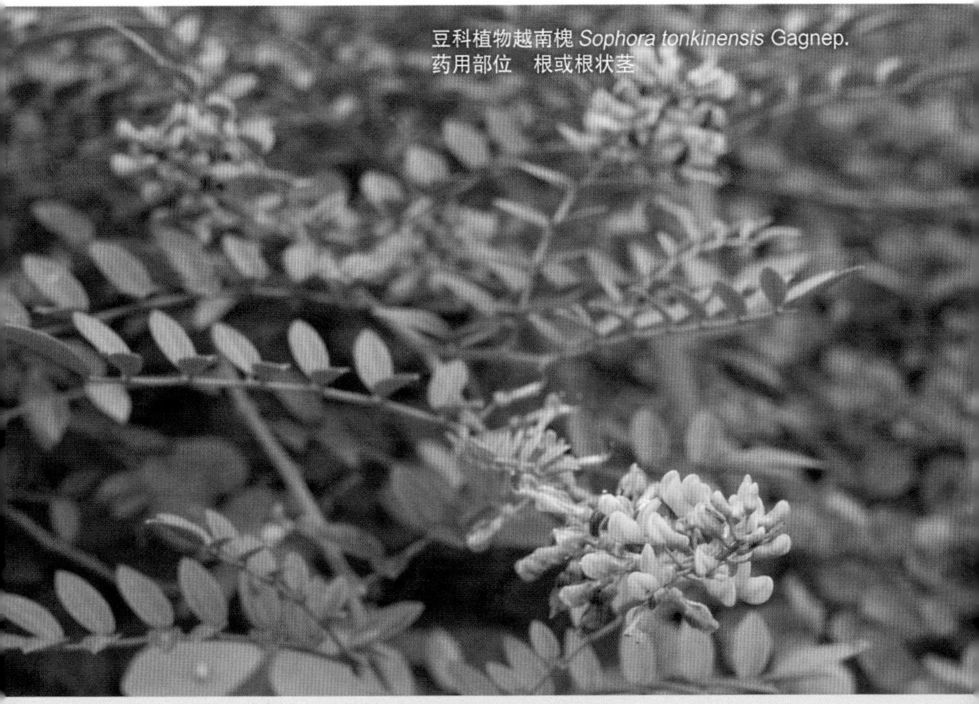

豆科植物越南槐 *Sophora tonkinensis* Gagnep.
药用部位　根或根状茎

- **植物速认：** 灌木。通体被灰色毛茸。根有分枝，圆柱形，外面黄棕色，味极苦；奇数羽状复叶互生，卵状长椭圆形；蝶形花冠淡黄色，荚果圆柱形。**生于石灰岩山地或岩石缝中。**

- **性味功效：** 苦，寒。清热解毒。

- **主治：** 热证头痛、肺热咳嗽、牙龈肿痛、咽喉肿痛、急慢性扁桃体炎、高血压、鼻咽癌、慢性尿路感染、毒虫咬伤。

- **禁忌：** 脾胃虚寒便溏者不宜用。

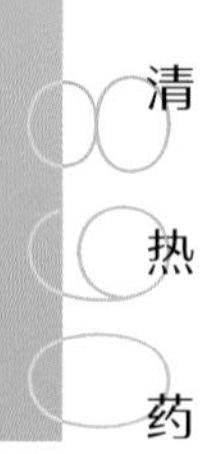

木蝴蝶

可外敷（洗） 可制用 可鲜用 可内服

治病组方见 478 页

别名： 千层纸、千张纸、破布子、满天飞、白千层、故纸

- **性味功效：** 苦、甘，凉。种子：清肺利咽，化痰止咳，消炎止痛。根、树皮：清热利湿。

- **主治：** 声音嘶哑、支气管炎、百日咳、急性咽喉炎、颈椎病、肩周炎、肝炎、肾炎、膀胱炎。

- **植物速认：** 落叶乔木。叶交互对生，花冠橙红色；蒴果扁平，成熟时棕黄色，开裂成两片木质的果瓣。种子多数，薄而扁平，卵圆形，有白色透明的膜翅似蝴蝶，故称“木蝴蝶”，又因其薄如纸，彼此重叠，又称“千层纸”。**生于村旁、溪边、山地疏林中。**

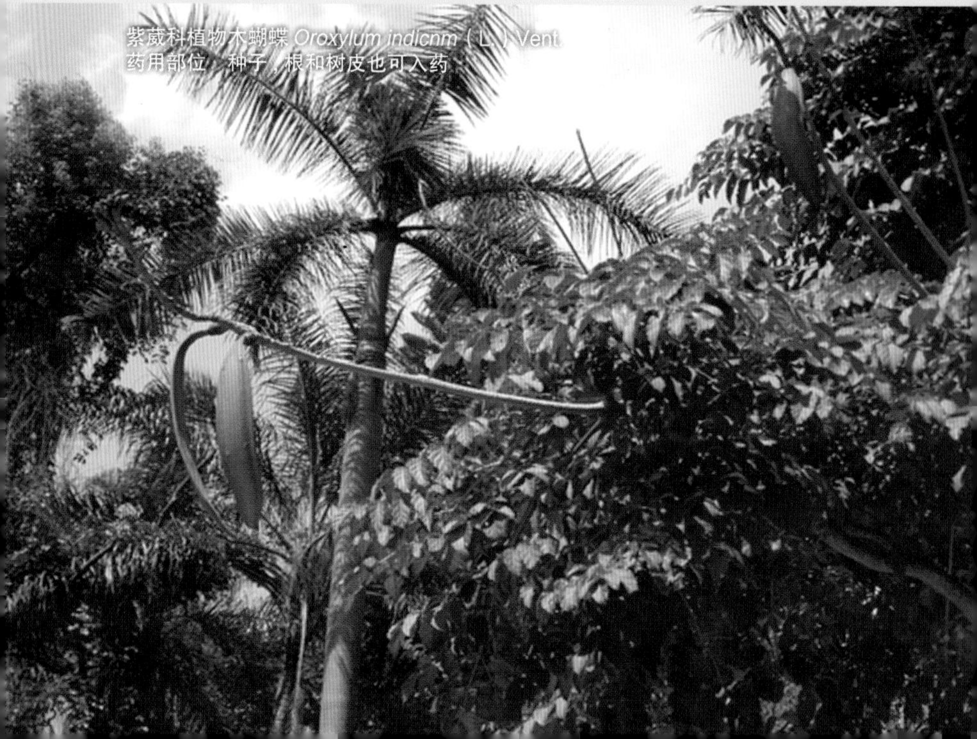

紫葳科植物木蝴蝶 *Oroxylum indicnm*（L.）Vent.
药用部位：种子，根和树皮也可入药

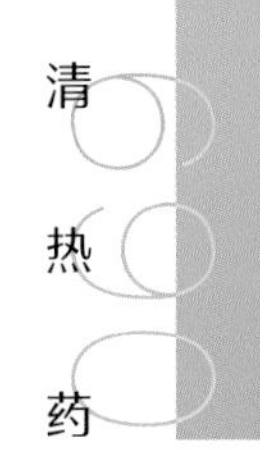

可外敷(洗)

可制用 可鲜用 可内服

治病组方见 506 页

半枝莲

别名： 耳挖草、狭叶韩信草、赤肉草、九层塔、四方马兰、半边梳、通经草

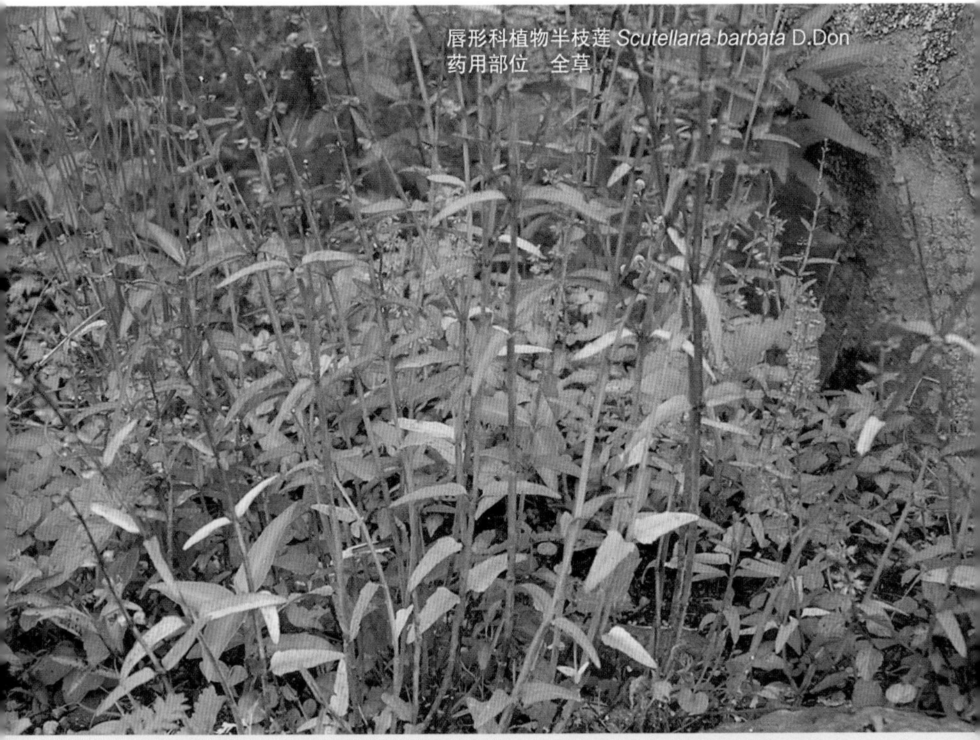

唇形科植物半枝莲 *Scutellaria barbata* D.Don

药用部位　全草

■ **植物速认：** 一年生草本。茎四棱形，叶对生，狭卵形或披针形，花蓝紫色，二唇形体。小坚果 4 个，球形。**生于田边、路旁。**

■ **性味功效：** 辛，平。清热解毒，活血散瘀，行气止痛。

■ **主治：** 糖尿病、食管癌、各种肿瘤、鼻咽癌、眼睛翼状胬肉、疔疮、痈肿、蜂蜇伤、外伤出血、跌打损伤、疖肿、毒蛇咬伤、急性乳腺炎。

马大青

别名：山靛、山皇后、鸡角柴、大青臭、大叶地骨皮、臭草、土黄芪、辛苦草

经验 可外敷（洗） 可制用 可鲜用 可内服

治病组方见 471 页

- **性味功效：**辛、微苦，微温。清热解毒，清头明目，祛风除湿，活血行气，消肿定痛，凉血利尿，健筋壮骨。

- **主治：**风热感冒、风火牙痛、腮腺炎、病后体虚（四肢无力）、痰热咳嗽、咽喉肿痛、偏头痛、神经性头痛、脑部肿瘤（非恶性）、慢性肾炎、急性黄疸型肝炎、睾丸炎、尿血、关节酸痛、急性风湿性关节炎、退行性关节炎、肩关节周围炎、股骨头坏死症、胸部挫伤（肋间神经痛）、疔疮肿痛。

- **经验：**民间认为马大青有滋补强壮、养气血、抗疲劳等作用。

- **植物速认：**落叶灌木。根皮淡黄色，叶对生，长圆形；花萼钟状，花冠白色；浆果球形，成熟时紫红色，包藏于宿存花萼内。**生于路旁、村边、荒地及山坡小树林中。**

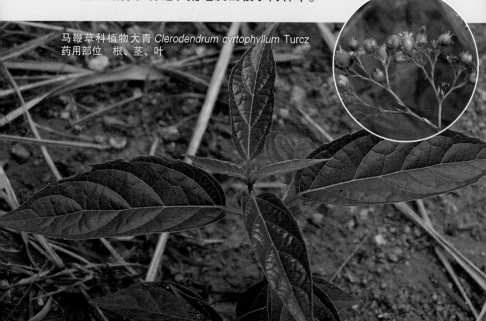

马鞭草科植物大青 *Clerodendrum cyrtophyllum* Turcz
药用部位　根、茎、叶

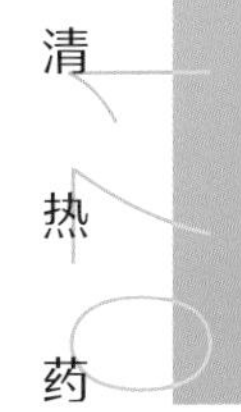

禁忌　可外敷（洗）

可制用　可鲜用　可内服

治病组方见 502 页

白蔹

别名：猫儿卵、山地瓜、野红薯、山葡萄、五爪藤、见肿消、苦瓜、白根

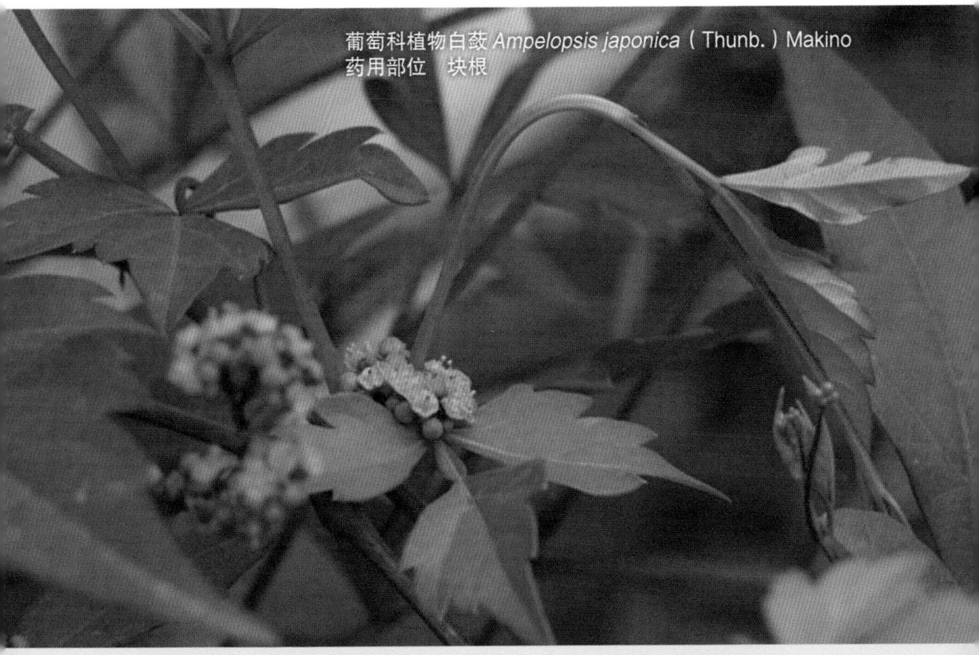

葡萄科植物白蔹 *Ampelopsis japonica*（Thunb.）Makino

药用部位　块根

- **植物速认：**多年生攀援藤本，深棕褐色，数个聚生似地瓜，故俗称“山地瓜”。茎基部木质化，带淡紫色，卷须与叶对生，叶片两面无毛；夏季开黄绿色小花，浆果球形，熟时蓝色或蓝紫色，有针孔状凹点。**生于山野、路旁草丛中。**

- **性味功效：**苦、辛，微寒。清热解毒，生肌止痛。

- **主治：**肺脓肿、骨质增生症、诸骨鲠喉、痔疮瘘管、烫火伤、冻疮溃烂、脸面生粉刺、痈肿、女子阴部肿痛、带下病。

- **禁忌：**阴寒性疮肿勿用，不宜与乌头类同用。

千里光

经验 可外敷（洗） 可制用 可鲜用 可内服

别名：阴痒草、山红花、千里及

治病组方见 467 页

- **性味功效：**微苦，凉。消炎解热，明目，疗疮，凉血消肿。

- **主治：**流行性感冒、防治中暑、目赤肿痛、舌肿痛、反胃吐酸、痢疾、尿道炎、泌尿系统急性感染、脓疮、阴囊湿肿、疖肿疔疮、毒蛇咬伤、带下病。

- **经验：**“若能认识千里光，一年四季不生疮”，本品用于治疗各种皮肤病，内服外用均可。笔者治疗带下病，常取本品适量，熏洗患处，常收立竿见影之效。

- **植物速认：**攀援草本。茎有纵条纹。叶互生，卵状披针形，头状花序生于枝端，呈伞房状排列，黄色；瘦果圆柱形，具白色冠毛。**生于山坡、疏林下、林边、路旁、沟边草丛中。**

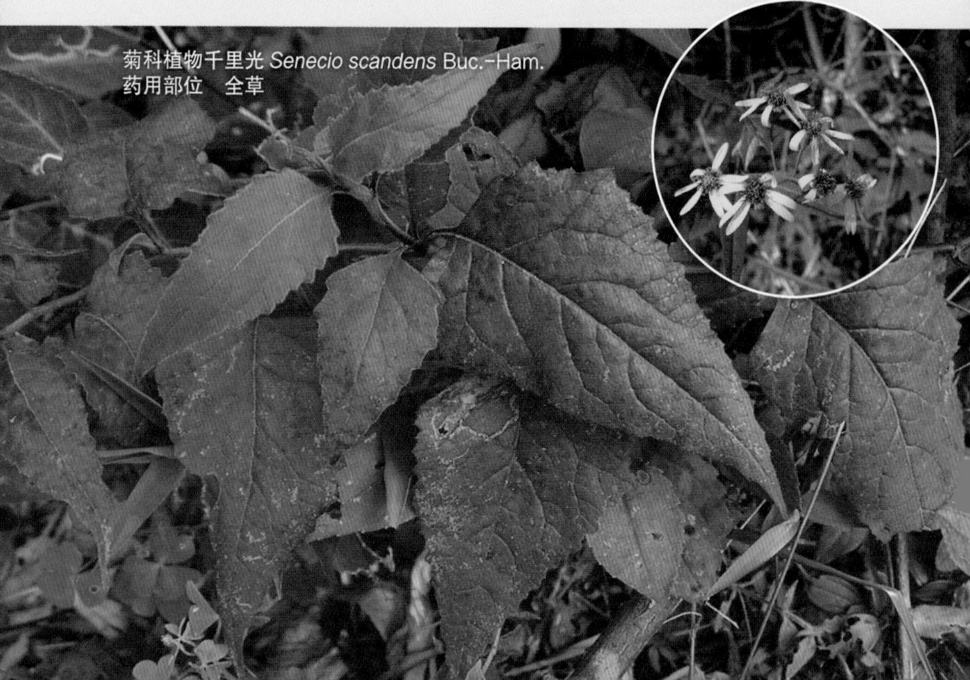

菊科植物千里光 *Senecio scandens* Buc.-Ham.
药用部位　全草

可外敷（洗）

可制用 可鲜用 可内服

治病组方见 557 页

鬼针草

别名：刘寄奴、跟人走、三叶鬼针草

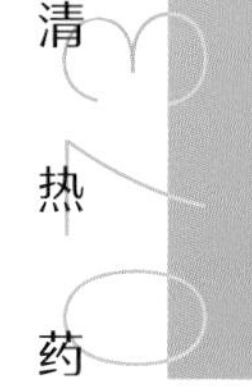

■ **性味功效：**苦，平。解毒消肿，清热镇痛，活血散瘀，调气消积。

■ **主治：**外感风热咳嗽、喉炎、鼻炎、跌打损伤、痢疾、胃肠炎、腹膜炎、肝炎、胆囊炎、急性阑尾炎、高血压、风湿性关节炎、便血、毒蛇咬伤、扭挫伤、狂犬咬伤、烧烫伤、小儿疳积。

附注：用大量鬼针草配合其他药物治疗消化道肿瘤，曾取得比较满意效果。

■ **植物速认：**一年生草本，茎四棱形，叶卵状椭圆形，花黄色或白色，瘦果长线形，顶端冠毛芒状如刺，便于附着他物，散布远方。**生于原野、路旁。**

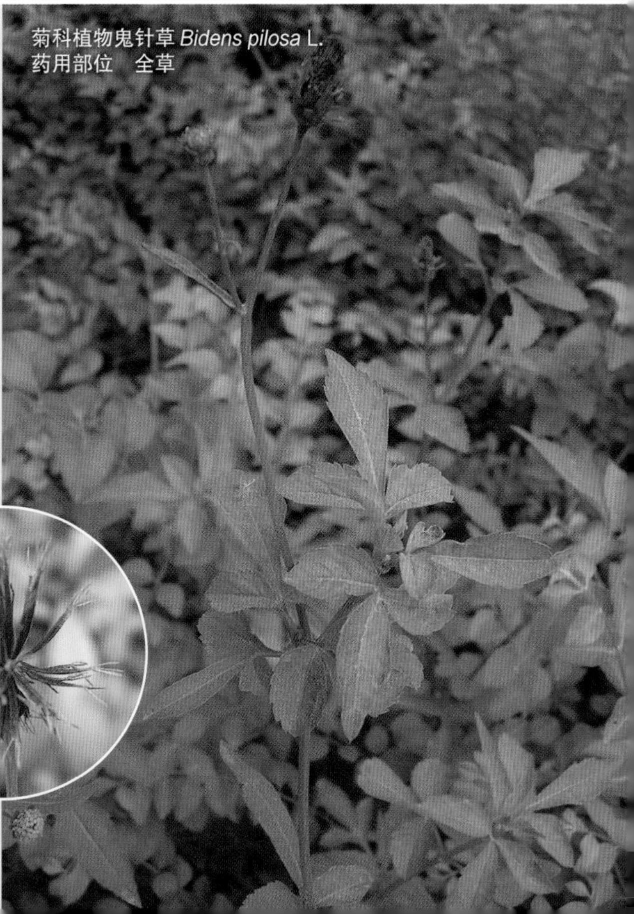

菊科植物鬼针草 *Bidens pilosa* L.
药用部位　全草

绞股蓝

经验　可外敷(洗)　可制用　可鲜用　可内服

别名：七叶胆、小苦药、公罗锅底

治病组方见 559 页

- **性味功效:** 苦,微寒。清热解毒,活血化瘀,化痰止咳,平肝强心。

- **主治：**外感发热、气虚头晕、头发早白、慢性支气管炎、病毒性肝炎、糖尿病、慢性胃炎、高血压、冠心病。

- **经验：**绞股蓝品种有 19 种之多。一般分为甘甜型、苦寒型二种。功效各异，治疗冠心病，口服苦寒型绞股蓝时，有的病人出现阳痿、腹泻等症状，使用时应注意。

- **植物速认：**草质藤本。茎细长，小叶卵状椭圆形或卵形，花黄绿色，浆果圆形，绿黑色。**生于山间阴湿处。**

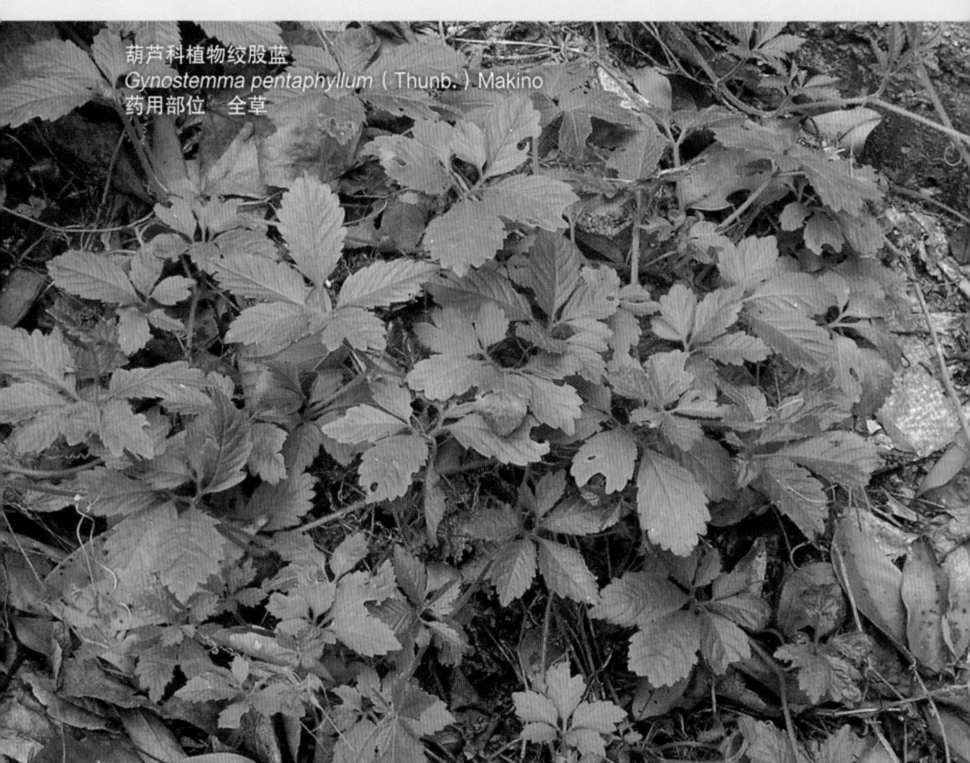

葫芦科植物绞股蓝
Gynostemma pentaphyllum (Thunb.) Makino
药用部位　全草

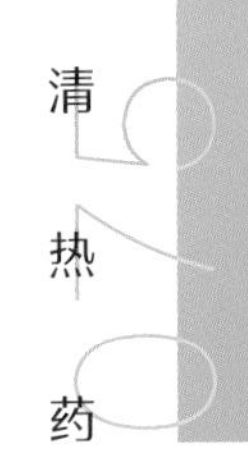

可外敷（洗）

可制用　可鲜用　可内服

治病组方见 592 页

筋骨草

别名：四季春、白喉草、散血丹

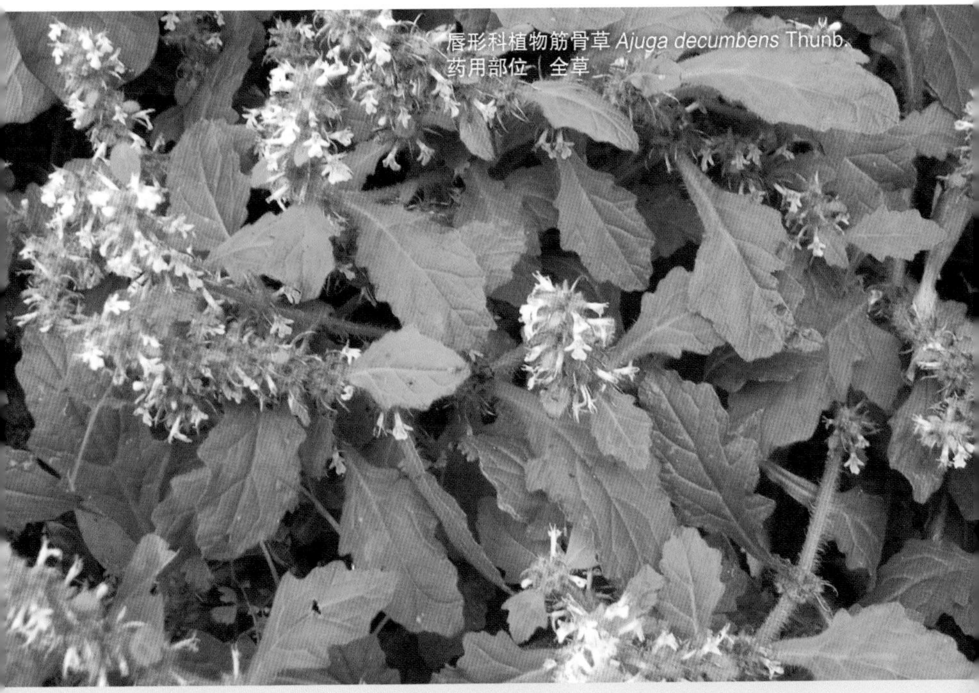

唇形科植物筋骨草 *Ajuga decumbens* Thunb.
药用部位　全草

■ **植物速认：**一年或二年生草本。茎基部倾斜或匍匐，四棱形，略带紫色；叶对生，倒卵形或长圆形；花冠唇形，淡紫色或白色；坚果灰黄色。**生于路旁、溪边、草坡和丘陵山地的阴湿处。**

■ **性味功效：**苦，寒。清凉解毒，消炎退肿。

■ **主治：**各种咽喉肿痛、淋巴结肿大（高热）、慢性支气管炎（偏热型）、肺脓肿、肺结核、肝炎、高血压、痢疾、急性阑尾炎、尿道炎、胃癌初期（湿热型）、水火烫伤、足底脓肿、痈疖疔疮、蜂窝织炎、急性乳腺炎。

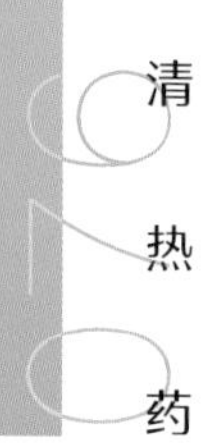

蟛蜞菊

可外敷（洗） 可制用 可鲜用 可内服

治病组方见 605 页

别名：卤地菊、水金菊、黄花龙舌草、黄花田乌草、打不死

■ **性味功效：**酸、甘，平。清热养阴，消炎解毒，清肺化痰，止咳平喘。

■ **主治：**预防流行性脑脊髓膜炎、肺脓肿、鼻出血、肺热咯血、尿血、牙齿肿痛、胃出血、脱发、急性肝炎、痢疾、白喉、扁桃体炎、腮腺炎、关节炎、狂犬咬伤、痈疽疔疮、乳腺炎、椎动脉型颈椎病、跌打损伤、腰部扭伤、青竹蛇咬伤。

■ **植物速认：**多年生蔓状草本，矮小匍匐。地上茎分枝，节节生根，叶对生几无柄，叶片椭圆形或披针形，四时有花，黄色，瘦果密被刚毛。**常见于田边、池畔、沟边水湿地。**

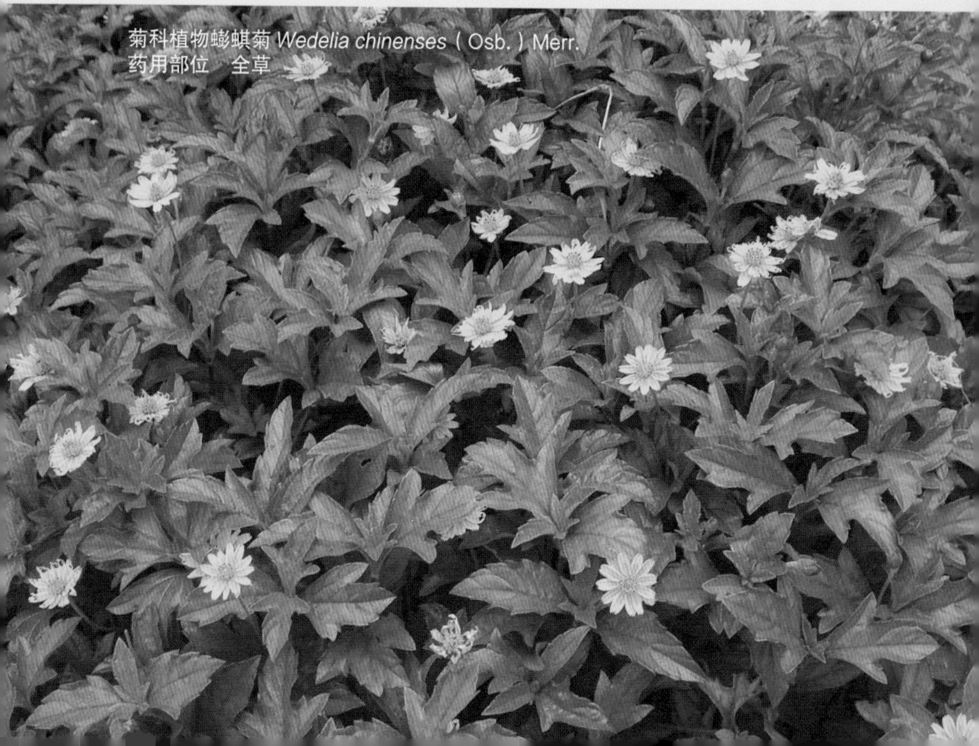

菊科植物蟛蜞菊 *Wedelia chinenses*（Osb.）Merr.
药用部位　全草

禁忌 可外敷（洗）
可制用 可鲜用 可内服

治病组方见 535 页

青葙子

别名：野鸡冠花、大尾鸡冠花、狗尾花、草决明、牛为花子、狗尾苋、冲鸡冠

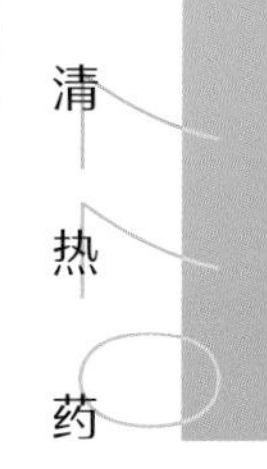

■ **性味功效：**苦，微寒。清肝明目。

■ **主治：**头胀头痛、高血压、鼻出血不止、惊悸不宁、退行性关节炎、痢疾、尿血、结膜炎、飞蝇幻视（飞蝇症）、肝火旺（眼红肿痛、怕光流泪）、眼睛生翳、视物不清。

禁忌：青光眼、低血压、瞳孔散大者不宜用。

■ **植物速认：**一年生草本。茎直立，绿色或红紫色；单叶互生叶片纸质，披针形或椭圆状披针形；夏季开花初为淡红色，后变为银白色；胞果卵状椭圆形；种子肾状圆形，黑色。**生于平原或山坡；有栽培，几乎遍布全国。**

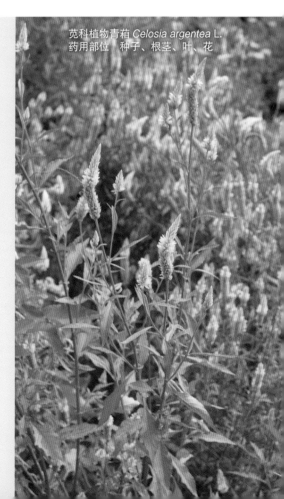

苋科植物青葙 *Celosia argentea* L.
药用部位　种子、根茎、叶、花

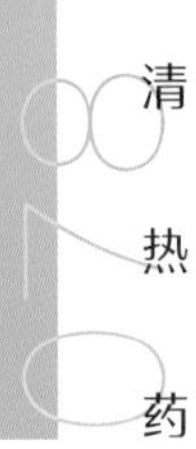

丁葵草

可外敷（洗） 可制用 可鲜用 可内服

别名： 田鸡草、野地生、人字草、乌龙草、铁甲将军、二叶蝴蝇翅

治病组方见 452 页

- **性味功效：** 苦、甘，寒。清肝热，利小便，行气血，解热毒。

- **主治：** 感冒发热、四肢无力、肾炎水肿、急性黄疸性肝炎、急性胃肠炎、慢性肝炎（四肢无力、头晕）、不明原因黄疸、各种癌肿、赤白痢、劳伤吐血、内痔肿痛出血、痈疽肿毒、跌打肿痛、毒蛇咬伤、乳腺炎。

- **植物速认：** 矮小草本。茎纤细多分枝，托叶卵状披针形，花小，色黄；荚果表面有小刺。**生于丘陵、原野、旷地间。**

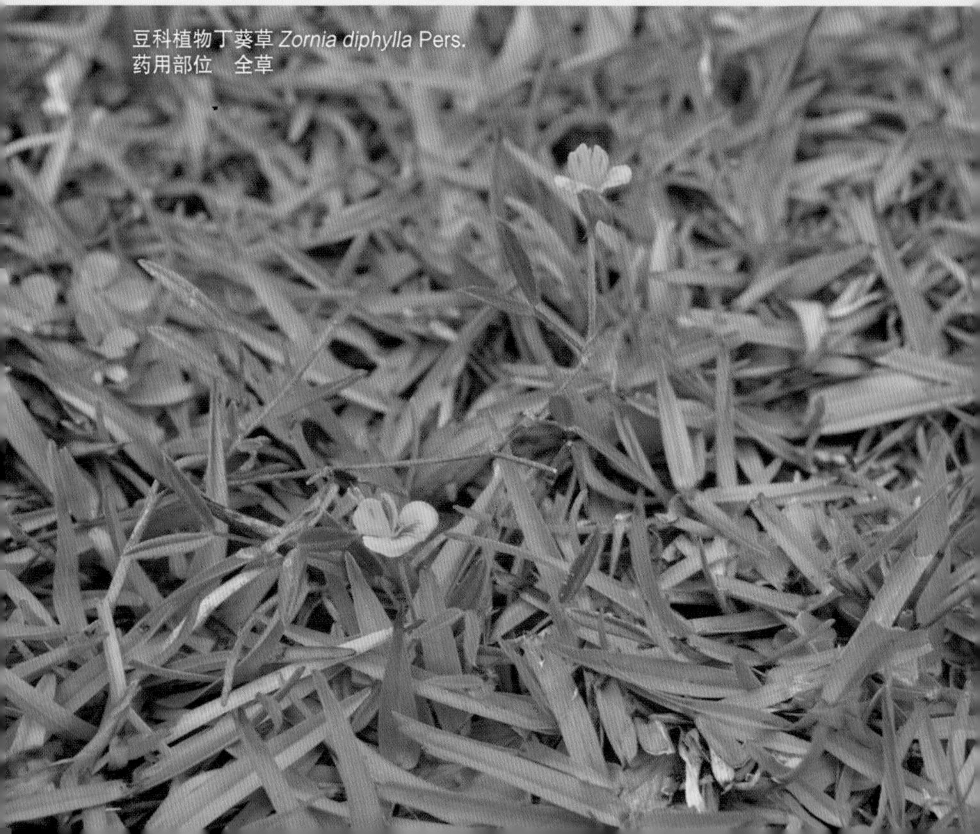

豆科植物丁葵草 *Zornia diphylla* Pers.
药用部位　全草

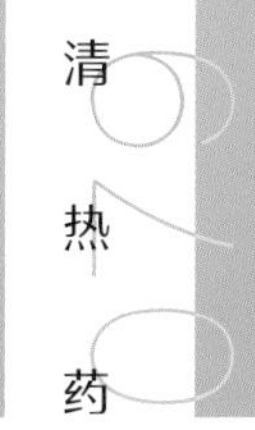

禁忌 可外敷(洗)
可制用 可鲜用 可内服

治病组方见 464 页

山芝麻

别名：山油麻、山黄麻、野油麻、土连翘、羊铃核

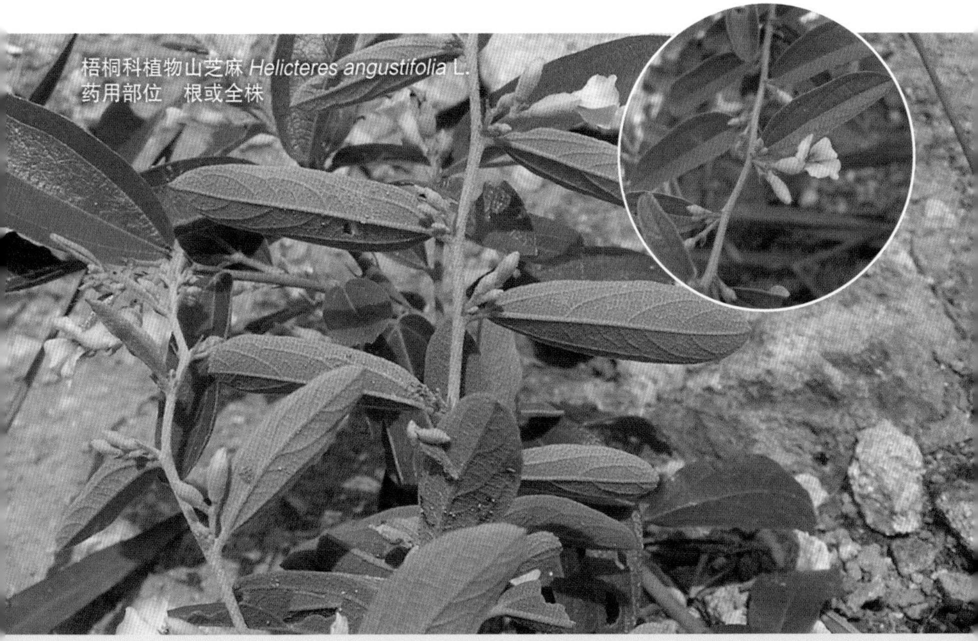

梧桐科植物山芝麻 *Helicteres angustifolia* L.
药用部位　根或全株

- **植物速认：**小灌木。叶条状披针形或狭长圆形，花数朵丛生于叶腋的短花序柄上，红色或淡蓝色；蒴果卵状长圆形。**生于旷地、荒野、山坡灌木丛中。**

- **性味功效：**根、茎苦，寒；叶、果微甘，寒。清热解毒，祛瘀生新，化痰止咳。

- **主治：**肺结核、咽喉肿痛、风火牙痛、感冒高热、化脓性关节炎、骨髓炎、慢性骨髓炎、骨结核、颈淋巴结核、中暑发痧、痈疽疮毒、蛇咬、伤口难愈合、乳腺炎、乳腺小叶增生。

- **禁忌：**内服量过大，有致泻及恶心的副作用。

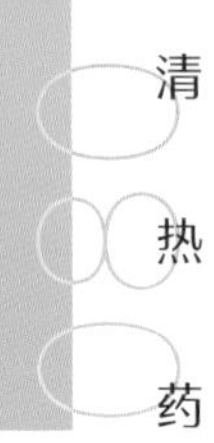

牛白藤

可外敷（洗） 可制用 可鲜用 可内服

别名：土加藤、大叶阿婆巢、腋见消、半路啼

治病组方见 481 页

- **性味功效：**甘、淡，平。清热利湿，凉血解毒。

- **主治：**咽喉肿痛、头痛、感冒、中暑、甲状腺肿大、肺结核咳嗽、胃溃疡、胃炎、风湿性关节炎、风湿骨痛、疖疮、湿疹、乳腺炎、宿伤、腰腿痛、急性扭挫伤、毒蛇咬伤、痔疮出血。

- **植物速认：**多年生藤状灌木。幼枝四棱形，老枝圆柱形；叶对生，卵状椭圆形或长圆形；花冠管状，白色；蒴果近球形。**生于山野灌丛中或林荫下。**

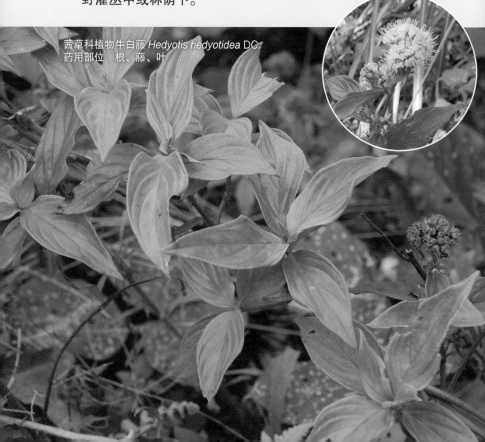

茜草科植物牛白藤 *Hedyotis hedyotidea* DC.
药用部位　根、藤、叶

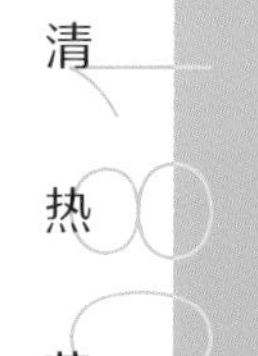

可外敷(洗)

可制用　可鲜用　可内服

治病组方见 580 页

野菊花

别名：野黄菊、苦薏、野山菊、路边菊

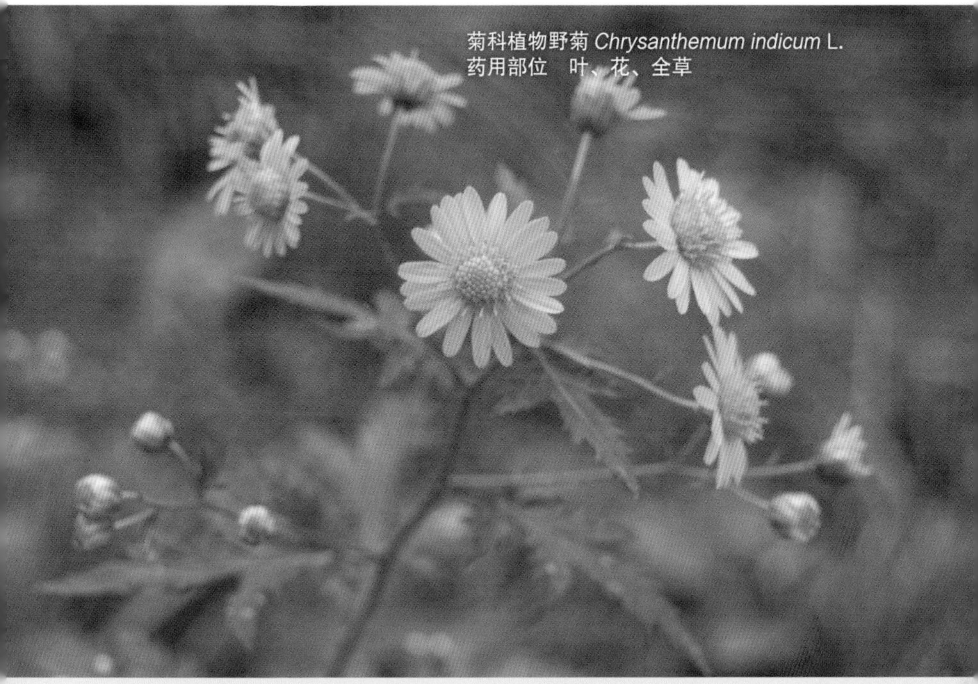

菊科植物野菊 *Chrysanthemum indicum* L.
药用部位　叶、花、全草

■ **植物速认：**多年生草本。茎直立或基部斜倒，叶卵形，花黄色。**生于路旁、山坡、原野。全国大部分地区有分布。**

■ **性味功效：**苦、辛，微温。疏风解毒，清凉散热，祛痰明目。

■ **主治：**头晕久治不愈、风热感冒、头风、预防流行性脑脊髓膜炎、咽喉炎、肺炎、支气管炎及一般炎症、高血压、肾结石、再生障碍性贫血、痢疾、肠炎、泌尿系统感染、颈部痈、蜜蜂或蜈蚣蜇伤、疔疮痈肿、毒蛇咬伤、丹毒、口腔溃疡、结膜炎、中耳炎。

白花蛇舌草

可外敷（洗） 可制用 可鲜用 可内服

别名：蛇总管、蛇舌癀、节节结蕊草、杉刺仔

治病组方见 498 页

■ **性味功效：**微苦，平。消肿解毒，清热利尿。

■ **主治：**吐血、赤痢、肝炎、急性阑尾炎、胆囊息肉、梦遗、滑精、癌肿、食管癌、肺癌、毒蛇咬伤、盆腔炎、带下病。

■ **植物速认：**一年生草本。茎纤细，披散；叶对生，条形；花冠白色，蒴果球形。**生于田边、园地和旷野。**

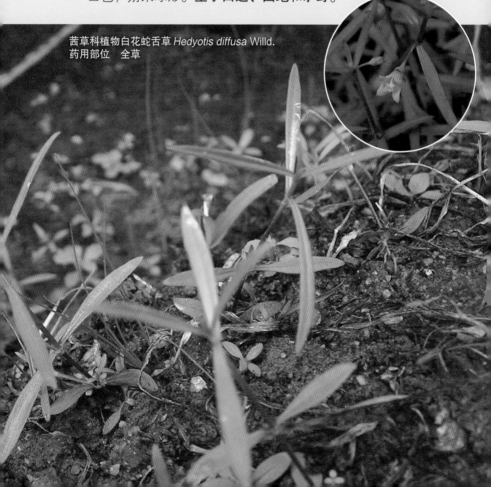

茜草科植物白花蛇舌草 *Hedyotis diffusa* Willd.
药用部位　全草

可外敷（洗）

可制用 可鲜用 可内服

治病组方见 596 页

锦灯笼

别名：酸浆实、桂金灯、灯笼果、红灯笼

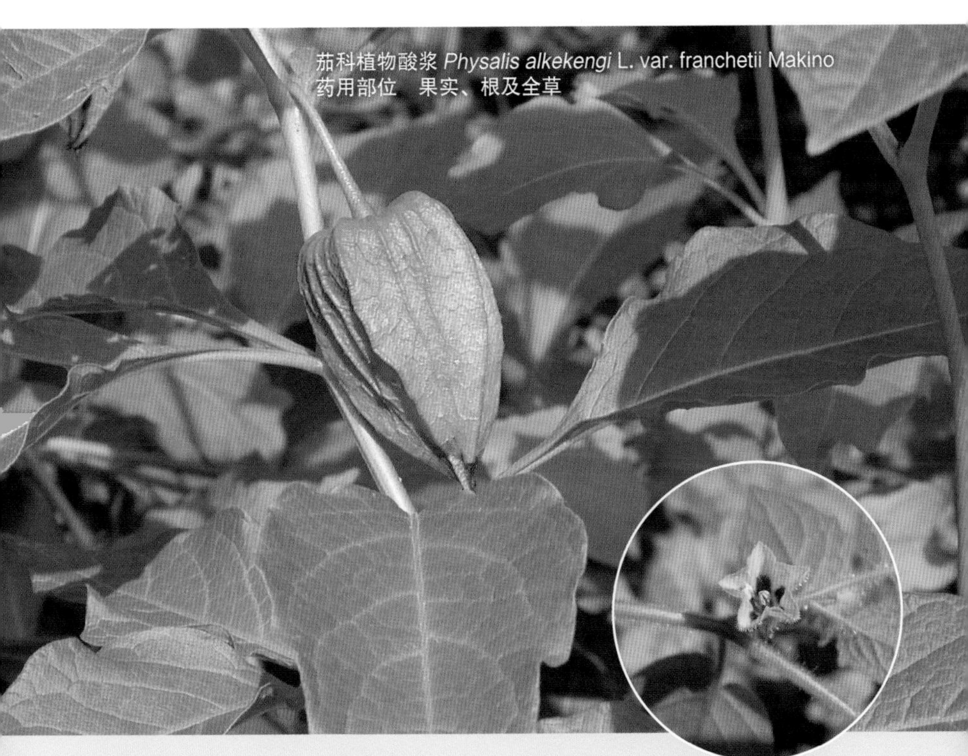
茄科植物酸浆 *Physalis alkekengi* L. var. franchetii Makino
药用部位　果实、根及全草

- **植物速认：**一年生或多年生草本。茎直立，叶互生叶片宽卵形，花冠钟形，白色略带紫晕，浆果球形，熟时红色，包围于橘红色、膜质、膨胀、灯笼状的宿存花萼中；种子多数，黄色。**生于旷野、山坡、林缘等地。**

- **性味功效：**苦，寒。清热解毒，化痰利咽，消炎利尿。

- **主治：**肺热咳嗽、上呼吸道感染、咽喉炎、急性扁桃体肿大、糖尿病、泌尿系统感染、天疱疮。

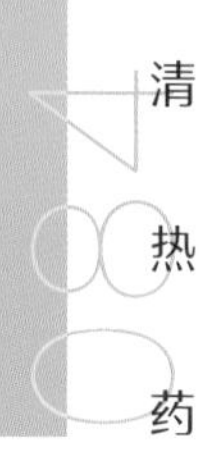

木芙蓉

可外敷(洗)

可制用 可鲜用 可内服

治病组方见 477 页

别名：香芙蓉、狗头花、山芙蓉、芙蓉

- **性味功效:** 微辛，平。凉血解毒，消肿止痛，解毒排脓，抗菌消炎。

- **主治:** 咯血、流行性腮腺炎、肺脓肿、肝脓肿、风湿性关节炎、瘿瘤、肉瘤、筋瘤、痈疽疔毒、烧烫伤、带状疱疹、宫颈糜烂。

- **植物速认:** 灌木或乔木。大叶互生，卵形或卵圆形，花腋生及簇集于枝梢上部，萼钟形，清晨白色或粉红色，至下午则变深红色；果球形，种子肾脏形。**生于山坡、路旁或水边沙质土壤。**

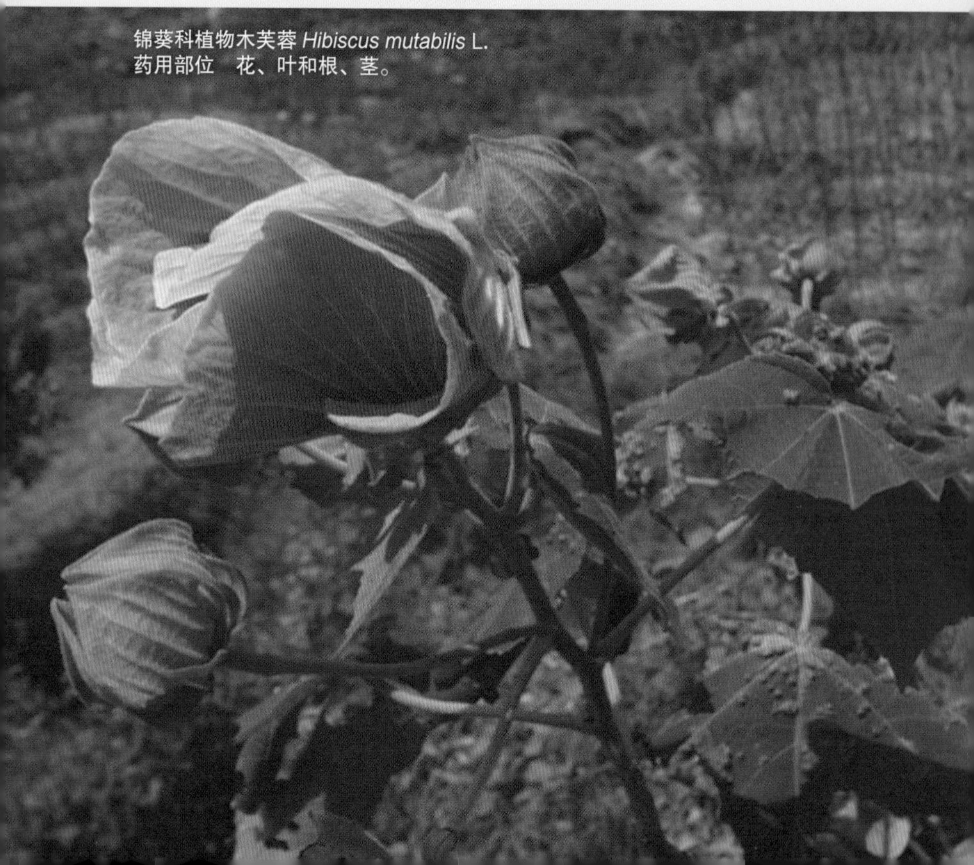

锦葵科植物木芙蓉 *Hibiscus mutabilis* L.
药用部位 花、叶和根、茎。

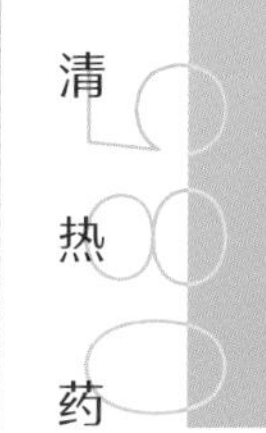

经验 可外敷（洗）
可制用 可鲜用 可内服

治病组方见 488 页

玉叶金花

别名： 山茶心、山甘草、土甘草、甜茶、野茶心、凉茶藤

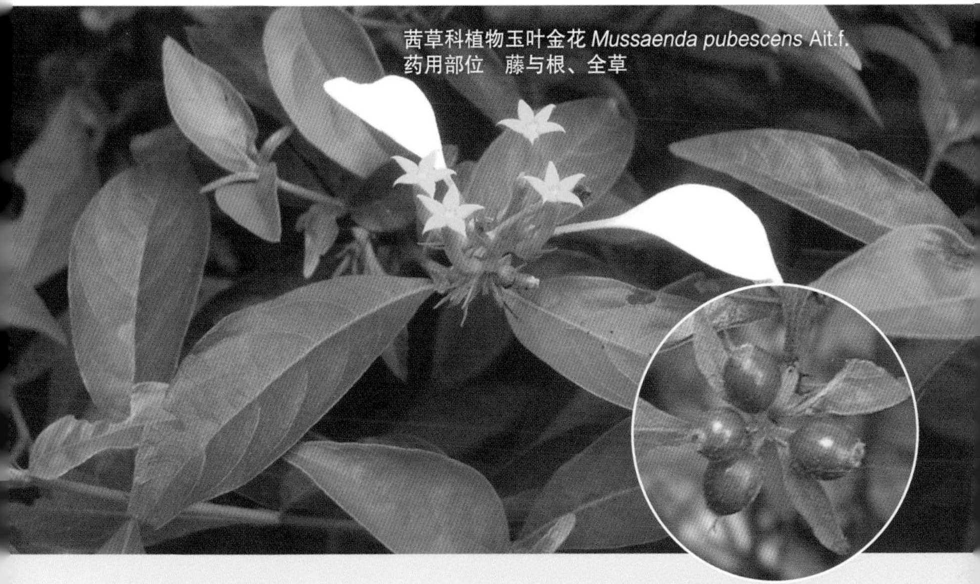

茜草科植物玉叶金花 *Mussaenda pubescens* Ait.f.
药用部位　藤与根、全草

- **植物速认：** 藤状小灌木。叶膜质或薄纸质，卵状矩圆形或卵状披针形，夏月开花，色金黄，故称“金花”；花萼有五枚萼片，其中一枚变形为叶片状，白色，故称“玉叶”；浆果球形。**生于山坡、林边灌丛中。**

- **性味功效：** 甘，凉。清热解毒，祛暑消肿，生津消渴。

- **主治：** 肺热咳嗽、咽喉痛、急性扁桃体炎、糖尿病口渴、赤白痢、荨麻疹、防治中暑、多发性脓肿、风湿性关节痛、肾盂肾炎、尿道炎、血尿、有机磷农药及砒霜中毒、妇女五色带（湿热型阴道炎、宫颈炎或宫颈糜烂）、痛经。

- **经验：** 夏季宜冲泡本品作凉茶服。

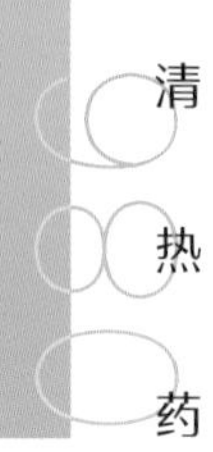

龙葵

经验　可外敷（洗）　可制用　可鲜用　可内服

别名：公泡草、乌龙泡、五宅茄、乌疔草

治病组方见 493 页

- **性味功效**：苦、微甘，寒。清热利尿，消痈散血。

- **主治**：各种咽喉病症、糖尿病、高血压、头晕、痢疾、中暑腹泻、睾丸偏坠、遗精、淋证（小便热、涩、刺痛）、纤维瘤、食管癌、肺癌、肾肿瘤、狂犬与毒蛇咬伤、湿疹、痔疮、疔疮、急性乳腺炎、带下病。

- **经验**：少花龙葵与本品相似，应用功效也相近。

- **植物速认**：草本。叶互生卵形，基部楔状有叶柄；花冠白色，果生时色青，熟时色黑。**生于路旁或田野。**

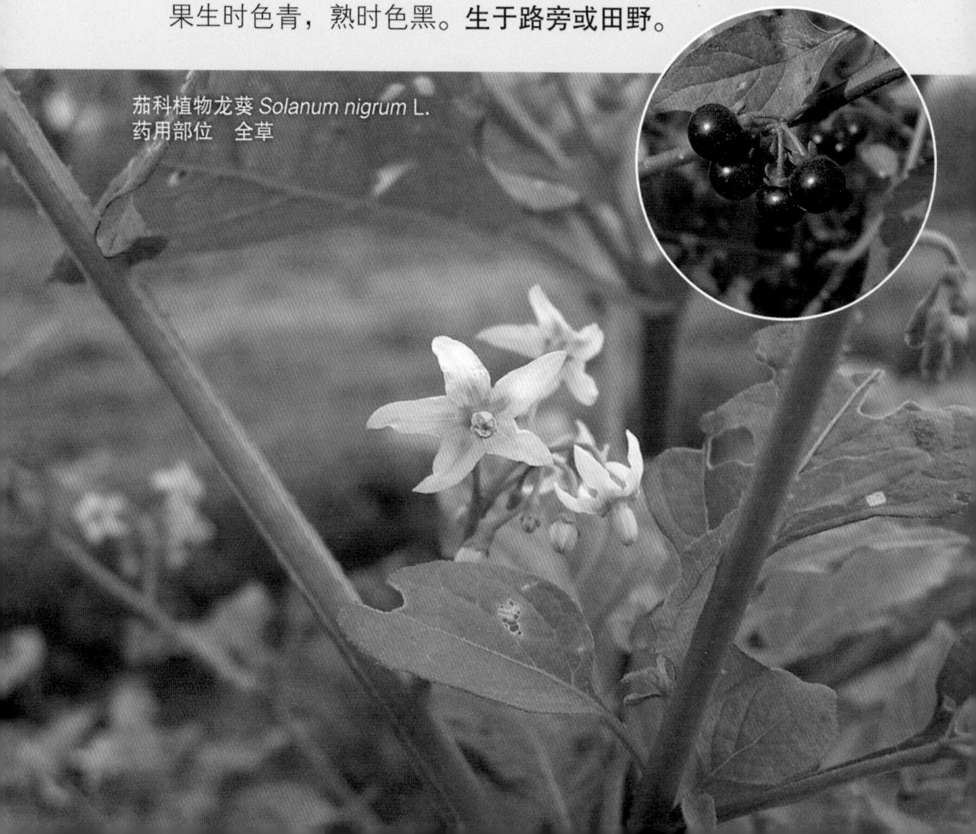

茄科植物龙葵 *Solanum nigrum* L.
药用部位　全草

可外敷（洗）
可制用　可鲜用　可内服

治病组方见 467 页

山藿香

别名： 血见愁、肺形草、荔枝草、皱面风

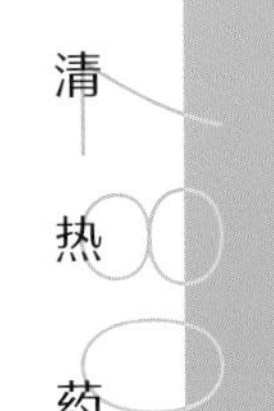

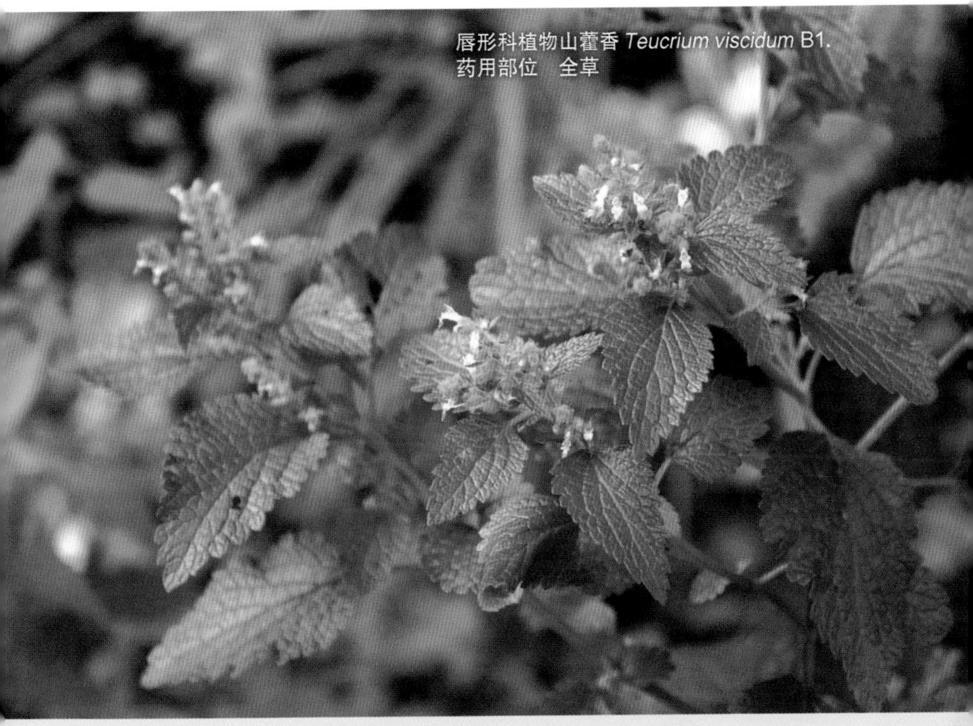

唇形科植物山藿香 *Teucrium viscidum* Bl.
药用部位　全草

- **植物速认：** 多年生直立草本。茎四棱形，单叶对生，卵形或矩圆形；淡红色花，花唇形，萼钟状；小坚果稍有皱纹，圆形。**生于旷地、湿地、庭院墙边。**

- **性味功效：** 苦、辛，微寒。活血行气，逐瘀消肿，止血生肌。

- **主治：** 咯血、吐血、鼻出血、鼻前庭糜烂、感冒发热咳嗽、肺脓肿、肝炎、睾丸炎、风湿性关节炎、跌打胸部剧痛、冻疮、狂犬咬伤、足底脓肿、无名肿毒、背疮、乳腺炎。

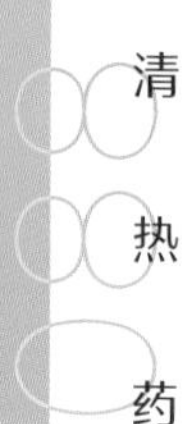

白绒草

可外敷（洗） 可制用 可鲜用 可内服

别名：白花仔、糖鸡草、万毒虎、北风草

治病组方见 502 页

- **性味功效：**甘，淡。清热解毒，消炎止咳，利咽喉，疗咳嗽。

- **主治：**流行性感冒、哮喘、咳嗽、慢性咽喉炎、神经根型颈椎病、糖尿病、痢疾、肠炎、前列腺炎、急慢性肾炎、遗精、乳腺癌、食管癌初期、虫蛇咬伤、跌打损伤、坐骨神经痛（湿热型）、风湿痹痛、背疮、湿疹、痈毒、痈疽肿痛、急性乳腺炎、带下病。

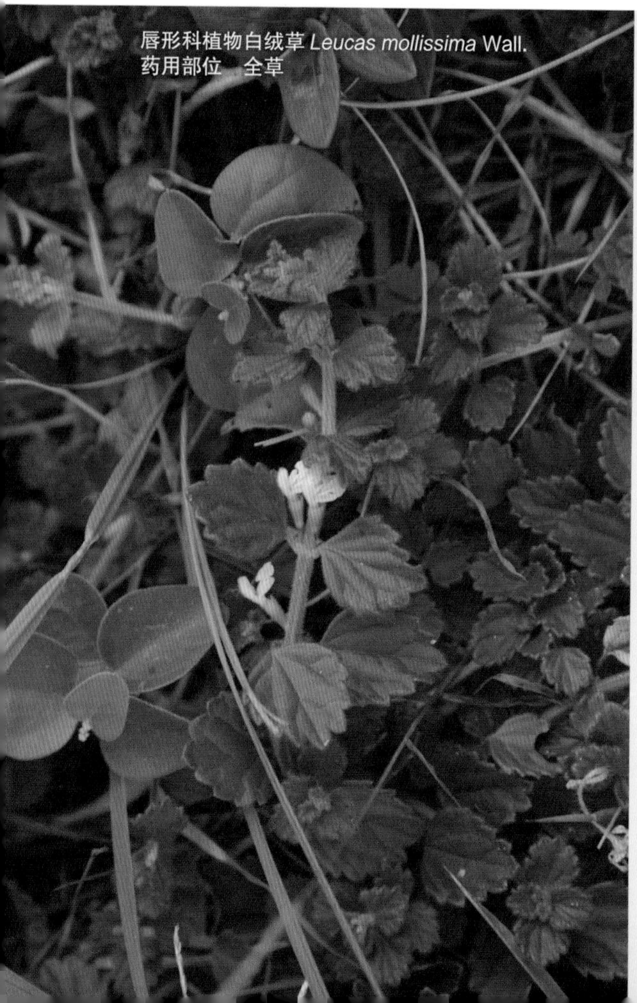

唇形科植物白绒草 *Leucas mollissima* Wall.
药用部位　全草

- **植物速认：**直立草本。根茎短，多须根；茎四方形，节着地生根；叶对生，纸质，心形叶；花冠唇形，白色、淡黄或粉红；花后结小坚果，卵状三棱形。**生于原野、路旁、园边。**

经验 可外敷（洗）
可制用 可鲜用 可内服

治病组方见 480 页

水团花

别名：野杨梅、水浒头、溪棉条、山紫叶、水荔枝、水杨梅

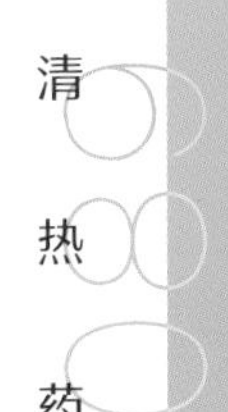

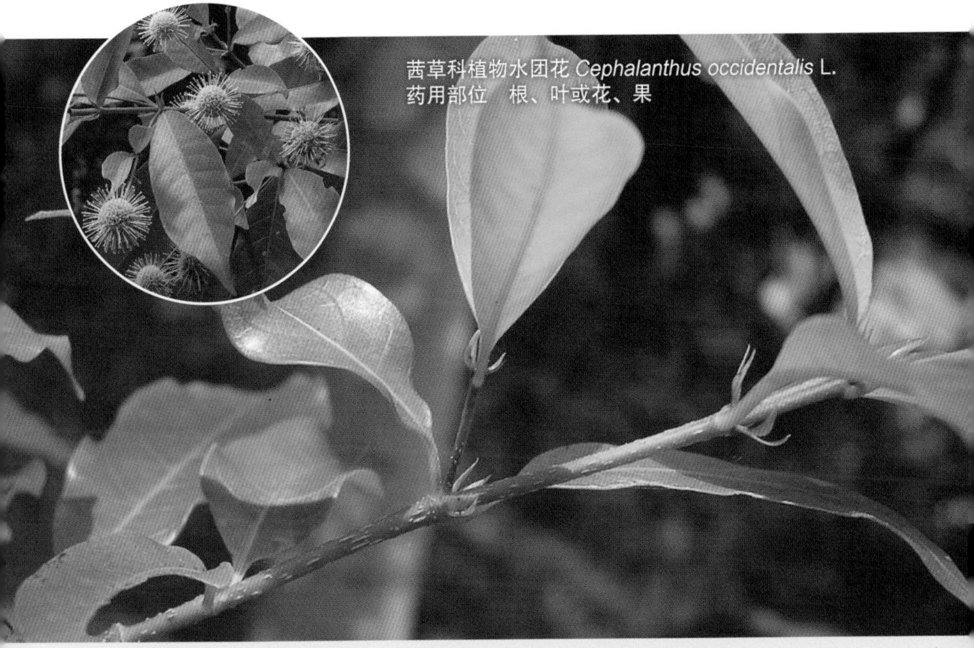

茜草科植物水团花 *Cephalanthus occidentalis* L.
药用部位 根、叶或花、果

- **植物速认**：常绿灌木至小乔木。叶对生或轮生，长圆形或椭圆形，花冠白色，干果稍扁。**生于溪边、堤畔、山坡、湿地、林缘溪谷。**

- **性味功效**：苦，平。清热利湿，祛风解表，消肿止痛，散瘀拔毒。

- **主治**：流行性感冒、腮腺炎、咽喉炎、湿热痹证、牙齿肿痛、肝炎、创伤出血、风湿性关节炎、鹤膝风、痈疽疔疮、无名肿毒、痢疾、疖肿。

- **经验**：水团花消炎抑菌作用良好，对妇女阴道滴虫病有较好的疗效。

七叶一枝花

经验　可外敷(洗)　可制用　可鲜用　可内服

别名：蚤休、草河车、七叶莲、重楼、白蚤休

治病组方见 453 页

- **性味功效：**苦，微寒，有小毒。清热解毒，散结消肿。

- **主治：**肺结核、久咳、急性喉炎、扁桃体炎、慢性咽喉炎、颈淋巴结核、肝炎、溃疡性结肠炎、食管癌、跌打内伤、扭伤、梨状肌综合征、坐骨神经痛、骨癌、毒蛇咬伤、疮疡痈毒、外耳道疖肿、口腔癌、乳腺炎、脓肿、小儿惊风。

- **经验：**本品对白喉杆菌有明显抑菌作用。

- **植物速认：**多年生草本。茎单一，圆柱形，基部常带紫红色；叶片窄卵形或倒披针形，夏季开黄绿色花；蒴果球形。**生于山坡林下荫处或沟谷边的草丛阴湿处。**

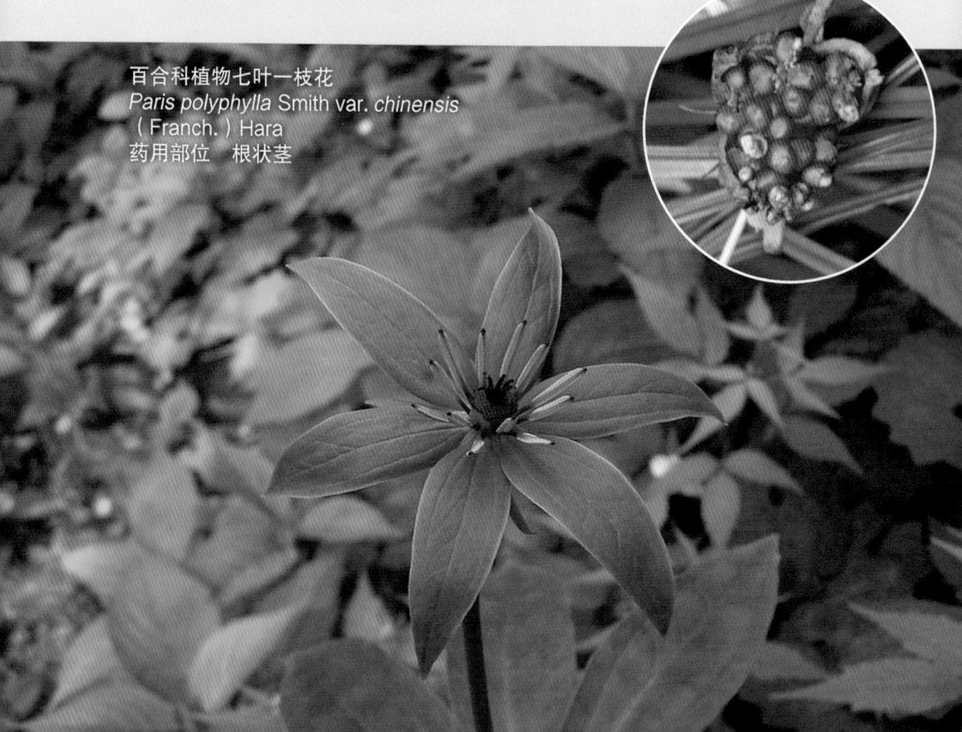

百合科植物七叶一枝花
Paris polyphylla Smith var. *chinensis* (Franch.) Hara
药用部位　根状茎

禁忌 可外敷（洗）
可制用 可鲜用 可内服

治病组方见459页

土茯苓

别名：硬饭藤、猪屎团、糯饭子、山猪子、高芦头、山马茹、山尾茹、仙遗粮、强壳子

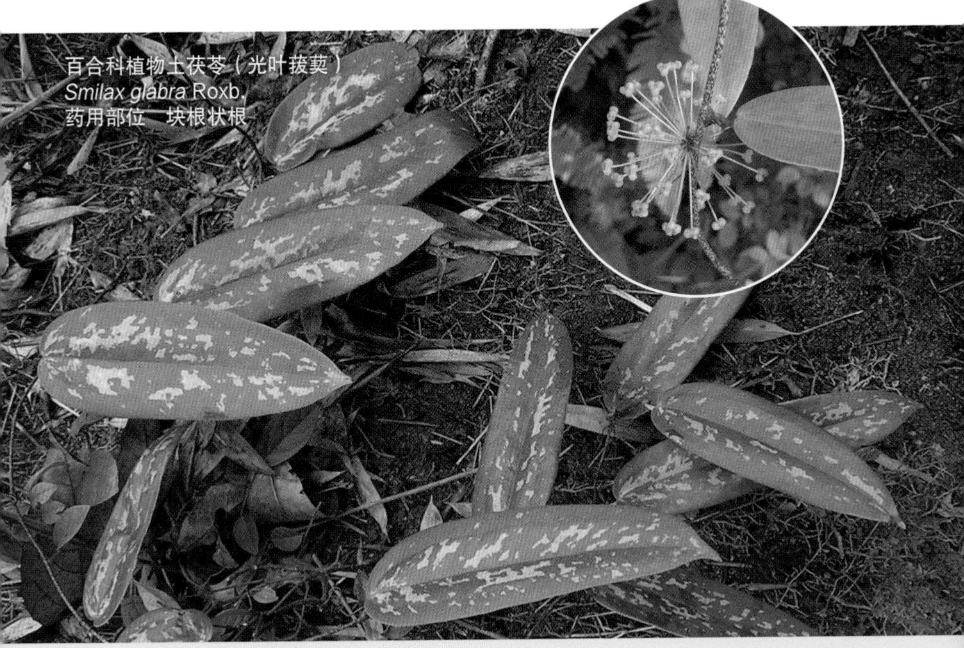

百合科植物土茯苓（光叶菝葜）
Smilax glabra Roxb.
药用部位 块根状根

■ **植物速认：**攀援灌木。叶互生草质，长圆形至椭圆状披针形；花绿白色，六棱状球形；浆果球形，熟时紫红色，具粉霜。**生于山坡或林下。**

■ **性味功效：**甘、淡、微涩，凉。祛风湿，解疮毒，健脾胃，壮筋骨。

■ **主治：**湿热头痛、血虚头痛、咽喉肿痛、鼻炎、肝炎初期、前列腺肥大、痛风、急性风湿性关节炎、下肢静脉炎、疮疖、漆过敏、尖锐湿疣、梅毒、带下病。

♥ **禁忌：**凡肝肾阴亏而无湿浊热毒者不宜用。

委陵菜

别名： 山萝茴、白头翁、黄州白头翁、天青地白、小毛药、根头菜

可外敷（洗） 可制用 可鲜用 可内服

治病组方见 539 页

- **性味功效：** 甘、苦、涩，平。清热解毒，消肿止血，定痛杀虫，疗痈肿。

- **主治：** 慢性胃炎（有烧灼感、口苦、咽干等）、胃痛、颈淋巴结核、甲状腺肿大、痢疾、肠炎、糖尿病、痈肿、多发性脓肿、跌打吐血、带下病。

- **植物速认：** 多年生草本，全株被白色柔毛。羽状复叶；夏季茎顶抽出聚伞花序，花冠深黄色；瘦果卵形，深褐色。**生于向阳山坡、荒地。**

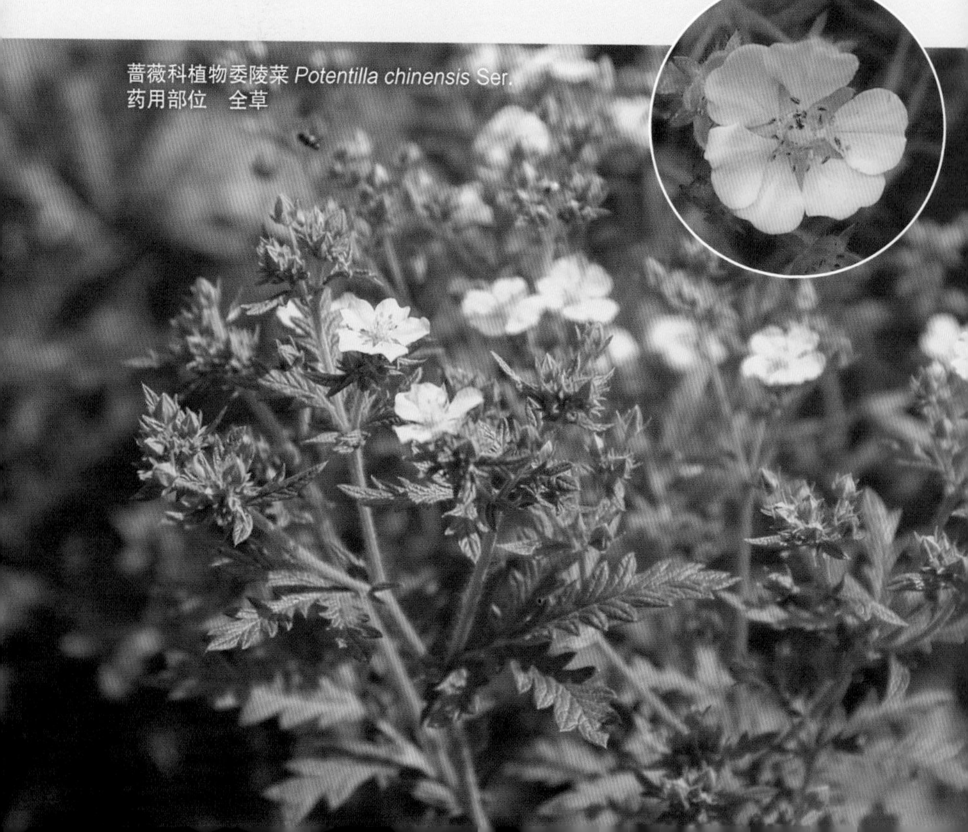

蔷薇科植物委陵菜 *Potentilla chinensis* Ser.
药用部位　全草

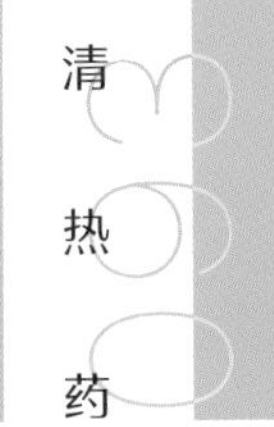

禁忌　可外敷（洗）

可制用　可鲜用　可内服

治病组方见 461 页

大青叶

别名：蓝叶、蓝菜、蓝腚叶

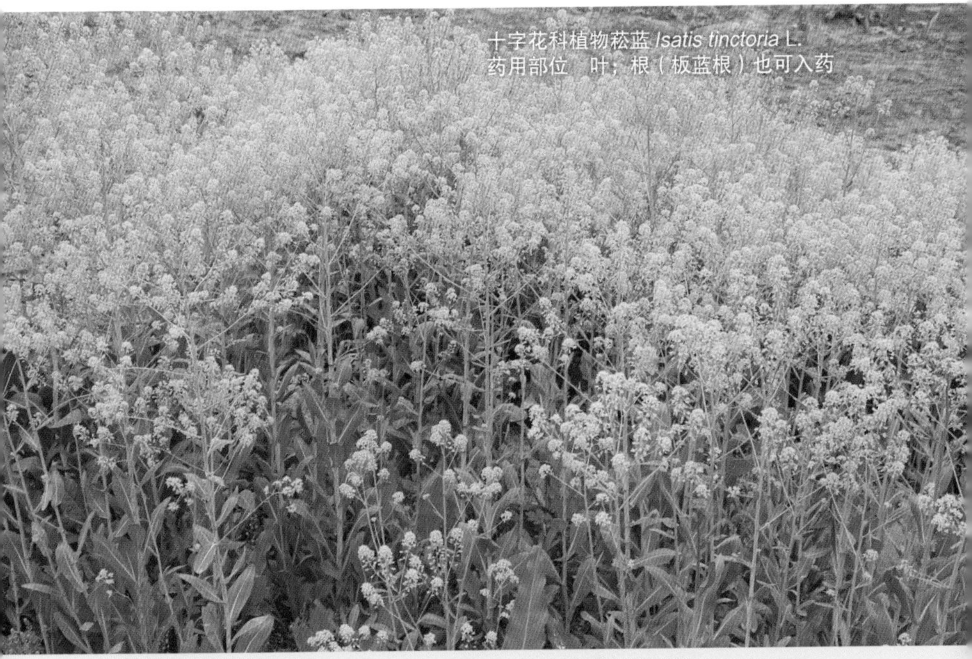

十字花科植物菘蓝 *Isatis tinctoria* L.

药用部位　叶；根（板蓝根）也可入药

- **植物速认：**二年生草本。主根深长，圆柱形，外皮灰黄色；茎直立，单叶互生，叶片长圆状椭圆形；夏季开黄色小花，角果长圆形，扁平翅状。多为栽培。

- **性味功效：**苦、咸，大寒。清热解毒，凉血消斑。

- **主治：**风热感冒、口腔溃疡、腮腺炎、高热神昏（出疹发斑）、急性咽喉炎、预防流行性乙型脑炎或流感、细菌性痢疾、带状疱疹。

- **禁忌：**脾胃虚寒忌用，不宜长期口服，无实火热毒者也不宜用。

杏香兔耳风

可外敷（洗）

可制用　可鲜用　可内服

别名： 铁煎匙、一枝花、叶下红、骨痨草、朴地金钟、兔仔耳

治病组方见 524 页

■ **性味功效：** 苦，寒。破瘀止血，消炎解毒。

■ **主治：** 咳嗽带血、感冒发热、肠癌、脑瘤、骨结核、骨髓炎、腰部闪挫伤、毒蛇咬伤、湿疹、癣、痈肿、中耳炎、乳腺炎。

■ **植物速认：** 多年生草本。茎直立不分枝；叶全缘，叶背色紫或红；头状花序条形，白色，瘦果具冠毛。**生于山野阴湿地。**

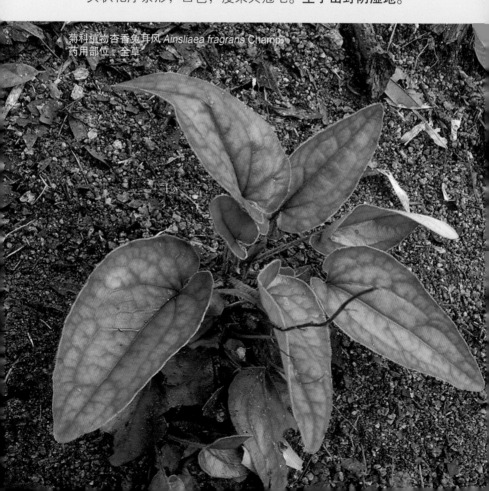

菊科植物杏香兔耳风 *Ainsliaea fragrans* Champ.
药用部位：全草

可外敷（洗）

可制用　可鲜用　可内服

治病组方见 588 页

韩信草

别名：虎咬黄、金盏银台、银茶匙、大号向天盏、印度黄芩

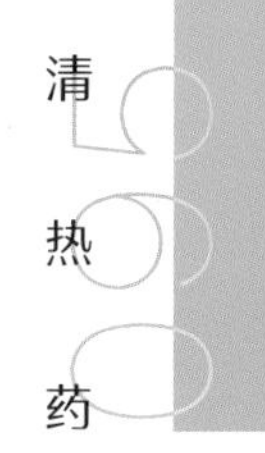

- **性味功效：**甘、辛，平。清热解毒，消肿退黄，逐血破瘀，排脓止血。

- **主治：**风火牙痛、风热感冒、慢性咽喉炎、扁桃体炎、肺炎、胃酸过多、腰部酸痛、泌尿系统感染、慢性肾炎、毒蛇咬伤、宿伤、鱼骨鲠喉、胸部挫伤、急性腰扭伤、痈肿、无名肿毒、白浊、带下病。

- **植物速认：**多年生草本。茎四棱形，淡紫红色；叶对生，卵形或心脏形；夏日茎上部叶腋开唇形花，花冠紫色，唇片有白斑点。**生于原野、山坡。**

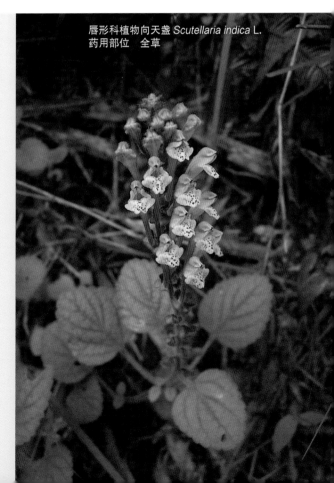

唇形科植物向天盏 *Scutellaria indica* L.
药用部位　全草

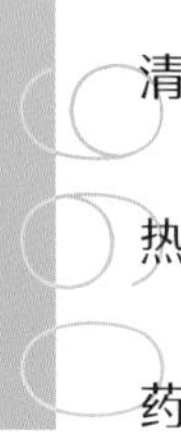

狗肝菜

可外敷（洗） 可制用 可鲜用 可内服

别名： 野青仔、六角草、马丁草

治病组方见 543 页

- **性味功效：** 辛，平。清热凉血，生津利尿。

- **主治：** 感冒发热、肺炎、口腔炎、喉炎、咽喉肿痛、阑尾炎、肝炎、胆囊炎、痢疾、睾丸炎、疝气、带状疱疹、蛇伤、疔疮、乳腺炎、子宫癌。

- **植物速认：** 多年生草本。茎具棱，叶对生，叶片纸质，卵状椭圆形；花冠淡红色，二唇形；蒴果卵形，种子扁圆，坚硬，褐色。**生于原野、乡村前后阴湿地。**

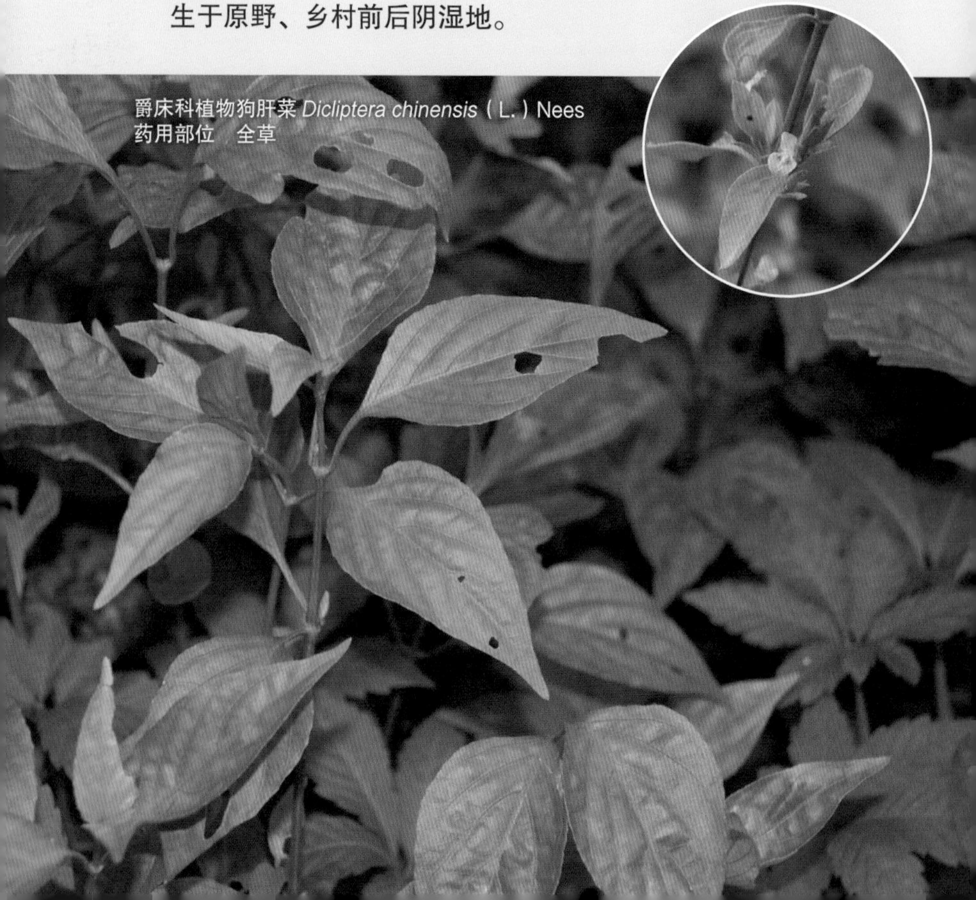

爵床科植物狗肝菜 *Dicliptera chinensis*（L.）Nees
药用部位　全草

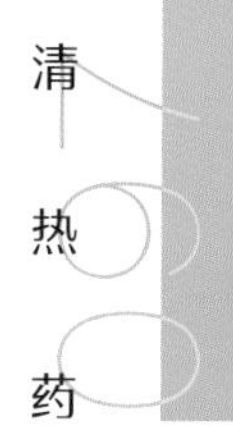

可外敷（洗）
可制用 可鲜用 可内服

治病组方见 452 页

丁香蓼

别名：水丁香、田葱、田油麻、水金望

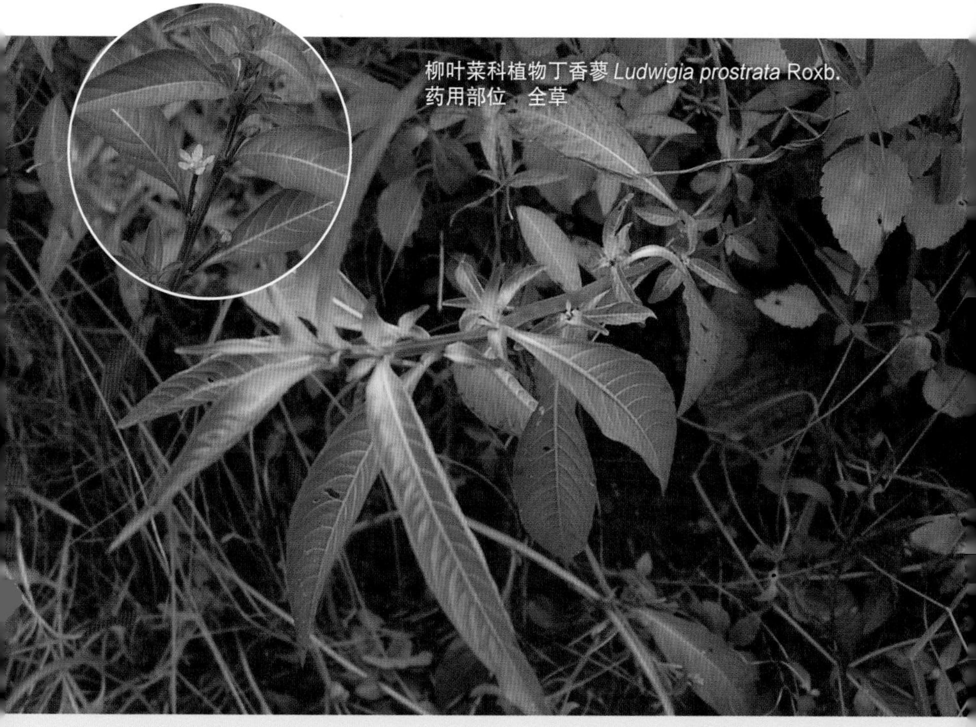

柳叶菜科植物丁香蓼 *Ludwigia prostrata* Roxb.
药用部位 全草

- **植物速认：**一年生草本。单叶互生，柄短。叶片披针形；秋季开黄色花，花瓣椭圆形；蒴果条状四棱形，直立或微弯，成熟时变为绿紫色。**生于田边低湿处。**

- **性味功效：**甘，平。清热解毒，利水通淋，消肿止痛，清头明目。

- **主治：**头风贯眼、胃火牙痛、湿热腰痛、细菌性痢疾、肝炎、肝硬化、脑震荡、睾丸肿痛、肾炎水肿、尿道炎、痔疮、过敏性皮炎、神经性毒蛇咬伤、妇女带下病。

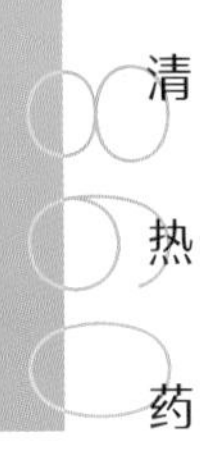

大尾摇

可外敷（洗） 可制用 可鲜用 可内服

别名：狗尾虫、象鼻草、玉如意、鱿鱼草、墨鱼须草、臭苏、狗尾草

治病组方见 460 页

- **性味功效：**苦，寒。清热凉血，消痈解毒，排脓止痛，利尿消肿。

- **主治：**感冒发热、肺炎、肺结核、风火牙痛、口腔糜烂、中暑发痧（腹痛）、胆囊炎、胆石症、睾丸肿大、多发性疖肿。

- **植物速认：**一年生草本。茎直立分枝，叶卵形或卵状矩圆形；花冠淡蓝色，高脚碟状；花后结卵形小坚果。**生于路旁、屋边、旷野，沿海各地。**

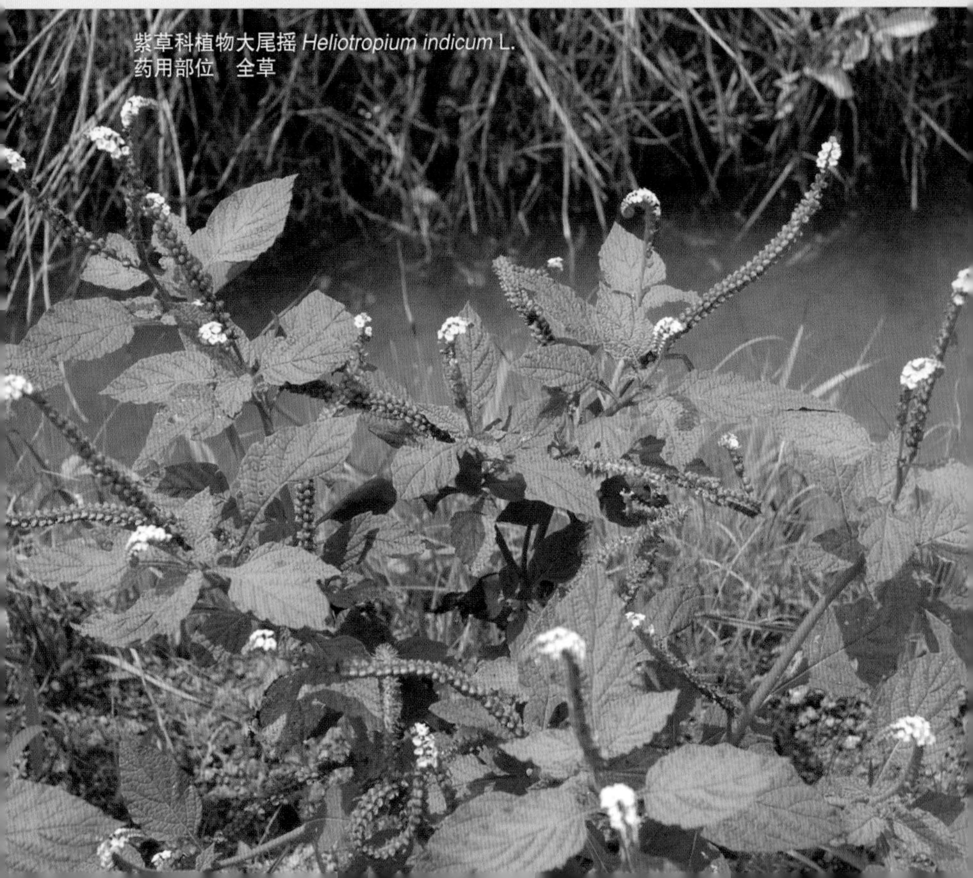

紫草科植物大尾摇 *Heliotropium indicum* L.
药用部位　全草

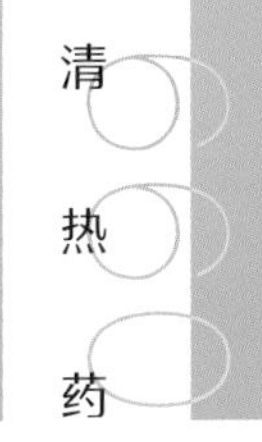

可外敷（洗）

可制用　可鲜用　可内服

治病组方见 483 页

毛花杨桃

别名：猕猴桃、毛冬瓜、毛花猕猴桃

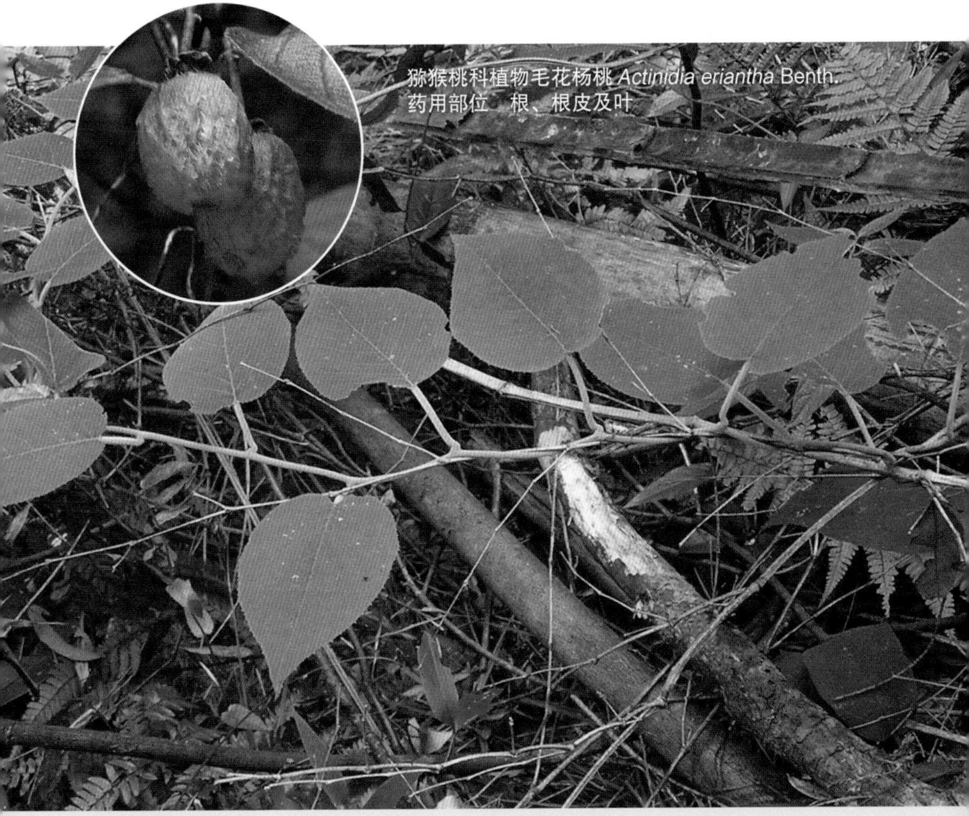

猕猴桃科植物毛花杨桃 *Actinidia eriantha* Benth.
药用部位　根、根皮及叶

- **植物速认：**落叶缠绕藤本。小枝、叶柄均被灰褐色柔毛，有明显长圆形皮孔；叶互生，阔卵形至长圆形；夏季开肉红色花，浆果蚕茧状，密被灰白色绒毛。**生长于山坡、林缘或灌木丛中。**

- **性味功效：**苦、涩，寒。清热利湿，活血消肿，解毒止痛。

- **主治：**病毒性脑膜炎、胃溃疡、痢疾、贲门癌、食管癌、疝气、坐骨神经痛（偏湿热型）、风湿性关节炎、带下病。

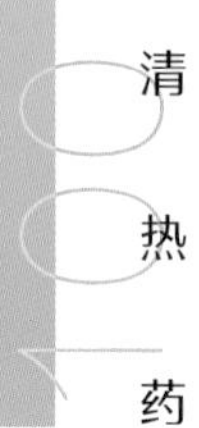

石仙桃

可外敷（洗）

可制用 可鲜用 可内服

治病组方见 490 页

别名：石橄榄、石萸肉

- **性味功效**：甘，平。祛风除湿，镇痛除烦，清热凉血。

- **主治**：头痛、头晕、风火牙痛、肺热咳嗽、肺结核、咯血、百日咳（咳嗽，痰稠）、关节痛、胃痛、腰腿痛、扁桃体炎、虚火喉痛、神经衰弱、椎动脉型颈椎病、血崩、带下病。

- **植物速认**：多年生附生草本。根茎横走，粗壮；叶 2 片，椭圆形或椭圆披针形；春夏开花，绿白色，蒴果橄榄形。**附生林木间岩石和树干上。**

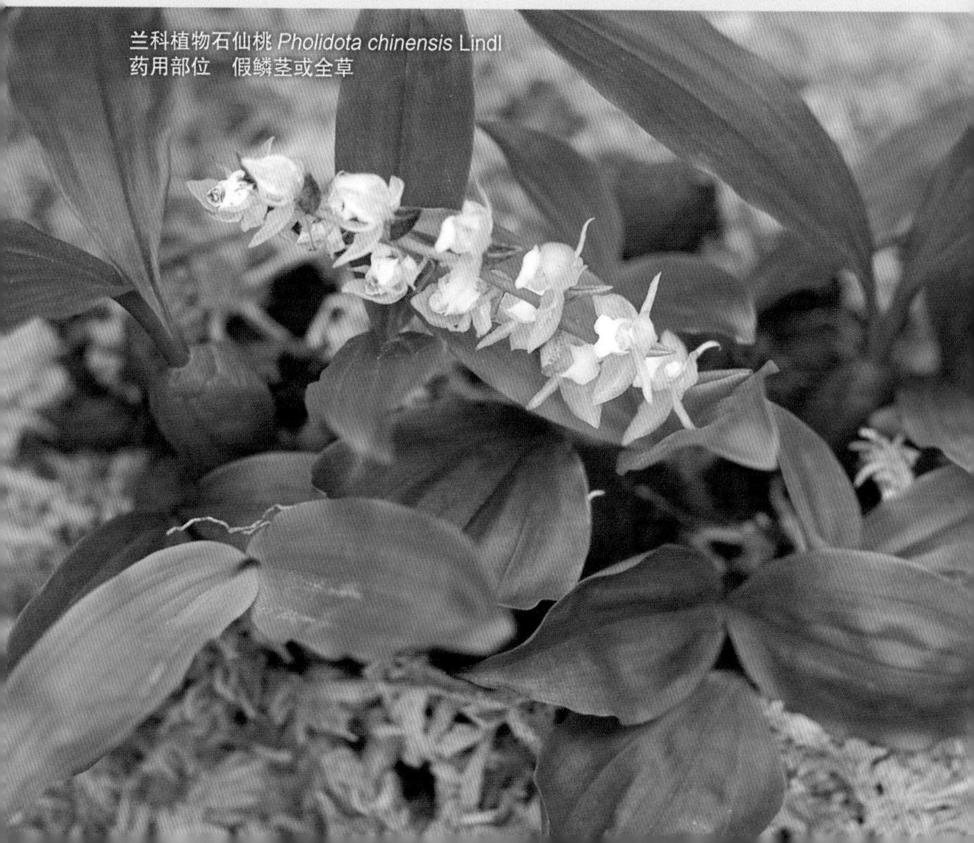

兰科植物石仙桃 *Pholidota chinensis* Lindl
药用部位　假鳞茎或全草

可外敷（洗）
可制用 可鲜用 可内服

治病组方见 535 页

青蒿

别名：蒿子、野兰蒿、香蒿、细叶蒿

- **性味功效：**苦、辛，寒。清热解暑，清虚热。

- **主治：**阴虚潮热、夏秋季低热无汗、胸闷头晕、疟疾、鼻出血、预防中暑、夏季外感、腮腺炎、音哑、丝虫病。

- **植物速认：**一年生草本。茎直立，叶互生，晚秋开小黄花，球形，瘦果椭圆形。**生于山坡、林缘、荒地。**

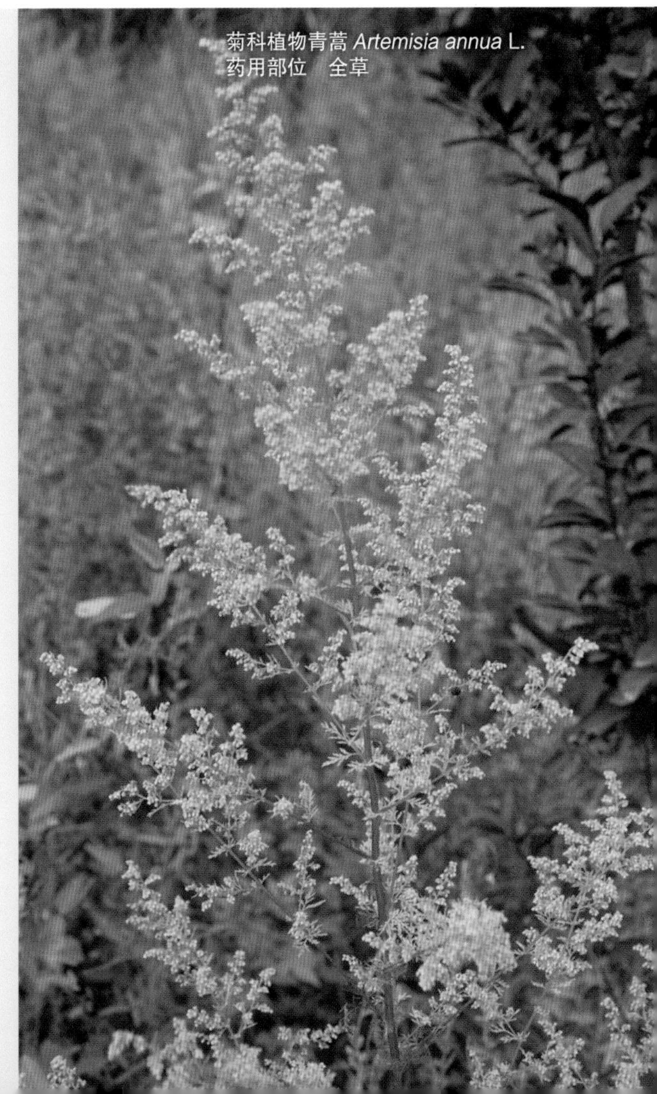

菊科植物青蒿 *Artemisia annua* L.
药用部位　全草

白头翁

禁忌 可外敷（洗） 可制用 可鲜用 可内服

别名：毛姑朵花、老公花、野文人、白头公

治病组方见 496 页

- **性味功效：**苦，寒。清热解毒，凉血止痢。
- **主治：**鼻出血、大便下血、热毒痢疾、秃疮、阴道滴虫。
- **禁忌：**凡泄泻完后不化，无湿热者不宜用。

- **植物速认：**多年生草本。根圆锥形，外皮黄褐色，粗糙，有纵纹；叶片宽卵形；萼片花瓣状，蓝紫色，总苞钟形；无花瓣。**生于平原或山坡草地。**

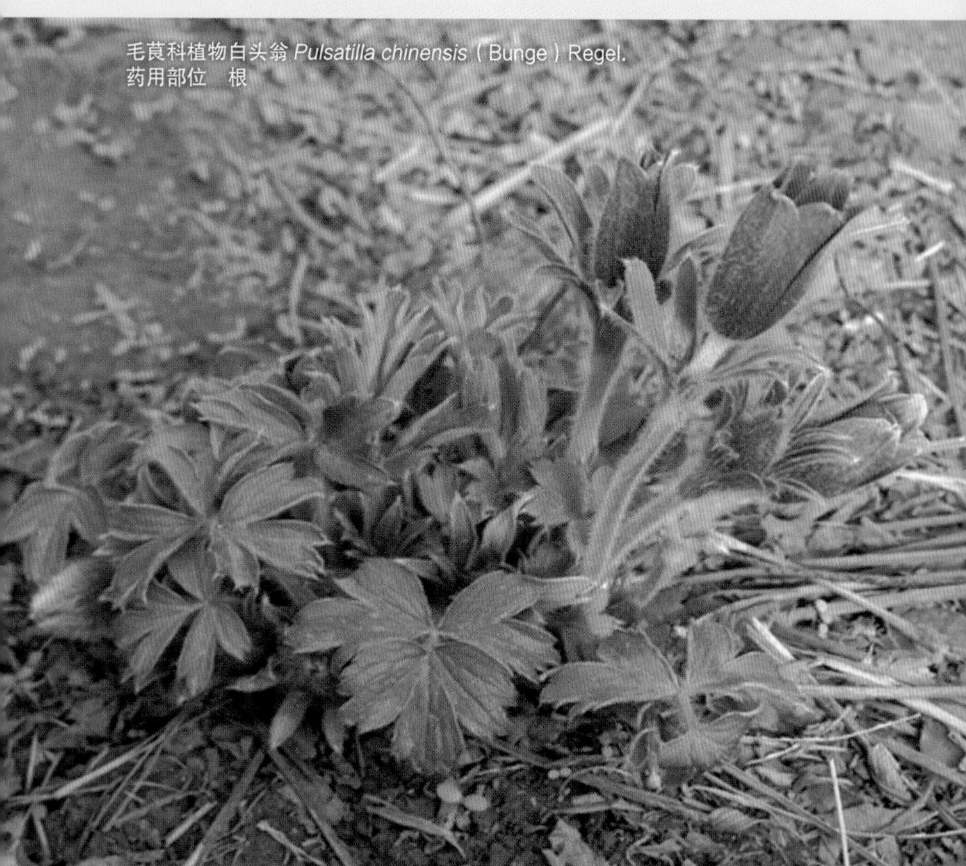

毛茛科植物白头翁 *Pulsatilla chinensis*（Bunge）Regel.
药用部位　根

禁忌 可外敷(洗)
可制用 可鲜用 可内服

治病组方见 504 页

玄　参

别名：川玄参、黑参、元参、重台、浙元参、浙玄参、乌元参

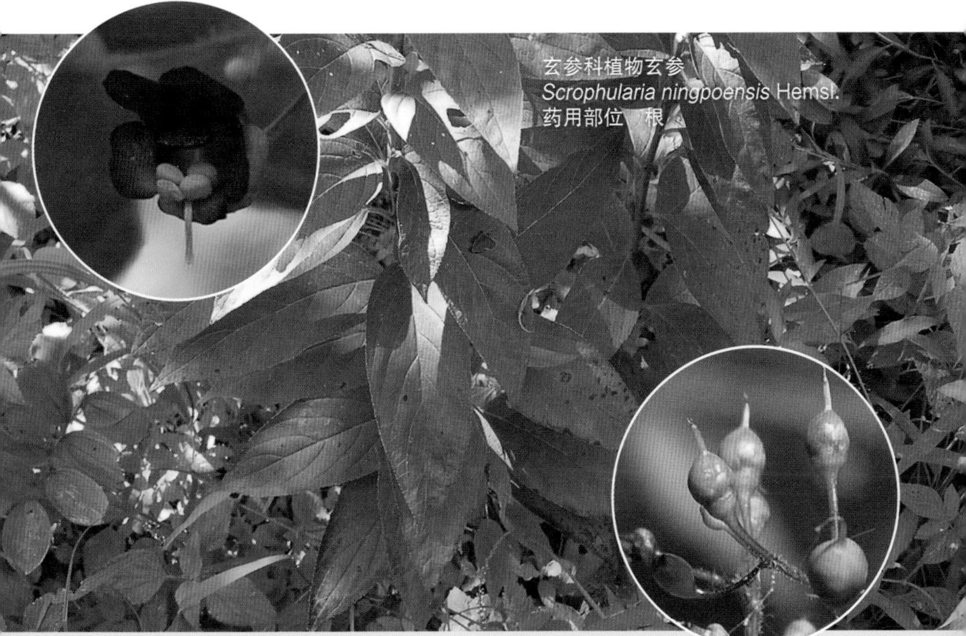

玄参科植物玄参
Scrophularia ningpoensis Hemsl.
药用部位　根

- **植物速认：**多年生草本。茎直立，四棱形；叶对生，叶片卵形至卵状披针形；7~8 月开暗紫色花，呈圆锥状；蒴果卵圆形。**生于溪边、丛林、竹林中。**

- **性味功效：**苦、咸，微寒。清热解毒，养阴泻火。

- **主治：**风热头痛、高血压头痛、腹痛、胃痛、痛经等瘀血所致疼痛、颈淋巴肿大、高热出斑、热病伤阴（肠燥便秘）、风热咽喉肿痛、血栓闭塞性脉管炎、皮肤瘙痒难忍。

- **禁忌：**凡阴虚无热，脾虚大便溏泄及痰湿盛者忌用。玄参与藜芦，不同时使用。

鸡骨草

经验　可外敷（洗）　可制用　可鲜用　可内服

别名：红母鸡草、石门坎、黄食草、广东相思子

治病组方见 534 页

- **性味功效：**甘、淡，凉。清热解毒，利湿止痛，活血化瘀。
- **主治：**胃痛、急性肝炎、慢性肝炎、肝硬化腹水、风湿骨痛。
- **经验：**本品宜在夏季冲泡为凉茶。

- **植物速认：**藤状小灌木。根条状，有分枝，土棕色；茎细瘦，双数羽状复叶互生，托叶条状披针形；花梗甚短，蝶形花冠淡红紫色，旗瓣宽椭圆形；荚果矩圆形，熟后黑棕色，光滑。**生于山野阳光充足地方。**

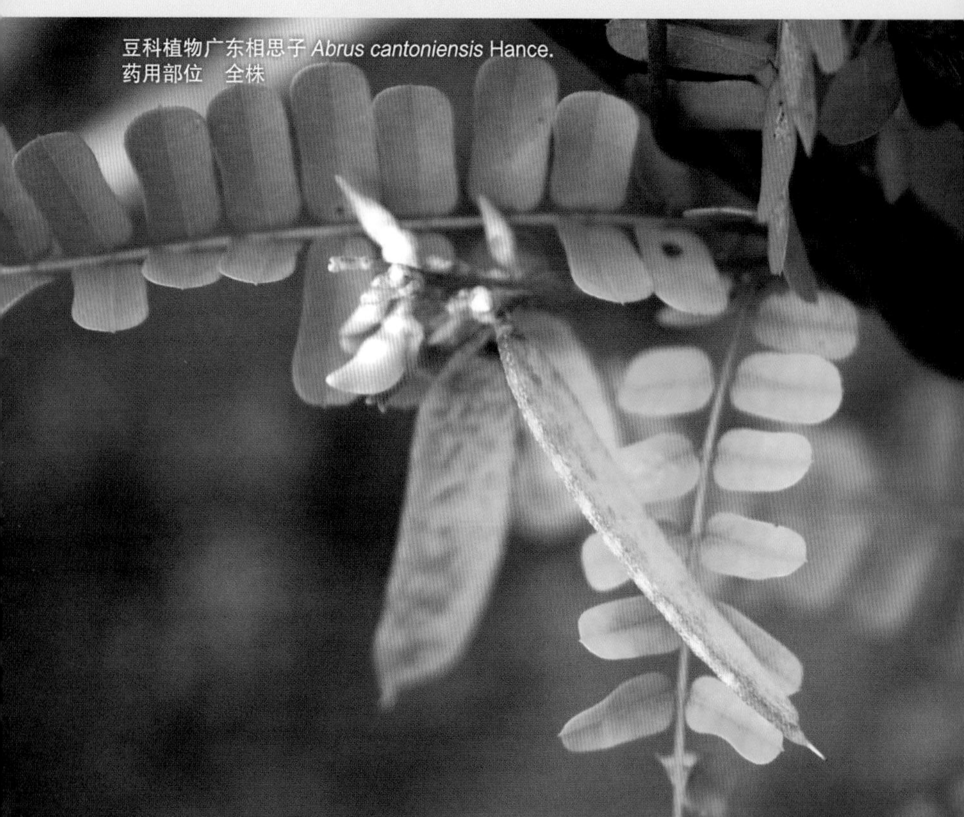

豆科植物广东相思子 *Abrus cantoniensis* Hance.
药用部位　全株

禁忌 可外敷(洗)
可制用 可鲜用 可内服

治病组方见 499 页

白英

别名：生白消、葫芦草、金耳钩、白毛藤

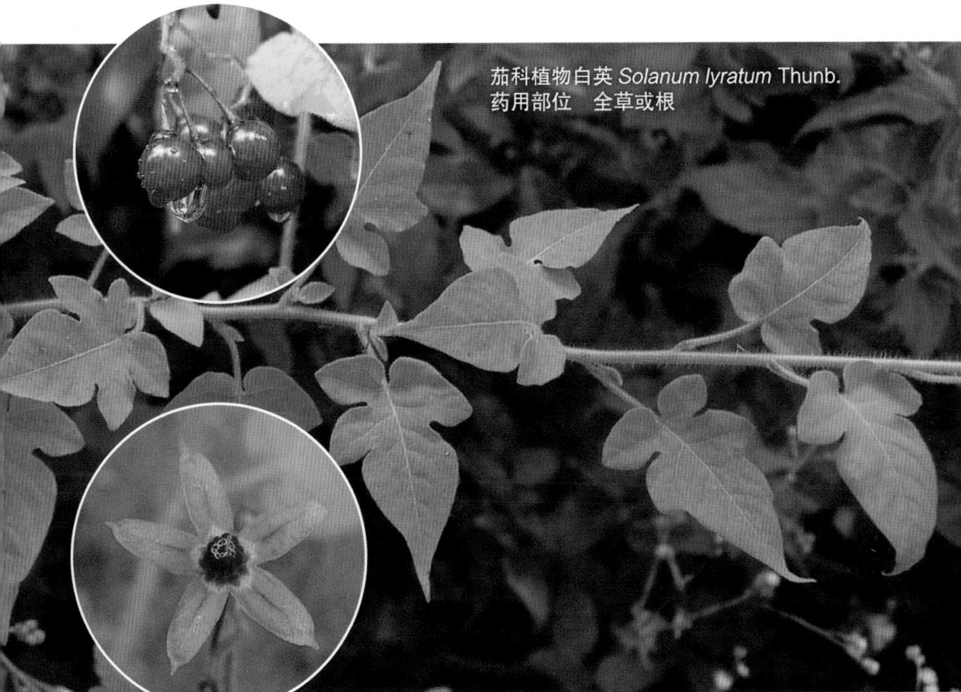

茄科植物白英 *Solanum lyratum* Thunb.
药用部位 全草或根

- **植物速认：**蔓性半灌木。茎基部木质化；叶互生，多为琴形；花萼漏斗形，花冠蓝紫色或白色；浆果球状，成熟时红色，后变黑色。**生于林边、林下、溪边等阴湿地，有人工培植。**

- **性味功效：**苦、甘，微寒。清热逐瘀，渗湿利尿，消肿解毒。

- **主治：**风热感冒、咽喉肿痛、肺病久嗽、肺炎、肺癌、肝肿瘤、黄疸型肝炎、胆囊炎、胆结石、肾炎水肿、皮肤癌、痈疽、关节炎、疔疮肿毒、痔疮漏管、带下病、子宫癌。

- **禁忌：**体虚无湿热者忌用。

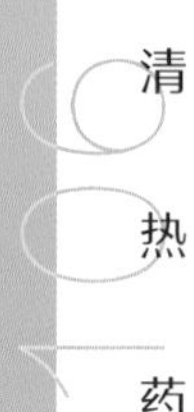

腹水草

可外敷（洗） 可制用 可鲜用 可内服

别名： 爬岩红、两头拉、双头镇、双头爬

治病组方见596页

■ **性味功效：** 辛、苦，微温。退热利尿，行气活血，消肿解毒，破积杀虫。

■ **主治：** 减肥、肺癌、肝硬化腹水、肝癌腹水、过敏性皮炎、蛇伤、跌打损伤、产后小腹疼痛。

■ **植物速认：** 多年生草本。茎细长，有细纵棱；叶互生，长卵形或披针形；穗状花序腋生，长卵形，花冠紫红色，管状；蒴果卵形，扁平；种子细小，黑褐色。**生于山地、原野潮湿地。**

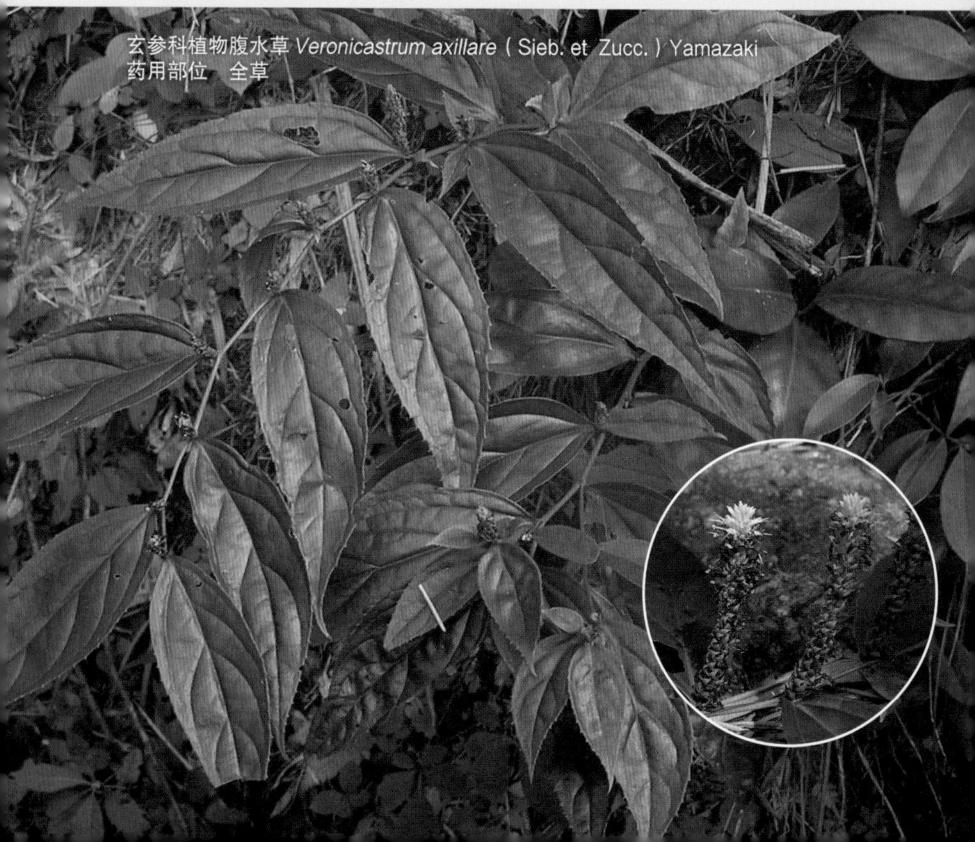

玄参科植物腹水草 *Veronicastrum axillare*（Sieb. et Zucc.）Yamazaki
药用部位　全草

可外敷（洗）

可制用 可鲜用 可内服

治病组方见 539 页

垂盆草

别名： 半枝莲、三叶佛甲草、石指甲、养鸡草、鼠牙半枝、瓜子草

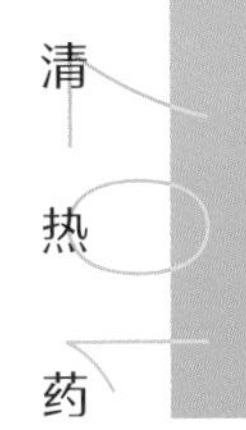

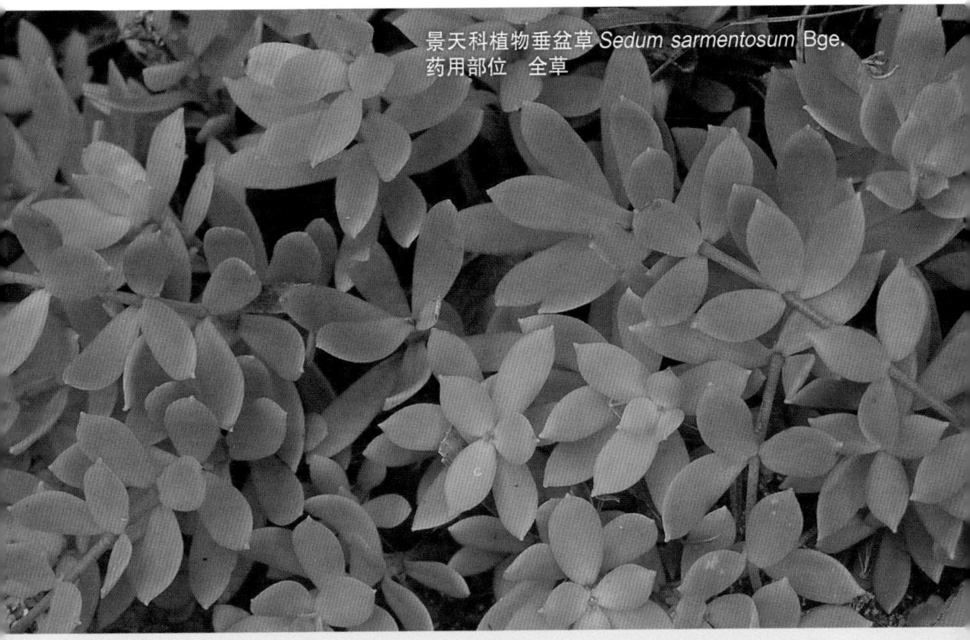

景天科植物垂盆草 *Sedum sarmentosum* Bge.
药用部位　全草

- **植物速认：** 多年生肉质草本。茎匍匐，着地生根；叶 3 枚轮生，倒披针形；聚伞花序顶生，花黄色，花瓣披针形；蓇葖果 5 个，基部稍合生。**生于山坡岩石上或栽培。**

- **性味功效：** 甘、微酸，凉。清热解毒，消肿抗癌。

- **主治：** 肺热咳嗽、咽喉肿痛、食管癌、胃癌、病毒性肝炎、急性肝炎（湿重于热）、急性肾炎、胆囊炎、尿道炎（血尿）、胸部挫伤、毒蛇咬伤、烧烫伤、痈肿恶疮。

- **附注：** 有文献报道垂盆草有抗胰腺癌和抗纤维化的作用，临床可辨证施用。

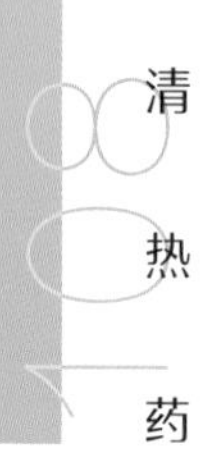

地耳草

别名：七寸金、小还魂、黄花仔、金锁匙、对莲仔、珠草、田基黄

可外敷（洗）
可制用 可鲜用 可内服

治病组方见507页

- **性味功效：**微苦、辛，平。清热解毒，活血消肿，祛湿止痛。

- **主治：**口唇溃疡、肋间神经痛、病毒性肝炎、阑尾炎、痢疾、尿道炎、多发性疖肿、跌打损伤、毒蛇咬伤、疔疮、角膜溃疡、产后腹痛、闭经、小儿急慢性肾炎、不明原因高热、小儿惊风、疳积。

- **植物速认：**一年生草本。茎直立或斜举，四棱形；单叶，叶对生，卵圆形，两面常紫红色；顶生聚伞花序，黄色小花；蒴果长圆形。**生于山坡、田埂、路旁湿地。**

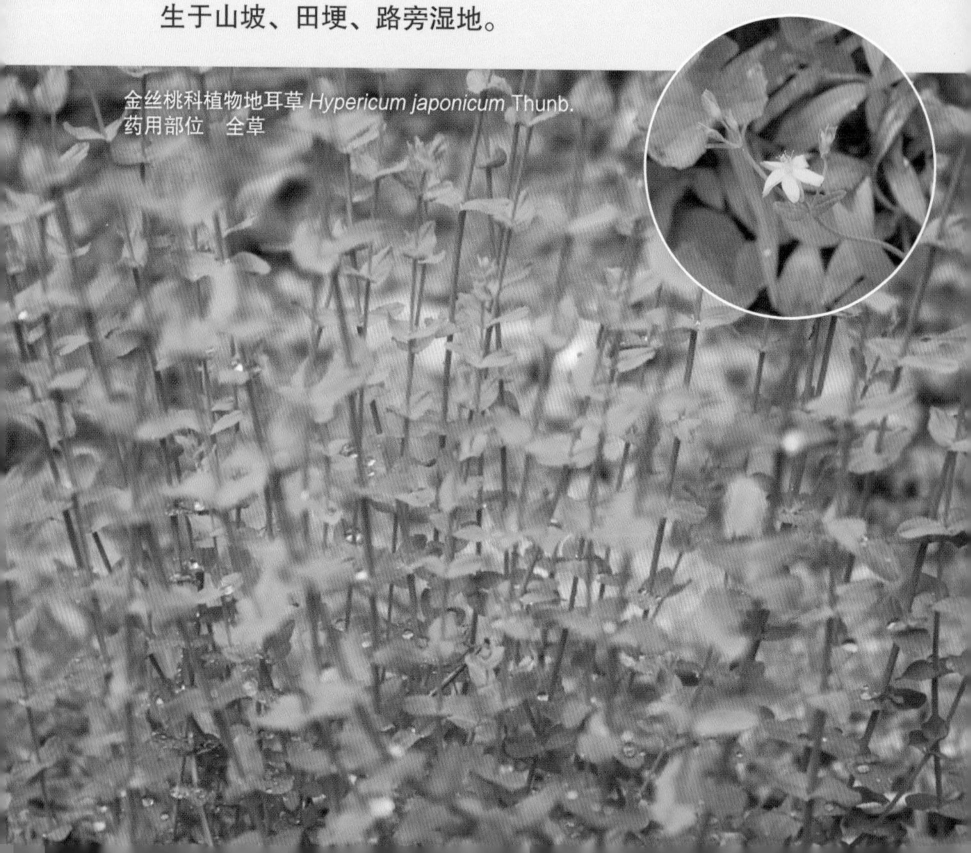

金丝桃科植物地耳草 *Hypericum japonicum* Thunb.
药用部位　全草

经验 可外敷（洗）
可制用 可鲜用 可内服

治病组方见 454 页

八角莲

别名：八角金盘、八卦莲、一粒珠、千斤锤

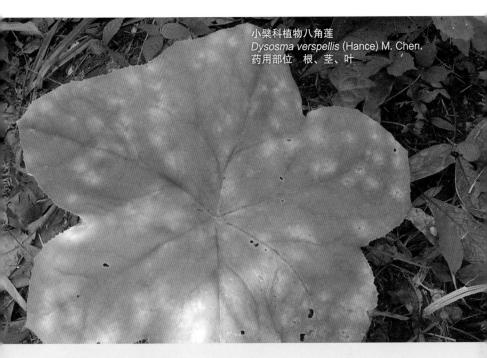

小檗科植物八角莲
Dysosma verspellis (Hance) M. Chen.
药用部位 根、茎、叶

■ **植物速认：**多年生草本。茎直立，茎生叶 1~2 枚，盾状，近圆形，花紫红色，浆果近球状，黑色。**生于高山林下、溪谷等阴湿处。**

■ **性味功效：**甘、微辛，凉，有毒。散结祛瘀，清热解毒，化痰解郁，消肿拔脓。

■ **主治：**支气管哮喘（体虚）、肺癌、吐血、食管癌、跌打损伤、毒蛇咬伤、疖肿、无名肿毒、背痈溃烂、带状疱疹。

♥ **经验：**本品形态功效相近品种有 2、3 种，产地不同药效强弱则不同，临证不可不查。

母草

可外敷(洗) 可制用 可鲜用 可内服

别名：羊角草、百灵草、定经草、四方草

治病组方见 507 页

- **性味功效：**甘、微酸，平。消肿止痛，退热解毒。

- **主治：**肺炎、痢疾、肠炎、急性肝炎、骨结核、遗精、蜂蜇、蛇伤、痈疽、疔毒、带下病。

- **植物速认：**草本。茎基部匍匐，着地生根；叶对生，卵形或三角卵形；夏末开花，花冠略呈二唇形，紫色；蒴果长圆形或卵形。生于田野。

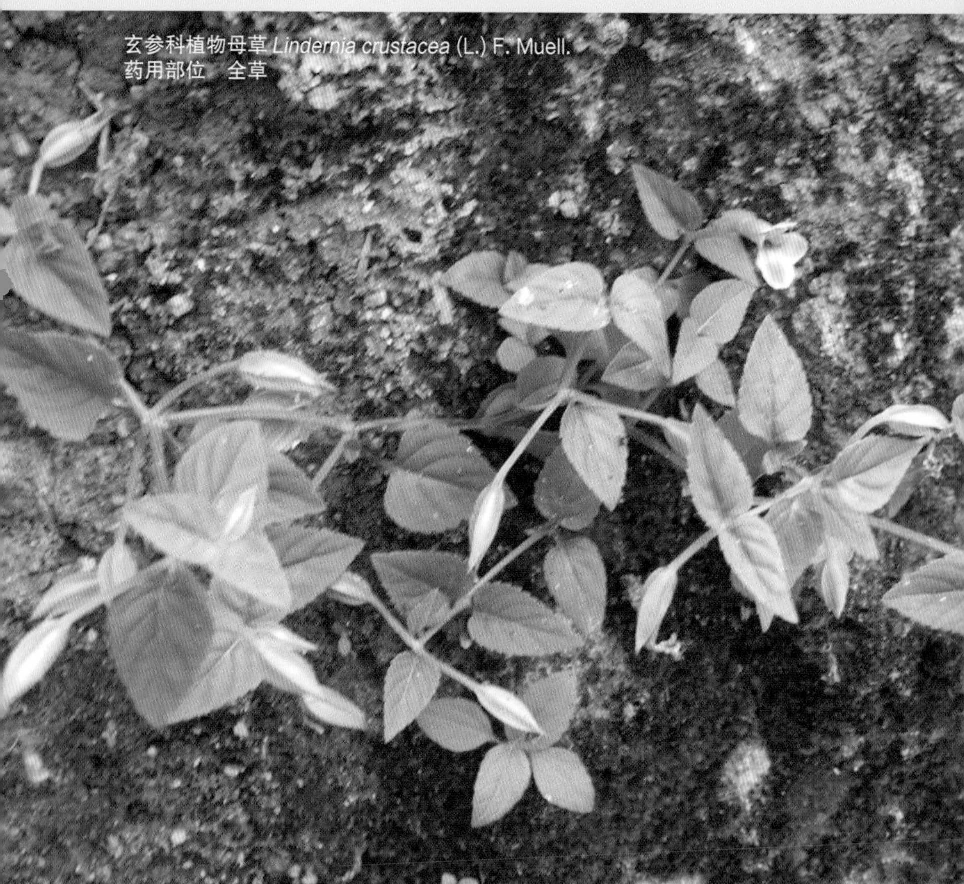

玄参科植物母草 *Lindernia crustacea* (L.) F. Muell.
药用部位　全草

可外敷（洗）

可制用　可鲜用　可内服

治病组方见 501 页

白背叶

别名： 木梗天青地白、白毛树、白面虎、狗屎团、野芙蓉、木天青

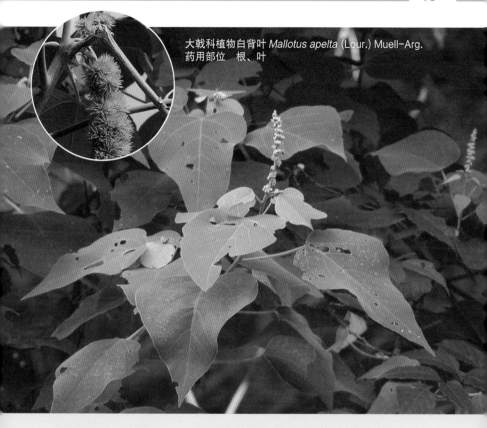

大戟科植物白背叶 *Mallotus apelta* (Lour.) Muell-Arg.
药用部位　根、叶

- **植物速认：** 小乔木。叶互生，阔卵形，叶背灰白色；花单性异株，无花瓣，蒴果近球形。**生于山坡、林边。**

- **性味功效：** 苦，平。根清热平肝，祛湿通络，健脾化湿，收敛固脱。叶消炎止血。

- **主治：** 扁桃体炎、支气管哮喘、肺炎、急慢性肝炎、脱肛便后下血、外伤出血、跌打损伤、湿疹、流行性结膜炎。

佛甲草

可外敷（洗） 可制用 可鲜用 可内服

别名： 仙人指甲、午时花、指甲草、鼠牙半枝

治病组方见 530 页

- **性味功效：** 甘，寒，有微毒。清热解毒，消炎退肿。

- **主治：** 咽喉肿痛、肝炎、烧烫伤、创伤出血、唇疔、痈疖疔疮、脚癣、乳腺炎。

- **植物速认：** 多年生肉质草本。茎多数丛生斜卧地面，叶片肉质多汁，条形或条状披针形；夏日开黄色小花，萼条状披针形；蓇葖果。**人工培植。**

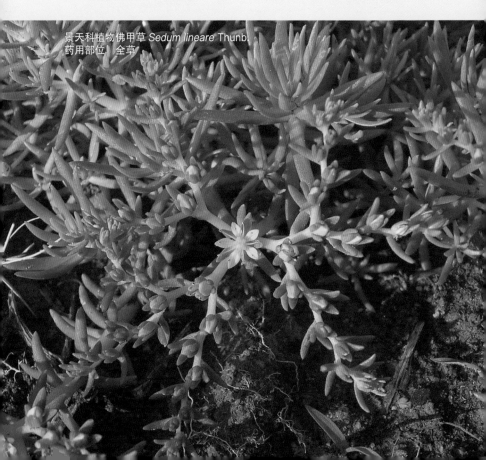

景天科植物佛甲草 *Sedum lineare* Thunb.
药用部位：全草

可外敷（洗） 可制用 可鲜用 可内服

治病组方见 535 页

鸡眼草

别名：小号野花生、小胡蝇翼、野地生

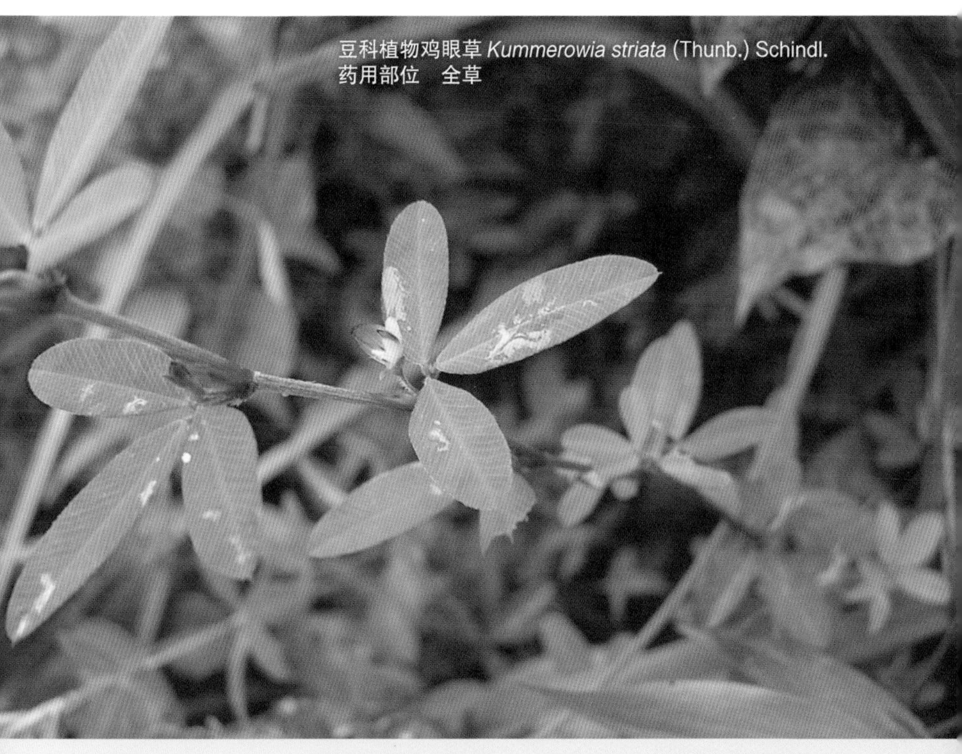

豆科植物鸡眼草 *Kummerowia striata* (Thunb.) Schindl.
药用部位　全草

- **植物速认：**草本。茎披散或卧地，叶柄极短，矩圆形或卵状矩圆形；叶腋开 2~3 朵粉红色或紫色的小花，花后结圆形或倒卵形的荚果，仅一节含一种子。**生于原野、山坡、路旁。**

- **性味功效：**甘，平。利尿，止痢，通淋解热。

- **主治：**感冒高热、头风疼痛、急慢性肾炎全身浮肿、痢疾、肝炎、肝癌、夜盲症、疝气、毒蛇咬伤、疔疖痈初起、小儿疳积。

荔枝草

可外敷(洗)

可制用 可鲜用 可内服

别名：荠藋、雪里青、癞蛤蟆草、猪婆草

治病组方见548页

- **性味功效：**辛、苦，凉。清热利尿，消肿解毒，凉血止血。
- **主治：**肺结核咯血、咽喉肿痛、痈肿热毒、腹水、肾炎水肿、血小板减少性紫癜、痔疮肿痛、阴道炎、宫颈糜烂。

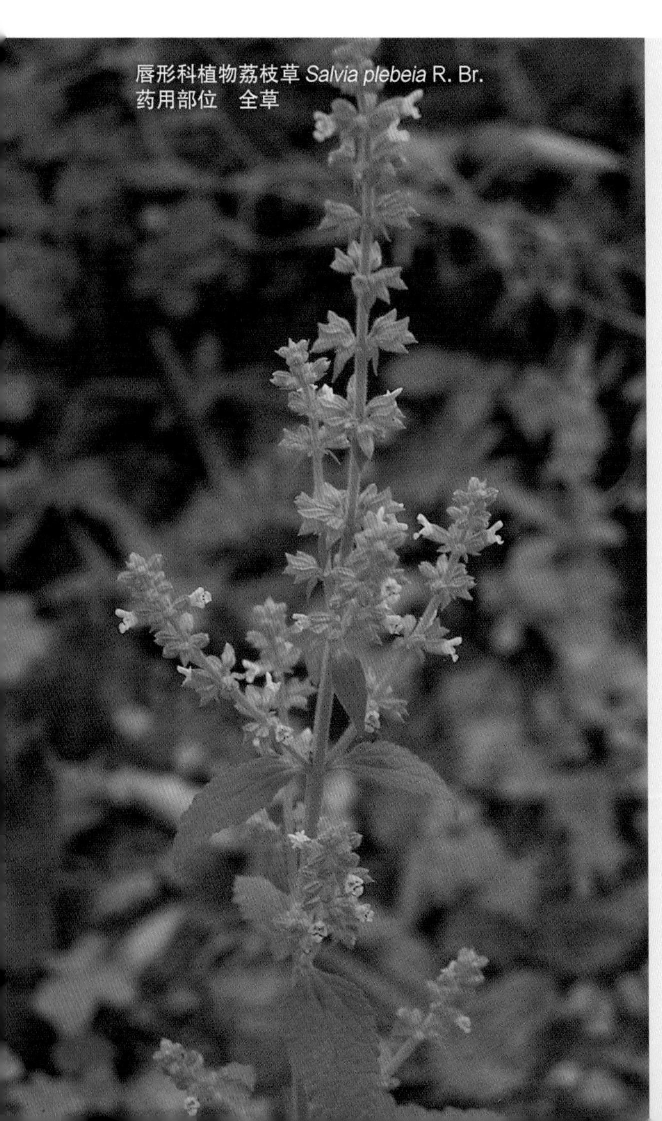

唇形科植物荔枝草 *Salvia plebeia* R. Br.
药用部位　全草

- **植物速认：**草本。茎方形，叶片长椭圆形，花萼钟形，二唇形，花冠唇形，紫色；小坚果倒卵圆形，黑褐色。**生于河岸、田野、路旁。**

可外敷（洗）

可制用 可鲜用 可内服

治病组方见 549 页

荭草

别名：东方蓼、小红花、鸡大腿

- **性味功效：**辛、苦，温。活血散瘀，消炎止痛，健胃祛风。
- **主治：**皮肤瘙痒、多发性脓肿、关节炎。
- **植物速认：**一年生草本。茎多分枝，叶宽卵形或卵形；花小，红色至白色；瘦果扁圆形，黑亮，包于宿存花被内。**生于山野或栽培。**

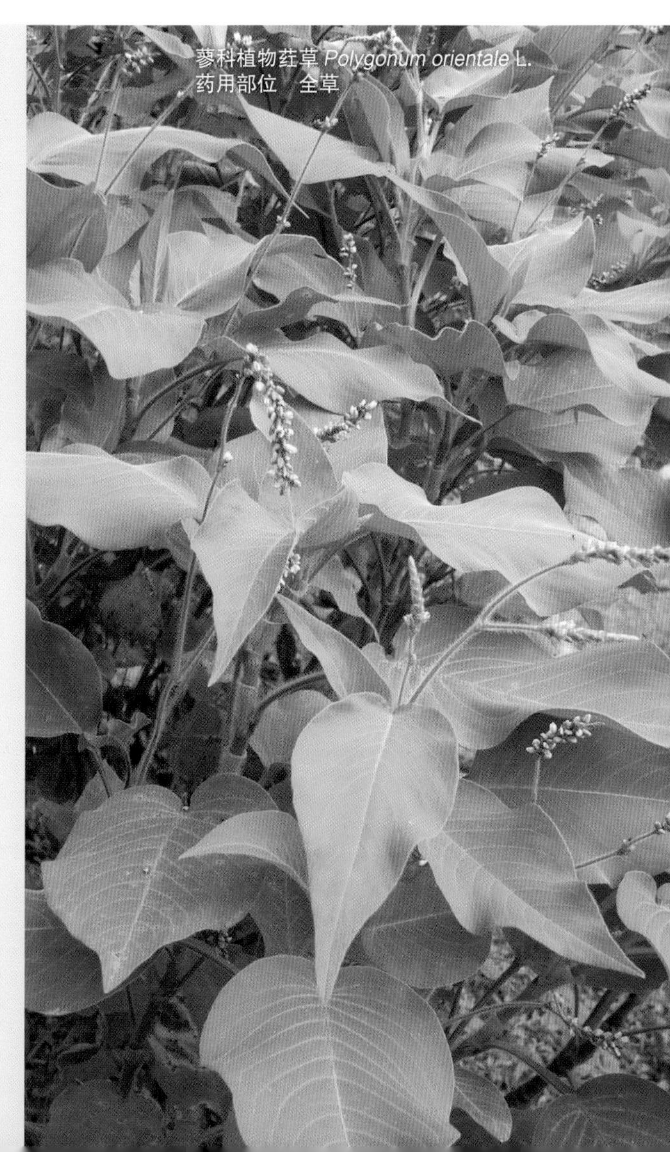

蓼科植物荭草 *Polygonum orientale* L.
药用部位　全草

圆叶节节菜

可外敷（洗） 可制用 可鲜用 可内服

别名：水马桑、水茵陈、引水草、水苋菜、水指甲

治病组方见 564 页

- **性味功效：**甘、淡，寒。清热利水，消炎解毒。

- **主治：**热咳、牙龈脓肿、腹水、急性扁桃体炎、流行性脑脊髓膜炎、疔疮肿毒、鹅掌风。

- **植物速认：**肉质草本。茎丛生，多为红紫色；叶对生，近圆形，全缘；花萼膜质，倒卵形，淡紫色；蒴果椭圆形。**生于水田或水沟边。**

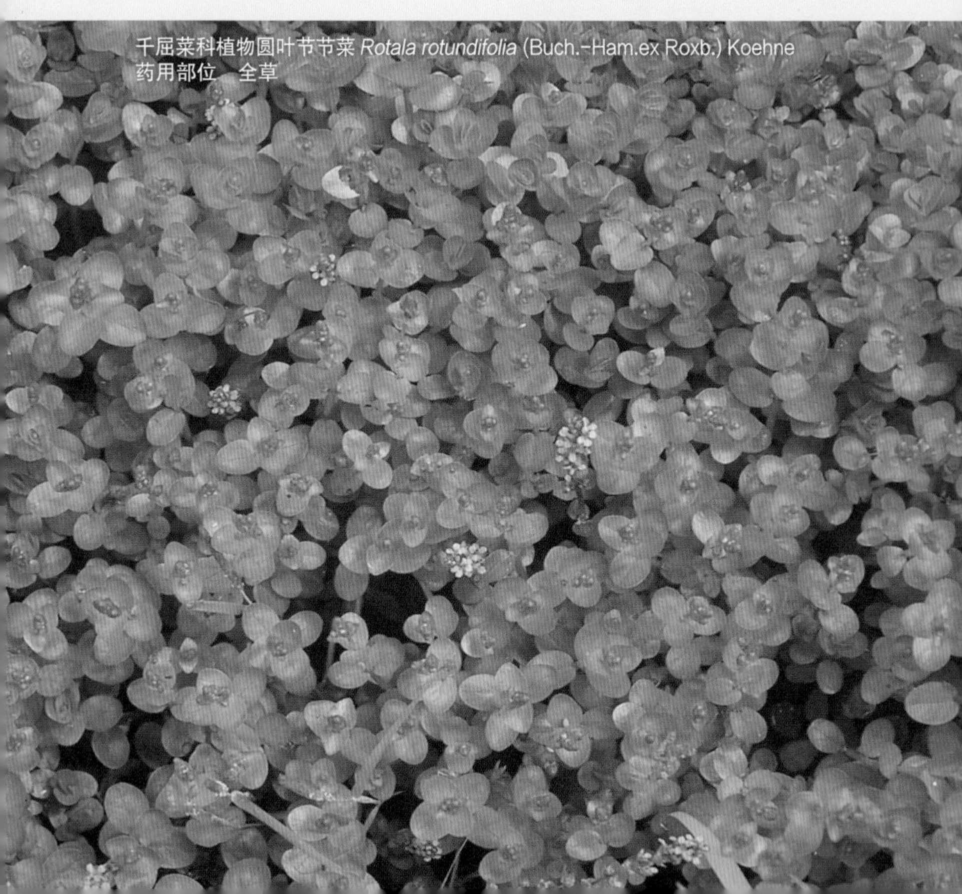

千屈菜科植物圆叶节节菜 *Rotala rotundifolia* (Buch.-Ham.ex Roxb.) Koehne
药用部位　全草

禁忌 可外敷（洗）
可制用 可鲜用 可内服

治病组方见 503 页

白鲜皮

别名：八股牛、山牡丹、羊鲜草、北鲜皮

- **性味功效：**苦、涩，寒。清热燥湿，祛风解毒。
- **主治：**风湿热痹、黄疸性肝炎、荨麻疹、皮肤瘙痒、慢性湿疹。
- **禁忌：**下焦虚寒者不宜用。

- **植物速认：**多年生宿根草本。奇数羽状复叶互生，卵形；夏秋开白色或淡紫色花，蒴果5裂。**生于山坡丛林中。**

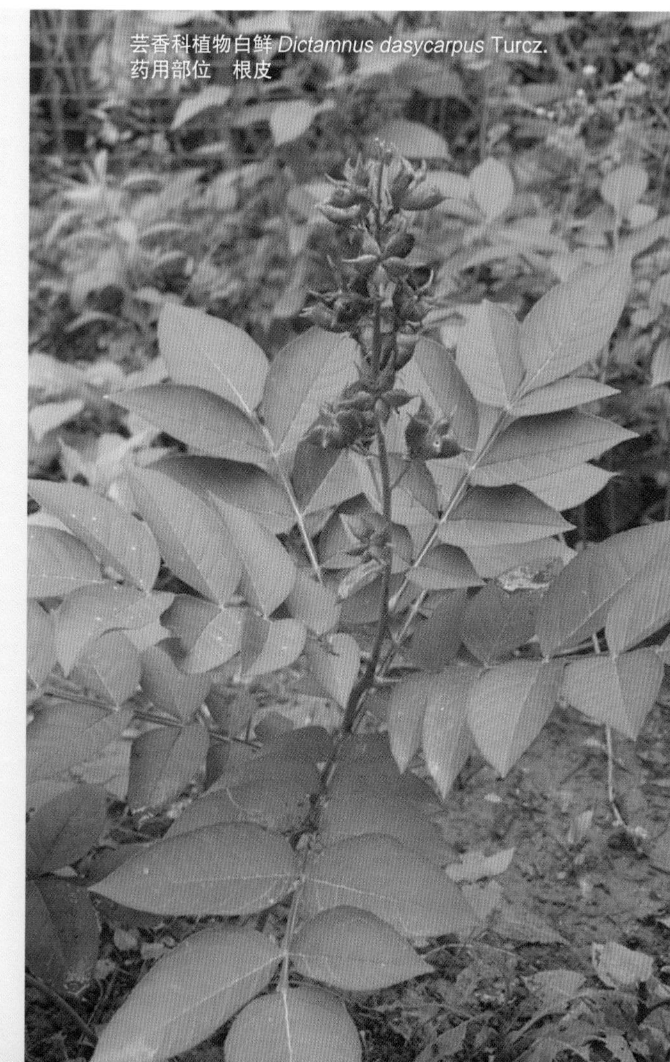

芸香科植物白鲜 *Dictamnus dasycarpus* Turcz.
药用部位　根皮

黄药子

禁忌　可外敷（洗）　可制用　可鲜用　可内服

别名：土首乌、零余子、猴嗽、黄独、金线吊葫芦、土芋、雷公薯

治病组方见 575 页

- **性味功效：**辛，平，有小毒。止咳，催吐，镇痛，解毒，消肿。

- **主治：**百日咳、头痛、诸药中毒、食管癌、颈淋巴结核、甲亢、甲状腺瘤、睾丸炎、胃癌、胃及肝肿瘤晚期胀痛、急性关节扭伤、软组织挫伤。

- **禁忌：**脾胃虚弱及有肝脏疾病患者慎用。

- **植物速认：**多年生缠绕草本。地下块茎球形或梨形，外表棕黑色；叶互生，心形或心状卵形；花单性，黄白色；蒴果下垂，长圆形。生于山坡、路旁、村边或培植。

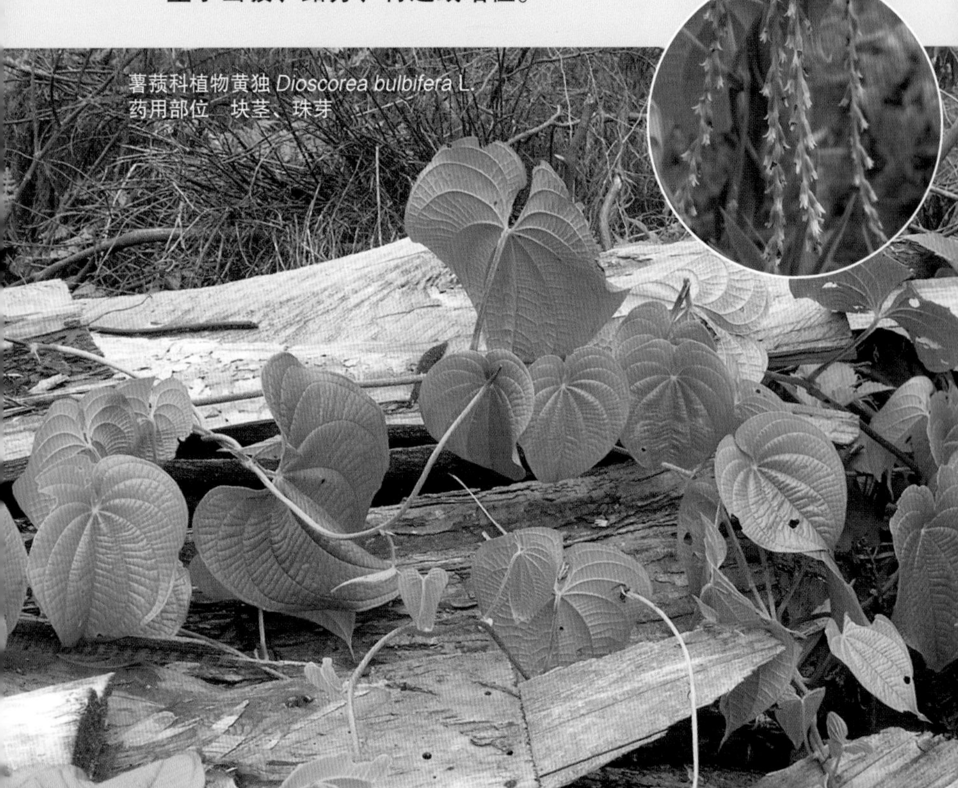

薯蓣科植物黄独 *Dioscorea bulbifera* L.
药用部位　块茎、珠芽

禁忌 可外敷（洗）
可制用 可鲜用 可内服

治病组方见 536 页

青黛

别名：靛花、马蓝、木蓝、蓼兰、菘蓝、青蛤粉、蓝靛、青黛面

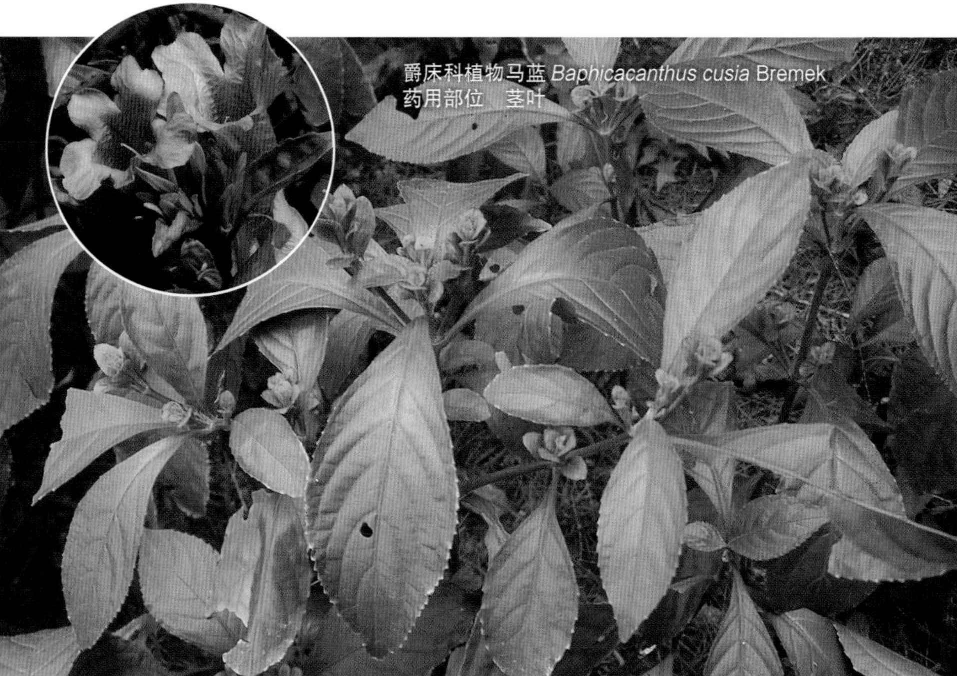
爵床科植物马蓝 *Baphicacanthus cusia* Bremek
药用部位　茎叶

- **植物速认：**多年生草本。叶对生；叶片倒卵状椭圆形；花无梗，花冠漏斗状，淡紫色；蒴果为稍狭的匙形。**生于林边较潮湿处；有栽培。**

- **性味功效：**咸、苦，大寒。清热解毒，凉血消斑，泻火定惊。

- **主治：**肺热痰多、百日咳、鼻出血、口腔溃疡、口舌生疮、慢性咽喉炎、食管阻塞、腮腺炎、癫痫、漆过敏、阴部湿疹剧痒、急性结膜炎、小儿风热感冒。

- **禁忌：**脾胃虚寒者不宜用。

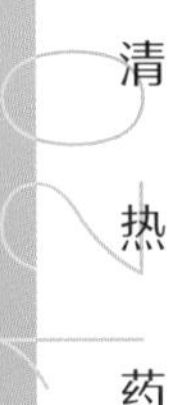

兰香草

可外敷(洗) 可制用 可鲜用 可内服

别名：山薄荷、九层塔、黄鸦草

治病组方见 505 页

- **性味功效：**甘，寒。疏风解表，散瘀止痛，祛痰止咳，利水消肿。
- **主治：**风热感冒、风寒感冒(头痛，咳嗽)、百日咳、风湿性关节炎、腰肌劳损、瘫痪麻木、胃溃疡、骨结核、慢性骨髓炎(阴性)、小便赤涩、胸背挫伤剧痛、青竹蛇咬伤、痈肿疼痛、湿疹、荨麻疹、痛经。

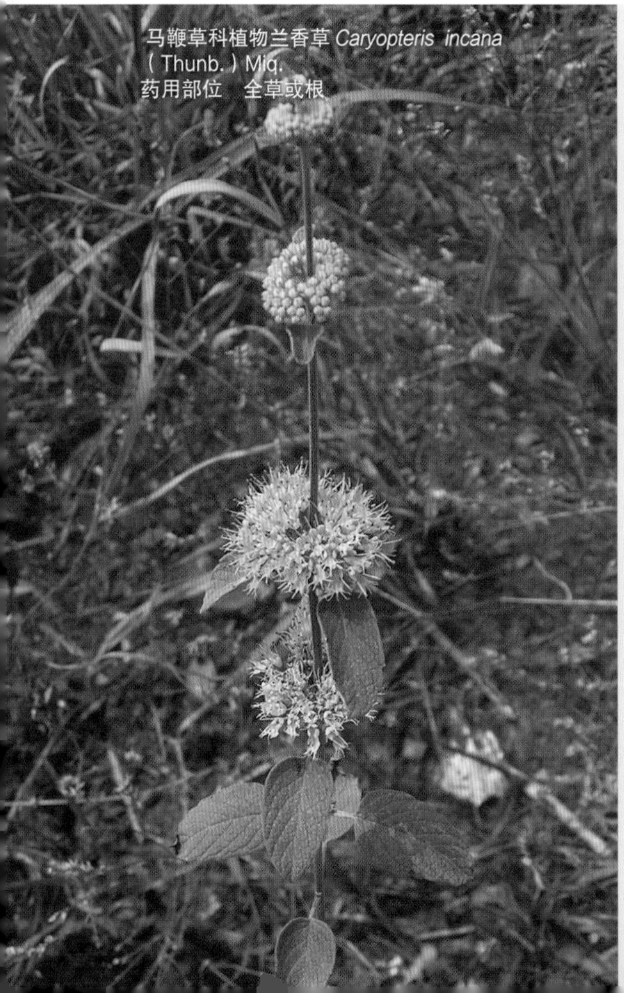

马鞭草科植物兰香草 *Caryopteris incana* (Thunb.) Miq.
药用部位　全草或根

- **植物速认：**落叶小灌木。叶对生，卵形或长圆形，花冠淡蓝紫色，蒴果球形，包于宿萼内。**生于山坡、荒地、路旁。**

可外敷（洗）

可制用 可鲜用 可内服

治病组方见 482 页

毛大丁草

别名：一枝花、一枝香、天灯芯、野枇杷、锁地虎、踏地见

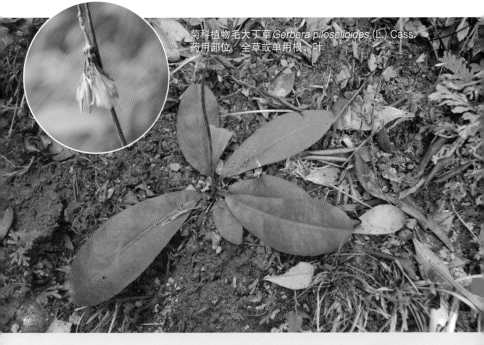

菊科植物毛大丁草 *Gerbera piloselloides* (L.) Cass.
药用部位 全草或单用根、叶

- **植物速认：**草本。地下根茎暗褐色，叶从根部丛生，呈椭圆形或倒卵形；顶生头状花序，盘花管状；瘦果具红色冠毛。**生于山野间草丛或灌木丛中。**

- **性味功效：**甘，寒。活血破瘀，行气利尿，消痈解毒，宽胸止痛。

- **主治：**伤风感冒、咳嗽痰多、胃气胀痛、痢疾、胃肠炎、急慢性肝炎、胃癌、骨结核、骨质增生、退行性关节炎、扭挫伤、跌打损伤吐血、咯血、宿伤、毒蛇咬伤、目视不明、白内障术后、滴虫性阴道炎。

鱼腥草

经验 可外敷(洗)
可制用 可鲜用 可内服

别名：蕺菜、猪母草、鱼鳞真珠草、竹茶、臭草、鱼草

治病组方见 542 页

- **性味功效**：辛，平，有小毒。清热解毒，利尿消肿，消痈排脓。

- **主治**：慢性支气管炎、百日咳、支气管炎、风热感冒、肺脓肿、腹股沟淋巴结脓肿、痢疾、预防心绞痛、鼻窦炎、扁桃体炎、手术后肠粘连、急性胃肠炎、肝炎、高血压、小便不通、痔疮脱肛、类风湿关节炎初期、毒蛇咬伤、疔疮疖肿、带下病。

- **经验**：鱼腥草不宜久煎，否则药效减弱。

- **植物速认**：多年生草本。叶心形，穗状花序在茎顶与叶对生，花小，无花被；蒴果卵圆形。**生于阴湿及近水地方。**

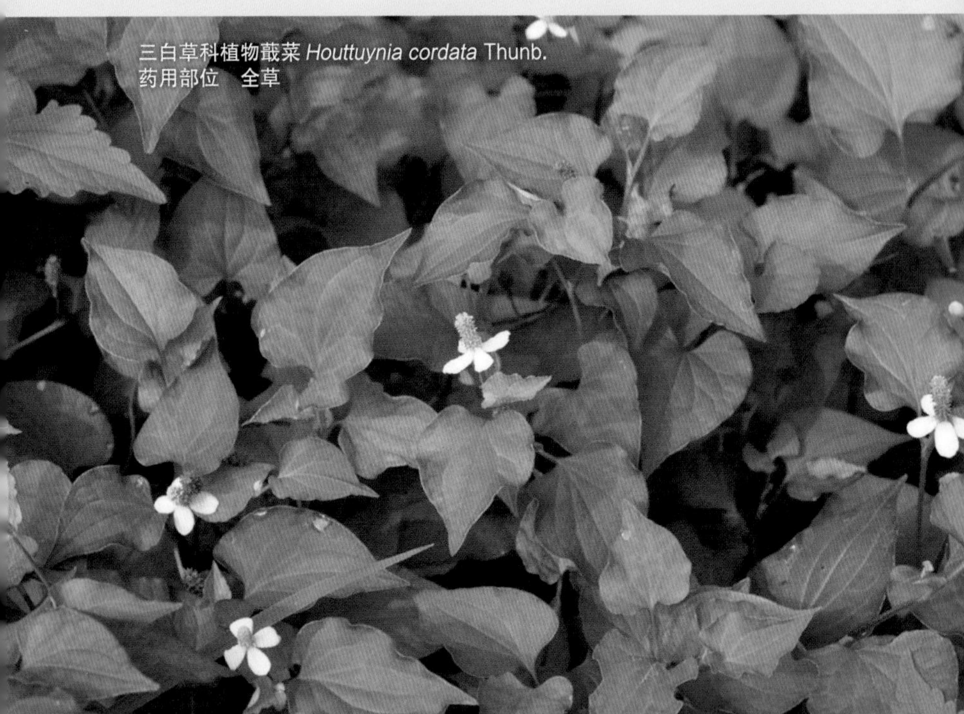

三白草科植物蕺菜 *Houttuynia cordata* Thunb.
药用部位　全草

禁忌

可制用 可内服

治病组方见 569 页

浙贝母

别名：浙贝、大贝、象贝、元宝贝、珠贝、象贝母

- **性味功效：**苦，寒。清肺化痰，消肿散结。
- **主治：**慢性支气管炎、痰热咳喘、晨起咳甚痰多（肺热痰稠）、咯血、胃酸过多、甲状腺肿大、淋巴结肿大、肛门周围脓肿灼痛、舌下囊肿。
- **禁忌：**忌与乌头、附子、草乌等同用。
- **植物速认：**多年生草本。根鳞茎半球形，白色；单叶，无柄，均窄披针形至条形；花钟形，淡黄色或黄绿色；药材有元宝贝和珠贝之分，全体呈扁球形。**生于山脊、山坡、沟边及村边草丛中。**

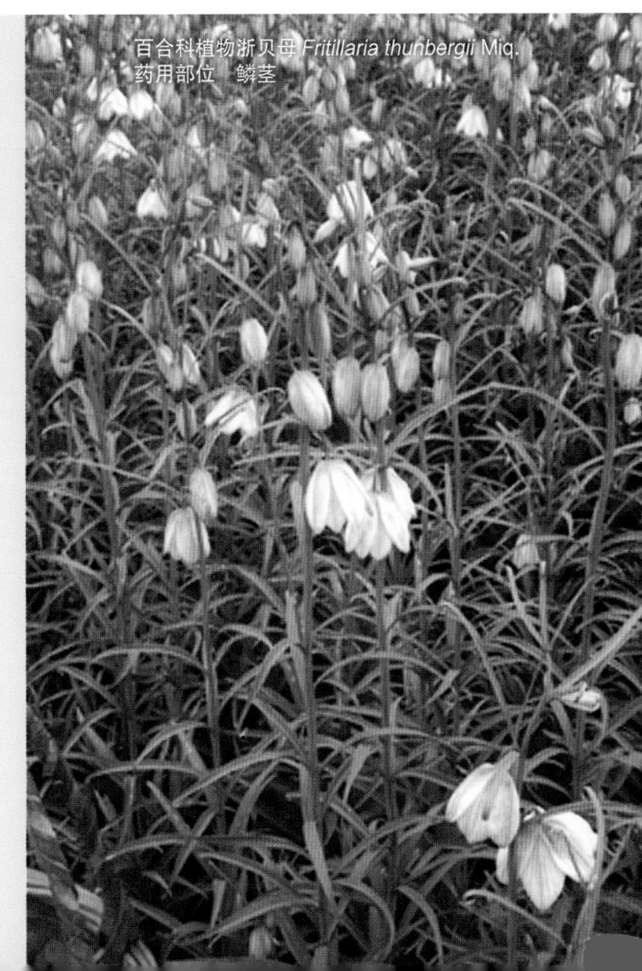

百合科植物浙贝母 *Fritillaria thunbergii* Miq.
药用部位　鳞茎

川贝母

别名：贝母、川贝、青贝、苦花、虎皮贝

禁忌

可制用 可内服

治病组方见 468 页

- **性味功效：**辛、甘、微苦，微寒。润肺化痰，泄热散结。
- **主治：**肺结核咳嗽多痰、咯血、淋巴结核、肺热咳嗽。
- **禁忌：**脾胃虚寒及有湿痰者慎用。反乌头、附子、草乌。

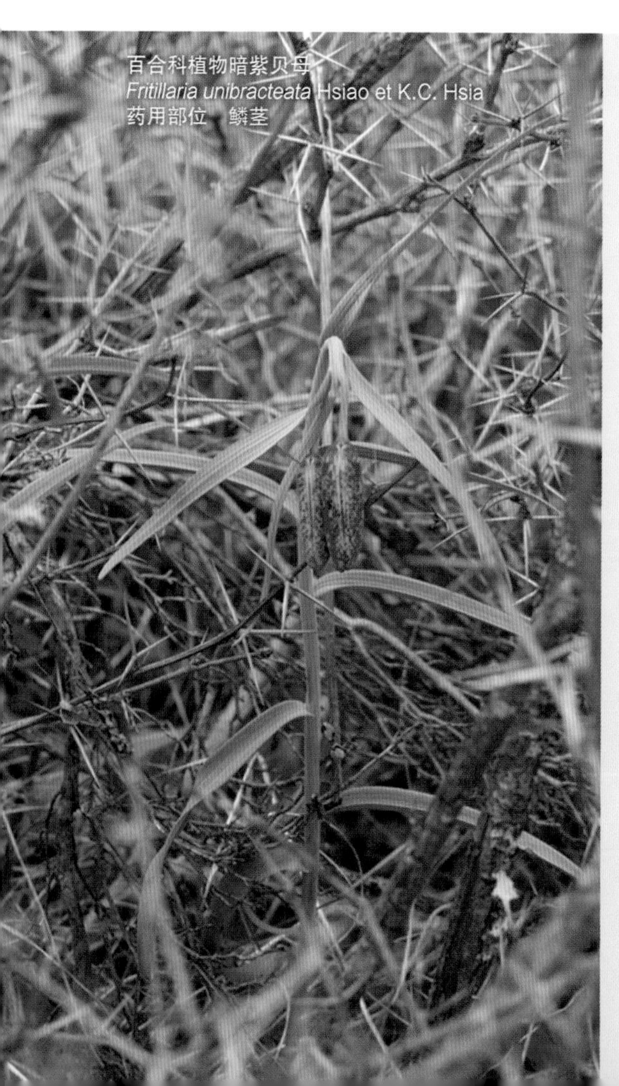

百合科植物暗紫贝母
Fritillaria unibracteata Hsiao et K.C. Hsia
药用部位 鳞茎

- **植物速认：**多年生草本。根鳞茎圆锥形，白色；叶片条形，花单生于茎顶，钟形；蒴果长椭圆形。**生于林中、灌木丛下、草地或河滩、山谷等湿地或岩缝中。**

禁忌

可鲜用 可内服

治病组方见 475 页

天竺黄

别名： 天竹黄、竹黄、广竹黄、土竹黄

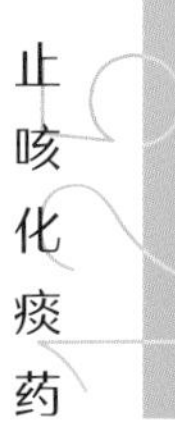

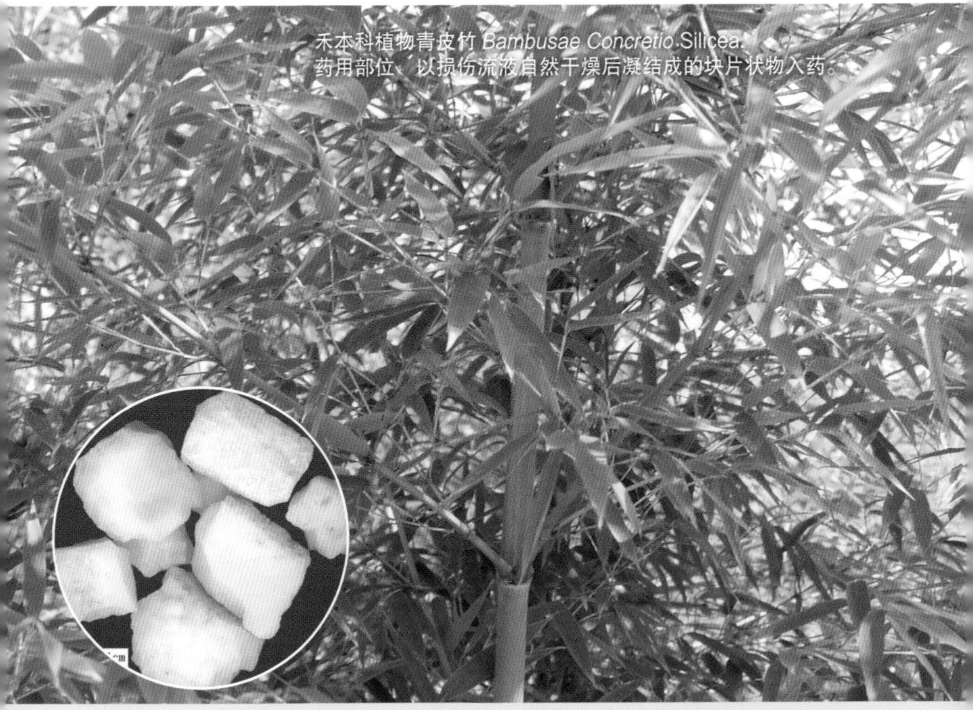

禾本科植物青皮竹 *Bambusae Concretio Silicea.*
药用部位：以损伤流液自然干燥后凝结成的块片状物入药。

- **植物速认：** 剖开自然枯死的竹子，取出形态呈不规则多角形的块状或片状，表面为灰白色、乳白色、牙白色、灰褐色或灰蓝色；破断面多光亮，质轻脆，易砸碎。**生于山坡、路旁。**

- **性味功效：** 甘，寒。清化热痰，安神定惊。

- **主治：** 肺热咳喘（痰多色黄）、高热神昏（谵语、抽搐）、癫痫（痰瘀内阻）、跌打损伤（瘀血内阻）。

- **禁忌：** 无实热痰火者忌用。

前　胡

禁忌

可制用　可内服

别名：淮前胡、白花前胡

治病组方见 558 页

- **性味功效：**苦、辛，微寒。降气祛痰，宣散风寒。
- **主治：**风热咳嗽、痰热咳嗽（气促喘满）。
- **禁忌：**无实热与外感者慎用。

- **植物速认：**多年生草本。茎直立，单一，基生叶有长柄；秋季开白色小花，广卵形至近圆形；果实卵圆形。**生于山坡、草地、林缘或灌丛。**

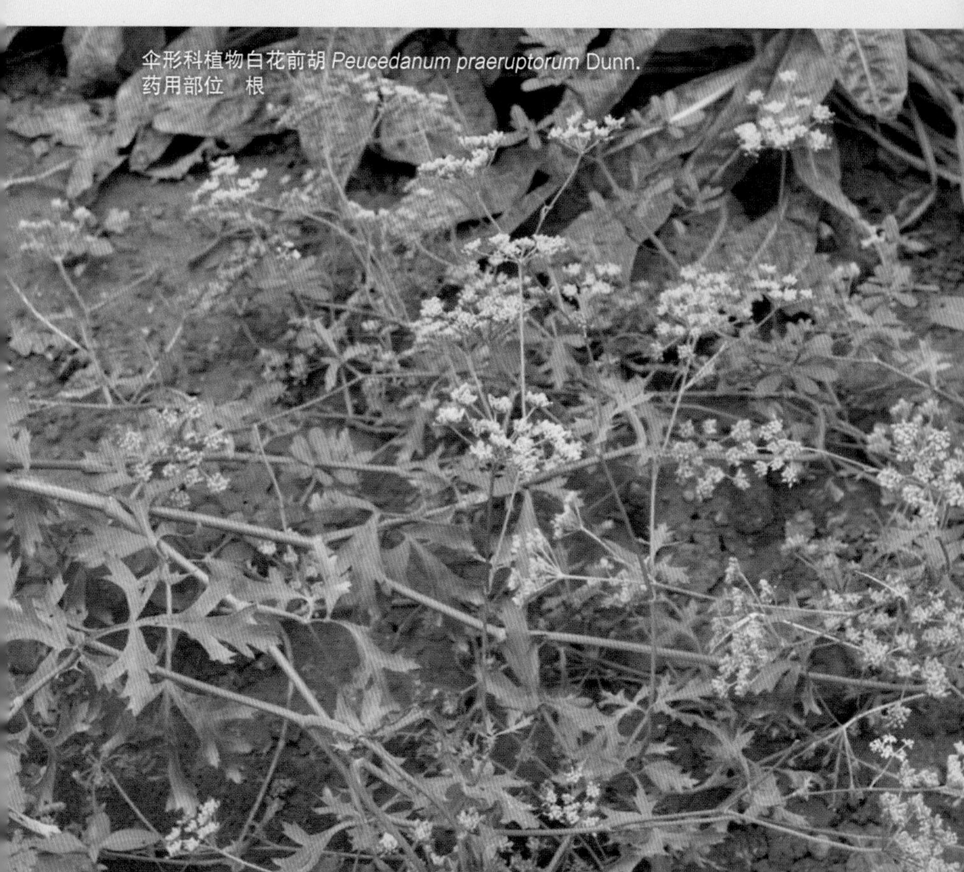

伞形科植物白花前胡 *Peucedanum praeruptorum* Dunn.
药用部位　根

禁忌 可外敷(洗)
可制用 可鲜用 可内服

治病组方见 504 页

瓜蒌

别名：地楼、柿瓜、药瓜、吊瓜、糖瓜蒌

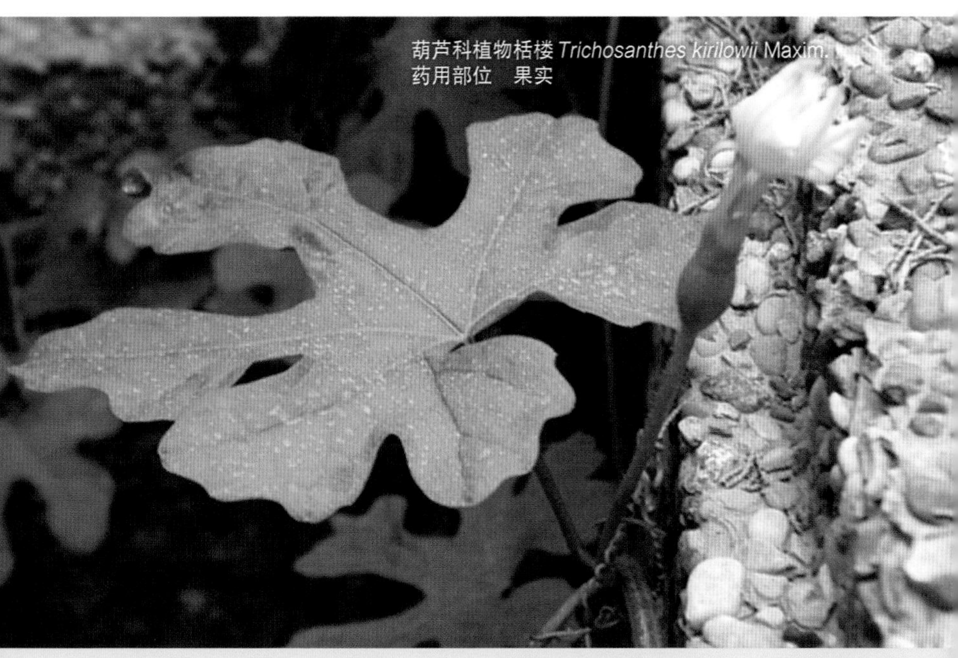
葫芦科植物栝楼 *Trichosanthes kirilowii* Maxim.
药用部位　果实

- **植物速认：**多年生草质藤本。茎多分枝，单叶互生，通常近心形；夏季开白色花，花冠裂片扇状倒三角形，瓠果广椭圆形或近球形。**生于山坡、草丛、林缘半阴处。**

- **性味功效：**甘，寒。清肺化痰，宽胸散结，润燥滑肠。

- **主治：**寒热往来（胸中烦、咳嗽少痰）、大叶性肺炎、胸膜炎（痰邪阻胸、气滞血瘀）、胸痹（胸闷、心悸）、脘胀痞满、胃炎、胆囊炎、体虚肠燥便秘、胸胁部挫伤、胸胁胀痛、梅尼埃病。

- **禁忌：**凡脾胃虚寒而泄泻者不宜用，反乌头。

枇杷叶

禁忌 可外敷（洗）
可制用 可鲜用 可内服

别名：巴叶、枇杷树

治病组方见 537 页

- **性味功效：**根甘、酸，平；叶苦，平。叶清肺胃热，降气化痰；根祛风湿，利关节，消肿；花清热化痰。

- **主治：**感冒初起（咽喉肿痛，咳嗽多痰）、肺热咳嗽、支气管哮喘、呃逆呕吐、胃热呕吐、腹水、关节疼痛、跌打损伤疼痛、痘疮溃烂。

- **禁忌：**凡虚寒呕吐及寒咳者慎用。

- **植物速认：**常绿小乔木。叶互生革质，倒卵状披针形；花冠淡黄白色，花瓣卵形；梨果球形或椭圆形，橙黄色。**生于村旁、坡地。**

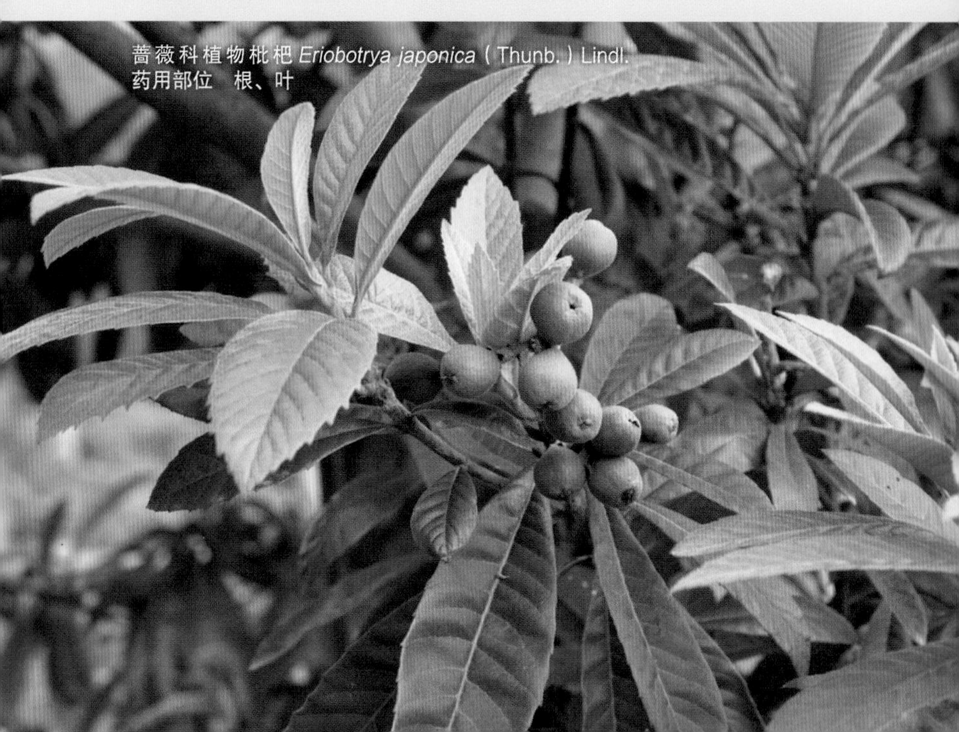

蔷薇科植物枇杷 *Eriobotrya japonica*（Thunb.）Lindl.
药用部位　根、叶

可制用 可内服

治病组方见 512 页

竹茹

别名：竹子青、竹二青

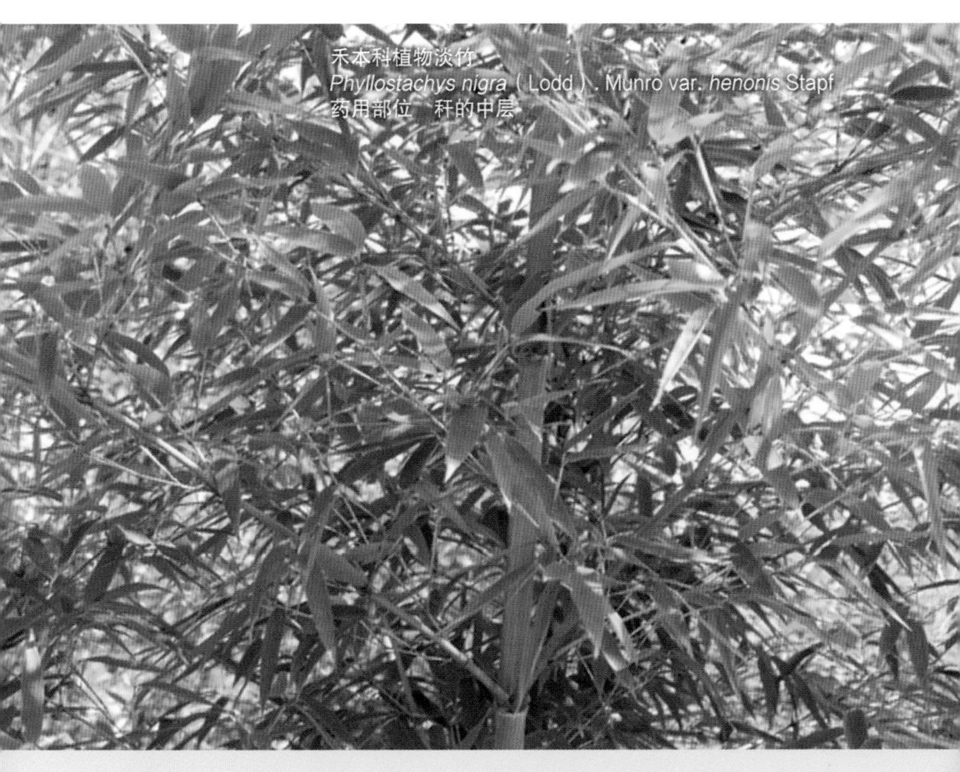
禾本科植物淡竹
Phyllostachys nigra（Lodd）. Munro var. *henonis* Stapf
药用部位 秆的中层

- **植物速认：**竹状乔木。秆直立，圆柱形，中空，无毛；叶 1~3 片互生于最终小枝上，淡绿色，叶片窄披针形；秋冬开花，穗状花序组成带叶圆锥花序。**生于山坡、路旁或栽培。**

- **性味功效：**甘，微寒。清热化痰，除烦止呕，凉血止血。

- **主治：**胃气上逆（胸脘痞闷、恶心呕吐）、胁下痞闷（头痛恶呕、口苦脉弦）、眩晕（神经性呕吐）、妊娠剧吐。

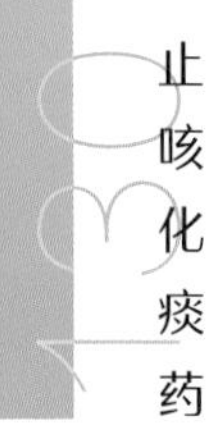

桔梗

别名：包袱花、铃铛花、苦桔梗、卢如、苦梗

禁忌

可制用　可内服

治病组方见 562 页

- **性味功效：**苦、辛，平。宣肺利咽，祛痰止咳，托里排脓。

- **主治：**外感风寒咳嗽（痰多）、风热感冒咳嗽、肺炎多痰、梅核气、慢性咽炎、久咳不止、咽喉肿痛、淋巴结核肿大或痈肿未溃。

- **禁忌：**凡阴虚久咳，气逆上升或劳损喘咳者慎用。

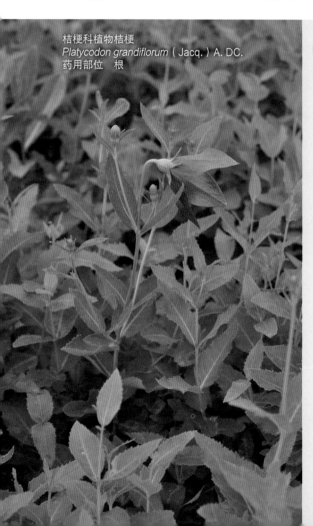

桔梗科植物桔梗
Platycodon grandiflorum (Jacq.) A. DC.
药用部位　根

- **植物速认：**多年生草本。有乳汁，全株光滑；叶片卵形或卵状披针形，茎上部的叶互生，较窄；花冠开扩钟状，鲜蓝紫色或蓝白色；蒴果卵锥形，种子多数。**生于山坡、草丛或沟旁。**

禁忌

可制用 可内服

治病组方见 590 页

紫菀

别名：紫苑、小辫儿、夹板菜、软紫苑、夜牵牛

- **性味功效**：苦、甘，微温。化痰止咳。
- **主治**：风寒咳嗽、风热咳嗽、肺气虚咳嗽、阴虚咳嗽。
- **禁忌**：凡阴虚肺燥及肺中实热重的慎用。

- **植物速认**：多年生草本。茎生叶互生，叶片披针形；夏秋季开花，绿色微带紫，中央管状花黄色；瘦果扁平，冠毛白色或淡褐色。**生于阴坡、草地、河边。**

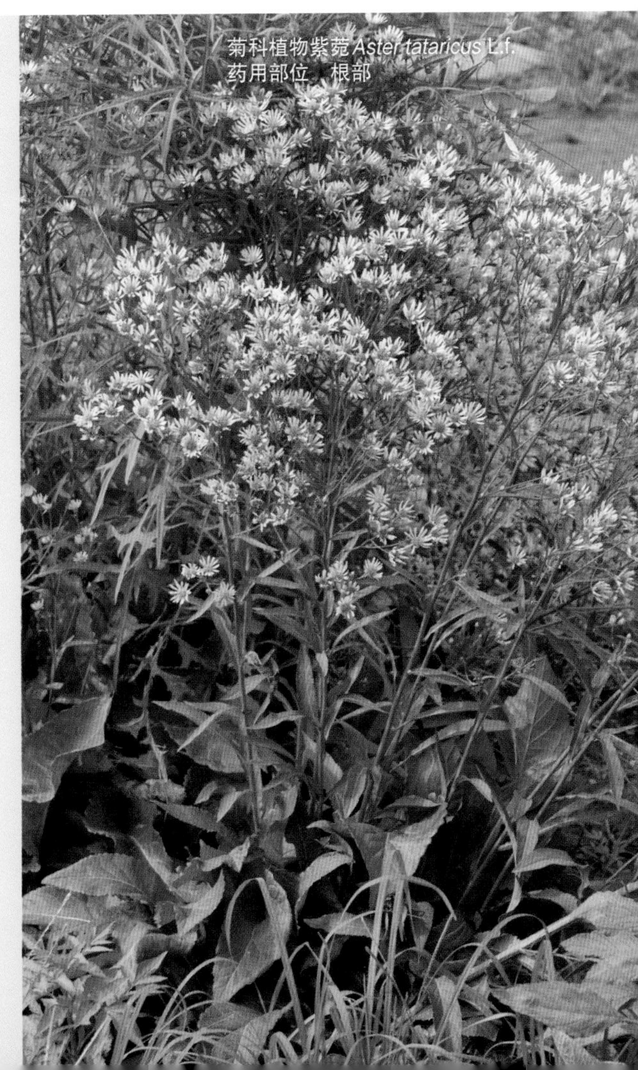

菊科植物紫菀 *Aster tataricus* L.f.
药用部位 根部

杏仁

经验

可制用 可内服

别名：北杏仁、北杏、光杏仁、苦杏仁

治病组方见 524 页

- **性味功效：**苦，温，有毒。化痰止咳，降气平喘，润肠通便。
- **主治：**伤风感冒、干咳无痰、咳嗽气喘、急慢性支气管炎、老年痰多作喘、肺病咯血、咳嗽、风湿性关节炎、老人及妇女产后的肠燥便秘、肝硬化腹水、血吸虫病腹水、二便不通。
- **经验：**杏仁分甜杏仁、苦杏仁两种。苦杏仁多用于实邪之咳喘气逆，甜杏仁多用于虚劳咳喘。

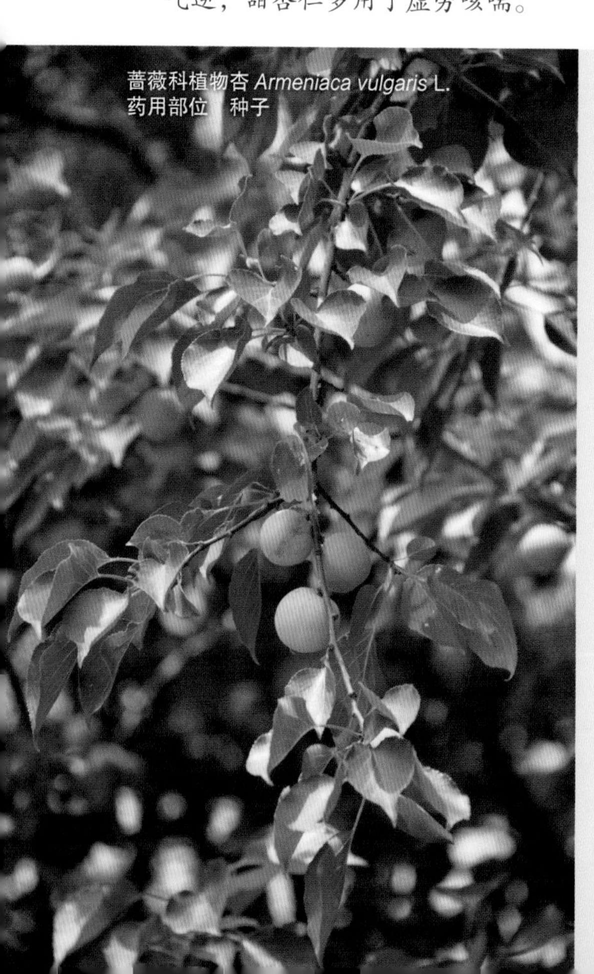

蔷薇科植物杏 *Armeniaca vulgaris* L.
药用部位 种子

- **植物速认：**落叶小乔木。树冠圆形，树皮暗红棕色；单叶互生，叶片圆卵形；春季先叶开花，花冠白色或浅粉红色；核果卵圆形，心状卵形，浅红棕色，味苦或不苦。**多栽培于低山地或丘陵山地。**

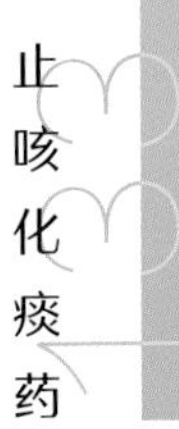

禁忌 可制用 可内服

治病组方见 585 页

款冬花

别名： 冬花、九九花、看灯花、艾冬花

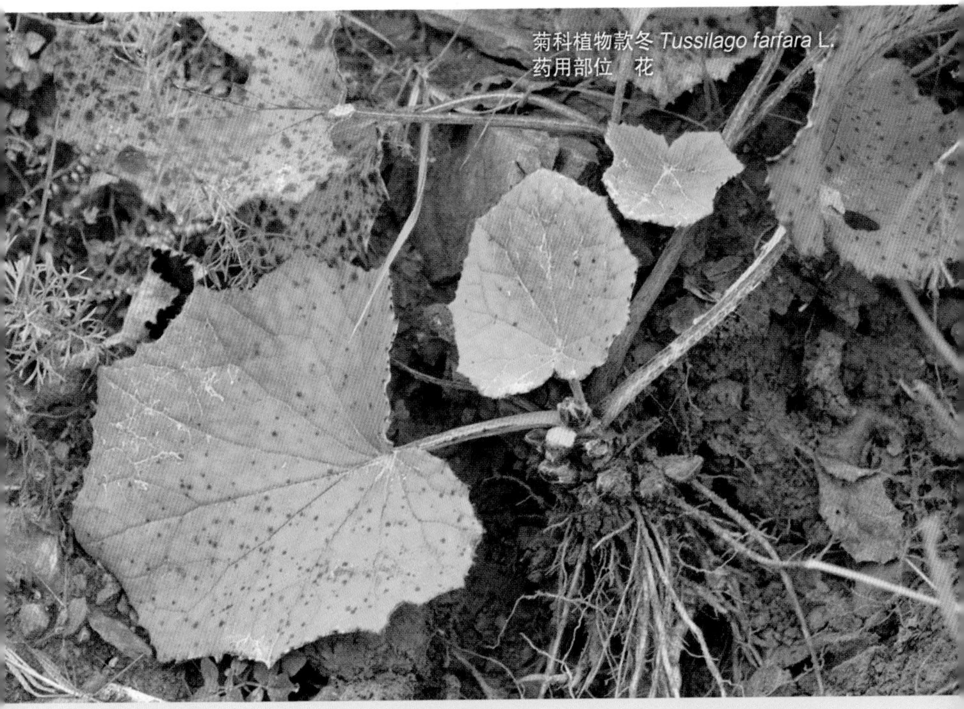

菊科植物款冬 *Tussilago farfara* L.
药用部位 花

- **植物速认：** 多年生草本。叶片圆心形或肾心形，花冬季先叶开放，苞叶椭圆形，淡紫褐色；瘦果长椭圆形，有明显纵棱，具冠毛。**生于河边沙地或栽培。**

- **性味功效：** 辛、微苦，温。化痰止咳，润肺下气。

- **主治：** 风寒咳喘、肺虚久咳（气喘自汗）、肺结核咳喘（痰少带血丝）、肺热咳喘（痰黄稠）、百日咳、阴虚久咳。

- **禁忌：** 肺有湿热的慎用。

白芥子

禁忌 可外敷(洗) 可制用 可内服

别名：芥子、辣菜子

治病组方见 498 页

■ **性味功效：**辛，温。豁痰利气，祛痰散结。

■ **主治：**寒痰壅塞（胸满喘盛）、湿重（肌体麻木、关节疼痛、游走不定）、慢性腹膜炎、颈椎病、下肢闭塞性脉管炎、脓肿、丹毒、口眼歪斜。

♥ **禁忌：**阴虚火旺者禁用，久咳肺虚及无风寒痰滞者慎用。

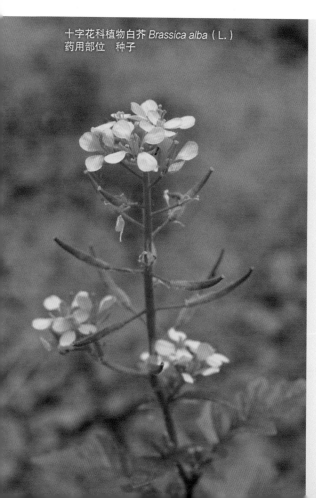

十字花科植物白芥 *Brassica alba*（L.）
药用部位　种子

■ **植物速认：**一或二年生草本。叶互生，叶片宽大，倒卵形；夏季开黄色花，长卵圆形；长角果广条形，光滑无毛；种子圆形，淡黄白色。各地有栽培。

可外敷（洗）

可制用　可鲜用　可内服

治病组方见 573 页

球　兰

别名：绣球花、石梅叶、金雪球、牛舌癀、爬岩板

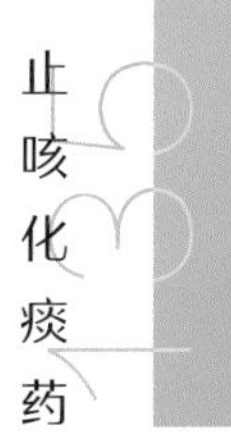

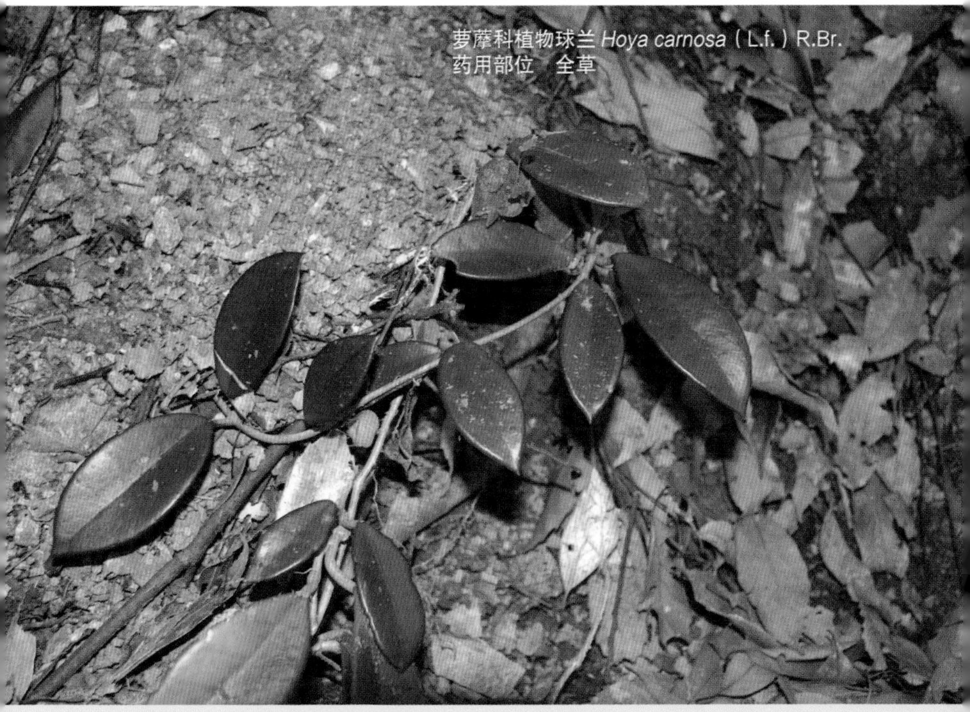

萝藦科植物球兰 *Hoya carnosa*（L.f.）R.Br.
药用部位　全草

- **植物速认：**多年生肉质藤本。叶对生，卵状椭圆形；花冠白色；蓇葖果条形。**附生岩壁、树上或墙壁。**

- **性味功效：**苦，寒。清热消炎，祛风除湿，消肿解暑，活血化瘀。

- **主治：**上呼吸道感染（支气管炎）、肺阴不足（久咳）、肺炎、头痛、鼻出血、麻疹高热、关节风湿痛、睾丸炎、胃癌、食管癌、胸部挫伤、痈疔疮、中耳炎脓肿、乳腺癌、乳腺炎、乳腺癌肿痛、灼热、妇女乳汁不足。

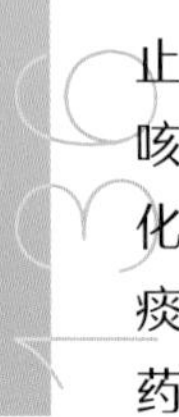

三叉苦

经验 可外敷(洗) 可制用 可鲜用 可内服

别名：三叉虎、三丫苦、三桠苦、肺炎草、白银树、铁金英、三叶英

治病组方见456页

- **性味功效：**苦，微寒。清热解毒，消炎退肿，化痰止咳，镇痛祛痒，化脓利湿。

- **主治：**肺热咳嗽、感冒发热多痰、咽喉肿痛、扁桃体炎、肺炎、肺脓肿、预防（流行性感冒、流行性脑脊髓膜炎、流行性乙型脑炎）、创伤感染发热、胃溃疡、胸部挫伤休克、坐骨神经痛、荨麻疹、湿疹、皮炎、痔疮、中耳炎。

- **经验：**另有一种草药，形态特征与本品相似，但为5小叶复叶对生，其根用于治坐骨神经痛、风湿病等。

- **植物速认：**常绿灌木或小乔木。树皮灰白色有淡黄色皮孔毛，小叶矩圆状披针形；夏季开黄白色小花，蓇荚果，种子卵状球形，黑色。**生于山坡小树丛中。**

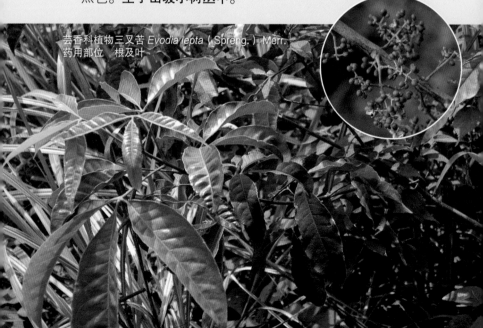

芸香科植物三叉苦 *Evodia lepta* (Spreng.) Merr.
药用部位　根及叶

可外敷（洗）
可制用 可鲜用 可内服

治病组方见 606 页

翻白草

别名：父子草、天青地白、土洋参、过山白、土七

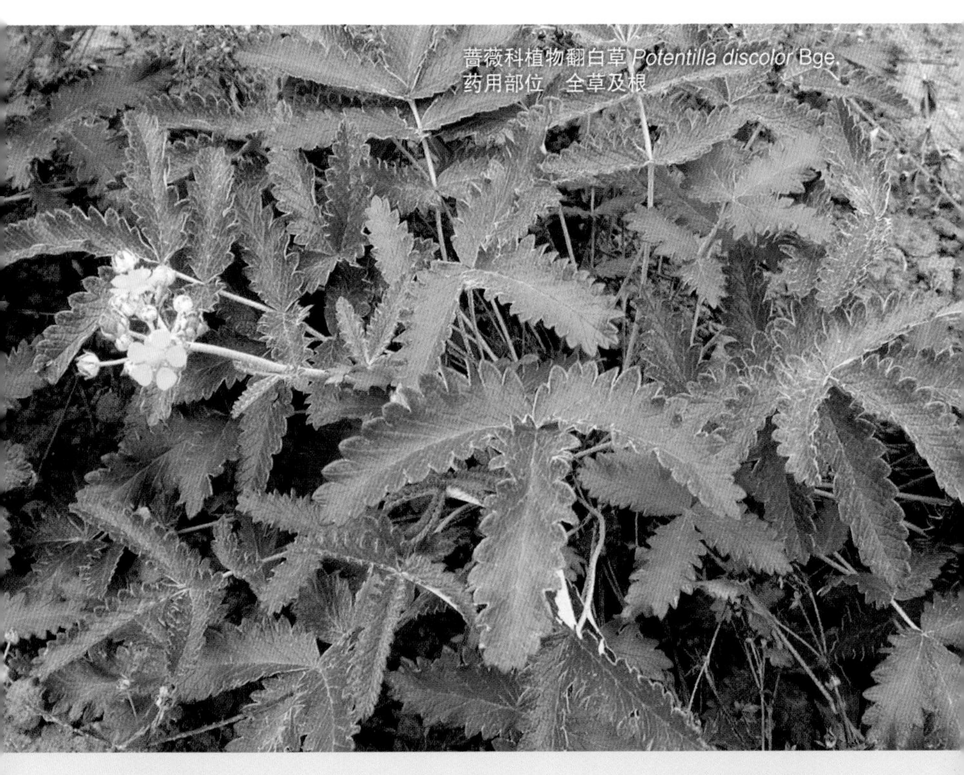
蔷薇科植物翻白草 *Potentilla discolor* Bge.
药用部位　全草及根

- **植物速认：**多年生草本。基生叶对生或互生，叶片长椭圆形；花瓣黄色，倒卵形；瘦果卵形或肾形。**生于向阳山坡、荒地。**

- **性味功效：**甘、微苦，平。清肺解热，消肿散结，凉血止血。

- **主治：**肺结核（咯血、潮热）、肺脓肿、糖尿病口渴、咽喉肿痛、颈淋巴结核、阿米巴痢疾、细菌性痢疾、便血、创伤出血、目赤肿痛、崩中下血、吐血不止、小儿阴茎水肿、小儿夏季热。

洋金花

禁忌 可外敷(洗)
可制用 可鲜用 可内服

别名：喇叭花、弥陀花、山茄子、曼陀花、鼓吹花、醉仙桃

治病组方见 558 页

- **性味功效：**苦、辛，温，有大毒。麻醉镇痛，镇咳定喘，排脓止痛，松弛气管肌肉。

- **主治：**哮喘、肌肉酸痛（麻木）、寒湿脚气、顽固性溃疡、精神分裂症、挫伤及关节痛、头部疖疮、牛皮癣。

- **禁忌：**本品有大毒，内服宜慎，用量从小及大。

- **植物速认：**一年生灌木状草本。茎直立，圆柱形，叶互生有柄，卵圆形或宽椭圆形；花萼卵状披针形，花冠白色漏斗状；蒴果卵球形，具粗短刺。**野生或栽培。**

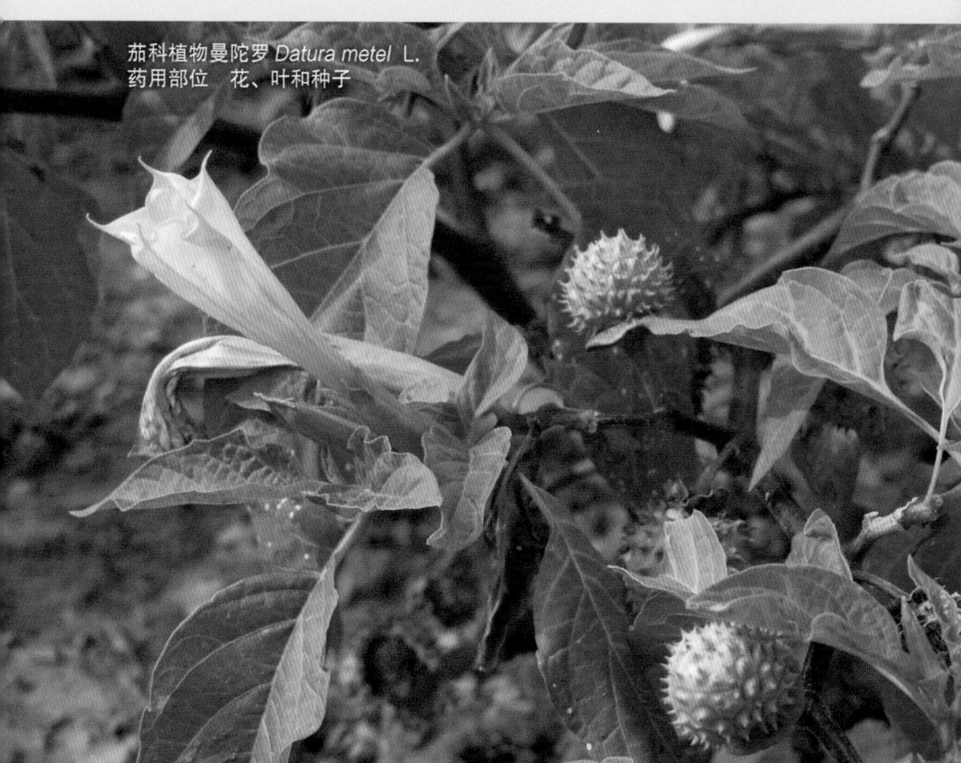

茄科植物曼陀罗 *Datura metel* L.
药用部位　花、叶和种子

禁忌 可外敷（洗）
可制用 可鲜用 可内服

治病组方见 510 页

百部

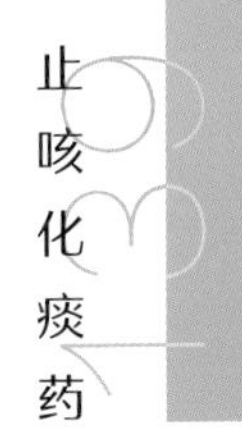

别名：白条根、百部草、九重根、野天门冬、九丛根

- **性味功效：**苦、甘，微寒。润肺止咳，杀虫。
- **主治：**风寒咳嗽、风热咳嗽、热咳带喘、肺脓肿、肺结核、百日咳、尖锐湿疣、蛲虫、头虱、阴虱。
- **禁忌：**凡脾胃虚弱，大便溏泄者慎用。
- **附注：**用百部浓煎液可除人畜的体虱，对农作物害虫亦有驱杀作用。
- **植物速认：**多年生缠绕草本。叶常对生，卵形；夏季开花，花大，黄绿色带紫色条纹；蒴果倒卵形而扁；种子椭圆形，暗紫褐色。**生于山坡灌丛或竹林下。**

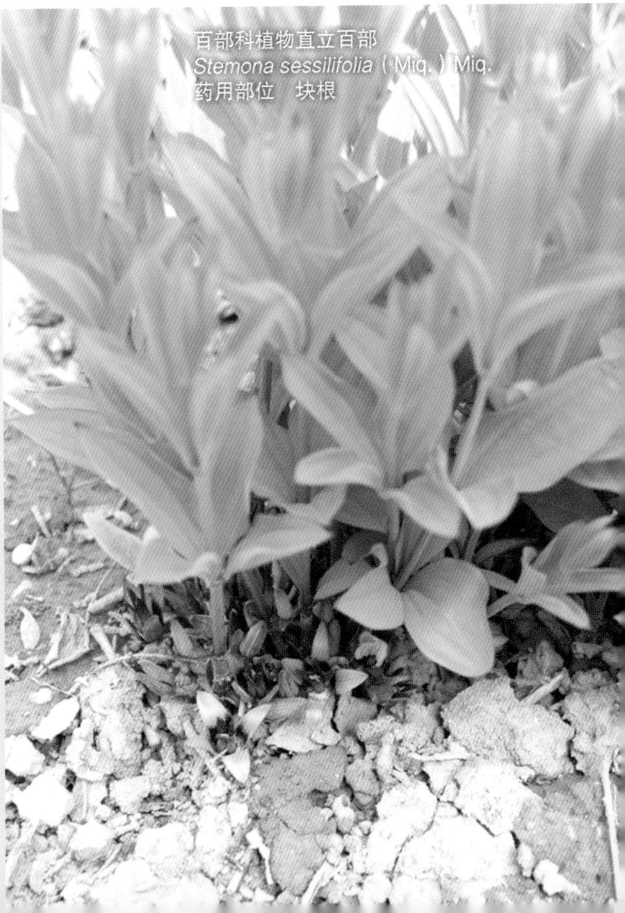

百部科植物直立百部
Stemona sessilifolia（Miq.）Miq.
药用部位　块根

葶苈子

禁忌

可制用 可内服

别名：米米蒿、辣小菜、丁历、大适

治病组方见 588 页

- **性味功效：**辛、苦，寒。泻肺祛痰，利水消肿。

- **主治：**痰多气逆（喘满、浮肿尿少）、胸胁积水、腹水实证、手术后肠粘连腹痛、胆囊炎。

- **禁忌：**凡肺气虚之喘促，脾虚之肿满及气虚之小便不利者忌用。

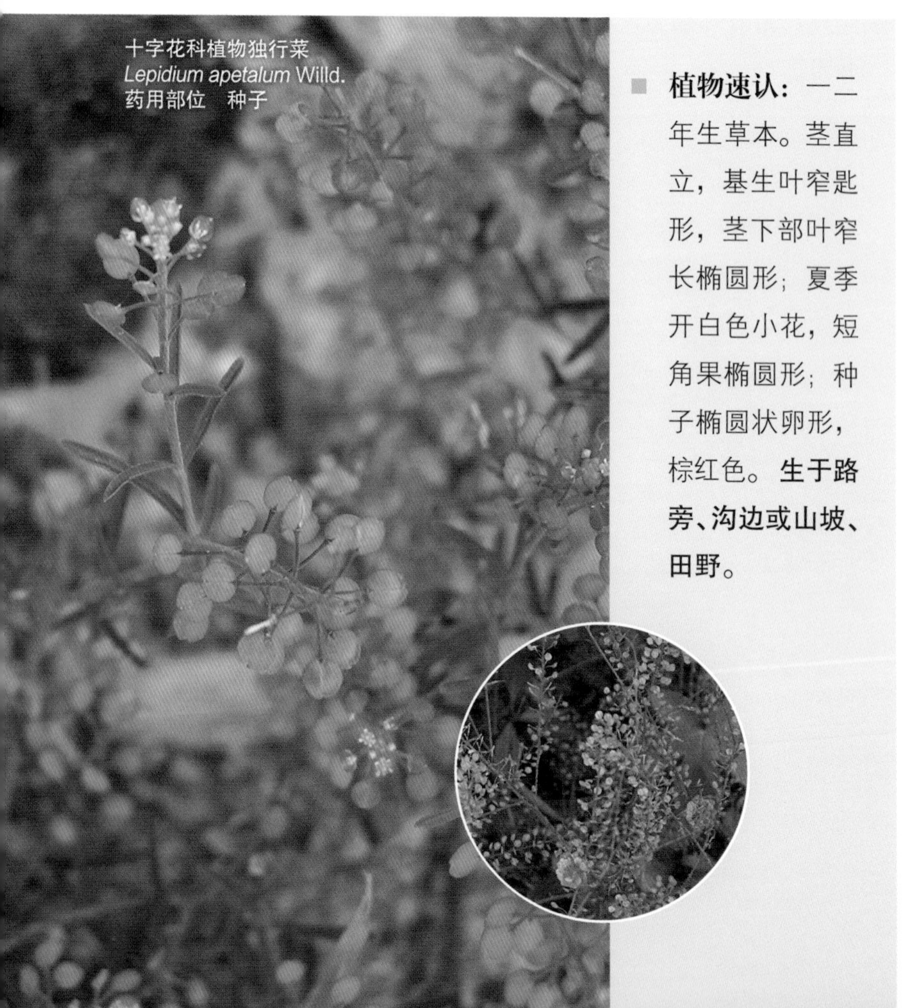

十字花科植物独行菜
Lepidium apetalum Willd.
药用部位　种子

- **植物速认：**一二年生草本。茎直立，基生叶窄匙形，茎下部叶窄长椭圆形；夏季开白色小花，短角果椭圆形；种子椭圆状卵形，棕红色。**生于路旁、沟边或山坡、田野。**

禁忌

可制用 可鲜用 可内服

治病组方见 500 页

白 果

别名： 银杏、灵眼、佛指甲、佛指柑

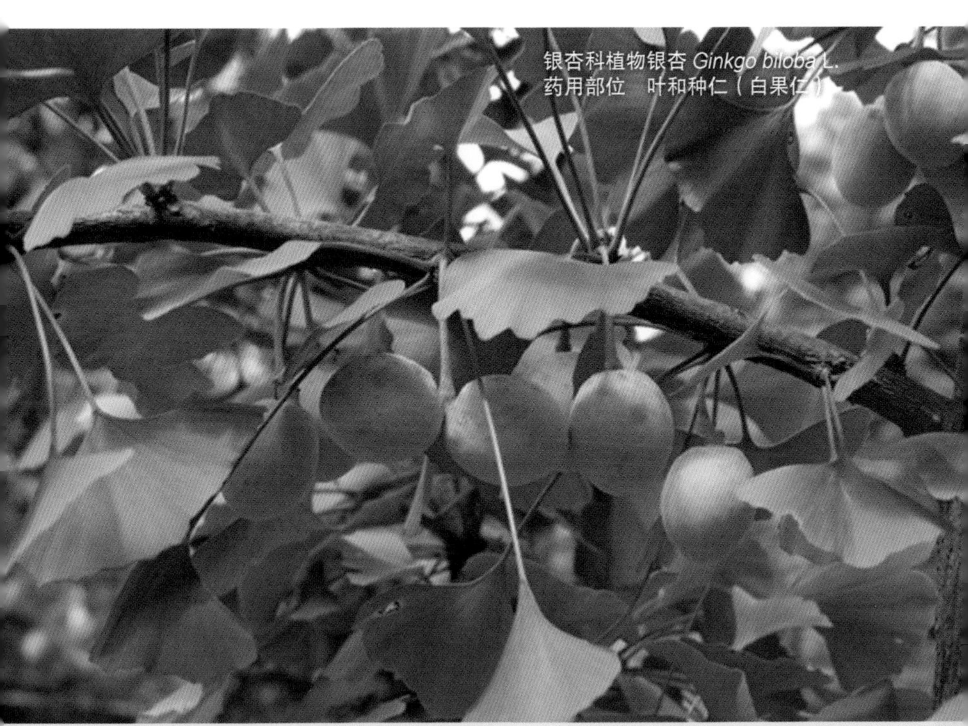

银杏科植物银杏 *Ginkgo biloba* L.
药用部位 叶和种仁（白果仁）

- **植物速认：** 落叶高大乔木。干直立，叶片扇形，球花生于短枝叶腋或苞腋；种子核果状，近球形或椭圆形；熟时淡黄色或橙黄色，状如小杏，有臭气。**生于向阳、湿润肥沃的壤土及沙壤土。**

- **性味功效：** 甘、苦、涩，平，有小毒。敛肺定喘，缩尿止带。

- **主治：** 头晕、哮喘咳嗽、久嗽失音、肺结核、遗精、脾虚白带过多。

- **禁忌：** 外感咳嗽初起不宜用。

马兜铃

别名：刁铃、马铃果、万丈龙、马兜零、蛇参果

禁忌 可外敷(洗) 可制用 可鲜用 可内服

治病组方见 472 页

■ **性味功效**：苦、微辛，寒。清肺降气，镇痛理气。

■ **主治**：喘咳、肺热久咳（痰中带血）、肺虚久咳、眩晕、胃痛（气滞）、胃肠炎、强直性脊柱炎、毒蛇咬伤。

♥ **禁忌**：虚寒咳喘不宜用。

■ **植物速认**：多年生缠绕草本。叶互生，叶片三角状心形；夏日叶腋簇生数朵绿紫色花，花被喇叭状；蒴果近圆形或宽倒卵形，果梗下垂，种子多数，扁平三角形。**生于山野，多为人工栽培。**

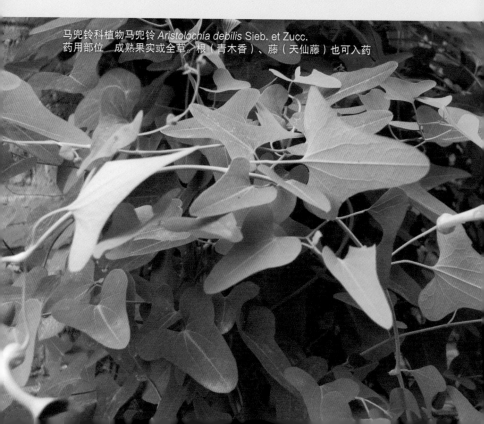

马兜铃科植物马兜铃 *Aristolochia debilis* Sieb. et Zucc.
药用部位　成熟果实或全草。根（青木香）、藤（天仙藤）也可入药

禁忌 经验 可外敷（洗）
可制用 可鲜用 可内服

治病组方见 571 页

桑白皮

别名：榕随、桑材、蚕叶、桑随、桑根白皮、桑根皮、桑皮、白桑皮

- **性味功效：**根甘，寒；枝苦，平。根散血祛风，根皮泻肺平喘，利水消肿；枝祛风除湿。

- **主治：**长期慢性咳嗽、胸腔积液、哮喘、脾虚湿盛（上逆迫肺而上气喘急）、脾虚湿盛属中焦（腹满胀）、脾虚湿盛属下焦（小便短少）、手臂血热痹证、吐血、肩周炎、风湿性关节炎急性发作、脉管炎、鹤膝风、臁疮（小腿慢性溃疡）、小儿鼻衄。

- **禁忌：**凡肺虚无火及寒嗽不宜用。

- **经验：**本品鲜根大量应用，要留意肝功能变化，以免中毒。

- **植物速认：**落叶灌木或小乔木。叶互生，叶片卵圆形或宽卵形；花绿色；瘦果外被肉质花被，密集成卵圆形聚合果，成熟后变肉质，色黑紫。**生于村旁、田间或山坡。**

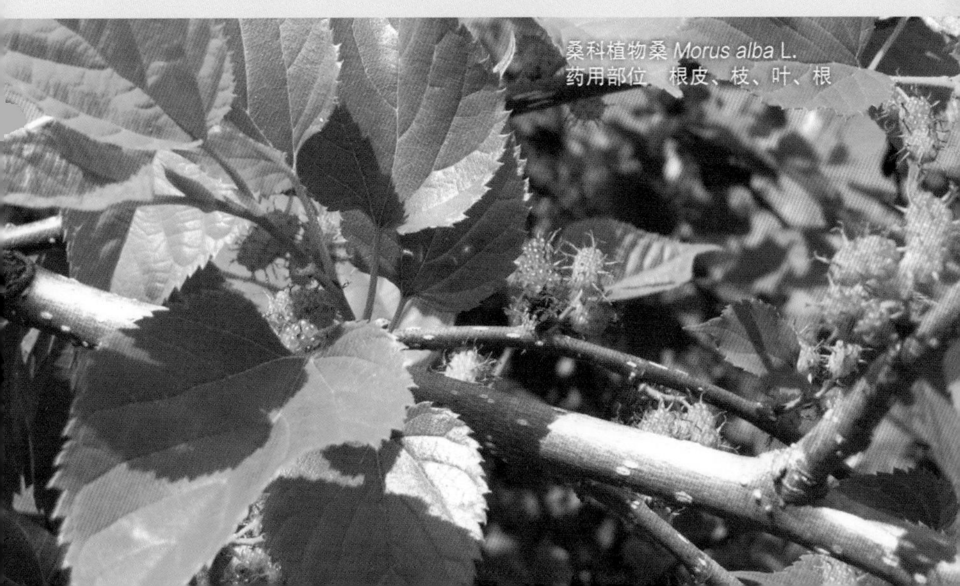

桑科植物桑 *Morus alba* L.
药用部位：根皮、枝、叶、根

小叶买麻藤

经验 可外敷（洗） 可制用 可鲜用 可内服

别名： 山花生、倪藤、大目藤、目仔藤、脱节藤、竹节藤

治病组方见 463 页

- **性味功效：** 苦、涩，微温。祛风燥湿，活血通络，散瘀化痰。

- **主治：** 预防感冒、高热不退、慢性支气管炎、风湿关节痛、腰痛、急性胰腺炎、肺癌、膝关节退行性改变。

- **经验：** 先父戴良鸿先生用本品与盐肤木组方治疗虚寒型慢性支气管炎效果较好。本品捣汁内服可解蛇毒。

- **植物速认：** 木质大藤本。茎圆形，叶对生，多为椭圆形；穗状花序腋生或顶生，种子核果状，长圆形，成熟时红色。**生于山野、谷间、溪旁、山坡、宅边之灌木丛中。**

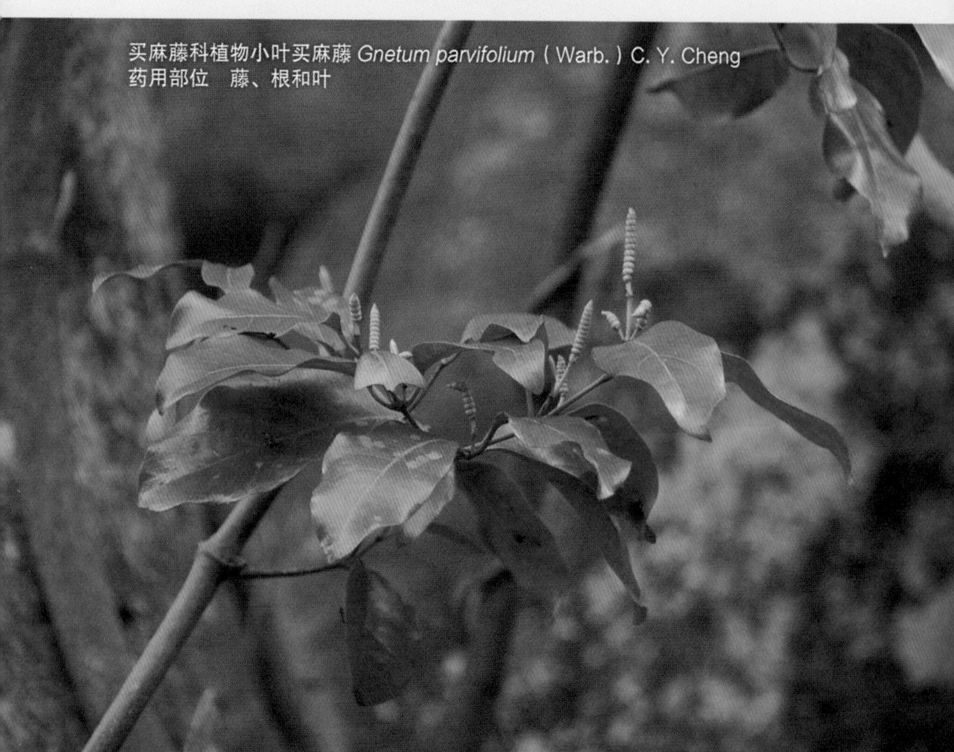

买麻藤科植物小叶买麻藤 *Gnetum parvifolium*（Warb.）C. Y. Cheng
药用部位　藤、根和叶

禁忌

可制用 可内服

治病组方见 488 页

玉竹

别名：靠山竹、女萎、玉参、尾参、小笔管菜、甜草根

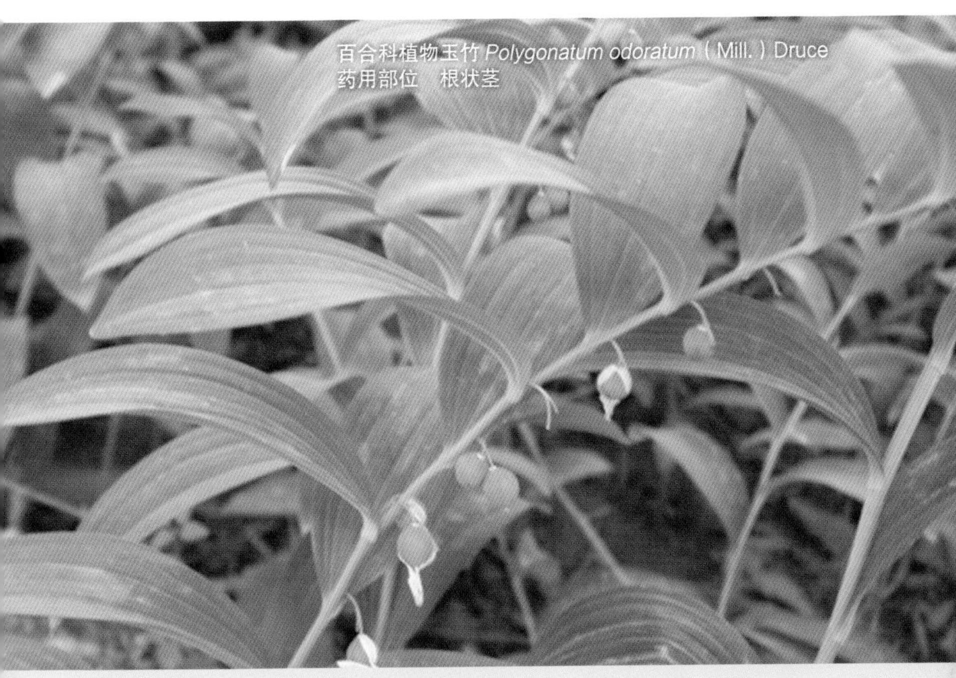

百合科植物玉竹 *Polygonatum odoratum*（Mill.）Druce
药用部位　根状茎

- **植物速认：**多年生草本。单叶互生，叶片椭圆形或窄椭圆形；夏季开花，绿白色；浆果熟时紫黑色。**生于山野林下或石隙间，喜阴湿；有栽培。**

- **性味功效：**甘，平。养阴生津。

- **主治：**水亏火旺（口舌生疮）、心阴不足（怔忡）、阴虚肺热（干咳无痰）、阴虚感冒（发热咳嗽，口干咽痛）、病后头痛、病后体虚、白血病化疗后血糖升高、身体虚弱。

- **禁忌：**阳衰阴盛，脾虚胸闷，及痰湿瘀滞者，均不宜用。

石　斛

别名：吊兰、带瓜石斛、川金钗、小黄花、环钗

禁忌　可外敷(洗)　可制用　可内服

治病组方见 491 页

- **性味功效：** 甘、淡，微寒。滋阴生津，清热养胃。
- **主治：** 热病伤阴咳嗽少痰、口干燥渴、病后虚热、阴虚视力减退(眼睛模糊)、糖尿病。
- **禁忌：** 湿热病尚未化燥及虚而无热者不宜用。

- **植物速认：** 多年生附生草本。茎圆柱形，叶二列，长圆状披针形；3~6 月开花，唇瓣白色，卵状披针形，中部以下两侧具紫红色条纹。**生于树或岩石上。**

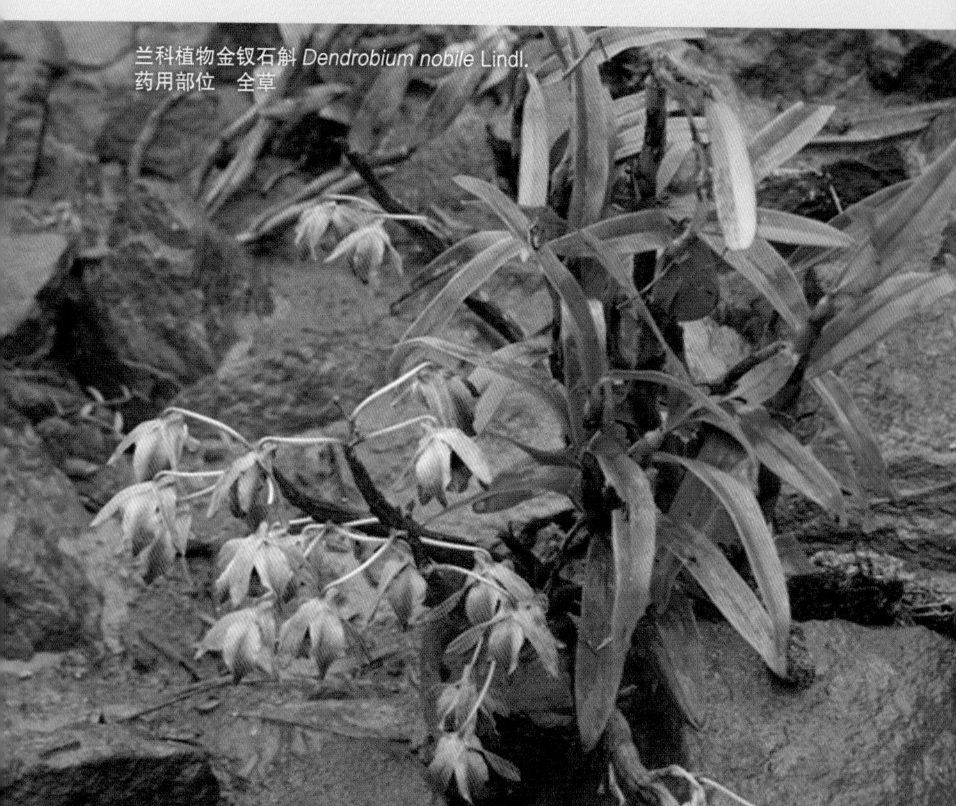
兰科植物金钗石斛 *Dendrobium nobile* Lindl.
药用部位　全草

经验

可制用 可鲜用 可内服

治病组方见 531 页

沙参

别名： 泡参、山沙参、南沙参、白参

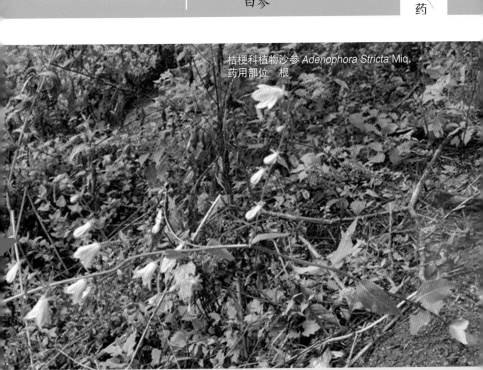

桔梗科植物沙参 *Adenophora Stricta* Miq.
药用部位 根

- **植物速认：** 茎单一，具短毛，基生叶心形，叶片椭圆或狭卵形；花冠宽钟形，蓝或紫色；蒴果圆锥状球形。**生于山坡阳面草丛，林缘草边，路边，岩缝。**

- **性味功效：** 甘、苦，微寒。补肺养阴，生津止渴。

- **主治：** 阴虚头痛、肺虚久咳失音、肺热咳嗽无痰（咽干）、胃阴亏损（舌干口燥）、胃阴虚（舌红、便燥、干呕）、慢性萎缩性胃炎、暑热泄泻。

- **经验：** 南沙参偏于祛痰，北沙参偏于养阴。

百合

禁忌 经验

可制用 可鲜用 可内服

治病组方见 510 页

别名：喇叭花、炖蛋花、步芦花、百合蒜、山百合、药百合

■ **性味功效：**甘、苦，微寒。润肺止嗽，清热安神；花清热利咽。

■ **主治：**虚热烦躁、阴虚久咳（失眠多梦）、肺结核咳嗽、肺热咯血、慢性咽炎、过敏性鼻炎、神经衰弱、心烦不安失眠。

● **禁忌：**中寒者慎用。

● **经验：**同科植物卷丹、细叶百合同等入药。

■ **植物速认：**多年生草本。鳞茎球形，鳞片白色，披针形，茎直立；叶互生，披针形或椭圆状披针形，喇叭形多为白色，背面带紫褐色，蒴果长圆形，有棱。**生于山坡林下、溪沟；有栽培。**

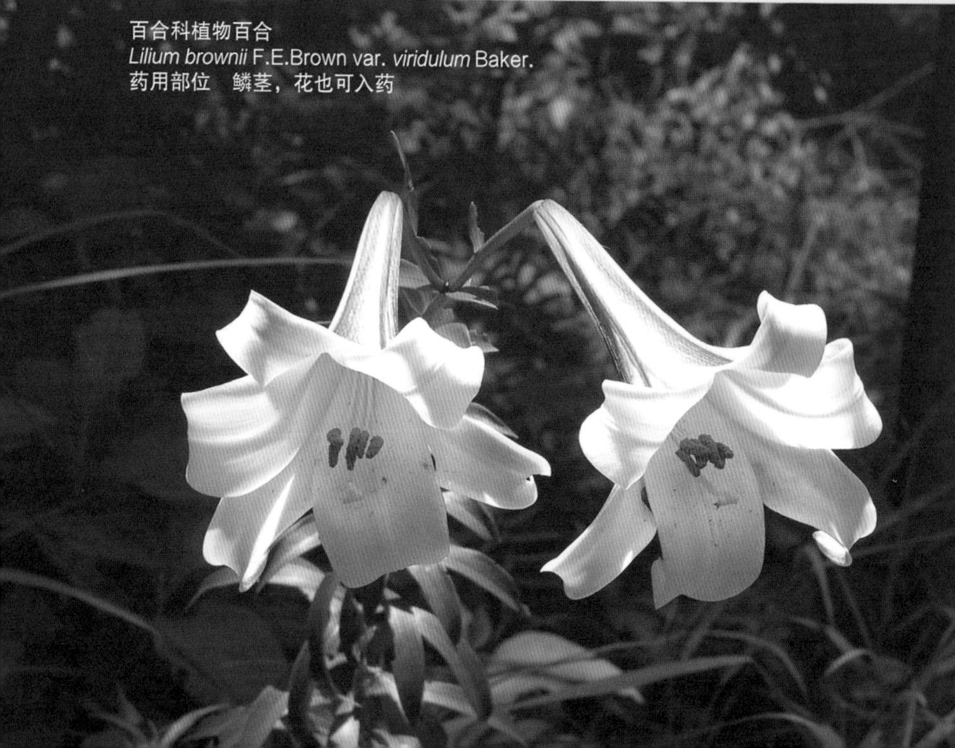

百合科植物百合

Lilium brownii F.E.Brown var. *viridulum* Baker.

药用部位　鳞茎，花也可入药

禁忌

可制用 可鲜用 可内服

治病组方见 474 页

天门冬

别名： 明天冬、天草冬、丝冬、大当门根、倪铃

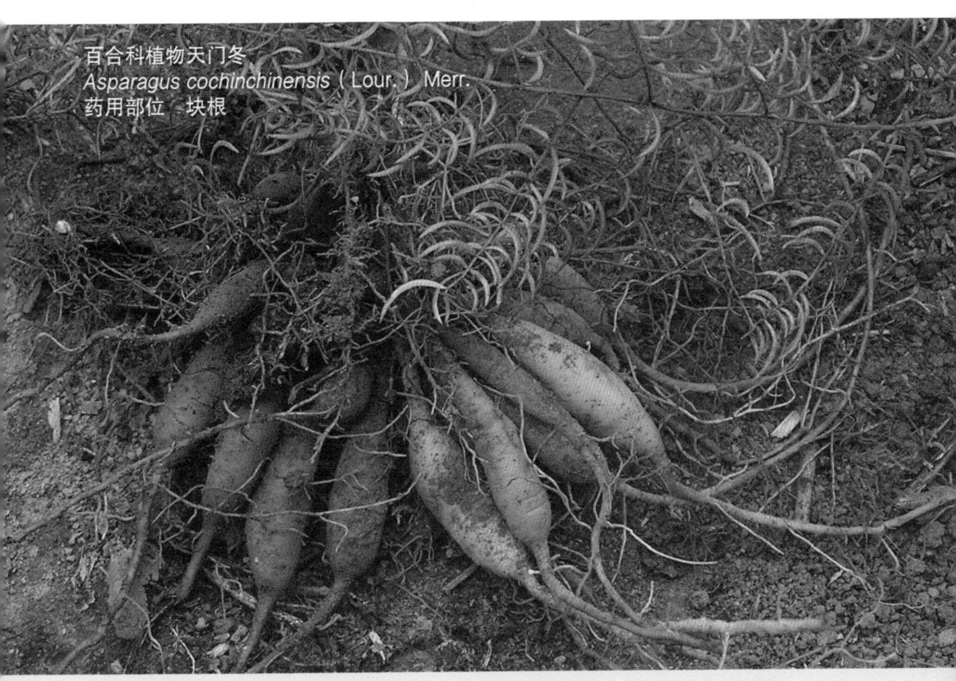

百合科植物天门冬
Asparagus cochinchinensis (Lour.) Merr.
药用部位：块根

- **植物速认：** 多年生攀援草本。茎细长，叶状枝通常 2~4 丛生，条形或狭条形；夏季开黄白色或白色花；浆果球形，熟时红色；种子 1 粒。**生于山野，亦有栽培于庄园。**

- **性味功效：** 甘、苦，寒。滋阴生津，清热润燥。

- **主治：** 头晕（耳鸣、潮热、盗汗）、头部巅顶痛、肺结核（口渴、痰中带血）、肺热痰黄稠、肺热伤津（口干咽燥、便秘）、神经衰弱、前列腺肥大、催乳。

- **禁忌：** 脾虚腹泻者慎用。

麦 冬

禁忌

可制用 可鲜用 可内服

别名：寸冬、麦门冬、苏冬、浙江麦冬

治病组方见 518 页

- **性味功效：**甘、微苦，微寒。养阴清热，润肺止咳，清心除烦。
- **主治：**干咳无痰（肺阴虚）或痰中带血、燥热咳嗽、肺痈咳吐脓痰、胃阴不足（口干便秘）、鼻出血、病态窦房结综合征、肠燥便秘、失眠（热病伤阴）、小便淋涩（茎中痛）。
- **禁忌：**脾胃虚寒，大便泄泻者慎用。

- **植物速认：**多年生草本。叶丛生，暗绿色；总状花序顶生，花梗粗短，淡紫色或青紫色；浆果球形，蓝黑色。**生于山坡林下或溪旁；现有大量栽培。**

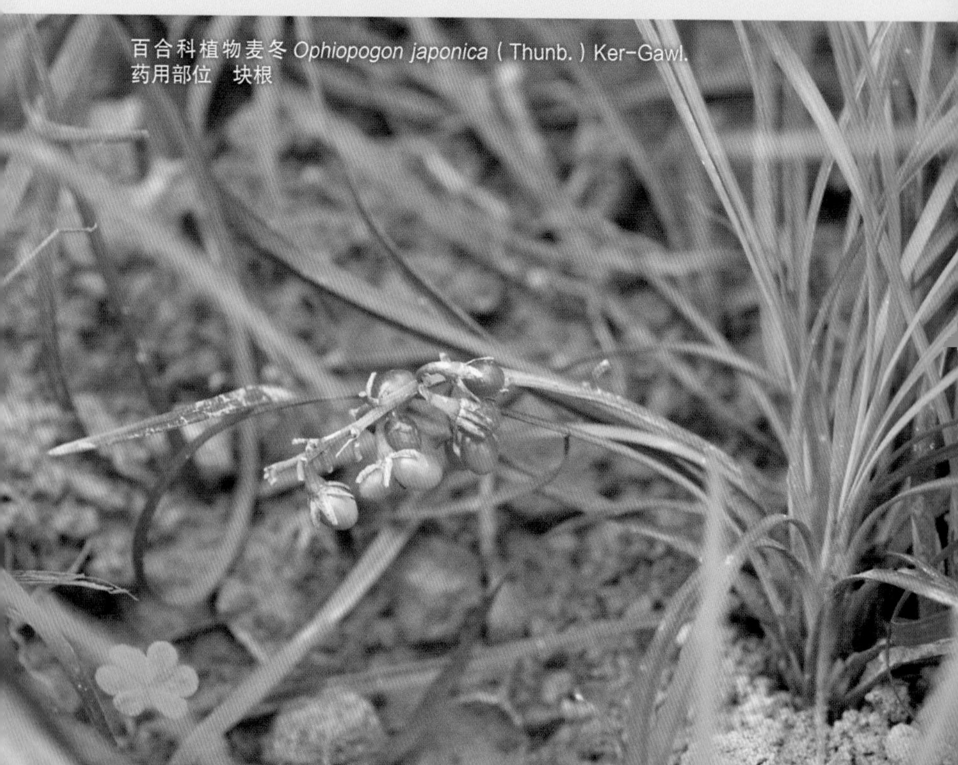

百合科植物麦冬 *Ophiopogon japonica*（Thunb.）Ker-Gawl.
药用部位　块根

可制用 可鲜用 可内服

治病组方见 501 页

白 前

别名：鹅管白前、竹叶白前、水杨柳、石蓝、嗽药

- **性味功效：**辛、苦，微温。清热解毒，降气，消痰。
- **主治：**风寒咳嗽、外感风寒（上逆咳喘痰多）、寒痰阻肺（气逆喘促、痰多清稀）、肺热咳嗽（咳吐不利、痰多稠黄）、麻疹初期。
- **植物速认：**多年生直立草本。茎圆柱形，单叶对生，叶片披针形或条状披针形，状如柳叶；8 月开紫色小花；蓇葖果长角状。**生于溪畔、河边、山谷阴湿处。**

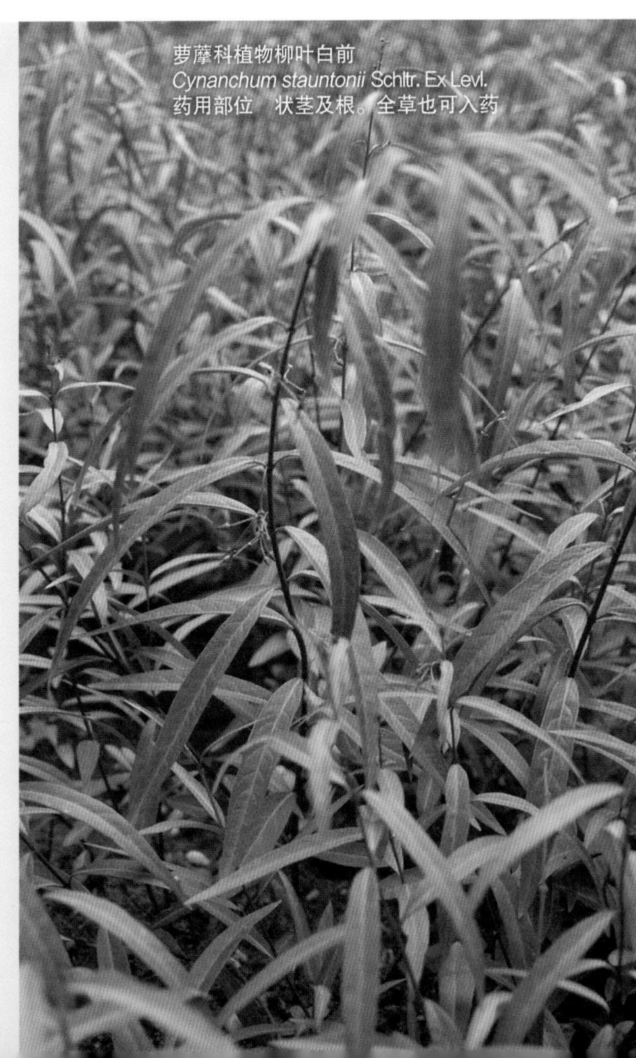

萝藦科植物柳叶白前
Cynanchum stauntonii Schltr. Ex Levl.
药用部位　状茎及根。全草也可入药

旋覆花

禁忌 可制用 可内服

别名： 金沸草、六月菊、鼓子花、小黄花、全福花

治病组方见 583 页

- **性味功效：** 苦、辛、咸，微温。消痰平喘，降逆下气。
- **主治：** 风寒咳喘痰多、风热咳喘痰多、痰湿内阻（嗳气呕痰）、胸满气逆（痰多清稀）、肝胃不和（两胁作胀）、脾胃虚寒（嗳气作呕）、食管癌初期、呃逆、眩晕。
- **禁忌：** 凡体弱、劳嗽及大便泄泻者慎用。

- **植物速认：** 多年生草本。茎生叶互生，叶片披针形，长椭圆状披针形或长椭圆形，花黄色，瘦果圆柱形，冠毛白色。**生于山坡、沟边、路旁湿地。**

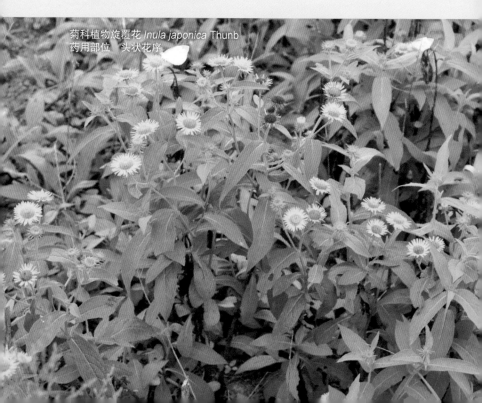

菊科植物旋覆花 *Inula japonica* Thunb
药用部位 头状花序

禁忌 经验 可外敷（洗）
可制用 可鲜用 可内服

治病组方见 475 页

天南星

别名： 南星、白南星、山苞米、蛇包谷、山棒子、半夏精

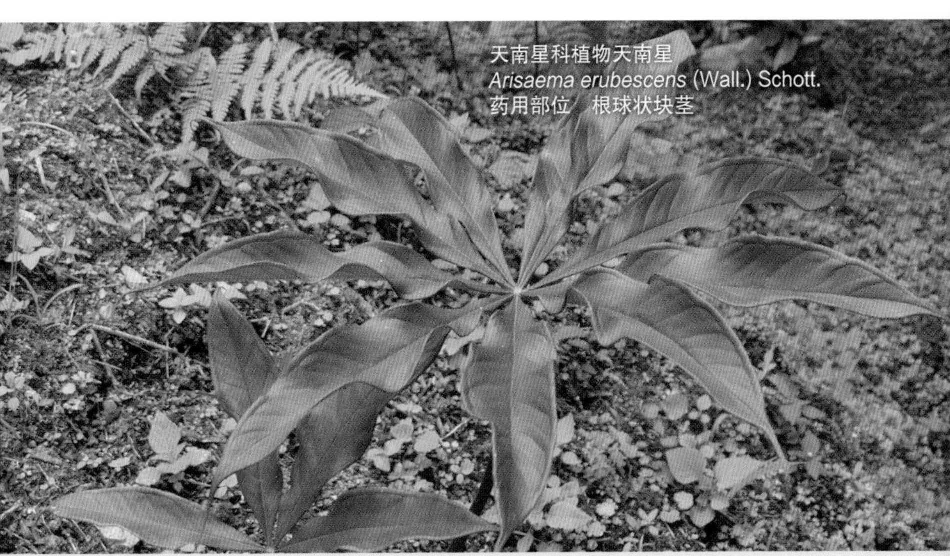

天南星科植物天南星
Arisaema erubescens (Wall.) Schott.
药用部位　根球状块茎

- **植物速认：** 多年生草本。块茎扁球形，外皮黄褐色；叶柄圆柱形，叶片辐射状全裂，集于叶柄顶端向四方辐射如伞状，故有“一把伞”之称；抽肉穗花序，绿色，少有紫色，浆果红色。**生于山沟边及较阴湿林下。**

- **性味功效：** 苦、辛，温。祛风痰，通经络。

- **主治：** 风痰头痛、风邪所致口噤、癫痫抽搐（喉中痰鸣）、中风引起口眼歪斜、创伤后期所致抽搐、面瘫。

- **禁忌：** 阴虚有痰者慎用。

- **经验：** 天南星用生姜、甘草、白矾炮制，胆南星则是用新鲜猪、牛、羊胆以及大黄粉、生姜炮制。

半　夏

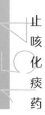

别名：三叶半夏、三叶老、野芋头、老瓜蒜、珠半夏、洋犁头

禁忌　经验　可外敷（洗）　可制用　可鲜用　可内服

治病组方见 506 页

- **性味功效：**辛，温，有毒。燥湿化痰，降逆止呕，散结消肿，消痞止痛。

- **主治：**痰湿阻肺（喘咳）、寒饮咳喘、胃寒气上逆（频频作呕）、咳嗽晨甚（痰多色白）、神经性呕吐、反流性食管炎、慢性胃炎（伴有腹胀呕吐）、胃癌或食管癌、椎动脉型颈椎病、皮癣、疔疮、破伤风、妊娠呕吐。

- **禁忌：**反乌头、附子、草乌。凡血证或阴虚及孕妇慎用。

- **经验：**清半夏长于化湿痰，姜半夏长于止呕，法半夏长于燥湿和胃，半夏曲用于化痰消食。

- **植物速认：**多年生草本。叶从块茎顶端生出，小叶椭圆形至披针形；5~7 月间开花，佛焰苞下部细管状，绿色，内部黑紫色，呈椭圆形；浆果熟时红色。**生于田野、西北、阴湿山坡、林下。**

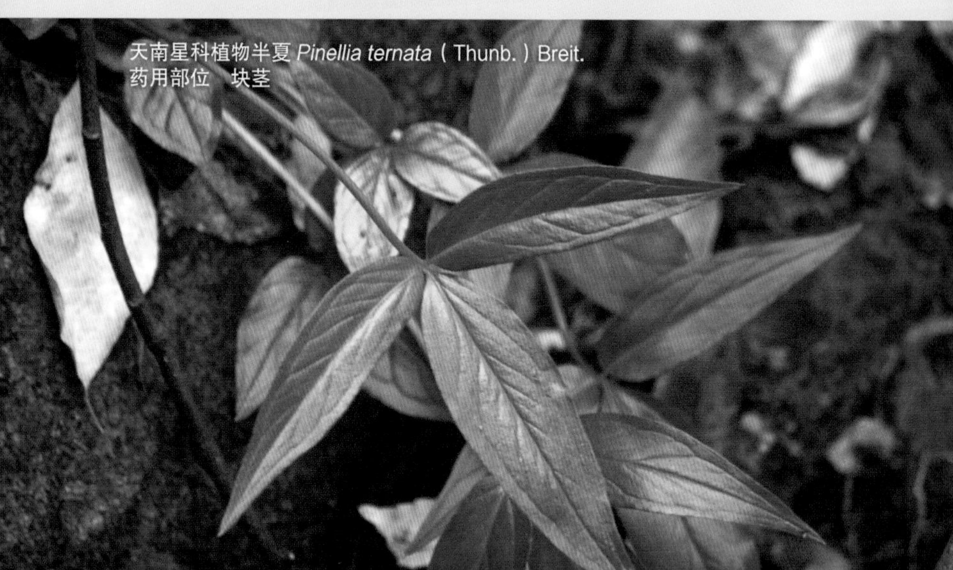

天南星科植物半夏 *Pinellia ternata*（Thunb.）Breit.
药用部位　块茎

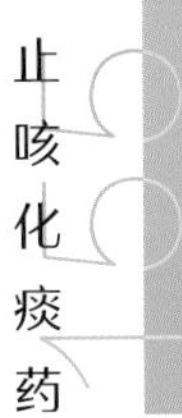

可外敷（洗）

可制用　可鲜用　可内服

治病组方见 457 页

三尖杉

别名：虎杉树、野榧子、山竹、水杉

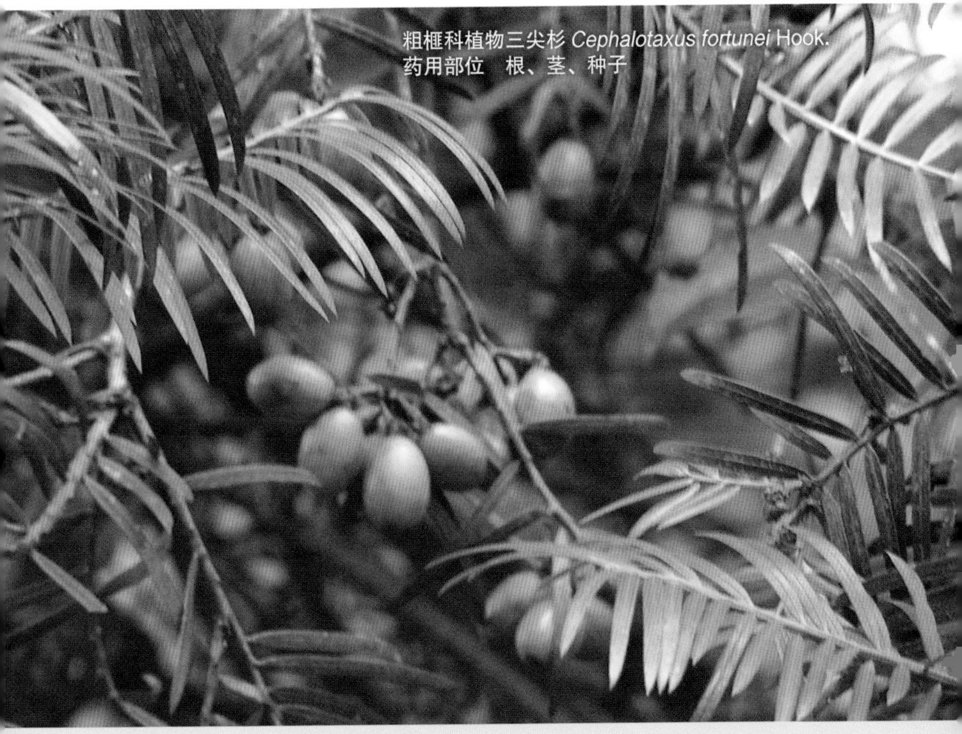

粗榧科植物三尖杉 *Cephalotaxus fortunei* Hook.
药用部位　根、茎、种子

- **植物速认：**常绿乔木。树皮红褐色，小枝常下垂，枝端冬芽常三个排立，故名“三尖杉”；螺旋状着生，种子核果状，卵状椭圆形，熟时红紫色。**生于溪谷、林下。**

- **性味功效：**甘，温，有小毒。消肿散结，活血化瘀。

- **主治：**肺癌咳嗽发热、蛔虫病、钩虫病、食管癌、食积、胃癌、淋巴肉瘤、白血病、腰腿痛、子宫癌。

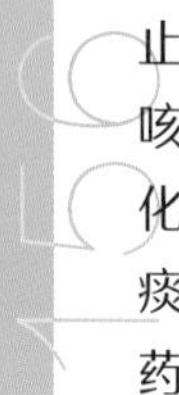

蓝花参

经验　可外敷（洗）　可制用　可鲜用　可内服

治病组方见 593 页

别名：金线吊葫芦、寒草、雀舌草

- **性味功效：**甘，平。补虚弱，止痨咳，养阴解毒，活血通络。

- **主治：**劳倦乏力、流行性感冒、支气管炎、急性咽喉炎、扁桃体炎、痢疾、腹泻、脊椎结核、脊柱骨质增生症、颈淋巴结核、糖尿病、痔疮、毒蛇咬伤、带下病。

- **经验：**笔者也用于高血压、小儿疳积等治疗。

- **植物速认：**草本。叶无柄，叶片倒披针形或线状披针形；花冠钟形，初蓝色，后渐变粉红色；蒴果圆锥形，种子多数。**生于山野湿地、园边、土坎边。**

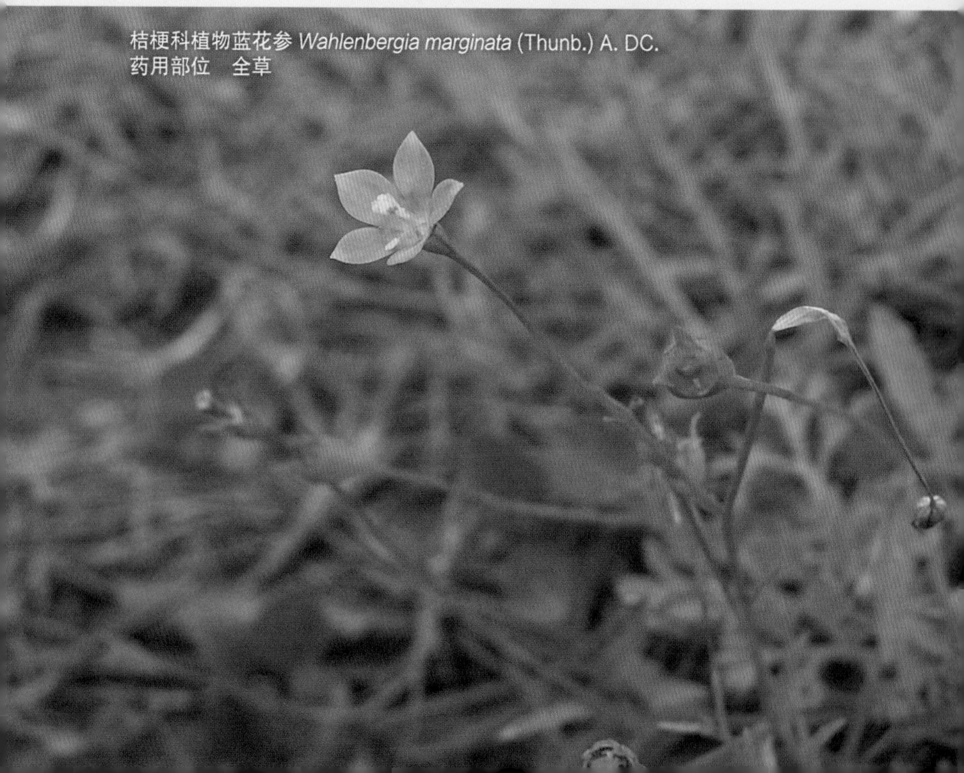

桔梗科植物蓝花参 *Wahlenbergia marginata* (Thunb.) A. DC.
药用部位　全草

鼠曲草

可制用　可鲜用　可内服

治病组方见 596 页

别名：米曲草、水曲草、棉菜、佛耳草、无心草、黄花曲草、田艾

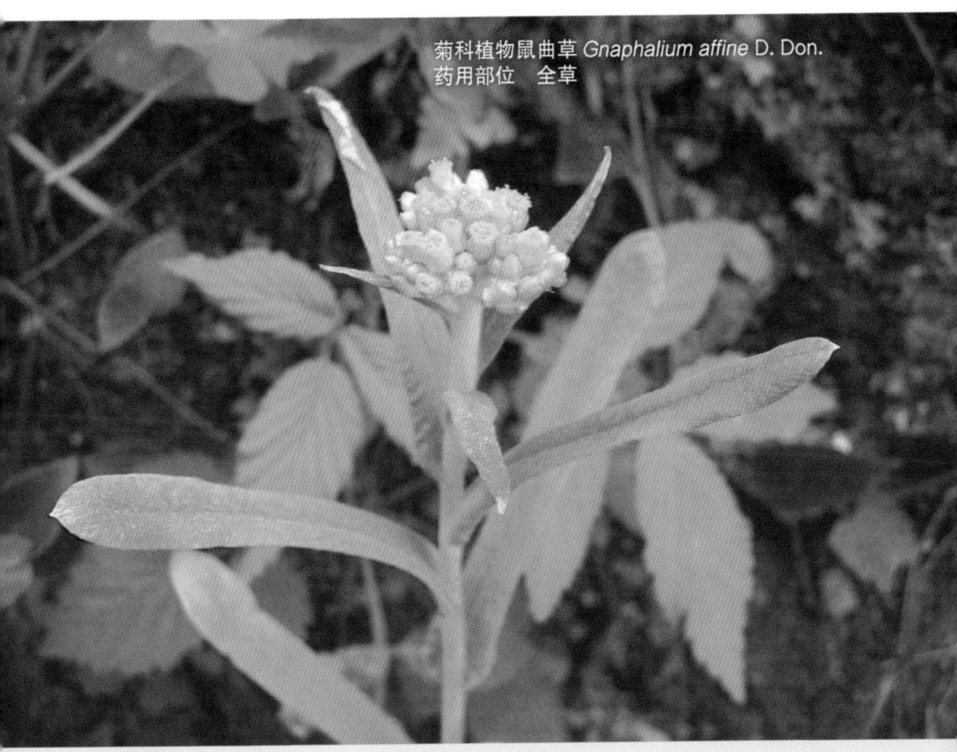

菊科植物鼠曲草 *Gnaphalium affine* D. Don.
药用部位　全草

- **植物速认：**草本。叶互生，倒披针形或匙形；春夏间梢头开黄色细小的头状花序，花后结瘦果，长圆形，具黄白色冠毛。**生于水边、原野、田间。**

- **性味功效：**甘，平。止咳定喘，健胃和脾，补中益气，滑肠通便。

- **主治：**感冒咳嗽、慢性支气管炎、高血压、消化不良、胃痛、退行性关节炎、便秘、蚕豆病、带下病。

华山矾

别名：土常山、狗屎木、地黄木、牛曲线、止血树、狗喷烟、路边桑、碎米叶、蛋草

可外敷（洗） 可制用 可鲜用 可内服

治病组方见 513 页

- **性味功效：**微苦，凉。清热消肿，解表止痛。
- **主治：**感冒发热、扁桃体发炎肿大、甲状腺肿大、牙痛、腮腺炎、急性肝炎、糖尿病、风湿性关节炎、扭挫伤、腰腿痛、烫伤、痈肿、疥疮、结膜炎。
- **植物速认：**落叶灌木。树皮灰白色，叶互生，椭圆形；夏季开花，基部合生；核果卵圆形，有宿存花萼，熟时蓝黑色。**生于丘陵、山坡。**

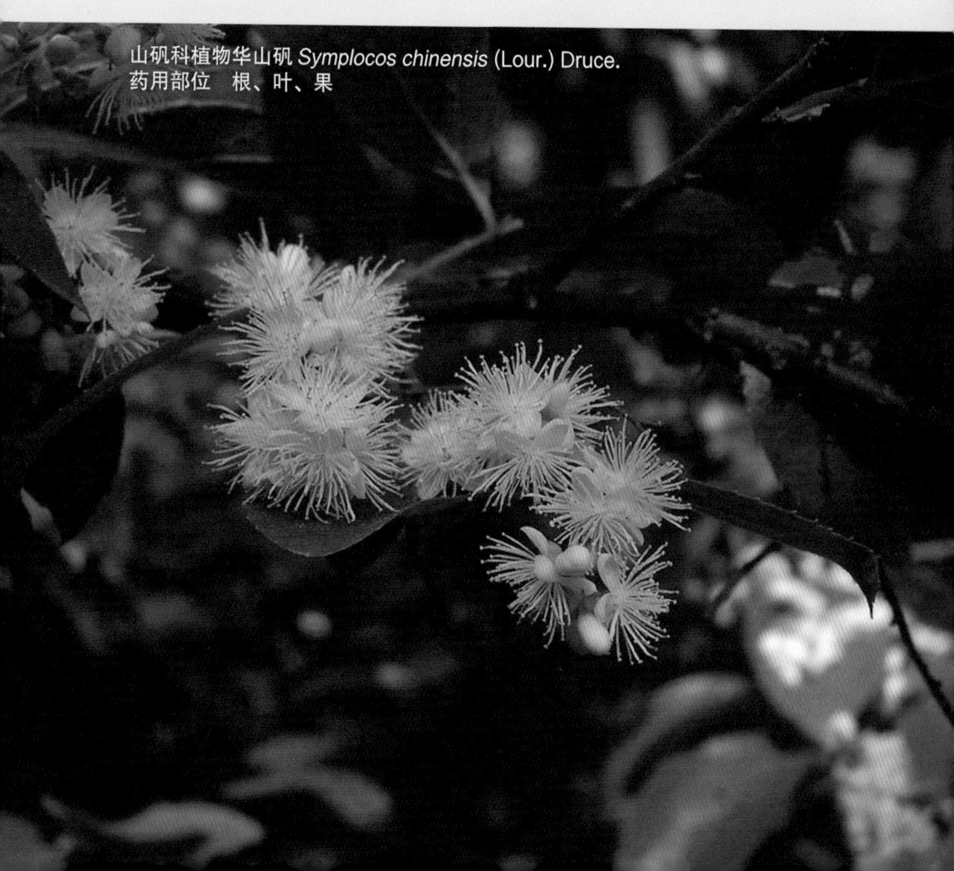
山矾科植物华山矾 *Symplocos chinensis* (Lour.) Druce.
药用部位　根、叶、果

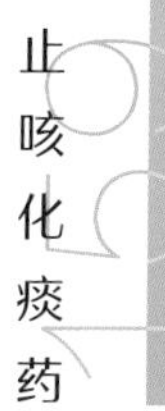

经验 可外敷（洗）
可制用 可鲜用 可内服

治病组方见 455 页

九头狮子草

别名：红丝线草、四川草、红汤草、红菇草

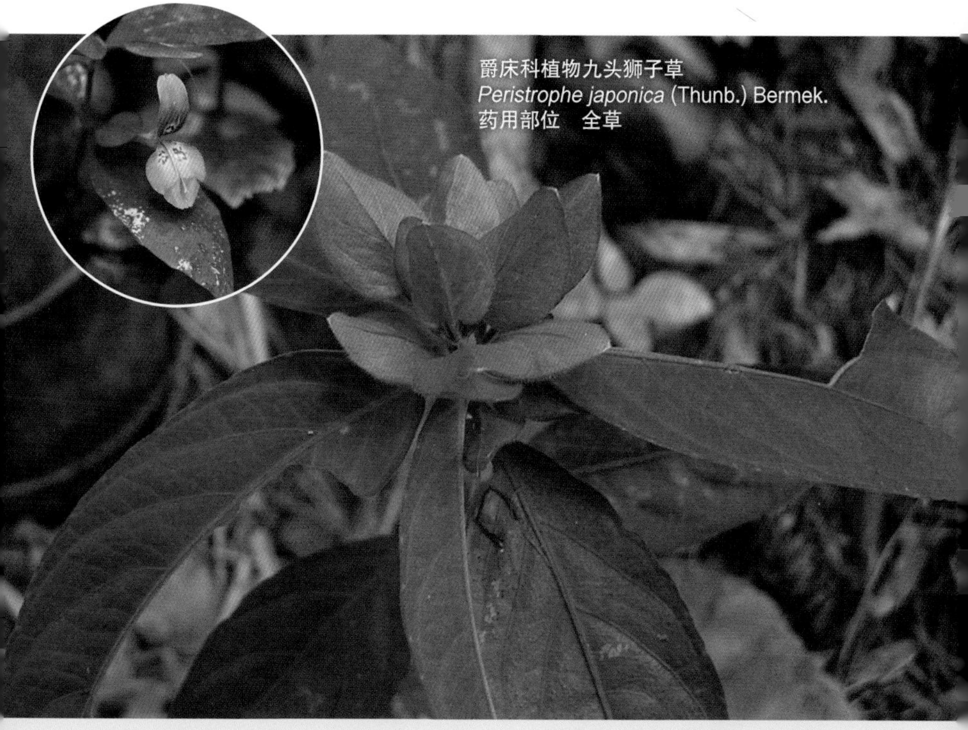

爵床科植物九头狮子草
Peristrophe japonica (Thunb.) Bermek.
药用部位　全草

■ **植物速认：**草本。叶对生，卵状披针形或椭圆形；花冠红紫色，二唇形；蒴果倒卵形、纵裂；有种子 4 枚。**生于山坡、旷野、路旁或林荫湿地。**

■ **性味功效：**微苦，寒。清肺镇咳，消痈解毒，健脾祛痰，凉血止血。

■ **主治：**肺病咯血、咳嗽、咽喉肿痛、食欲不振、流行性感冒、麻疹、痈疽疔疖、毒蛇、狂犬咬伤、小儿惊风、肝热。

♥ **经验：**本品阴干后研粉，用纸包放凉席下，可避臭虫。

诃　子

可外敷（洗）
可制用　可鲜用　可内服

治病组方见 532 页

别名：诃黎勒、诃梨、随风子、西青果

- **性味功效：**苦、酸、涩，平。涩肠敛肺，降火利咽。
- **主治：**咽痒易咳、咳嗽音哑、大叶性肺炎、习惯性腹泻、老人气虚小便不禁、口角流涎、结膜炎、带下病（虚寒白带量多清稀。）
- **植物速认：**高大乔木。叶互生或对生，椭圆形或卵形；穗状花序生于枝顶或叶腋，黄色；核果卵形，形如橄榄，幼时绿色，熟时黄褐色。**生于海拔 800~1500 米的疏林中，或阳坡林缘。**

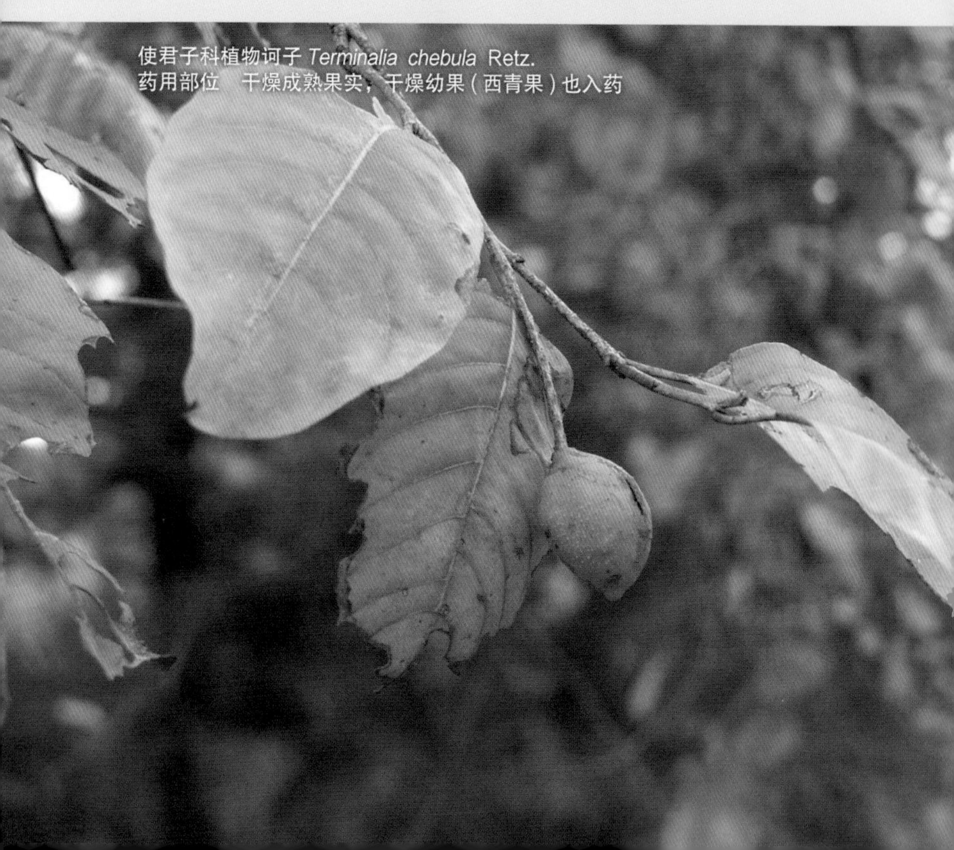

使君子科植物诃子 *Terminalia chebula* Retz.
药用部位　干燥成熟果实，干燥幼果（西青果）也入药

禁忌 可外敷(洗)
可制用 可鲜用 可内服

治病组方见 455 页

了哥王

别名：山埔根、蒲棉、南岭荛花、地锦根

- **性味功效：**苦，寒，有毒(久贮可减低毒性)。破瘀散结，清热解毒，通经逐水。

- **主治：**肝硬化腹水、淋巴结核、骨结核、深部脓肿、纤维瘤、脂肪瘤、跌打损伤、疔疮肿毒、手脚癣、疣、乳腺炎。

- **禁忌：**体质虚弱者与孕妇忌服。

- **植物速认：**小灌木。枝红褐色，叶对生，长椭圆形；花被绿红色，核果卵形，熟时鲜红色。**生于山野。**

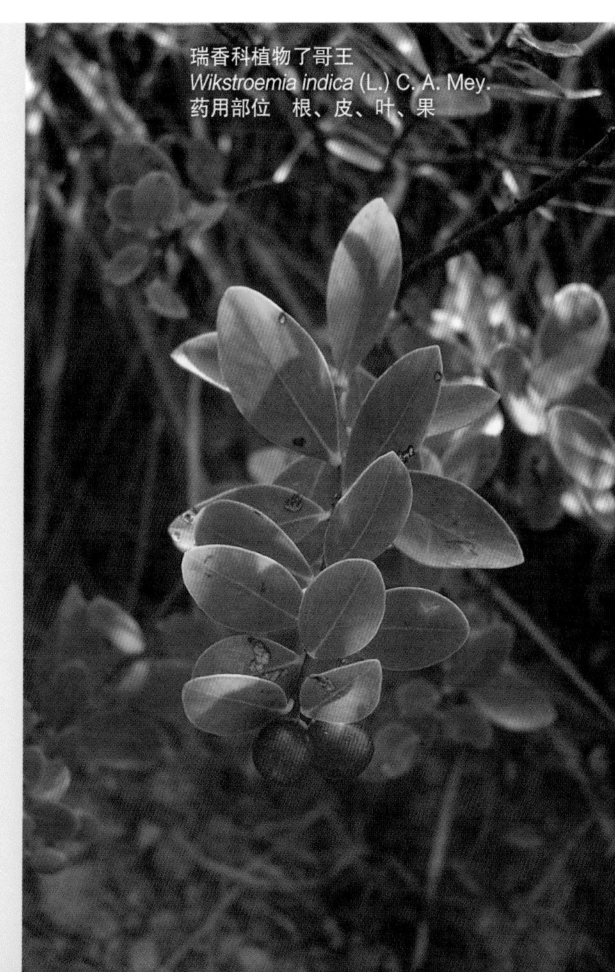

瑞香科植物了哥王
Wikstroemia indica (L.) C. A. Mey.
药用部位　根、皮、叶、果

七叶莲

可外敷（洗）

可制用 可鲜用 可内服

治病组方见 454 页

别名： 野木瓜、拉藤、鹅掌藤、木莲

- **性味功效：** 甘，温。祛风除湿，散瘀止痛，消肿利尿。
- **主治：** 风湿热、胃十二指肠溃疡、三叉神经痛、肩周炎、神经根型颈椎病、坐骨神经痛、跌打损伤、脱臼（先复位后）、烫伤、月经不调、痛经。
- **植物速认：** 常绿木质藤本。茎圆柱形。掌状复叶倒卵状或倒卵状披针形；花单性同株，淡黄色或乳白色，无花瓣；肉质浆果长圆形或近球状。**生于山谷、树木杂木中。**

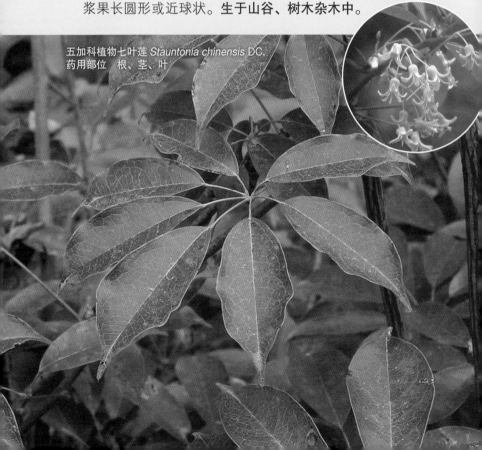

五加科植物七叶莲 *Stauntonia chinensis* DC.
药用部位 根、茎、叶

禁忌　可外敷（洗）
可制用　可内服

治病组方见 522 页

苏　木

别名： 苏方木、红木、苏方、红柴、棕木

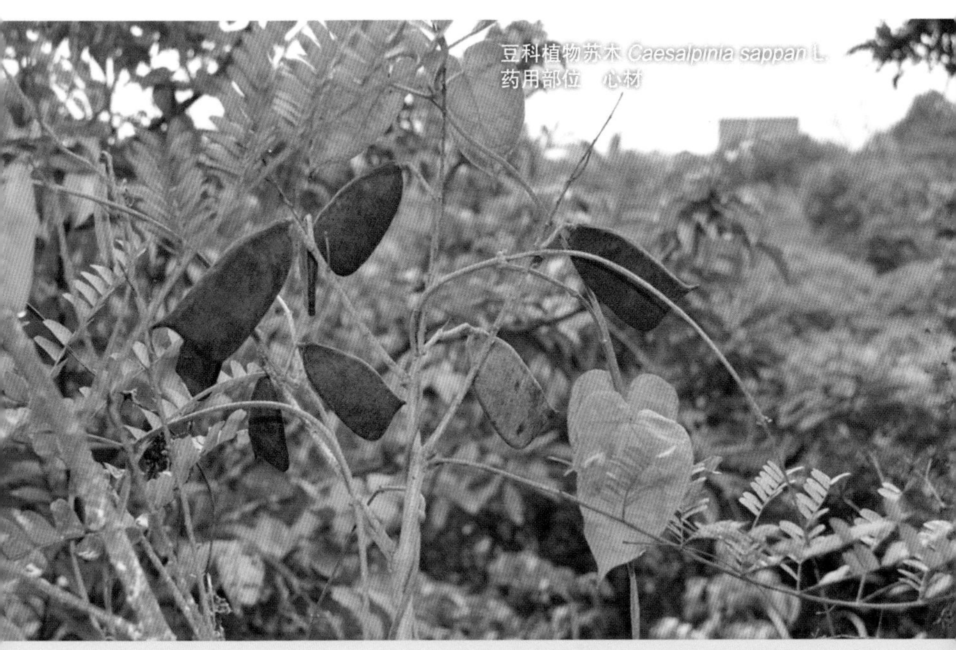

豆科植物苏木 *Caesalpinia sappan* L.
药用部位　心材

■ **植物速认：** 乔木，有时为藤灌状。树干及枝条有疏刺，小叶长方形，夏秋开黄色花，荚果木质，褐色，长方倒卵形；种子长椭圆形，浅褐色。**生于高温多湿、阳光充足及肥沃的山坡、沟边及村旁。**

■ **性味功效：** 甘、咸，平。活血祛瘀，止痛消肿。

■ **主治：** 心绞痛、背部宿伤、退行性腰椎管狭窄、脚后跟骨骨质增生症、跌打损伤、半身不遂、月经不调、痛经。

♥ **禁忌：** 无瘀血证及孕妇不宜用。

桃仁

禁忌 可外敷(洗) 可制用 可鲜用 可内服

别名：桃核仁、扁桃仁、桃

治病组方见 562 页

- **性味功效：**苦、甘，平。破血祛瘀，润肠通便。

- **主治：**肺脓肿、萎缩性鼻炎、阑尾炎、便秘、慢性肾炎、输尿管结石、下肢静脉曲张、跌打损伤、外伤所致肩周炎、腰椎骨质增生症、唇疔、慢性荨麻疹、妇女闭经、阴道滴虫。

- **禁忌：**无瘀滞及孕妇不宜用。

- **植物速认：**落叶小乔木。树冠半圆形，树皮暗红紫色；单叶互生，叶片椭圆状披针形；春季先叶开花，粉红色，倒卵状椭圆形；核果肉质多汁，宽卵状球形；种子扁卵状心形，浅棕色。**生于山谷或坡地或荒野疏林中。**

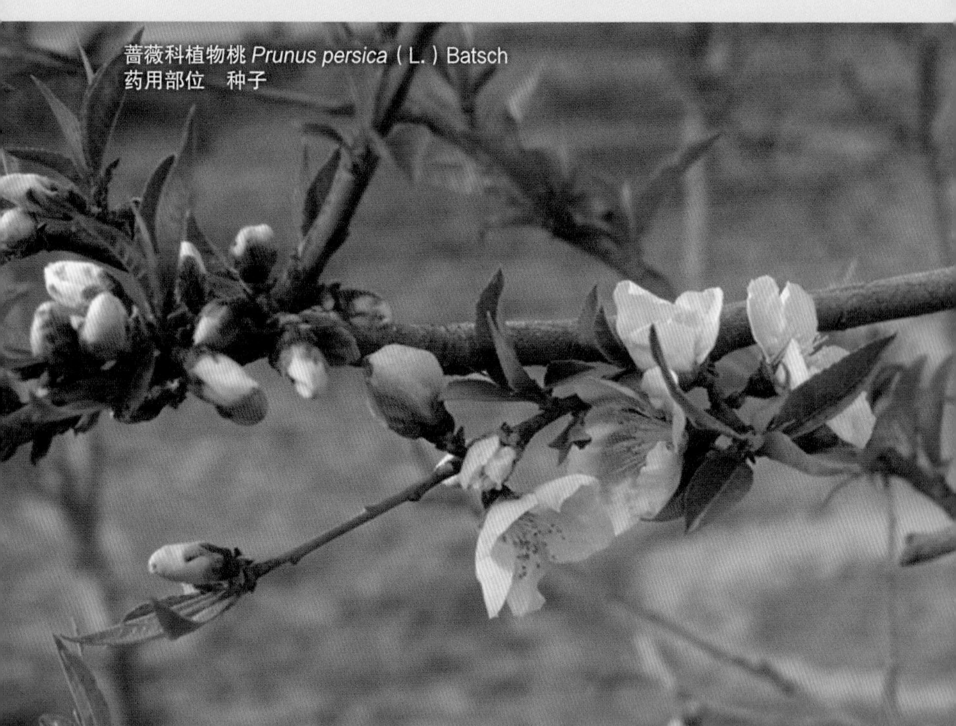

蔷薇科植物桃 *Prunus persica*（L.）Batsch
药用部位　种子

禁忌 可外敷(洗)
可制用 可鲜用 可内服

治病组方见 473 页

王不留行

别名：留行子、奶米、王牡牛、大麦牛、不留行

- **性味功效：**甘、苦，平。活血通经，下乳，消肿。

- **主治：**末梢神经炎（属虚寒证）、强直性脊柱炎、泌尿系结石、慢性前列腺炎、跌打肿痛、妇女血瘀经闭(小腹觉冷刺痛)、乳汁不下、乳腺炎。

- **禁忌：**凡无瘀滞及孕妇与失血者均不宜用。

- **植物速认：**一年或二年生草本。茎直立，单叶对生，叶片卵状椭圆形至卵状披针形；夏季开淡红色花，倒卵形；蒴果包于宿存的花萼内，种子多数，暗黑色，球形。**生于山地、路旁及田间。**

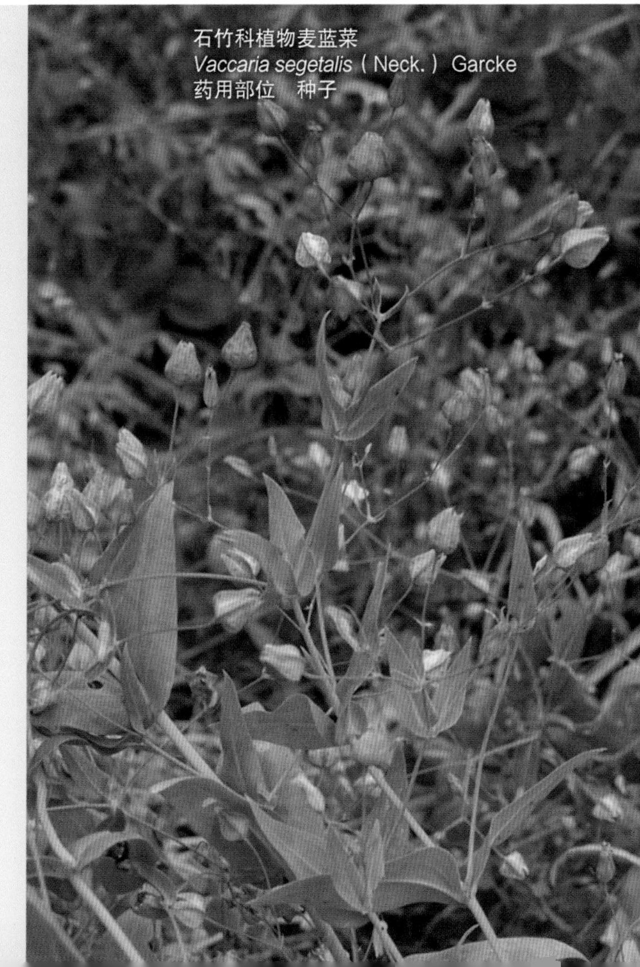

石竹科植物麦蓝菜
Vaccaria segetalis（Neck.） Garcke
药用部位　种子

丹参

禁忌 经验 可外敷（洗）
可制用 可鲜用 可内服

别名：红根、大红袍、血参根、血山根、紫丹参、红参

治病组方见 485 页

- **性味功效**：苦，微寒。活瘀血，生新血，凉血消痈，调经安神。
- **主治**：胃脘痛（虚实证并见）、各种贫血及血小板减少性紫癜（属血热证）、肾盂肾炎、急慢性肝炎（两肋窜痛）、肝气郁结、血虚有热（烦躁失眠）、心房纤颤、心脏病、胸部挫伤、月经不调或经闭、痛经。
- **禁忌**：孕妇月经过多、吐血、咯血、尿血者慎用，反藜芦。
- **经验**：“一味丹参，功同四物”。血热瘀滞之疼痛本品最宜。

- **植物速认**：多年生草本。根茎粗大，砖红色或红棕色，茎叶对生，小叶片卵圆形至宽卵圆形，花冠二唇形，蓝紫色，或白色。小坚果长圆形，熟时棕色或黑色，**生于山坡草地、林下、溪旁。**

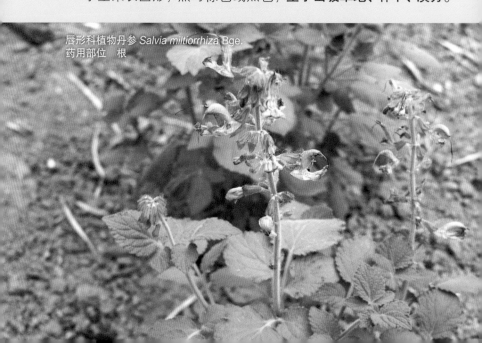

唇形科植物丹参 *Salvia miltiorrhiza* Bge.
药用部位　根

可外敷（洗）

可制用 可鲜用 可内服

治病组方见 557 页

急性子

别名： 金凤花、指甲花、凤仙花、透骨草、凤仙子

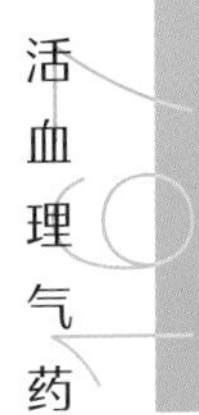

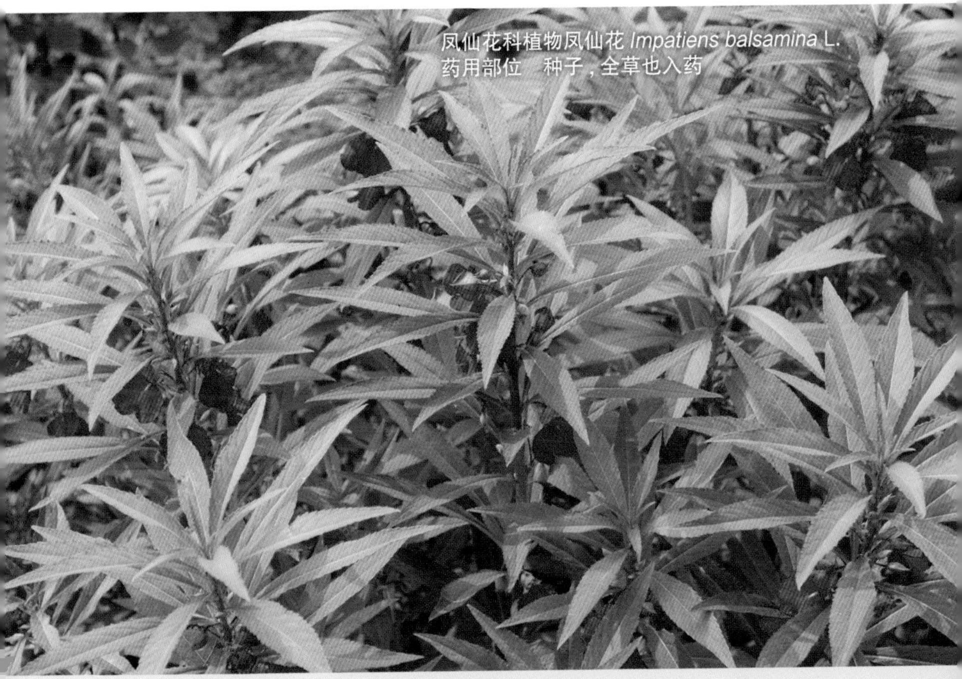

凤仙花科植物凤仙花 *Impatiens balsamina* L.
药用部位 种子，全草也入药

- **植物速认：** 一年生草本。茎肉质多汁，节膨大；叶互生，披针形，边缘有锯齿；花单生或数朵生于叶腋，蒴果纺锤形。**全国各地均有栽培。**

- **性味功效：** 苦、甘、辛，温，有小毒。软坚散瘀，破积下气，消肿解毒。

- **主治：** 寒性哮喘、百日咳、呕血、咯血、偏头痛、水肿、食管癌、男子不育症（少精死精）、痈肿、指甲炎、扭挫伤肿痛、骨鲠咽喉、跌打损伤或睾丸被踢入腹疼痛、毒蛇咬伤。

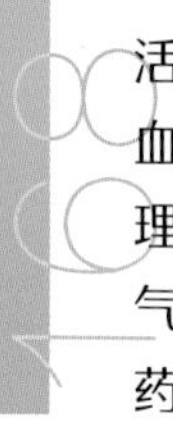

积雪草

经验　可外敷（洗）　可制用　可鲜用　可内服

别名：蚶壳草、铁拳头、田螺形、孝子草、落得打

治病组方见 566 页

- **性味功效：**甘、微苦、辛，凉。清热凉血，利尿消肿，消炎止血。
- **主治：**血热出血（吐血、咯血、鼻出血）、内伤出血（吐血、咯血、尿血）、肺脓肿、哮喘、腮腺炎、牙齿肿痛、糖尿病、预防中暑、中暑腹痛、急性病毒性肝炎、小便不利（石淋）、前列腺炎、宿伤、头部外伤、椎动脉型颈椎病、胸腹部软组织挫伤、腰部扭伤、毒蛇咬伤、急性结膜炎、白喉、月经不调。
- **经验：**骨伤方加入积雪草，疗效明显增益。
- **附注：**美国药理实验文献证实积雪草对细胞存在修复作用，临床可辨证施用。
- **植物速认：**匍匐草本。茎细长，叶片圆状肾形，花淡红紫色生于叶腋，果实扁圆形，紫红色。**生于田园、路旁、水沟边阴湿地。**

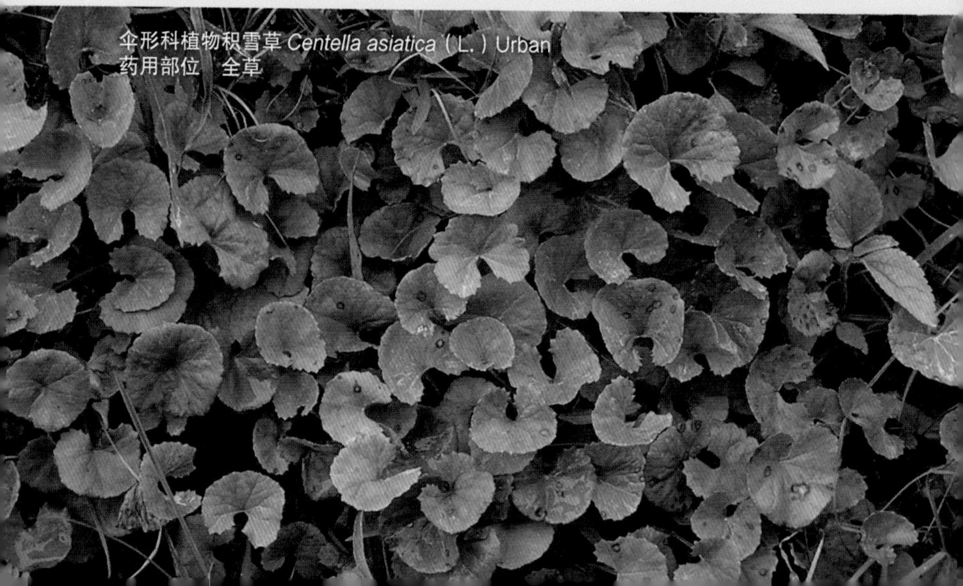

伞形科植物积雪草 *Centella asiatica*（L.）Urban
药用部位　全草

禁忌 经验 可外敷（洗）
可制用 可鲜用 可内服

治病组方见 568 页

益母草

别名：益母蒿、益母、红花艾、坤草、茺蔚

- **性味功效：**苦、辛，微寒。活血调经，清热利水，解毒消肿。

- **主治：**充血性心力衰竭、糖尿病后期、阴阳两虚、冠心病、高血压、慢性肾炎、类风湿关节炎、跌打损伤、安胎、止痛、妇女产后腹痛、妇女产后高血压、终止早期妊娠、带下病、急性盆腔炎、月经不调、妇女痛经、闭经。

- **禁忌：**凡血虚无瘀者不宜用。茺蔚子忌铁器。

- **经验：**本品有红、白花两种。笔者以为白花尤良。

- **植物速认：**一或二年生草本。茎直立，四棱形；叶对生，叶片近圆形；花冠唇形，淡红或紫红色；小坚果熟时黑褐色，三棱形。**生于路边、荒地。**

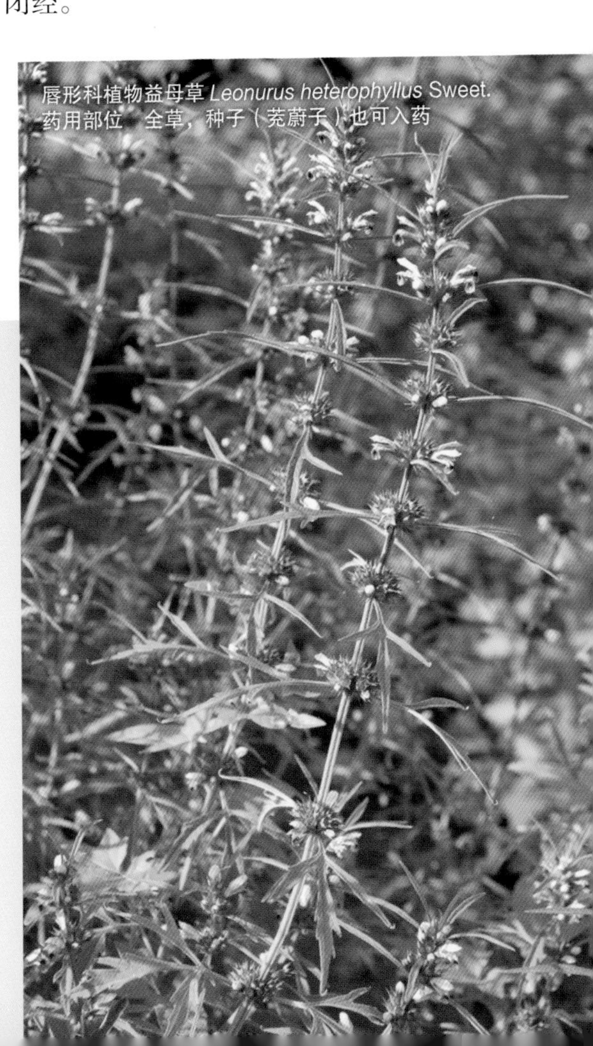

唇形科植物益母草 *Leonurus heterophyllus* Sweet.
药用部位 全草，种子（茺蔚子）也可入药

刘寄奴

别名：金寄奴、六月雪、六角仙、九里光、南刘寄奴、奇蒿、苦婆菜

禁忌 可外敷（洗） 可制用 可鲜用 可内服

治病组方见 514 页

- **性味功效：**苦，温。活血化瘀，消胀止痛。
- **主治：**大便出血、小便溺血、风寒腹痛、外伤瘀肿、跌打损伤（瘀血作痛）、腰背宿伤酸痛、外伤出血、水火烫伤、产后瘀血腹痛。
- **禁忌：**无瘀血者慎用。

- **植物速认：**多年生草本。茎直立，圆柱形，棕色；叶互生，卵状披针形；花白色，全为管状；瘦果长圆形，有棱。**野生于山坡、树林下。**

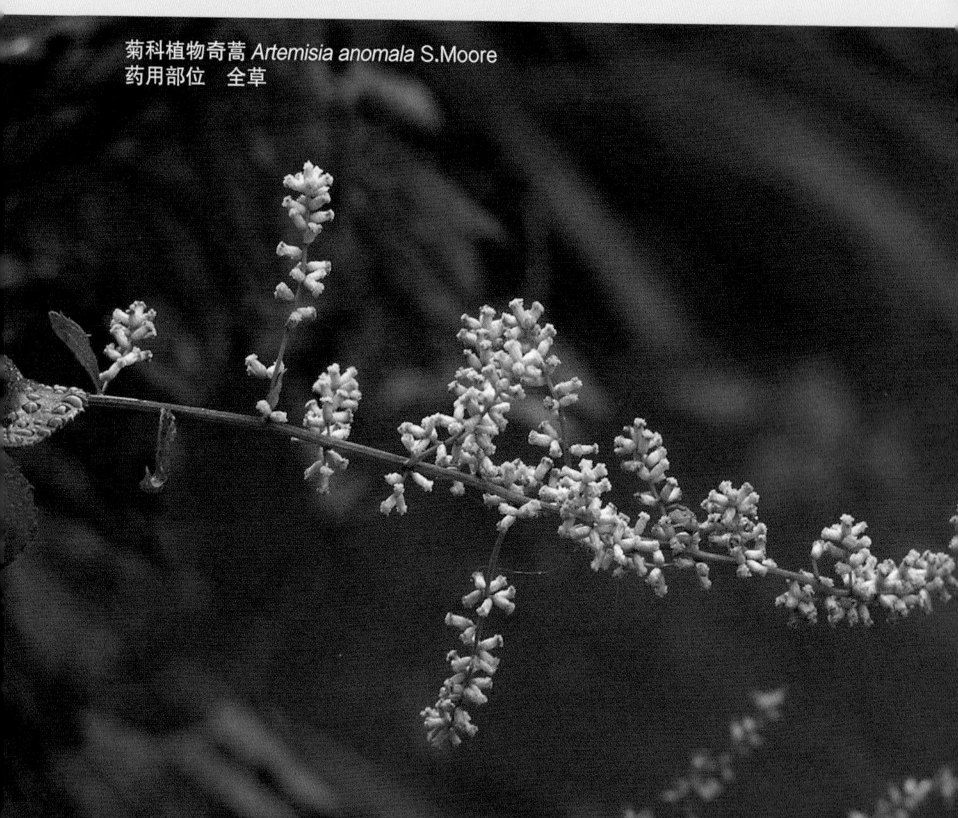
菊科植物奇蒿 *Artemisia anomala* S.Moore
药用部位　全草

禁忌 可外敷(洗) 可制用 可鲜用 可内服

治病组方见 457 页

三　棱

别名：京三棱、去皮三棱、光三棱、荆三棱、红蒲根

- **性味功效：**苦，平。散血行气，软坚消积。
- **主治：**腹部肿块、食积胃脘胀满、肝硬化、腹水、慢性前列腺炎（属血瘀型）、头部外伤、肩胛骨下痹痛、瘀血（闭经、痛经、恶露阻滞）、通乳、乳腺增生症。
- **禁忌：**脾胃虚弱者及孕妇忌用。

- **植物速认：**多年生草本，绿色。茎直立，圆柱形；叶丛生，三棱形；花密集成圆头状，果为核果状，具棱角。**生于荒地、路边、沟边或田间向阳处。**

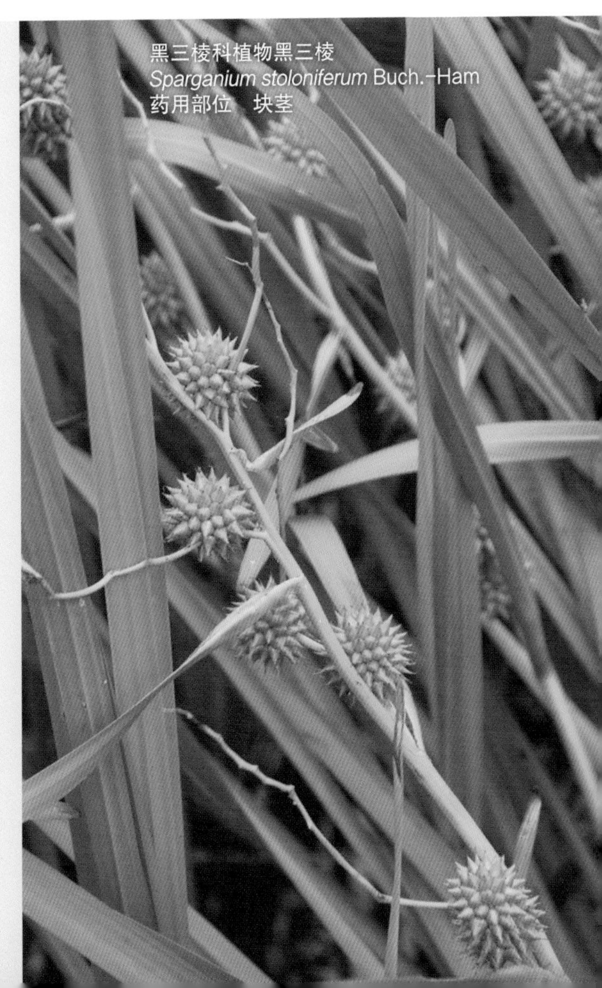

黑三棱科植物黑三棱
Sparganium stoloniferum Buch.-Ham
药用部位　块茎

莪术

禁忌　可外敷（洗）
可制用　可鲜用　可内服

别名：蓬莪术、山姜黄、芋儿七、臭屎姜、黑心姜

治病组方见 561 页

■ **性味功效：**苦、辛，温。活血行气，消积止痛。

■ **主治：**气滞脘腹胀痛、食积胃脘胀痛、中期肝硬化、泌尿系结石、背部宿伤（久治不愈）、子宫肌瘤。

♥ **禁忌：**凡气血虚弱及孕妇忌用。

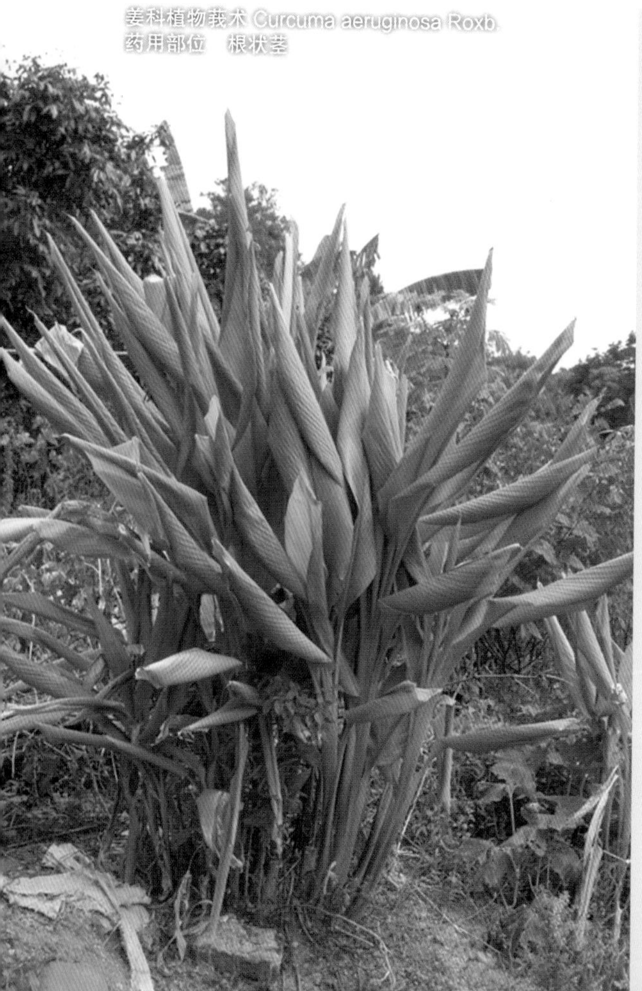

姜科植物莪术 *Curcuma aeruginosa* Roxb.
药用部位　根状茎

■ **植物速认：**多年生草本。根状茎卵圆形或纺锤形；叶片窄长椭圆形；4~6 月从根状茎上生出花葶，粉红色或红紫色；蒴果，卵状三角形。**生于山谷、溪旁及林边等阴湿地。**

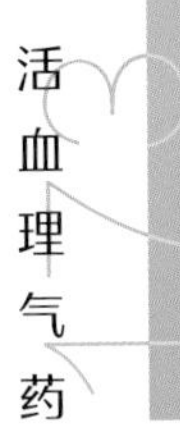

可外敷（洗）

可制用 可鲜用 可内服

治病组方见 591 页

景天三七

别名： 费菜、土三七、养心草、止血草、回生草、破血丹

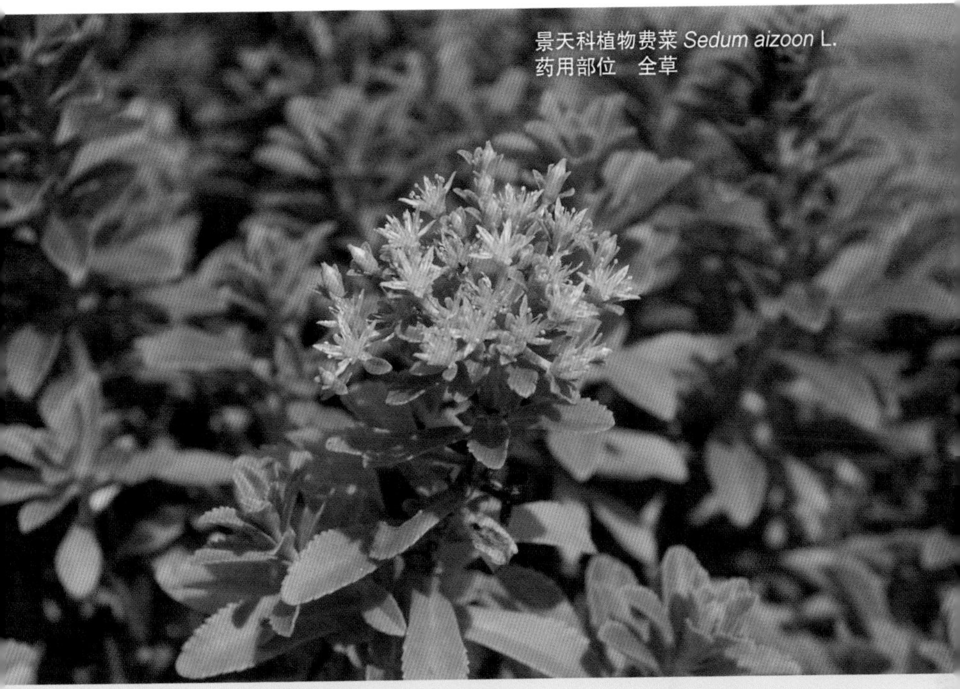

景天科植物费菜 *Sedum aizoon* L.

药用部位　全草

- **植物速认：** 多年生肉质草本。茎直立，叶广卵形或窄倒披针形；顶生聚伞花序，黄色；蓇葖果黄色或红棕色，种子细小，褐色，椭圆形。**生于山坡岩石上、草丛中。**

- **性味功效：** 甘、微酸，平。清热解毒，活血止血，宁心安神。

- **主治：** 肺结核咯血、心律不齐（失眠、烦躁不安）、出血（吐血、咯血、便血、尿血、崩漏）、血小板减少症、白血病、高血压、高血脂、癔病（神经官能症）、外伤后期或冠心病患者、跌打损伤。

连钱草

别名： 活血丹、马蹄香、金钱薄荷、肺风草、金钱草、透骨消

可外敷（洗） 可制用 可鲜用 可内服

治病组方见 525 页

- **性味功效：** 苦、辛，平。清热解毒，疏风利尿，散瘀排石，活血止痛。

- **主治：** 伤风咳嗽、感冒寒热、咳嗽、身疼、哮喘、胆囊炎、胆石症、泌尿系统膀胱结石、急性肾炎、跌打损伤初期、痔疮下血、小儿疳积。

- **植物速认：** 多年生蔓草。有薄荷香味，叶对生有长柄，叶圆形或肾形；淡紫色唇形花，小坚果黑褐色。**生于河边、路边、林间草地、山坡林下。**

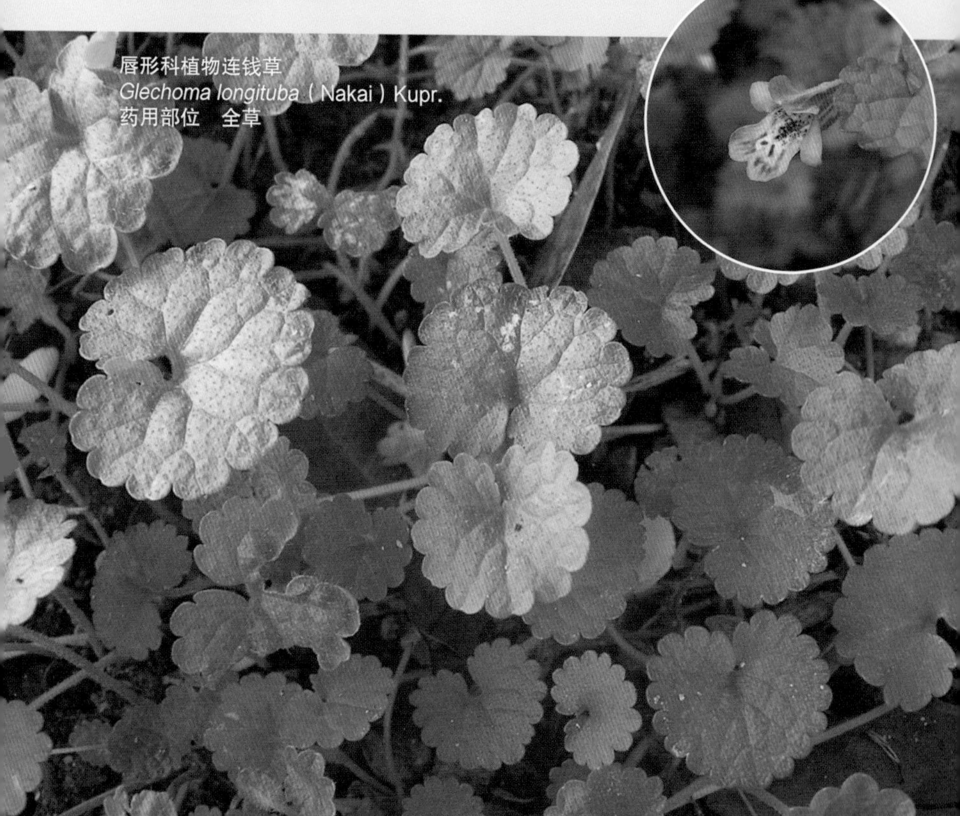

唇形科植物连钱草
Glechoma longituba（Nakai）Kupr.
药用部位　全草

禁忌 可外敷（洗）
可制用 可内服

治病组方见 469 页

川芎

别名：京芎、抚芎、台芎、香果、胡芎

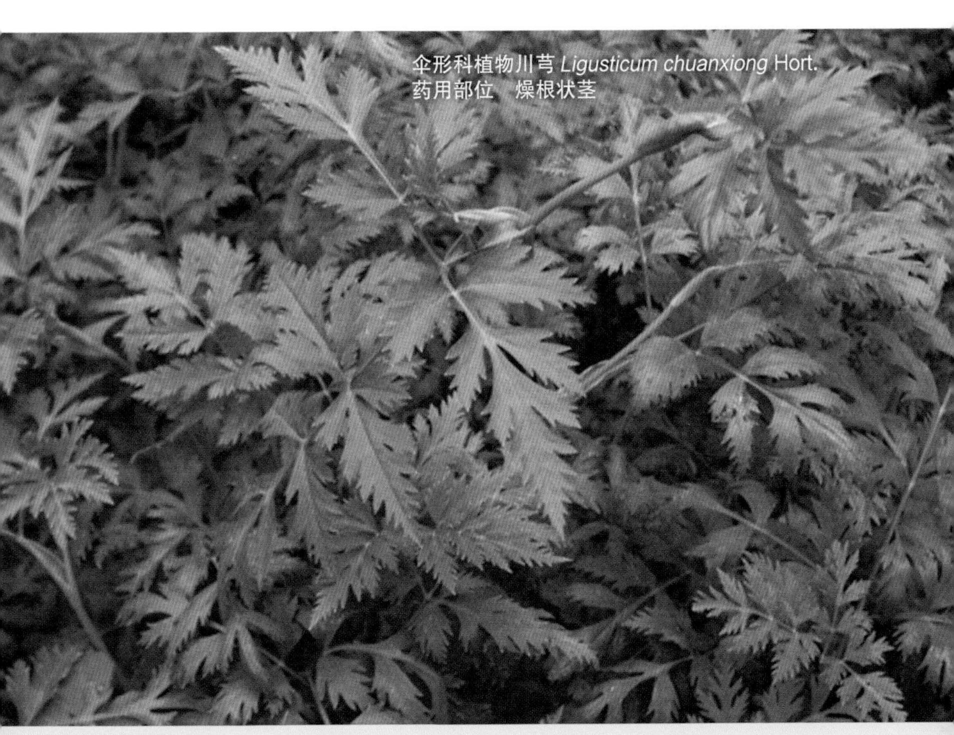

■ **植物速认：**多年生草本。外皮黄褐色，茎直立；叶互生；白色小花，椭圆形；双悬果卵圆形。**生于阳坡、半阳山的荒地。**

■ **性味功效：**辛，温。活血行气，祛风止痛。

■ **主治：**风寒头痛、风热头痛、慢性头痛（偏头痛）、三叉神经痛、胸痹胸闷、冠心病、椎动脉型颈椎病、腰腿疼、半身不遂、痛经。

♥ **禁忌：**凡阴虚火旺，气逆呕吐，肝阳头痛及月经过多均不宜用。

及　己

禁忌　可外敷（洗）　可制用　可鲜用　可内服

治病组方见 470 页

别名：四大金刚、四叶细辛、四叶花、四叶公、四块瓦

- **性味功效：**苦，平，有毒。舒筋活络，散瘀活血，除恶疮，解蛇毒。
- **主治：**肺结核、风湿性关节炎、类风湿关节炎、背痛、湿疹、荨麻疹、跌打损伤。
- **禁忌：**本品有毒，产地如不同，药量各异，须慎用。

- **植物速认：**多年生草本。根状茎粗短，叶对生，椭圆形或卵状椭圆形；花小，白色，浆果梨形。**生于阴湿林中。**

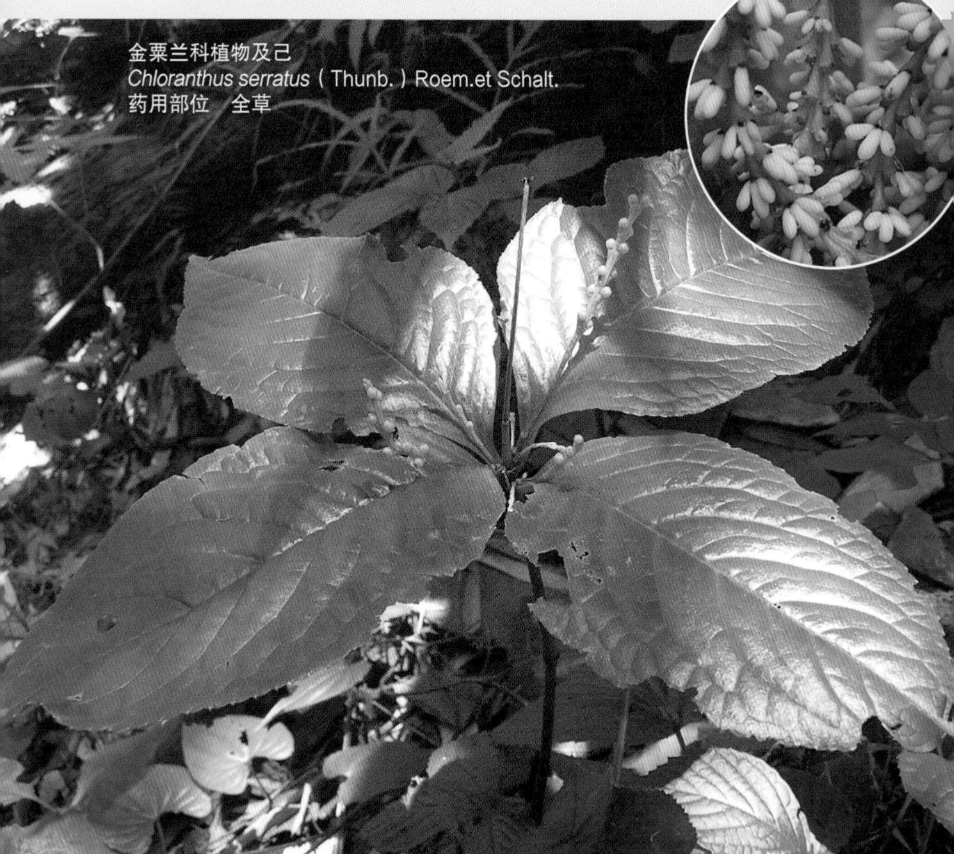

金粟兰科植物及己
Chloranthus serratus（Thunb.）Roem.et Schalt.
药用部位　全草

禁忌 可外敷（洗）
可制用 可内服

治病组方见 517 页

红 花

别名：草红花、红蓝花、生花、刺红花

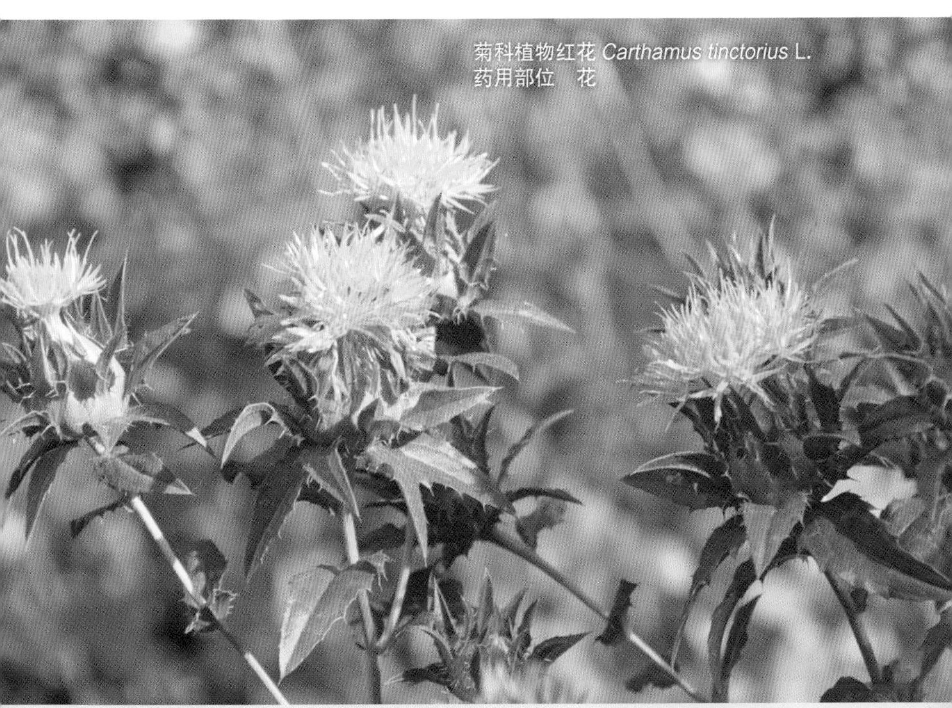
菊科植物红花 *Carthamus tinctorius* L.
药用部位 花

■ **植物速认：**一年生草本。茎直立，叶互生，长椭圆形或卵状披针形；花两性，渐变橘红色，成熟时变成深红色；瘦果类白色，卵形，无冠毛。

■ **性味功效：**辛，温。活血通经，祛瘀止痛。

■ **主治：**癥瘕积聚、肝脾肿大、心绞痛、跌打损伤（瘀滞青紫肿痛）、疮痈肿痛、十指麻木（痰瘀内阻）、胼胝硬痛、产后瘀滞腹痛。

● **禁忌：**凡无瘀血者及孕妇不宜用。

毛冬青

经验 可外敷(洗)
可制用 可鲜用 可内服

别名：山胡椒、苦滴、细叶青、水火药、米碎丹、毛披树

治病组方见 483 页

■ **性味功效**：苦，平。消肿解毒，收敛止血，活血通脉。

■ **主治**：高胆固醇血症、咽喉肿痛、高血压、冠心病、脉管炎、外伤出血、跌打损伤、疖肿、脓肿、烧烫伤。

● **经验**：毛冬青具有缓慢而持久的降压作用。

■ **植物速认**：常绿灌木或小乔木，根粗壮，淡黄色。叶互生，叶片卵形或椭圆形；单性花，淡紫色或白色；核果浆果状，球形，熟时红色。**生于山野坡地、丘陵灌木丛中。**

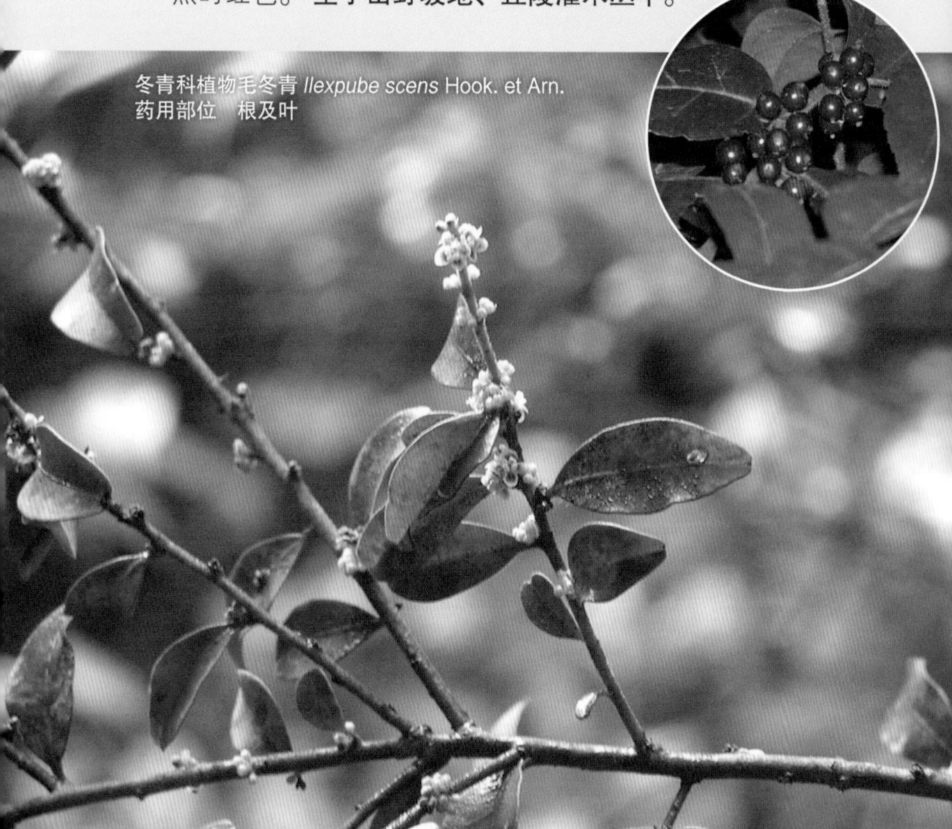

冬青科植物毛冬青 *Ilexpube scens* Hook. et Arn.
药用部位　根及叶

禁忌 可外敷（洗）
可制用 可内服

治病组方见 513 页

延胡索

别名：元胡、玄胡、玄胡索

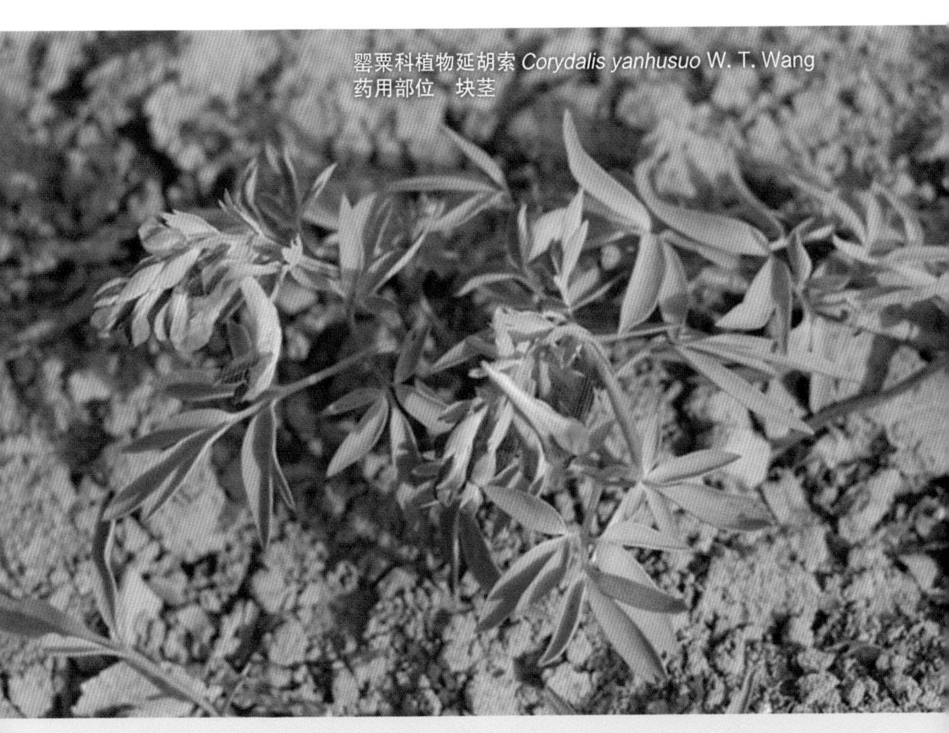

罂粟科植物延胡索 *Corydalis yanhusuo* W. T. Wang
药用部位　块茎

- **植物速认：**多年生草本。茎直立，叶互生，未回裂片披针形或窄卵形；夏季开白色、紫色或绿白色花，蒴果长圆状椭圆形。**生于丘陵草地。**

- **性味功效：**辛、苦，温。行气活血，止痛。

- **主治：**胃脘胀痛（嗳气、吐酸）、慢性肝炎（两肋窜痛）、肋软骨炎、胸部挫伤、习惯性流产、崩漏腹痛、妇女痛经。

- **禁忌：**经水先期血热气血虚者不用，孕妇忌用。

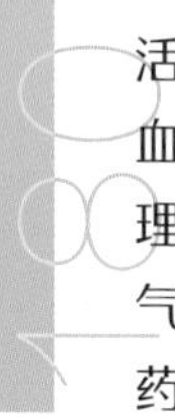

月季花

可外敷（洗）
可制用　可内服

别名：月月红、长春花、月光花、四季春、刺玫花

治病组方见 484 页

■ **性味功效：**根涩，温；叶微苦，平；花甘、微辛，温。根祛湿调气，涩精止带；叶拔毒消肿；花活血，祛痰，润肺，调经。

■ **主治：**肺结核咳嗽咯血、胃痛、痢疾、高血压、风湿性关节炎、遗精、带下、竹木刺入肉内、烫伤、宿伤、痈疽、无名肿毒、闭经、月经不调（痛经）、产后子宫脱垂、经来腹痛头晕。

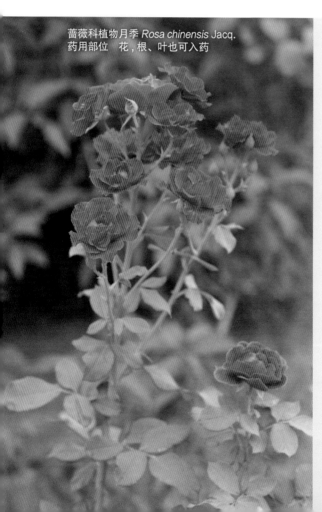

蔷薇科植物月季 *Rosa chinensis* Jacq.
药用部位　花，根、叶也可入药

■ **植物速认：**矮小直立灌木。羽状复叶互生，宽卵形或卵状长圆形；花单生或数朵聚生成伞房状，花瓣红色或玫瑰色；果卵圆形或梨形，红色。

可外敷(洗)

可制用 可内服

治病组方见 482 页

牛膝

别名: 大牛膝、甜牛膝、拐膝、川牛膝、天全牛膝

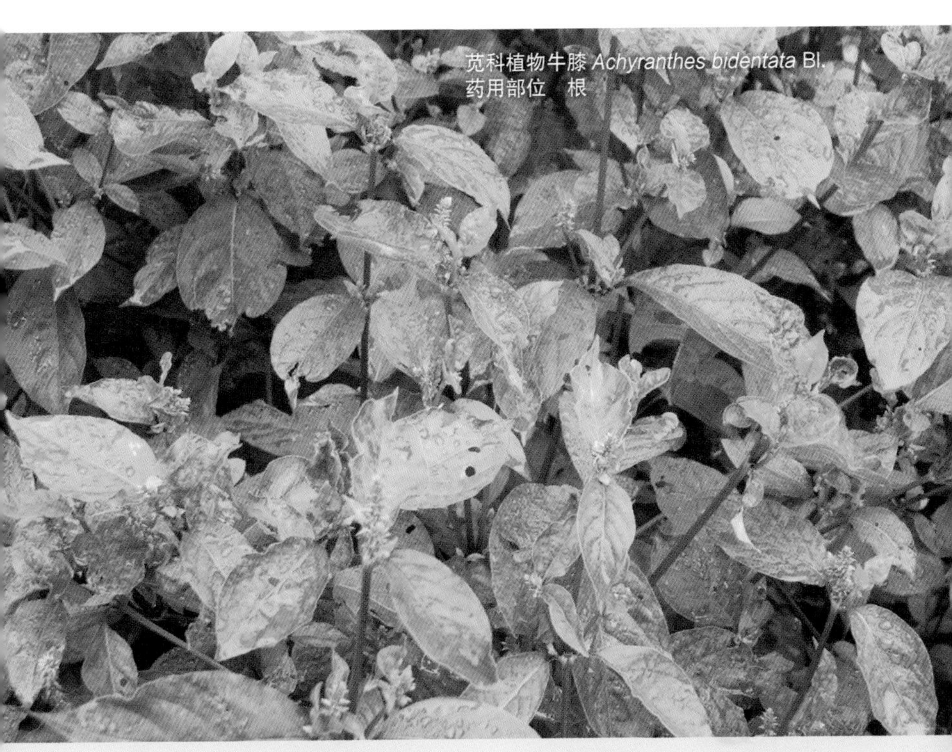

苋科植物牛膝 *Achyranthes bidentata* Bl.
药用部位 根

- **植物速认:** 多年生草本。根粗壮，圆柱形，茎直立，四棱形；单叶对生，椭圆形或椭圆状披针形；秋、冬开黄绿色花，胞果矩圆形。**栽培于疏松肥沃的土壤中，野生者多生于山野路旁。**

- **性味功效:** 苦、酸，平。活血通经，祛风除湿。

- **主治:** 热淋(小便涩痛)、脑血栓、高血压、脑震荡、颈性眩晕症、前列腺肥大、腰腿痛、下肢关节肿痛、足跟骨痛、痛风性关节炎(鹤膝风)、膝关节滑膜炎、妇女产后胎衣不下、回乳。

骨碎补

可外敷（洗）

可制用 可鲜用 可内服

别名：石岩姜、接骨草、猴姜、毛姜、过山龙

治病组方见 554 页

- **性味功效:** 苦，温。益肾补骨，强筋活络，行血破瘀，消肿镇痛。
- **主治：**肾虚（齿龈出血）、耳鸣、牙痛、骨折、股骨头坏死、腰背酸痛、腰腿痛、急性腰扭伤。
- **植物速认：**多年生附生蕨类。根状茎粗壮肉质，叶二型，近卵形，裂片披针形；孢子囊群圆形。**附生于树干、岩石上。**

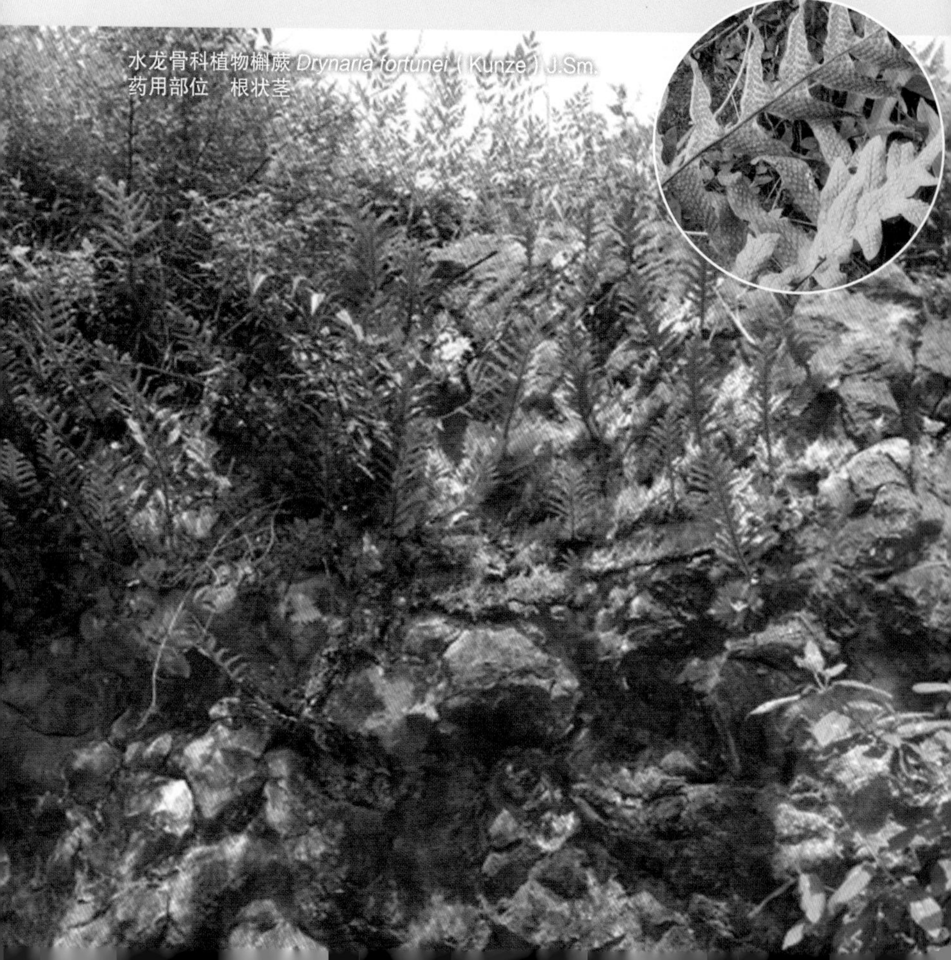

水龙骨科植物槲蕨 *Drynaria fortunei*（Kunze）J.Sm.
药用部位 根状茎

可外敷(洗)

可制用 可鲜用 可内服

治病组方见 503 页

瓜子金

别名：金不换、乌烟草、扭伤草、红骨丹、不老舌、蛇舌草

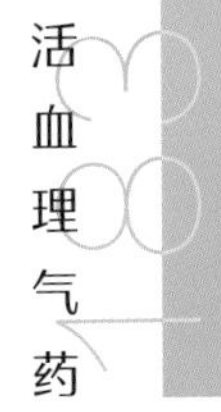

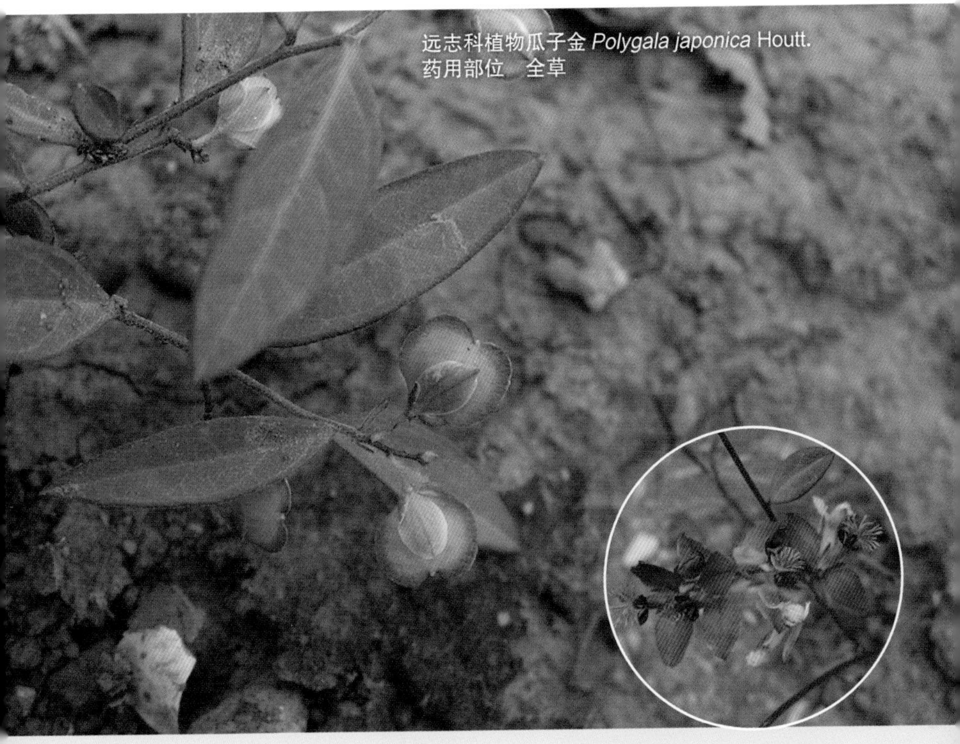

远志科植物瓜子金 *Polygala japonica* Houtt.
药用部位　全草

- **植物速认：**多年生草本。宿根圆柱形，叶互生，卵形或卵状披针形，形似瓜子；4~5 月开花淡紫色，花形似蝴蝶；蒴果广卵形而扁。**生于山野、田边。**

- **性味功效：**辛，温。化痰止咳，活血化瘀，消炎解毒。

- **主治：**失眠、痢疾、扁桃体炎、骨髓炎、痈肿、宿伤、跌打胸郁、扭挫伤、月经不调、小儿疳积。

瞿麦

别名： 石竹子花、十样景花、十样景天、洛阳花、竹节草、南天竺草

可外敷（洗） 可制用 可鲜用 可内服

治病组方见 606 页

- **性味功效：** 苦，寒。利尿通淋，活血通经。
- **主治：** 小便赤涩、血尿、血瘀型前列腺炎、疮肿、目赤肿痛、闭经。
- **植物速认：** 多年生草本。茎直立，上部分支；叶互生，线状披针形；花单生或疏聚伞状，花瓣淡红色、白色或淡紫色，边缘流苏状；蒴果狭圆筒形；种子椭圆倒卵形。**生于山坡、林下。**

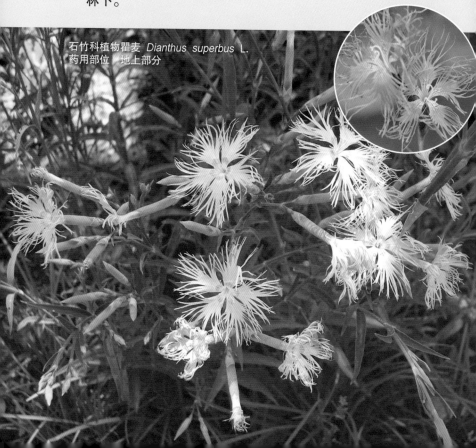
石竹科植物瞿麦 *Dianthus superbus* L.
药用部位 地上部分

可外敷（洗） 可制用 可鲜用 可内服

治病组方见 519 页

赤地利

别名： 水白饭、乌白饭、白米饭、白饭、乌饭草、火炭母

- **性味功效：** 苦，平。清热凉血，利水祛湿，消痈解毒。
- **主治：** 湿热头痛、上呼吸道感染（扁桃体炎）、肺炎、肺结核干咳、糖尿病（下消）、痢疾、睾丸炎、遗精、女子白浊、脱肛、痔疮、腰部挫闪疼痛、荨麻疹、痈疽肿毒、喉炎、带下病、真菌性阴道炎。
- **植物速认：** 草本。茎圆柱形，斜卧地上；叶互生有柄，卵状椭圆形，开白花；果三棱形，如饭粒，故有“白米饭”之称；后宿存萼变黑，又称“乌饭草”。**生于旷地、原野近水旁。**

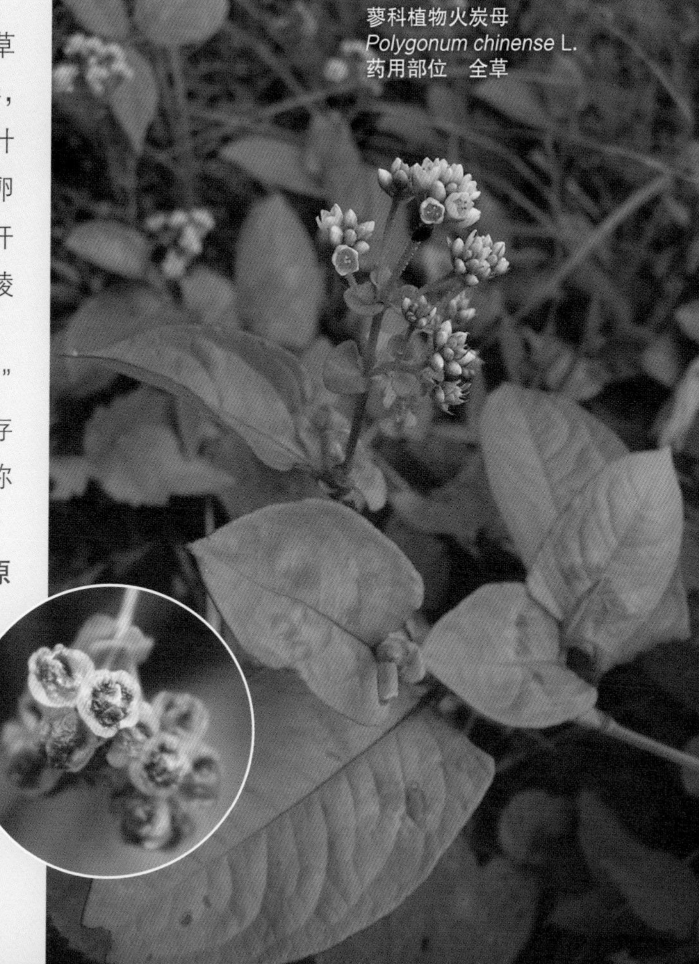

蓼科植物火炭母
Polygonum chinense L.
药用部位　全草

飞龙掌血

可外敷(洗) 可制用 可鲜用 可内服

别名：散血丹、铜皮铁骨、乌不踏

治病组方见 470 页

- **性味功效：**辛，温。行气活血，祛风除湿，消肿止痛。
- **主治：**虚寒胃痛、跌打损伤、肋间神经痛、腰腿痛、疖疮肿毒、闭经。
- **植物速认：**木质蔓生藤本。皮褐黄色，复叶互生，小叶倒卵形至椭圆形；花白、青或黄色核果近球形。**生于山野路旁、山坡山谷丛林中。**

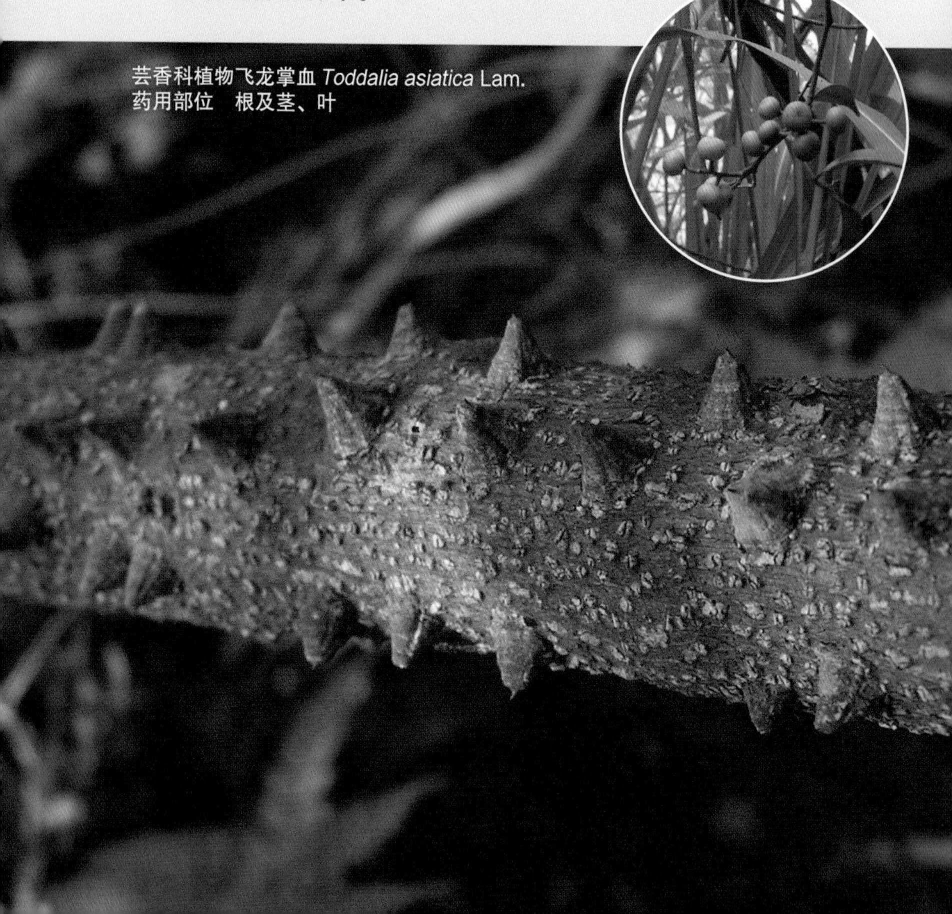

芸香科植物飞龙掌血 *Toddalia asiatica* Lam.
药用部位　根及茎、叶

可外敷（洗）

可制用 可鲜用 可内服

治病组方见 589 页

酢浆草

别名： 咸酸甜草、咸酸瓜藤、雾拉露

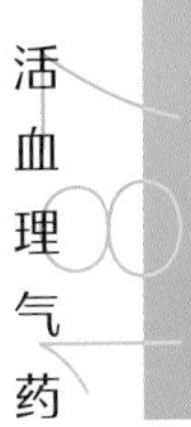

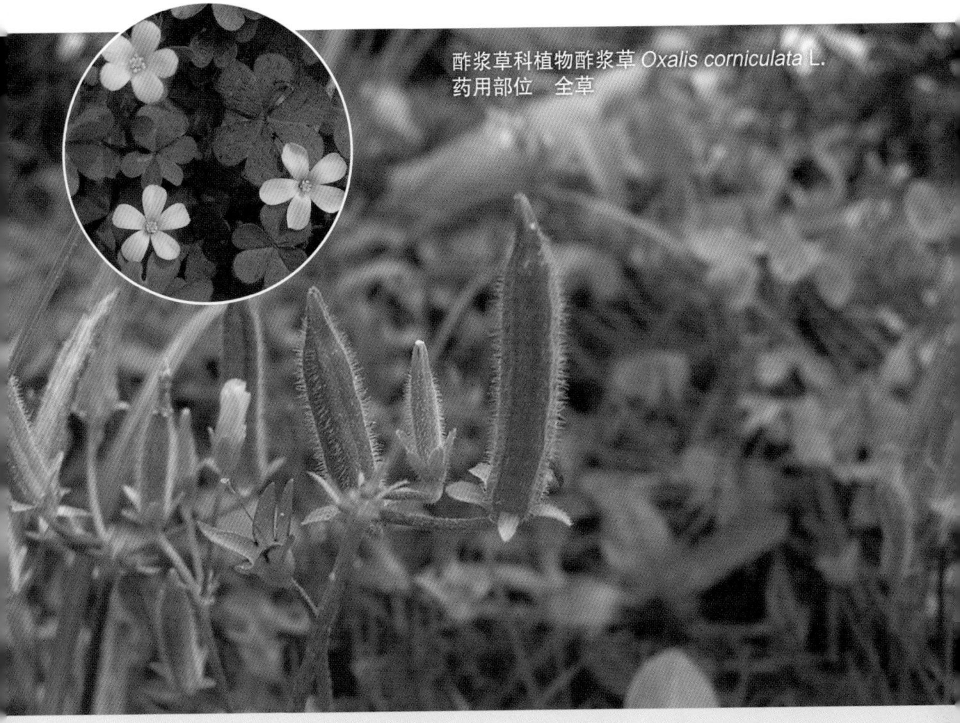

酢浆草科植物酢浆草 *Oxalis corniculata* L.
药用部位　全草

- **植物速认：** 多年生草本。茎多分枝，常匍匐生根或斜向上方；掌状复叶，倒心形；花黄色，蒴果圆柱形。**生长路边、荒地、菜园、住宅近旁。**

- **性味功效：** 甘、酸、咸，凉。行瘀活血，祛风化湿，清热利尿，化痰止咳，杀虫解毒。

- **主治：** 咽喉炎、扁桃体炎、口腔炎、牙龈出血、神经衰弱失眠、肝炎、尿路感染、烧烫伤、跌打损伤、汗斑。

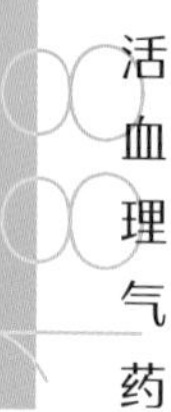

赤芍

别名：山芍药、草芍药、赤芍药、臭牡丹根、京芍

禁忌 可外敷（洗） 可制用 可内服

治病组方见 520 页

- **性味功效：**苦、酸，微寒。清热凉血，活血化瘀。

- **主治：**风热头痛、眼睛红肿刺痛、齿痛、偏瘫、肝气郁结所致阳痿、慢性肝炎引起两小腿酸（胀痛难忍）、重型肝炎（久治不退的黄疸）、痢疾、肩周炎、颈椎病等引起上肢麻木、坐骨神经痛属瘀血证者、游走性关节炎、腰部扭伤（痛难忍）、外伤后实证（血肿大）。

- **禁忌：**凡腹中寒冷作泻作痛、血虚无瘀、痈疽已溃者不宜用。

- **植物速认：**多年生草本。根粗肥，茎直立，小叶窄卵形、披针形或椭圆形；花瓣白色或粉红色，栽培的多为重瓣，倒卵形。生于山坡疏林或林边路旁。

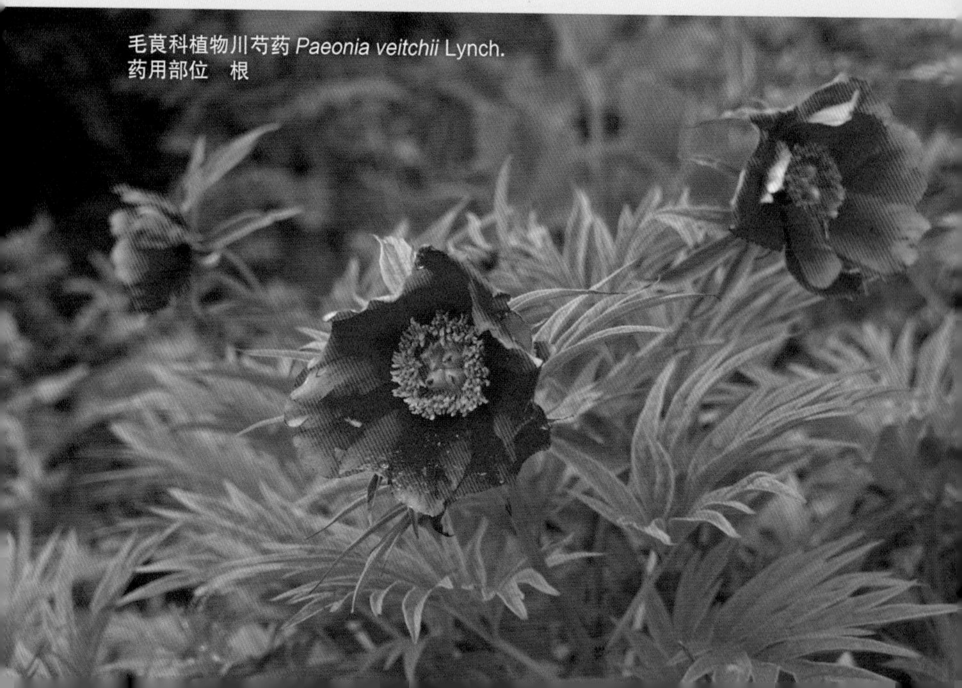

毛茛科植物川芍药 *Paeonia veitchii* Lynch.
药用部位　根

禁忌 可外敷(洗)

可制用 可内服

治病组方见601页

醉鱼草

别名：贼仔帅、七里香、鱼泡草、鱼藤草

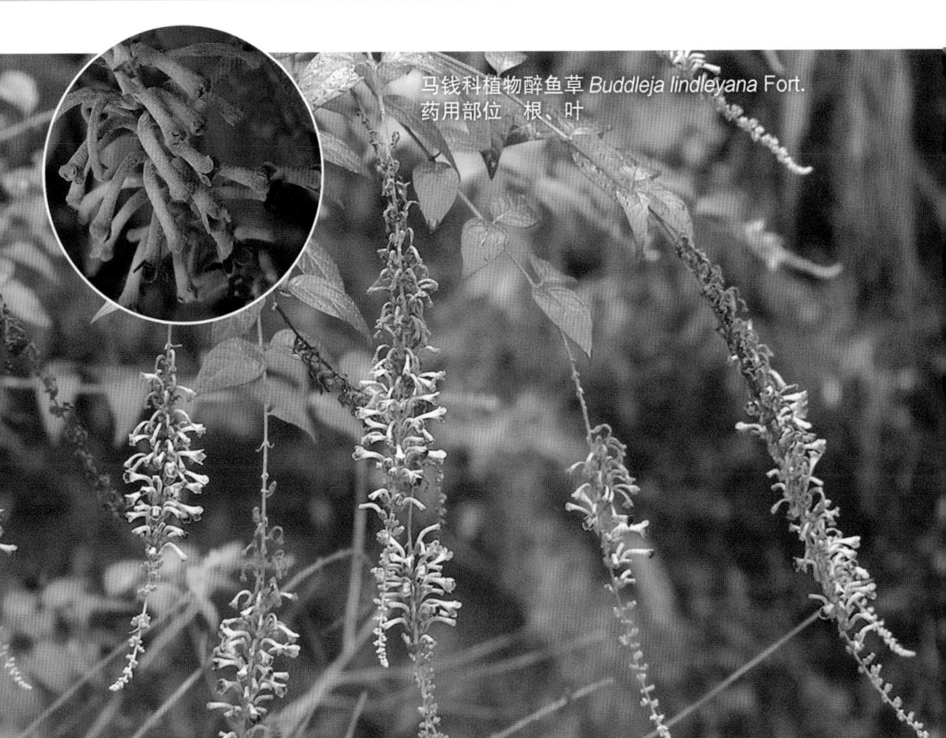

马钱科植物醉鱼草 *Buddleja lindleyana* Fort.

药用部位　根、叶

■ **植物速认：**灌木。叶对生，卵状披针形；花冠淡紫色，蒴果长圆形，种子多数。**生于山麓、河岸。**

■ **性味功效：**根辛，温；叶、花苦、微辛，温，有小毒。祛风散寒，行气活血，杀虫解毒。

■ **主治：**痰饮哮喘、风寒牙痛、创伤出血、跌打损伤、疔毒。

♥ **禁忌：**醉鱼草有毒，通常外用。内服有恶心、腹痛、腹泻等不适反应，临床慎用。

仙桃草

经验 可外敷（洗） 可制用 可鲜用 可内服

别名： 接骨仙桃草、蚊母草、双仙桃

治病组方见 495 页

性味功效： 甘、淡，温。活血止血，消肿止痛，补虚益损，平肝和胃。

主治： 胃痛、吐血、咯血、鼻出血、便血、跌打损伤。

经验： 仙桃草晒干、研末，酒水冲服 6~15 克，可作为外伤急救方。

植物速认： 一年生草本。叶对生，条状披针形或倒披针形；花冠白色略带红色；蒴果扁圆形，熟时微红色，膨大似小桃。**生于麦田间。**

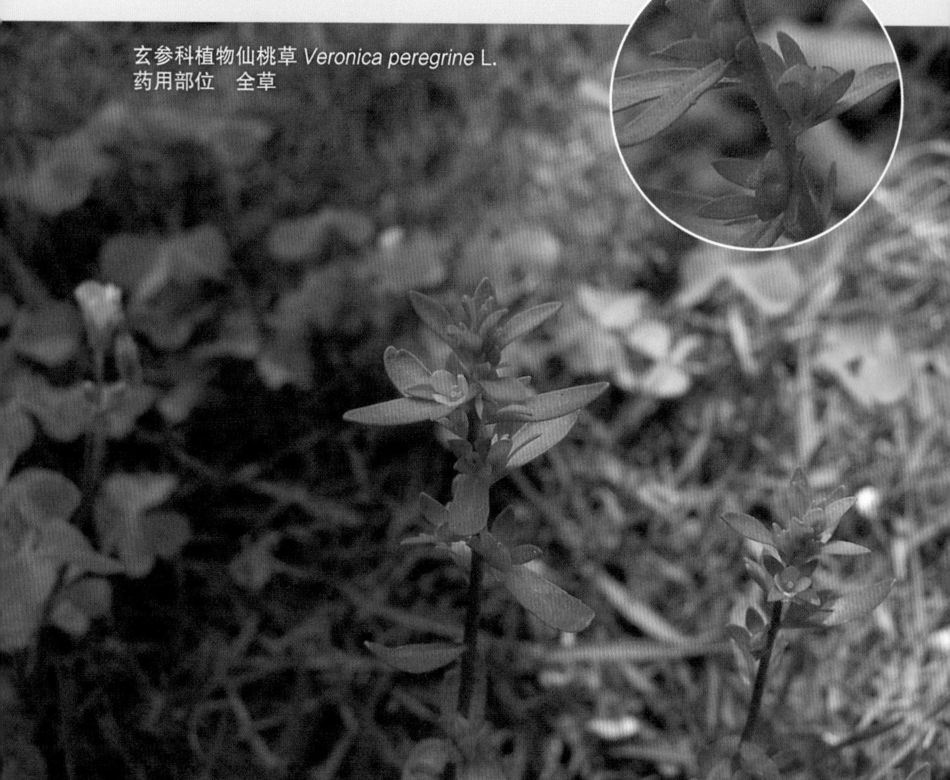

玄参科植物仙桃草 *Veronica peregrine* L.
药用部位　全草

禁忌 可外敷（洗） 可制用 可内服

治病组方见 537 页

郁金

别名：川郁金、玉金、莪金、温郁金、黄郁、桂莪术、毛莪术

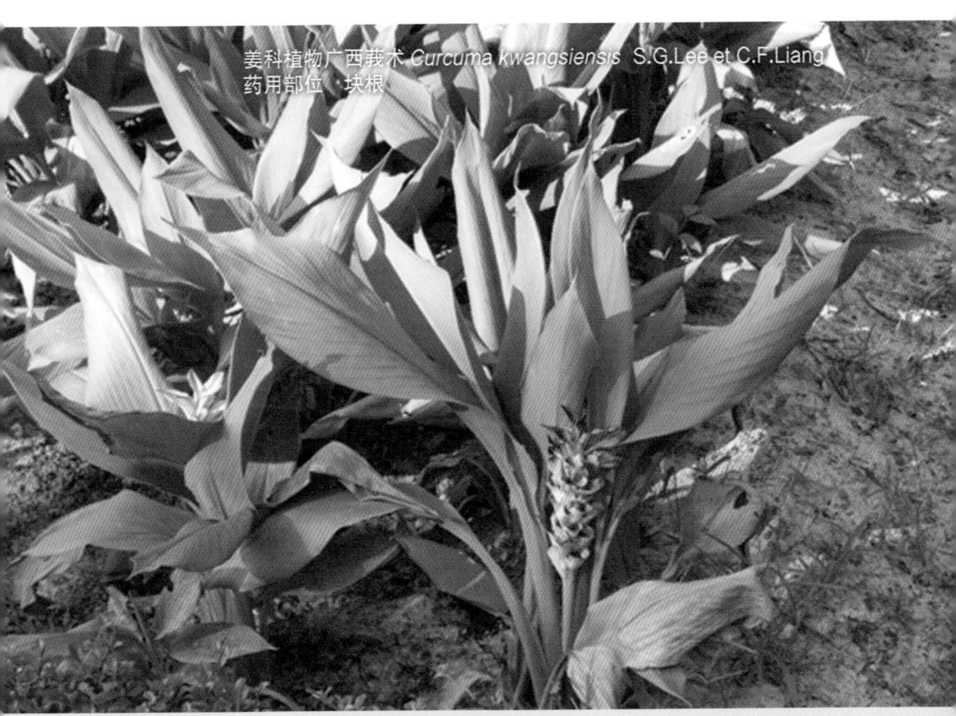

- **植物速认：**多年生草本。根茎切面白色，卵圆形；叶片长圆状披针形；穗状花序，花冠红色，花蕊侧生，黄色。**生于山坡草地或灌丛中。**

- **性味功效：**辛、苦，微寒。行气解郁，化瘀止痛。

- **主治：**胸胁胀痛、血热咯血、鼻出血、尿血、胃出血、胆囊炎、肝炎引起胁部刺痛、黄疸性肝炎、慢性肝炎、痛经及乳房胀痛。

- **禁忌：**阴虚而无瘀滞及孕妇不宜用。畏丁香。

砂 仁

禁忌

可制用 可内服

别名：阳春砂、春砂仁、蜜砂仁、缩砂仁、缩砂蜜

治病组方见 552 页

- **性味功效**：辛，温。行气健胃，止呕安胎，健脾止泻。
- **主治**：胃腹胀痛、畏寒呕吐、虚寒泄泻、浅表性胃炎、糜烂性胃炎、虚寒性胃痛、胎动不安、小儿脾虚腹泻（消化不良）。
- **禁忌**：实热证、阴虚者慎用。
- **植物速认**：多年生草本。茎直立，叶片窄长圆形或条状披针形，淡棕色；唇瓣倒卵状呈匙形，亦为白色；蒴果椭圆形或卵圆形，熟时红棕色；种子多数，芳香。**生于山谷林下阴湿地。**

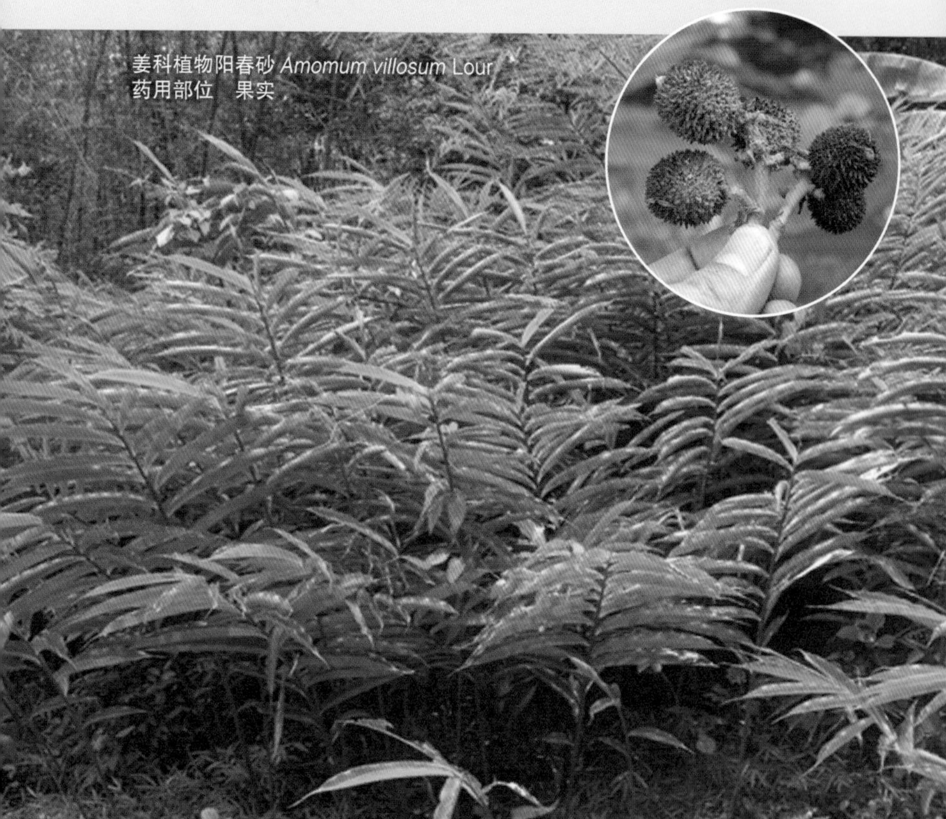

姜科植物阳春砂 *Amomum villosum* Lour

药用部位　果实

禁忌 可外敷（洗）
可制用 可内服

治病组方见 531 页

沉 香

别名：白木香、蜜香、六麻树、芽香树

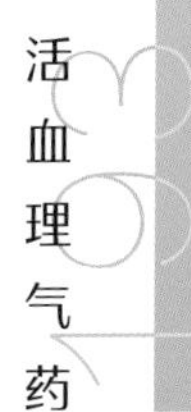

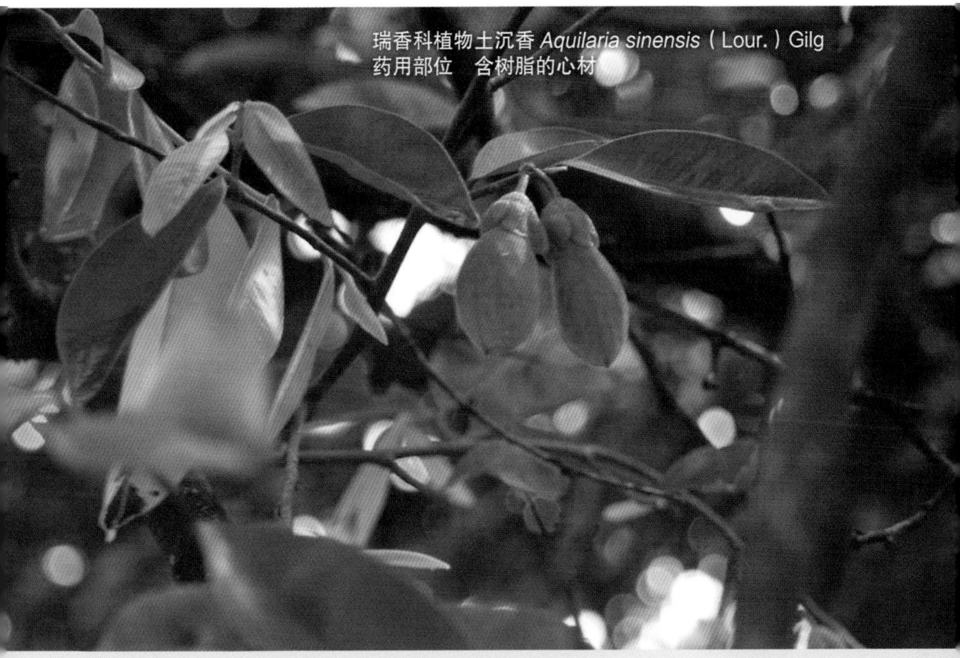

瑞香科植物土沉香 *Aquilaria sinensis*（Lour.）Gilg
药用部位 含树脂的心材

- **植物速认：**常绿乔木。根和茎有香气；单叶互生，叶片椭圆形或卵形；春末夏初开黄绿色花；蒴果木质，扁倒卵形。**生于中海拔山地、丘陵地。**

- **性味功效：**辛、苦，温。降气调中，温肾助阳。

- **主治：**寒凝气滞（胸腹胀痛）、寒邪盛（脐腹痛极、四肢厥冷）、中焦虚寒（呃逆呕吐）、气喘属实证者、喘促日久（肾不纳气）、支气管哮喘、肩周炎、宿伤久治不愈、小儿高热、惊厥、咳喘。

- **禁忌：**阴虚火旺，气虚下陷者慎用。

香　附

禁忌　可外敷（洗）　可制用　可鲜用　可内服

别名：莎草、香头草、回头草、三棱草

治病组方见 555 页

- **性味功效：**辛、甘、微苦，平。理气解郁，调经止痛。

- **主治：**肝气郁滞（脘腹胀痛）、寒凝气滞（脘腹疼痛）、牙齿慢性流血、脑震荡后遗症、颈淋巴结核、胃痛（气滞）、慢性咽喉炎、月经不调、妇女妊娠呕吐、乳腺炎、肝气滞结（经期腹痛）。

- **禁忌：**血虚气弱者不宜用。

- **植物速认：**多年生宿根草本。根状茎匍匐而长，叶基部丛生，叶片窄条形；夏秋开花，茶褐色；坚果三棱形，灰褐色。**生于荒地、路边、沟边或田间向阳处。**

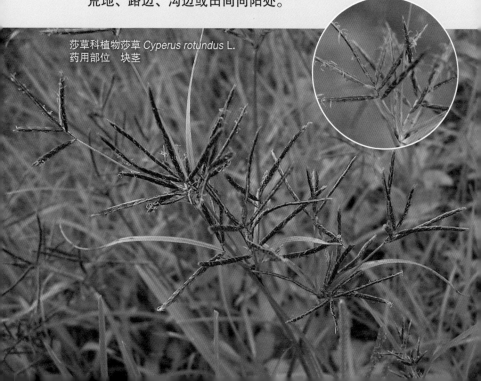

莎草科植物莎草 *Cyperus rotundus* L.
药用部位　块茎

禁忌 可外敷(洗)
可制用 可鲜用 可内服

治病组方见 485 页

乌药

别名：天台乌、台乌、香桂樟、千打锤、斑皮柴、子孙柴

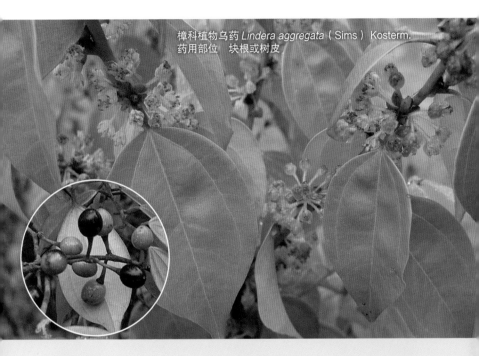

樟科植物乌药 *Lindera aggregata*（Sims）Kosterm.
药用部位　块根或树皮

- **植物速认：**常绿灌木或小乔木，树皮灰绿色。叶互生，叶片椭圆形至卵形；春冬季于叶腋开黄绿色小花，核果近球形，熟时黑色。**生于向阳山坡灌木林或山麓、旷野。**

- **性味功效：**辛，温。理气散寒，温肾缩尿。

- **主治：**寒郁气滞（胸闷胁痛）、寒郁气滞（脘腹胀满）、虚寒（尿频、遗尿）、胃及十二指肠溃疡、胆汁反流性胃炎、寒疝、产后头痛、气滞痛经、寒郁经行腹痛。

- **禁忌：**凡气虚而有内热的不宜用。

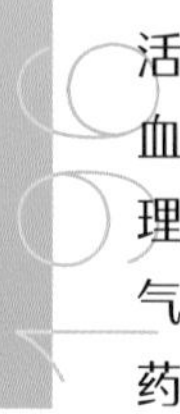

陈　皮

禁忌　可外敷（洗）　可制用　可鲜用　可内服

治病组方见 533 页

别名：橘皮、广皮、广陈皮、果皮、新会皮、陈皮丝

- **性味功效：**辛、苦，温。理气和胃，燥湿化痰。

- **主治：**梅核气咽炎、咳嗽痰多稀白、脸面部浮肿、肝阳上亢（头晕）、胃寒呕吐、胃热呃逆、水肿少尿、急性乳腺炎、妇女断乳后乳房胀痛。

- **禁忌：**陈皮香燥，不可久用。津亏实热者不宜用。

- **植物速认：**常绿小乔木。叶互生，披针形或卵状披针形；春季开黄白色花，柑果扁圆形或圆形，橙黄色或淡红黄色；种子卵形，白黄色。**栽培于丘陵、低山地带、江河湖泊沿岸或平原，全国各地橘区均产。**

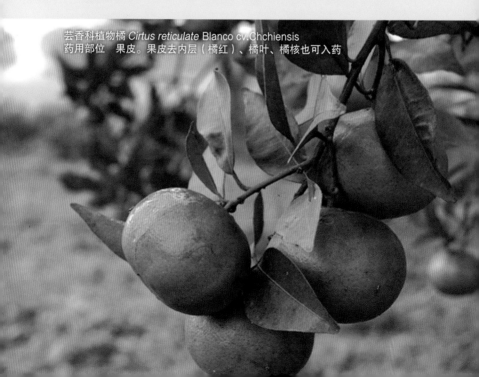

芸香科植物橘 *Cirtus reticulate* Blanco cv.Chchiensis
药用部位　果皮。果皮去内层（橘红）、橘叶、橘核也可入药

可外敷（洗） 可制用 可鲜用 可内服

治病组方见 530 页

佛手

别名：香橼、佛手柑、佛掌柑、佛手香橼、福寿柑

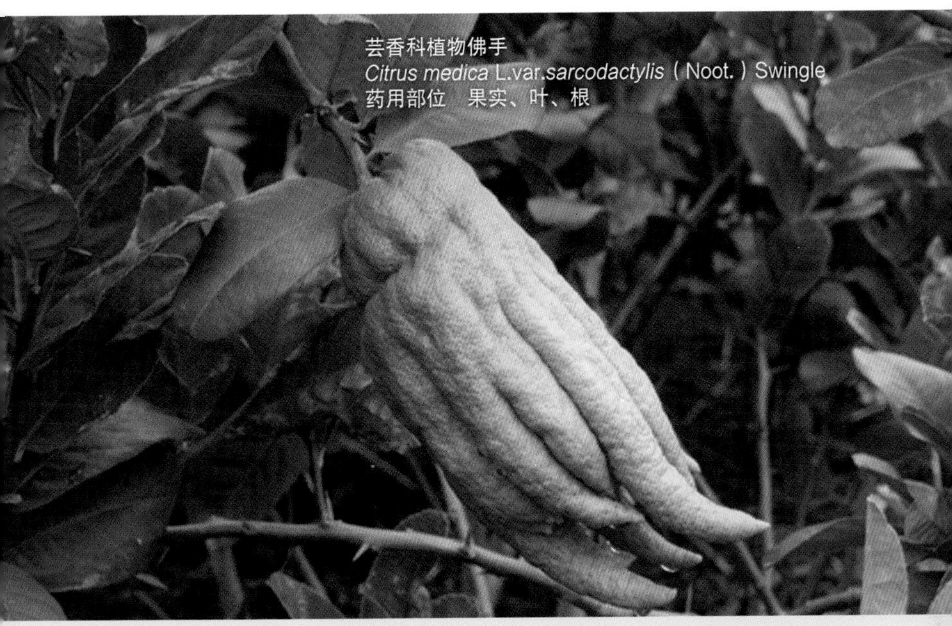
芸香科植物佛手
Citrus medica L.var.*sarcodactylis*（Noot.）Swingle
药用部位 果实、叶、根

- **植物速认：**小乔木或灌木。枝有刺、幼枝微带紫红色。单叶互生，叶片矩圆形或倒卵状矩圆形；花单生、簇生或为总状花序，内白外紫；果卵形或长圆形，先端开叉如手指，或卷曲如握拳，故名佛手。**我国南方多有栽培。**

- **性味功效：**辛、酸，温。理气开胸，化痰止咳，健脾消食，除积消胀。

- **主治：**痰饮咳喘、心下痞满、胸腹胀闷、脾肿大、食管阻塞食物难以下咽、消化不良、胃痛、呕吐、胸痹心痛、胸胁软骨炎、防治水肿病、孕妇受伤胎动不安、小儿高热不退、腹胀、腹泻。

薤 白

禁忌 可外敷（洗） 可制用 可鲜用 可内服

别名：野薤、野蒜、野白头、小独蒜

治病组方见 602 页

- **性味功效：**辛、苦，温。温中通阳，宽胸理气。
- **主治：**痢疾、胸闷胀痛、胃溃疡（脘痛彻背、背痛彻胸）、胸痹郁闷、头痛、牙痛、血崩、妇女产后气弱血虚、全身酸痛。
- **禁忌：**气虚无气滞血瘀者不宜用。

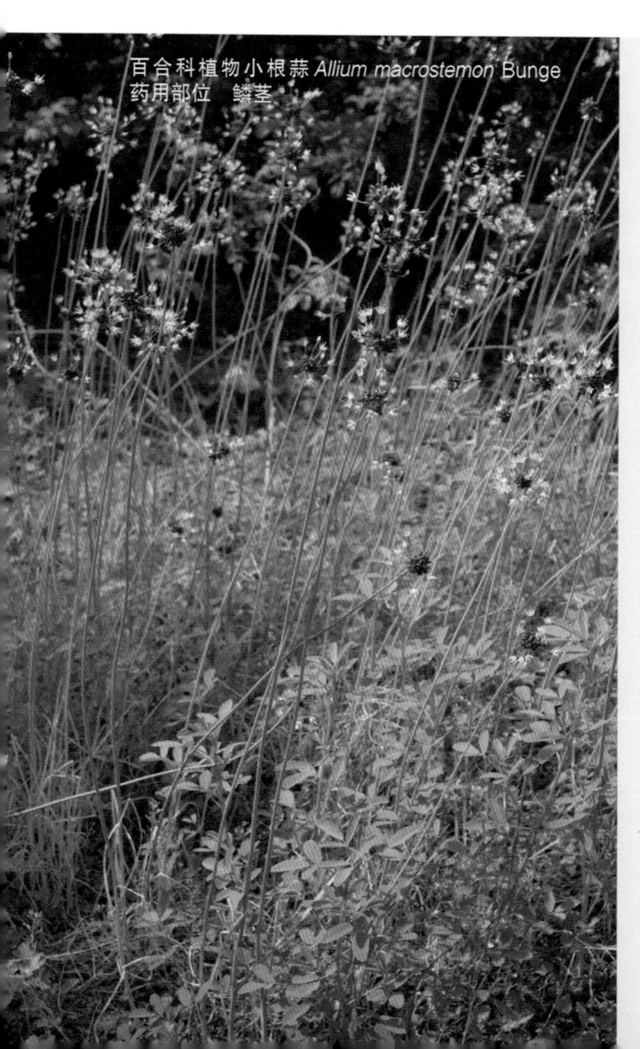

百合科植物小根蒜 *Allium macrostemon* Bunge
药用部位 鳞茎

- **植物速认：**多年生草本。鳞茎卵圆形，叶互生，窄条形；花被长圆状披针形，粉红色或玫瑰红色；蒴果倒卵形。**生于耕地的杂草中及山地较干燥处。**

禁忌 可外敷（洗）
可制用 可鲜用 可内服

治病组方见 550 页

枳　实

别名：江枳实、川枳实、苏枳实、湘枳实

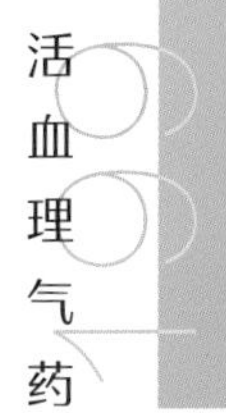

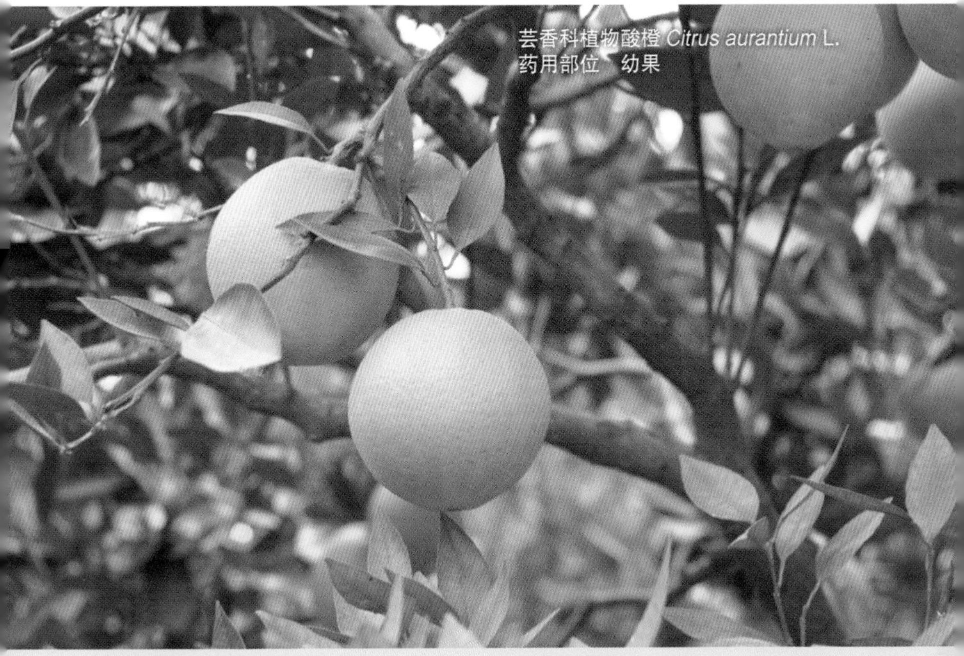

芸香科植物酸橙 *Citrus aurantium* L.
药用部位　幼果

■ **植物速认：**常绿小乔木。枝三棱形，有长刺；单数复叶互生，卵形或椭圆状卵形；春季开白色花，长圆形；柑果近球形，果皮粗糙，果汁味酸。**丘陵、低山地带和江河湖泊的沿岸。**

■ **性味功效：**苦、酸，微寒。破气消积，化痰散痞。

■ **主治：**梅核气（咽喉部神经官能症）、食欲不振、脾虚腹胀、胃气不和（呕吐不止）、慢性浅表性胃炎、大便秘结、疝气、热病后肠燥大便秘结、子宫脱垂（脱肛）。

♥ **禁忌：**凡脾胃虚而无积滞，孕妇体弱者不宜用。

枳 壳

可外敷（洗） 可制用 可鲜用 可内服

别名：江枳壳、川枳壳、酸橙枳壳、苏枳壳

治病组方见 550 页

■ **性味功效：**苦、酸，微寒。理气宽胸，消积行滞。

■ **主治：**脾胃湿热（胸闷腹痛、大便泄泻）、胆汁反流性胃炎、痢疾腹痛（里急后重）、胆道蛔虫、胁肋疼痛、久泻脱肛或子宫下坠、断乳后乳房胀痛、产后子宫下垂、瘀血内阻所致闭经、痛经等。

■ **植物速认：**常绿小乔木。枝三棱形，有长刺；单身复叶互生，卵形或椭圆状卵形；春季开白色花，长圆形；柑果近球形，果皮粗糙，果汁味酸。**生于河边或山谷中。**

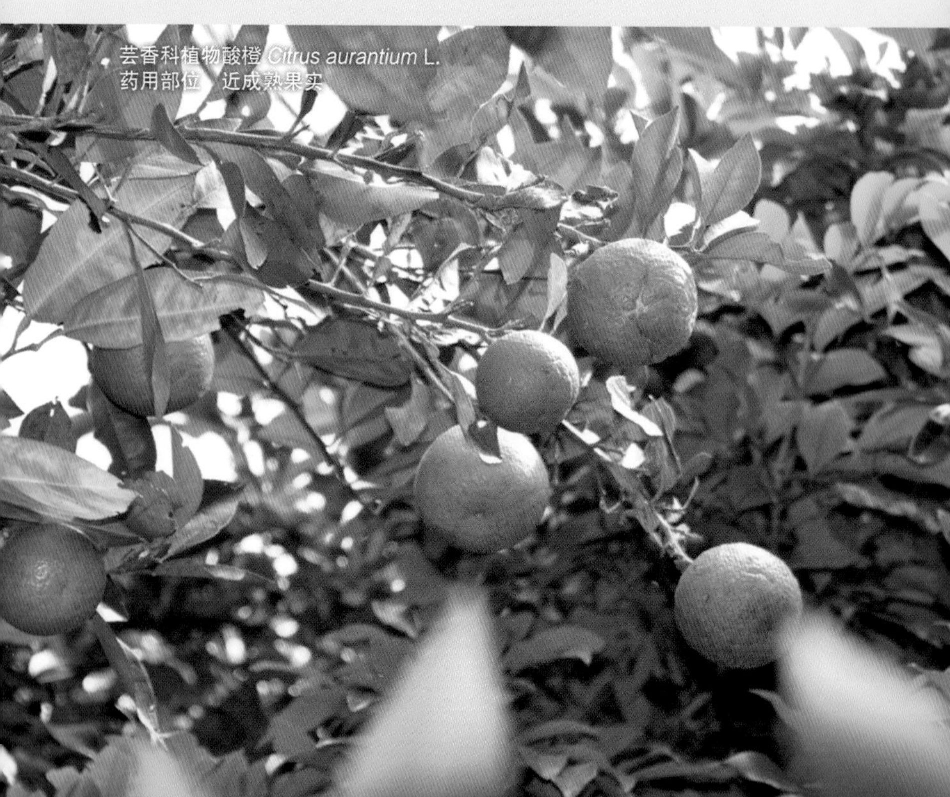

芸香科植物酸橙 *Citrus aurantium* L.
药用部位 近成熟果实

可外敷（洗）

可制用 可鲜用 可内服

治病组方见 570 页

预知子

别名： 狗腰藤、八月瓜、八月扎、腊瓜、白木通、八月炸

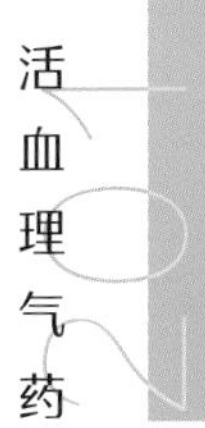

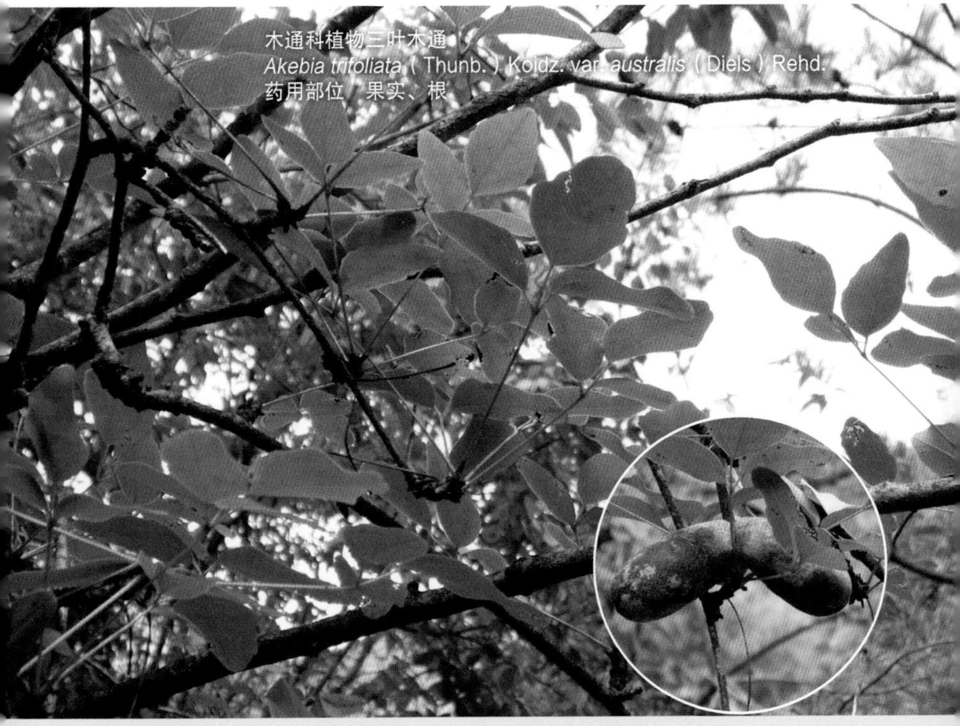

木通科植物三叶木通

Akebia trifoliata (Thunb.) Koidz. var. *australis* (Diels) Rehd.

药用部位　果实、根

■ **植物速认：** 落叶或半常绿木质藤本。枝条灰褐色或灰色，小叶，卵形或卵状长方形；春夏开紫红色花；蓇葖肉质，长圆筒形，紫色，果皮厚，果肉多汁，白色；种子多数，呈扁椭圆形，红棕色。**生于山坡灌木丛或沟边。**

■ **性味功效：** 甘，温。疏肝理气，补肾止痛。

■ **主治：** 风寒腰痛、胃痛、肝癌、胃癌、直肠癌、疝气痛、睾丸肿痛、遗精、子宫脱垂。

裸柱菊

可外敷(洗)
可制用 可鲜用 可内服

别名：九龙吐珠、七星坠地、七星菊、萝匐草、地杨梅

治病组方见 596 页

- **性味功效：**辛，温，有小毒。化气散结，消痈解毒，化瘀镇痛。
- **主治：**瘰疬初起、风毒流注腰脚（腰脚疼痛、经脉拘急）、扭伤。
- **植物速认：**一年生矮小草本。茎极短，平卧；叶互生，近球状；花冠管状，黄色；瘦果倒披针形，花果期几全年。**生于荒地、路旁或田边的湿草丛中。**

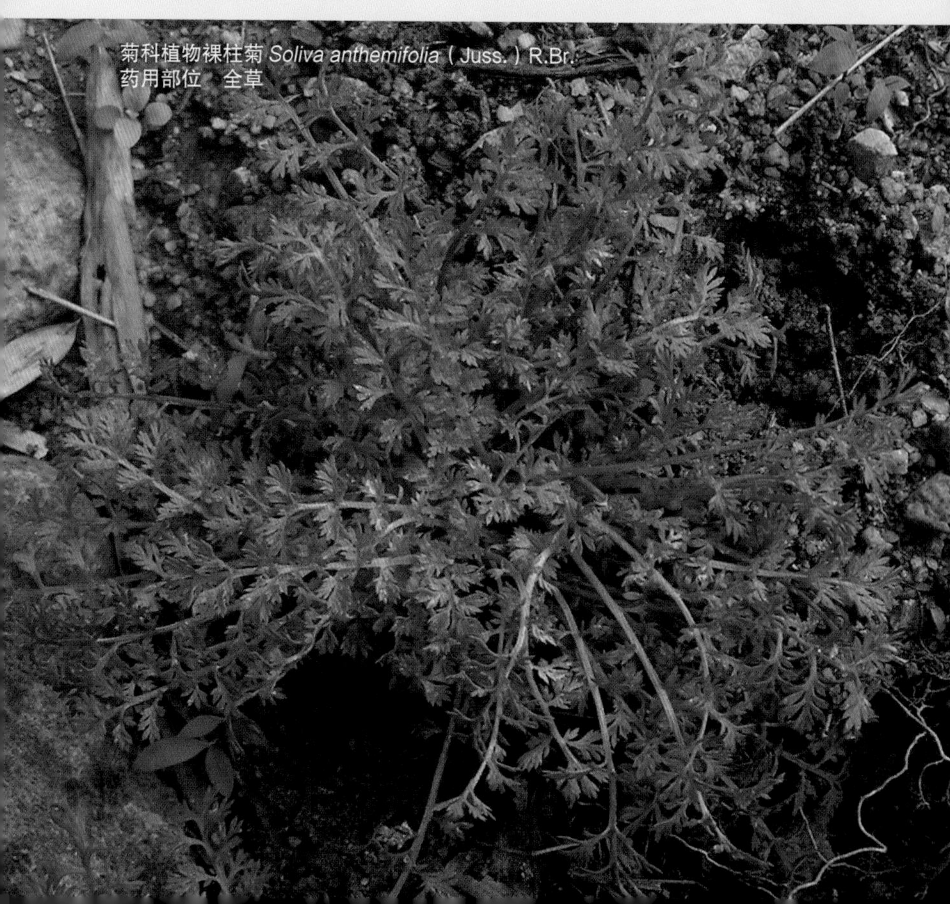

菊科植物裸柱菊 *Soliva anthemifolia*（Juss.）R.Br.
药用部位　全草

可外敷（洗） 可制用 可鲜用 可内服

治病组方见 512 页

朱砂根

别名：山龙眼、山豆根、珍珠凉伞、散血丹、大罗伞

- **性味功效**：苦，凉。活血行瘀，清热解毒，祛风利湿。
- **主治**：咽喉肿痛、对口疮、鼻炎、睾丸偏坠、痢疾、乙型肝炎、风湿性关节炎、跌打损伤、骨折、带下病。
- **植物速认**：常绿灌木。根状茎横走，叶互生，椭圆状披针形或倒披针形；顶生或侧生伞形花序，白或淡红色；核果球形，熟时红色。**生于山林阴湿地。**

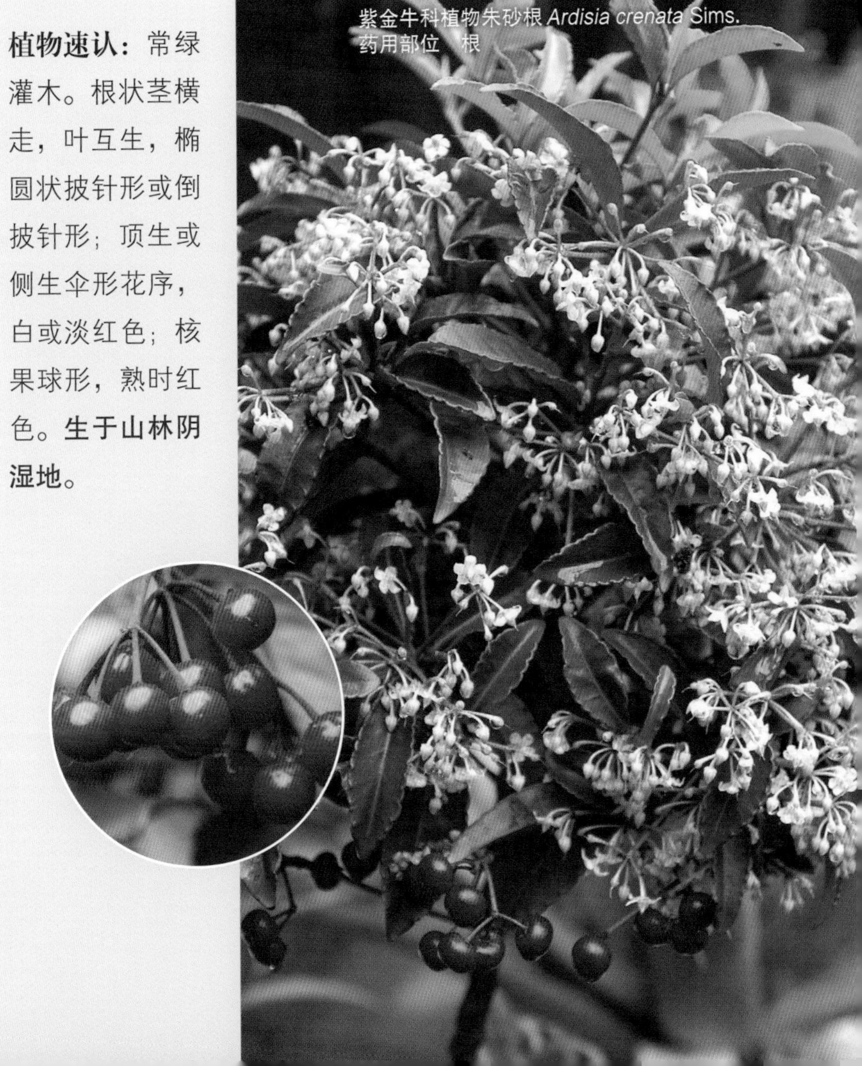
紫金牛科植物朱砂根 *Ardisia crenata* Sims.
药用部位　根

芒萁

别名：狼机柴、芦萁、芒萁骨、草芒

可外敷(洗) 可制用 可鲜用 可内服

治病组方见 509 页

- **性味功效：**微甘，平。清热止血，利水消肿，活血化瘀。
- **主治：**肺热咯血、外伤出血、跌打损伤、带下病。
- **植物速认：**多年生草本。根状茎细长横走，叶远生，羽片披针形；孢子囊群圆形，细小。**生于山野间。**

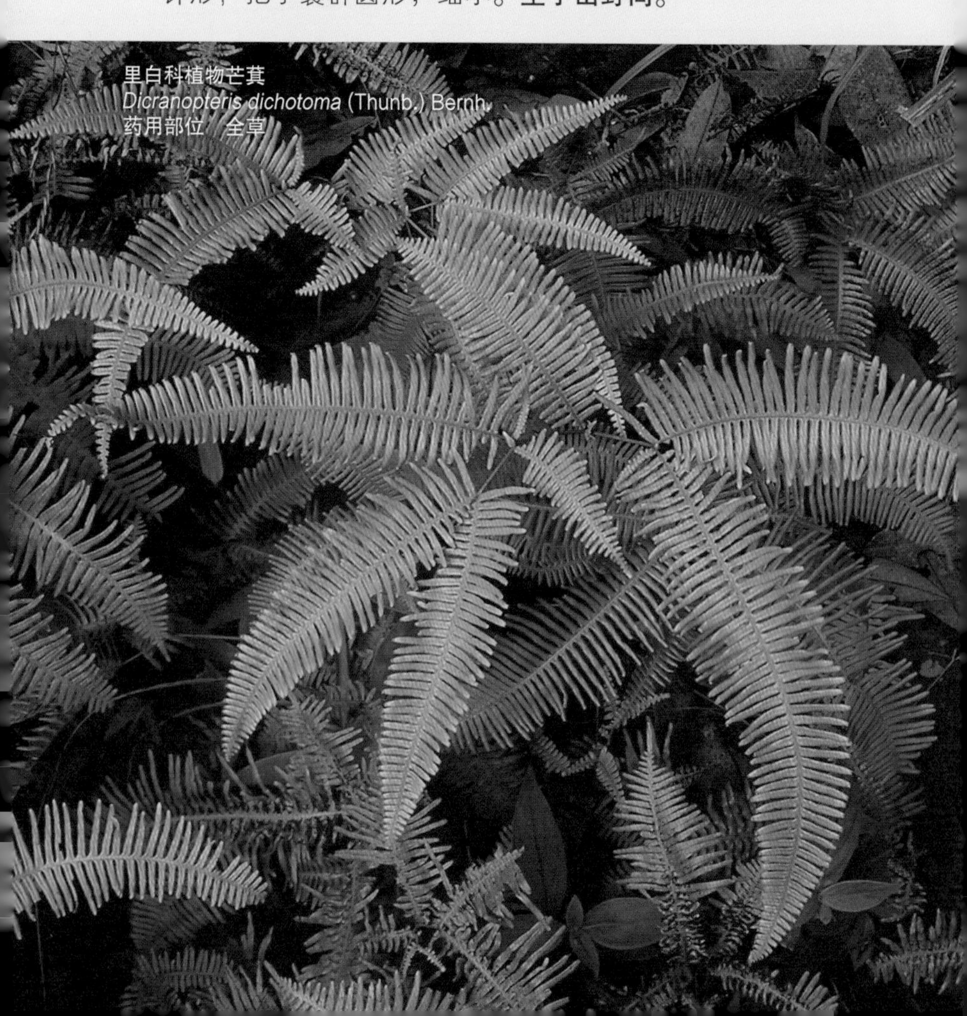

里白科植物芒萁
Dicranopteris dichotoma (Thunb.) Bernh.
药用部位　全草

禁忌 可外敷（洗）
可制用 可鲜用 可内服

治病组方见 513 页

华泽兰

别名：祥瑞草、花骨草、春林药、兰草

- **性味功效：**苦、辛，微温。舒肝散郁，开胸利膈，行瘀调经，消炎止痛。

- **主治：**劳力过度、气郁、胸胁闷窒或疼痛、风湿顽痹、跌打损伤。

- **禁忌：**无瘀血者勿轻用。

- **植物速认：**多年生草本。叶对生，卵形或披针形；花小，花冠白色或有时淡紫色；瘦果圆柱形。**生于山坡草地、小树丛中。**

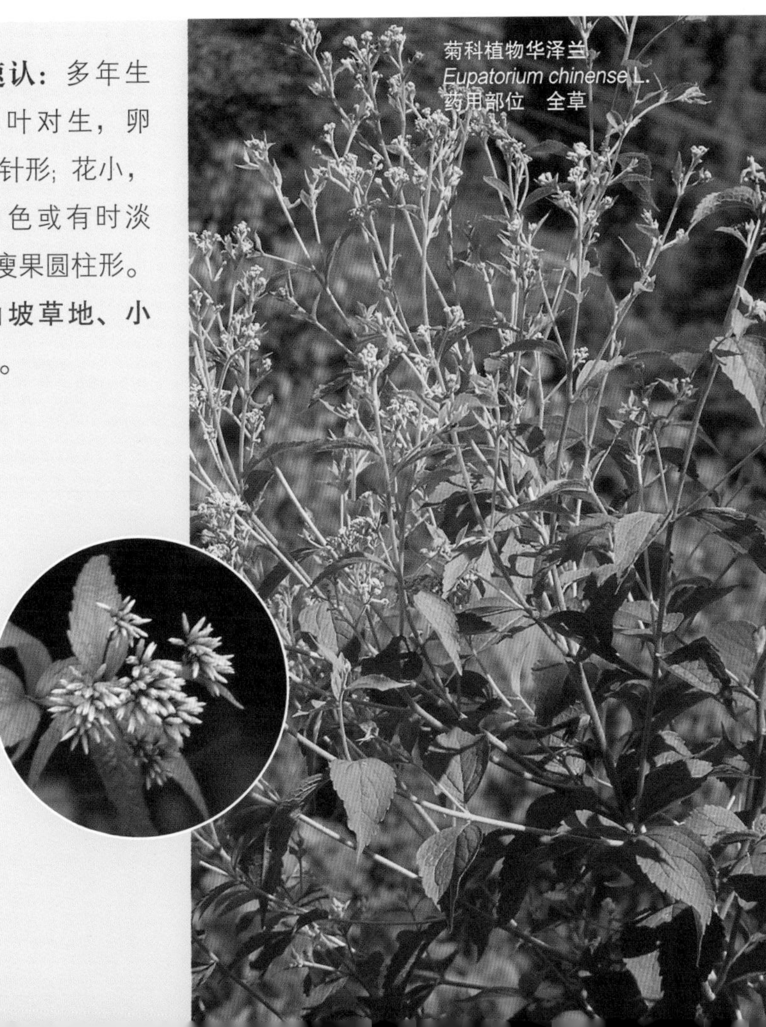

菊科植物华泽兰
Eupatorium chinense L.
药用部位　全草

虎 杖

别名：土大黄、血三七、活血龙、罐菜兜、花斑竹、苦杖、溪竹根

禁忌 可外敷(洗) 可制用 可鲜用 可内服

治病组方见 538 页

- **性味功效：**苦、酸，凉。清热解毒，活血行气，祛风除湿。
- **主治：**慢性支气管炎、高胆固醇血症、肝硬化腹水、急性肝炎、慢性阑尾炎、胆结石、胆囊炎、前列腺炎、老人习惯性便秘、腰扭伤、挫伤初期大小便不通、风湿性关节炎（急性期）、坐骨神经痛、腰胸椎骨质增生症、关节退行性改变、蛇伤、烧烫伤、带状疱疹。
- **禁忌：**服药后有上腹闷痛不适或恶心、呕吐、腹泻的情况应停药。

- **植物速认：**多年生灌木状草本。茎圆柱形，中空；叶互生，阔卵形；圆锥花序，瘦果卵状椭圆形。**生于山沟、河旁、溪边、林下阴湿处。**

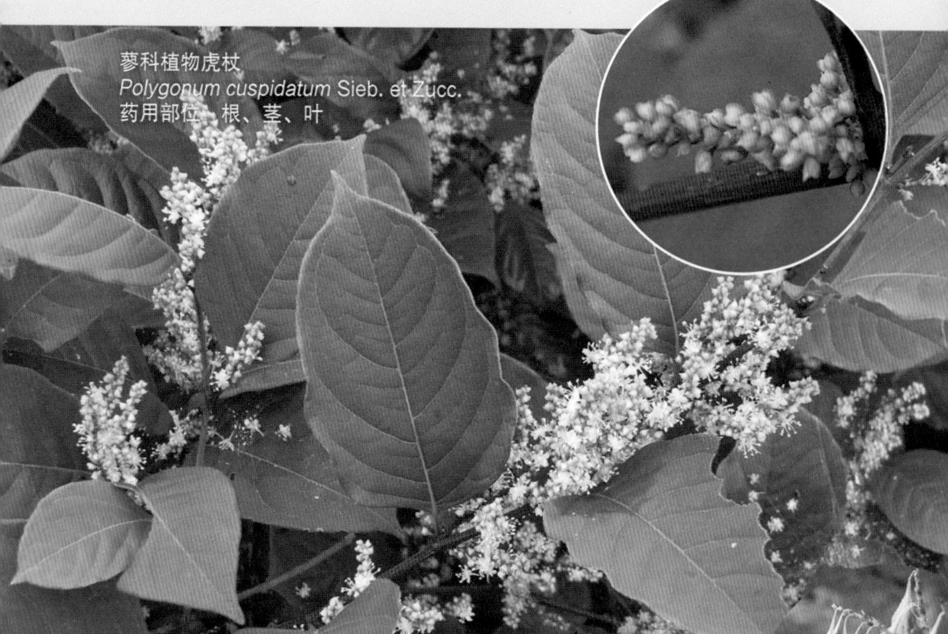
蓼科植物虎杖
Polygonum cuspidatum Sieb. et Zucc.
药用部位：根、茎、叶

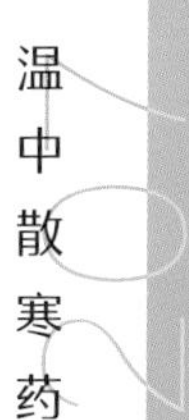

可外敷（洗）

可制用　可鲜用　可内服

治病组方见 520 页

花　椒

别名： 大红袍、川椒、红椒、蜀椒

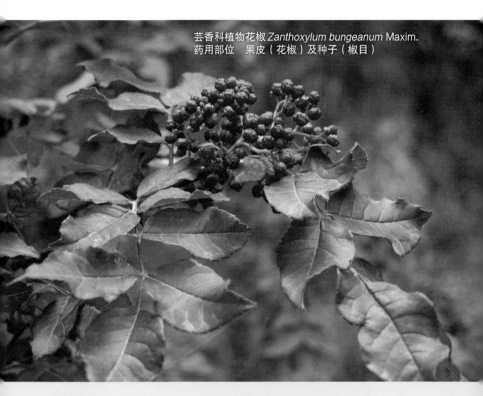

芸香科植物花椒 *Zanthoxylum bungeanum* Maxim.
药用部位　果皮（花椒）及种子（椒目）

■ **植物速认：** 灌木或小乔木。树皮暗灰色，枝暗紫色；复叶互生，卵形或卵状披针形；秋季开绿色小花，蓇葖果球形；种子近圆形，蓝黑色。**生于山坡灌木丛中向阳地、路旁。**

■ **性味功效：** 辛，温。温中散寒，燥湿杀虫。

■ **主治：** 寒痹、脾胃虚寒疼痛、风火牙痛、胆道蛔虫、蛔虫腹痛、胃溃疡、秃疮、皮肤湿疹、跌打损伤、断乳。

吴茱萸

禁忌 可外敷(洗) 可制用 可内服

别名：吴芋、家吴萸、米辣子、左力

治病组方见 527 页

- **性味功效：**辛、苦，大热，有小毒。温中解郁，降逆止呕，暖肾治疝。

- **主治：**脘腹冷痛、寒疝腹痛、中焦虚寒(头痛吐涎沫)、五更泄(清晨腹泻)、胃痛吐酸、胸满呕吐、胃寒作痛(呕吐酸水或清水)。

- **禁忌：**凡阴虚有热及无寒湿者不宜用。

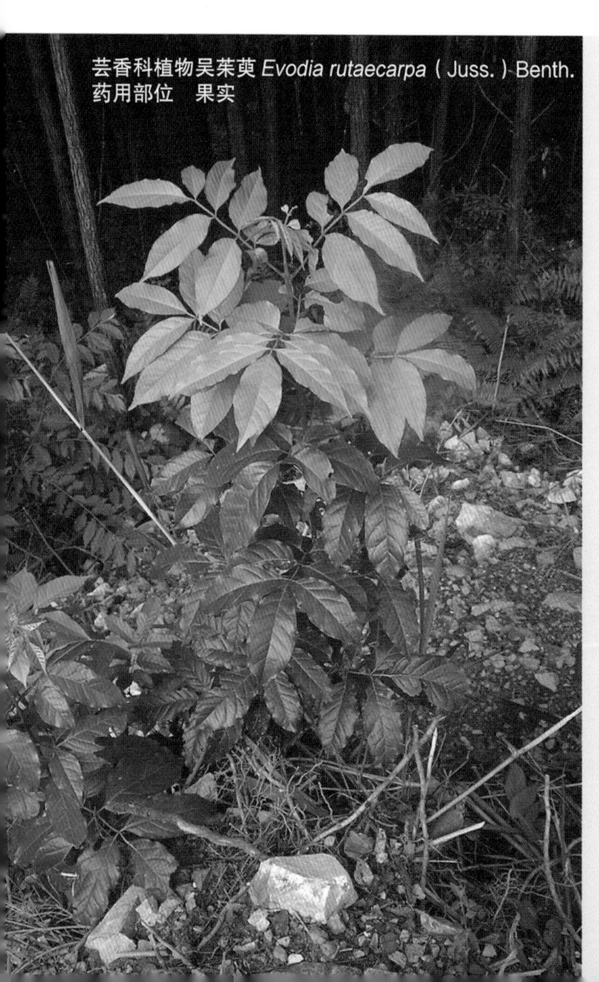

芸香科植物吴茱萸 *Evodia rutaecarpa* (Juss.) Benth.
药用部位　果实

- **植物速认：**落叶灌木或小乔木。树皮暗红色，有光泽；叶对生，椭圆形或卵圆形；夏秋开黄白色花，蓇葖果扁球形，紫红色；种子1粒，卵圆形，黑色。**生于温暖地带的山地、路旁或疏林下。**

经验 可外敷（洗）

可制用 可鲜用 可内服

治病组方见 546 页

荜澄茄

别名：山苍子、山鸡椒、毕茄、澄茄、臭枳柴、木姜子、臭樟、山樟子

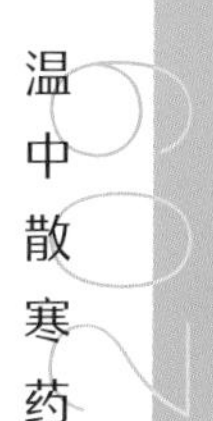

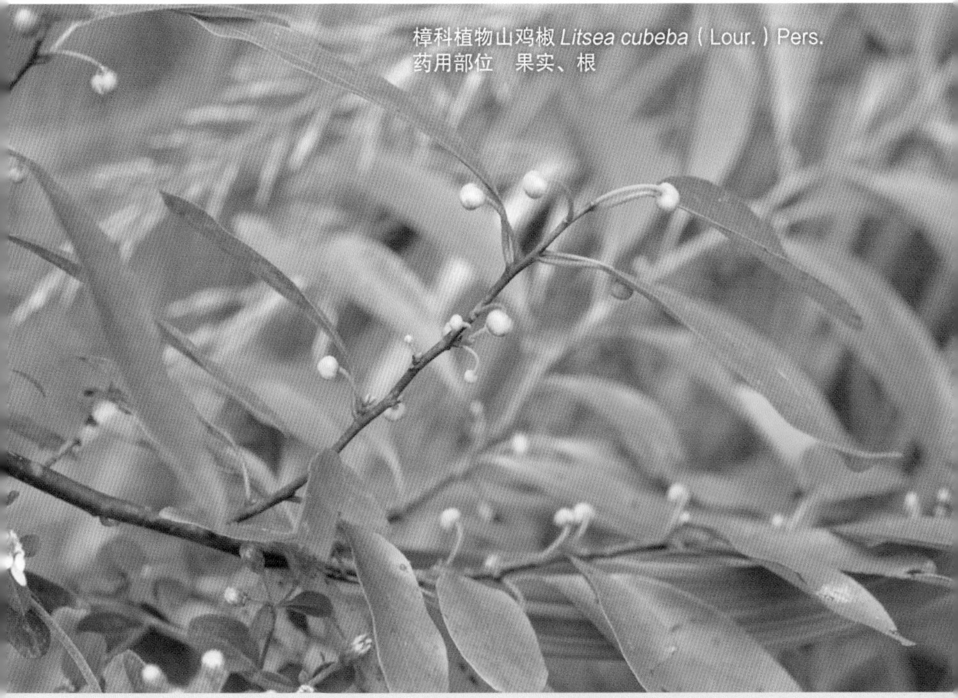

樟科植物山鸡椒 *Litsea cubeba*（Lour.）Pers.
药用部位　果实、根

■ **植物速认：**落叶灌木或小乔木。茎皮灰褐色，叶片长圆披针形或长椭圆形，淡黄色小花，果球形。**生于向阳山坡及丛林间。**

■ **性味功效：**辛，温。温胃散寒，止痛。

■ **主治：**虚寒型头痛、食欲不振、体虚无力、虚寒型胃痛、畏寒脘疼呕吐呃逆、寒疝疼痛、下焦虚寒（小便混浊）、寒痹、神经根型颈椎病、慢性腰腿痛、乳腺炎初起。

♥ **经验：**本品治疗胃寒呕吐以及寒疝功效甚佳。

胡芦巴

可制用 可鲜用 可内服

别名：芦巴子、香草子、小木夏、葫芦巴、苦豆胡巴

治病组方见 547 页

- **性味功效：**苦，温。温肾阳，祛寒湿。
- **主治：**肾阳虚腰酸膝软、肾阳虚阳痿（举而不坚）、肾阳虚腹胁胀满、寒疝睾丸肿胀冷痛。

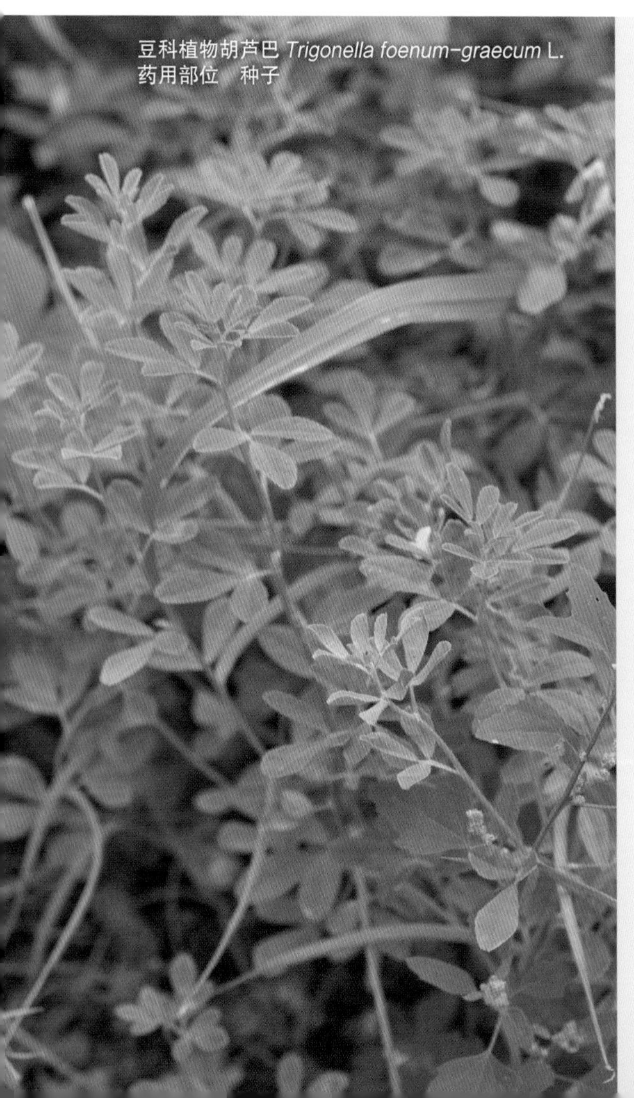

豆科植物胡芦巴 *Trigonella foenum-graecum* L.
药用部位　种子

- **植物速认：**草本，全株有香气。茎丛生，复叶互生，倒卵形或倒披针形；夏季开白色花，花冠蝶形，荚果细长圆筒形；种子多数，棕色。多栽培。**药材主产于安徽、四川、河南。**

禁忌 可外敷(洗) 可制用 可鲜用 可内服

治病组方见 533 页

附 子

别名： 盐附子、黑顺片、熟片、黄片

- **性味功效：** 大辛，大热，有毒。回阳救逆，温补脾肾，祛寒止痛。

- **主治：** 阳虚大汗（四肢厥冷）、脾胃虚寒、肾阳虚（肢体浮肿、小便不利）、肾阳气不足（下半身冷感）、心衰、痛风、坐骨神经痛、鹤膝风、类风湿关节炎、顽固性痢疾、遗尿、带下病。

- **禁忌：** 孕妇忌用，一般不可与半夏、瓜蒌、川贝母、白及、白蔹同用。凡非虚寒或寒湿者应慎用。

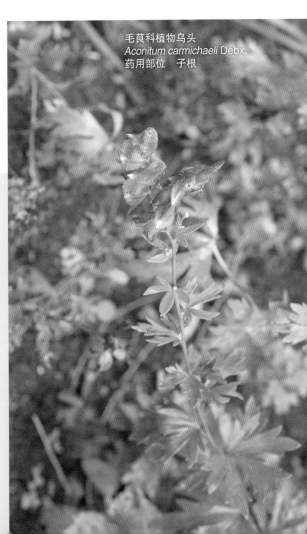

毛茛科植物乌头
Aconitum carmichaeli Debx.
药用部位 子根

- **植物速认：** 多年生草本。外皮黑褐色，主根为乌头，子根为附子。茎直立，叶互生，五角形；圆锥花序，蓝紫色；蓇葖果，种子有膜质翅。**生于山地、林缘或灌丛。**

丁 香

禁忌 经验 可外敷（洗） 可制用 可鲜用 可内服

别名：公丁香、雄丁香、丁子香、母丁香、支解香

治病组方见 451 页

■ **性味功效：**辛，温。温中降逆，止痛。

■ **主治：**脾胃湿热呃逆、胃虚寒呃逆、肾阳不足（阳痿、少腹冷痛）、暑季呕吐泄泻、脾虚（呕吐、腹泻消化不良）、骨质增生症、外伤瘀肿、腱鞘囊肿。

♥ **禁忌：**热证及阴虚内热不宜用。

♥ **经验：**公丁香用花蕾，功效强；母丁香用果实，功效弱，且有活血作用。

■ **植物速认：**常绿乔木。叶对生，叶片长方倒卵形或椭圆形；花有浓香，花冠白色稍带淡紫；浆果红棕色，长方椭圆形，有香气；种子数粒，长方形。**我国南岭以南有栽培。**

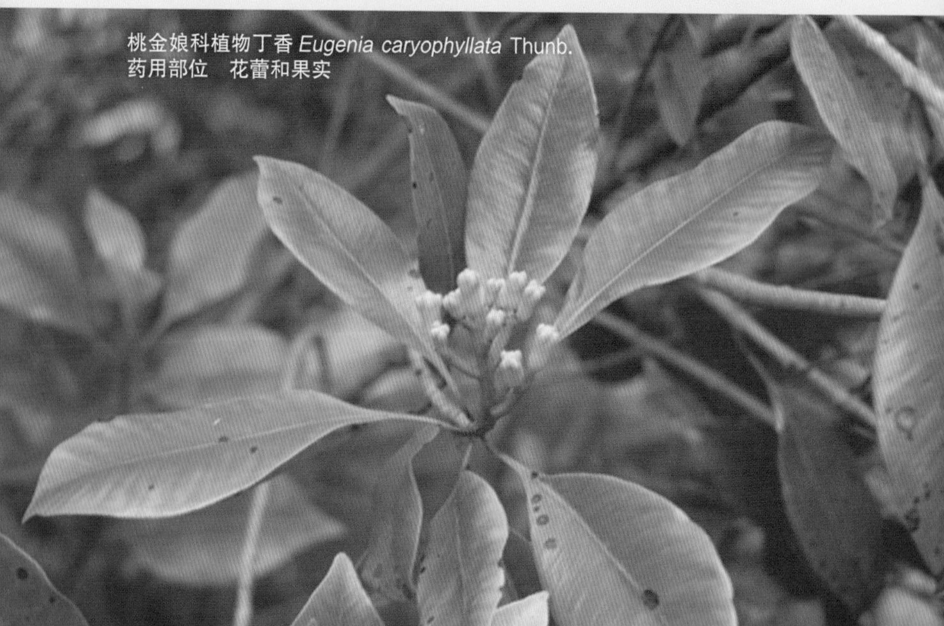

桃金娘科植物丁香 *Eugenia caryophyllata* Thunb.
药用部位 花蕾和果实

禁忌 经验 可外敷（洗）
可制用 可鲜用 可内服

治病组方见 463 页

小茴香

别名：茴香、香丝菜、怀香、小茴、谷茴

- **性味功效**：辛，温。和胃散寒，行气止痛。

- **主治**：寒疝腹痛（睾丸偏坠）、胃寒脘腹胀痛呕吐、寒痹、寒结肿毒（肌肉起青肿疼痛）、睾丸鞘膜积液、腰肌劳损、脚后跟骨疼痛、扭伤（闪筋）、蛇咬伤（久溃不愈）、妇女痛经、盆腔炎。

- **禁忌**：凡热证及阴虚火旺者慎用。

- **经验**：茴香有大小之分，大茴香即八角、大料，为调料。小茴香入药，治寒疝有奇效。

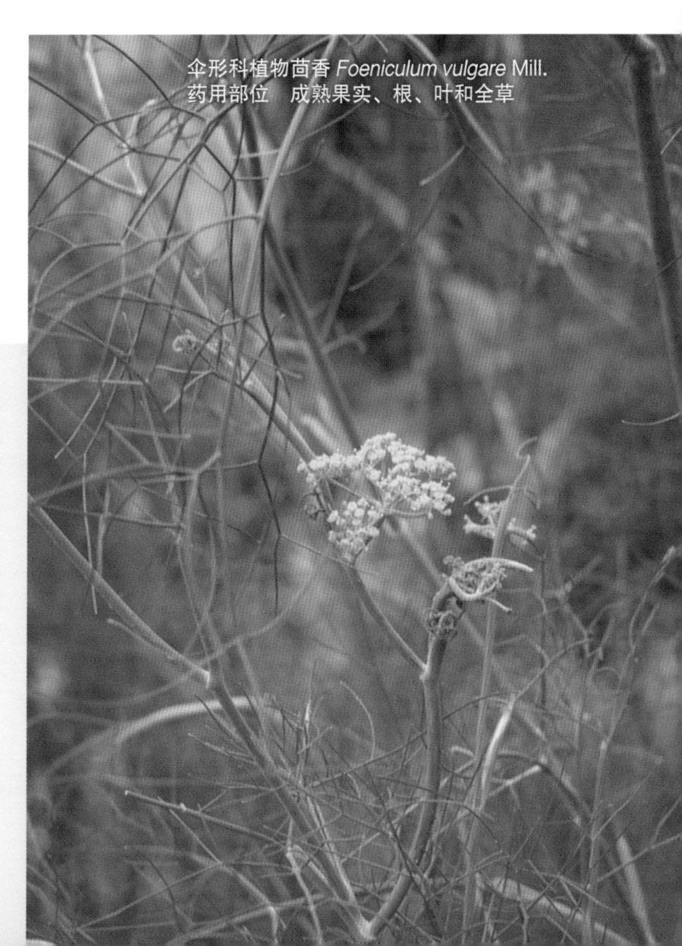

伞形科植物茴香 *Foeniculum vulgare* Mill.
药用部位　成熟果实、根、叶和全草

- **植物速认**：多年生草本。茎直立，基生叶丛生，金黄色小花，双悬果卵状长圆形。

刀　豆

别名：挟剑豆、野刀板藤、葛豆、刀坝豆、大刀豆、刀豆角、刀鞘豆

可外敷（洗）　可制用　可鲜用　可内服

治病组方见 456 页

- **性味功效：**甘，温。种子温中降逆，补肾；果壳活血通经，止泻；根活血化瘀。

- **主治：**瘀血头痛、呃酸、虚寒呃逆、肾虚腰痛、久痢、跌打损伤、闭经。

- **植物速认：**缠绕草质藤本。小叶宽卵形，淡红或淡紫色蝶形花，荚果窄长方形，种子肾形，红色或褐色。**生于低矮林间和灌丛。**

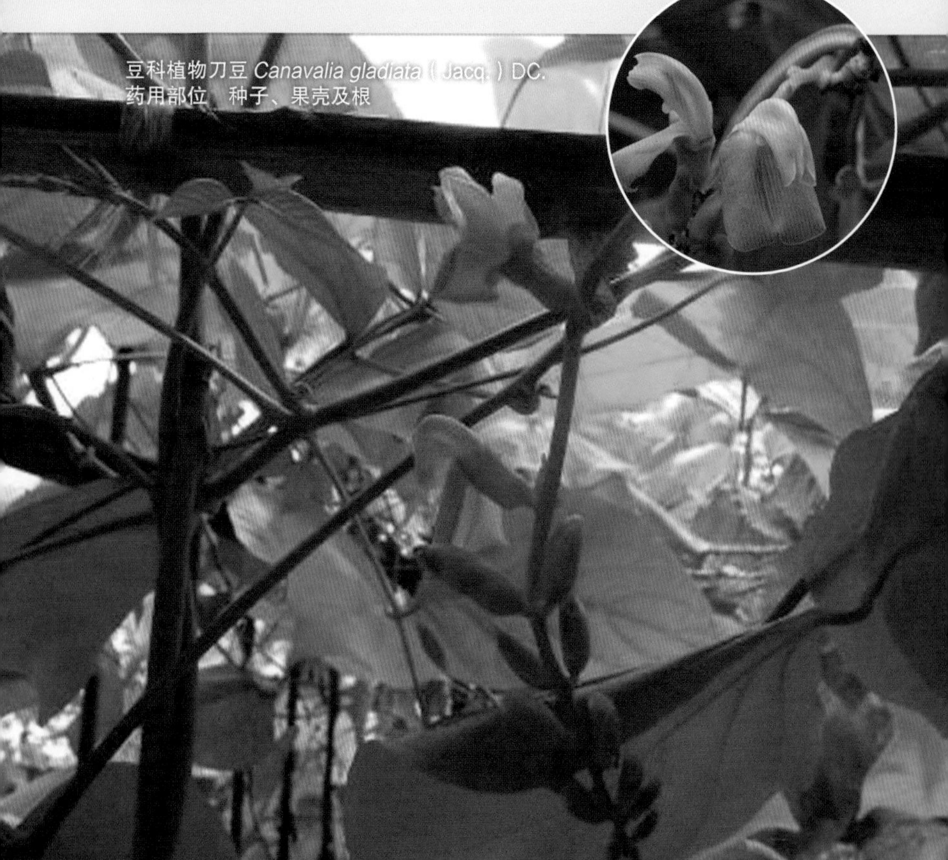

豆科植物刀豆 *Canavalia gladiata* (Jacq.) DC.
药用部位　种子、果壳及根

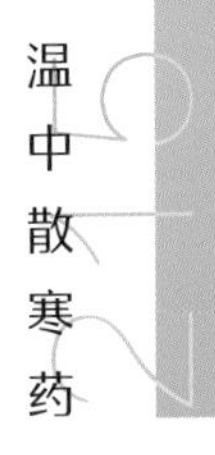

禁忌　可外敷（洗）
可制用　可鲜用　可内服

治病组方见 567 页

高良姜

别名： 良姜、小良姜、佛手根、海良姜、蛮姜

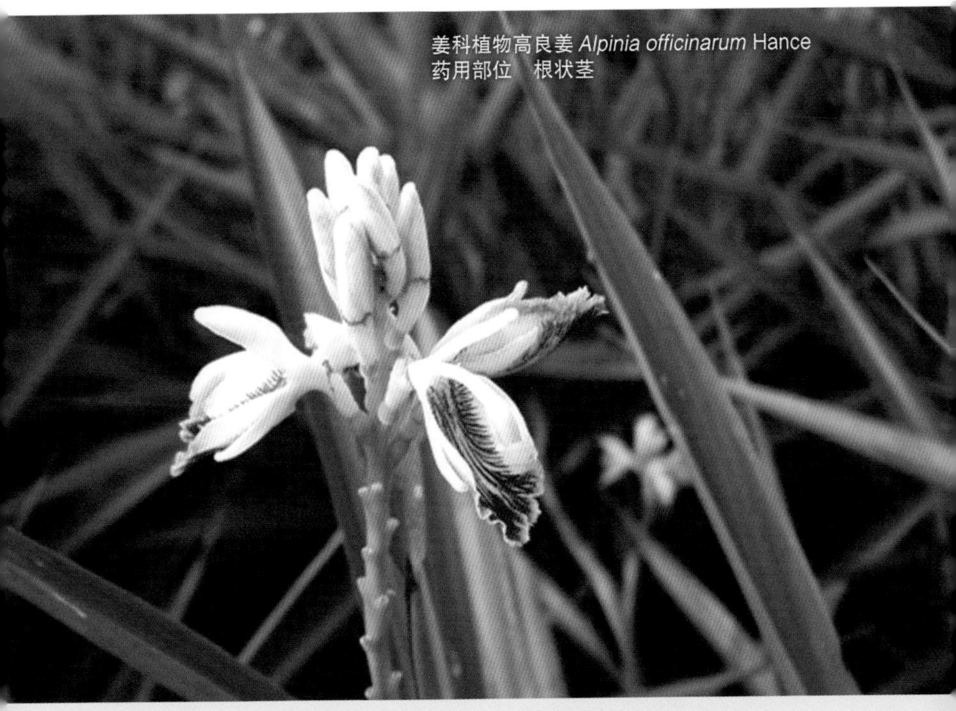

姜科植物高良姜 *Alpinia officinarum* Hance
药用部位　根状茎

■ **植物速认：** 多年生草本。茎丛生，叶二列，叶片窄条状披针形；花淡红色，蒴果肉质，熟时橘红色。**生于山坡、旷野的草地及灌丛中。**

■ **性味功效：** 辛，温。散寒止痛。

■ **主治：** 虚寒性呃逆、胃寒痛、胃及十二指肠溃疡、后脚跟疼痛、急性牙周炎、牛皮癣。

♥ **禁忌：** 肝胃火盛之腹痛、呕逆者不宜用。

肉 桂

别名：玉桂、牡桂、菌桂、筒桂

禁忌 经验 可外敷（洗） 可制用 可内服

治病组方见 512 页

- **性味功效：**辛、甘，大热。温肾补阳，温中祛痰，温经活血。

- **主治：**脾胃虚寒（呕吐泄泻）、肝气逆致吐衄（屡服他药不效者）、脾肾两虚（五更泄泻）、肾阳虚（阳痿、尿频）、寒湿腰痛、阴寒睾丸抽痛、脓肿溃后不收、虚寒痛经。

- **禁忌：**阴虚内热者和孕妇忌用，不宜与赤石脂同用。

- **经验：**现代研究肉桂有降血糖血脂的成分。笔者在临床也有使用。

- **植物速认：**常绿乔木。树皮外表面灰棕色，叶互生或近对生，叶片长椭圆形或披针形；开黄绿色小花，果实椭圆形，豌豆大，熟时暗紫色。**生于常绿阔叶林和斜坡山地。**

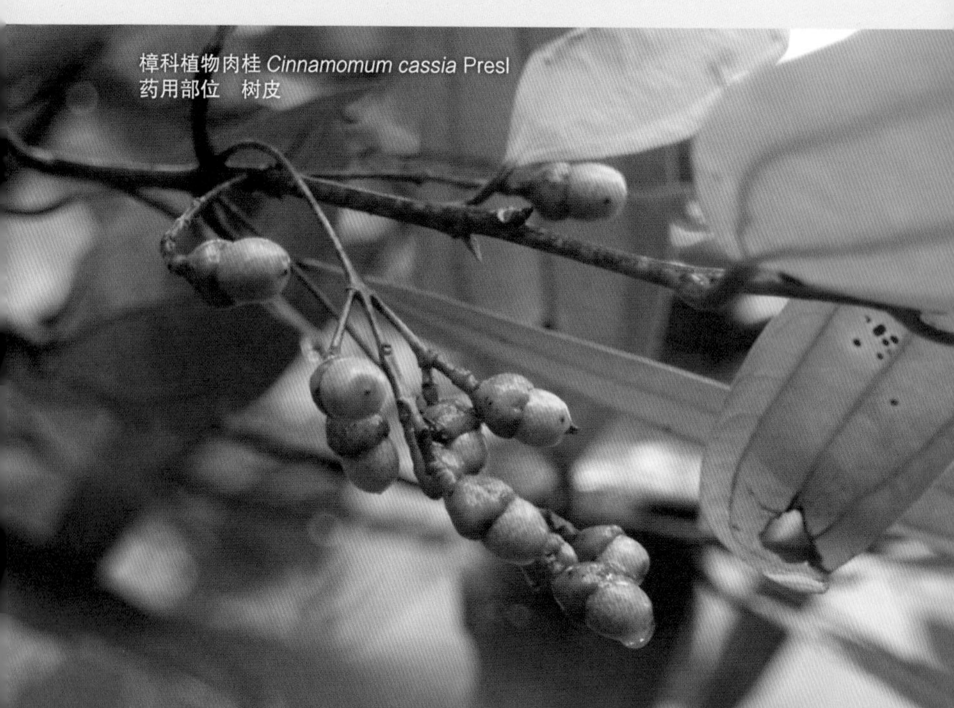

樟科植物肉桂 *Cinnamomum cassia* Presl
药用部位　树皮

禁忌 可外敷（洗）
可制用 可鲜用 可内服

治病组方见 458 页

干姜

别名：白姜、明姜、均姜、干生姜

■ **性味功效：**辛，热。温中散寒，回阳救逆，温肺化饮。

■ **主治：**寒痰伏肺（咳嗽气喘）、肺中虚冷（水气不化、清阳不升所致眩晕）、脾胃虚寒（腹痛、呕吐、泻痢）、顽固性呃逆或失眠、久泻或五更泄泻、虚寒（吐血、便血、崩漏）、虚寒性腰痛（带脉阻滞）、血崩不止、小儿消化不良。

禁忌：阴虚内热、大热腹痛、孕妇等均不宜用。

■ **植物速认：**多年生宿根草本。根状茎肉质，叶二列生，叶片条状披针形；花序卵形至椭圆形，花稠密，黄绿色，淡紫色带黄白色斑点；本种在栽培时很少开花。**生于山坡、旷野的草地及灌丛中。**

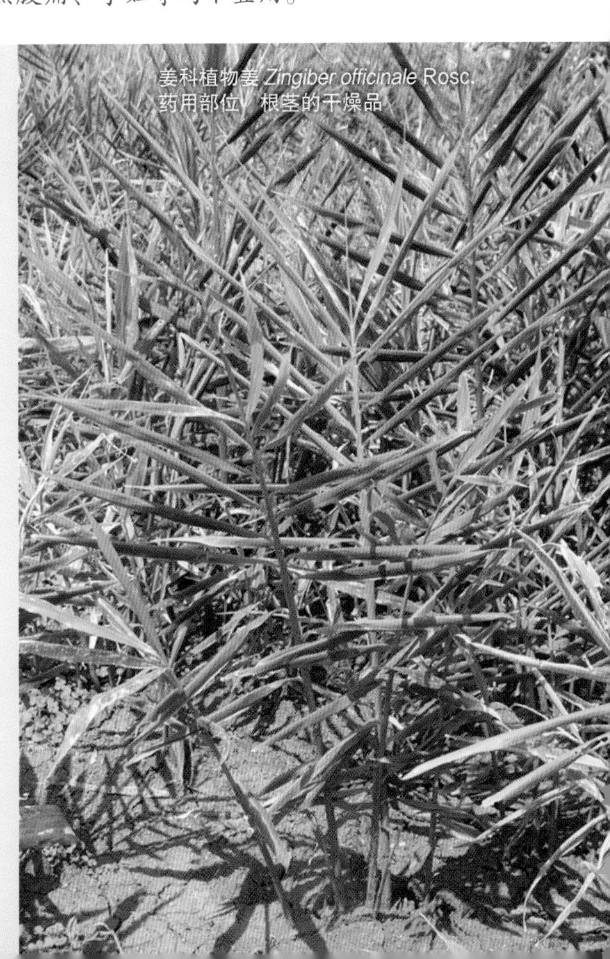
姜科植物姜 *Zingiber officinale* Rosc.
药用部位：根茎的干燥品

八角枫

禁忌 经验 可外敷(洗)

可制用 可鲜用 可内服

别名：一杯醉、三珠葫芦、包子树、白龙须、华瓜木

治病组方见 454 页

- **性味功效：**苦、辛，微温，有毒。祛风除湿，补虚接骨，通经活络，活血散瘀。

- **主治：**喘咳、体虚、风湿性关节炎、类风湿关节炎、心力衰竭、跌打内伤、腰椎间盘突出症。

- **禁忌：**孕妇或体弱者忌服。

- **经验：**宜饭后服，如中毒，急煎莱菔子(萝卜子)10 克服下可解。

- **植物速认：**落叶灌木或小乔木。树皮淡灰黄色，叶互生，圆形或阔卵形；花腋生，白色或黄色；果卵形，熟时黑色。**生于较阴之山坡疏林中。**

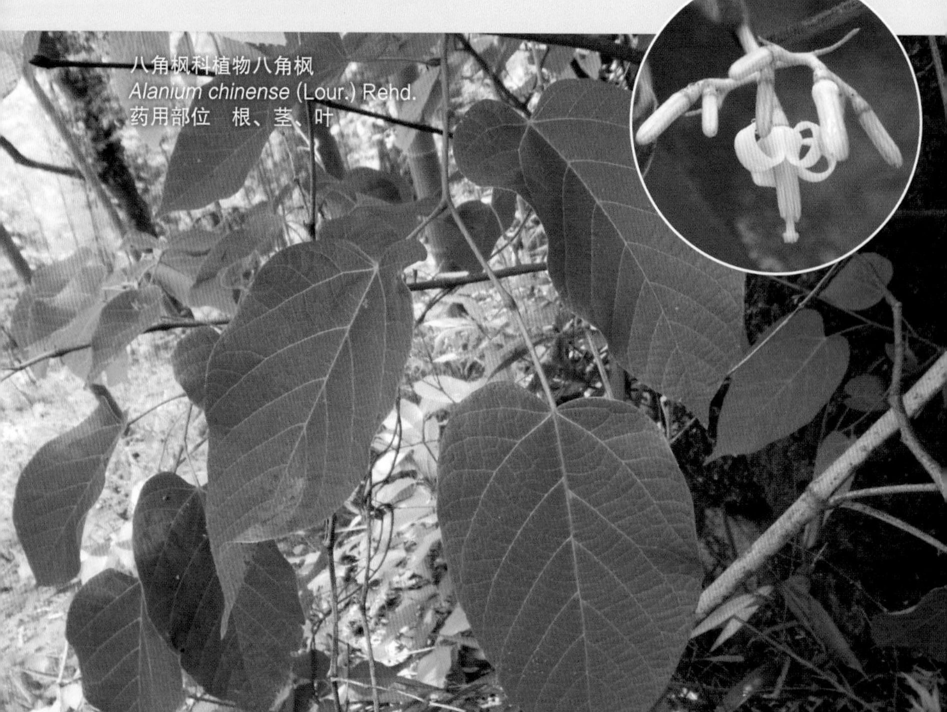

八角枫科植物八角枫
Alanium chinense (Lour.) Rehd.
药用部位　根、茎、叶

经验 可外敷（洗） 可制用 可鲜用 可内服

治病组方见 459 页

土牛膝

别名：鸡骨癀、倒扣草、土牛尺、狗连荽、鸡骨草、倒举草

- **性味功效：**苦、酸，平。破瘀行血，强壮筋骨，通利关节。

- **主治：**急性支气管炎、扁桃体炎、鼻出血、高血压、肝炎、肾虚遗精、腰膝酸软、痢疾、疝气、腹股沟淋巴结炎、淋证、白浊、慢性腰腿痛、风湿性关节炎、荨麻疹、钩端螺旋体病、跌打损伤、月经不调、痛经、乳汁不通、胀痛。

- **经验：**笔者用鲜品，春夏用叶，秋冬用根，取古法“唯汁效尤速”之意。

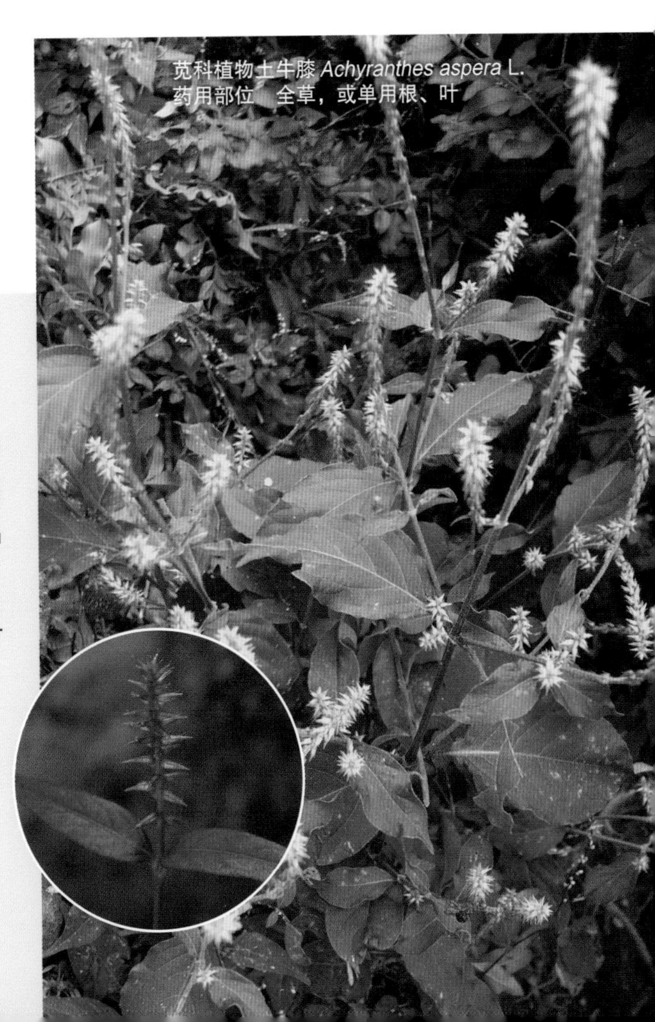

苋科植物土牛膝 *Achyranthes aspera* L.
药用部位　全草，或单用根、叶

- **植物速认：**草本。叶对生，椭圆形；花序腋生或顶生，刺状；果实长圆形，内含 1 粒种子。**生于耕地、荒地、路旁、村边草丛中。**

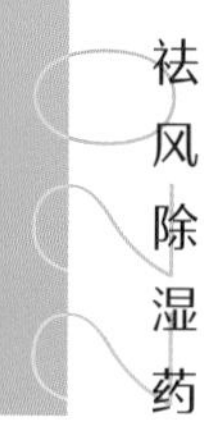

肖梵天花

别名：八卦拦路虎、山芙蓉、拦路虎、野桃花

可外敷(洗) 可制用 可鲜用 可内服

治病组方见 526 页

- **性味功效：**苦、辛，平。清热解毒，去瘀生新，祛风除湿。

- **主治：**劳力过度、湿热型腰痛、常年头风(偏头痛)、肾炎水肿、慢性胃炎、胃癌、各种癌种、头部外伤综合征、风湿性关节炎、肩周炎、神经根型颈椎病、肱骨外上髁炎、坐骨神经痛、风毒流注腰脚（腰脚疼痛、经脉拘急）、骨结核、梅毒引起的局部溃疡、蛇伤、带下病、乳腺癌。

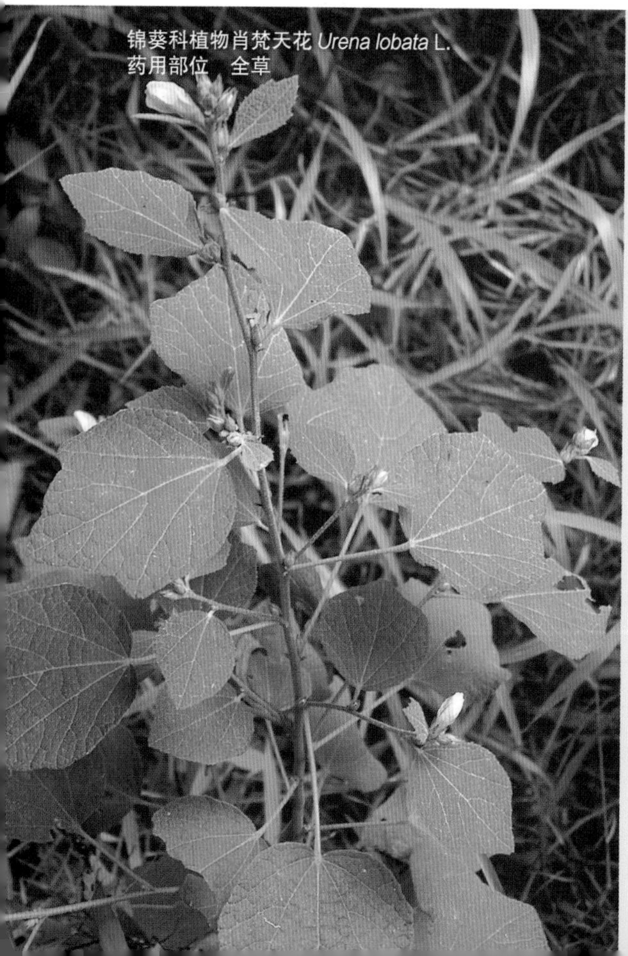

锦葵科植物肖梵天花 *Urena lobata* L.
药用部位　全草

- **植物速认：**灌木。叶互生，卵形或圆形；花单生叶腋或丛生枝梢，淡红色；蒴果球状有钩状刺毛。**生于原野、路旁、园边。**

经验 可外敷（洗）
可制用 可鲜用 可内服

治病组方见 540 页

金鸡脚

别名：鸭脚香、鹅掌金星、鸭脚草、辟瘟草、鸡脚爪

- **性味功效：**苦，寒。清热凉血，利尿通淋，疏风活络，消肿解毒。

- **主治：**热病心烦（口渴、音哑）、外伤性头痛、预防中暑、感冒发热、咽喉炎、痢疾腹泻、慢性肝炎、糖尿病晚期四肢无力、淋浊、风湿性关节炎、坐骨神经痛、脉管炎、骨髓炎、毒蛇咬伤、小儿惊风。

- **经验：**本品芳香，与鸡、鸭一同炖服，既美味又营养。

- **植物速认：**附生草本。根状茎细长横走，鳞片披针形，淡棕色；叶疏生，裂片条状披针形；孢子囊群圆形。**生于林野、岩石上阴湿地。**

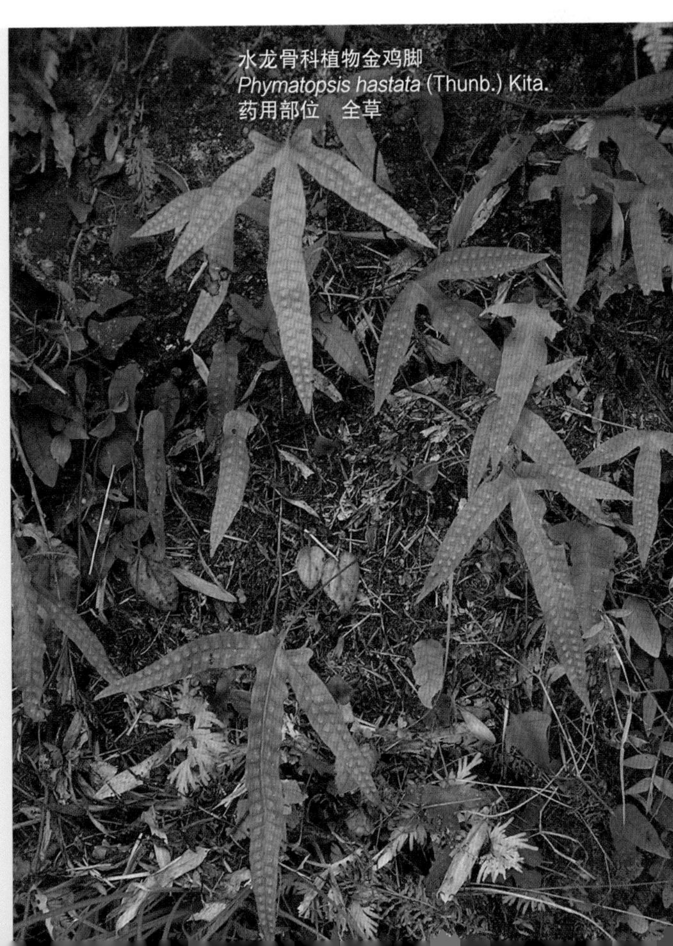

水龙骨科植物金鸡脚
Phymatopsis hastata (Thunb.) Kita.
药用部位　全草

福建莲座蕨

可外敷(洗) 可制用 可鲜用 可内服

别名：观音座莲、牛脚包、莲花蕨、山猪肝、马蹄根

治病组方见 597 页

- **性味功效：**苦、涩，寒，有小毒。清热止血，祛风止痛。
- **主治：**心烦不安（失眠）、胃及十二指肠溃疡、肠炎、痢疾、腰腿痛、不明原因腓肠肌痉挛、风湿性关节炎、跌打损伤、毒蛇咬伤、功能失调性子宫出血。
- **植物速认：**高大蕨类植物。茎球状，叶大丛生，条形至窄披针形；孢子囊群褐色，长圆形。**生于溪边、林下阴湿地。**

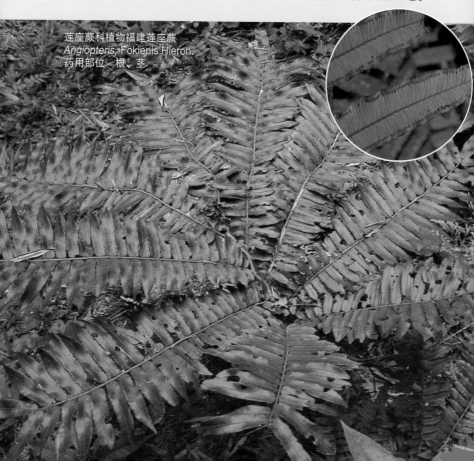

莲座蕨科植物福建莲座蕨
Angiopteris. Fokienis Hieron.
药用部位　根、茎

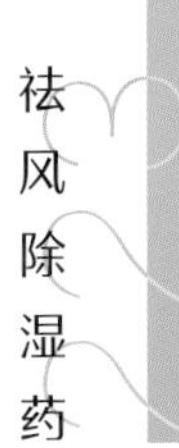

可外敷（洗） 可制用 可鲜用 可内服

治病组方见 486 页

勾儿茶

别名： 老鼠藤、黄鳝藤、铁包金、山黄芪、清水藤、充子藤

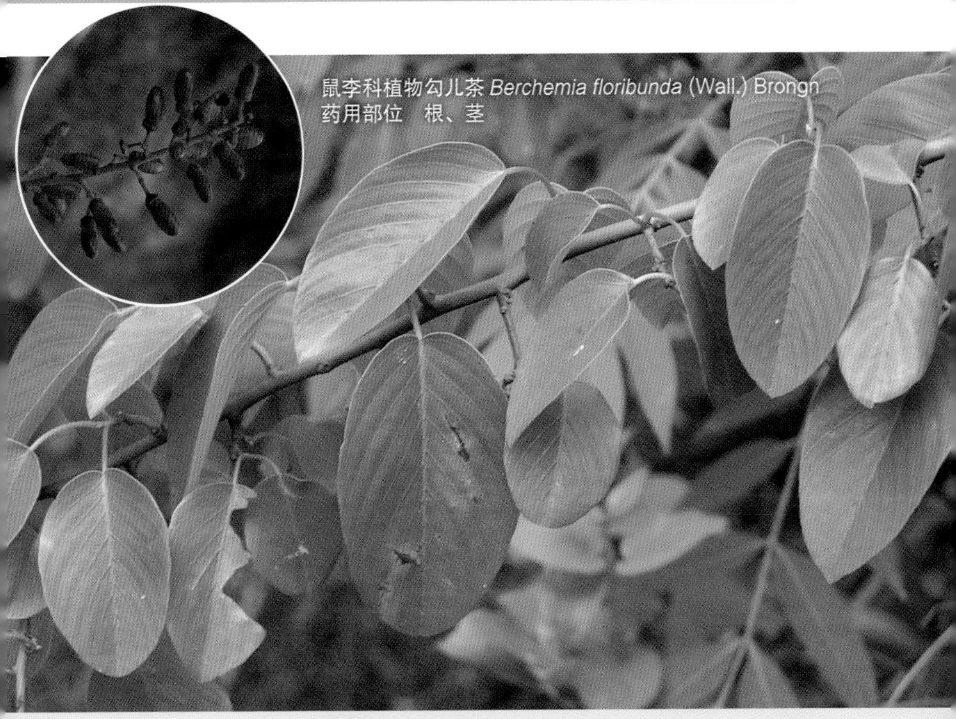

鼠李科植物勾儿茶 *Berchemia floribunda* (Wall.) Brongn
药用部位　根、茎

- **植物速认：** 落叶缠绕灌木。叶卵形至阔披针形；花小，白色；核果圆柱形，由绿变红色，成熟时紫黑色。**生于山野、坡地、小树丛或灌木丛中。**

- **性味功效：** 甘，平。补脾益气，强壮筋骨，利湿通络，消肿止痛，排脓生肌。

- **主治：** 劳力过伤（浑身疼痛）、虚寒型腰腿痛、慢性肝炎、肝硬化、慢性肾炎、水肿、血小板减少症、坐骨神经痛、退行性关节炎、跌打损伤、骨结核、月经不调、闭经、小儿疳积。

秋　枫

可外敷（洗）
可制用　可鲜用　可内服

别名：山红花、加冬、过冬梨、重阳木

治病组方见 556 页

- **性味功效：**微苦、涩，平。清热解毒，消肿化结，通经活络。
- **主治：**目赤、急性肝炎、肝癌、坐骨神经痛、风湿性关节炎、神经根型颈椎病、荨麻疹。

- **植物速认：**常绿乔木。树皮灰褐色，叶互生，卵形、矩圆形或椭圆状卵形；圆锥花序生上部叶腋内；浆果球形，褐色或淡红色。**生于村庄、岸边，也栽培在公路旁。**

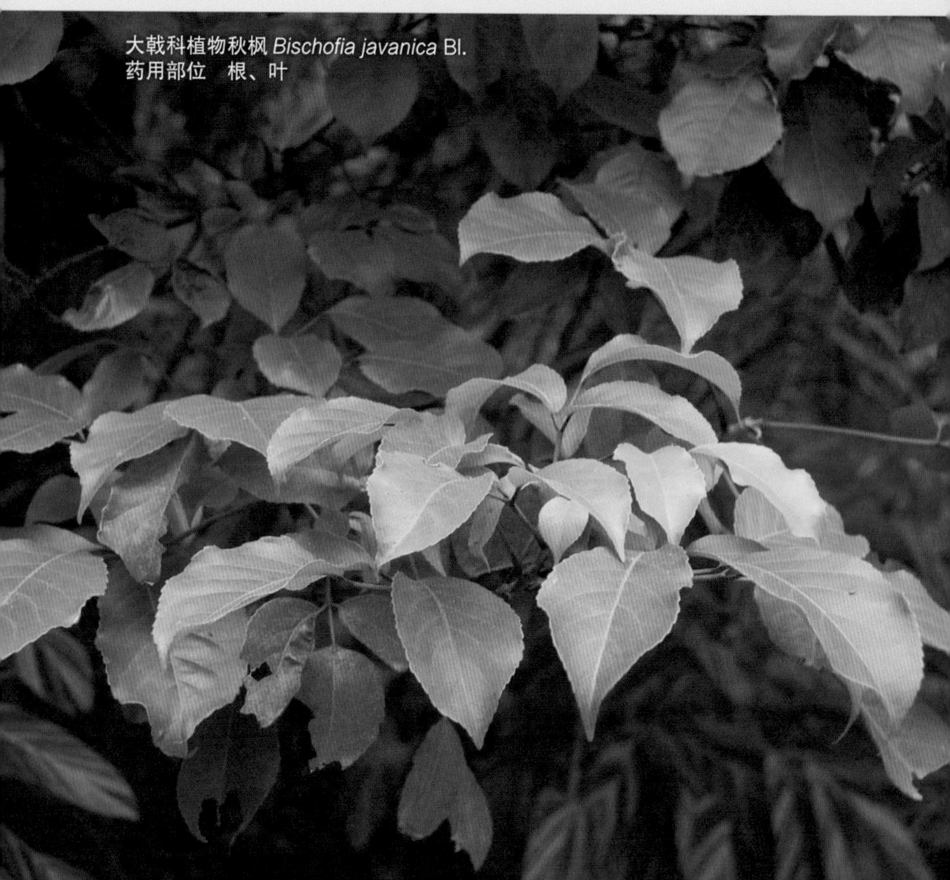

大戟科植物秋枫 *Bischofia javanica* Bl.
药用部位　根、叶

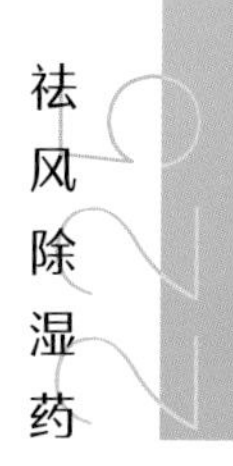

可外敷(洗)
可制用 可鲜用 可内服

治病组方见 506 页

半枫荷

别名：翻白叶树、红半枫荷、大叶半枫荷、白背枫、阴阳叶、铁巴掌、半梧桐、番张麻、米纸

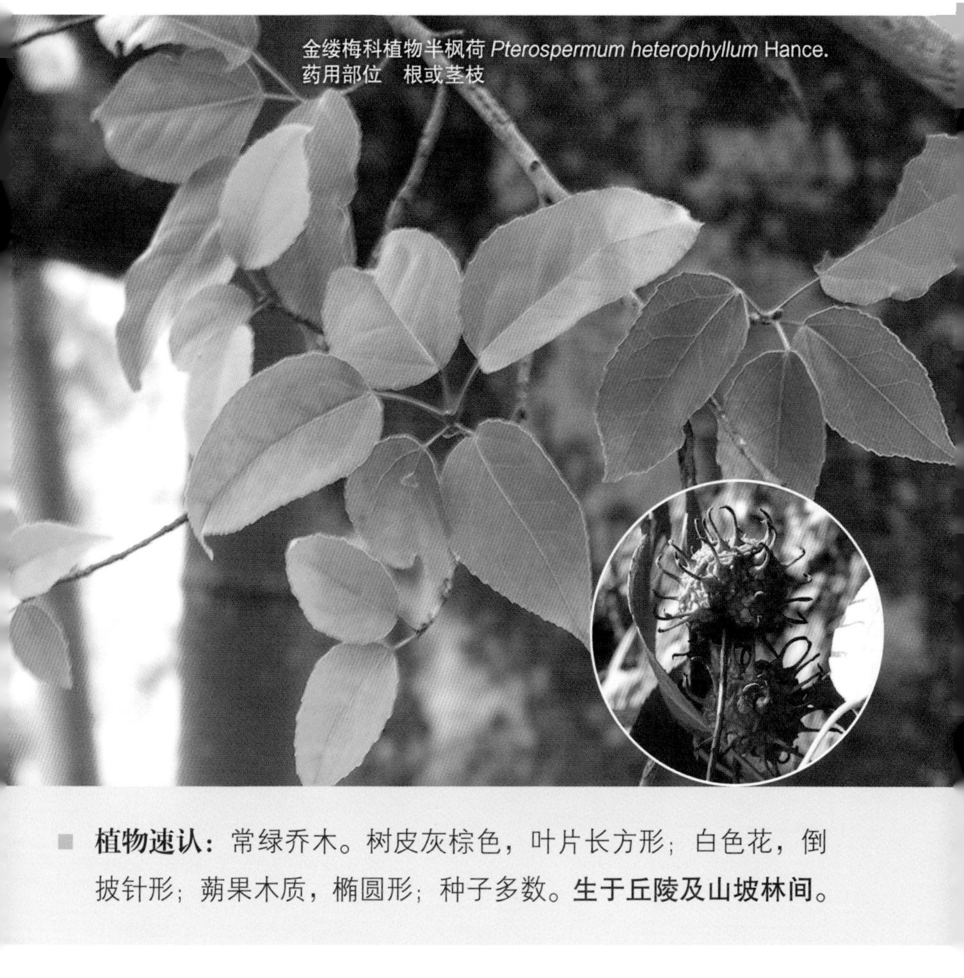

金缕梅科植物半枫荷 *Pterospermum heterophyllum* Hance.
药用部位　根或茎枝

- **植物速认：**常绿乔木。树皮灰棕色，叶片长方形；白色花，倒披针形；蒴果木质，椭圆形；种子多数。**生于丘陵及山坡林间。**

- **性味功效：**甘，温。舒筋活络，活血祛风。

- **主治：**腰肌劳损、慢性腰痛、半身不遂、类风湿关节炎、退行性关节炎、跌打损伤。

菝葜

别名：牛尾结、萱壳刺、狗骨刺、晃君刺、金刚藤、铁菱角、金刚刺

可外敷（洗）

可制用 可鲜用 可内服

治病组方见 573 页

- **性味功效：**甘、酸，平。除湿利尿，通经活络，消痈解毒，活血止痛，收涩止痢，温肾益气，清暑散热，化气导滞。

- **主治：**肺结核、慢性胃炎、胃癌、糖尿病、赤白痢（肠炎）、乳糜尿、脱肛、痔疮、（胃、食管、直肠、乳腺等）癌肿、风湿关节痛、腰椎间盘突出症、坐骨神经痛、腰痛、跌打损伤、痈疽肿毒、慢性溃疡。

- **植物速认：**攀援灌木。地下根茎横生，叶革质卵圆形或椭圆形；伞形花序腋生，常呈球形绿黄色；浆果球形，熟时粉红色。**生于山坡林下，灌木丛中，路旁。**

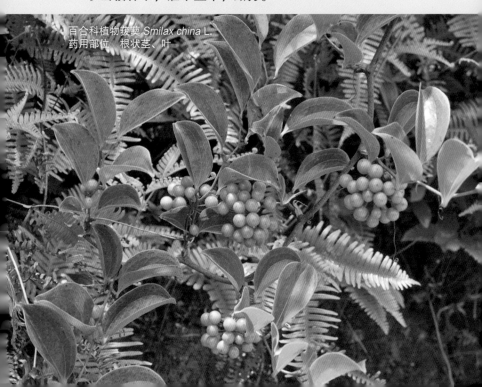

百合科植物菝葜 *Smilax china* L.
药用部位　根状茎、叶

可外敷(洗)

可制用 可鲜用 可内服

治病组方见 597 页

蔓性千斤拔

别名： 千斤拔、千斤坠、钻地风、金牛尾、三叶青、三脚虎

- **性味功效：** 苦，平。祛风除湿，舒筋活络，强腰壮骨，消肿解毒。

- **主治：** 肾亏阳痿、手脚发凉、牙齿痛、扁桃体炎、慢性痢疾、急性痢疾、慢性肾炎、慢性肝炎、糖尿病、腰肌劳损、外伤性偏瘫、风湿性关节痛、坐骨神经痛、骨质增生症、产后腰膝痛。

- **植物速认：** 蔓性半卧灌木。幼枝有棱，小叶卵状披针形或披针形；花冠蝶形，紫红色；荚果长圆形、有毛。**生于山野杂草丛中。**

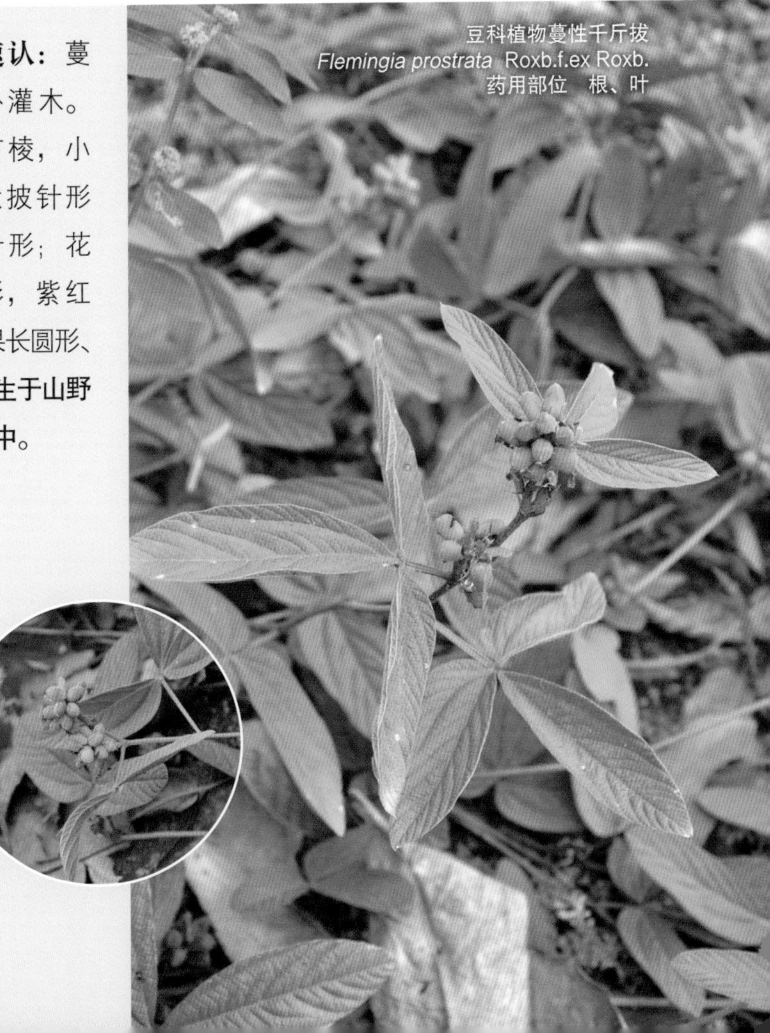

豆科植物蔓性千斤拔
Flemingia prostrata Roxb.f.ex Roxb.
药用部位　根、叶

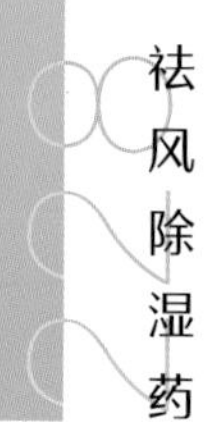

独　活

别名：香独活、长生草、独滑、独摇草、川活

禁忌　可外敷（洗）　可制用　可鲜用　可内服

治病组方见557页

- **性味功效：** 辛，温。祛风通络，止痛胜湿。
- **主治：** 脸部麻木不仁、外感咳嗽（喘急、咳白沫痰）、失眠伴有全身疼痛、梅尼埃病、颈椎病头晕、风湿腰痛、骨关节炎、妇女产后关节酸痛。

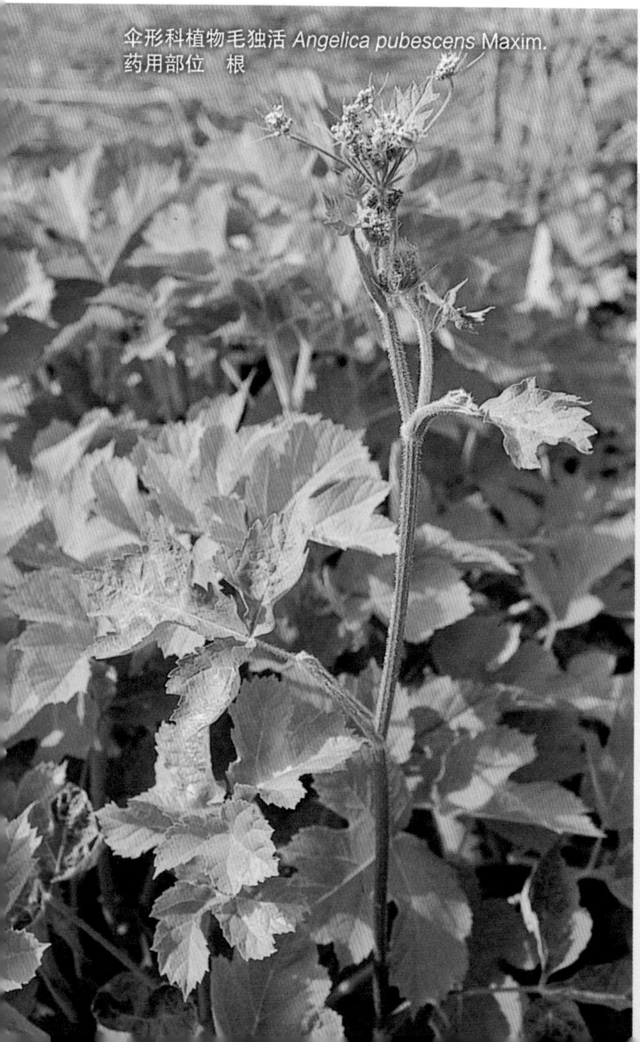

伞形科植物毛独活 *Angelica pubescens* Maxim.
药用部位　根

- **禁忌：** 阴虚火旺、高热不恶寒者不宜用。

- **植物速认：** 多年生粗壮草本。主根略呈圆柱状，外皮灰黄色至灰棕色；茎直立，叶互生，小叶卵圆形；白色小花，双悬果扁椭圆形。**生于山谷沟边或草丛中；有栽培。**

禁忌 可外敷（洗）
可制用 可鲜用 可内服

治病组方见 476 页

木瓜

别名：铁脚梨、宣木瓜、川木瓜、木瓜实、贴梗海棠

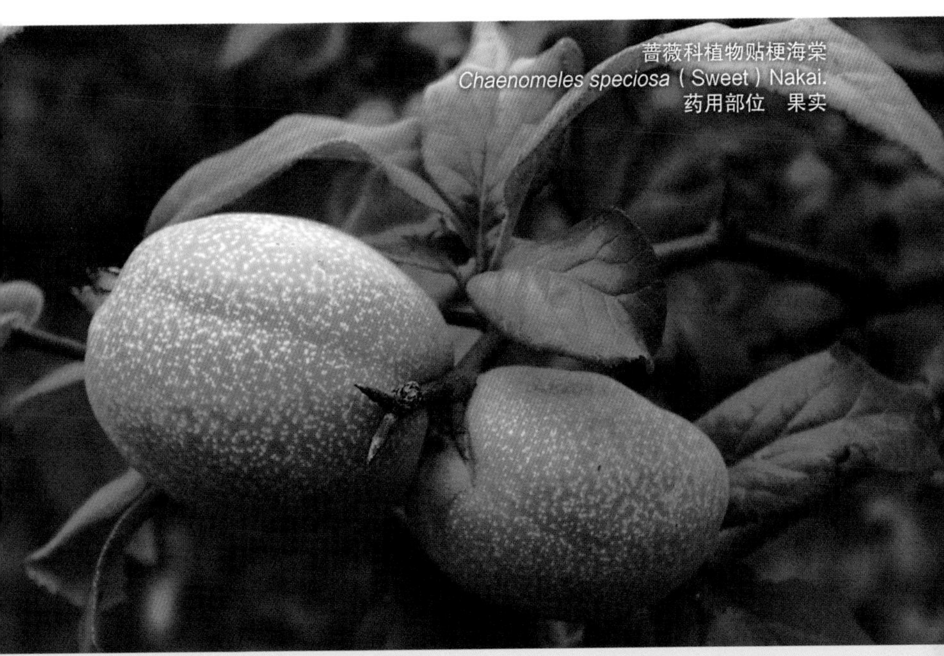

蔷薇科植物贴梗海棠
Chaenomeles speciosa（Sweet）Nakai.
药用部位 果实

■ **植物速认：**落叶灌木。单叶互生，卵形、长椭圆形或椭圆状倒披针形，常带红色；花瓣绯红色，稀淡红色或白色；梨果卵球形，黄色或带黄绿。**生于温带、热带地区。**

■ **性味功效：**酸，温。舒筋活络，祛风除湿。

■ **主治：**腹泻（呕吐、纳差、足筋酸楚）、腹痛（喜按）、腹泻久治不愈、痢疾、脚气（下肢疼痛）、慢性肾炎、下肢风湿性关节炎。

♥ **禁忌：**伤食而脾胃未虚积滞多者不宜用。

盐肤木

可外敷(洗)
可制用 可鲜用 可内服

别名： 补盐、猴盐柴、五倍子树

治病组方见 559 页

- **性味功效：** 微苦、酸，微温。调中益气，祛风除湿。

- **主治：** 肺虚咳嗽、久咳咽痛、神经衰弱、劳倦乏力、腰膝酸痛、慢性肾炎、冠心病、胸痛、胸部挫伤后期（胸部郁结胀闷）、湿疹、漆疮、顽癣、带下病、小儿气虚脱肛。

- **植物速认：** 落叶灌木或小乔木。树皮及小枝灰褐色，叶互生，椭圆形；圆锥花序，核果扁圆形，橙红色。**生于山野、坡地、小树丛间。**

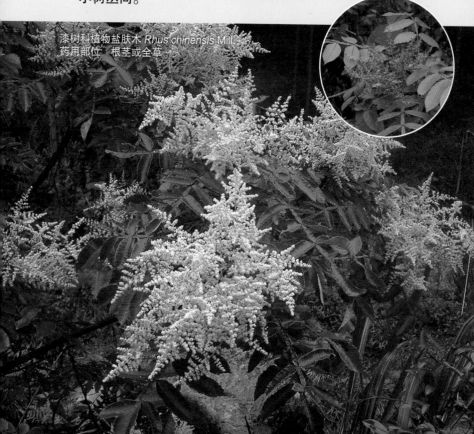

漆树科植物盐肤木 *Rhus chinensis* Mill.
药用部位　根茎或全草

可外敷(洗)

可制用 可鲜用 可内服

治病组方见 566 页

徐长卿

别名：观音竹、天竹根、柳枝黄、逍遥竹、对结莲

■ **性味功效：**辛，温。益气，逐风，强腰膝，解蛇毒。

■ **主治：**风邪表证（恶风、发热、咽喉痛、头身痛）、慢性支气管炎、牙痛、虚寒型胃痛、癌症疼痛、慢性腰腿痛、冠心病、风湿性关节炎、肩周炎、毒蛇咬伤、虫螫、荨麻疹、梅毒、跌打损伤。

● **附注：**对各种皮肤病，如湿疹、荨麻疹、接触性皮炎以及顽癣等均有效果。

■ **植物速认：**多年生直立纤细草本。根茎短，叶对生，披针形；花冠黄绿色，果角状。**生于阳坡草丛中。**

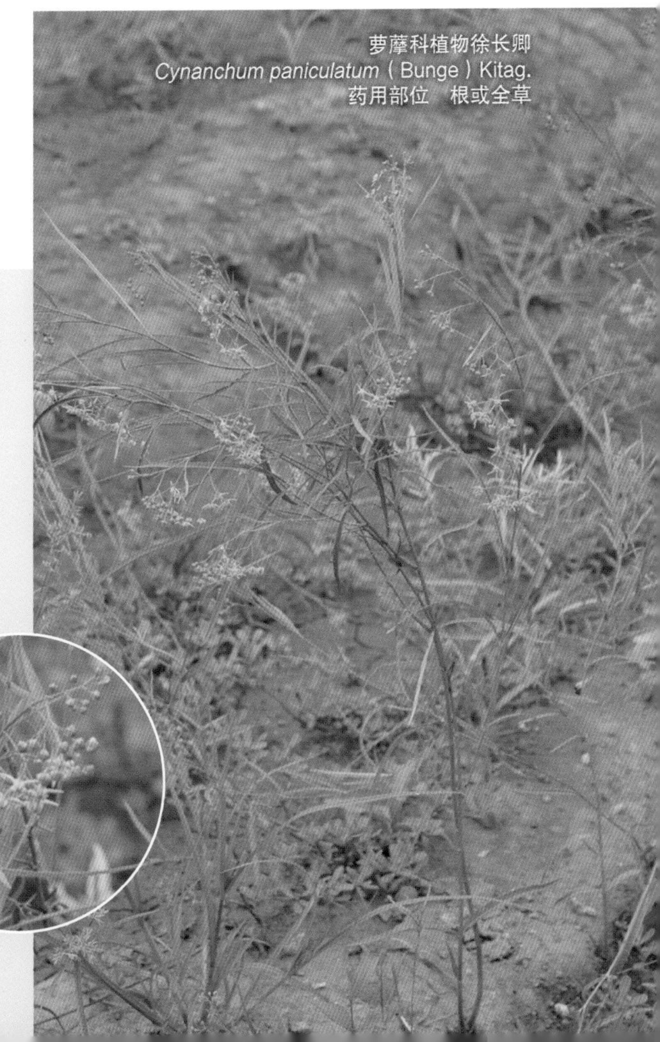

萝藦科植物徐长卿
Cynanchum paniculatum（Bunge）Kitag.
药用部位　根或全草

海风藤

可外敷（洗） 可制用 可鲜用 可内服

别名：大叶风沙沙藤、过山龙藤、细叶青蒌藤、爬岩香

治病组方见 569 页

- **性味功效：**辛，微温。祛风除湿，通经活络。

- **主治：**四肢拘挛、肩关节周围炎、类风湿关节炎、背部宿伤（天气变化剧痛）、痔疮。

- **植物速认：**藤本。枝有纵棱，节膨大；叶互生卵形或卵状披针形，聚集成穗状花序无花被；浆果近球形，褐黄色。**生于山沟密林间。**

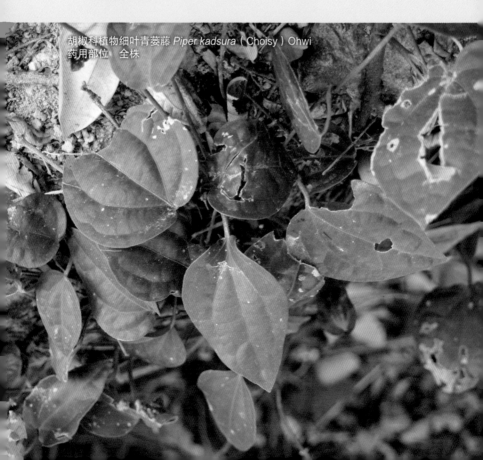

胡椒科植物细叶青蒌藤 *Piper kadsura*（Choisy）Ohwi
药用部位 全株

禁忌 可外敷（洗）
可制用 可鲜用 可内服

治病组方见 552 页

威灵仙

别名：百条根、搜山虎、老虎须、铁脚威灵仙、青龙须

- **性味功效：**苦，温。通经络，祛风湿，逐痰饮，散结止痛。

- **主治：**胃癌、背（腰、脚）痛、颈椎病、类风湿关节炎、下肢风湿痛、坐骨神经痛、化疗恶心呕吐、跌打损伤、骨质增生、背部宿伤、鱼骨鲠咽、蛇伤。

- **禁忌：**血虚筋挛，无风湿实邪者忌用，忌与茶同服。

- **植物速认：**多年生藤本。根多数，长圆柱形；叶对生，窄卵形、卵形或卵状披针形；多花，边缘密生短柔毛花白色，无花瓣；瘦果扁卵形，贴生柔毛。**生于山坡、山谷或灌丛中。**

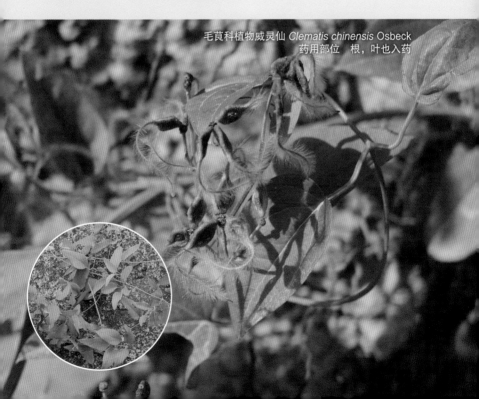

毛茛科植物威灵仙 *Clematis chinensis* Osbeck
药用部位　根，叶也入药

九里香

可外敷(洗)

可制用 可鲜用 可内服

别名：千里香、过山香、七里香、黄金桂、满山香

治病组方见 455 页

■ **性味功效：**辛、微苦，温。祛风除湿，和胃止痛，活血化瘀。

■ **主治：**牙痛、胃痛、睾丸肿大、癫痫、腰腿痛（虚寒型）、风湿性关节炎、跌打肿痛、宿伤、湿疮瘙痒。

■ **植物速认：**常绿灌木或小乔木。奇数羽状复叶，卵形、倒卵形或椭圆形；聚伞花序腋生或顶生，白色；浆果卵状纺锤形或球形，熟时红色。**生于山坡旷野。**

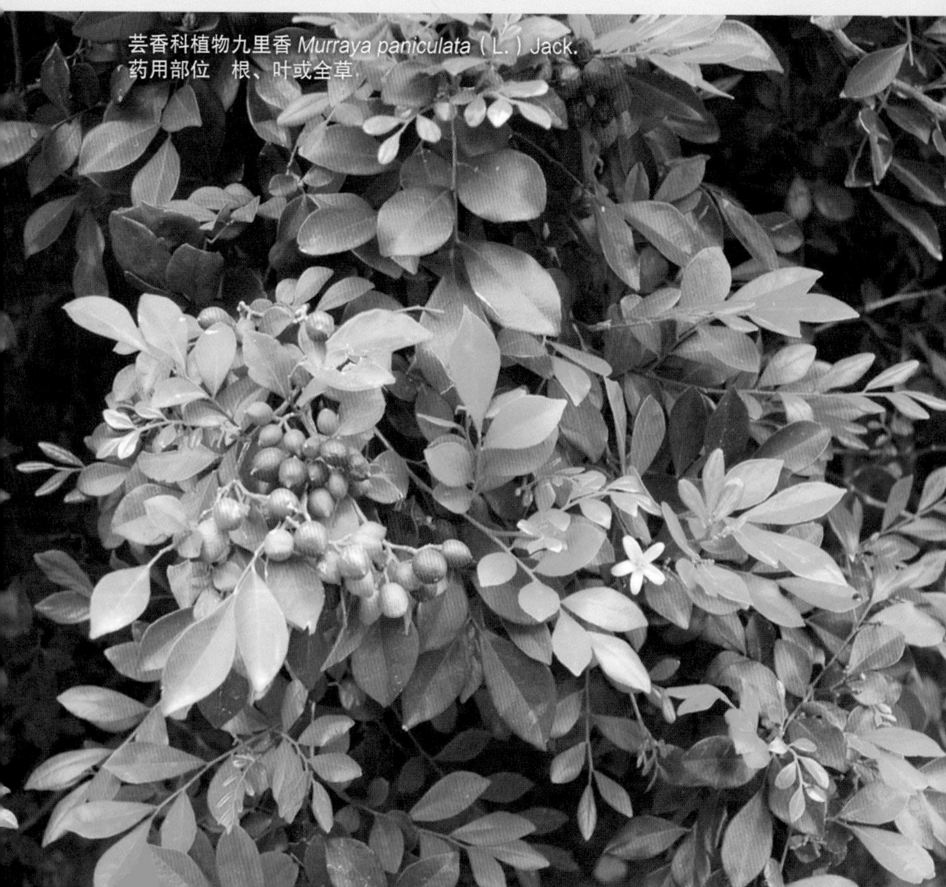

芸香科植物九里香 *Murraya paniculata*（L.）Jack.
药用部位　根、叶或全草

禁忌　可外敷（洗）

可制用　可鲜用　可内服

治病组方见 525 页

两面针

别名：入地金牛、鸟不踏、两背针、光叶花椒、上山虎

- **性味功效：**苦、辛，温，有小毒。祛风湿，通经络，理气散结，逐瘀生新。

- **主治：**风火牙痛、虚寒型胃痛、疝气、深部脓肿、风湿性关节炎、急性腰扭伤、肋间神经痛、跌打损伤、烧伤。

- **禁忌：**服两面针时忌与酸味食物同服。孕妇、体弱者慎用。

- **植物速认：**绿木质藤本。茎、枝、叶轴有刺，羽状复叶，卵形；花白色，果成熟时紫红色。**生于山地树丛间。**

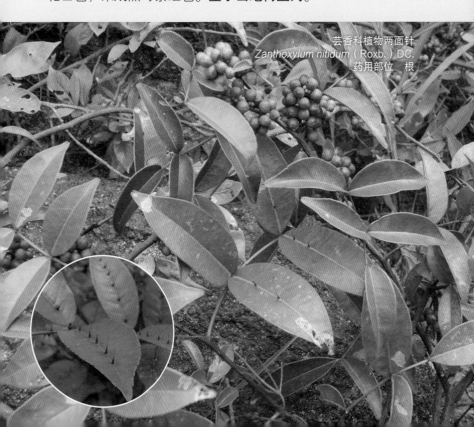

芸香科植物两面针

Zanthoxylum nitidum（Roxb.）DC.

药用部位　根

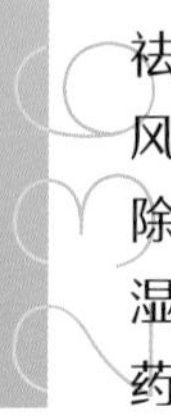

南五味子

经验　可外敷（洗）　可制用　可鲜用　可内服

别名：鸡母咕蝉藤、土木香、盘柱南五味、牛奶藤、紫荆根

治病组方见 548 页

- **性味功效：**微甘，微温。祛风除湿，化瘀止痛，温中行气，消肿散结。

- **主治：**肺虚咳嗽、咯血、伤风感冒、慢性支气管炎、肠炎、痢疾、睾丸炎、胃十二指肠溃疡、食管癌、各种癌肿、腰肌劳损、风湿腰痛、骨折复位固定后恢复、背部宿伤、扭挫伤、妇女产后关节痛、乳腺炎。

- **经验：**本品有多种来源，笔者临床使用本种最佳。

- **植物速认：**常绿藤本。老茎灰黄，单叶互生，椭圆披针形；花单生叶腋，黄绿色或白色；聚合果球形，熟时暗红色；种子肾形。**生于山野、丘陵地带。**

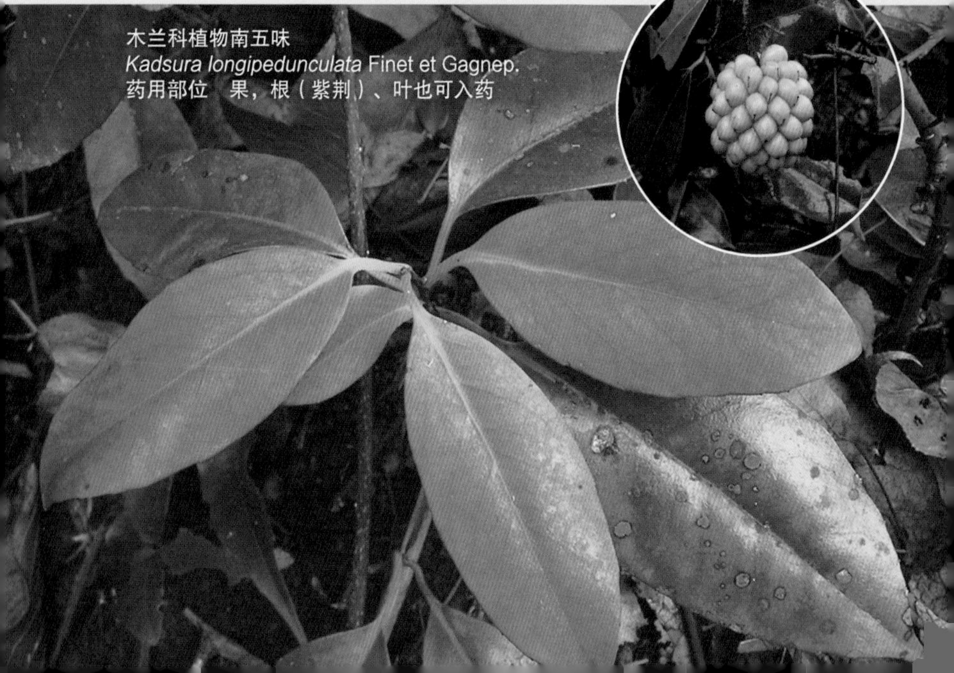

木兰科植物南五味
Kadsura longipedunculata Finet et Gagnep.
药用部位　果，根（紫荆）、叶也可入药

禁忌 经验 可外敷（洗）
可制用 可鲜用 可内服

治病组方见 468 页

川乌

别名： 五毒根、川乌头、光乌、附子

- **性味功效：** 辛、苦，温，有大毒。祛寒除湿，通络止痛。

- **主治：** 三叉神经痛（偏头痛）、陈年头痛、痛风性关节炎、类风湿关节炎、骨质增生症、寒湿型坐骨神经痛、顽癣。

- **禁忌：** 同制附子。

- **经验：** 鲜品禁内服，炮制后内服须控制用量。

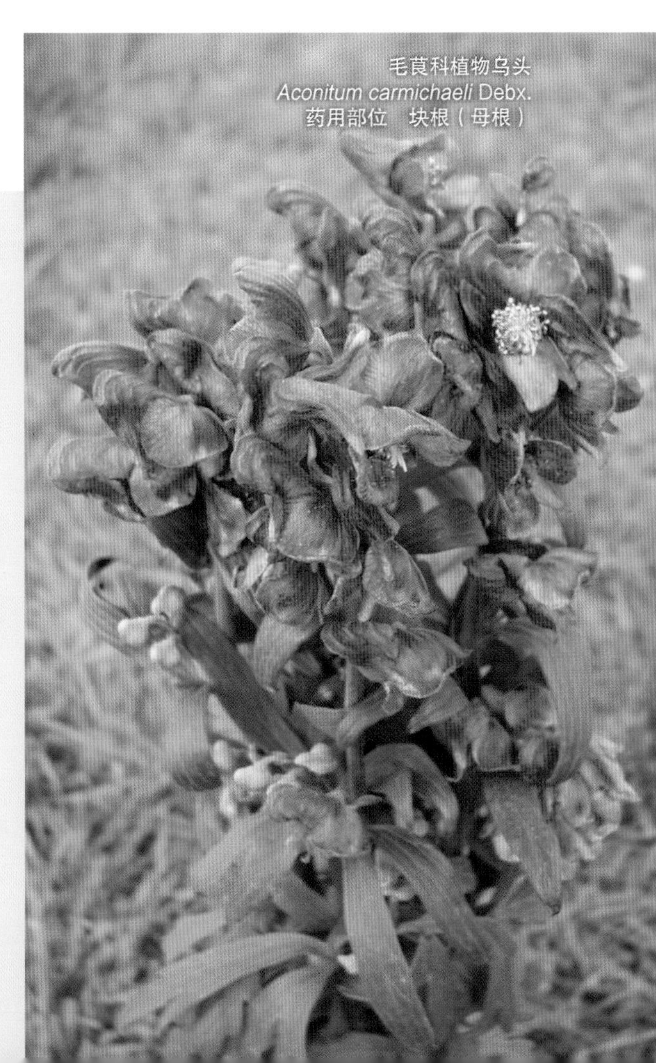

毛茛科植物乌头
Aconitum carmichaeli Debx.
药用部位 块根（母根）

- **植物速认：** 多年生草本。茎直立，叶互生，叶片坚纸质，五角形；总状圆锥花序，蓝紫色；蓇葖果；种子有膜质翅。**生于山地草坪或灌木丛中。**

鹿衔草

可外敷（洗） 可制用 可鲜用 可内服

治病组方见 583 页

别名：破血丹、鹿蹄草、鹿安茶、鹿寿草、鹿含草

- **性味功效：**甘、苦，温。壮腰补肾，祛风除湿，舒筋活络，解毒止血。

- **主治：**肺结核咯血、痢疾、头部外伤综合征、神经根型颈椎病、风湿性关节炎、类风湿关节炎、膝关节退行性改变、强直性脊柱炎、毒蛇咬伤、妇女避孕、崩漏、带下病。

- **植物速认：**多年生常绿草本。根状茎横生，椭圆形或卵形；花绿色，宽钟形；蒴果扁圆形。**生于山地林下阴湿处。**

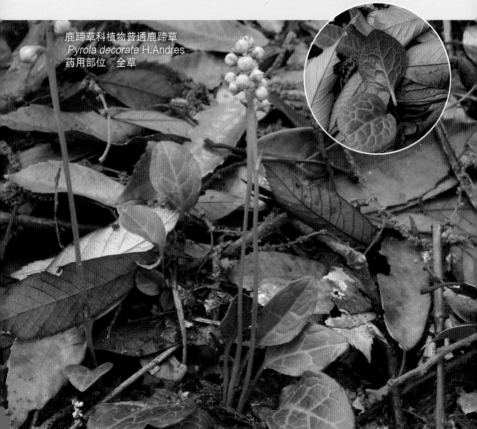

鹿蹄草科植物普通鹿蹄草
Pyrola decorate H.Andres
药用部位　全草

禁忌 经验 可外敷（洗）
可制用 可鲜用 可内服

治病组方见 579 页

梅花根

别名：腊梅、黄仔、山梅子、黄饼、鸡屎柴

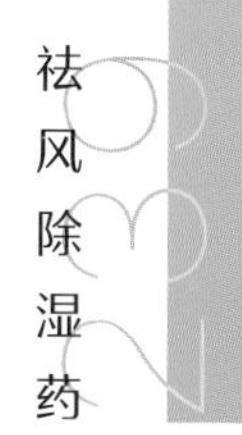

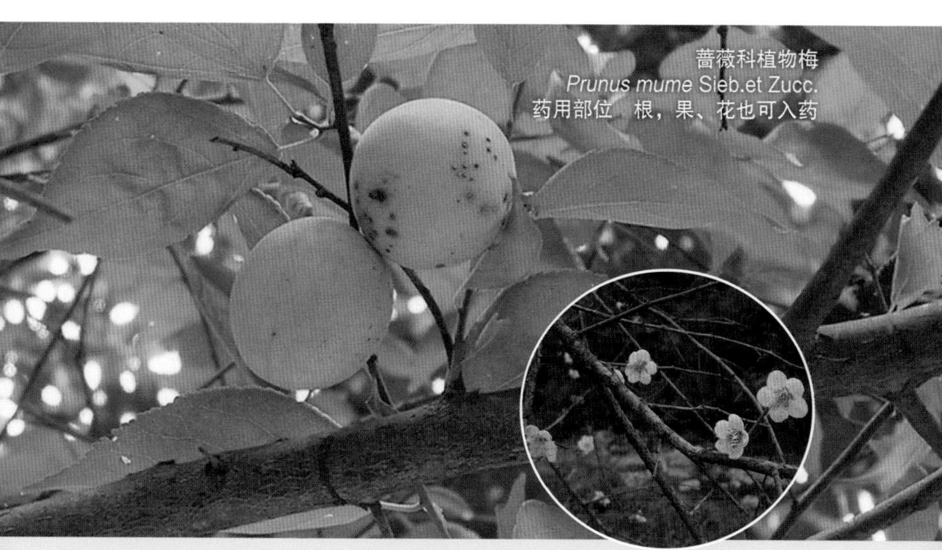

蔷薇科植物梅
Prunus mume Sieb.et Zucc.
药用部位 根，果、花也可入药

- **植物速认：**落叶乔木。树皮灰棕色，叶互生椭圆状宽卵形，花冠白色或淡红色，核果球形，熟后黄色。**生于背风向阳的山坡或平原。**

- **性味功效：**根酸，平；乌梅酸、涩，温；白梅酸、咸，平。根散结破瘀，活血通络，和胃止痛；乌梅消息肉，敛疮口；白梅清热解烦，生津止渴。

- **主治：**热病口渴引饮、扁桃体炎、颈淋巴结核、胃溃疡、食管癌或胃癌、痔疮肿痛出血、腰肌劳损、膝关节退行性改变、风湿性关节炎、鸡眼、唇疮、胬肉、息肉、子宫脱垂。

- **禁忌：**外有表邪及内有实热积滞者慎用。

- **经验：**骨伤伴有慢性胃病患者，用本品效果最好。

五加皮

禁忌 可外敷（洗） 可制用 可鲜用 可内服

别名：南五加皮、刺五加、刺五甲、五花眉、五更芪

治病组方见 478 页

■ **性味功效：**辛、苦，温。祛风除湿，强筋通络。

■ **主治：**风湿腰痛、肝肾两虚（腰膝酸软）、水肿（小便不利）、肾炎等各种病症所引起水肿、劳伤虚损（四肢软无力）、骨折。

● **禁忌：**阴虚火旺者不宜用。

■ **植物速认：**落叶灌木。茎直立或攀援，枝条灰褐色；掌状复叶互生，有刺，小叶倒卵形或披针形；黄绿色小花；浆果近球形，侧扁，熟时紫黑色。**生于林缘、路边或灌木丛中。**

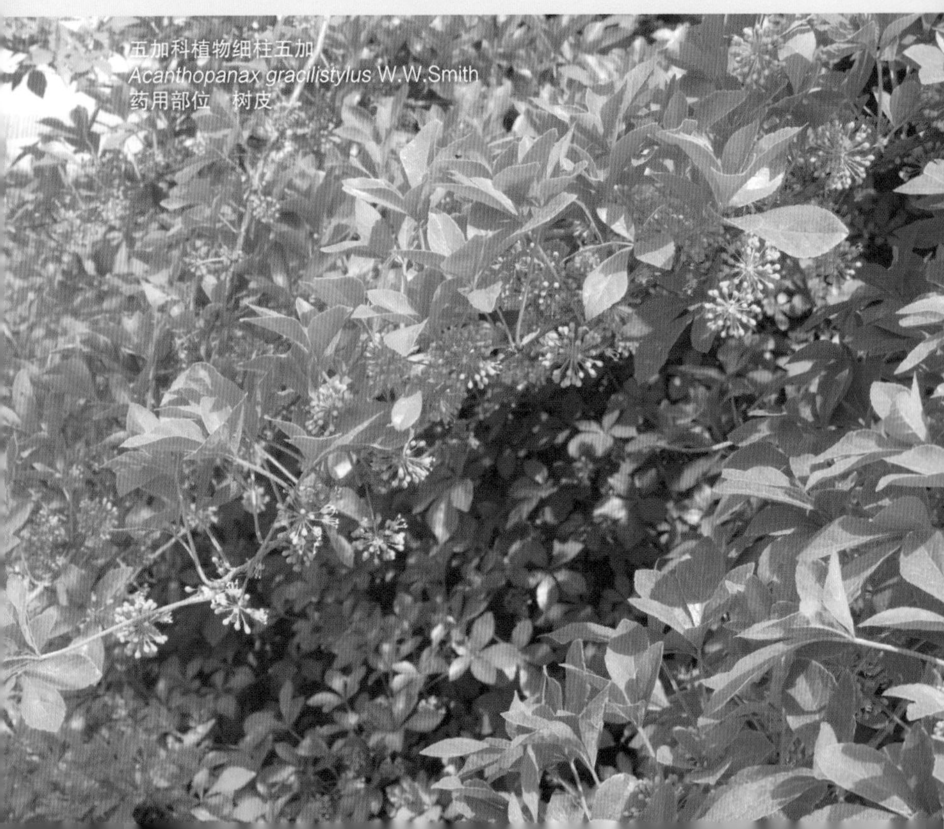
五加科植物细柱五加
Acanthopanax gracilistylus W.W.Smith
药用部位　树皮

禁忌 可外敷（洗）
可制用 可鲜用 可内服

治病组方见 546 页

草 乌

别名： 乌头、草乌头、鸡毒、毒公、土附子

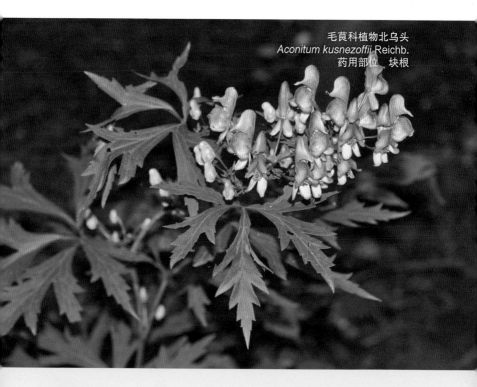

- **植物速认：** 多年生草本。茎直立，叶互生，全形为卵圆形；蓇葖果，种子有膜质翅。**生于山坡草地或疏林中。**

- **性味功效：** 辛，温。祛风除湿，温经止痛。

- **主治：** 寒湿痹痛、寒湿肌体不仁（麻木抽筋）、风湿痹痛（手足麻木）、骨折、牛皮癣。

- **禁忌：** 同制附子。

络石藤

可外敷（洗） 可制用 可鲜用 可内服

别名：白花藤、石龙藤、石薜荔、爬墙虎

治病组方见 558 页

■ **性味功效：**苦，微寒。祛风通络，凉血消肿。

■ **主治：**痹证（湿热）、阴虚化热型痹证、神经根型颈椎病、肩周炎、游走性（退行性）关节炎、痛风性关节炎、小儿骨盆倾斜症（小儿髋关节骨膜炎）。

■ **植物速认：**常绿攀援木质藤本，全株具乳汁。茎圆柱形，赤褐色；叶片老时革质，椭圆形至卵状披针形；开白花，有香气，花冠呈高脚碟状；蓇葖果，圆柱状。**生于山野、荒地，常攀援于石上、墙上或其他植物上。**

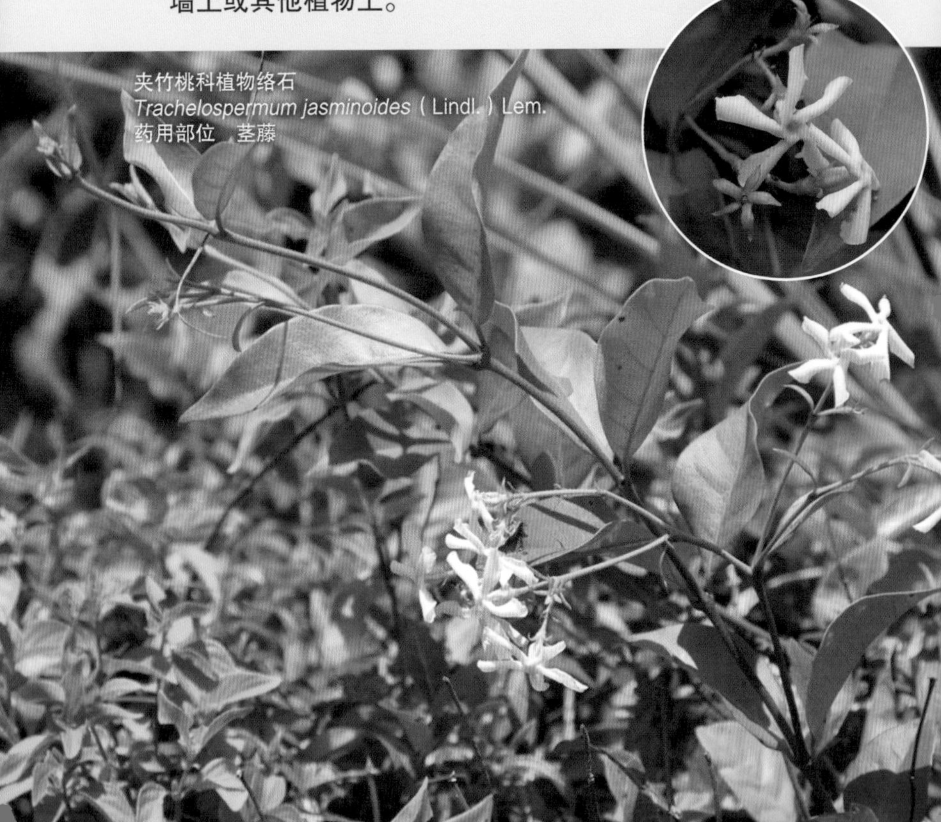

夹竹桃科植物络石
Trachelospermum jasminoides（Lindl.）Lem.
药用部位　茎藤

禁忌 经验 可外敷(洗)

可制用 可鲜用 可内服

治病组方见 516 页

防 己

别名： 石蟾蜍、山乌龟、千年薯、石解

■ **性味功效：** 辛、苦，寒。祛风利水，消肿止痛。

■ **主治：** 气虚两足浮肿、急性胃肠炎（吐泻）、血尿、急性肾炎、慢性肾炎、风湿性关节炎。

♥ **禁忌：** 防己大苦大寒，阴虚，胃虚弱，饮食不佳无湿热者慎用。

♥ **经验：** 本品与木防己不同，功效重在消肿止痛。

■ **植物速认：** 多年生草质藤本，外皮淡棕色或棕褐色。叶互生，宽三角状卵形；黄白色小花，核果球形，熟时红色。**生于山坡丘陵地带的草丛及灌木林缘。**

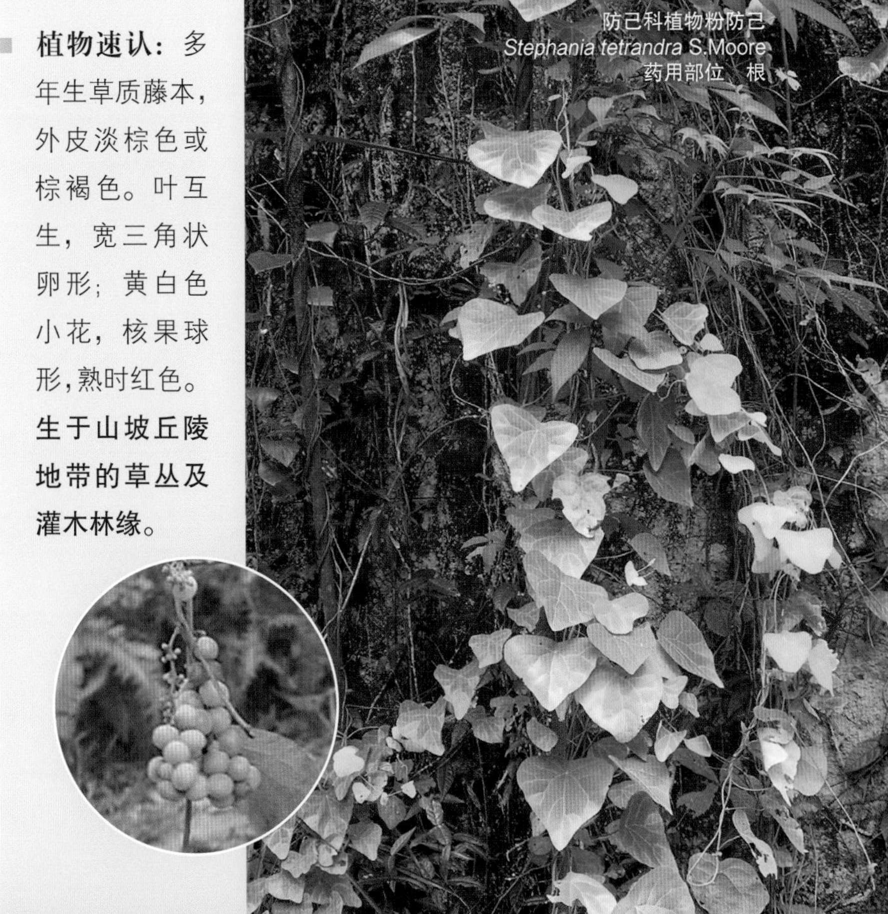

防己科植物粉防己

Stephania tetrandra S.Moore

药用部位　根

豨莶草

经验 可外敷（洗）
可制用 可鲜用 可内服

别名：黏糊草、狗屎黏、大白草、苦草、粘苍子

治病组方见 599 页

■ **性味功效：**苦，寒，有小毒。祛风逐湿，通络除痒，消炎止痛，清热解毒。

■ **主治：**中暑腹痛、风湿热、高血压、肠炎、痢疾、慢性肝炎、食管癌、半身不遂、膝关节酸痛（湿痹）、跌打损伤、顽固湿疹、背痛、毒蛇咬伤、闭经。

♥ **经验：**生用本品治风湿热证，酒蒸制后，转温性，可补益肝肾，可治疗风热痹痛兼腰膝酸软。

■ **植物速认：**直立草本。叶对生，呈卵圆形；黄色头状花序，瘦果具臭气。**生于原野、路旁、荒地。**

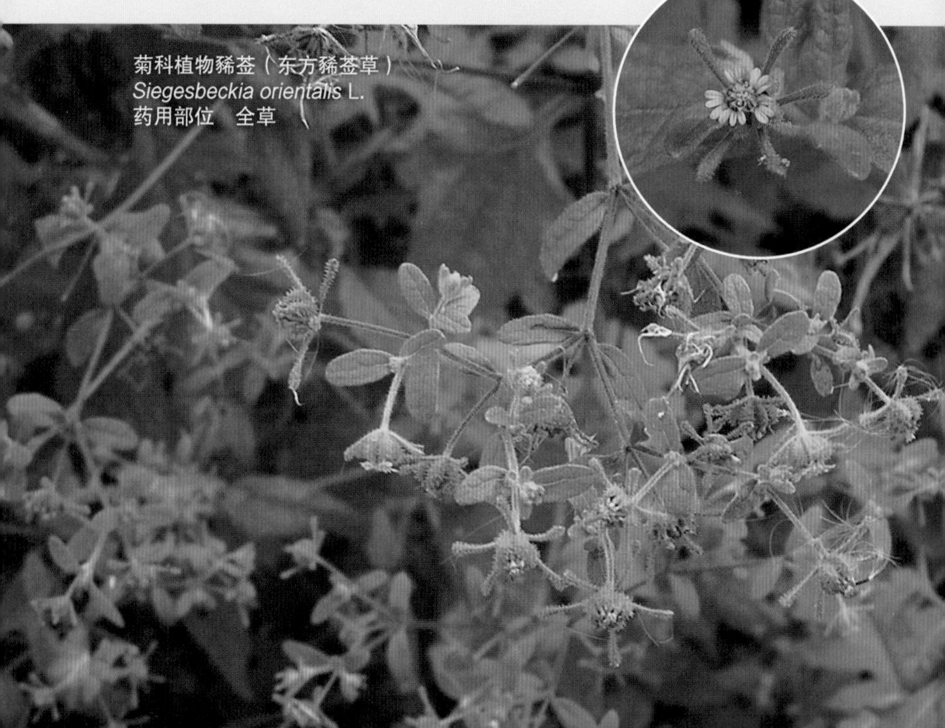

菊科植物豨莶（东方豨莶草）
Siegesbeckia orientalis L.
药用部位　全草

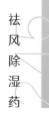

禁忌 可外敷（洗）
可制用 可鲜用 可内服

治病组方见 559 页

秦艽

别名：辫子艽、大艽、西大艽、左扭、马尾艽

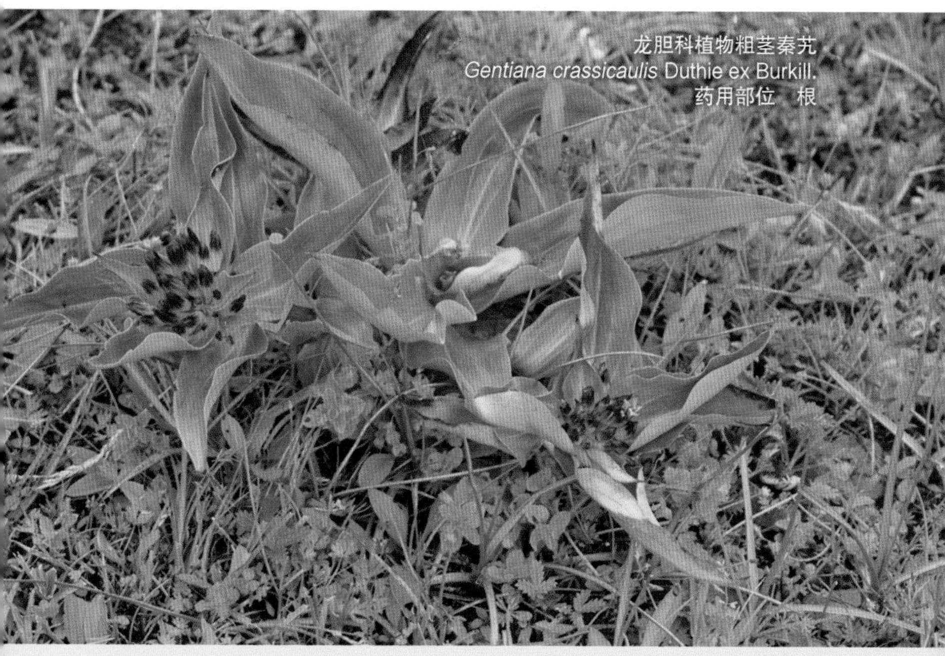

龙胆科植物粗茎秦艽
Gentiana crassicaulis Duthie ex Burkill.
药用部位 根

- **植物速认：**多年生草本。主根粗长，圆锥形；叶片披针形或长圆披针形，花冠管状，深蓝紫色；蒴果长圆形；种子椭圆形，褐色有光泽。**生于草地及湿坡上。**

- **性味功效：**苦、辛，平。祛风解热，舒筋止痛。

- **主治：**阴虚潮热、湿热黄疸、风湿痹痛偏寒者、风湿痹痛偏热者、湿热型坐骨神经痛、腰部强直、屈伸不利、半身不遂、游走性关节炎、骨质增生症。

- **禁忌：**四肢疼痛日久，属于气血双亏的不宜用。

千年健

禁忌　经验　可外敷（洗）　可制用　可鲜用　可内服

别名：一包针、千年见、千颗针、丝棱线

治病组方见 468 页

- **性味功效：**苦、辛，温。祛风湿，健筋骨，活血止痛。
- **主治：**腰膝酸软、胃痛、风湿痹痛、老人寒湿膝痛、腰痛（腰背僵硬疼痛，屈伸不便）、腰痛滑精。
- **禁忌：**阴虚内热者慎用。
- **经验：**与莱菔子同用则没有疗效。
- **植物速认：**多年生草本。根茎匍匐，肉质；叶互生长柄，叶片箭状心形或卵圆形两面无毛；佛焰苞绿白色，长圆形至椭圆形；浆果，种子褐色。**生于山谷溪边或密林下，阴湿地。**

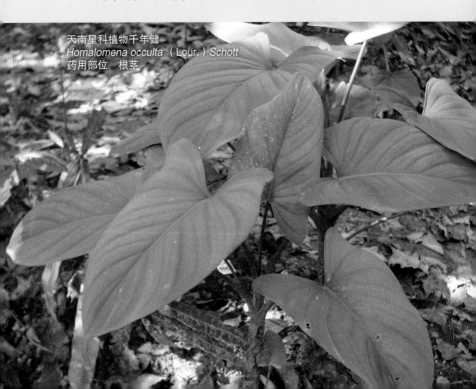

天南星科植物千年健

Homalomena occulta（Lour.）Schott

药用部位　根茎

可外敷（洗）

可制用 可鲜用 可内服

治病组方见 492 页

龙须藤

别名：梅花入骨丹、牛戈迹、水浒穿龙木、红紫、入骨丹

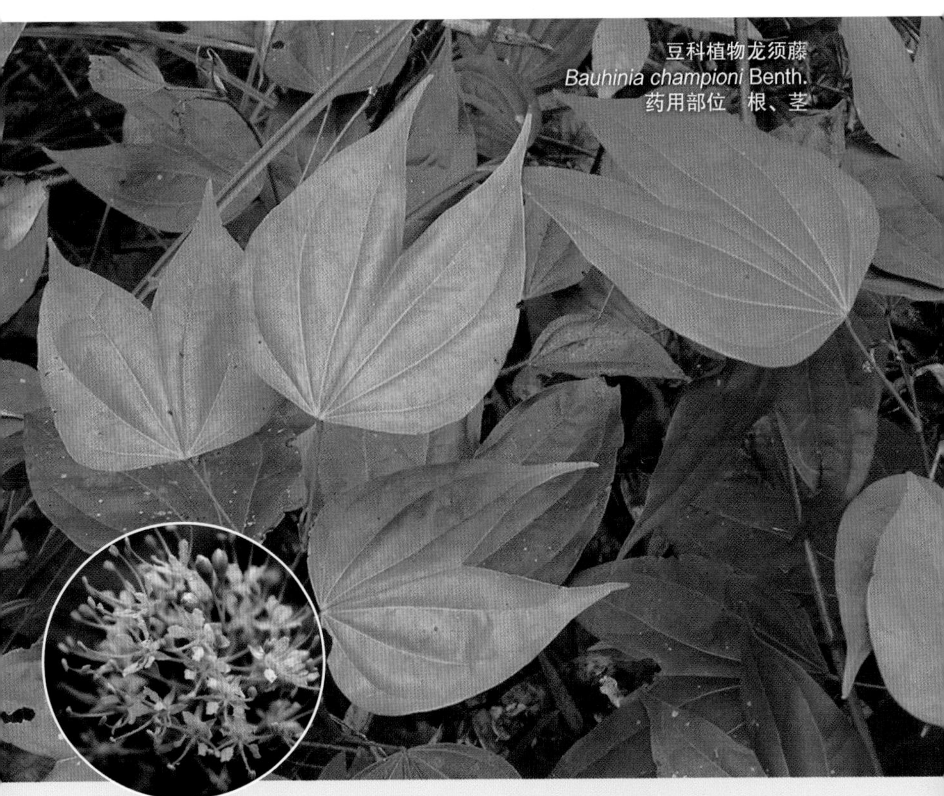

豆科植物龙须藤
Bauhinia championi Benth.
药用部位　根、茎

- **植物速认：**藤本。茎坚韧粗壮，棕褐色，断面有菊花状纹理；叶呈心脏形或长心脏形，荚果暗紫色。**生于山地林野。**

- **性味功效：**甘、涩，微温。舒筋活络，祛风解毒，补脾健胃。

- **主治：**胃痛、退行性关节炎、痛风性关节炎、痢疾、癫痫、坐骨神经痛。

路路通

禁忌　可外敷（洗）
可制用　可鲜用　可内服

别名：枫香树、枫树、白胶香、大叶枫、枫子树

治病组方见 595 页

- **性味功效：**树脂、皮、幼叶辛，平，有小毒；果苦、涩，平。根苦，温。皮、幼叶收敛疗疮，调气血；脂能止痛解毒；果祛风湿，通经利水；根祛风止痛。

- **主治：**感冒、细菌性痢疾、全身痹痛、腰椎间盘突出症、外伤疼痛、鼻出血、吐血、慢性化脓性炎症、风湿性关节炎、湿疹、脚气病（俗称香港脚）。

- **禁忌：**孕妇忌服。

- **植物速认：**落叶高大乔木。树皮灰褐色；叶互生，花淡黄绿色；果序球形，蒴果具针刺状宿存的花柱。**生于向阳山坡、路边或灌木丛中。**

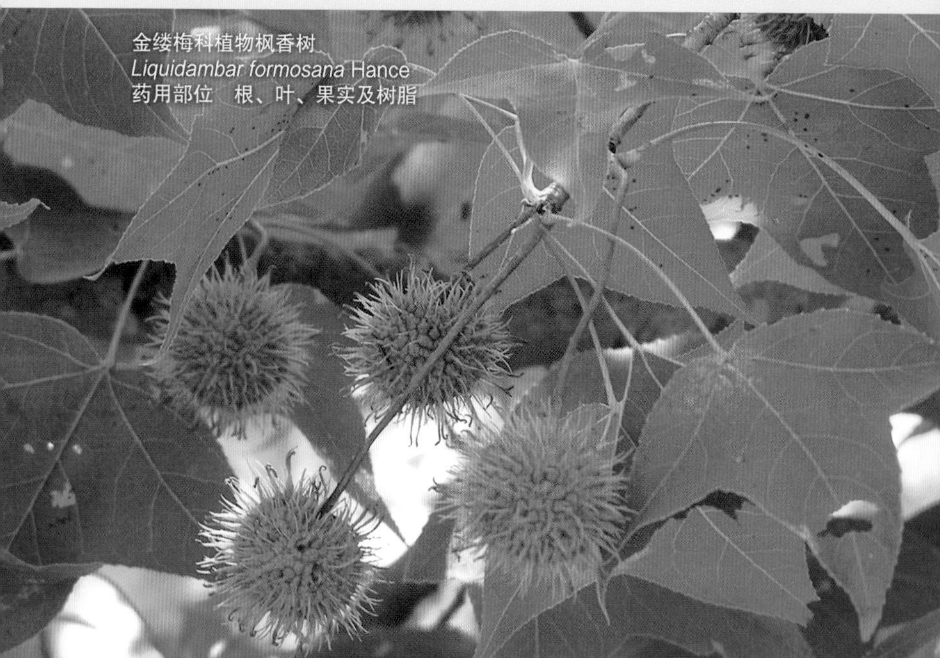

金缕梅科植物枫香树
Liquidambar formosana Hance
药用部位　根、叶、果实及树脂

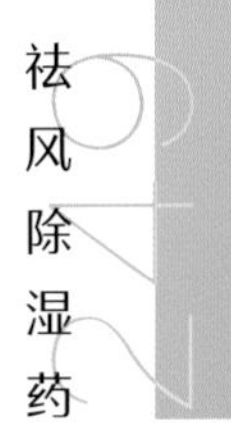

禁忌　可外敷（洗）

可制用　可鲜用　可内服

治病组方见 529 页

伸筋草

别名：铺地蜈蚣、鹿角草、狗仔草、店猫草、石松

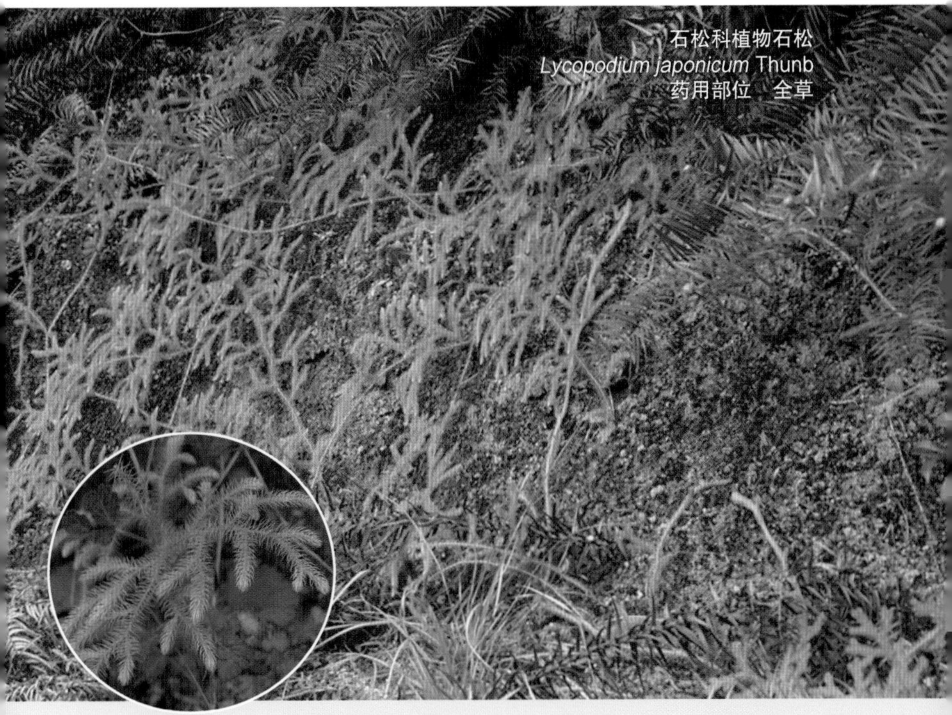

石松科植物石松
Lycopodium japonicum Thunb
药用部位　全草

- **植物速认：**多年生草本。叶螺旋排列，呈淡绿色；孢子囊穗肾形，淡黄褐色。**生于疏林溪边的酸性土壤。**

- **性味功效：**微苦，平。清热利湿，舒筋活络，平肝明目。

- **主治：**胃酸过多、末梢神经炎、肝炎黄疸、偏瘫、肩关节周围炎、颈椎病、急性筋膜炎、腰椎间盘突出症、烫火伤、带状疱疹、产后腹痛。

- **禁忌：**孕妇及出血者忌服。

南蛇藤

可外敷（洗） 可制用 可鲜用 可内服

别名： 过山龙、青山龙、穿山龙

治病组方见 549 页

- **性味功效：** 辛，微温。祛风除湿，消炎解毒，活血行气，舒筋活络。

- **主治：** 失眠、神经衰弱、心悸、肾虚腰痛、高血压、风湿性关节炎、腰骶部挫伤酸痛、骨折后期、股骨头坏死症、腰背宿伤、骨质增生症、坐骨神经痛、多发性脓肿、荨麻疹、湿疹瘙痒、顽固性湿疹、颈部痈、子宫脱垂。

- **植物速认：** 落叶攀援灌木。小枝圆柱形，灰褐色单叶互生，圆形或宽倒卵形；花淡黄绿色；蒴果黄色球状，种子卵形。**生于山地林野间。**

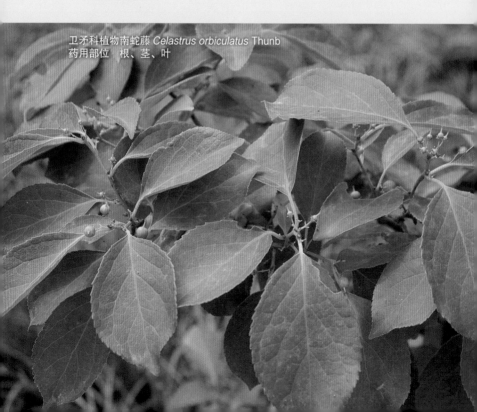

卫矛科植物南蛇藤 *Celastrus orbiculatus* Thunb
药用部位　根、茎、叶

可外敷(洗)

可制用 可鲜用 可内服

治病组方见 578 页

梧桐

别名：白梧桐

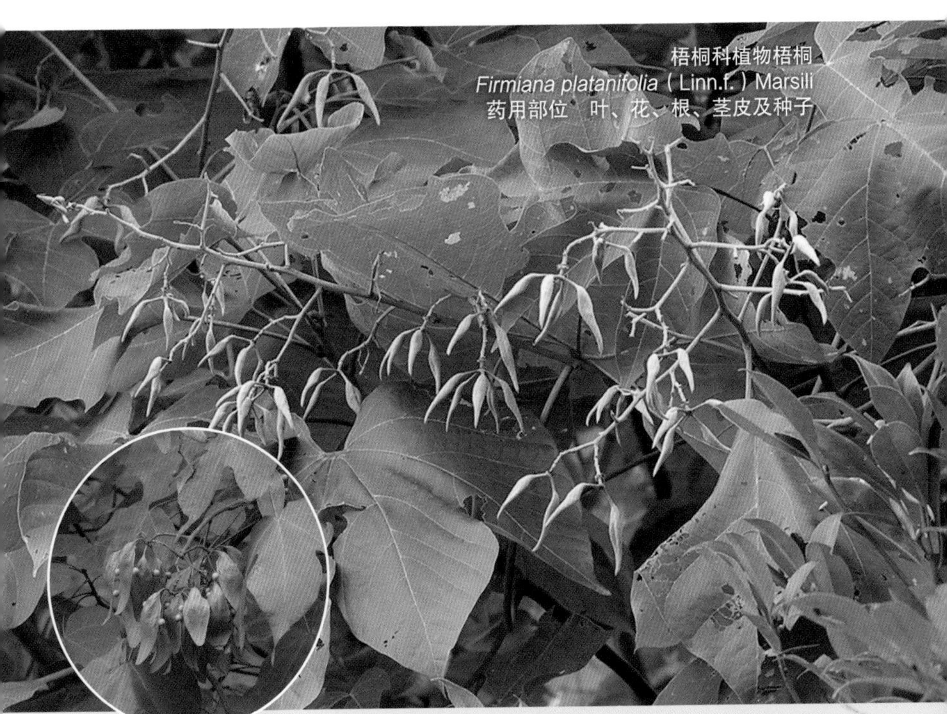

梧桐科植物梧桐
Firmiana platanifolia (Linn.f.) Marsili
药用部位　叶、花、根、茎皮及种子

植物速认：树皮灰绿色。叶互生，心状圆形；圆锥花序顶生，淡绿色，条状披针形；果瓣叶状，向外卷曲。**生于村边、宅旁、山坡，石灰岩山坡处。**

性味功效：苦，寒。根、叶祛风湿，散毒；茎皮驱虫，乌须发，解毒。种子甘，平。种子补肾，顺气和胃，除白发。

主治：风湿头痛、风湿疼痛、高血压、前列腺肥大、神经根型颈椎病、烫伤、背痛、头癣、小儿疳积。

算盘子

可外敷（洗） 可制用 可鲜用 可内服

治病组方见 600 页

别名：山馒头、山金瓜、山橘子、八瓣橘、算盘珠

- **性味功效：**苦，平。凉血活血，消炎解毒，散瘀益气，涩肠止痢，利尿通便，健脾化积。

- **主治：**风湿头痛、久咳不止、慢性咽喉炎、细菌性痢疾、病毒性肝炎、睾丸炎、淋浊（小便热痛混浊）、脱肛、痔疮出血、关节炎、腰痛、跌打损伤、漆过敏、皮炎、神经根型颈椎病、多发性脓肿、瘰疬、子宫脱垂。

- **植物速认：**灌木。叶片长圆形或长圆状卵形，或披针形；黄绿色花，蒴果扁球形，熟时带红色。**生于山坡灌木丛或小疏林中。**

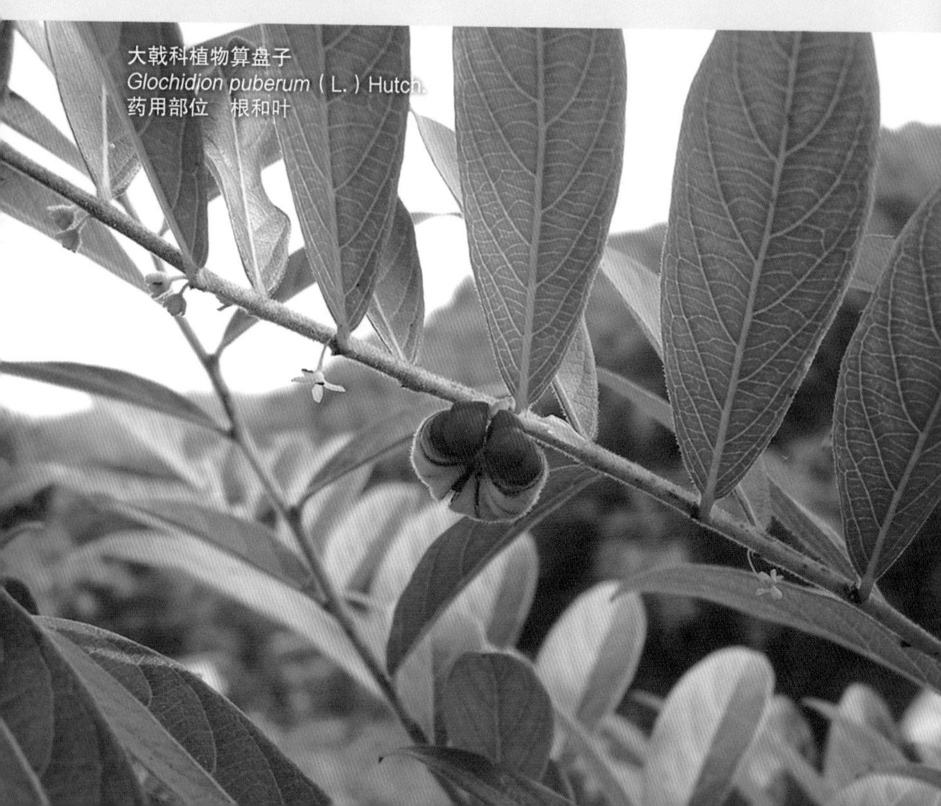

大戟科植物算盘子
Glochidion puberum（L.）Hutch.
药用部位　根和叶

可外敷（洗）

可制用 可鲜用 可内服

治病组方见 570 页

海桐皮

别名：山芙蓉、梯枯、空桐树、鸡桐木、海桐

- **性味功效：**辛、苦，平。祛风通络，化湿泄热。
- **主治：**上肢酸痛（经久不愈）、湿热痹痛、类风湿关节炎、痛风性关节炎、皮肤痒、湿疹。
- **植物速认：**大乔木，树皮灰棕色。叶互生，宽卵形或菱状卵形；蝶形花冠鲜红色，荚果串珠状，肥厚；种子球形，暗红色。**生于山地疏林中。**

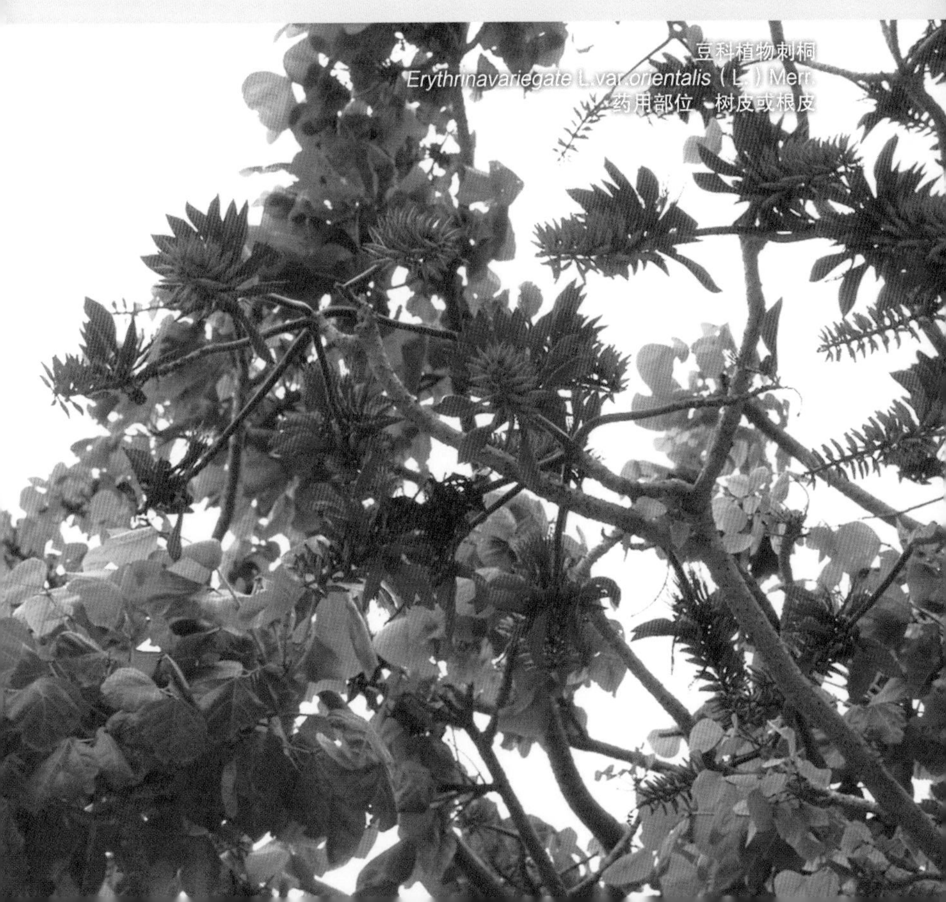

豆科植物刺桐

Erythrinavariegate L.var.*orientalis*（L.）Merr.

药用部位：树皮或根皮

野鸦椿

可外敷（洗） 可制用 可鲜用 可内服

别名：鸡眼睛、鸡肫花、鸡肣花、鸡屎柴、臭树

治病组方见 580 页

- **性味功效：**甘，平。祛风解热，活血止痛。

- **主治：**头风贯眼、感冒、头痛（眩晕）、泄泻、痢疾、风湿痛、腰腿痛、膝关节退行性改变、荨麻疹、带下病。

- **植物速认：**落叶灌木或小乔木。树皮灰色，叶对生，卵形或卵状披针形；黄白色花，蓇葖果紫红色，果皮软革质；种子近圆形，稍扁，黑色有光泽。**生于山坡、山谷丛林中。**

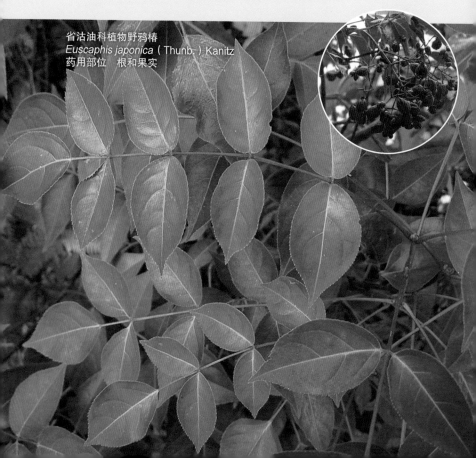

省沽油科植物野鸦椿
Euscaphis japonica（Thunb.）Kanitz
药用部位　根和果实

经验 可外敷（洗）
可制用 可鲜用 可内服

治病组方见 572 页

桑寄生

别名：螃蟹夹、桐树寄生、桐子寄生、桑树寄生、枫香寄生、栗寄生

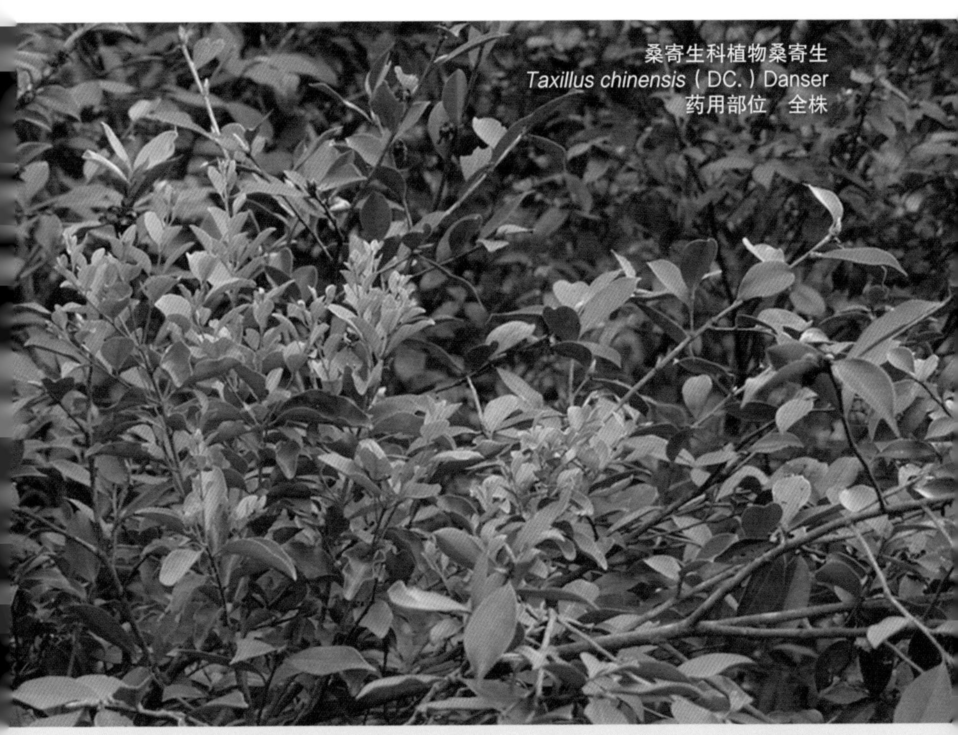

桑寄生科植物桑寄生
Taxillus chinensis (DC.) Danser
药用部位　全株

■ **植物速认：**常绿寄生小灌木。叶片革质，卵圆形至矩圆状卵形；紫红色花，浆果椭圆形，果肉有黏液。**寄生于榆树、桦树、枫树、梨树、麻栎等树上。**

■ **性味功效：**微苦，平。祛风除湿，舒筋活络，壮腰补肾。

■ **主治：**鼻出血、尿路感染、风湿骨痛、慢性腰痛、腰背部宿伤、孕妇胎动不安（伴有腰酸背痛）、妇女习惯性流产、崩漏。

♥ **经验：**笔者临床体会本品有降压作用。

白马骨

经验　可外敷(洗)　可制用　可鲜用　可内服

治病组方见 495 页

别名：日日有、六月雪、喷雪花、满天星

- **性味功效：**淡，平。养肺阴，益肝肾，舒筋补气，消肿解毒。
- **主治：**肺结核（低热）、风寒感冒、牙痛、久患头风贯眼（青光眼）、久痢、急性肝炎、慢性肝炎、急性肾炎、泌尿系结石、慢性肾衰竭、头部外伤后遗症、急性风湿性关节炎、慢性骨髓炎、肩周炎、后脚跟痛、瘫痪、蛇伤、刀伤出血、带下病。
- **经验：**叶片带白斑的白马骨只作观赏用，不能入药。

- **植物速认：**常绿小灌木。叶对生倒卵形或披针形，花白色，漏斗状。**生于山地、丘陵杂草中。**

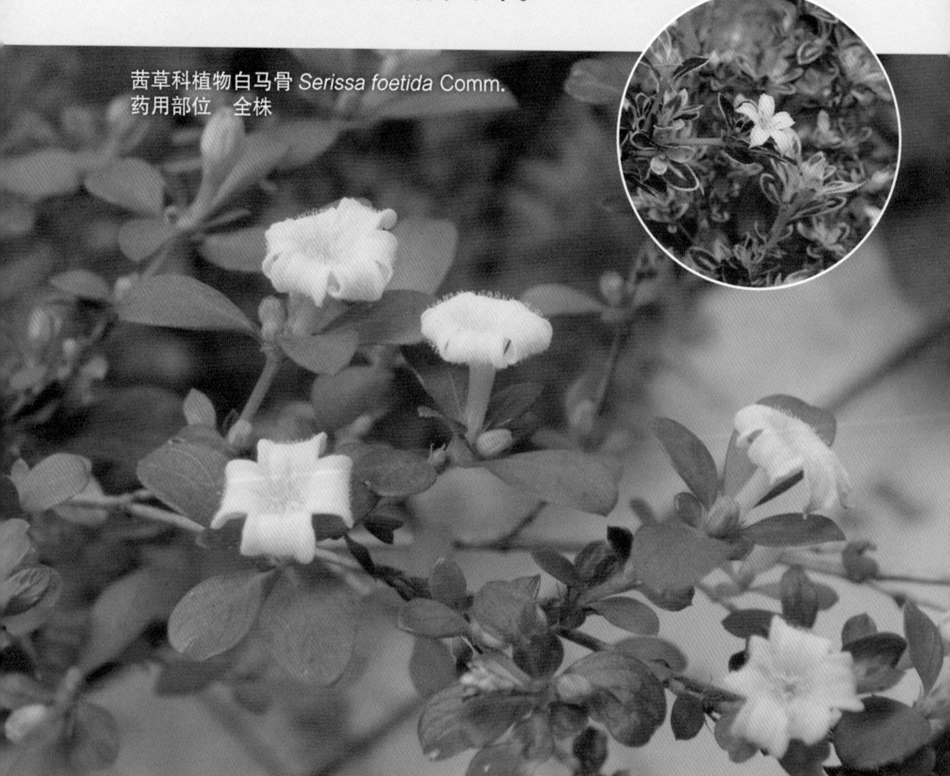

茜草科植物白马骨 *Serissa foetida* Comm.
药用部位　全株

禁忌 可外敷(洗)
可制用 可鲜用 可内服

治病组方见 543 页

狗脊

别名：金狗脊、金毛狗、黄狗头、猴毛头、金毛狮子

- **性味功效：**苦、甘，温。补肝肾，强腰膝，除风湿，茸毛能止血。
- **主治：**腰膝酸痛、慢性腰痛、腰椎间盘突出症、强直性脊柱炎、骨质疏松症、外伤出血。
- **禁忌：**凡肾虚有热，小便不利或短涩黄赤，口苦者忌用。
- **植物速认：**多年生蕨类。叶丛生，卵状三角形，背粉白色；囊群盖两瓣状，成熟时张开如蚌壳。**生于山脚沟边及林下阴处、酸性土壤中。**

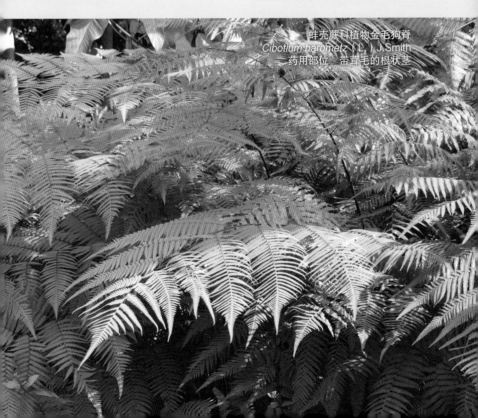

蚌壳蕨科植物金毛狗脊
Cibotium barometz (L.) J.Smith
药用部位 带茸毛的根状茎

258

鹅掌柴

可外敷（洗） 可制用 可鲜用 可内服

别名： 甘补、鸭脚木、鸭脚板、五指通、伞托树

治病组方见 592 页

- **性味功效：** 苦、涩，凉，微香。发汗解表，祛风除湿，舒筋活络。
- **主治：** 风热感冒、咽喉肿痛、跌打损伤、风湿性关节炎、坐骨神经痛、油漆过敏、皮炎、湿疹、烫伤。
- **植物速认：** 常绿乔木或大灌木。树色灰白色，叶互生，椭圆形或长圆形；花白色，浆果球形，熟时暗紫色。**生于山地、沟边的疏林或灌木丛中。**

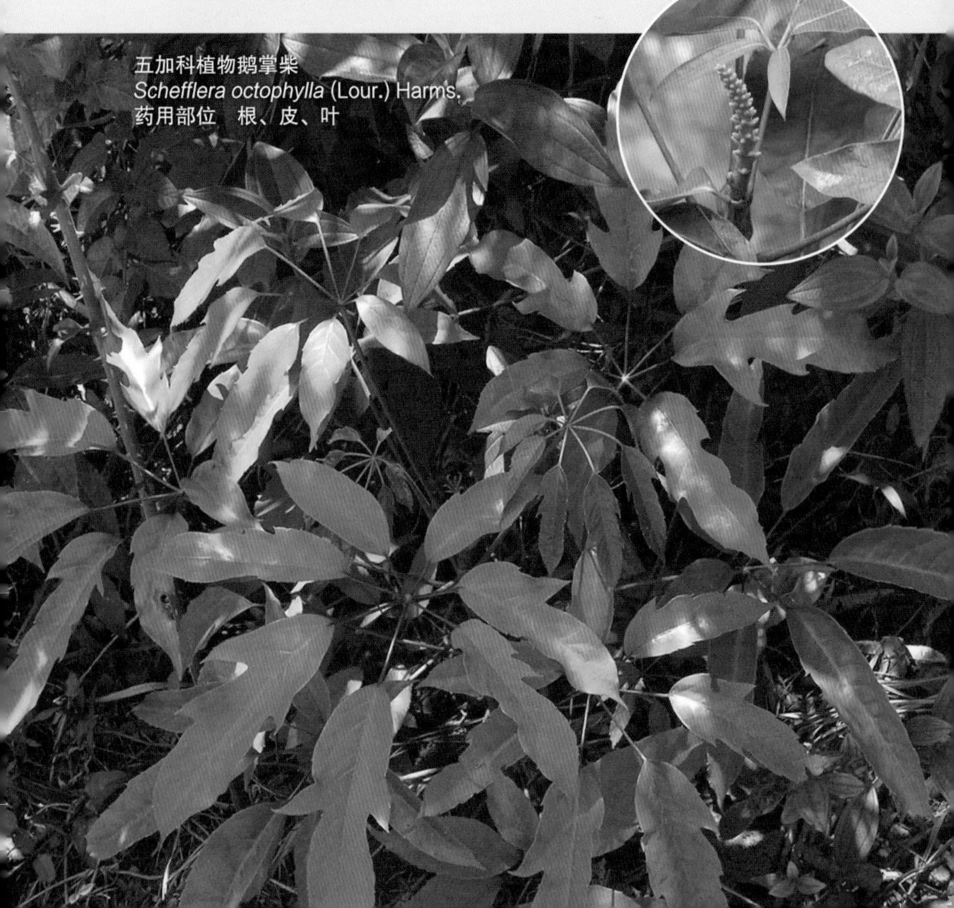

五加科植物鹅掌柴
Schefflera octophylla (Lour.) Harms.
药用部位　根、皮、叶

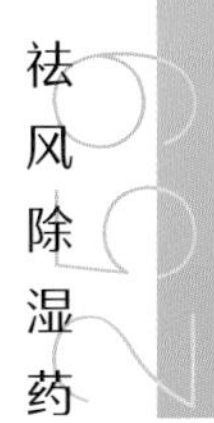

可外敷（洗）

可制用　可鲜用　可内服

治病组方见 595 页

楤木

别名：鸟不企、刺萱、鹊不踏、老虎草

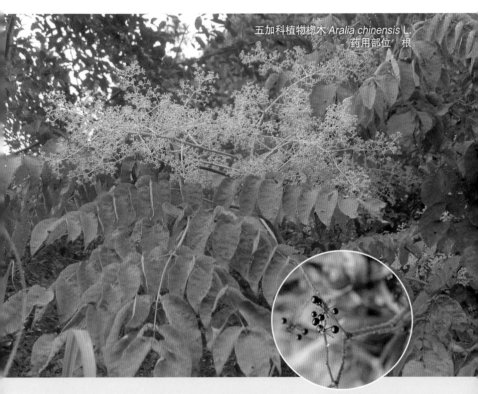

五加科植物楤木 *Aralia chinensis* L.

药用部位　根

■ **植物速认：**落叶灌木或小乔木。叶互生，卵形；花白色，果球形，熟时黑色。**生于山脚、坡地、丘陵疏林中。**

■ **性味功效：**甘、淡，平。清热解毒，散瘀消肿，祛风除湿。

■ **主治：**虚寒胃痛、急性胆囊炎、胆道蛔虫、贫血水肿、高血压、肾炎水肿、乳糜尿、膝关节退行性改变、风湿痛、宿伤、坐骨神经痛、骨折复位后、无名肿毒、产后关节酸痛。

樟树

可外敷(洗)　可制用　可鲜用　可内服

别名：樟、香樟、樟木、水里樟

治病组方见 601 页

■ **性味功效：**辛，温。理气化浊，祛风杀虫。

■ **主治：**伤暑腹胀痛、胃痛吐酸、胃脘痛、跌打损伤、下肢湿疹。

■ **植物速认：**常绿乔木。树皮灰褐色，叶卵形，背粉白色；花小，黄绿色；果实球形，熟时紫黑色，有杯状果托。**生于平原、丘陵、坡地湿润肥沃地或栽培。**

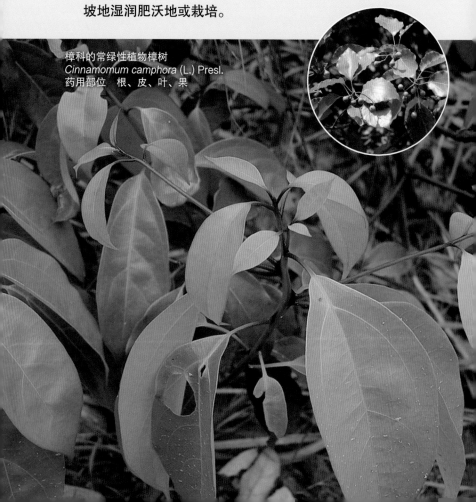

樟科的常绿性植物樟树
Cinnamomum camphora (L.) Presl.
药用部位　根、皮、叶、果

经验 可外敷（洗）
可制用 可鲜用 可内服

治病组方见 605 页

檵木

别名：火烧草、铁屎仔、七古藤、清明花

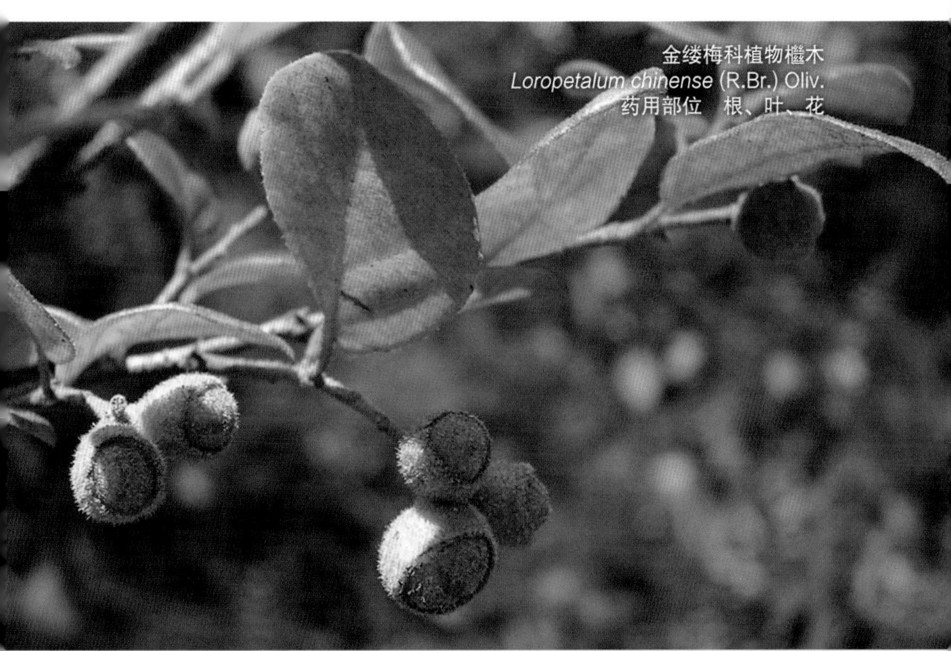

金缕梅科植物檵木
Loropetalum chinense (R.Br.) Oliv.
药用部位　根、叶、花

- **植物速认：**灌木或小乔木状。叶互生，卵形；花瓣黄白色，蒴果球形，木质，熟时两瓣裂开。**生于山坡、路旁灌木丛中。**

- **性味功效：**根苦、涩，微温；花甘、涩，平。根健脾燥湿，通经活络；花解热止血，清暑化湿。

- **主治：**鼻出血不止、上消化道出血、消化不良腹泻、痢疾、遗精、血崩、跌打损伤、刀伤出血、脱肛、烫伤、带下病、产后恶露不畅、小儿疝气。

- **经验：**笔者临床体会本品叶有较强的止血作用。

望江南

经验 可外敷（洗） 可制用 可鲜用 可内服

别名：咖啡豆、鬼豆、山咖啡、可可豆、草决明、羊角豆

治病组方见 584 页

- **性味功效：**甘，平。利尿健胃，消肿解毒，平肝明目，祛风除湿。
- **主治：**阳盛体质（头胀痛）、顽固性头痛、慢性便秘、痢疾、高血压、尿血、坐骨神经痛、眼睛红肿、疟疾、毒蛇咬伤。
- **经验：**本品种子炒焦泡水，能明目利水。叶有退热作用。
- **植物速认：**半灌木或小灌木。茎分枝，叶互生，卵形或椭圆状披针形；花黄色，蝶形；荚果扁圆柱形，形似羊角。**生于河边滩地、旷野或丘陵的灌木林或疏林中。**

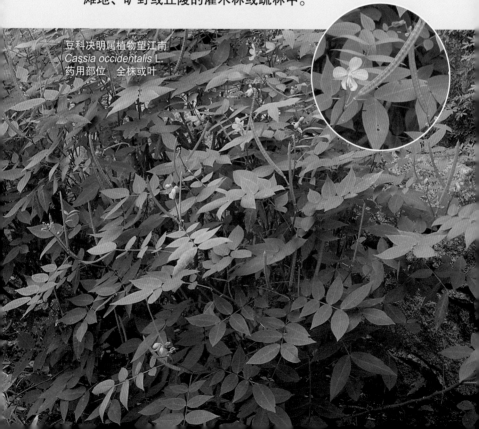

豆科决明属植物望江南
Cassia occidentalis L.
药用部位　全株或叶

可外敷（洗）
可制用 可鲜用 可内服

治病组方见 603 页

薜 荔

别名： 萍泡、鬼馒头、萍抛冻、石壁藤、白生冻藤、大号风不动、木莲

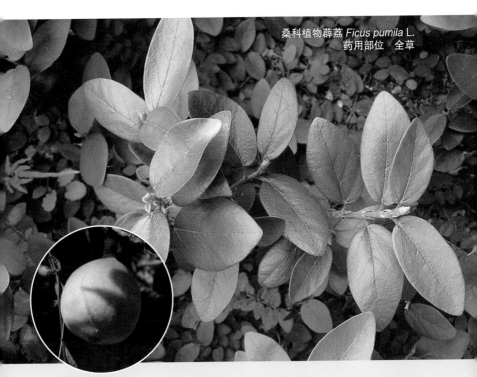

桑科植物薜荔 *Ficus pumila* L.
药用部位 全草

- **植物速认：** 攀援灌木。具乳汁，茎上生气根。叶二型，卵状椭圆形，花序腋生，花序托成熟时倒卵形或梨形。**生于山野、林木间或断墙上。**

- **性味功效：** 甘、涩，平。活血消肿，止血通乳，固精，清热解毒。

- **主治：** 慢性淋浊、遗精、便秘、多发性脓肿、颈淋巴结核、疝气、痔疮脱肛、肋间神经痛、肩关节周围炎、腰腿疼痛、妇人乳汁不通。

天仙果

经验 可外敷（洗） 可制用 可鲜用 可内服

别名：牛乳仔、铁牛入石、牛乳浆、山牛奶

治病组方见474页

- **性味功效：**辛、酸、涩，平。活血祛风，除湿止痛，滋养气血，消肿解毒。

- **主治：**牙痛、脱肛、跌打损伤、骨结核、劳力过伤、坐骨神经痛、风湿性关节炎、腰酸背痛、腰背部纤维组织炎、背痛、痛经、子宫脱垂、小儿发育缓慢。

- **经验：**本品与肉类同煮味道佳，适合作药膳。

- **植物速认：**落叶灌木或小乔木。枝红棕色，有乳汁；叶倒卵形，淡红色；花梨形，成熟时紫红色。**生于山地、坑沟边。**

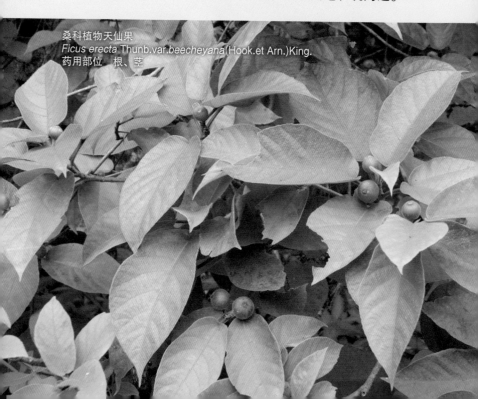

桑科植物天仙果
Ficus erecta Thunb.var.*beecheyana*(Hook.et Arn.)King.
药用部位　根、茎

可外敷（洗） 可制用 可鲜用 可内服

治病组方见 500 页

白竻花

别名： 三叶刺、苦刺根、白刺仔、三加皮、白簕

- **性味功效：** 苦、涩，微寒。凉血解毒，祛湿逐风，排脓消肿。

- **主治：** 风热感冒初起（咽喉肿痛）、湿热、肠炎、痢疾、风湿性关节炎、背疮、腰痛、坐骨神经痛、腹股沟脓肿、骨结核、跌打损伤、乳腺炎、带下病、脊髓灰质炎（小儿麻痹症）初期。

- **植物速认：** 攀援灌木。茎有刺；叶互生，长卵形或长椭圆形；花小，草绿色；果扁球形，熟时黑色。**生于山野旷地、园边、路旁。**

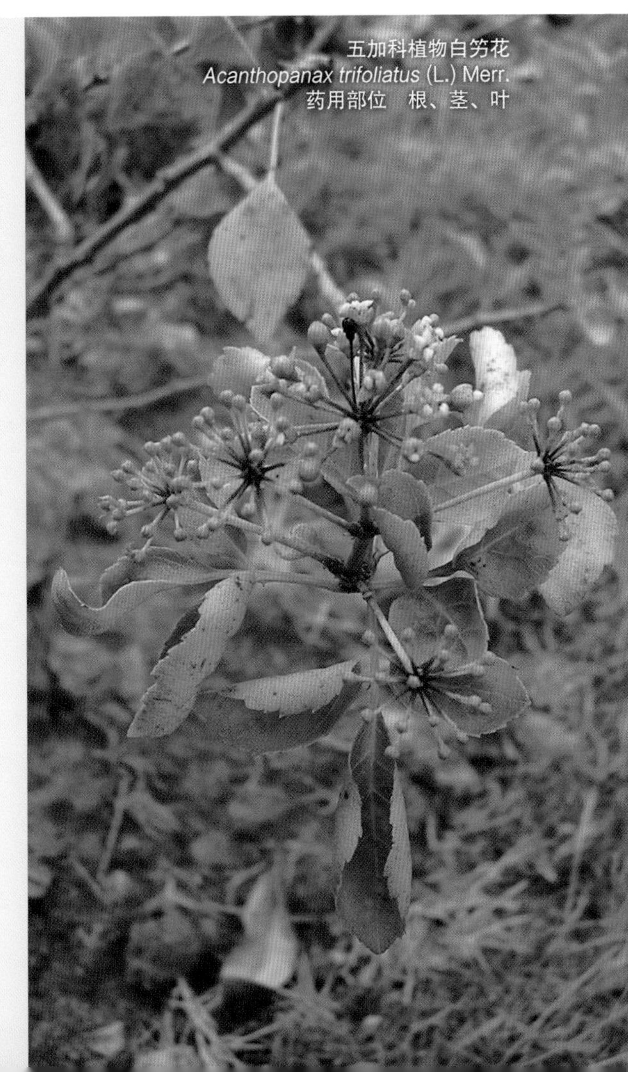

五加科植物白竻花
Acanthopanax trifoliatus (L.) Merr.
药用部位　根、茎、叶

小果蔷薇

可外敷（洗）

可制用　可鲜用　可内服

别名：七姐妹、小金樱、姐妹花、山木香、小金英、狗柿刺

治病组方见 463 页

- **性味功效：**根酸，平。根、果调养气血，固肾除湿，健胃利水。果、花甘、酸，平。花清热解暑，叶消肿解毒。

- **主治：**流行性感冒、胃及十二指肠溃疡、肾炎水肿、肾虚腰痛、阳痿、痔疮出血、脱肛、带下病、月经不调、小儿遗尿、小儿疳积。

- **植物速认：**藤状灌木。叶互生，宽卵形至椭圆形；花白色，倒卵状长圆形；果球形，熟后红色。**生于原野。**

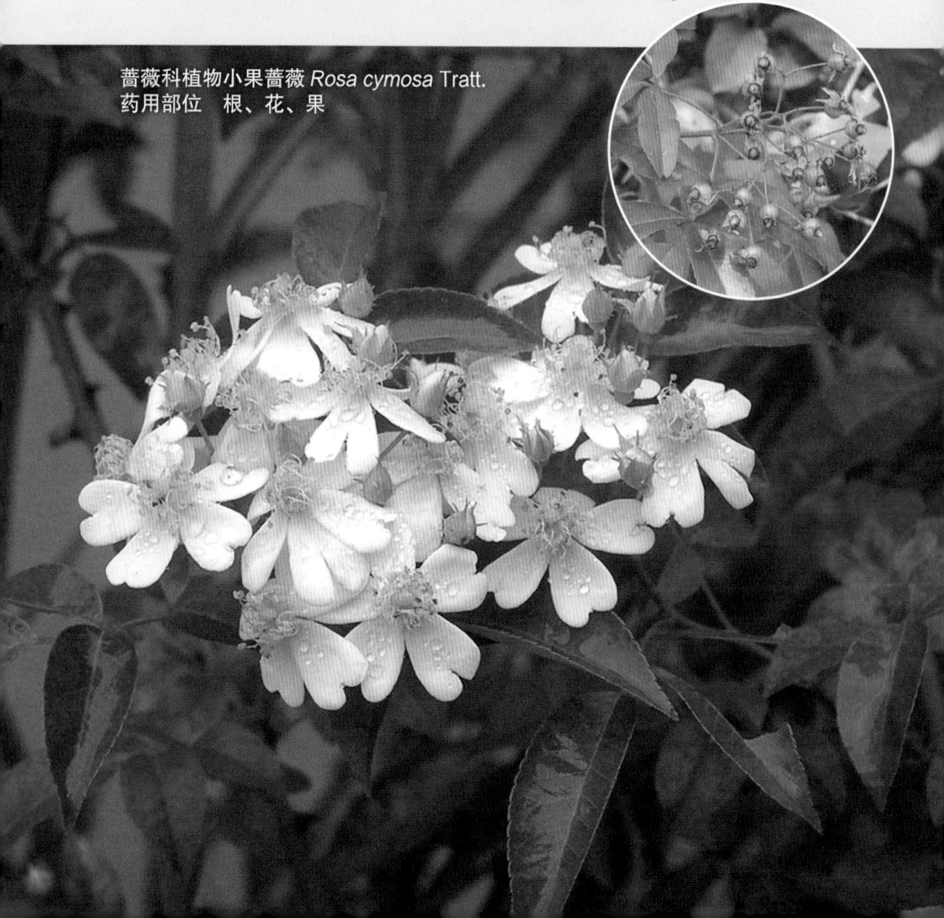

蔷薇科植物小果蔷薇 *Rosa cymosa* Tratt.
药用部位　根、花、果

可外敷（洗）
可制用 可鲜用 可内服

治病组方见 466 页

山 莓

别名：刺葫芦、馒头菠、高脚波、覆盆子、猪姆苞、火梅刺

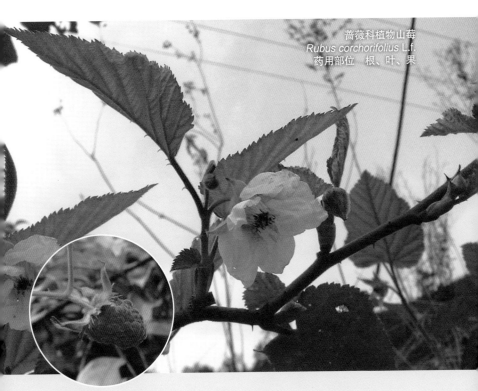

蔷薇科植物山莓
Rubus corchorifolius L.f.
药用部位 根、叶、果

- **植物速认：**落叶灌木。茎具刺，叶卵形或卵状披针形；花白色；聚合果球形，红色。**生于山坡、溪沟边、灌木丛中。**

- **性味功效：**根微苦、辛，平；果甘、酸，温；叶微苦，平。根祛湿活络；果补肾固精；叶清热解毒。

- **主治：**牙痛、风湿热、遗精、腰痛、泄泻、久痢、膝关节退行性改变、坐骨神经痛、背部宿伤、痈疖、带下病。

牛筋草

经验 可外敷（洗）

可制用 可鲜用 可内服

别名：千人拔、牛顿草、稷仔草

治病组方见 481 页

- **性味功效：**甘，平。清热解毒，行气利水，养阴凉血，养肝补肾。
- **主治：**预防流行性乙型脑炎、中暑发热、乏力（黄疸）、反胃、痢疾、遗精、淋证、睾丸炎、跌打损伤、腰椎间盘突出、痛风性关节炎、外伤性剧烈头痛。
- **经验：**本品入肝经，增长气力之效强。
- **植物速认：**多年生草本。地下簇生须根，叶长披针形，叶和茎都很强韧；绿色小花。**生于原野、路旁。**

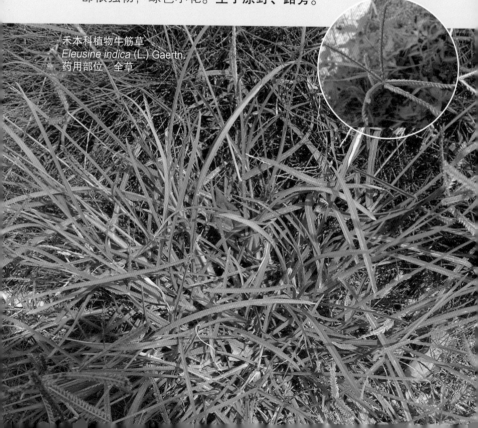

禾本科植物牛筋草
Eleusine indica (L.) Gaertn.
药用部位　全草

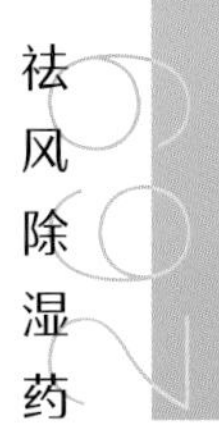

可外敷（洗）

可制用　可鲜用　可内服

治病组方见 513 页

伏牛花

别名：土远志、白刺仔、老鼠刺、虎刺

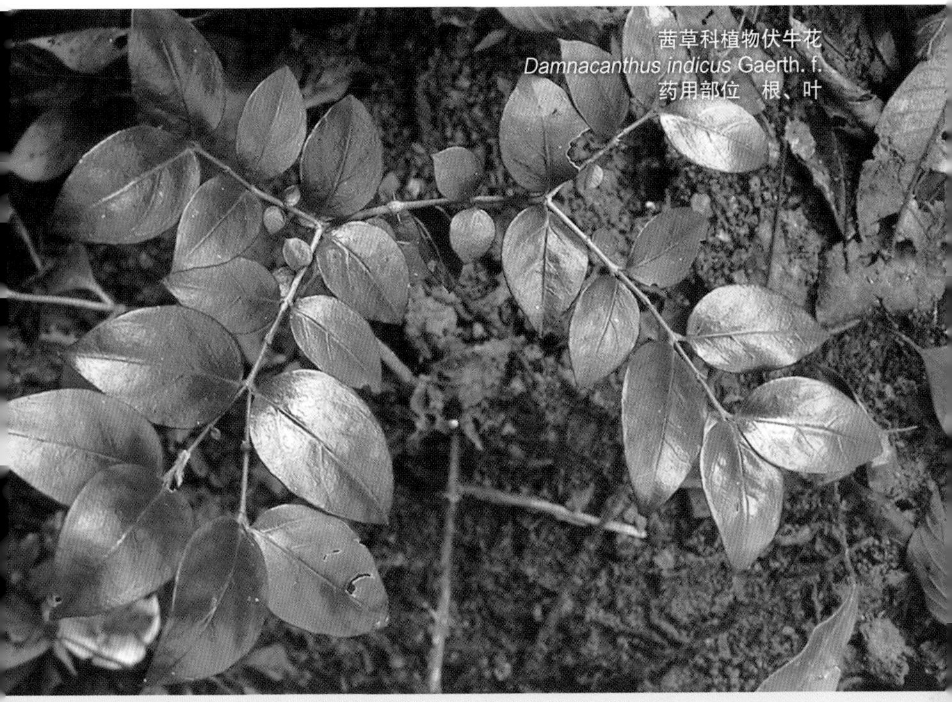

茜草科植物伏牛花

Damnacanthus indicus Gaerth. f.

药用部位　根、叶

■ **植物速认：**常绿有刺小灌木。根坚硬，叶对生，卵形至卵圆形；花冠漏斗状，白色；核果球形，熟时朱红色。**生于山林间。**

■ **性味功效：**甘，平。清肺化痰，破结行瘀，涩精益肾，祛风除湿。

■ **主治：**体虚头目眩晕、肺脓肿、脾脏肿大、黄疸、遗精、痔疮、脱肛、风湿痛、跌打损伤、手足深部脓肿、子宫脱垂、虚寒闭经。

鸡屎藤

可外敷（洗） 可制用 可鲜用 可内服

治病组方见 534 页

别名：清风藤、鸡矢藤、毛葫芦、五香藤、香藤

- **性味功效：**甘、微涩，平。祛风利湿，解毒消肿，消食化积，镇痛止咳，补血理气，舒筋活络。

- **主治：**头风贯眼、急慢性阑尾炎、慢性肾炎水肿、肾结核、血尿、乳糜尿、跌打损伤、风湿骨痛、痈疽肿毒、多发性脓肿、附骨蛆、脚癣（香港脚）、小儿麻痹后遗症。

- **植物速认：**多年生草质藤本。叶对生。叶片卵形、椭圆形、矩圆形或披针形；花冠白色钟形；果球圆形，成熟时黄色。**生于山地路旁或岩石缝隙、田埂沟边草丛中。**

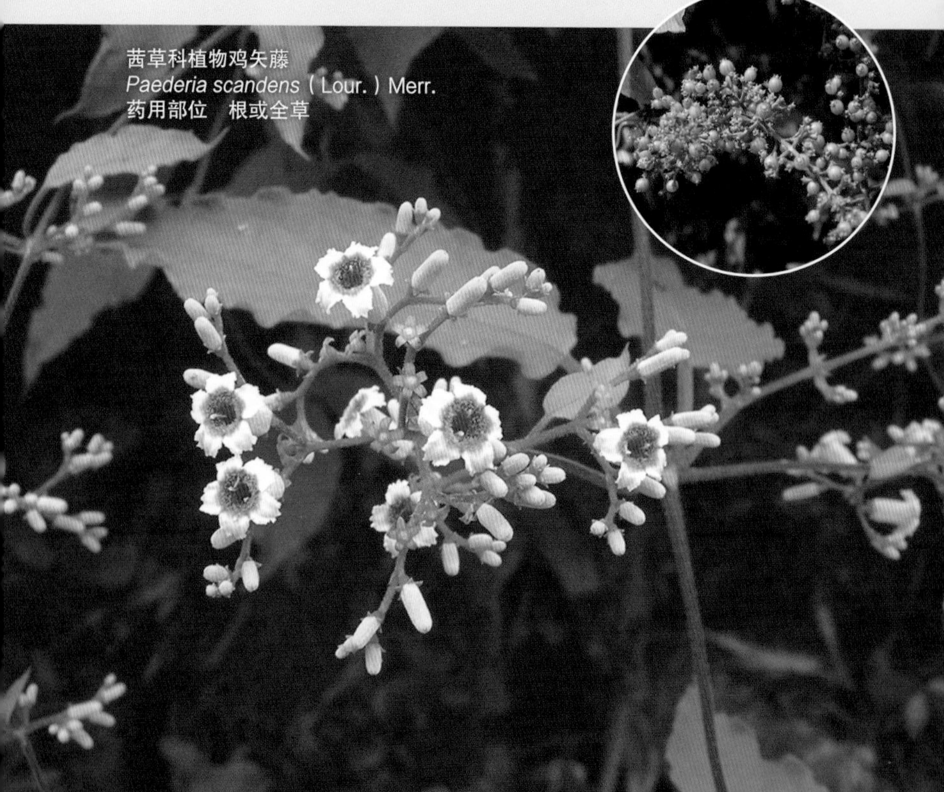

茜草科植物鸡矢藤
Paederia scandens（Lour.）Merr.
药用部位　根或全草

可外敷(洗)

可制用　可鲜用　可内服

地胆草

治病组方见 508 页

别名：牛托鼻、地枇杷、鸠草、铁烛台、牛肚子

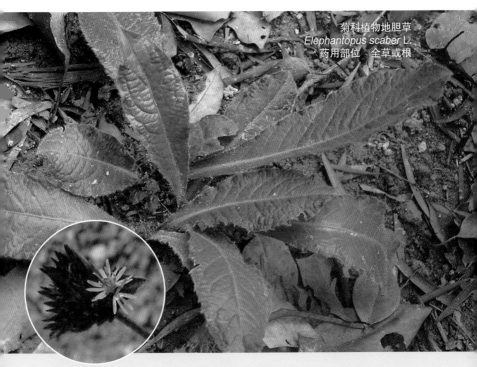

菊科植物地胆草
Elephantopus scaber L.
药用部位　全草或根

- **植物速认：**多年生草本。全体被白色粗毛；叶大部基生，匙形或矩圆状倒披针形；花冠紫红色；瘦果有棱。**生于山野、路旁。**

- **性味功效：**苦、微辛，温。活血除湿，利尿消肿，行气祛风。

- **主治：**伤风感冒、风湿头痛、中暑腹痛、哮喘、咽喉炎、扁桃体炎、急性胃肠炎、急慢性肝炎、肝硬化腹水、肾炎水肿、跌打损伤、皮肤瘙痒、手指头炎、冻疮、疖肿、带下病、月经不调、闭经。

地菍

别名：小号王不留、倒藤王不留、金头石榴、五更草、小号狗梳、地荔子、地石榴

可外敷（洗）
可制用　可鲜用　可内服

治病组方见 508 页

- **性味功效：**甘、涩，平。清热解毒，祛风除湿，凉血消肿。

- **主治：**久咳、胃脘痛、痢疾、血小板减少症、肾炎水肿、痔疮、风湿性关节炎、皮肤湿疹、白喉、子宫脱垂、带下病、小儿脱肛。

- **植物速认：**匍匐状草本。茎多分枝，叶对生，卵形或椭圆形；开紫红色花，花后结球状浆果，熟时紫色。**生于旷野、草地、石缝间。**

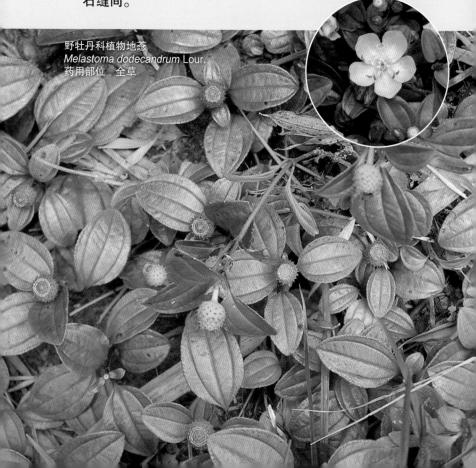

野牡丹科植物地菍
Melastoma dodecandrum Lour.
药用部位　全草

禁忌 经验 可外敷（洗）

可制用 可鲜用 可内服

治病组方见 569 页

海金沙

别名：金沙粉、金沙藤、吐丝草、鼎擦藤、猛古藤、铁线藤

- **性味功效：**甘，寒。清热解毒，利尿通淋。

- **主治：**湿热黄疸、腮腺炎、急性扁桃体炎、遗精、痢疾、肠炎、胆结石、尿路结石、肾炎水肿、急性尿道炎、前列腺肥大、带状疱疹、血崩、急性乳腺炎。

- **禁忌：**虚淋、肾虚、阴不足而无湿热的不宜用。

- **经验：**笔者临床体会本品治疗湿热型尿路结石效果好。

- **植物速认：**多年生草质藤本。根状茎横走，黑褐色，坚韧；营养叶尖三角形，孢子叶卵状三角形，流苏状的孢子囊穗，孢子表面有小疣。**生于山坡草丛或灌木丛中。**

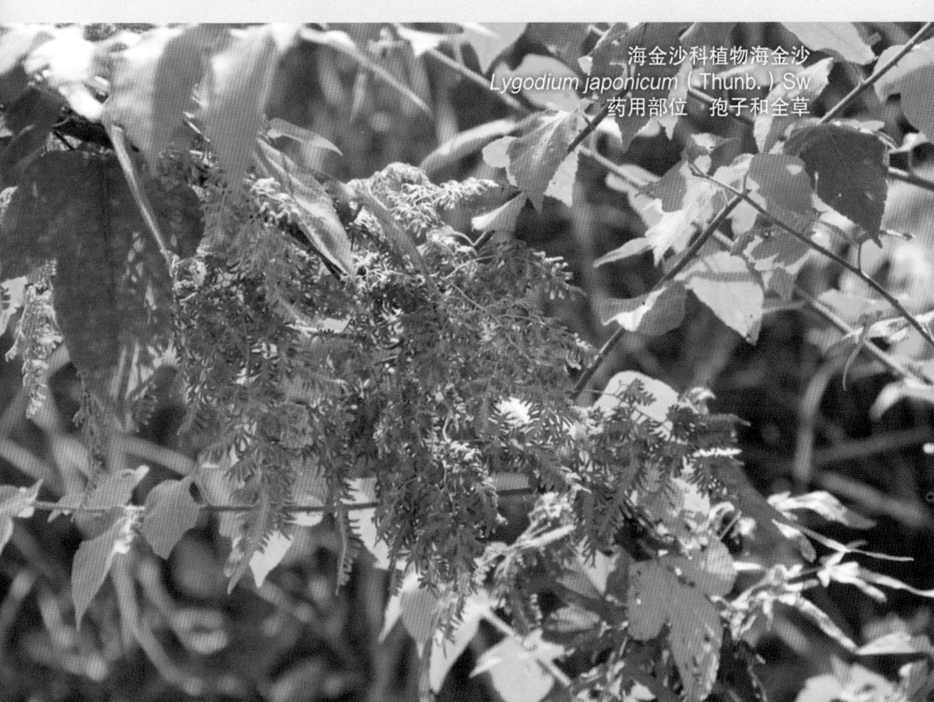

海金沙科植物海金沙
Lygodium japonicum (Thunb.) Sw
药用部位 孢子和全草

冬葵子

禁忌　可外敷（洗）
可制用　可鲜用　可内服

别名：冬葵果、冬苋菜

治病组方见 504 页

- **性味功效：**甘，寒。滑肠利水，下乳。
- **主治：**淋证、痢疾、痈疽肿毒、妇女水肿、妇女乳汁不通。
- **禁忌：**冬葵子为滑利通达之品，故孕妇及无实邪者不宜用。临床所用冬葵子还有锦葵科苘麻的种子。

- **植物速认：**一年生或多年生草本。根单生，茎直立，单叶互生，圆肾形或近圆形；花淡粉紫色，三角状倒卵形；蒴果扁球形。**生于路旁、田野或栽培。**

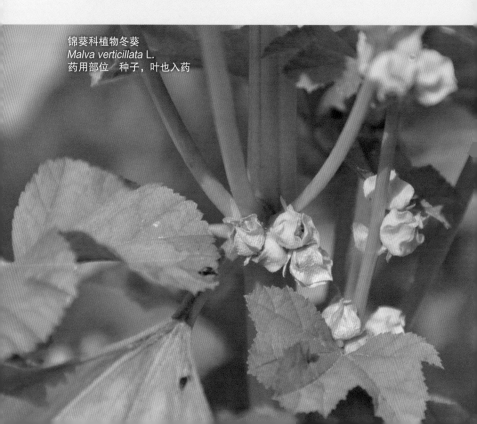
锦葵科植物冬葵
Malva verticillata L.
药用部位　种子，叶也入药

经验 可外敷（洗）
可制用 可鲜用 可内服

治病组方见 489 页

石韦

别名：鹿含草，小号石剑，石兰、石苇、金星草

- **性味功效：**甘，微寒，清热利水，通淋止血，清肺排石。

- **主治：**肺脓肿（肺热咯血）、肺结核咯血、化疗引起的白细胞下降、鼻出血（吐血）、石淋（尿血）、肾病综合征、急性肾炎、带状疱疹、寻常疣、鸡眼、刀伤出血、带下病。

- **经验：**笔者临床体会石韦、灵芝、茯苓、木耳等孢子类低分化细胞的植物，均有抗肿瘤作用。

- **植物速认：**多年生草本。根茎长而横走；叶片阔披针形，叶下面全部着生孢子囊群，圆形，生黄色紧密星状毛。**生于岩石或树干上。**

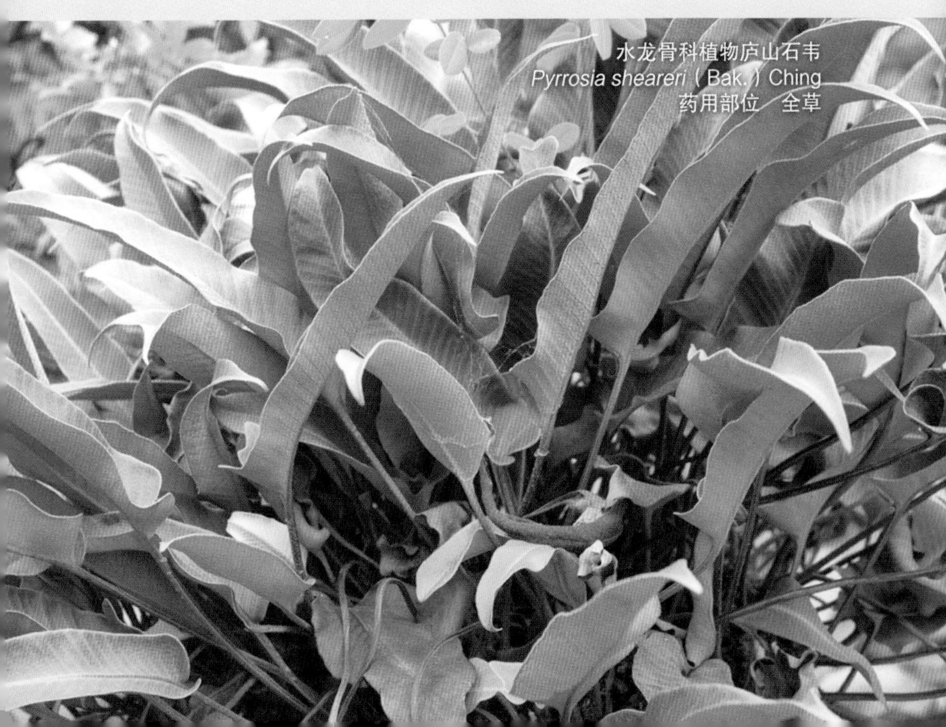

水龙骨科植物庐山石韦
Pyrrosia sheareri（Bak.）Ching
药用部位　全草

萱草

别名：金针菜、鹿葱、黄花菜、山金针、兰花、宜男草、忘忧草

可外敷(洗) 可制用 可鲜用 可内服

治病组方见 588 页

- **性味功效：**甘，凉。根清热利尿，凉血解毒，祛湿安神；花凉血润燥，补益气血。

- **主治：**淋证、劳力过度（胸闷郁结）、体虚浮肿、风火牙痛、久嗽失音、痢疾、大便下血、赤白痢、湿热腰痛、腮腺炎、黄疸性肝炎、疝气、神经根型颈椎病、刀伤出血、伤口溃疡、中耳炎、通乳。

- **植物速认：**多年生草本。根状茎粗短，叶基生成丛，带状披针形；花被橘红色，短漏斗状；蒴果长圆形；种子圆形球，黑色。**生于山地湿润处。**

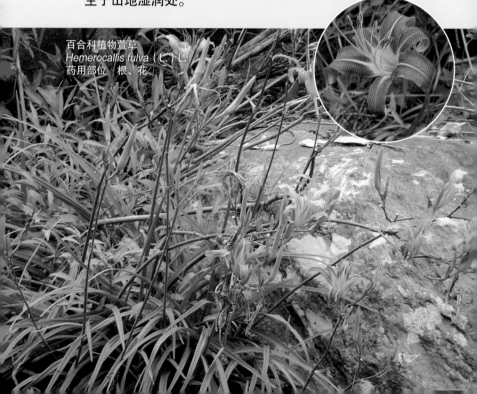

百合科植物萱草
Hemerocallis fulva (L.) L.
药用部位　根、花

可外敷（洗）
可制用 可鲜用 可内服

治病组方见 457 页

三白草

别名： 五叶白、三叶白、乳草、旱藕根、山白枣、土玉竹

- **性味功效：** 甘、辛，寒，有小毒。泻湿热，破积聚，消水肿，理脚气，清热毒，利二便。

- **主治：** 淋证、高血压、病毒性肝炎、食管癌、肾炎水肿、尿路感染、尿路结石、睾丸炎、关节肿痛、坐骨神经痛、痛风性关节炎、乳腺炎、湿热带下。

- **植物速认：** 多年生草本。叶片卵形或卵状披针形茎端2~3片叶片在花期时常为白色；白花，分果近球形，表面具多疣状突起，种子球形。**生于沟旁、沼泽等地湿处。**

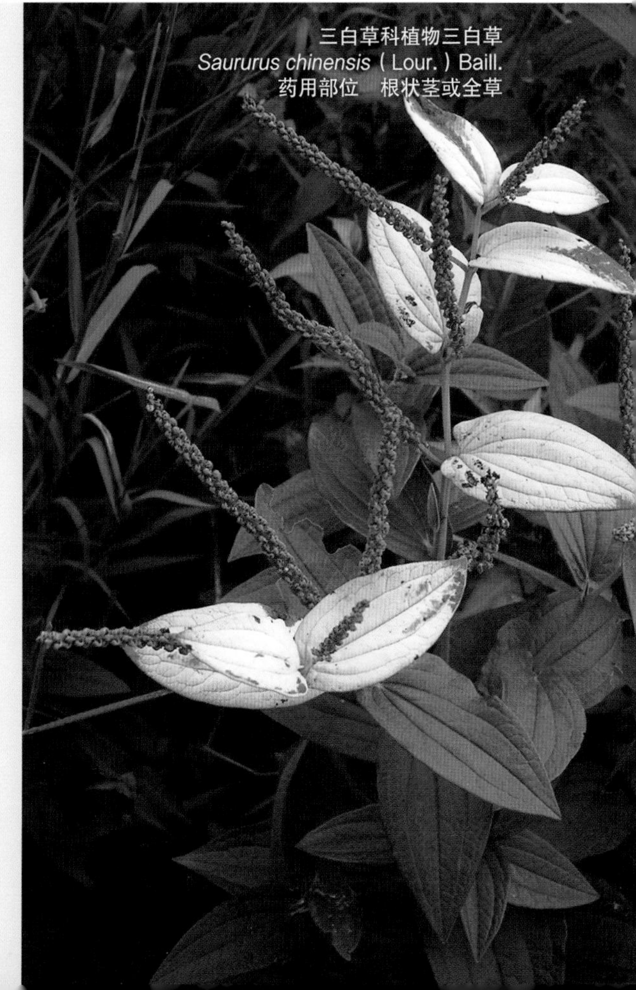

三白草科植物三白草
Saururus chinensis（Lour.）Baill.
药用部位　根状茎或全草

地锦草

可外敷（洗） 可制用 可鲜用 可内服

别名：乳仔草、小号乳子草、遍地锦、红骨蛇、奶浆草、铺地锦

治病组方见 509 页

- **性味功效：**辛，平。活血止血，清热凉血，行气利尿，消肿止痛。

- **主治：**湿热黄疸、牙龈出血、咯血、吐血、崩漏、急性细菌性痢疾、肠炎腹泻、尿血、泌尿系统感染、急性腰扭伤、创伤出血、蛇伤、痈疽肿毒、下肢溃疡流脓、带状疱疹、乳汁不通、惊风、小儿疳积。

- **植物速认：**匍匐草本。茎纤细，折断有白乳汁；叶通常对生，长椭圆形；黄褐色小花，杯花后结小球形蒴果。**生于平原荒地、路边、田间。**

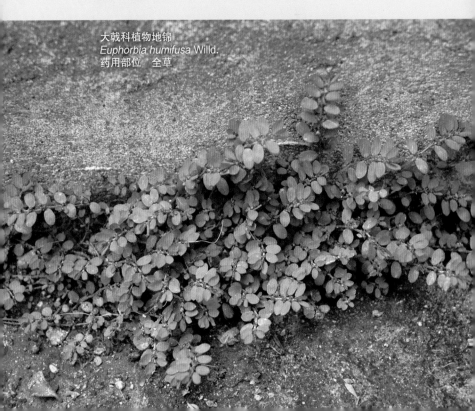

大戟科植物地锦
Euphorbia humifusa Willd.
药用部位　全草

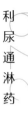

经验 可外敷（洗）
可制用 可鲜用 可内服

治病组方见 567 页

凉粉草

别名：生旦草、薪草、仙草仔、仙草

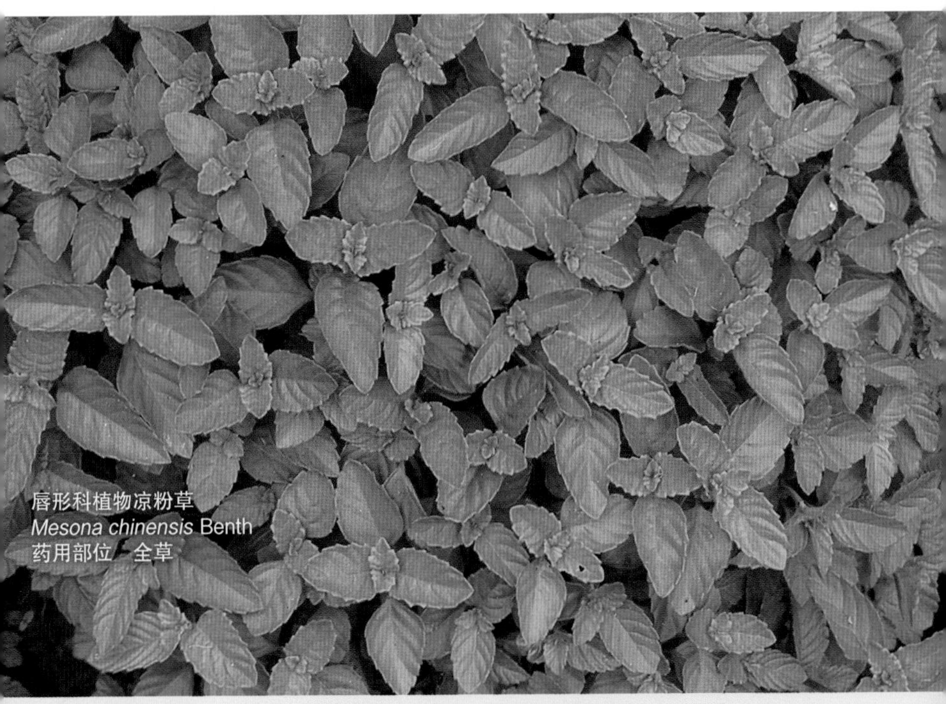

唇形科植物凉粉草
Mesona chinensis Benth
药用部位 全草

- **植物速认：**一年生草本。茎方形，叶对生，卵形或长卵形；花小，花冠淡红色或白色；小坚果，椭圆形或卵形。**生于山间、阴湿地或栽培。**

- **性味功效：**甘，平。清热消炎，解渴祛暑。

- **主治：**风热感冒（咽喉肿痛）、高血压口渴、防暑、糖尿病口渴咽干、中暑、急性风湿性关节炎、急性肝炎、急性肾炎。

- **经验：**本品可制作黑色“仙草蜜”。

茵陈蒿

禁忌 经验 可外敷（洗）
可制用 可鲜用 可内服

别名： 绵茵陈、猴子毛、绵陈、九尾松、坟香草、青蒿

治病组方见 547 页

- **性味功效：** 苦、辛，微寒。清利湿热，利胆退黄。
- **主治：** 湿重于热黄疸型肝炎、热重于湿黄疸型肝炎、寒湿阴黄慢性肝炎、久痢、热证泄泻、夜盲、湿疮（瘙痒、流黄水）。
- **禁忌：** 凡发黄非湿热而由于蓄血者慎用。
- **经验：** 本品为治黄疸要药。

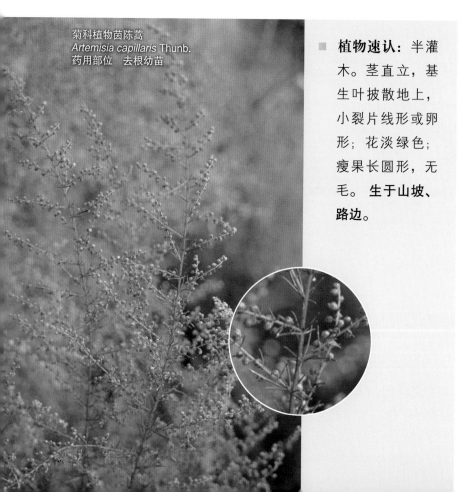

菊科植物茵陈蒿
Artemisia capillaris Thunb.
药用部位　去根幼苗

- **植物速认：** 半灌木。茎直立，基生叶披散地上，小裂片线形或卵形；花淡绿色；瘦果长圆形，无毛。**生于山坡、路边。**

禁忌 可外敷（洗）
可制用 可鲜用 可内服

治病组方见 494 页

叶下珠

别名：老鸦珠、油甘草、疳草、珠仔草、龙珠草、珍珠草

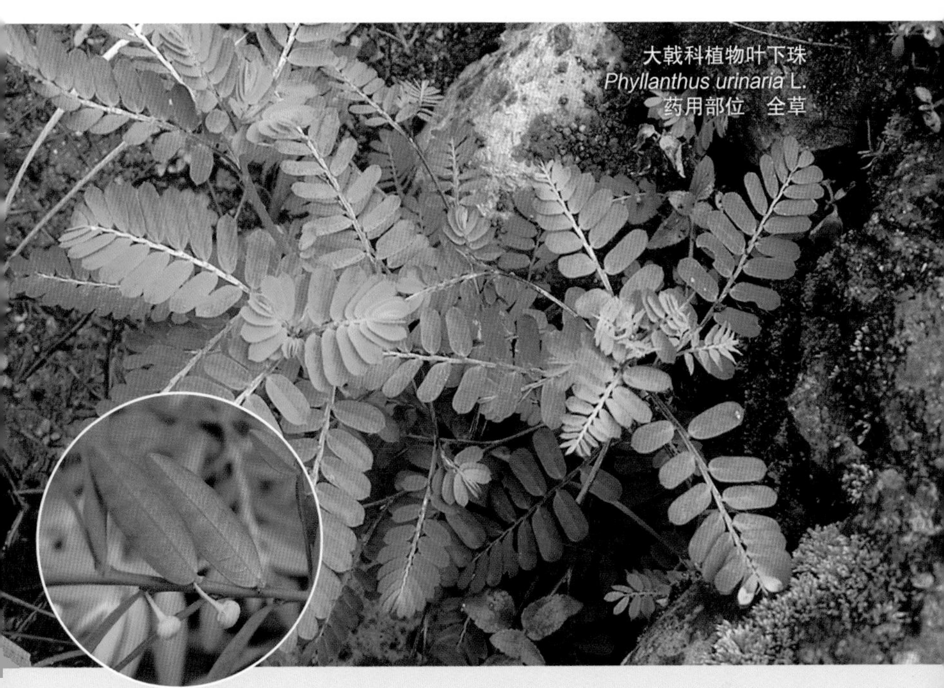

大戟科植物叶下珠
Phyllanthus urinaria L.
药用部位　全草

■ **植物速认：**草本。茎带紫红色，有纵棱；叶互生，矩圆形；白色小花，花后结扁圆形小果，形如小珠，排列于假复叶之下，故名叶下珠。**生于林下、谷地、溪旁阴湿处。**

■ **性味功效：**微苦，寒。清肝明目，渗湿利水，凉血解毒，消炎祛积。

■ **主治：**中暑发热、口腔炎、咽喉炎、黄疸、痢疾、肠炎、肾炎水肿、尿路结石、视网膜炎、风火赤眼（急性结膜炎）、夜盲症、狂犬咬伤、竹叶青蛇咬伤、刀伤、鹅口疮、毒蛇咬伤、小儿疳积。

♥ **禁忌：**气虚体弱者不宜用。

大腹皮

禁忌 可外敷（洗） 可制用 可鲜用 可内服

别名： 槟榔皮、大腹毛、茯毛、槟榔衣、大腹绒

治病组方见 462 页

- **性味功效：** 辛，温。利水消肿。
- **主治：** 虚寒水肿、外感暑湿（恶心呕吐、胃腹胀满）、脾虚湿盛（水肿）。
- **禁忌：** 气虚体弱者不宜用。

- **植物速认：** 常绿乔木。干挺直，大型羽状复叶，条状披针形；花单性，绿黄色；坚果卵圆形，红色。**生于阳光较充足的林间或林边。**

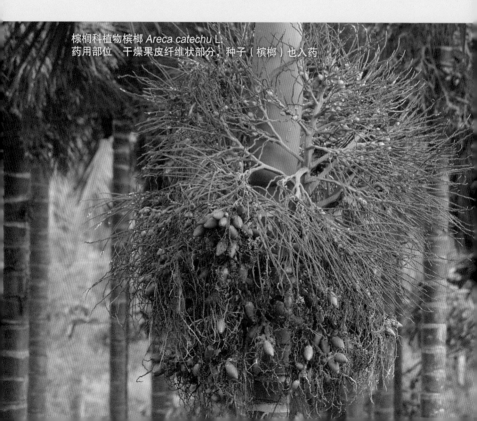

棕榈科植物槟榔 *Areca catechu* L.
药用部位　干燥果皮纤维状部分，种子（槟榔）也入药

禁忌 可外敷（洗）
可制用 可鲜用 可内服

治病组方见 593 页

蓖　麻

别名：杜蓖、蓖麻子、牛蓖子、红蓖麻

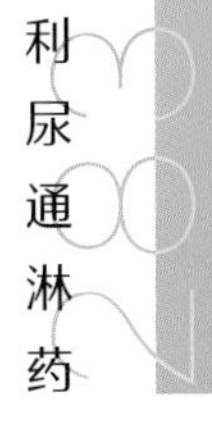

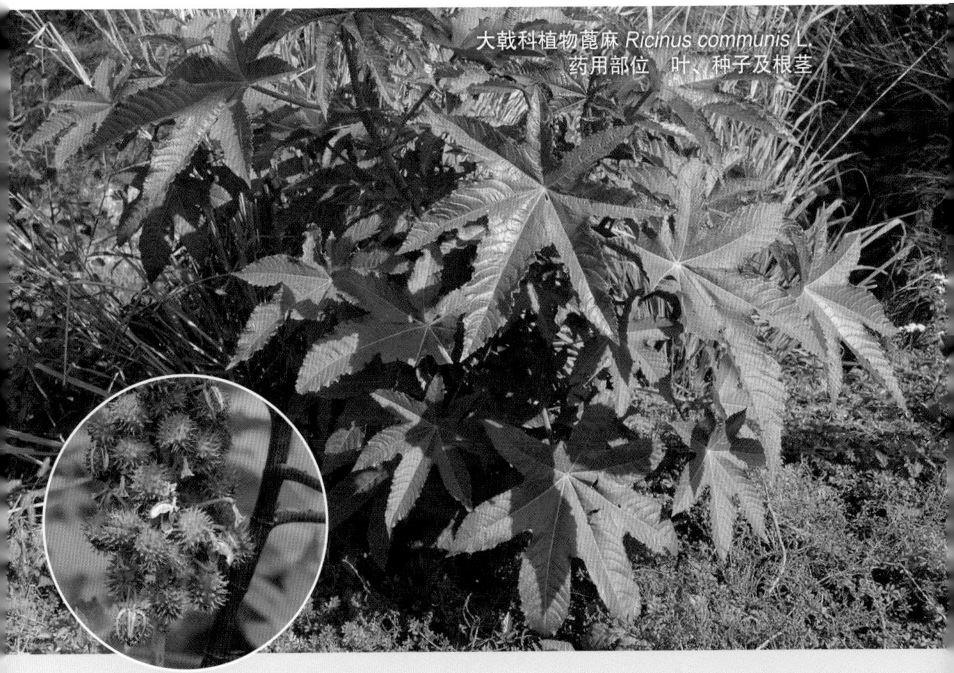

大戟科植物蓖麻 *Ricinus communis* L.
药用部位　叶、种子及根茎

- **植物速认：**高大一年生草本，有乳汁。单叶互生，卵状披针形至长圆形；圆锥花序蒴果球形，成熟时开裂，种子长圆形，光滑有斑纹。**生于村旁疏林或河流两岸冲积地。**

- **性味功效：**甘、辛，温，有小毒。根茎化结下气，通络；叶排脓拔毒，去腐生新；油滑肠通便；子通窍破积，化瘀消肿。

- **主治：**口眼歪斜、胃下垂、劳伤咯血、慢性肾炎腹水、习惯性便秘、癫痫、风湿关节痹痛、湿疹、鸡眼、乳腺炎、乳腺癌。

- **禁忌：**种子含有蓖麻毒素，有毒，未经加热处理，不得内服。

毛茛

可外敷（洗） 可制用 可鲜用

别名：野芹菜、山芹菜、狗脚迹

治病组方见 483 页

■ **性味功效：**辛，温，有毒。祛风逐水，消肿散瘀，截疟退翳，通经活络，散结拔毒。

■ **主治：**牙痛、淋巴结核、痛风、鹤膝风、足底深部脓肿、跌打损伤。

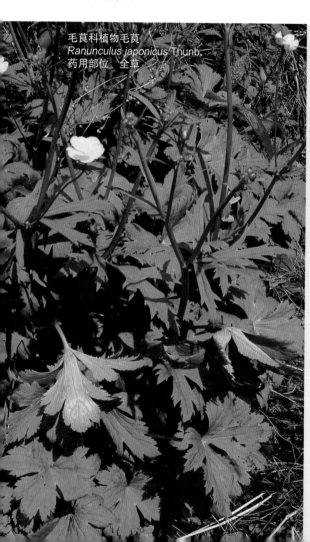

毛茛科植物毛茛
Ranunculus japonicus Thunb.
药用部位　全草

■ **植物速认：**草本。全体披白色长绒毛，根出叶具长柄；叶片近五棱形，黄花，聚合瘦果。**生于沟边、田野等湿地。**

可外敷（洗）
可制用 可鲜用 可内服

治病组方见 487 页

六棱菊

别名：六角辦、六角草、六达草、六盘金、八楞风、土防风、旋覆花

- **性味功效：**苦、辛，微温。逐湿驱风，开胸利膈、利水消肿。

- **主治：**肝气郁结（胸闷胀痛）、久年头痛、风寒感冒、风湿关节痛、腰痛、胃痛、眩晕、肾病综合征、骨结核、跌打损伤、疥疖肿毒、多发性脓肿、阴部瘙痒、闭经、带下病。

- **植物速认：**草本。茎直立，叶椭圆形或椭圆状倒披针形；管状花，紫色；瘦果圆柱形，具白色冠毛。**生于路旁、旷野等处。**

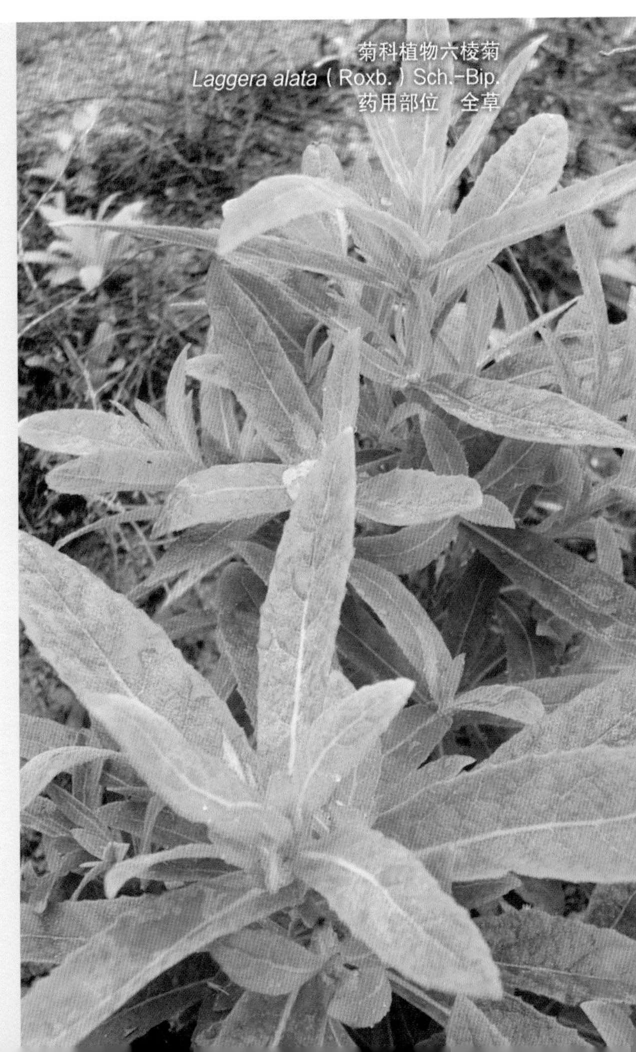

菊科植物六棱菊
Laggera alata（Roxb.）Sch.-Bip.
药用部位　全草

泽泻

禁忌 经验

可制用 可鲜用 可内服

别名：水泽、如意花、一枝花、闽泻、泽芝

治病组方见 544 页

- **性味功效：**甘，淡寒。清热利水，滋阴降火。

- **主治：**肾阴不足（虚火亢盛）、水湿停聚（小便不利）、湿热下注（淋证、白浊、带下）、湿热黄疸、阴虚失眠、梅尼埃病眩晕、颈椎病引起的眩晕、浮肿、泄泻、水肿腹胀（小便不利）、湿热腰痛、腰酸痛绵绵、软组织扭挫伤。

- **禁忌：**阴虚无湿热者忌用。

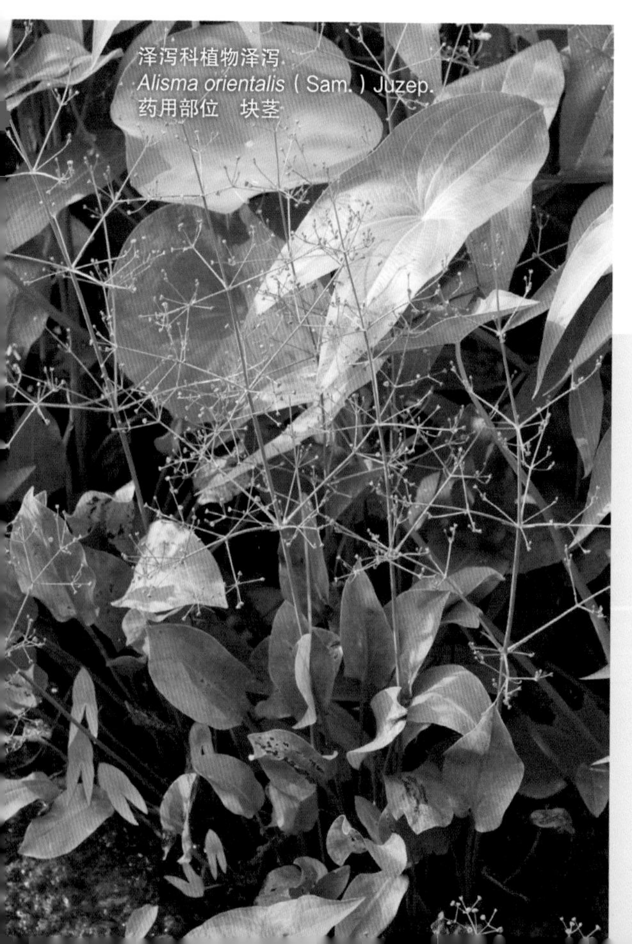

泽泻科植物泽泻
Alisma orientalis（Sam.）Juzep.
药用部位　块茎

- **经验：**笔者体会本品能改善更年期卵巢功能减退。还具有降血脂、降血糖、增强免疫力的作用。

- **植物速认：**多年生沼泽生草本植物。地下有球形块茎，外皮褐色；叶全部基生，卵状椭圆形；花白色，倒卵形；瘦果倒卵形，扁平。**生于沼泽、浅水池沼或稻田内。**

禁忌 经验 可外敷（洗）

可制用 可鲜用 可内服

治病组方见 602 页

薏苡仁

别名：苡仁、薏仁、薏米、沟子米、玉米、玉竹

- **性味功效：**甘、淡，微寒。利水渗湿，健脾止泻，清热排脓，除湿舒筋。

- **主治：**湿热腰痛、湿阻脾胃、长期咯血、风热犯肺（痰黄稠黏）、偏瘫患者（内服补阳还五汤后水肿）、水肿（腹胀满、二便不利）、腹泻、阑尾炎、慢性肾炎、黄疸性肝炎、扁平疣、水肿脚气。

- **禁忌：**滑精及小便多者不宜用，孕妇忌用。

- **经验：**笔者临床治疗湿热型淋浊、崩漏、带下、关节炎配伍薏苡仁常收奇效。

- **植物速认：**一年生或多年生草本。秆直立，叶互生，长披针形，雌小穗包于卵形硬质的总苞中，成熟时变成珠子状。**生于河边、溪涧边或阴湿山谷中。**

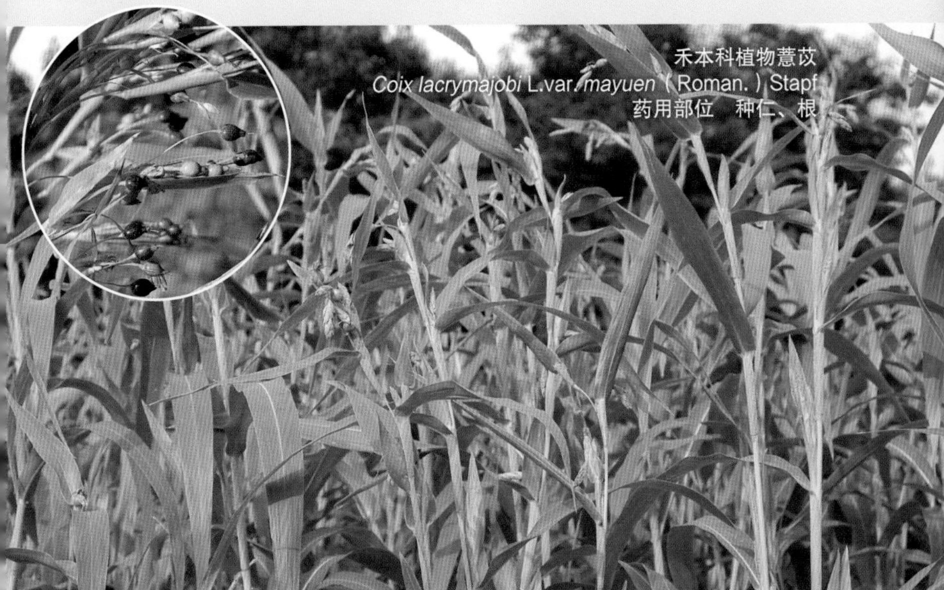

禾本科植物薏苡
Coix lacrymajobi L.var. *mayuen*（Roman.）Stapf
药用部位　种仁、根

茯苓

经验

可制用　可鲜用　可内服

治病组方见 547 页

别名：白茯苓、云苓、茯灵、松薯

- **性味功效：**甘，平。利水渗湿，健脾和中，宁心安神。

- **主治：**肺阴虚（咳嗽少痰、舌红）、脾虚湿困（便秘不畅）、食少便溏（肢软无力）、术后（产后）纳差（便溏、疲乏）、暑湿头晕（小便不利）、失眠（健忘、心慌）、头痛耳鸣、腰酸（食少、胸闷、痰多）、脾虚纳差（带下病）、湿热带下。

- **经验：**白茯苓微补；赤茯苓入血分；茯苓皮长于治水肿腹胀；茯神长于安神。

- **植物速认：**寄生或腐寄生，菌核埋在土内，有特殊臭气，鲜时质软，干后坚硬；球形、扁球形、长圆形或长椭圆形或稍不规则块状；子实体平伏，生长于菌核表面成一薄层，幼时白色，老时变浅褐色。**生于沙质土壤、向阳山坡的松属植物的根际。**

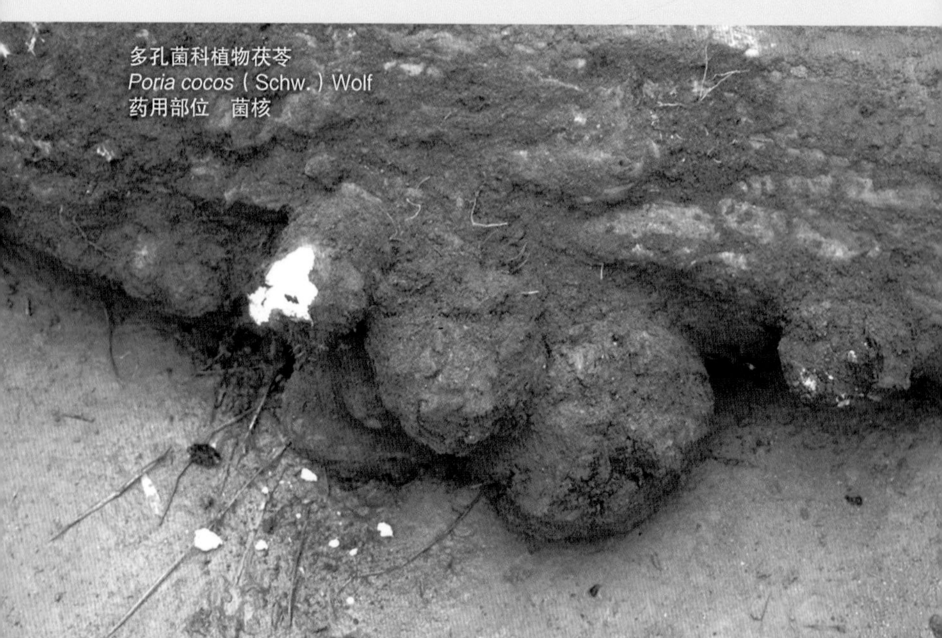

多孔菌科植物茯苓
Poria cocos（Schw.）Wolf
药用部位　菌核

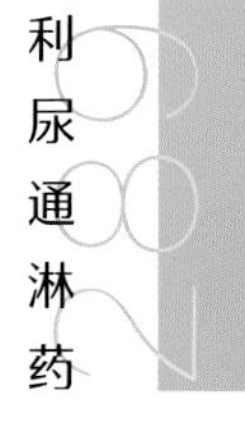

可外敷(洗)

可制用 可鲜用 可内服

治病组方见 488 页

玉蜀黍

别名: 六谷、玉米、苞米、苞谷、玉麦

- **性味功效:** 甘,平。调中开胃,利尿降压,止血。
- **主治:** 肺结核咯血、鼻出血、吐血、自汗、盗汗、高血压、糖尿病、胆囊炎、胆结石、病毒性肝炎、急慢性肾炎、泌尿系统感染、前列腺炎、乳糜尿、血尿、尿路结石。
- **植物速认:** 高大草本。秆粗壮直立,叶片宽大,条状披针形;颖果近扁球形。人工栽培。

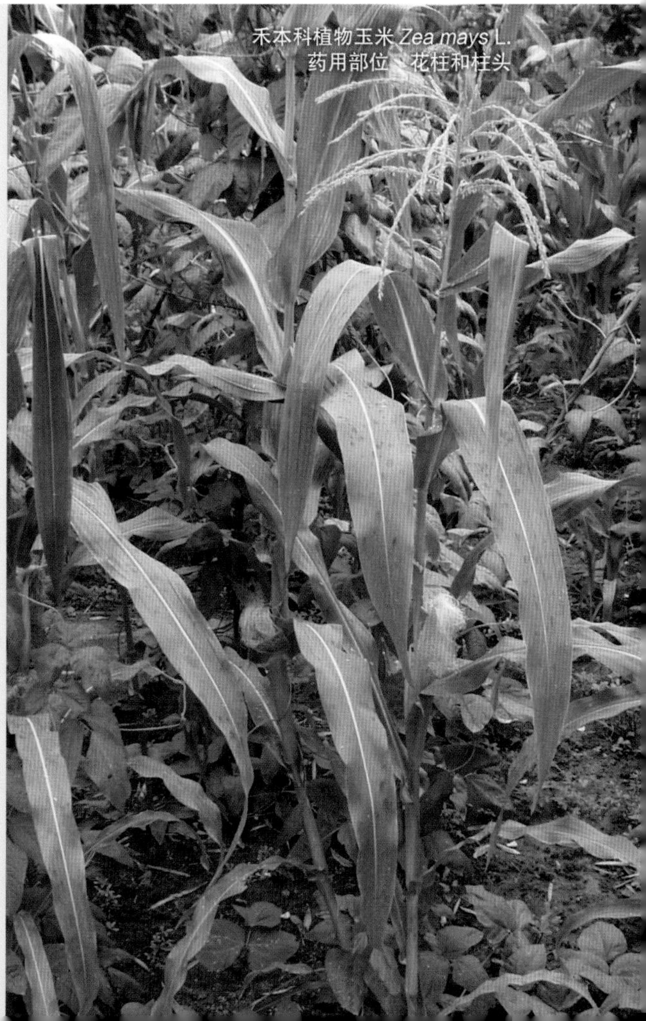

禾本科植物玉米 *Zea mays* L.
药用部位:花柱和柱头

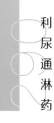

猫须草

可外敷（洗） 可制用 可鲜用 可内服

别名：肾茶、猫须公

治病组方见 582 页

- **性味功效：**甘、微苦，凉。清热祛湿，排石利水。
- **主治：**慢性肝炎、胆结石、糖尿病、泌尿系结石、急慢性肾炎、尿道炎。
- **植物速认：**多年生草本。茎四棱形，叶对生，卵形；花淡紫色或白色，小坚果球形具网纹。**生于林下潮湿处，也见于无荫山坡上。**

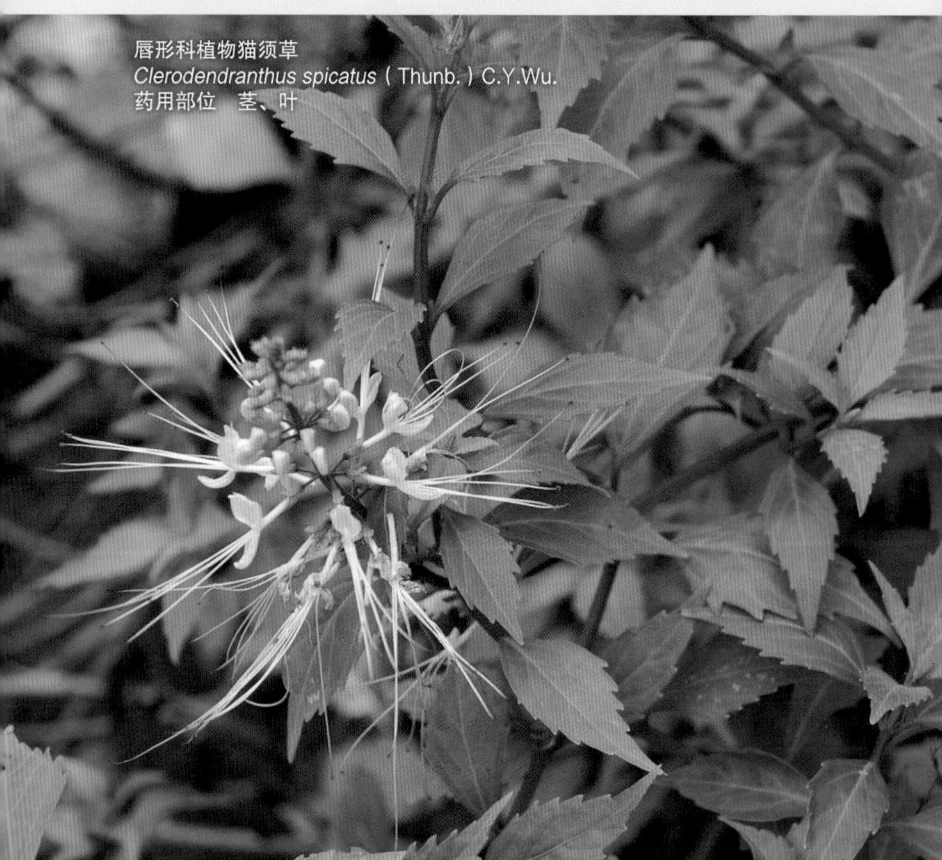

唇形科植物猫须草
Clerodendranthus spicatus（Thunb.）C.Y.Wu.
药用部位　茎、叶

可外敷（洗）

可制用　可鲜用　可内服

治病组方见554页

星宿菜

别名：田柯、水柯、红根仔、红脚菜

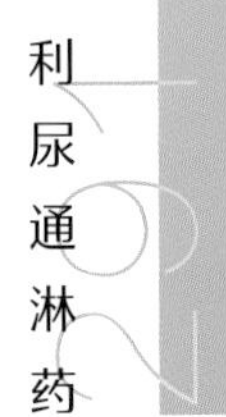

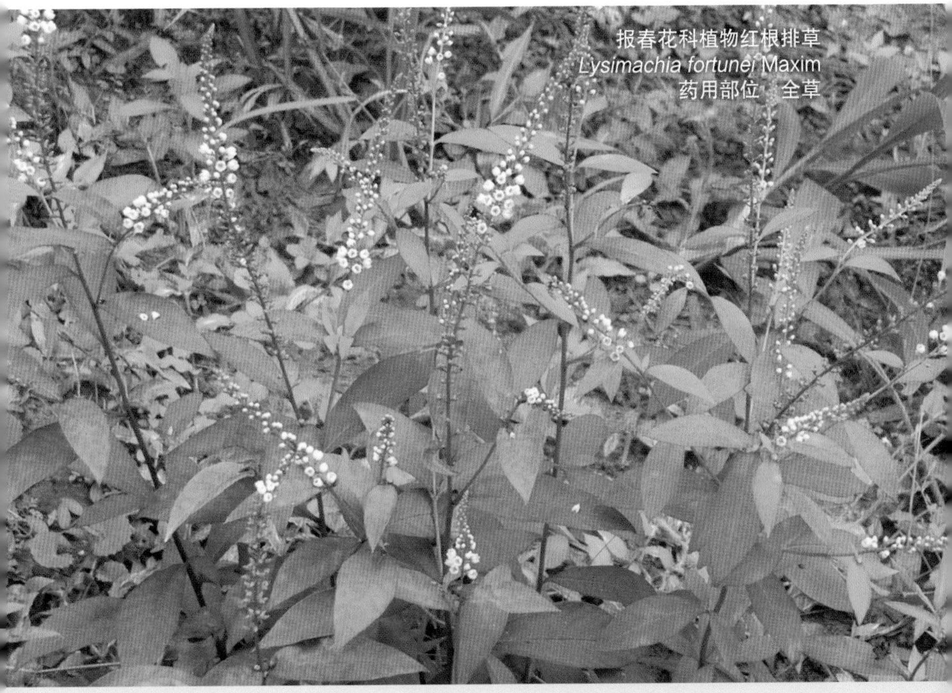

报春花科植物红根排草

Lysimachia fortunei Maxim

药用部位：全草

- **植物速认：**多年生草本。根茎细长，棕红色；叶宽披针形，白色小花。**生于山坡、溪边、田岸湿地。**

- **性味功效：**微苦、涩，平。祛风止痛，清热解毒，利尿消肿，活血化瘀。

- **主治：**风湿性腰膝酸痛、湿热型头痛、感冒、喉痛、风毒流注腰脚（腰脚疼痛、经脉拘急）、胸郁、鼻炎、肾炎水肿、疝气、睾丸炎、甲状腺瘤、跌打损伤、毒蛇咬伤、月经不调、带下病、急性乳腺炎。

萆薢

别名：百枝、竹木、赤节、白菝葜、金刚、山田薯

禁忌 可外敷（洗） 可制用 可鲜用 可内服

治病组方见 577 页

- **性味功效：**苦，平。祛风湿，利湿浊，清热毒。

- **主治：**小肠积热（小便混浊）、肾虚尿浊、肾功能不全伴有高血压、蛋白尿等、风湿性关节炎、踝关节扭伤（青肿不退，久治不愈）、带下病。

- **禁忌：**阴虚精滑及肾虚腰疼不宜用。

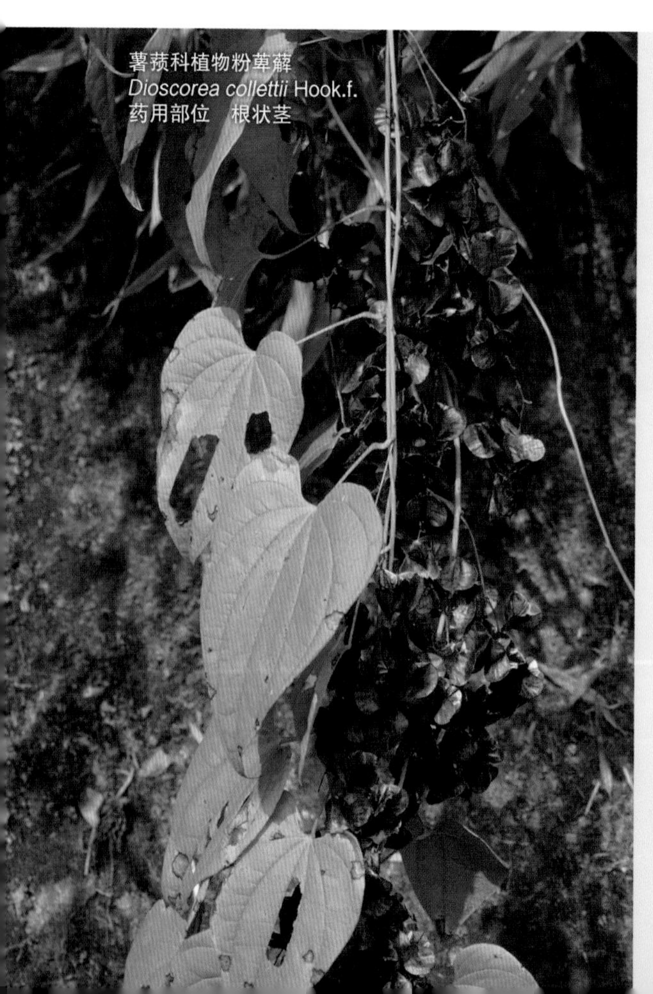

薯蓣科植物粉萆薢
Dioscorea collettii Hook.f.
药用部位　根状茎

- **植物速认：**多年生缠绕草质藤本。茎纤细，单叶互生，三角状心形或矩圆状心形；黄绿色小花，蒴果近圆形。**生于山地疏林或灌丛中。**

禁忌 可外敷（洗）
可制用 可鲜用 可内服

治病组方见 468 页

川木通

别名：淮通、淮木通、油木通、白木通

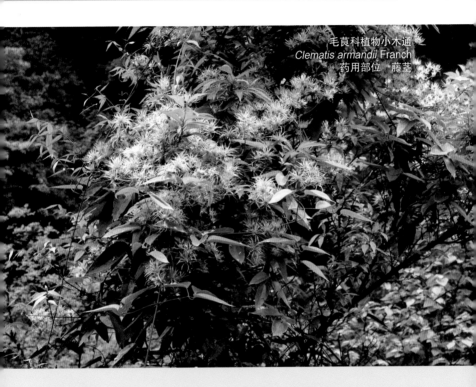

毛茛科植物小木通
Clematis armandii Franch
药用部位 藤茎

■ **植物速认：**落叶木质缠绕藤本。茎圆柱形，有纵条纹；叶对生，卵状披针形；花长圆形；瘦果扁，椭圆形。**生于山地林边。**

■ **性味功效：**苦，寒。降火利水，通经下乳。

■ **主治：**心烦失眠（口舌生疮）、热淋、水肿脚气、筋膜间隔区内综合征、妇女产后乳汁不足、妇女闭经。

♥ **禁忌：**凡精滑气弱，内无湿热及孕妇忌用。关木通会引起急性肾衰竭。

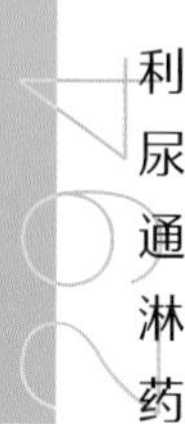

灯心草

可外敷(洗)　可制用　可鲜用　可内服

别名：秧草、水灯心、野席草、龙须草、水葱

治病组方见 516 页

- **性味功效：**甘、淡，微寒。祛湿清热，利尿通淋。

- **主治：**心烦口渴失眠、痢疾、湿热黄疸、淋证、肾炎水肿、妊娠水肿、婴儿胎热（小便不利）、婴儿胎热壅盛（二便不利）、婴儿胎热胃中（口舌生疮）、小儿弄舌。

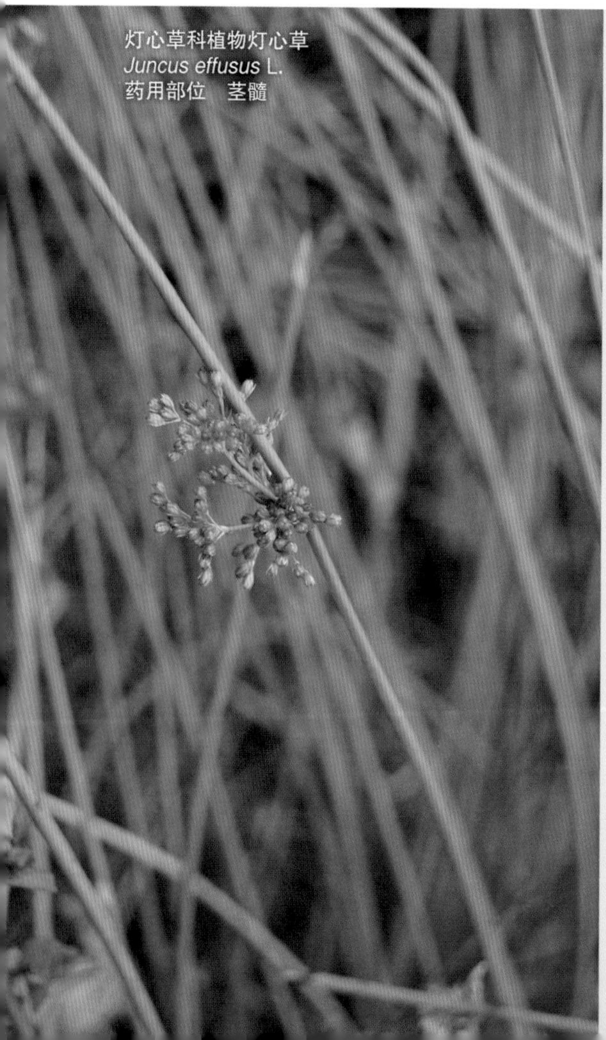

灯心草科植物灯心草
Juncus effusus L.
药用部位　茎髓

- **植物速认：**多年生草本。根状茎粗壮，横走，黑褐色；秆直立丛生，圆柱形；无叶，花小，淡绿色；蒴果三棱状倒锥形，淡黄褐色。**生于湿地或沼泽边。**

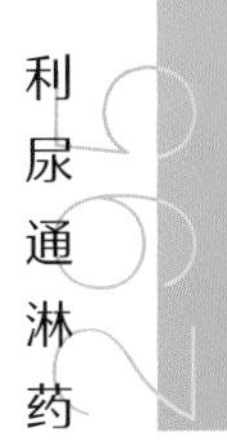

可外敷（洗） 可制用 可鲜用 可内服

治病组方见 541 页

金钱草

别名：四川金钱草、大金钱草、路边黄、马蹄香、破铜钱、过路黄

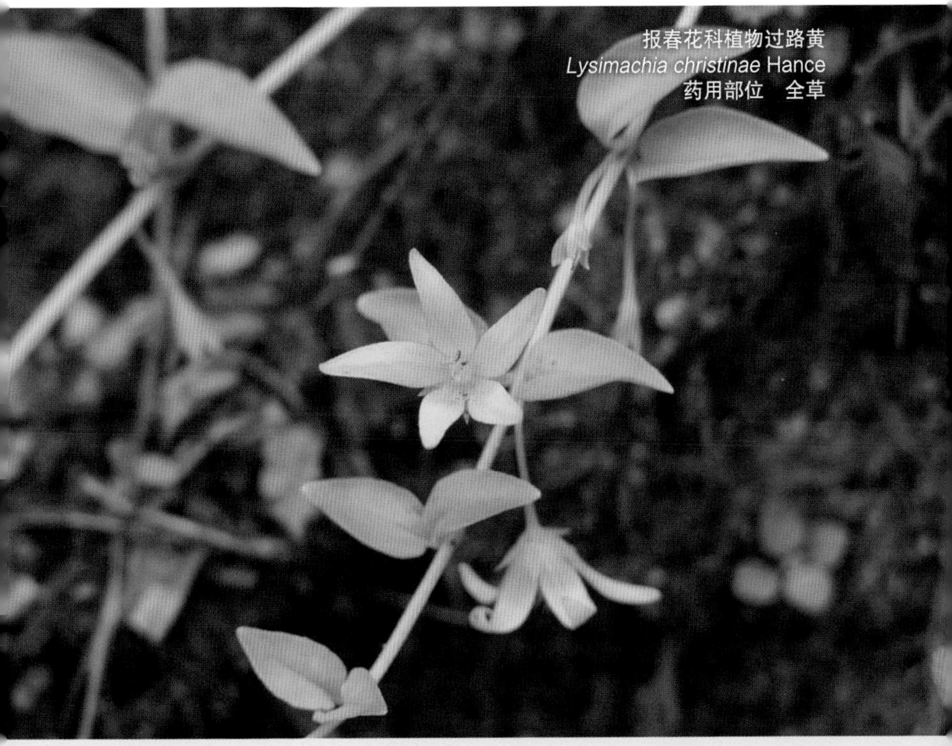

报春花科植物过路黄
Lysimachia christinae Hance
药用部位　全草

■ **植物速认：**多年生草本。茎柔弱，匍匐地面；叶对生，心形或近圆形；花黄色，蒴果球形，有黑色短条状腺点。**生于山地林缘、沟边、溪旁。**

■ **性味功效：**甘、淡，平。清热利尿，祛湿通淋。

■ **主治：**铅中毒、急性胆囊炎、胆结石、慢性胆囊炎、急性肝炎实证（大便秘结）、泌尿系结石、疮疡肿毒、手足脱皮。

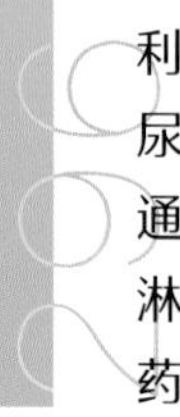

爵床

经验 可外敷（洗）
可制用 可鲜用 可内服

别名：麦穗癀、麦穗连、百穗莲、六角仙、吴凤草、六角英

治病组方见 604 页

- **性味功效：**微苦，寒。清热解毒，消肿镇痛，凉血利尿，补血。

- **主治：**咽喉肿痛、急性扁桃体炎、流行性感冒、贫血、体虚腰痛、肝炎、痢疾、胃肠炎、尿道炎（热淋）、血尿、急性肾炎、急性肾盂肾炎、腰扭伤、痈疽肿毒、白喉、热性血崩、小儿肝热夜啼、疳积。

- **经验：**本品治腰脊痛俯仰艰难效果尤著。

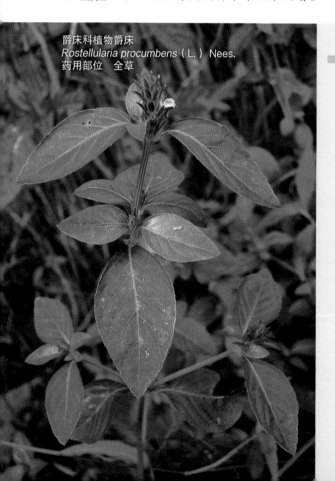

爵床科植物爵床
Rostellularia procumbens（L.）Nees.
药用部位 全草

- **植物速认：**一年生草本。叶对生，卵形、椭圆形或阔披针形；花小，花冠淡红色略带紫色；蒴果，种子卵圆形。**生于原野、园边、路旁。**

可外敷(洗)

可制用 可鲜用 可内服

治病组方见 543 页

狗牙根

别名: 铁线草、草藤巴、草蕊藤、锢藤草

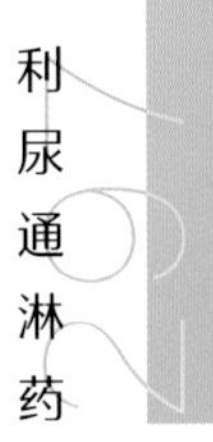

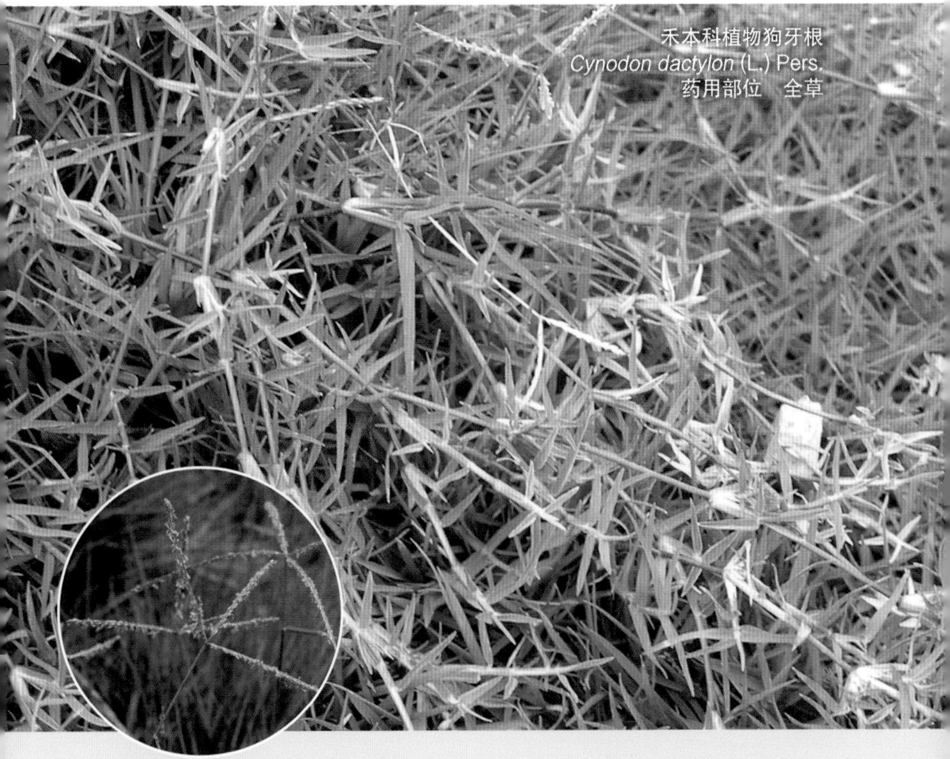

禾本科植物狗牙根
Cynodon dactylon (L.) Pers.
药用部位 全草

- **植物速认:** 多年生草本。根状茎细长横走,竹鞭状;秆匍匐地面,叶互生,条形;花颖灰绿色或带紫色。**生于路旁、园畔、草地。**

- **性味功效:** 甘,平。利尿解毒,活血止血,消水肿,袪风湿,袪瘀生新。

- **主治:** 水肿、劳伤吐血、跌打损伤、风湿痛、创伤出血、外伤瘀肿、下腿溃疡、狗咬伤。

铺地黍

可外敷（洗）

可制用 可鲜用 可内服

别名： 竹管草、竹仔草、骨草、苦露草

治病组方见 591 页

- **性味功效：** 甘、微苦，平。祛风利湿，清热平肝，通淋止带。

- **主治：** 湿热痹证、风火头痛、高血压、肋间神经痛、淋浊、跌打损伤引起尿血、脚底深部脓肿、狂犬咬伤、带下病。

- **植物速认：** 多年生草本。根茎平卧，秆直立，叶条状披针形，叶面粗糙，有毛；圆锥花序。**生于旷野、荒地。**

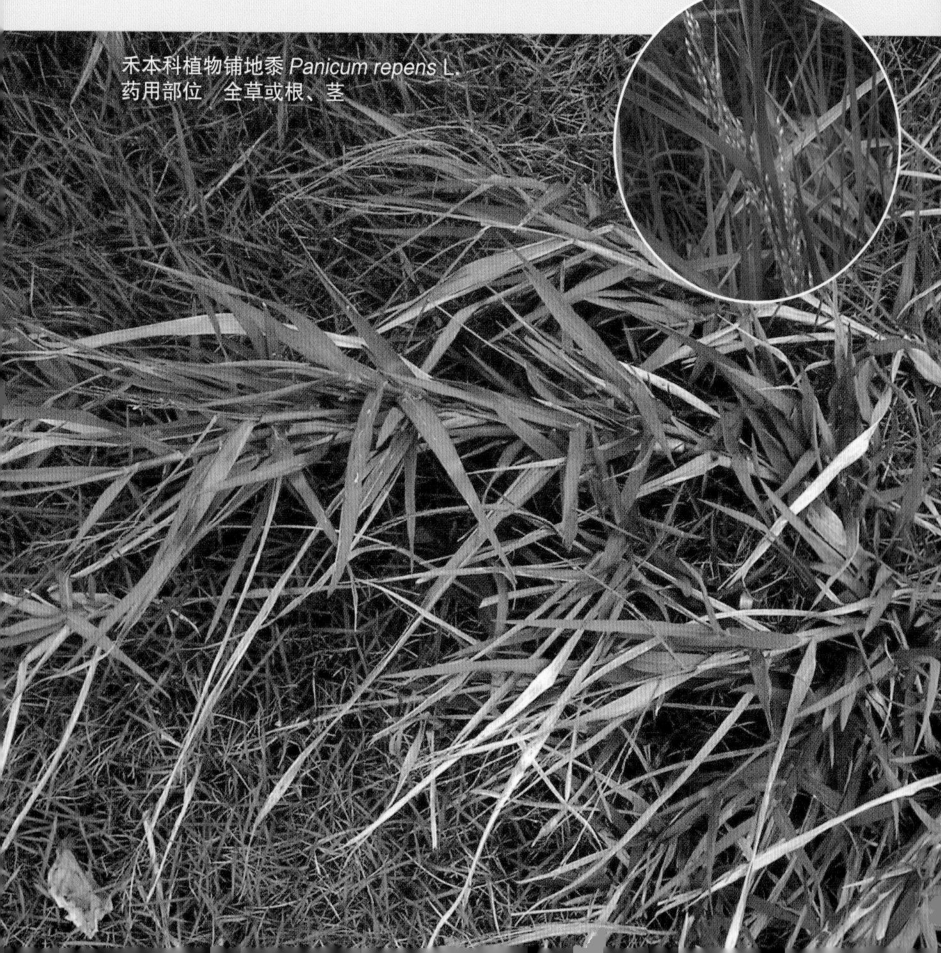

禾本科植物铺地黍 *Panicum repens* L.
药用部位　全草或根、茎

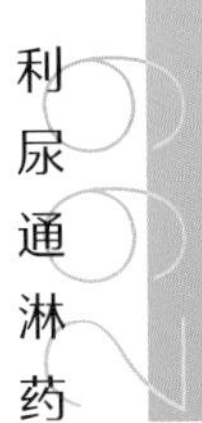

经验 可外敷（洗）
可制用 可鲜用 可内服

治病组方见 561 页

荷莲豆草

别名：山荷莲豆、十二时草、幼豆仔、水青草、串钱草

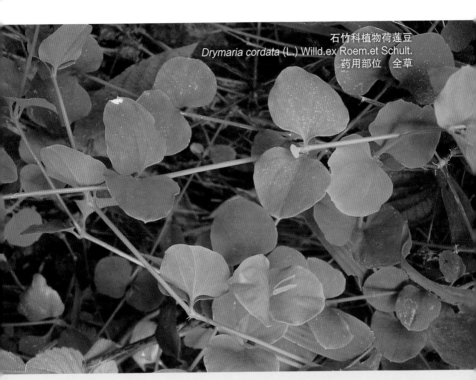

石竹科植物荷莲豆
Drymaria cordata (L.) Willd.ex Roem.et Schult.
药用部位 全草

植物速认：披散草本。茎多分枝，下部匍匐；叶互生，心状卵形或近圆形；花白色，蒴果卵形。**生于山野、沟边、草丛中。**

性味功效：微涩，平。祛风化湿，利尿消炎，活血化瘀。

主治：黄疸、高血压、痞块、尿道炎、前列腺增生、下腹部挫伤、赤带。

经验：南少林秘传 跌打十二时方，荷莲豆草为本方主药。

龙舌草

可外敷（洗）

可制用　可鲜用　可内服

别名： 水中黄栀、水车前、水白菜、塘底菜、龙爪草

治病组方见 491 页

- **性味功效：** 甘、咸，寒。清热解毒，利水消肿。
- **主治：** 小便淋沥、疮疖红肿、湿疹痒痛、小儿肝火烦热。
- **植物速认：** 一年生沉水草本。根茎短；叶丛生，卵状披针形或卵状椭圆形；花瓣白色或淡紫色，蒴果长圆形。**生于池沼、水田、浅水沟中。**

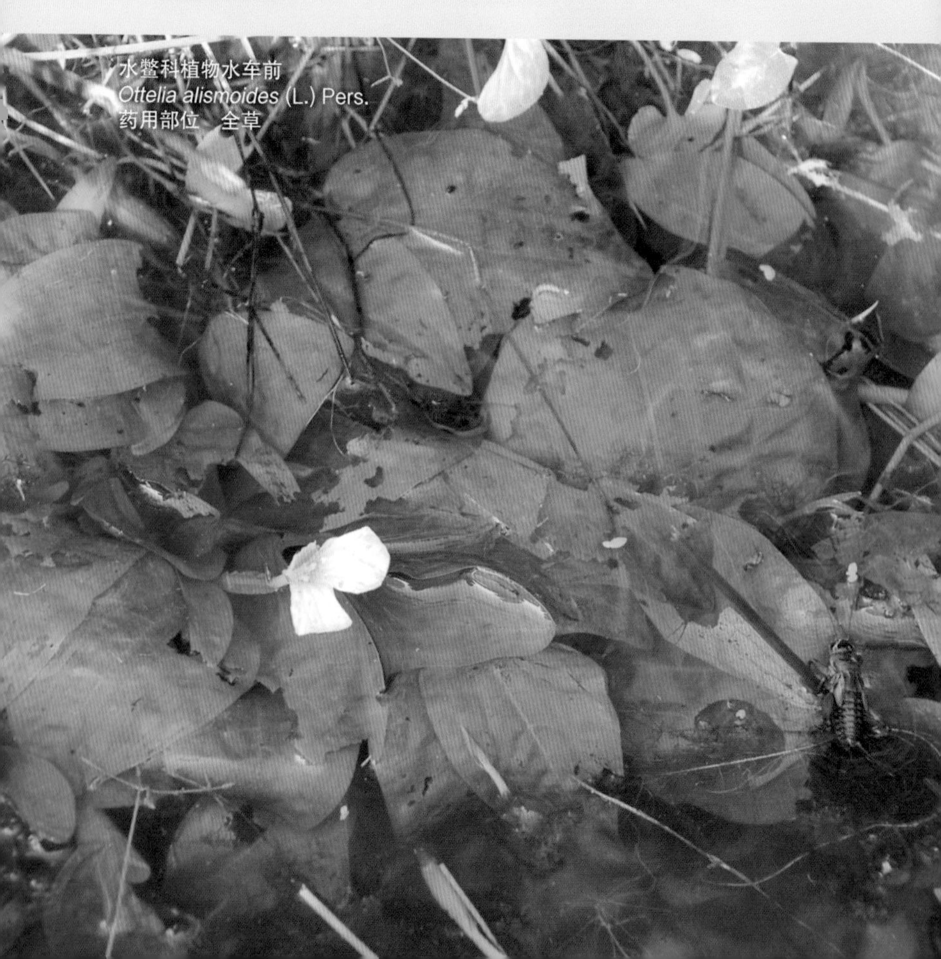

水鳖科植物水车前
Ottelia alismoides (L.) Pers.
药用部位　全草

可外敷(洗)
可制用 可鲜用 可内服

治病组方见 564 页

鸭跖草

别名： 节仔、银宝草、竹子草、竹仔菜、桂竹草、淡竹叶

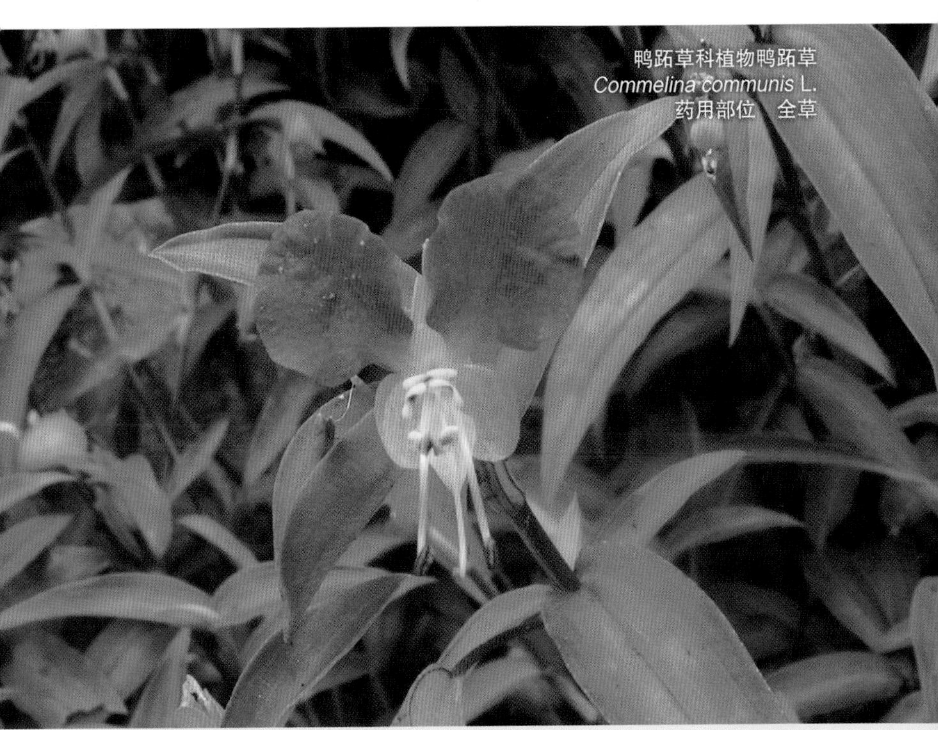

鸭跖草科植物鸭跖草
Commelina communis L.
药用部位 全草

- **植物速认：** 草本。茎下部匍匐状；叶互生，披针形；花深蓝色，蒴果椭圆形，稍扁。**生于水沟边、原野路边湿地。**

- **性味功效：** 苦，寒。清热，解毒，利水消肿。

- **主治：** 咽喉肿痛、水肿、腹水、急性肝炎、急性肠胃炎、便血、急性传染病发热、急性骨髓炎、尿道炎、肾盂肾炎、毒蛇咬伤肿痛、面部疔疮、关节肿痛、痈疽肿毒、疮疖脓疡、带下病、小儿丹毒、热痢。

鸭舌草

可外敷（洗）

可制用 可鲜用 可内服

别名： 少花鸭舌草、鹅仔菜、鸭仔菜

治病组方见 564 页

- **性味功效：** 酸、苦，寒。清热凉血，消肿解毒，止血利水。
- **主治：** 慢性支气管炎、肺出血、疔肿、小儿高热、小便不利。
- **植物速认：** 水生草本。地下茎短或稍长，半匍匐；叶丛生，卵形至卵状披针形；花蓝色，蒴果卵形。**生于池塘、水沟浅水中。**

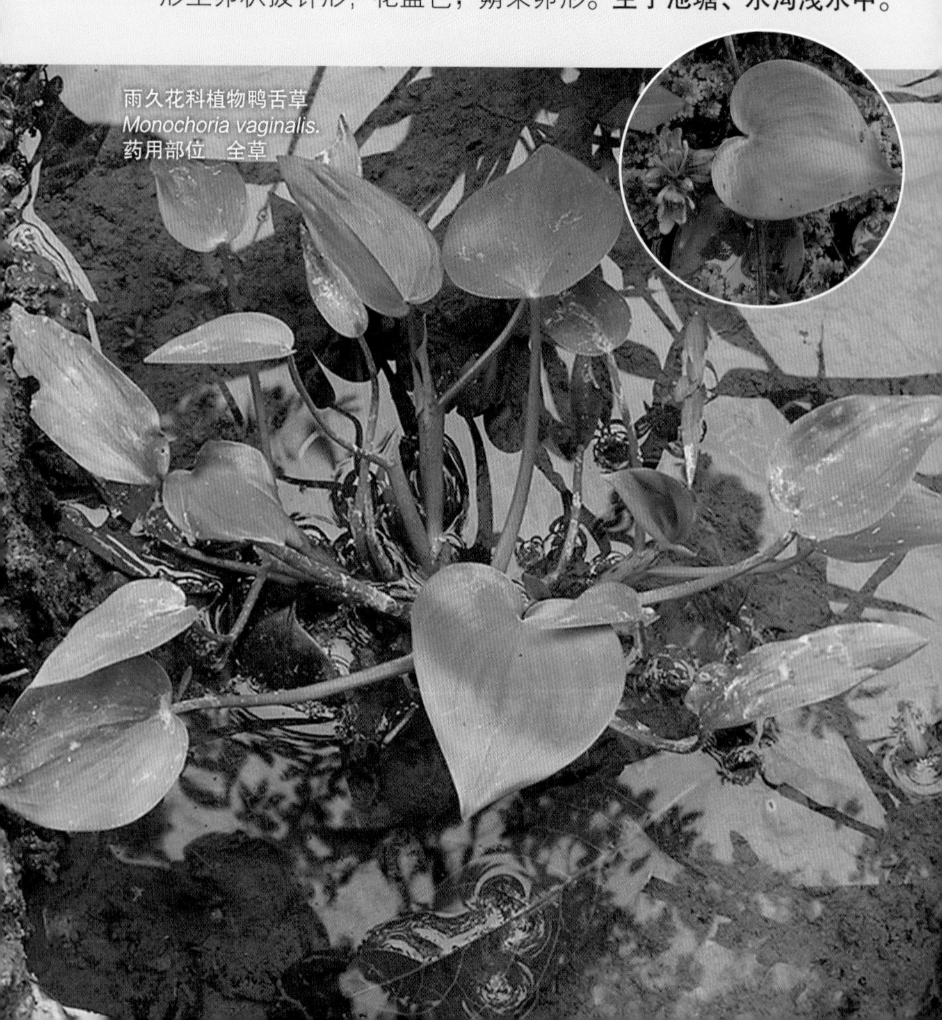

雨久花科植物鸭舌草
Monochoria vaginalis.
药用部位　全草

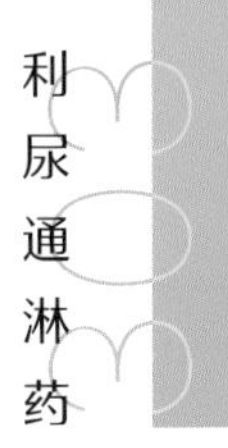

可外敷（洗）

可制用　可鲜用　可内服

治病组方见 606 页

糯米团

别名：金丝血草、糯米藤、蔓苧麻、雾水葛

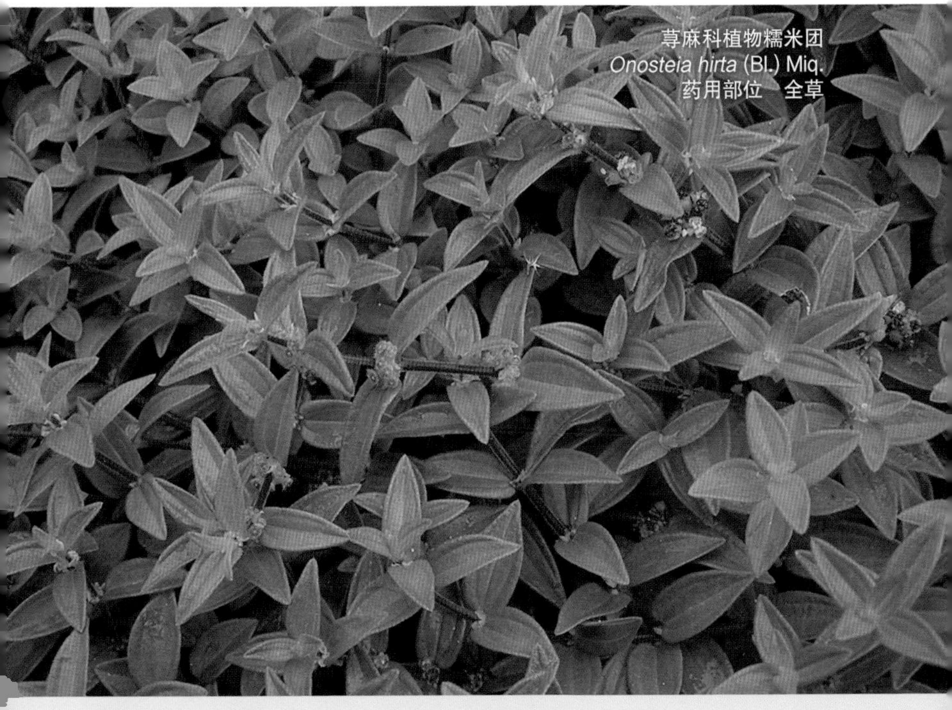

荨麻科植物糯米团
Onosteia hirta (Bl.) Miq.
药用部位　全草

- **植物速认：**蔓生状多年生草本。根圆锥形，具乳汁；茎直立或倾斜，单叶对生，卵圆形或椭圆状披针形；黄绿色小花，瘦果光滑，棕黑色，三角状卵形。**生于山野、路边、田野阴湿地。**

- **性味功效：**甘、淡，平。清热解毒，凉血止血，祛湿健脾，和胃消肿。

- **主治：**肺热咯血（咽喉肿痛）、痢疾、尿路感染或血尿、外伤出血或痈疖疔疮。

大 黄

别名： 香大黄、马蹄黄、南大黄、川军、将军、生军、生锦纹、熟军

禁忌 可外敷（洗） 可制用 可鲜用 可内服

治病组方见 461 页

- **性味功效：** 苦，寒。攻积通便，泻火解毒，活血化瘀。

- **主治：** 肠胃积热（齿痛、咽喉痛、疮疡）、肾虚寒结（腹痛、便秘肢冷）、心火旺胃热（便秘、吐血）、目赤头痛（口舌生疮、便秘）、里热便秘、肝阳亢盛头痛、热瘀蕴结之肠痈、化脓性扁桃体炎、急性黄疸性肝炎、急性结膜充血、鼻衄、毛囊炎、前列腺炎（湿热下注）、跌打损伤、挫扭伤、水火烫伤、盆腔炎、血瘀经闭。

- **禁忌：** 凡血分无热郁结，肠胃无积滞以及孕妇产后或经期均应忌用。

- **植物速认：** 多年生草本。茎粗壮，中空；单叶互生，近圆形或宽卵形；花紫红色。**生于山区林缘或草坡。**

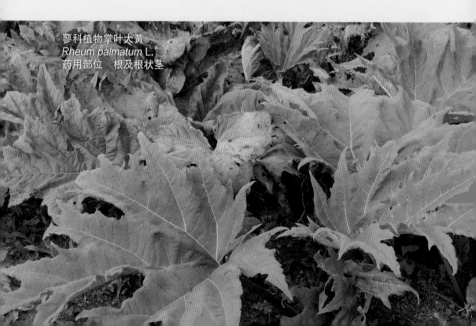

蓼科植物掌叶大黄
Rheum palmatum L.
药用部位　根及根状茎

可外敷（洗）

可制用　可鲜用　可内服

治病组方见 522 页

芦荟

别名：象胆、龙篾草、奴会

- **性味功效：**苦，寒。消肿解毒，止咳，健胃通经，清热杀虫，凉肝明目，通便泻下。

- **主治：**湿热型胃痛、肝癌腹水、白浊、轻度烫伤、鸡眼。

- **植物速认：**多年生肉质草本。茎极短，叶片狭披针形灰绿色；花下垂，黄色或有红色斑点；蒴果三角形。**生于河边干地。**

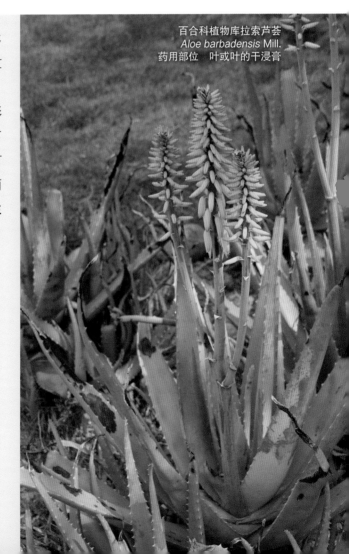

百合科植物库拉索芦荟
Aloe barbadensis Mill.
药用部位　叶或叶的干浸膏

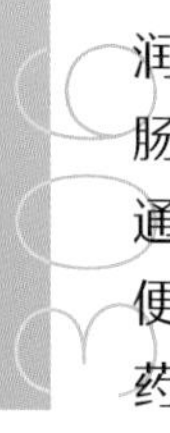

商　陆

禁忌　可外敷（洗）
可制用　可鲜用　可内服

别名：见肿消、山萝卜、当陆、抱母鸡、地萝卜

治病组方见 584 页

- **性味功效：**苦，寒，有毒。逐水消肿，通利二便。
- **主治：**水肿腹满、淋巴结结核、湿疹、疖子、痈肿发硬、疮疡肿毒，跌打损伤，产后瘀血腹痛。
- **禁忌：**本品有毒，内服注意安全用量。

- **植物速认：**多年生草本。根肉质，肥大，圆锥形；茎直立，带紫红色；叶椭圆状卵形或披针形，全缘；总状花序顶生或侧生，初白色后略有淡红色；浆果扁球形，种子肾形深褐色。**生于疏林下、林缘、路旁、山沟等湿润的地方。**

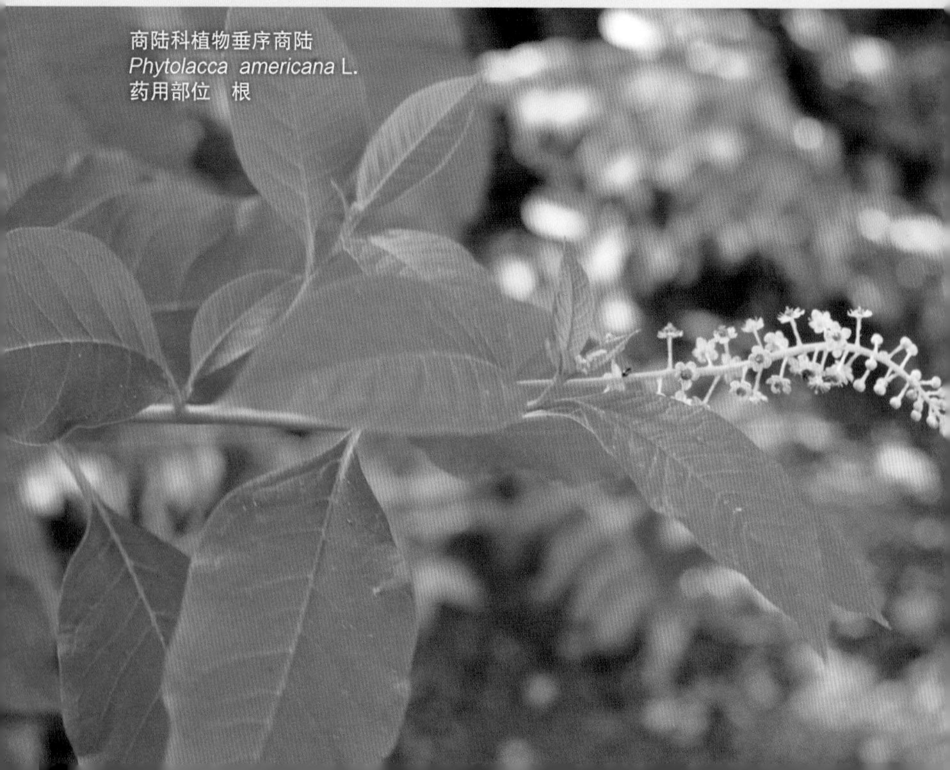

商陆科植物垂序商陆
Phytolacca americana L.
药用部位　根

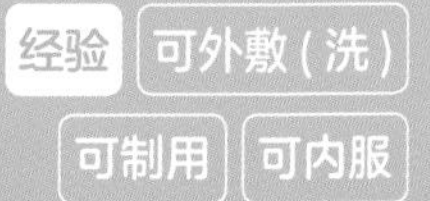

治病组方见 487 页

火麻仁

别名：大麻仁、火麻、线麻子、麻仁

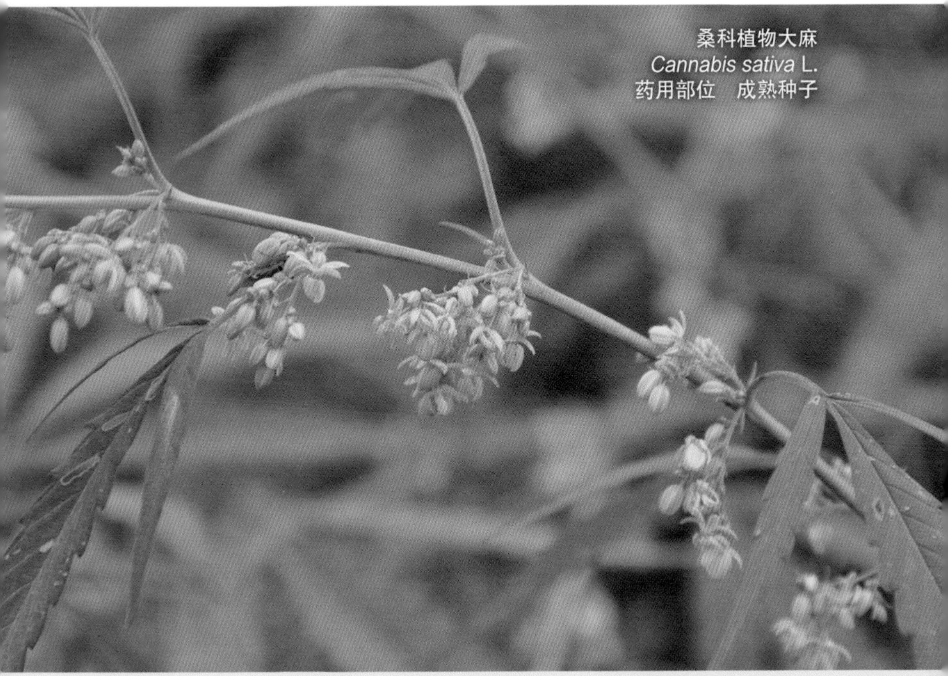

桑科植物大麻
Cannabis sativa L.
药用部位　成熟种子

- **植物速认：**一年生直立草本。茎灰绿色，密生肉毛；叶片掌状全裂，叶缘锯齿，上面绿色，下面密被白色毛；瘦果扁卵形，有细网纹，包有黄褐色苞片。**生长于排水良好的沙质土壤。**

- **性味功效：**甘，平。润肠通便。

- **主治：**大便不通、虚劳、小便不利、五淋（尿时涩痛）、水火烫伤、头面疥疮、产后多汗便秘、产后恶露不尽。

- **经验：**大麻的雌花和果穗有致幻作用，有成瘾性。

番泻叶

可制用 可内服

别名： 泻叶、泡竹叶、旃那叶

治病组方见593页

- **性味功效：** 甘、苦，寒。泻热行滞，通便，利水。
- **主治：** 胃弱消化不良（便秘、腹胀、胸闷）、粘连性肠梗阻或蛔虫性肠梗阻、产褥期便秘、幼儿便秘。

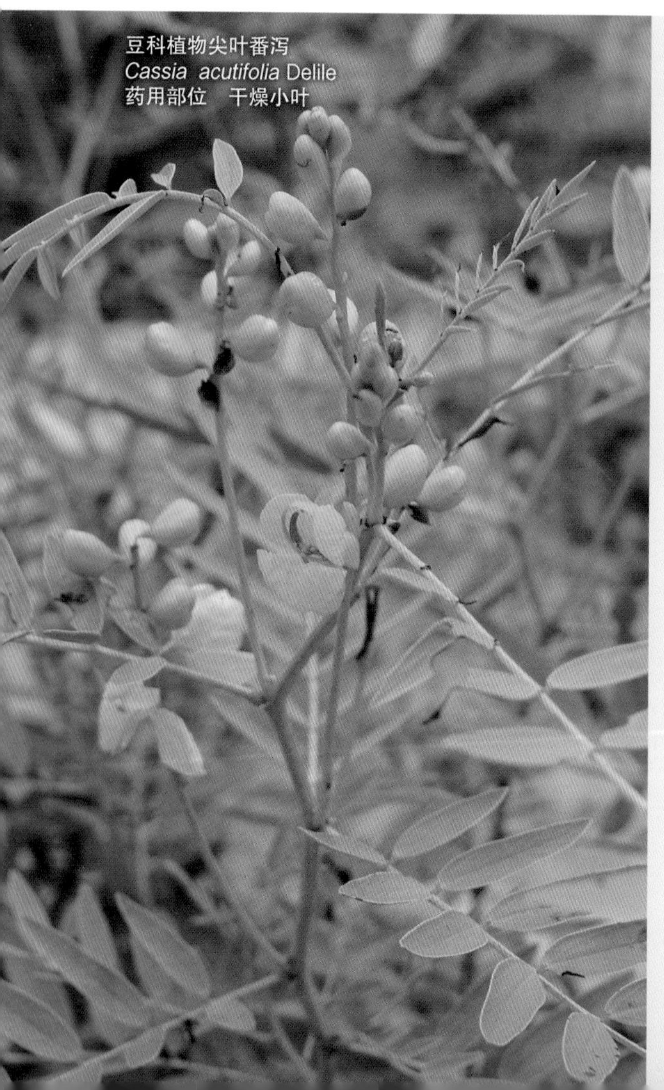
豆科植物尖叶番泻
Cassia acutifolia Delile
药用部位　干燥小叶

- **植物速认：** 小灌木。羽状复叶，有4~8对小叶，长卵圆形，先端急尖或有棘尖；总状花序腋生，花较小；荚果较宽。**生长于埃及。国内多栽培。**

可外敷（洗） 可制用 可鲜用 可内服

治病组方见 560 页

莲 子

别名：莲肉、莲米、莲实、藕实、水芝丹、荷

- **性味功效：**甘、涩，平。健脾止泻，养心安神，补肾益精。

- **主治：**鼻出血不止、失眠多梦、脾胃虚弱（泄泻）、头晕眼花（疲乏，口干）、颈椎病、遗精、小便刺痛、荨麻疹、带下病、胎动不安、小儿脾虚腹胀（腹泻、食欲不振）、小儿遗尿、小儿中耳炎。

- **植物速认：**多年生水生草本。根状茎横走，肥大而多节，中有孔洞，俗称“莲藕”；叶片大，圆形；开大花，复瓣，红色、粉红色或白色，有芳香；花后结“莲蓬”，倒锥形，种子称“莲子”。**生于池塘内。**

睡莲科植物莲
Nelumbo nucifera Gaertn.
药用部位　以干燥种子入药，除去莲心者称莲肉

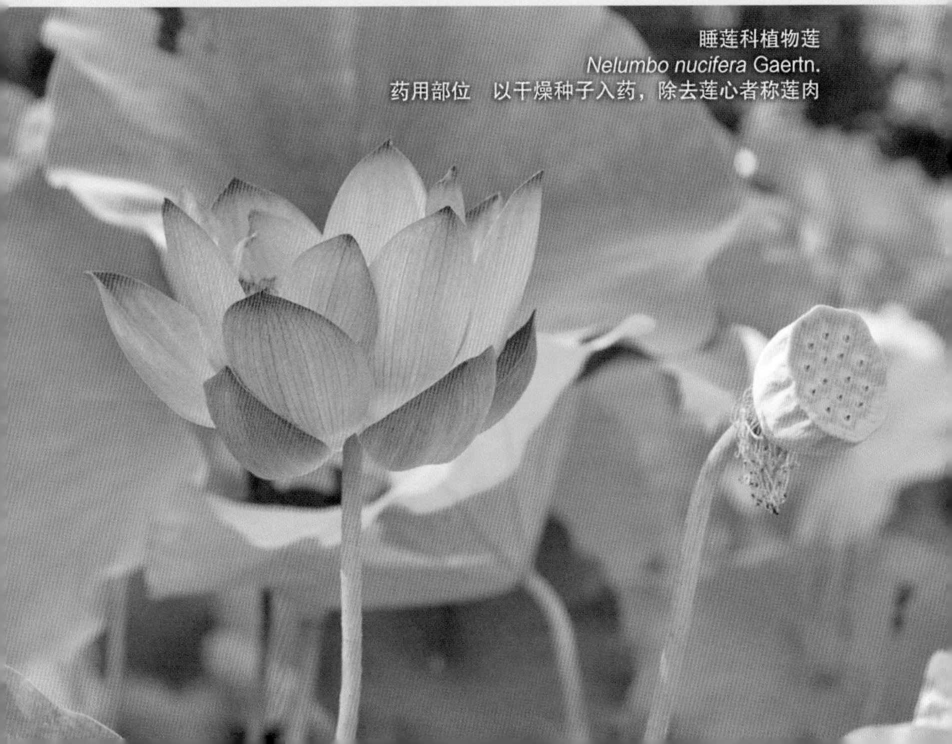

羊耳菊

别名：白牛胆、白毛将军、羊耳茶、绵毛旋覆花、山白芷

可外敷（洗） 可制用 可鲜用 可内服

治病组方见 515 页

- **性味功效：**苦、辛，温。行气止痛，开胸利膈，泻肝明目，祛湿消食，清热止痢。

- **主治：**预防中暑、风湿头痛、风热头痛、风寒感冒、咳嗽、胸胁痞闷、夏季热、胃痛、胃源性腰痛、慢性肾炎、慢性骨髓炎、骨结核、颈椎病、痔疮疥癣、跌打损伤、月经不调。

- **植物速认：**亚灌木。茎直立多分枝，叶互生长圆形，花黄色，瘦果圆柱形。**生于山坡地或野草丛中。**

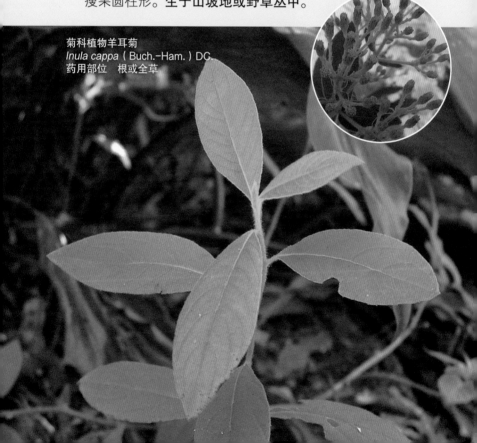

菊科植物羊耳菊
Inula cappa（Buch.-Ham.）DC.
药用部位　根或全草

禁忌

可制用 可鲜用 可内服

治病组方见 511 页

肉豆蔻

别名： 肉果、玉果、顶头肉、肉蔻、迦拘勒

- **性味功效：** 辛，温。温中止泻。脾虚久泻。

- **主治：** 脾虚久泻、五更泄泻、脾胃虚寒、脘腹冷痛。

- **植物速认：** 常绿大乔木。叶片椭圆状披针形或长圆状披针形；花疏生；果实梨形或近于圆球形，悬挂，淡红色或淡黄色；种子卵圆形或长圆形。**生于山沟阴湿处或树荫下。**

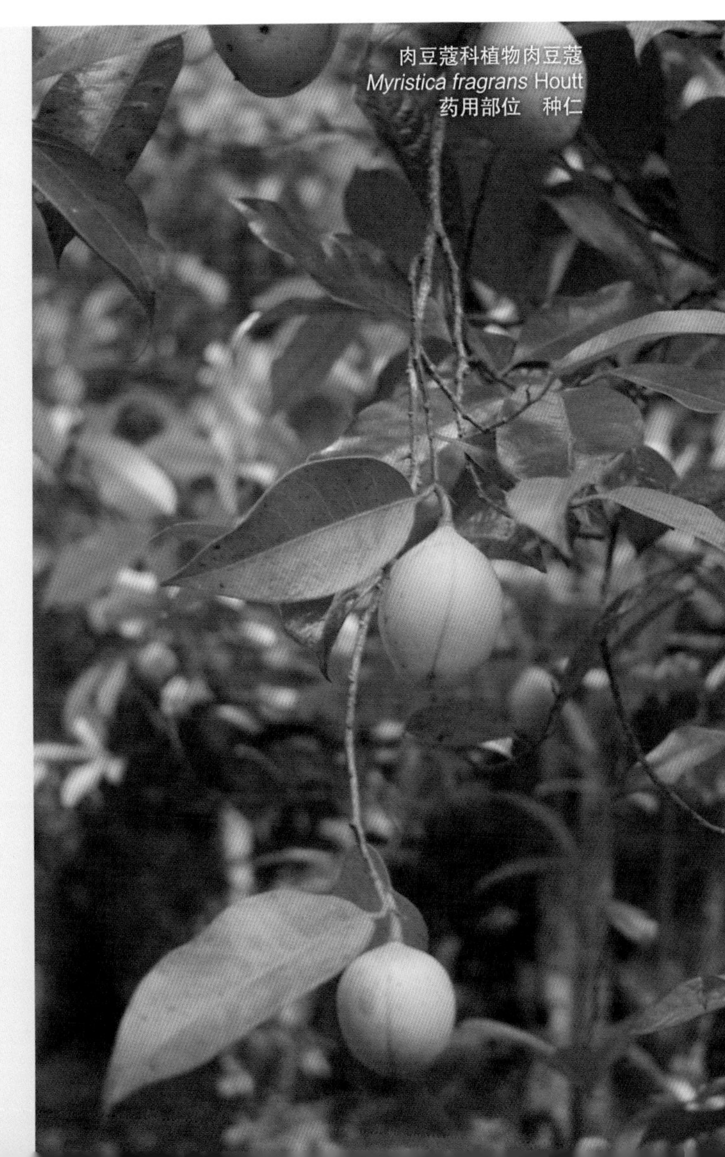

肉豆蔻科植物肉豆蔻
Myristica fragrans Houtt
药用部位　种仁

附地菜

可外敷（洗） 可制用 可鲜用 可内服

别名：伏地菜、山苦菜

治病组方见 534 页

- **性味功效：**甘、辛，温。温中健胃，消肿止痛，止血。

- **主治：**胃痛、扭伤。

- **植物速认：**草本。茎直立或斜举，叶互生，匙形，椭圆形或披针形，花小蓝色，小坚果三角状四边形。**生于路旁、田埂。**

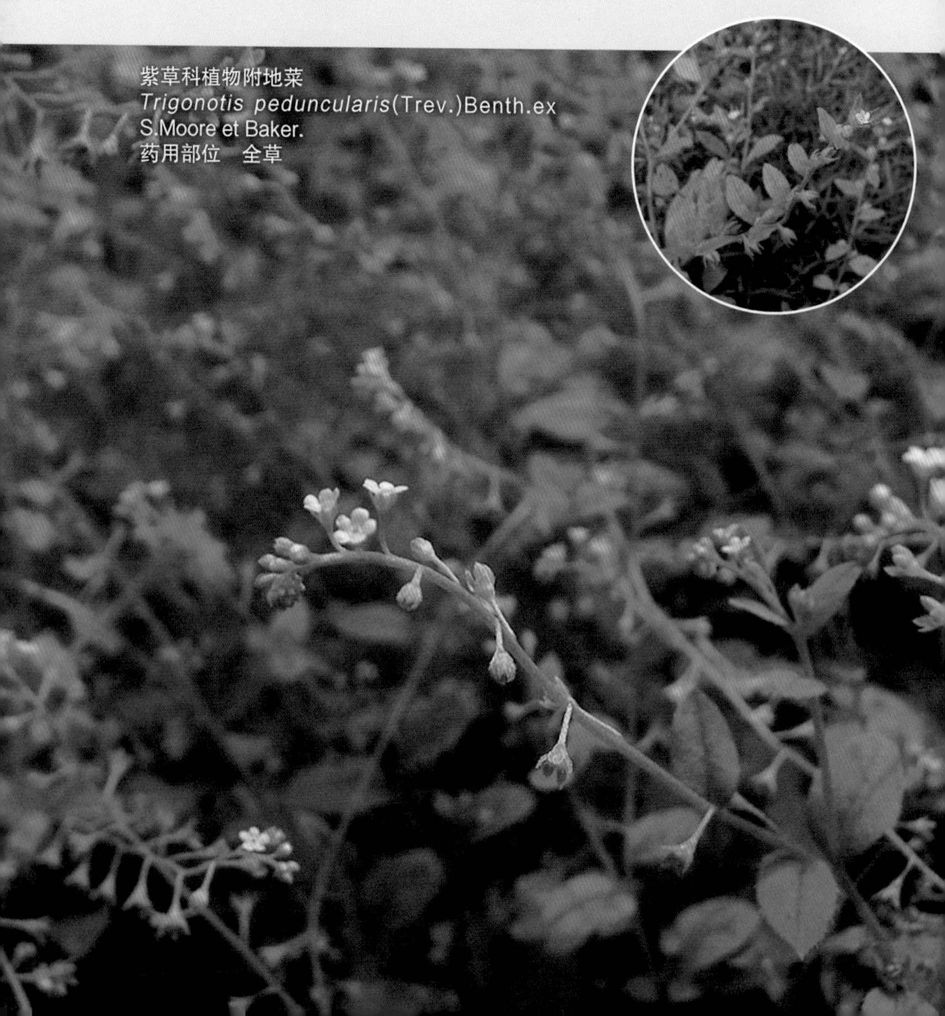

紫草科植物附地菜
Trigonotis peduncularis(Trev.)Benth.ex S.Moore et Baker.
药用部位　全草

可制用 可内服

治病组方见 477 页

木　香

别名：云木香、广木香、青木香

- **性味功效：**辛、苦，温。行气止痛，健脾消食。

- **主治：**气滞疼痛（痛无定处）、腹内气滞疼痛、湿热泻痢、气滞疝气疼痛、寒疝及偏坠小肠疝痛、腋臭。

- **植物速认：**多年生高大草本。茎被稀短柔毛；叶三角状，边缘不规则；头状花序顶生、暗紫色；瘦果线形。

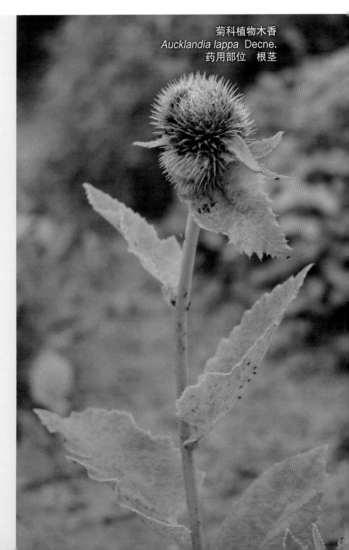

菊科植物木香
Aucklandia lappa Decne.
药用部位　根茎

赤车使者

经验 可外敷（洗） 可制用 可鲜用 可内服

治病组方见 519 页

别名： 鹿角七、石边采、喉接骨、半边山、细水麻叶

- **性味功效：** 微苦，平。清热利湿，活血止痛。
- **主治：** 虚寒型胃溃疡、遗精、痈疖肿毒、跌打损伤、骨折、急性关节炎。
- **经验：** 本品炖鸡肉治疗胃痛效果很好。

- **植物速认：** 多年生草本。根状茎短，卵状柱形；叶片斜卵形，花淡黄绿色；瘦果细小，卵形，表面有皱纹。**生于山坡、林边湿地或沟谷灌丛边。**

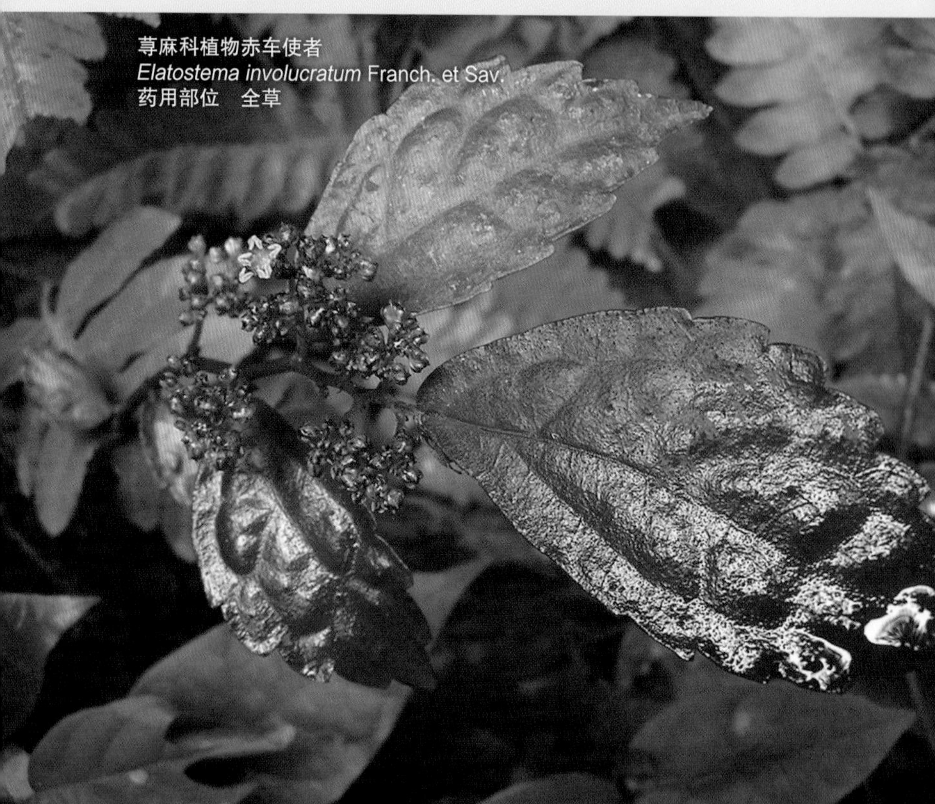

荨麻科植物赤车使者
Elatostema involucratum Franch. et Sav.
药用部位　全草

禁忌 可外敷（洗）
可制用 可鲜用 可内服

治病组方见 598 页

槟榔

别名：椰玉、宾门、槟楠、青仔

- **性味功效：**苦、辛，温。杀虫消积，行气利水。
- **主治：**预防流感、胸腹胀满（二便不畅）、胸胁胀满、痰瘀内阻、痢疾、绦虫病、痛痹、阴囊湿疹、小儿疳积。
- **禁忌：**气虚下陷，无食滞者慎用。

- **植物速认：**常绿乔木。干挺直，叶条状披针形，花绿黄色；坚果卵圆形，红色，中果皮厚。中间卵形种子为物“槟榔”。**常长于阳光较充足的林间或林边。**

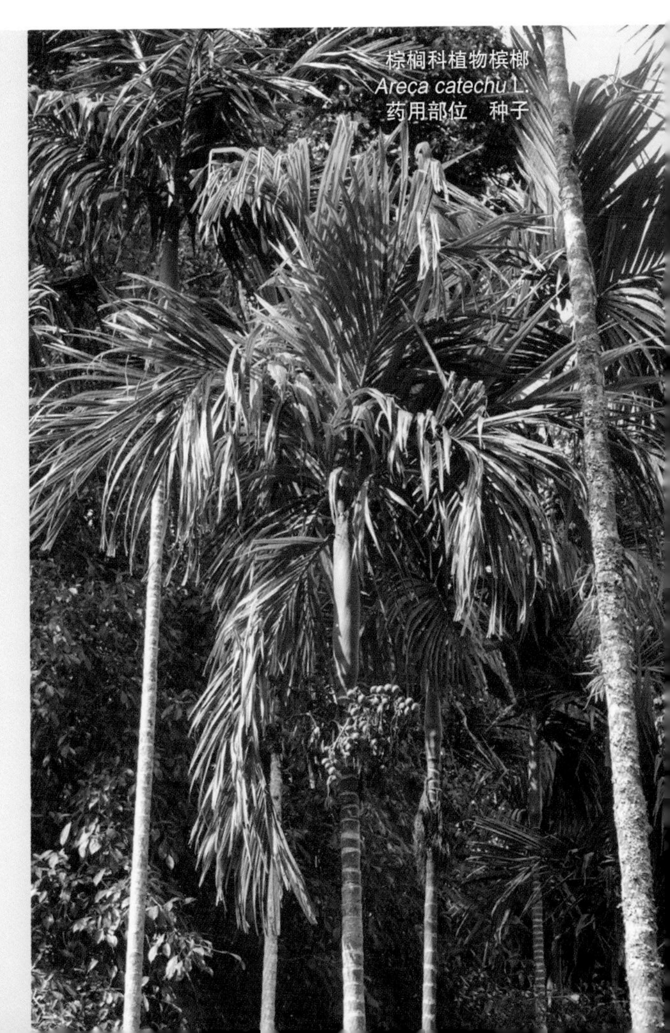

棕榈科植物槟榔
Areca catechu L.
药用部位　种子

山楂

治病组方见 467 页

别名：红果子、赤枣子、山楂肉、山里果子、酸梅子

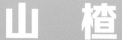

- **性味功效：**酸、甘，微温。健胃消食，散瘀化滞。
- **主治：**食滞中焦所致肥胖症（腹泻频频）、食积不化（胸膈胀满）、食积、肉食（嗳腐）、高血脂、脂肪肝、细菌性痢疾、睾丸肿痛或疝气、产后腹痛、血凝经闭或产后瘀血作痛、小儿发痘疹（迟之不易出齐）、小儿经常粪便黏腻。
- **禁忌：**凡脾胃虚，无食积者慎用。
- **经验：**山楂主消油腻肉积。山楂炭化瘀血、止泻痢。
- **植物速认：**落叶小乔木。叶互生，广卵形或菱状卵形；花冠白色或稍带红晕，宽倒卵形；梨果球形，深亮红色，有黄白色小斑点。**生于山谷或山地灌木丛中。**

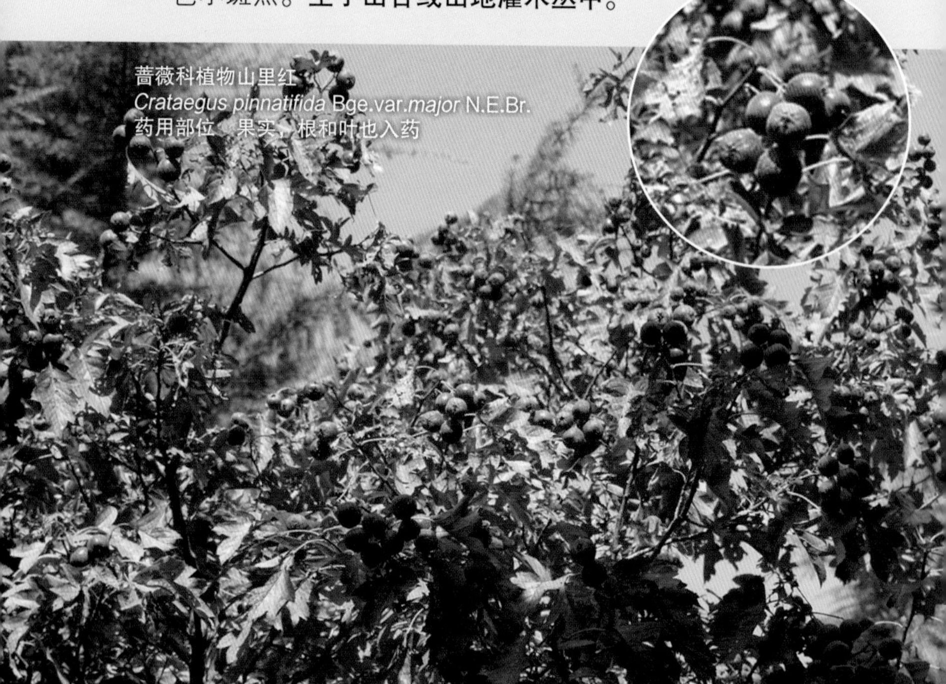

蔷薇科植物山里红
Crataegus pinnatifida Bge.var.*major* N.E.Br.
药用部位：果实，根和叶也入药

经验 可外敷（洗）
可制用 可鲜用 可内服

治病组方见 585 页

葫芦茶

别名： 虫草、金剑草、咸鱼草

- **性味功效：** 甘、涩，平。消瘀散结，清暑解毒，利水杀虫，清热防腐。

- **主治：** 肺脓肿、哮喘、流行性感冒、咽喉肿痛、预防中暑、食欲不振、胃痛、便秘、疲劳过度、冠心病、甲状腺功能亢进、黄疸型肝炎、急性肾炎水肿、慢性肾炎、遗精、跌打损伤、腰扭伤、腰膝酸痛、退行性关节炎、慢性化脓性骨髓炎、骨结核、疝气、多发性脓肿、痔疮、乳腺小叶增生、阴道滴虫。

- **经验：** 腌杨梅、豆酱时，放些葫芦茶则杜绝长虫。

- **植物速认：** 多年生灌木状或亚灌木状草本。叶卵状矩圆形至披针形，蝶形花冠蓝紫色；荚果扁条形，具荚节。生于山野。

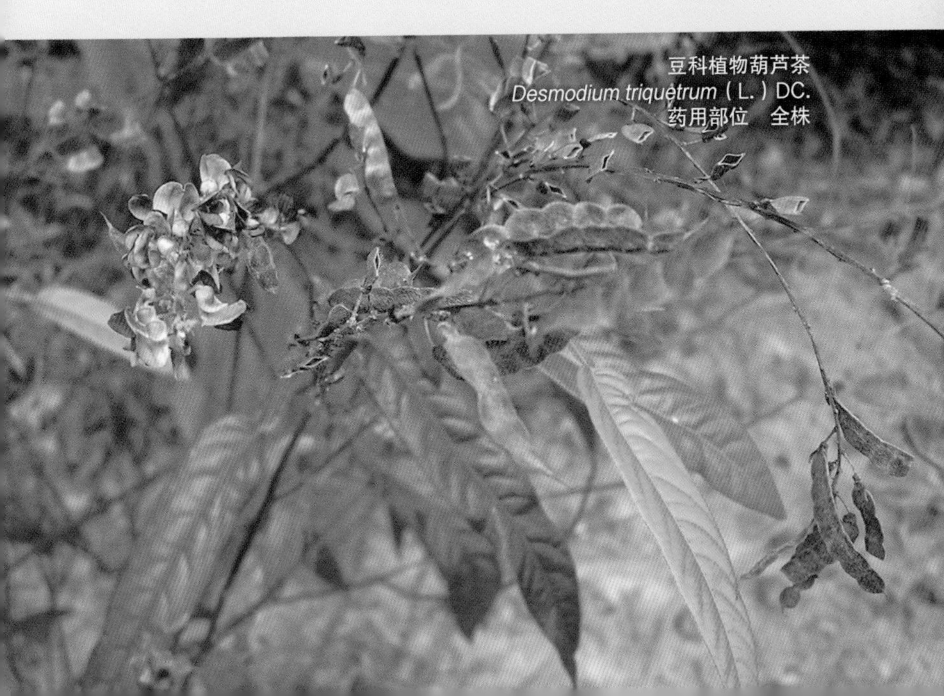

豆科植物葫芦茶
Desmodium triquetrum（L.）DC.
药用部位　全株

余甘子

可外敷（洗） 可制用 可鲜用 可内服

别名： 油甘、柚甘、余甘、菴摩勒

治病组方见 530 页

- **性味功效：** 根苦、涩，凉；果酸、甘，凉。根收敛，清热降火，凉血降压；果清肺化痰，生津止渴，健胃益气，消食化滞。

- **主治：** 食积呕吐、腹痛、泄泻、高血压、淋巴结核、皮炎、湿疹。

- **植物速认：** 落叶小乔木。叶互生，长圆形；花小，淡黄色；果扁球形，肉质，具圆棱。**生于山地荒坡、疏林或草丛中。**

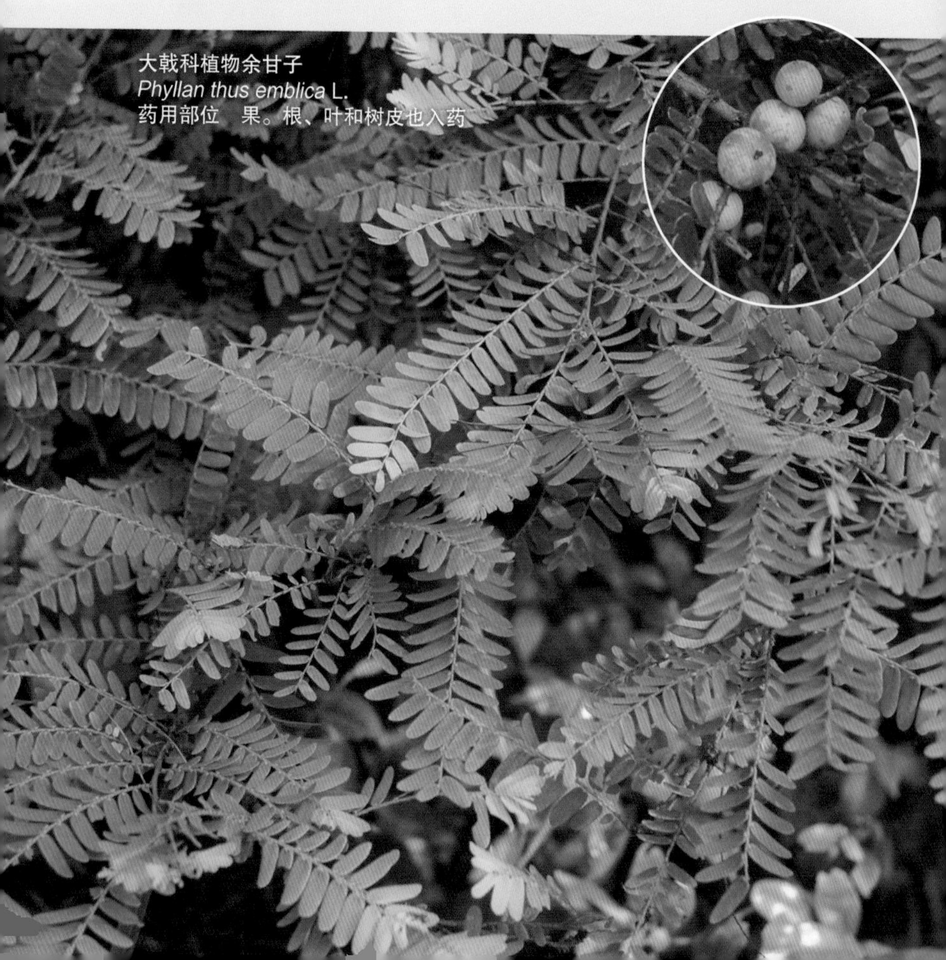

大戟科植物余甘子
Phyllan thus emblica L.
药用部位 果。根、叶和树皮也入药

可外敷(洗)
可制用 可鲜用 可内服

治病组方见 524 页

杨 梅

别名：树梅、蒿黄

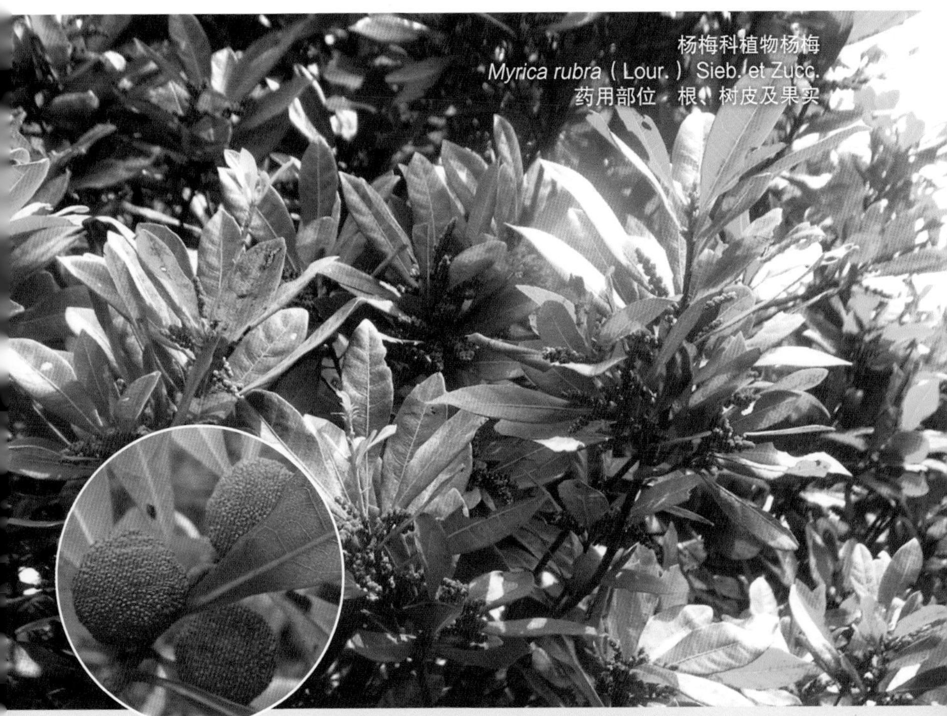

杨梅科植物杨梅
Myrica rubra（Lour.）Sieb. et Zucc.
药用部位：根、树皮及果实

■ **植物速认：**常绿小乔木。树皮幼时平滑，老后浅纵裂。叶互生，倒披针形或倒卵状披针形；单性花，无花被；核果球形肉质，熟时暗红色。**生于海拔 500 米以下的山坡南面。**

■ **性味功效：**根皮涩，平；果酸、甘，温。根皮活血行瘀，涩肠止痢；果理气止痛，生津止渴。

■ **主治：**鼻炎、头痛、牙齿肿痛、急性胃肠炎（吐泻）、痢疾、胃癌、宿伤、骨折、跌打损伤。

白术

禁忌

可制用　可内服

别名：冬术、浙术、山姜、山精、山连

治病组方见 496 页

■ **性味功效：**甘、苦，温。健脾益气，化湿利水，固表止汗。

■ **主治：**脾虚腹胀、脾虚泄泻、脾虚水肿、汗出不止、胃溃疡疼痛、思虑过度而致心悸、食欲不振、食积不化（胸膈胀满）、久服利下药的便秘患者、慢性便秘、浅表性胃炎、胃溃疡久治不愈、小便失禁、带下病、妇女妊娠呕吐、妇女胎动不安、小儿慢性吐泻、小儿经常流口涎。

♥ **禁忌：**阴虚内热及津亏燥咳者不宜用。

■ **植物速认：**多年生草本。茎直立，叶互生，椭圆形至卵状披针形；花冠紫色；瘦果椭圆形，稍扁。**生于山坡草地及山坡林下。**

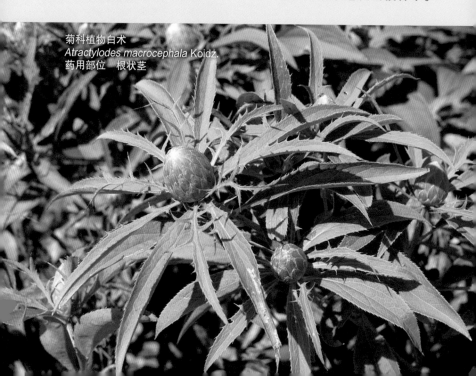

菊科植物白术
Atractylodes macrocephala Koidz.
药用部位　根状茎

禁忌

可制用 可鲜用 可内服

治病组方见 466 页

山药

别名：土薯、怀山药、淮山药、山芋、野山豆、白茗、佛掌薯

- **性味功效：**甘，平。健脾益肾，止泻涩精。
- **主治：**肺虚喘咳、纳差腹泻、脾胃虚弱（食欲不振）、胃热善饥、神经衰弱、糖尿病（口渴咽干）、糖尿病尿中出现酮体、阳痿、肾虚夜尿频、湿热带下、子宫脱垂、小儿脾胃虚弱。
- **禁忌：**有湿热实邪或便燥者不宜用。
- **植物速认：**多年生缠绕草本。茎细长，叶对生三角状卵形至三角状宽卵形；花乳白色；蒴果有 3 棱，呈翅状；种子扁圆形；有宽翅。**生于山坡、山谷林下或溪边、路旁灌丛中或杂草中。**

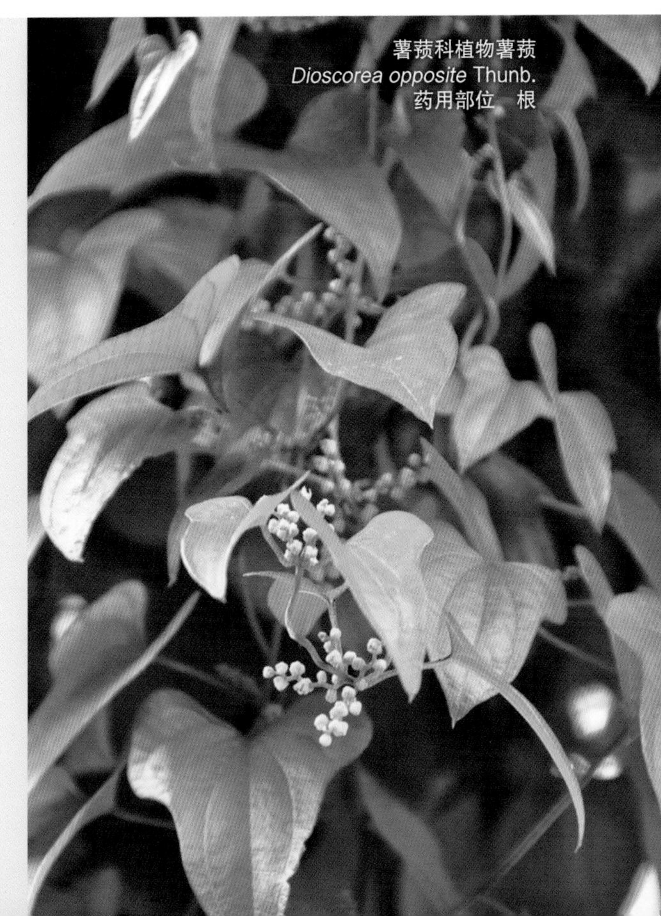
薯蓣科植物薯蓣
Dioscorea opposite Thunb.
药用部位 根

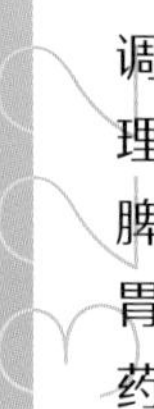

甘草

禁忌 可外敷（洗）

可制用 可鲜用 可内服

治病组方见 489 页

别名：国老、甜草根、红甘草、粉甘草、粉草

■ **性味功效：**甘，平。健脾益气，清热解毒，缓急止痛，祛痰止咳，调和诸药。

■ **主治：**神经衰弱（心悸）、口舌生疮（小便不利）、咽喉肿痛、胃脘胀闷痛（久治不愈）、腹中急痛、腹痛喜按（骨节酸痛、肢冷）、肢冷疼痛（心悸、脉沉涩）、疟疾、风湿痹痛（肢节酸疼、畏寒水肿）、椎动脉型颈椎病、神经根型颈椎病、漆过敏、妇女癔病。

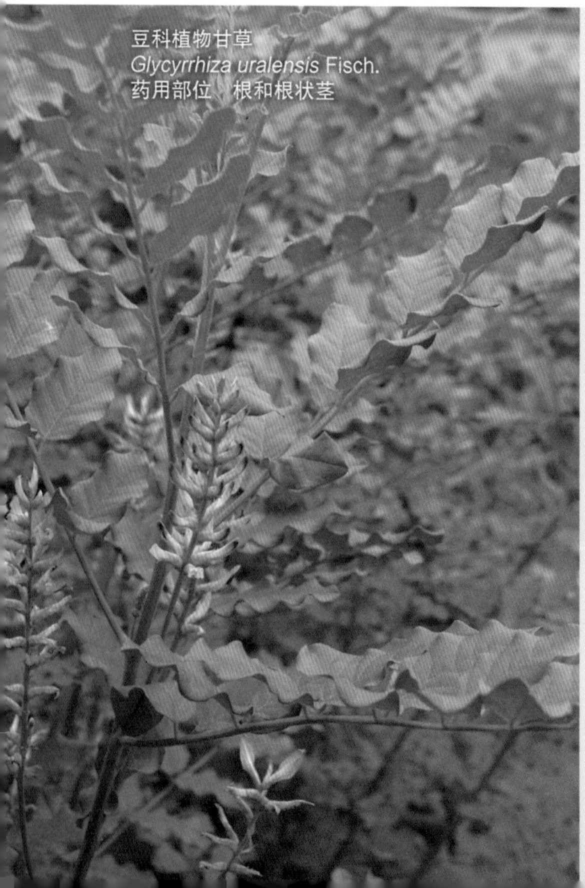

豆科植物甘草
Glycyrrhiza uralensis Fisch.
药用部位 根和根状茎

● **禁忌：**甘草反甘遂、大戟、芫花、海藻。大量服甘草容易水钠潴留，故高血压、水肿患者慎用。凡脾胃有湿而中满呕吐者慎用。

■ **植物速认：**多年生草本。茎直立，叶互生，卵状椭圆形；蝶形花冠淡红紫色，矩状；荚果条状近圆形。**生于荒漠草原、沙漠边缘和黄土丘陵。**

经验

可制用 可鲜用 可内服

治病组方见 502 页

白扁豆

别名： 峨扁豆、扁豆子、茶豆、藕豆、火镰扁豆

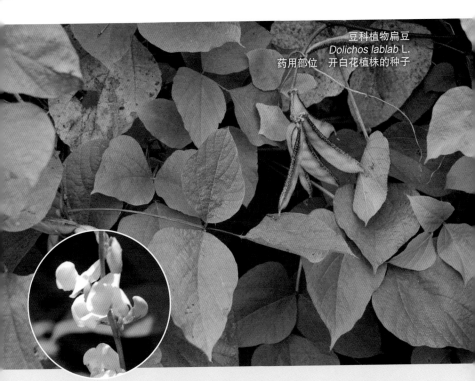

豆科植物扁豆 *Dolichos lablab* L.
药用部位 开白花植株的种子

- **植物速认：** 一年生缠绕草本。茎近光滑，叶互生，条状披针形；花冠蝶形，白色；荚果白色，长方状扁圆形。**生于温带和亚热带地区的山地、丘陵及平原。**

- **性味功效：** 甘，微温。健脾养胃，消暑除湿。

- **主治：** 脾虚腹泻、暑湿泄泻（伤寒者）、伤暑、脾虚湿盛带下、脾虚水肿、胎动不安、小儿消化不良（泄泻，便腥臭）。

- **经验：** 本品扶脾胃正气，适合病后缓补。

红枣

可外敷(洗)　可制用　可鲜用　可内服

别名：大枣、干枣、美枣、良枣、黑枣、乌枣

治病组方见 518 页

- **性味功效：**甘，温。补中益气，养血安神，和胃健脾。
- **主治：**脾虚泄泻、情志抑郁（心烦不寐）、脾胃虚弱、食少易泄、少气乏力、胸腔积液及腹水、病后阴虚血虚、胃溃疡属中焦虚寒证、血小板减少症、白细胞减少症、高血压、高脂血症、久疮不愈合。
- **植物速认：**落叶灌木或小乔木。单叶互生，卵圆形至卵状披针形；花淡黄绿色，较小；核果卵形至长圆形，熟时深红色。**生于海拔 1700 米以下的山区、丘陵或平原。**

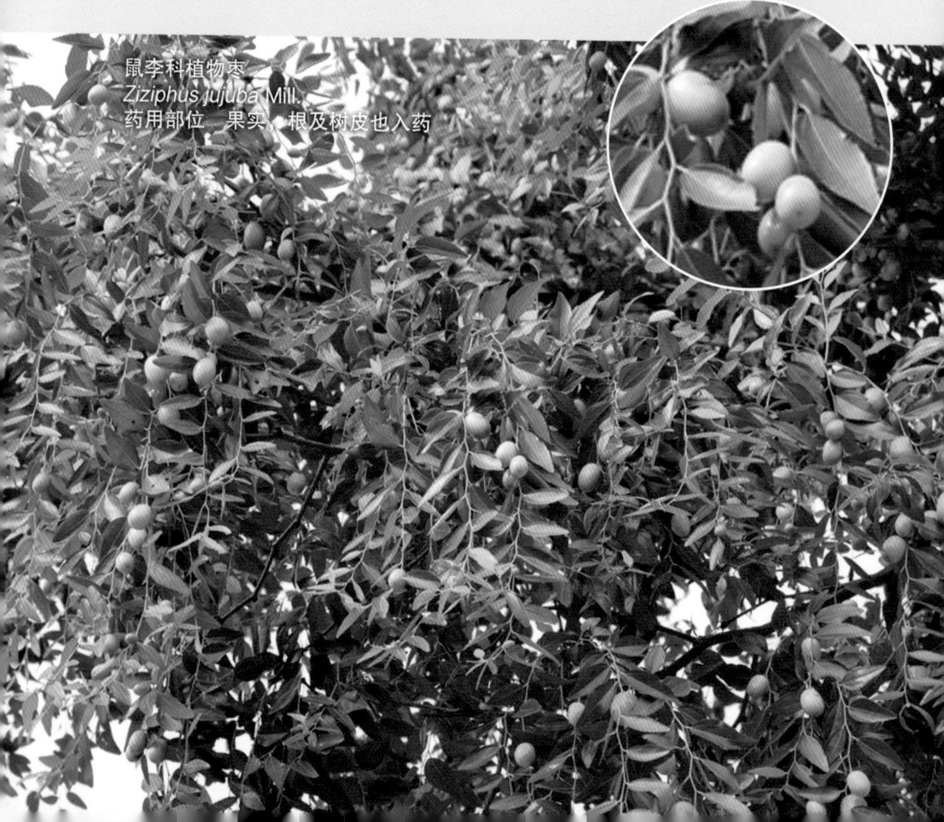

鼠李科植物枣
Ziziphus jujuba Mill.
药用部位　果实，根及树皮也入药

禁忌 可外敷（洗）
可制用 可鲜用 可内服

治病组方见 493 页

龙 眼

别名：桂圆、宝圆、龙目、龙眼干、益智

■ **性味功效：**根、叶苦，平；果肉甘，微温。根、叶清热除湿；果肉补心益脾，养血安神；果核生肌止血。

■ **主治：**慢性咽喉炎、慢性支气管炎（咳嗽痰白沫）、病后体虚、虚寒胃痛、贫血头晕（心悸）、重度贫血、高血压、糖尿病、胃下垂（久治不愈）、噎膈（食管癌，吞咽不利）、遗精、解酒醉、丝虫病、坐骨神经痛、火伤疮毒、创伤出血、烫伤、头疮、汗斑、妇女赤带、小便浑浊、带下病。

禁忌：湿阻中焦及有停饮者不宜用。

■ **植物速认：**常绿乔木。树皮粗糙；叶互生，椭圆形至长圆披针形；花瓣乳白色，披针形；核果球形，种子球形，黑色。**生于亚热带的疏林中。**

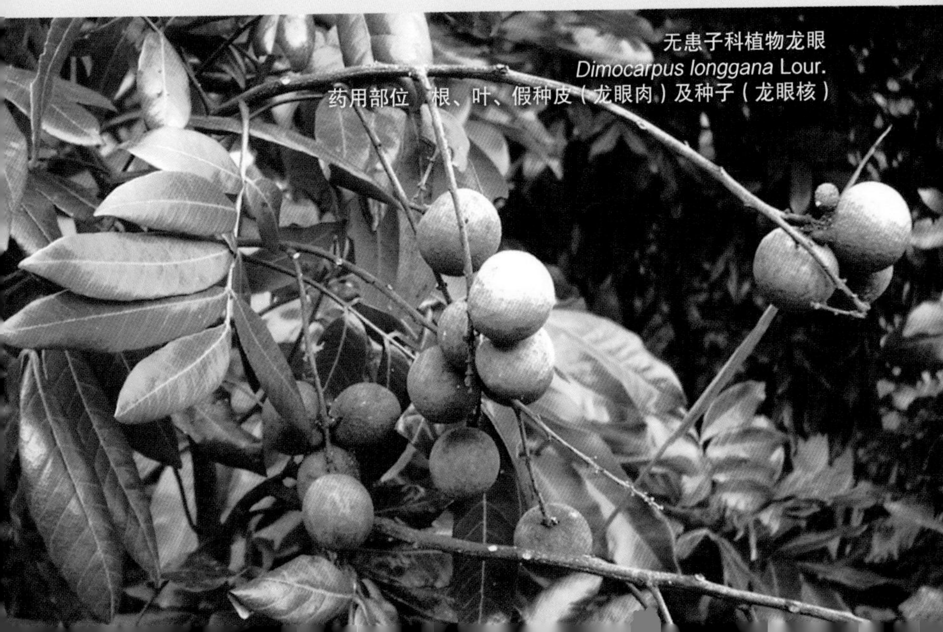

无患子科植物龙眼
Dimocarpus longgana Lour.
药用部位 根、叶、假种皮（龙眼肉）及种子（龙眼核）

芡实

禁忌 经验

可制用 可鲜用 可内服

治病组方见 521 页

别名：鸡头米、鸡头、茨实、水鸡头、苏黄

- **性味功效：**甘、涩，平。补肾固精，健脾止泻，除湿止带。
- **主治：**小便淋浊、食欲不振、遗精滑精、肾虚遗尿及小便失禁、脾虚泄泻、脾胃两虚（带下稀白、量多不臭）、风湿腰痛、湿热带下（黄稠而臭）、小儿腹肚胀风、小儿惊风（瞪目直视）。
- **禁忌：**大小便不利者慎用。
- **经验：**本品补肾力强于补脾，但药力较缓，多用常服方能见效。

- **植物速认：**一年生水生草本。叶片稍带心形或圆状盾形，紫色花；浆果球形，海绵质，与花蕾均形似鸡头，故俗称鸡头米；种子球形，黑色。**生于湖沼、池塘中。**

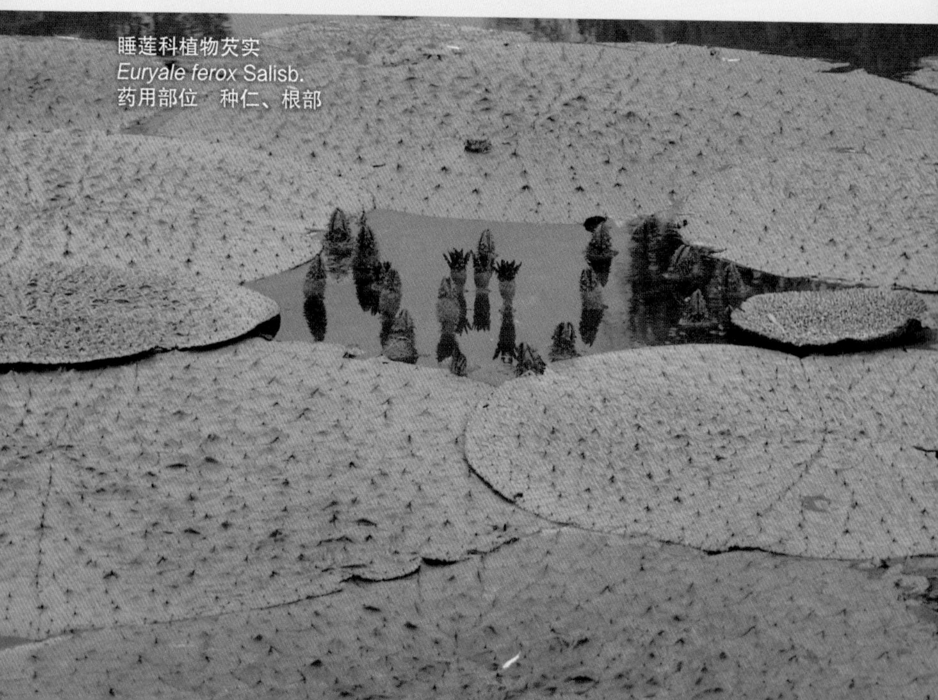

睡莲科植物芡实
Euryale ferox Salisb.
药用部位　种仁、根部

禁忌 可外敷（洗）
可制用 可鲜用 可内服

治病组方见 520 页

苍术

别名：汉苍术、南苍术、赤术、枪头菜、仙术、青术

- **性味功效：**苦、辛，温。燥湿健脾，祛风发汗。

- **主治：**下焦湿热、消化不良（胸闷腹胀、呕恶口腻）、食管-贲门炎、夜盲症、腰腿疼痛（筋骨麻木）、湿热型坐骨神经痛（久不愈，寒化热者）、膝关节肿痛、足肿腿软无力、皮肤湿疹、妇女阴痒、带下病。

- **禁忌：**阴虚有热及大便燥结多汗者不宜用。

- **植物速认：**茎直立，圆柱形而有纵棱；叶互生，椭圆状披针形；花白色；瘦果圆筒形。**生于山坡灌丛、草丛中。**

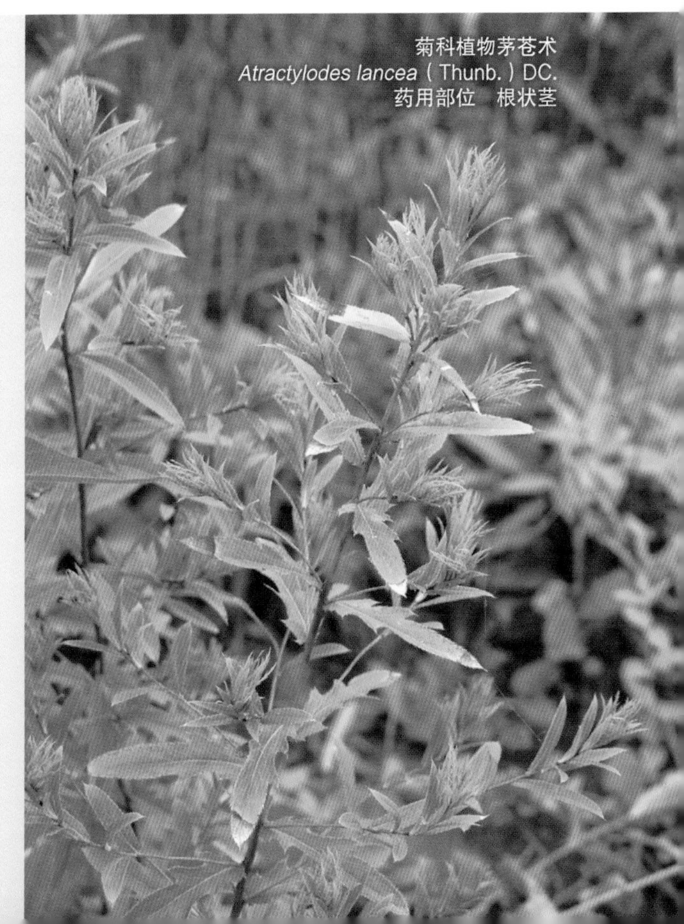

菊科植物茅苍术
Atractylodes lancea（Thunb.）DC.
药用部位　根状茎

厚　朴

禁忌　可外敷（洗）　可制用　可鲜用　可内服

别名：川朴、赤朴、厚皮、烈朴

治病组方见 552 页

- **性味功效：**苦、辛，温。健脾燥湿，温中除满，下气平喘。
- **主治：**湿阻中焦脘腹胀满、中焦湿阻（气郁便秘）、痰湿壅肺咳喘、暑天泄泻、梅核气（咽喉部神经症）、热结习惯性便秘。
- **禁忌：**凡身体虚弱及孕妇慎用。

- **植物速认：**落叶乔木。树皮紫褐色；单叶互生，倒卵形或椭圆状倒卵形；白色花，聚合果长椭圆状卵形，蓇葖木质。**生于阴凉、湿润、酸性的肥沃沙壤土上。**

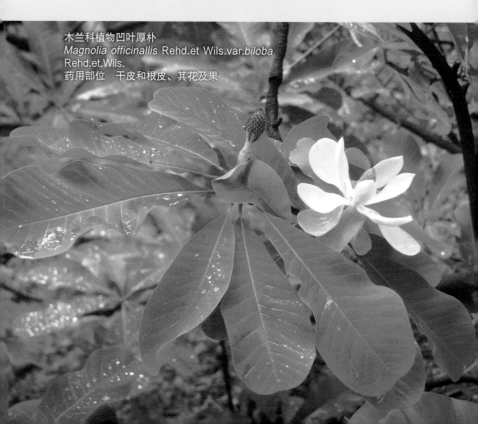
木兰科植物凹叶厚朴
Magnolia officinallis Rehd.et Wils.var.*biloba* Rehd.et.Wils.
药用部位　干皮和根皮、其花及果

禁忌 经验 可外敷（洗）
可制用 可鲜用 可内服

治病组方见 606 页

藿　香

别名： 广藿香、正枝香、南香、藿香叶、苏藿香、藿香梗

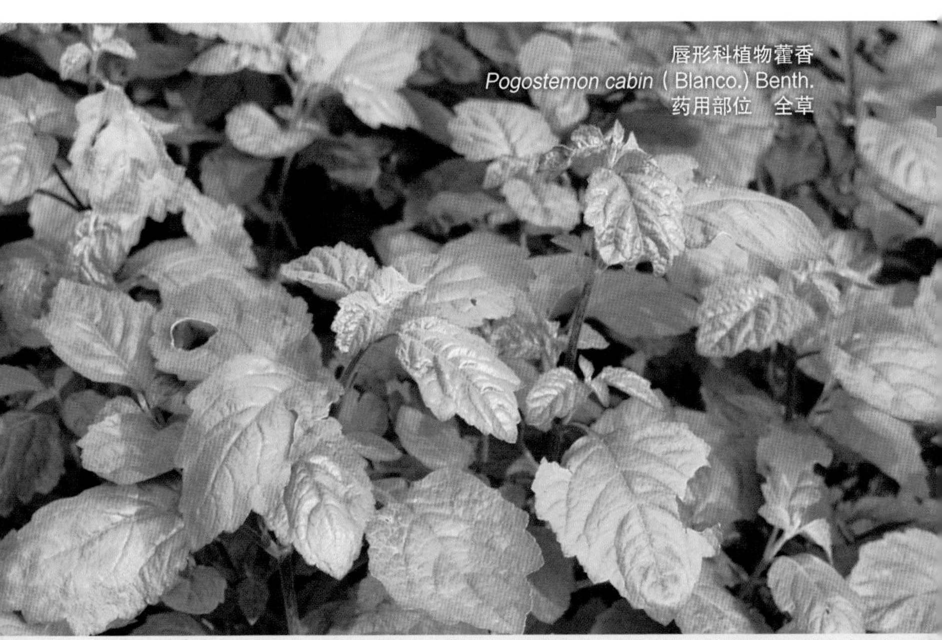

唇形科植物藿香
Pogostemon cabin（Blanco.）Benth.
药用部位　全草

- **植物速认：** 多年生草本。茎直立；叶对生，广卵形或卵形；花淡红紫色；小坚果平滑。**生于路边、田野；有栽培。**

- **性味功效：** 辛，微温。解表化湿，和胃止呕。

- **主治：** 防治感冒、脾虚（呕吐腹泻、口渴不喜饮）、腹泻、胃痛（气滞）、中暑、湿阻呕吐、食积、刀伤出血、湿疹皮肤疮烂、妊娠呕吐。

- **禁忌：** 凡阴虚无湿者不宜用。

- **经验：** 本品药性平和，在化浊药中不可多得。

佩 兰

禁忌 可外敷（洗） 可制用 可鲜用 可内服

别名：兰草、泽兰、省头草、水香、燕尾香

治病组方见 540 页

- **性味功效：**辛，平。解暑化湿，醒脾开胃。
- **主治：**湿阻中焦（便溏倦怠）、湿阻中焦（脾胃不和、恶心呕吐）、暑湿温热、暑湿表证、湿阻腹胀（苔腻、口苦）。
- **禁忌：**阴虚血燥，气虚者不宜用。

- **植物速认：**多年生草本。茎直立，圆柱状；叶对生，裂片长圆形或长圆状披针形；花冠白色；瘦果圆柱形，熟时黑褐色。**生于村旁、路边、荒地；有栽培。**

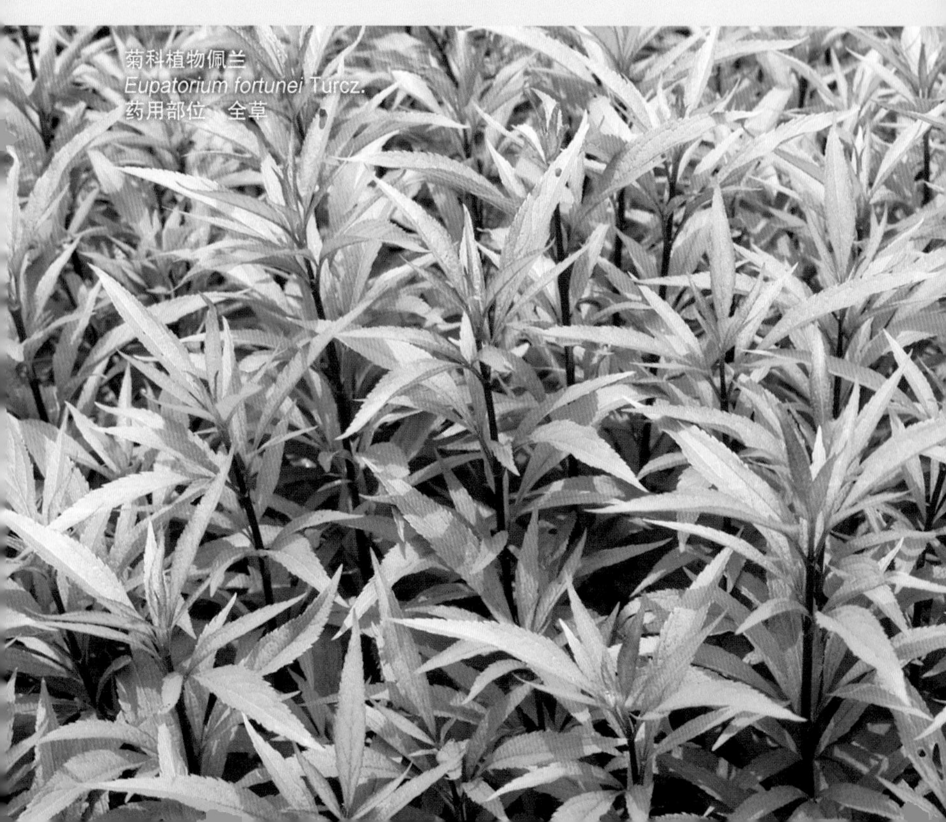

菊科植物佩兰
Eupatorium fortunei Turcz.
药用部位 全草

经验

可制用 可鲜用 可内服

治病组方见 547 页

草豆蔻

别名： 草蔻、草蔻仁、偶子、草扣、草果

- **性味功效：** 辛，温。行气温胃，健脾止呕，祛寒湿。
- **主治：** 寒湿郁滞（脘腹胀痛）、寒湿阻胃（气逆作呕）、寒湿所客（身沉腰痛、面色萎黄不泽）。
- **经验：** 本品与豆蔻性味相同，但本品偏于健脾燥湿，豆蔻偏于理胃。
- **植物速认：** 多年生草本。根状茎粗壮，棕红色；叶片窄椭圆形或披针形；花白色，内面稍带淡紫红色斑点；蒴果球形，熟时黄色。**生于林缘、灌木丛或山坡草丛中。**

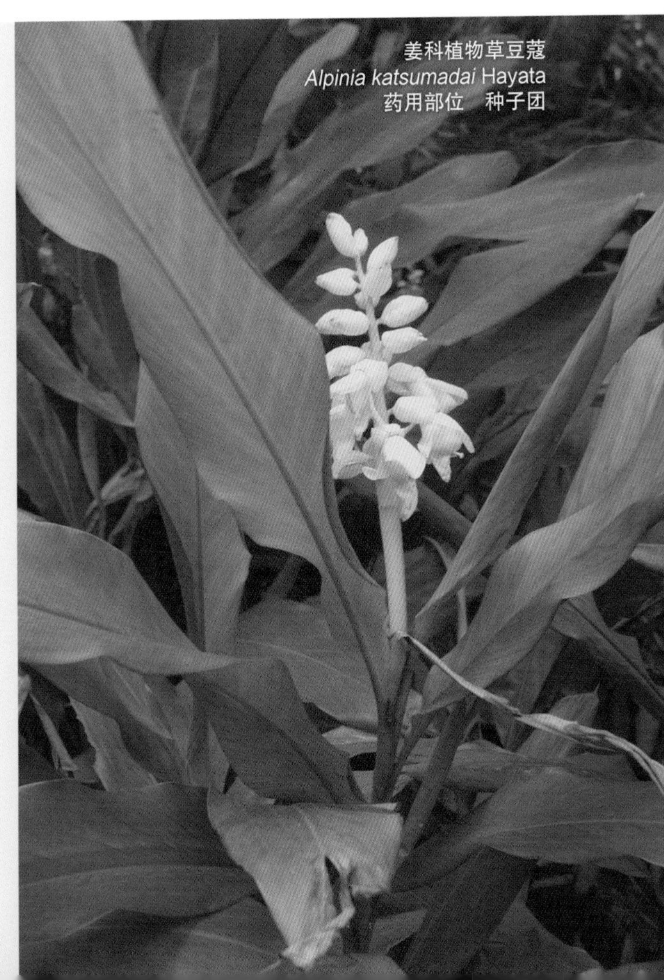

姜科植物草豆蔻
Alpinia katsumadai Hayata
药用部位　种子团

豆蔻

禁忌

可制用 可鲜用 可内服

别名：扣米、紫蔻、十开蔻、漏蔻、飞雷子、弯子、白豆蔻

治病组方见 525 页

- **性味功效：**辛，温。行气温胃，祛寒化湿。
- **主治：**湿阻中焦（胸腹胀满）、寒湿中阻（反胃呕吐）、湿热盛者、湿盛苔浊腻、妇女妊娠剧吐。
- **禁忌：**凡属火升热盛、呕吐反胃及脾肺气虚者均不宜用。

- **植物速认：**多年生草本。茎直立，圆柱状；叶片披针形，花冠白色，唇瓣椭圆形，黄色；蒴果扁球形，灰白色；种子呈不规则的多面体，具强烈的香气。**生于山沟阴湿地及树荫下。**

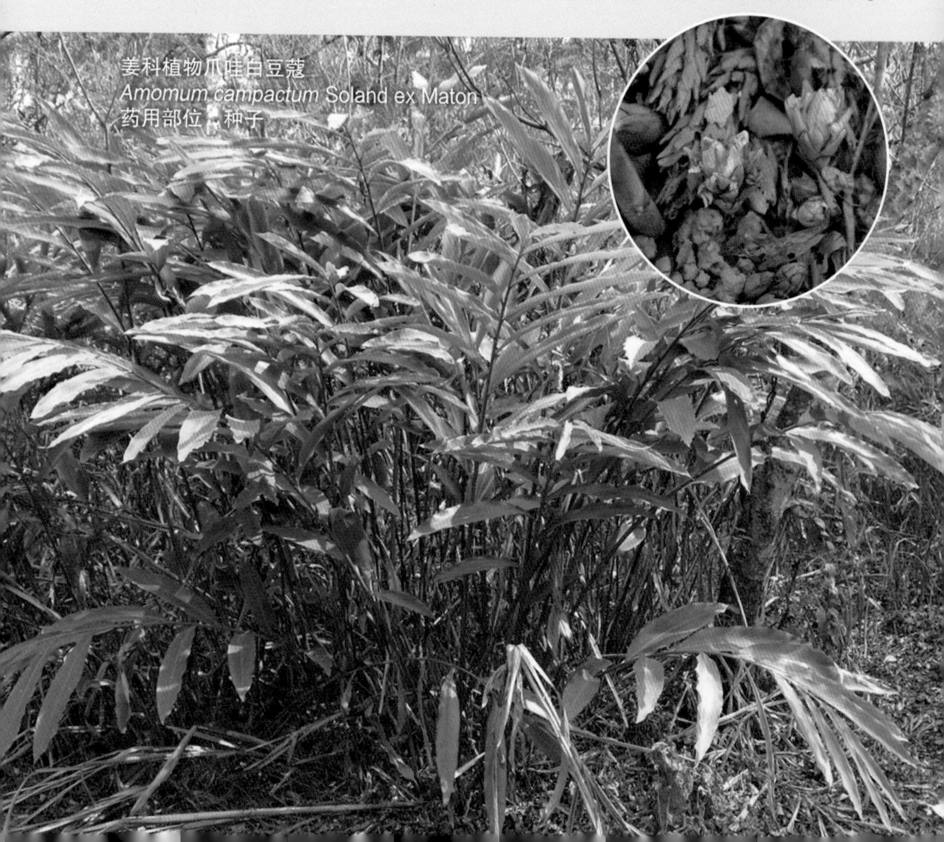

姜科植物爪哇白豆蔻
Amomum campactum Soland ex Maton
药用部位：种子

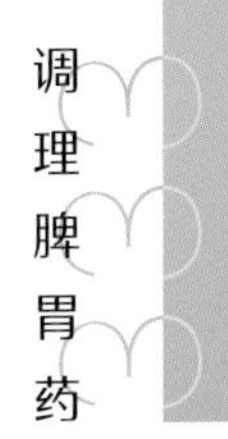

禁忌　可外敷（洗）

可制用　可鲜用　可内服

治病组方见 537 页

茅膏菜

别名：粘蝇草、过饥草、猛毒虎、章鱼草、食虫草

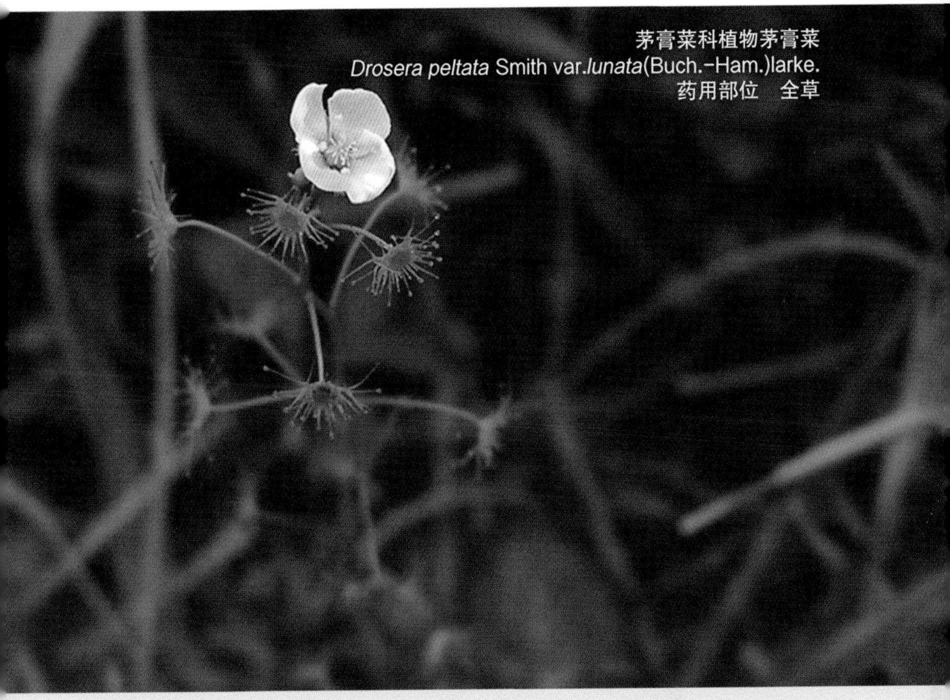

茅膏菜科植物茅膏菜

Drosera peltata Smith var.*lunata*(Buch.-Ham.)larke.

药用部位　全草

- **植物速认：**多年生柔弱草本。茎直立，基生叶小，圆形；花白色，蒴果小球形。**生于山坡阴湿地。**

- **性味功效：**甘，平，有毒。清热活血，散瘀定痛。

- **主治：**风湿性腰腿痛、偏头痛、淋巴结结核、胃及十二指肠溃疡、疟疾、跌打损伤、疥疮、神经性皮炎、角膜云翳、小儿疳积。

- **禁忌：**本品有毒，慎用，用量 9 克以内。

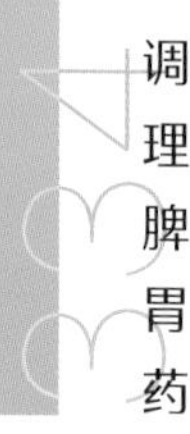

麦芽

经验 可制用 可内服

别名：大麦、大麦芽、饭麦、阿日白

治病组方见518页

- **性味功效：**辛、甘，温。行气镇痛，祛风散寒。
- **主治：**消化不良呕吐清水、肝郁胃胀、肝气郁结胁肋痛、回乳、月经不调、小儿疳证（营养不良）。
- **经验：**生麦芽舒肝通乳，炒麦芽健脾回乳。

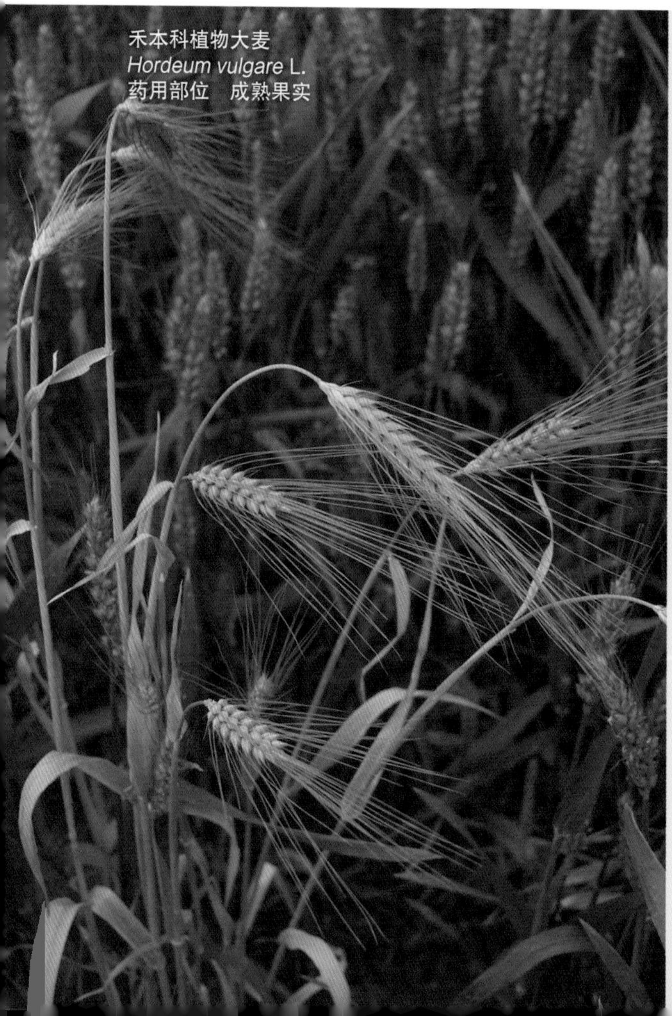

禾本科植物大麦
Hordeum vulgare L.
药用部位　成熟果实

- **植物速认：**一年或二年生草本。秆直立、光滑；叶片扁平，长披针形；穗状花序直立；颖果线形，伸出长芒。

禁忌　可外敷（洗）

可制用　可鲜用　可内服

治病组方见 560 页

莱菔子

别名：菜头、萝卜、莱菔

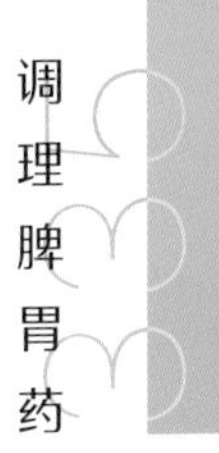

- **性味功效：**根辛、微甘，凉；叶、子辛，平。清热解毒，降气定喘，豁痰除积。

- **主治：**哮喘、肺热咳嗽、肝肾阳虚所致肥胖症、咽喉肿痛、鼻出血、食积、食滞引起的五更咳嗽、痢疾、肝硬化腹水、肋膜炎（胸痹作痛）、寻常疣。

- **禁忌：**体虚者禁用。

- **植物速认：**一年生或二年生草本。直根，肉质，多汁可食；根长圆形、球形或圆锥形，外皮绿色、白色或红色；叶有柄，提琴状分裂；花白色，长角果圆柱形；种子卵形，微扁，红棕色。多为栽培。

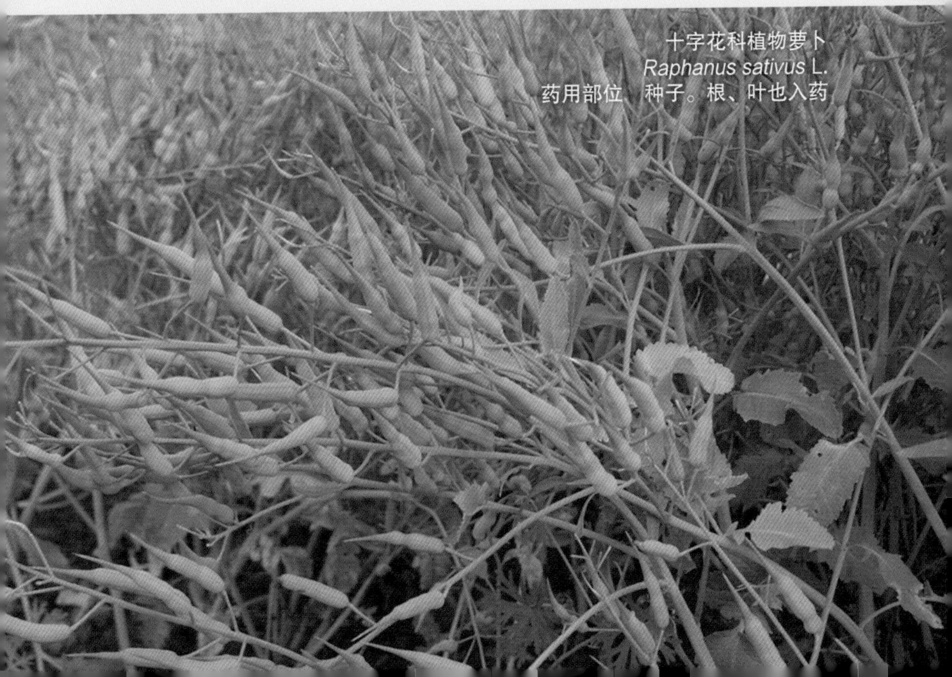

十字花科植物萝卜
Raphanus sativus L.
药用部位　种子。根、叶也入药

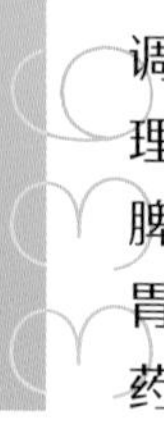

土丁桂

可外敷（洗） 可制用 可鲜用 可内服

别名：过饥草、泻痢草、毛将军

治病组方见 458 页

- **性味功效：**甘、微苦，平。清热泻火，消炎退黄，涩精益阴。

- **主治：**劳伤咳嗽、咯血、肋间神经痛、甲状腺肿大、胃痛、遗精、痢疾、肠炎、小便混浊、黄疸、跌打损伤、鱼骨鲠喉、疔肿疥疮、带下病、小儿疳积。

- **植物速认：**一年生或多年生草本。叶卵形或椭圆形，花冠浅蓝色或白色；蒴果球形，种子黑色，平滑。**生于海拔 300~1800 米的草坡、灌丛及路边。**

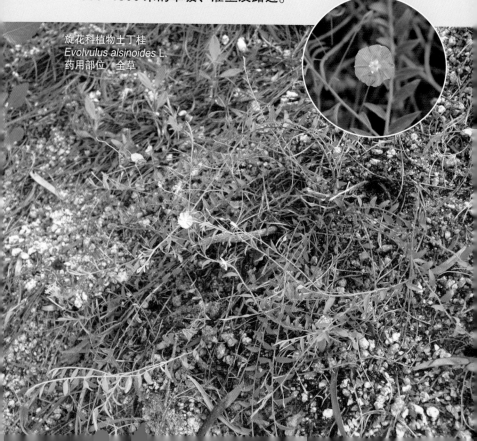

旋花科植物土丁桂
Evolvulus alsinoides L.
药用部位：全草

禁忌 可外敷（洗）
可制用 可鲜用 可内服

治病组方见 577 页

菖蒲

别名：山菖蒲、香菖蒲、昌本、凌水档、野韭菜、石菖蒲

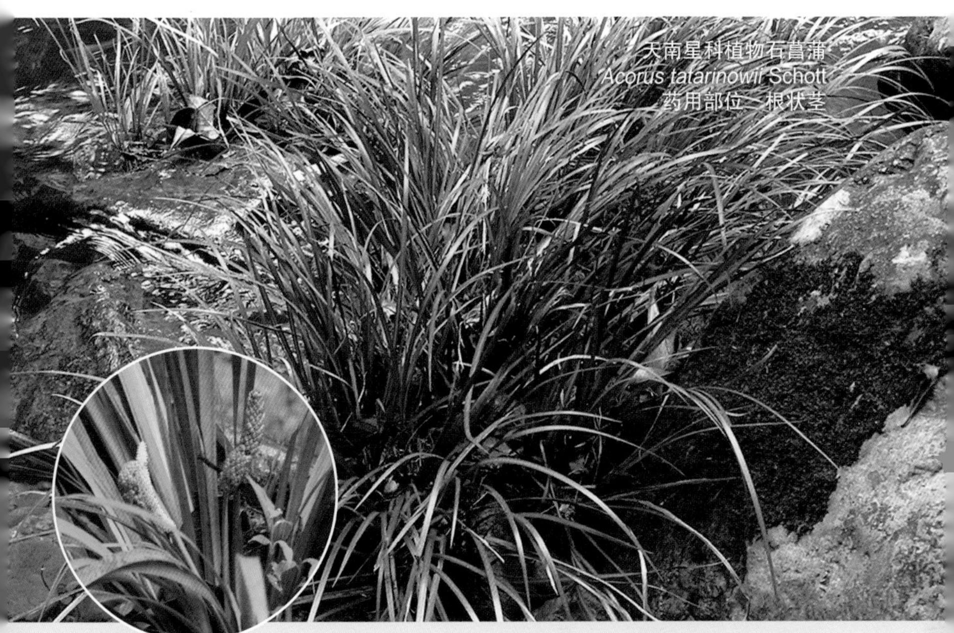

- **植物速认：**多年生草本。茎丛生，有香气，根茎横走；叶基生，叶片剑状线形；肉穗状花序；浆果倒卵形。**生于沼泽、溪旁及水稻田边。**

- **性味功效：**辛、苦，温。通窍祛痰，和中化湿，宁心安神。

- **主治：**外感咳嗽、健忘症、心神不宁、老年性痴呆、痰浊眩晕、口腔溃疡、胃脘胀满、久痢不止、四肢无力（失音）、胃及十二指肠溃疡、中风言语不清、血压不稳定、脑积水、荨麻疹、清洁环境、杀菌。

- **禁忌：**阴血不足，精滑，汗多者慎用。

柏子仁

别名：侧柏子、柏子、柏仁

禁忌

可制用　可鲜用　可内服

治病组方见 550 页

- **性味功效：**甘，平。养心安神，润肠通便。
- **主治：**心悸失眠、高血压初期、肠燥便秘、大便出血、尿血、月经提前、量多色鲜、闭经。
- **禁忌：**便泻多痰者慎用。

- **植物速认：**常绿乔木。树皮薄，浅灰褐色；叶交互对生，花淡褐色；球果圆球形，成熟后变红褐色并木质化；种子卵状，栗褐色。**生于湿润肥沃的山坡。**

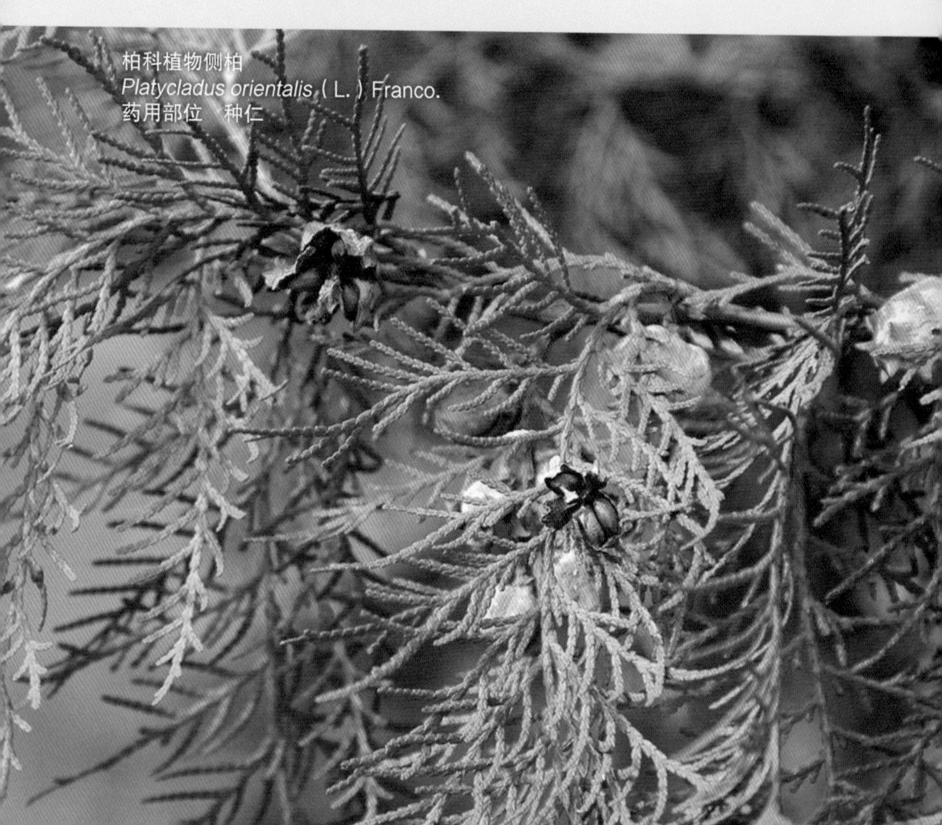

柏科植物侧柏
Platycladus orientalis (L.) Franco.
药用部位　种仁

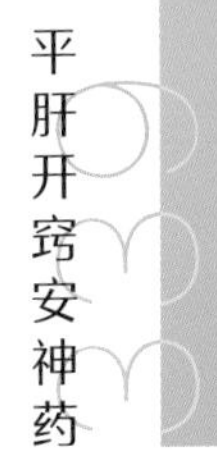

禁忌 可外敷（洗）

可制用 可鲜用 可内服

治病组方见 519 页

远 志

别名：石香草、小草、细草、小鸡根、线茶、苦远志、棘菀

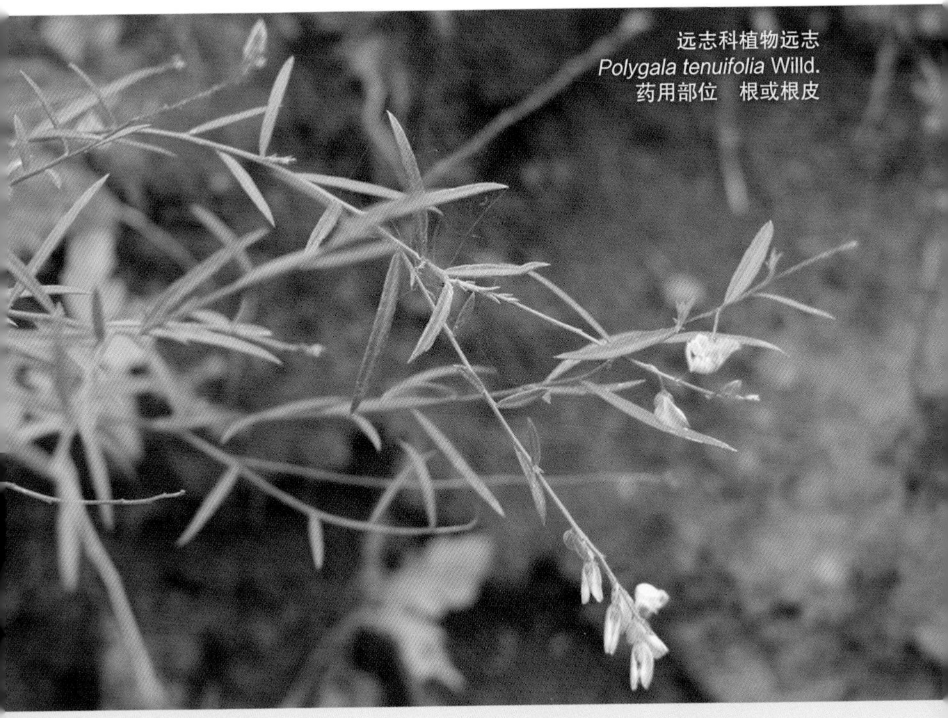

远志科植物远志
Polygala tenuifolia Willd.
药用部位　根或根皮

■ **植物速认：**多年生草本。茎直立或斜生，单叶互生，条形；花小，淡紫色；蒴果卵圆形而扁。**生于村旁草丛、路旁或河岸。**

■ **性味功效：**辛、苦，温。安神定志，祛痰开窍。

■ **主治：**咳嗽痰多、心悸失眠（健忘）、痰阻心窍（惊痫）、头晕（纳差、乏力）、心气不足（精神恍惚不定）、偏正头痛、乳腺炎、小儿惊风。

♥ **禁忌：**有实火者忌用。

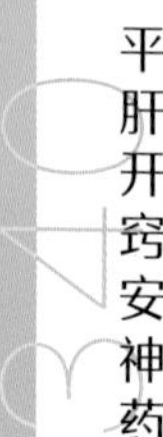

酸枣仁

别名： 枣仁、山枣仁、酸枣核、山酸枣

禁忌　经验　可外敷（洗）　可制用　可鲜用　可内服

治病组方见 599 页

- **性味功效：** 甘、酸，平。养心安神，益阴敛汗。

- **主治：** 胆热（惊悸失眠）、脾虚（睡眠不佳）、气血两虚（眩晕）、心烦失眠、身热（心烦失眠）、体虚心烦盗汗、神经官能症、三叉神经痛、肝血不足所致腓肠肌痉挛、慢心率房颤。

- **禁忌：** 有实邪郁火的当慎用。

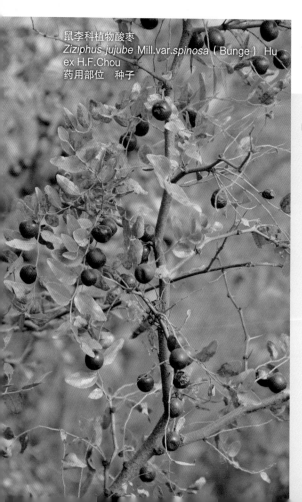

鼠李科植物酸枣
Ziziphus jujube Mill.var.*spinosa*（Bunge）Hu ex H.F.Chou
药用部位　种子

- **经验：** 本品治虚烦不眠效果好。

- **植物速认：** 落叶灌木或小乔木。树皮灰褐色；单叶互生，椭圆形或卵状披针形；黄绿色小花，卵状三角形；核果近球形或广卵形，熟时暗红褐色；种子扁圆形或扁椭圆形，表面紫红色或紫褐色。**生于向阳或干燥山坡、平原、路旁。**

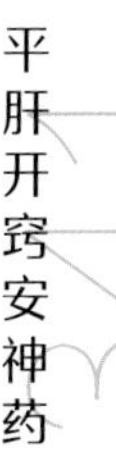

可外敷（洗）

可制用　可鲜用　可内服

治病组方见 514 页

合欢皮

别名：绒花树、夜合树、夜合皮、蓉花树、合昏皮

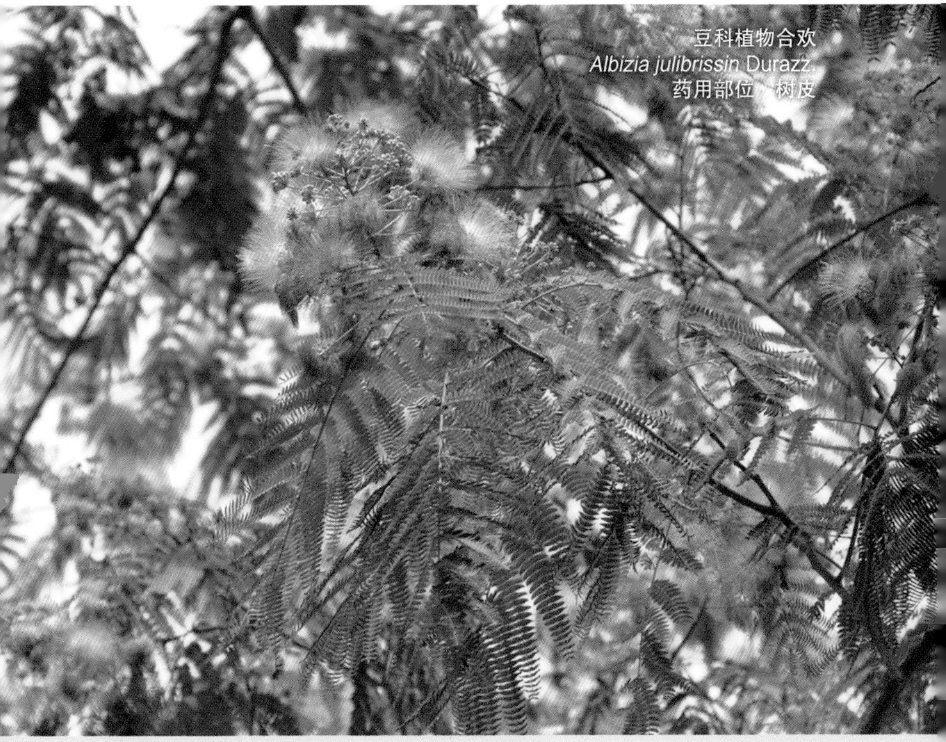

豆科植物合欢
Albizia julibrissin Durazz.
药用部位：树皮

■ **植物速认：**落叶乔木。树皮灰棕色，平滑；叶互生；镰状长圆形；花冠狭漏斗形，淡红色；荚果长椭圆形；种子小，多数扁椭圆形。**生于路旁、林边及山坡上。**

■ **性味功效：**甘，平。消痈止痛，安神解郁，活血化瘀。

■ **主治：**心脾两虚失眠、抑郁症失眠、癔病失眠、跌打损伤（骨折痛）、疮肿、疮疡肿痛。

蒺藜

别名： 刺蒺藜、白蒺藜、土蒺藜、三角刺、茨、七厘、硬蒺藜

禁忌　可外敷（洗）　可制用　可鲜用　可内服

治病组方见 594 页

- **性味功效：** 苦，温。祛风明目，疏肝解郁。
- **主治：** 肝气郁结（目赤）、肝阳上亢（致发眩晕）、痰湿中阻（致发眩晕）、风疹瘙痒、白癜风、急性结膜炎。
- **禁忌：** 血虚气弱及孕妇不宜用。
- **植物速认：** 一年生草本。叶互生，矩圆形；黄色小花，果为 5 个分果瓣组成，每果瓣具长短棘刺各 1 对，故称刺蒺藜。**生于田野、路旁及河边草丛。**

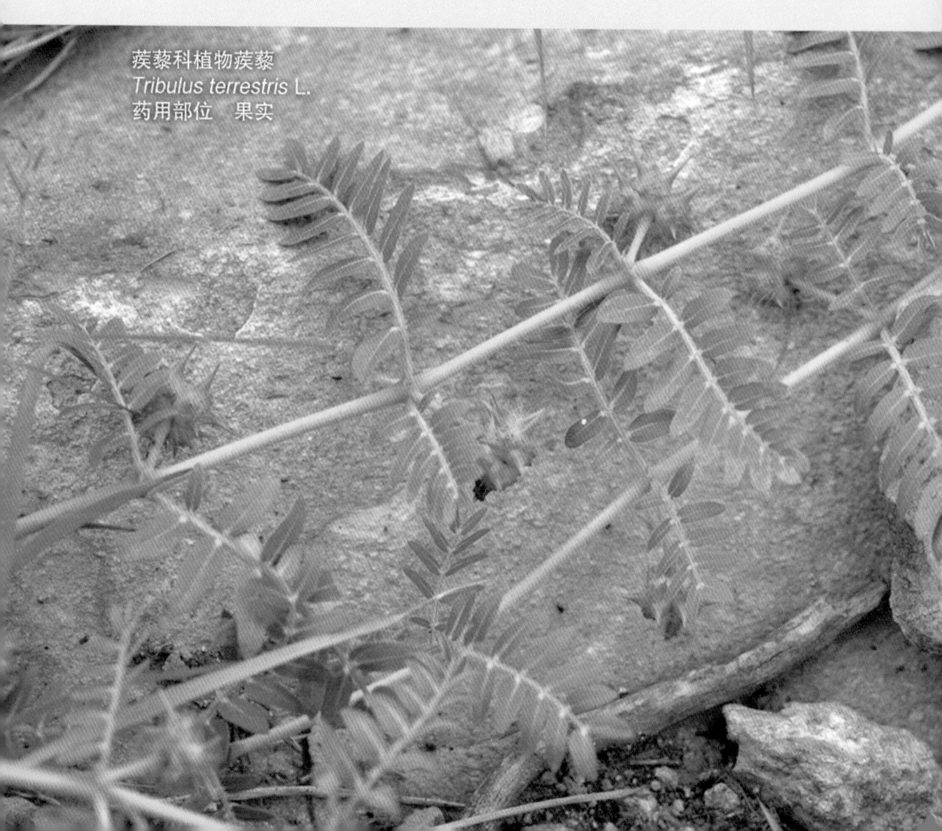

蒺藜科植物蒺藜
Tribulus terrestris L.
药用部位　果实

禁忌 可外敷（洗） 可制用 可鲜用 可内服

治病组方见 476 页

天 麻

别名：赤箭、明天麻、定风草根、春天麻、水洋芋

- **性味功效：**辛，平。熄风镇痉。

- **主治：**牙痛（三叉神经痛）、高血压引起头痛（偏头痛）、神经性头痛（偏头痛）、外感引起头痛、肝风内动（热性头痛）、老年眩晕（健忘）、头晕（肢麻）、颈椎病、梅尼埃病、小儿高热惊厥。

- **禁忌：**阴虚者慎用。

- **植物速认：**多年生腐生草本。茎单一，直立，圆柱形；叶呈鳞片状，淡黄褐色；花多数，黄赤色；蒴果长圆形至长倒卵形；种子多而细，粉尘状。**生于湿润的林下。**

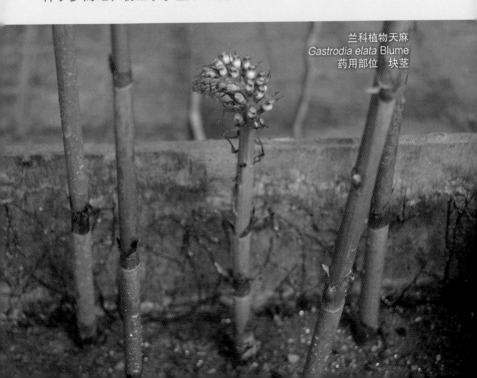

兰科植物天麻
Gastrodia elata Blume
药用部位　块茎

白附子

禁忌 可外敷（洗）

可制用 可鲜用 可内服

别名：牛奶白附、禹白附子、独角莲、野半夏

治病组方见 499 页

- **性味功效：**辛、甘，温。祛风平肝，通络化痰。

- **主治：**寒湿痹痛（关节肿胀）、寒湿头痛、中风失语、风痰痹阻、口眼歪斜、跌打瘀血（风湿痹证）、精神失常、破伤风。

- **禁忌：**凡阴虚类中风虽有痰但亦应慎用。

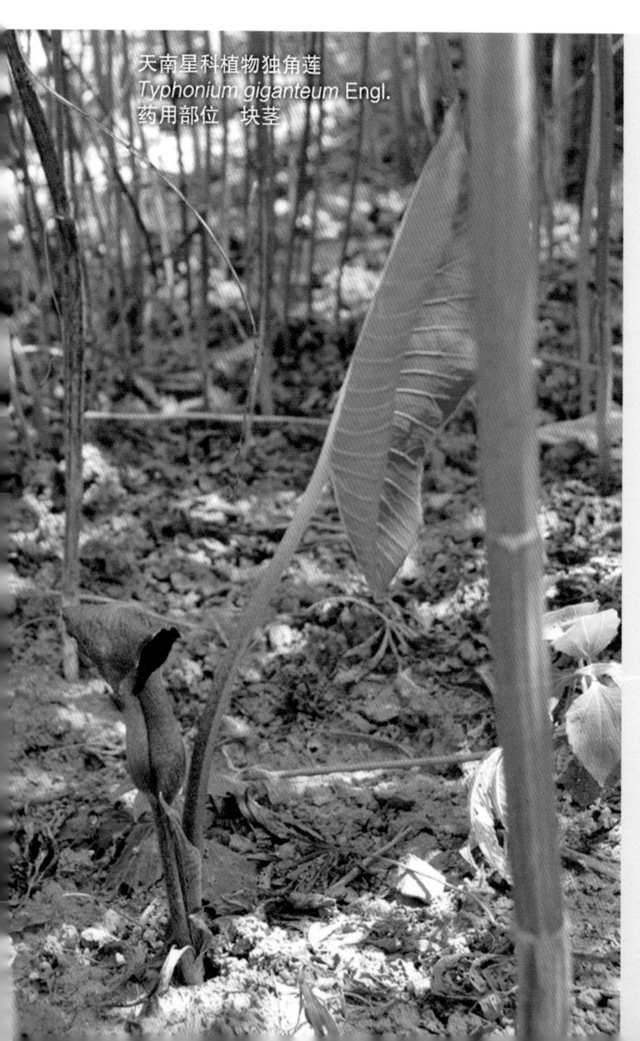

天南星科植物独角莲
Typhonium giganteum Engl.
药用部位　块茎

- **植物速认：**多年生草本。下块茎卵形至卵状椭圆形；叶基生，三角状卵形；雄花金黄色，雌花棕红色；浆果熟时红色。**生于林下或山沟阴湿地。**

禁忌 可外敷(洗)
可制用 可鲜用 可内服

治病组方见 555 页

钩藤

别名：钩耳、金钩藤、孩儿茶、双钩、双钩藤

- **性味功效：**甘，微寒。清热平肝，熄风镇痉。

- **主治：**口眼歪斜、高热抽搐、肝阳上亢(头晕目眩)、肝火上炎(目赤头痛)、偏头痛、头部受伤（眩晕嗜睡、胸闷恶心）、神经性头痛、高血压、风湿性关节炎、孕妇血虚风热(胎动手足搐弱)、婴儿惊哭、小儿发热惊风（四肢抽搐）、小儿夜啼。

- **禁忌：**凡无风热及实热者慎用。

- **植物速认：**常绿木质藤本。枝条四棱形，褐色；叶腋有对生的两钩，钩尖向下弯曲，形似鹰爪，故称钩藤；叶片椭圆形或卵状披针形；花黄色；蒴果倒卵形或椭圆形，种子两端有翅。**生于山野、林下灌木丛中。**

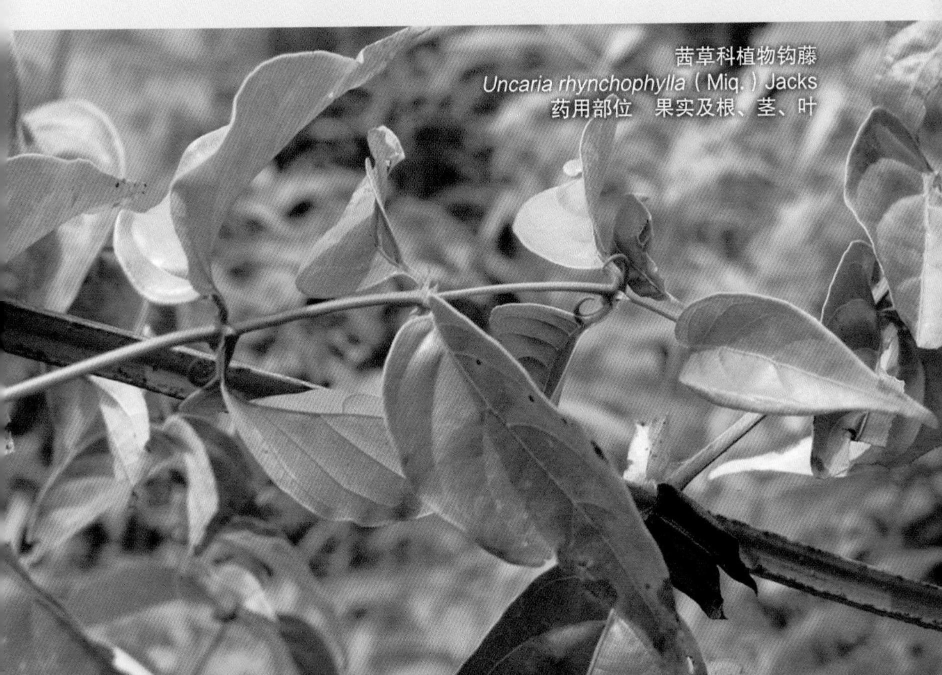

茜草科植物钩藤
Uncaria rhynchophylla（Miq.）Jacks
药用部位　果实及根、茎、叶

夜香牛

别名： 四季春、紫花蒲公英、月月红、小背草、向日红、小伤寒草

可外敷（洗） 可制用 可鲜用 可内服

治病组方见 544 页

- **性味功效：** 微苦、辛，凉。止血凉血，消炎解毒，清肝退热，祛积散结，外用拔毒消肿。

- **主治：** 失眠、痢疾、鼻炎、痔疮、痈肿、带下病、乳腺炎、月经不调。

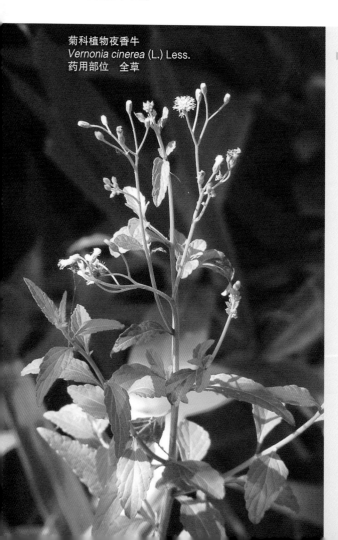

菊科植物夜香牛
Vernonia cinerea (L.) Less.
药用部位　全草

- **植物速认：** 一年生草本。茎直立，叶互生，披针形至卵形或倒卵形；花全年开放，淡紫红色；瘦果圆柱形。**生于山野、旷地、路旁。**

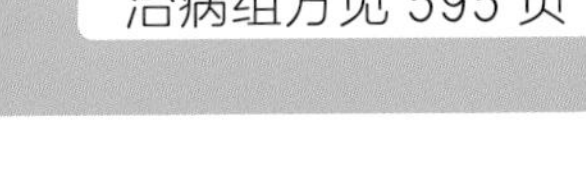

治病组方见 595 页

碎米荠

别名：野萝荁、杀草、碎米栽

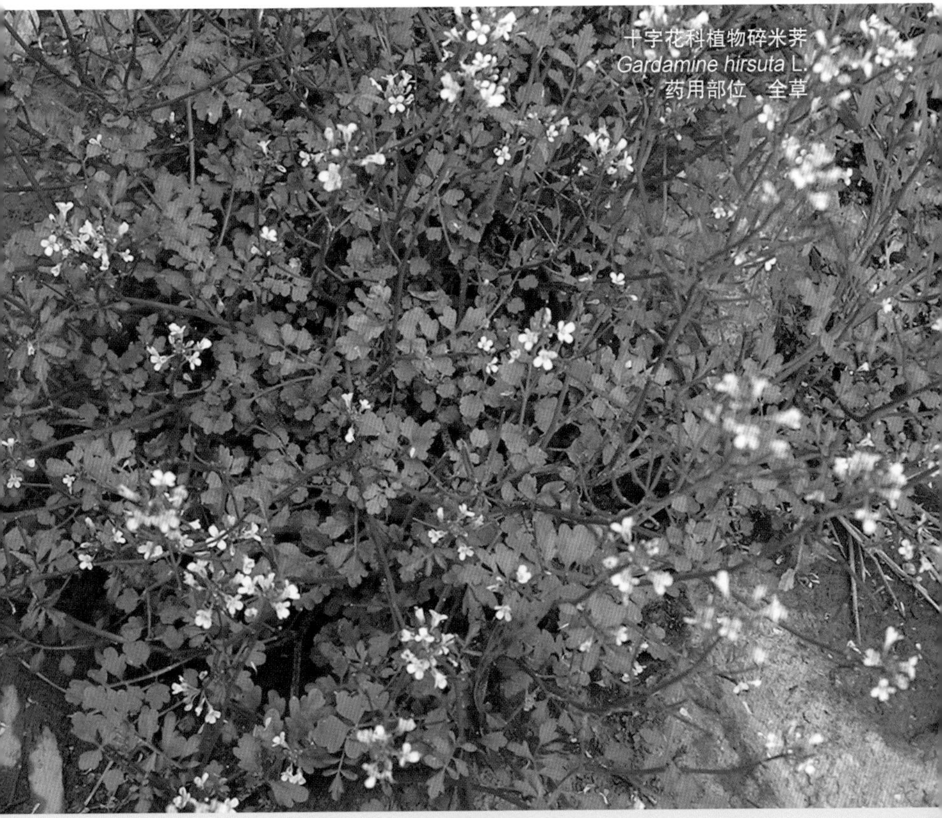

- **植物速认：**草本。羽状复叶互生，卵圆形；花白色，长角果条形。**生于田野、路旁阴湿地。**

- **性味功效：**甘，平。清热毒，养心宁神，利小便。

- **主治：**风湿性心脏病、痢疾、痛风性关节炎、尿路感染。

决明子

别名： 草决明、马蹄决明、假绿豆、猪屎豆、羊明、羊角豆、千里光

禁忌 可外敷（洗） 可制用 可鲜用 可内服

治病组方见 514 页

■ **性味功效：** 甘、苦、咸，微寒。清肝明目，润肠通便。

■ **主治：** 便秘、口腔溃疡、肥胖症、头晕目眩、腰膝酸软、肝阳上亢（头痛头晕）、肝火上扰（目赤多泪）、风热表证（目赤多泪肿痛）、青盲视花（眼睑干涩）、白内障。

♥ **禁忌：** 凡非血热阴虚或有外感风热者不宜用。

■ **植物速认：** 一年生半灌木状草本。叶互生，倒卵形；花冠鲜黄色，倒卵状圆形；荚果长线形，稍四棱形；种子多数，菱状方形，浅棕绿色。**生于山坡、河边。**

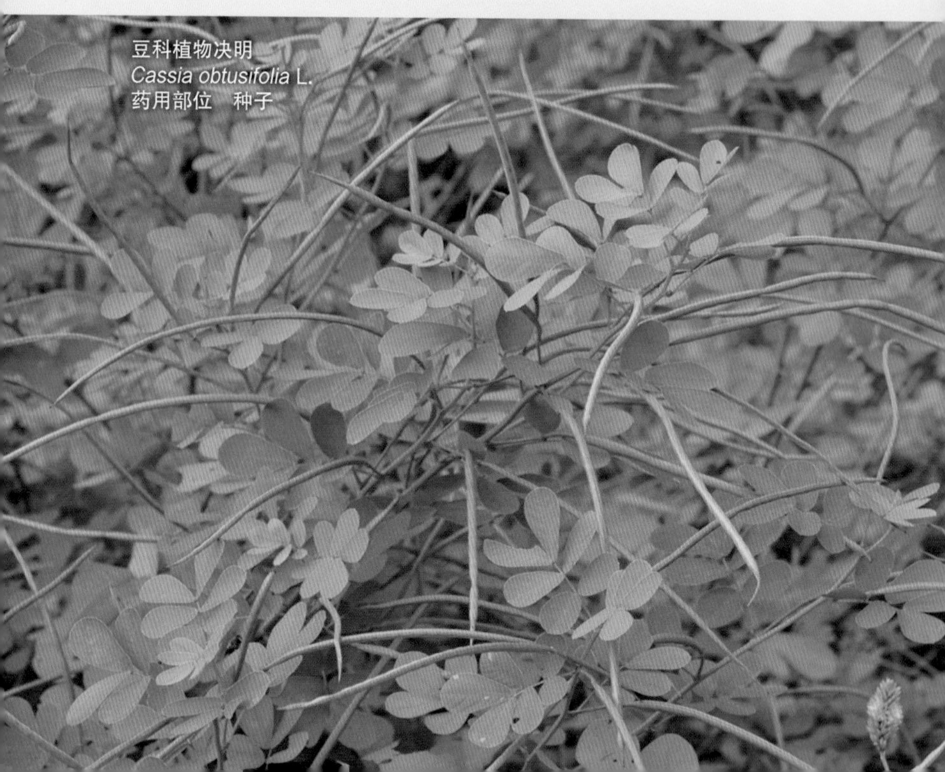

豆科植物决明
Cassia obtusifolia L.
药用部位　种子

禁忌 可外敷（洗）
可制用 可鲜用 可内服

治病组方见 573 页

排钱草

别名： 金钱草、劳里连、双排钱、双合钱、双金钱

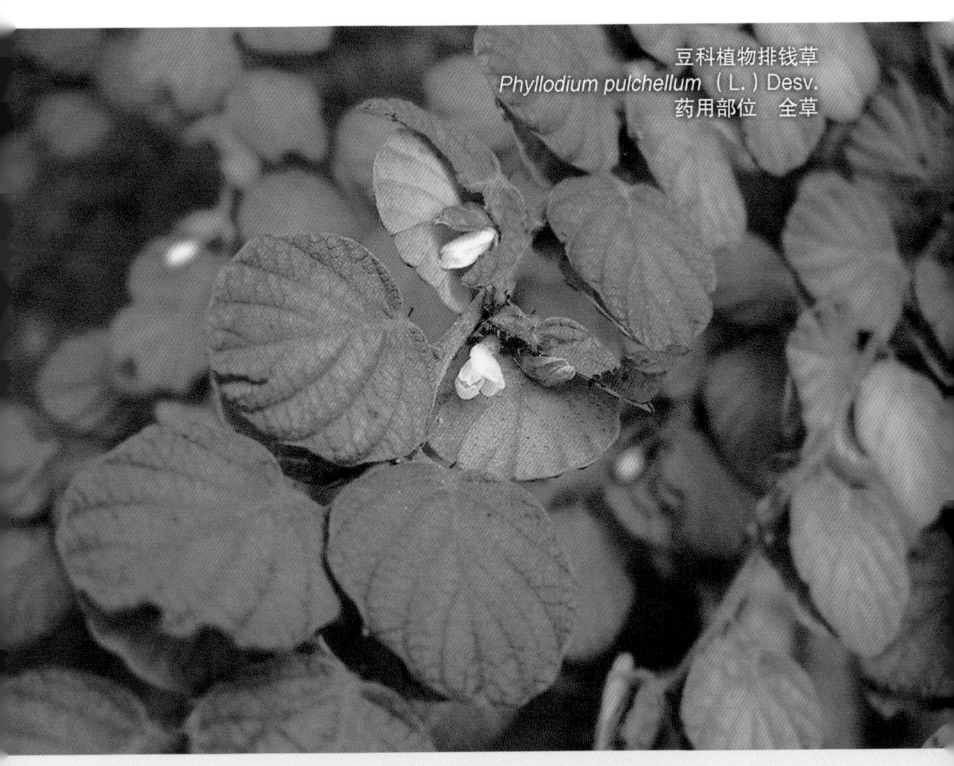

豆科植物排钱草
Phyllodium pulchellum（L.）Desv.
药用部位　全草

- **植物速认：** 亚灌木。小叶较大，长圆形，托叶披针形；花萼钟状，花冠白色；荚果具 2 荚节，先端有喙。**生于山地旷野、林木间。**

- **性味功效：** 苦，平。解热毒，祛风湿，通经络，行气血，破瘀积。

- **主治：** 牙齿肿痛、脾脏肿大、肝硬化腹水、胃溃疡、脱肛、疝气、腰腿痛、月经不调、闭经、子宫脱垂。

禁忌： 排钱草用量过大会引起恶心呕吐。

蕘芝

别名：穿破石、牵牛入石、千层皮、山荔枝、拓树

可外敷(洗) 可制用 可鲜用 可内服

治病组方见586页

- **性味功效：**淡，凉。清热利湿，消肿止痛。
- **主治：**肺结核、急性黄疸型肝炎、肝癌、慢性肾炎、胆结石、风湿性关节炎、疔疮痈肿、挫扭伤、骨折。

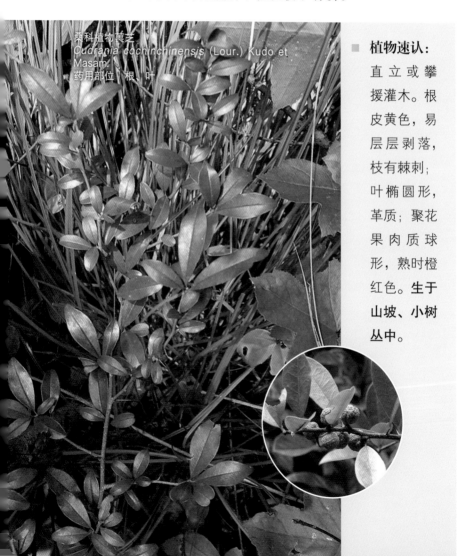

桑科植物蕘芝
Cudrania cochinchinensis (Lour.) Kudo et Masam.
药用部位：根、叶

- **植物速认：**直立或攀援灌木。根皮黄色，易层层剥落，枝有棘刺；叶椭圆形，革质；聚花果肉质球形，熟时橙红色。**生于山坡、小树丛中。**

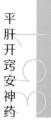

可外敷（洗）

可制用 可鲜用 可内服

治病组方见 581 页

野葡萄

别名：山葡萄、蘡薁、猫耳藤、扁桃藤、刺葡萄

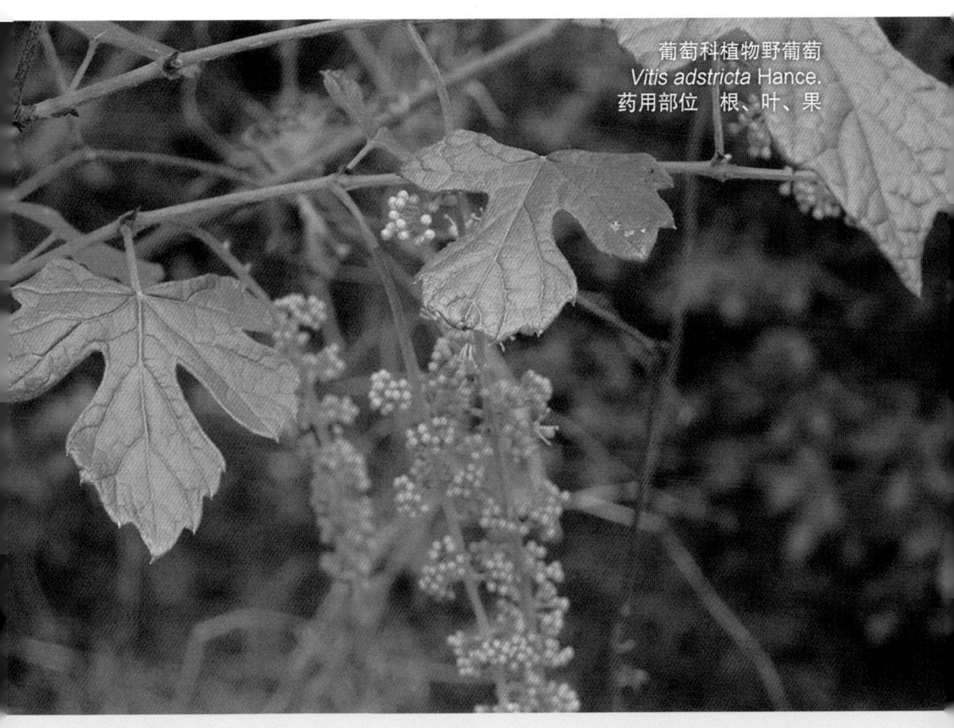

葡萄科植物野葡萄

Vitis adstricta Hance.

药用部位　根、叶、果

- **植物速认：**蔓性木质藤本。叶心脏形，花萼杯状，浆果卵圆形，熟时紫色。**生于山坡灌木丛中。**

- **性味功效：**根甘、酸。清热，解毒，凉血利水，消肿化痰。

- **主治：**慢性肝炎、肝脾肿大、肝硬化、坐骨神经痛、鹤膝风（膝关节结核）、风湿性关节炎、睾丸肿痛、前列腺肿瘤、多发性脓肿、乳腺炎。

圆羊齿

别名： 肾蕨、金刚钻、猪仔莲核、天鹅浮蛋、龙吐珠草、狗莲佛

可外敷（洗）

可制用　可鲜用　可内服

治病组方见 565 页

- **性味功效：** 甘、辛，平。清热解毒，疏肝理气，软坚散结。

- **主治：** 湿热黄疸、痢疾、肠炎、急性睾丸炎、急性中耳炎、诸骨鲠喉、疝气、乳腺炎。

- **植物速认：** 多年生草本。根状茎直立，叶簇生，披针形；孢子囊群肾形，有盖。**生于山野、溪边、田边和石隙中。**

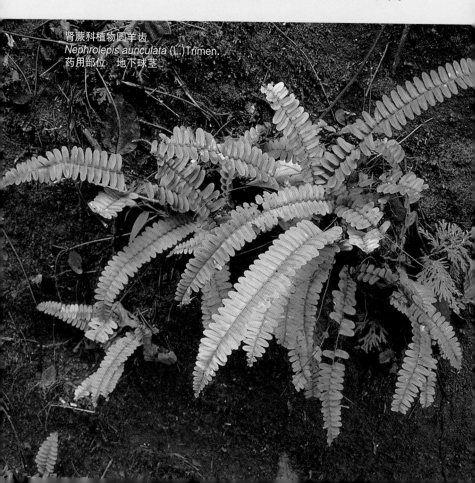

肾蕨科植物圆羊齿
Nephrolepis auriculata (L.)Trimen.
药用部位：地下球茎

可外敷（洗）

可制用 可鲜用 可内服

治病组方见 548 页

荔 枝

别名：元红、丹枝

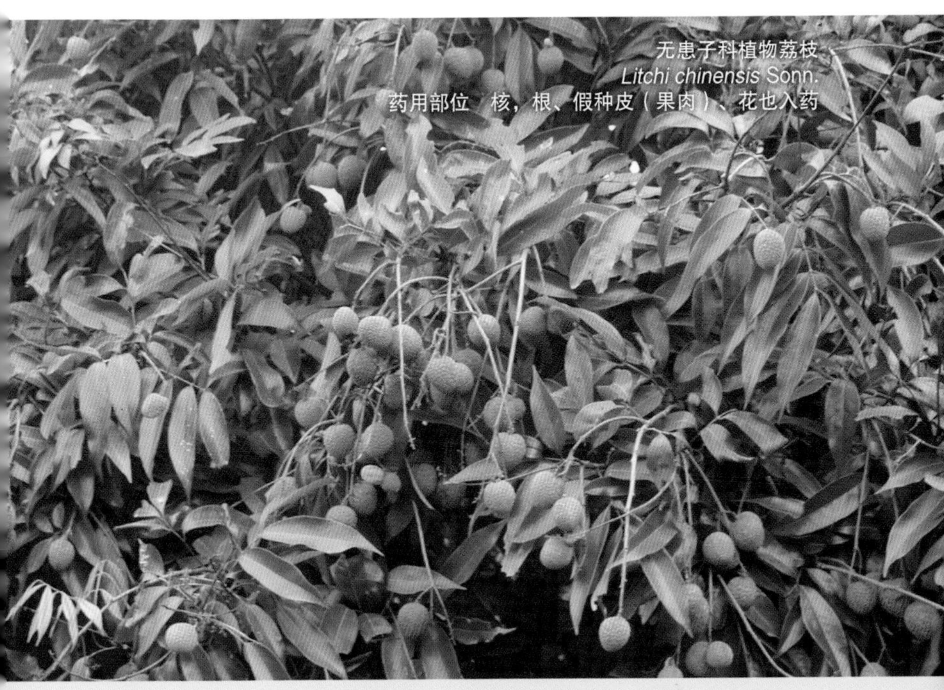

无患子科植物荔枝
Litchi chinensis Sonn.
药用部位 核，根、假种皮（果肉）、花也入药

- **植物速认：**乔木。树皮灰褐色，光滑；叶披针形至椭圆状披针形；花小，无花瓣；核果近球形至卵形；果皮有小瘤状突起，成熟时鲜红色或暗红色。**生于山坡向阳的区域。**

- **性味功效：**根微苦、涩，温，消肿止痛；清热消肿，果肉甘、酸，温，益气补血；核甘、微苦、涩，温，行气散结，祛寒止痛；花甘、涩，平。

- **主治：**哮喘、胃痛、糖尿病、外伤（睾丸肿痛）、头面疔、血崩、小儿疝气。

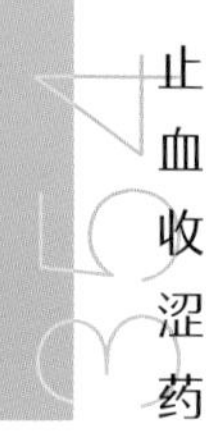

侧柏叶

禁忌　经验　可外敷（洗）　可制用　可鲜用　可内服

别名： 扁柏叶、香柏叶、柏叶、柏子树、丛柏叶

治病组方见 539 页

- **性味功效：** 苦、涩，微寒。凉血止血。

- **主治：** 肺肾阴亏（咯血）、血热（鼻出血、咯血、牙出血）、暑湿感冒(头痛咳嗽、肢节酸重)、胃出血、脱发、外伤出血、痔疮出血、带下病（黄稠腥臭）、经血虚损(月经断续，绵绵不止)。

- **禁忌：** 无热者不宜用。

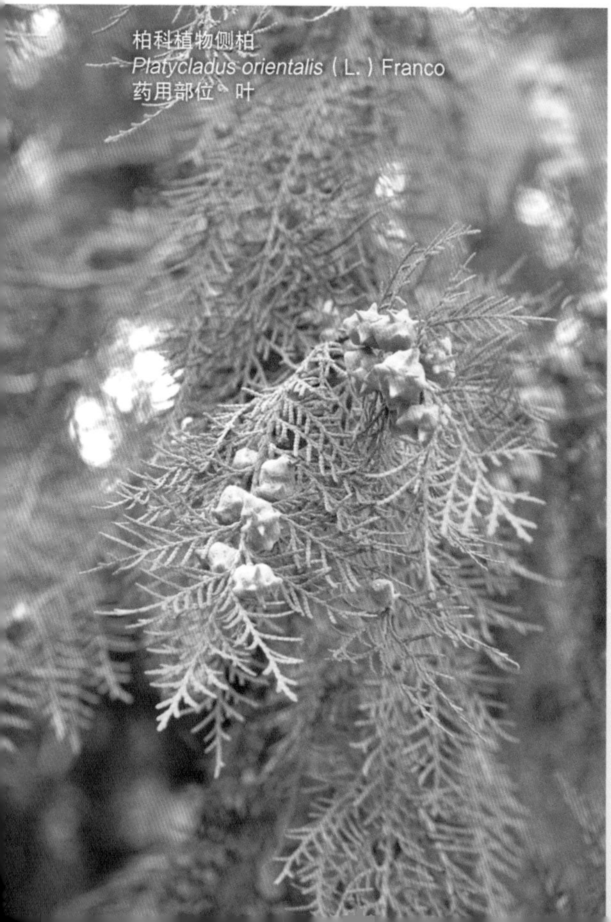

柏科植物侧柏
Platycladus orientalis（L.）Franco
药用部位：叶

- **经验：** 侧柏叶治疗失血。生用重在清热凉血，炒炭用收敛止血，单用或与他药配伍均可。

- **植物速认：** 常绿乔木。树皮薄，浅灰褐色；叶交互对生，花淡褐色；球果圆球形，成熟后变红褐色并木质化；种子卵状，栗褐色。**生于湿润肥沃的山坡。**

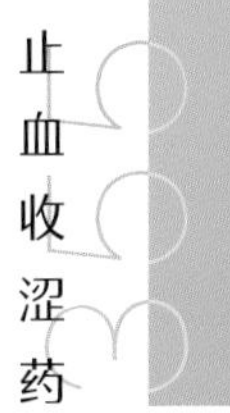

禁忌 可外敷（洗）

可制用 可鲜用 可内服

治病组方见 594 页

槐　花

别名：金药树、护房树、豆槐、槐蕊

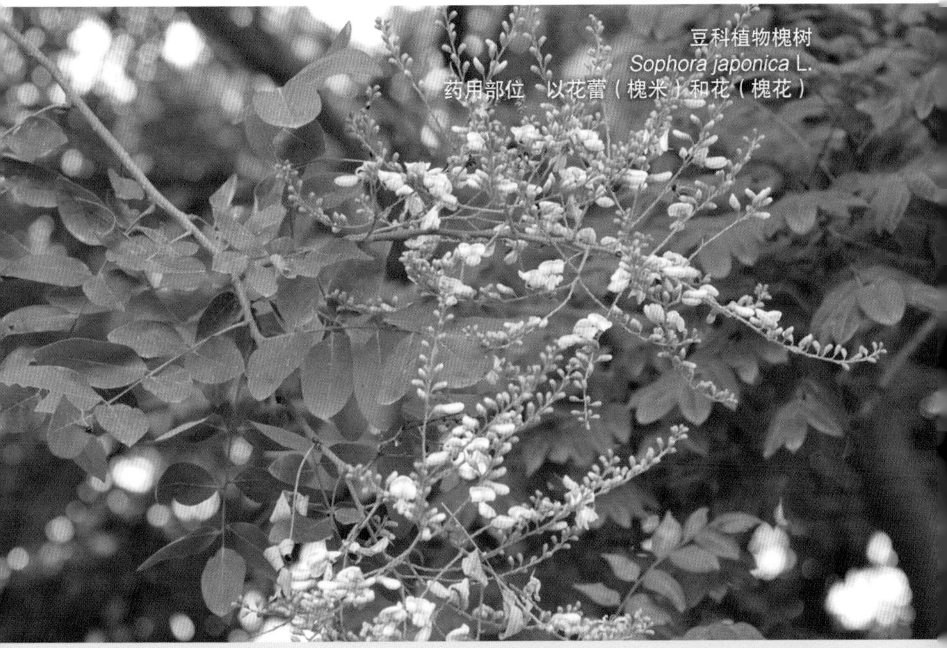

豆科植物槐树
Sophora japonica L.
药用部位　以花蕾（槐米）和花（槐花）

■ **植物速认：**落叶乔木。树皮棕灰色；叶互生，卵状披针形或卵形；花冠蝶形，乳白色或稍带黄色；荚果肉质，节荚间紧缩成串珠状。**生于山坡、平原或植于庭园。**

■ **性味功效：**苦，平。清热凉血，止血，降血压。

■ **主治：**鼻出血、失音、血热咯血（鼻出血）、肝火上亢（头痛眩晕、目赤肿痛）、高血压眩晕（属肝阳上亢）、尿血、痔疮出血。

♥ **禁忌：**凡无实火，实热者不宜用。

白茅根

禁忌 可外敷（洗） 可制用 可鲜用 可内服

别名：万根草、菅芒果、晃务草、晃麻根

治病组方见 499 页

- **性味功效：**根甘，寒；花甘，温。凉血止血，清热利尿。
- **主治：**经常头痛、鼻出血、热性吐血、糖尿病、牙周炎、尿血、急性肾炎浮肿、泌尿系结石、小儿麻疹。
- **禁忌：**虚寒而无实热，尿多而不渴者不宜用。

- **植物速认：**多年生草本。地下根茎匍匐横走，白色，有节，内部作空洞状；叶似水稻但较硬，花序圆柱形。**生于路旁向阳干草地或山坡上。**

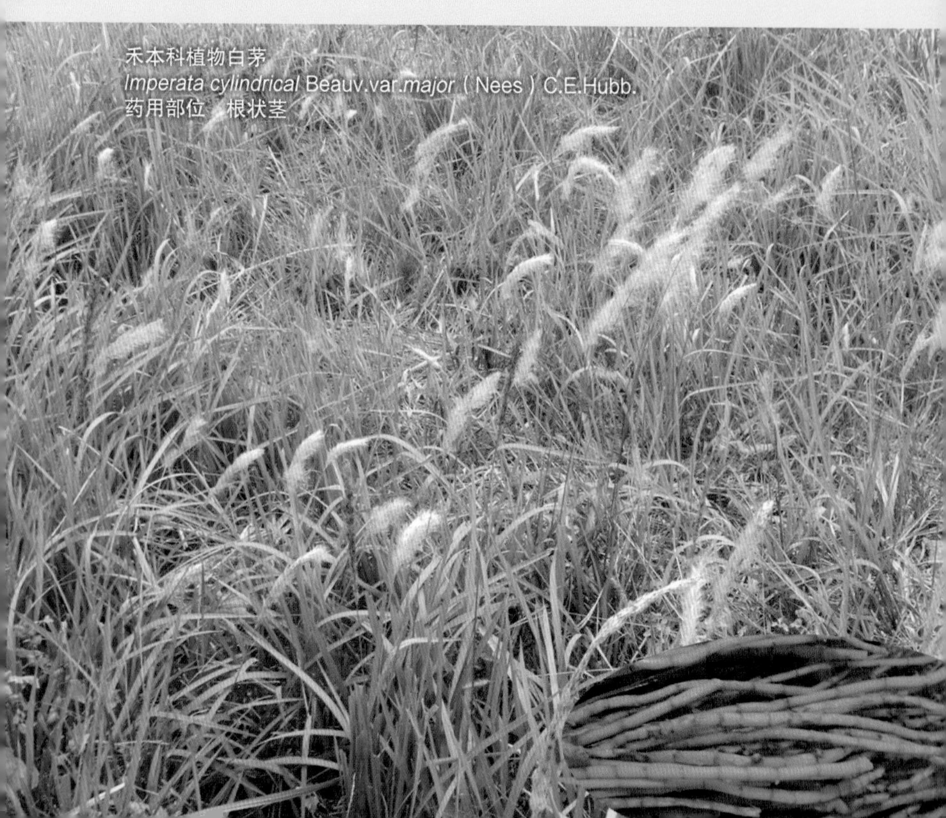

禾本科植物白茅
Imperata cylindrical Beauv.var.*major*（Nees）C.E.Hubb.
药用部位 根状茎

可外敷（洗）

可制用 可鲜用 可内服

治病组方见 534 页

鸡冠花

别名： 白鸡冠、鸡公花、鸡角花、鸡髻花、鸡角枪

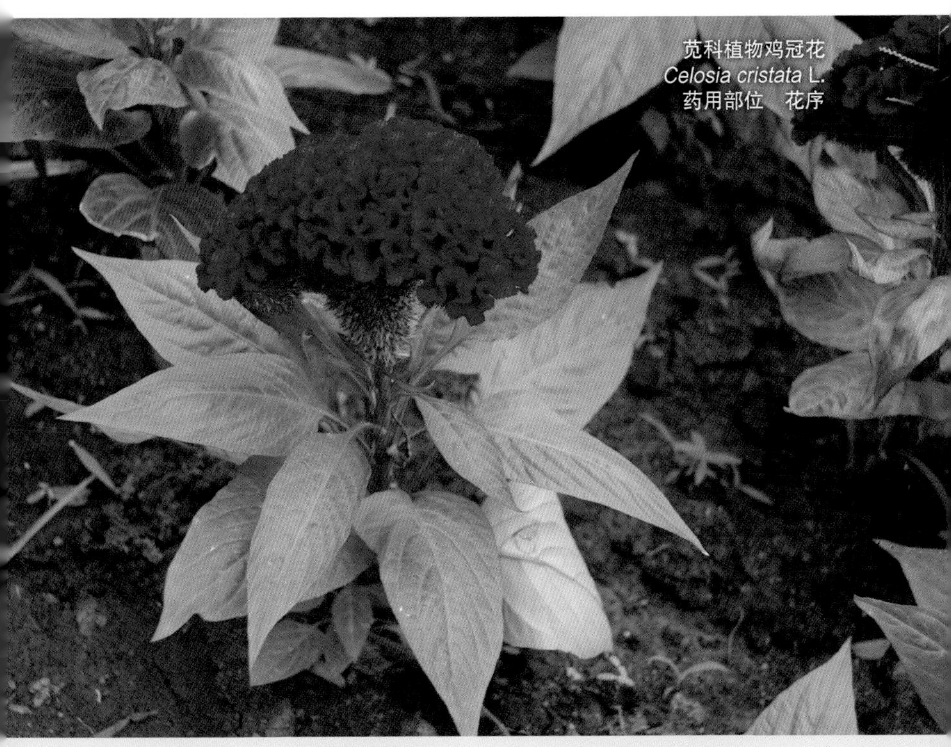

苋科植物鸡冠花
Celosia cristata L.
药用部位　花序

- **植物速认：** 一年生草本。茎直立，叶互生，卵状披针形或长椭圆形；两性花，有淡红，紫红、黄、白多种颜色；胞果卵形，熟时盖裂。**生于坡地、路边、平原较干燥向阳处。**

- **性味功效：** 甘，凉。清热凉血，解毒除湿。

- **主治：** 神经痛、咯血、吐血、鼻出血、赤白痢、男子尿浊、痔疮、关节炎、跌打损伤（瘀血凝聚）、血崩、带下病。

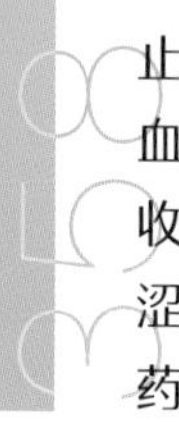

白 及

禁忌　可外敷（洗）
可制用　可鲜用　可内服

别名：白芨、白根、白鸡儿、连及草、冰球子

治病组方见 495 页

- **性味功效：**苦、甘、涩，微寒。收敛止血，消肿生肌。

- **主治：**肺结核（咳血痰）、支气管扩张咯血、胃出血、胃溃疡并发出血、便血、胃肠出血、鼻出血、跌打损伤、痈疮肿毒、手足皲裂、癣、多发性疖肿。

- **禁忌：**白及不可与附子、乌头同用。肺有实火，外邪极盛时，不宜早用。

- **植物速认：**多年生草本。地下块茎扁圆形或不规则菱形；叶披针形或广披针形；花淡紫红色，倒卵长圆形；蒴果纺锤状。**生于山野、山谷较潮湿处。**

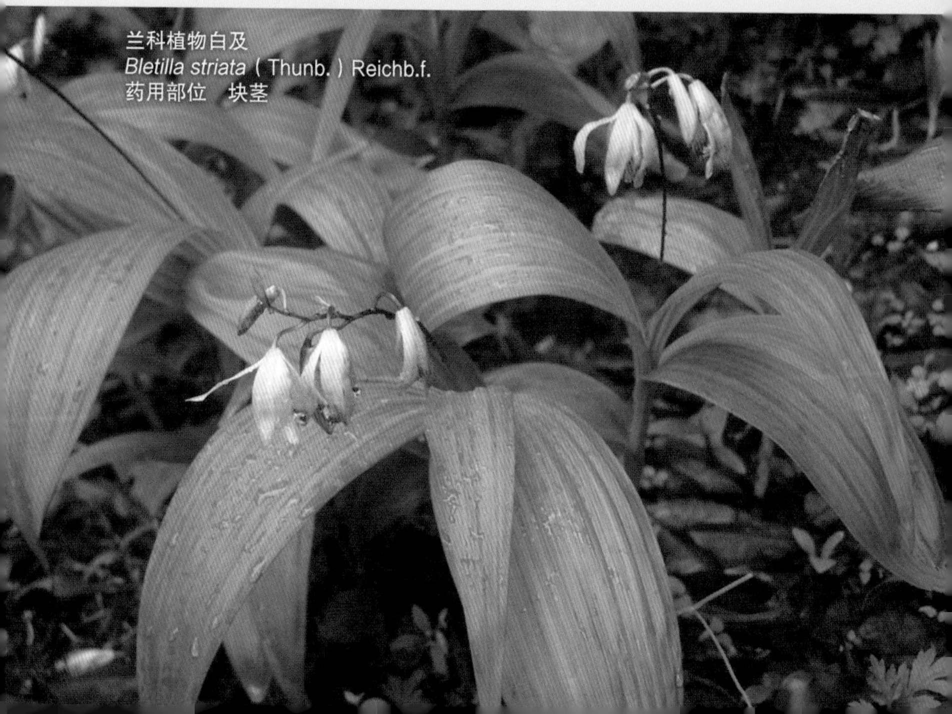

兰科植物白及
Bletilla striata（Thunb.）Reichb.f.
药用部位　块茎

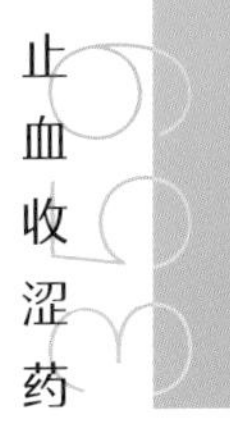

禁忌 经验 可外敷（洗）

可制用 可鲜用 可内服

治病组方见 489 页

艾 叶

别名：艾、艾蒿、家艾、陈艾、小叶艾

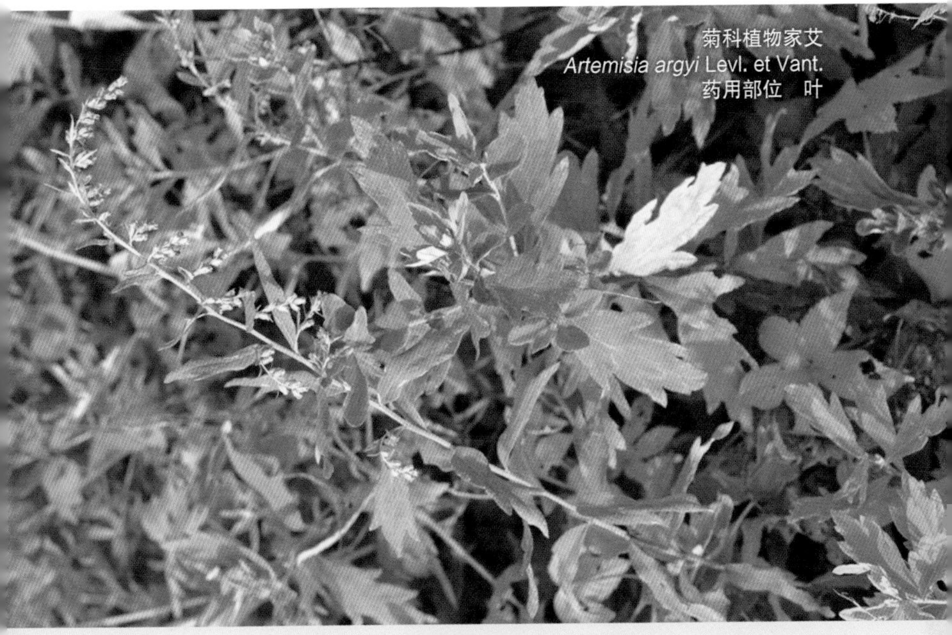

菊科植物家艾

Artemisia argyi Levl. et Vant.

药用部位 叶

- **植物速认：**多年生草本。茎直立，圆形有沟棱；叶片卵状椭圆形；红色的管状花；瘦果长圆形，无毛。**生于荒地、林缘。**

- **性味功效：**辛、苦，温。温经止血，散寒止痛。

- **主治：**虚寒性头痛、血热所致吐血（咯血）、便血、久痢（久泻）、寒性腹胀、面神经麻痹、皮肤瘙痒、虚寒性月经不调、闭经、胎动不安。

- **禁忌：**凡阴虚血热者不宜用。

- **经验：**本品多用于虚寒性出血。炒炭可温经止血。

藕节

别名：午片、藕节巴、光藕节

经验 可外敷（洗） 可制用 可鲜用 可内服

治病组方见604页

- **性味功效：**涩，平。收敛止血，兼能化瘀。
- **主治：**咯血（鼻出血）、肺结核（空洞型）大出血、肺热咯血、胃出血、胸部挫伤（咯血不止）、湿疹（皮肤溃疡、瘙痒不止）。
- **经验：**鲜藕节捣汁或生食，凉血止血效果更好。

- **植物速认：**多年生水生草本。根状茎横走，肥大而多节，白色，中有孔洞，俗称莲藕。叶柄粗壮多刺，叶片圆形，花单生，红色、粉红色或白色。**生于湖沼或池塘中。**

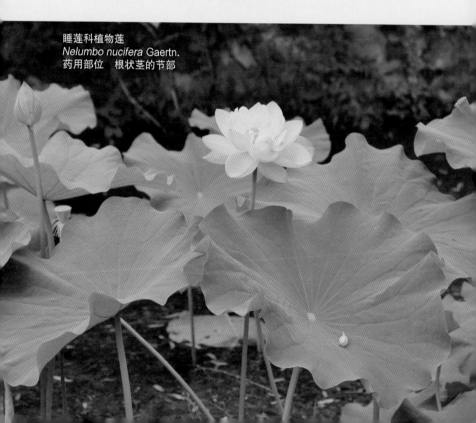

睡莲科植物莲
Nelumbo nucifera Gaertn.
药用部位　根状茎的节部

禁忌 经验 可外敷（洗）

可制用 可鲜用 可内服

治病组方见 456 页

三 七

别名：田七、盘龙七、参三七、汉三七、田三七、人参三七、金不换、川三七

■ **性味功效：**甘、微苦，温。祛瘀止血，消肿止痛。

■ **主治：**肝郁失眠、表虚自汗、咯血、咯血久治不愈、慢性咽喉炎属梅核气、冠心病、慢性胃溃疡、慢性肾炎、跌打损伤、小儿发育不良。

♥ **禁忌：**血虚无瘀者慎用。

♥ **经验：**本品内服外敷均有消肿定痛之功。外用还可止血。

■ **植物速认：**多年生草本。茎直立；小叶膜质，椭圆倒卵形或长圆披针形；淡黄绿色花，长圆状卵形；果扁球形，熟时红色；种子扁球形。**生于山坡丛林下及海拔800~1000米的山脚斜坡或土丘缓坡上。**

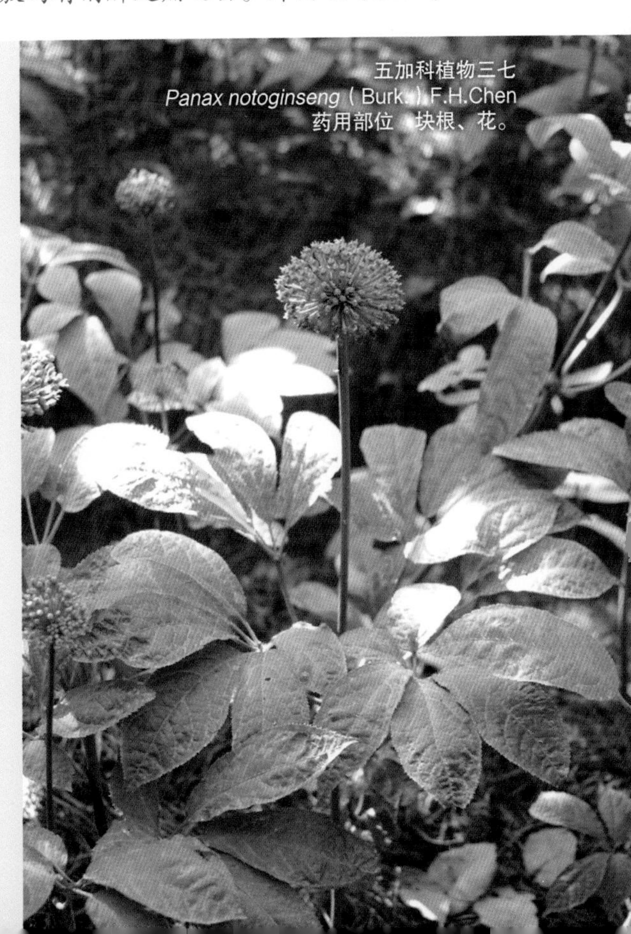

五加科植物三七
Panax notoginseng（Burk.）F.H.Chen
药用部位：块根、花。

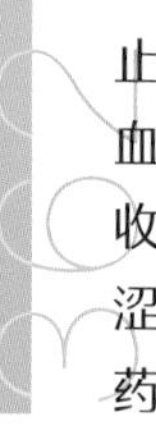

茜草

别名： 拉拉秧、活血草、红茜草、山见愁、鸡使藤、香瓜子、红根藤

禁忌 经验 可外敷（洗）
可制用 可鲜用 可内服

治病组方见 546 页

- **性味功效：** 苦，寒。活血祛瘀，凉血止血。

- **主治：** 呕血、血热鼻出血、血热咯血、血热便血、血热尿血、血热紫癜、风湿性关节炎、腰扭伤、妇女带下、经期出血过多、闭经（痛经、恶露不下）、血崩。

- **禁忌：** 煎服时忌铁器。

- **经验：** 本品生用行血，炒炭止血。

- **植物速认：** 根细长，圆柱形；外皮红褐色，茎四棱形，中空；叶片卵状心形或三角状卵形；花小，淡黄白色；浆果肉质，双头状，熟时红色转黑。**生于山坡岩石旁或沟边草丛中。**

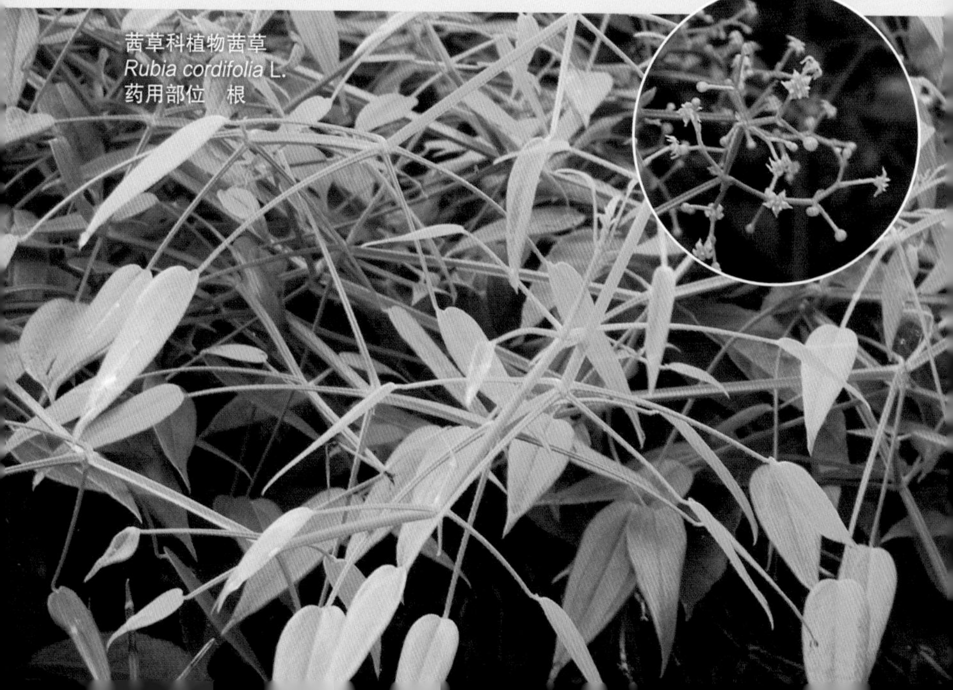

茜草科植物茜草
Rubia cordifolia L.
药用部位　根

经验 可外敷（洗） 可制用 可鲜用 可内服

治病组方见 491 页

龙芽草

别名：仙鹤草、七叶金星、金须龙牙、脱力草、止血草

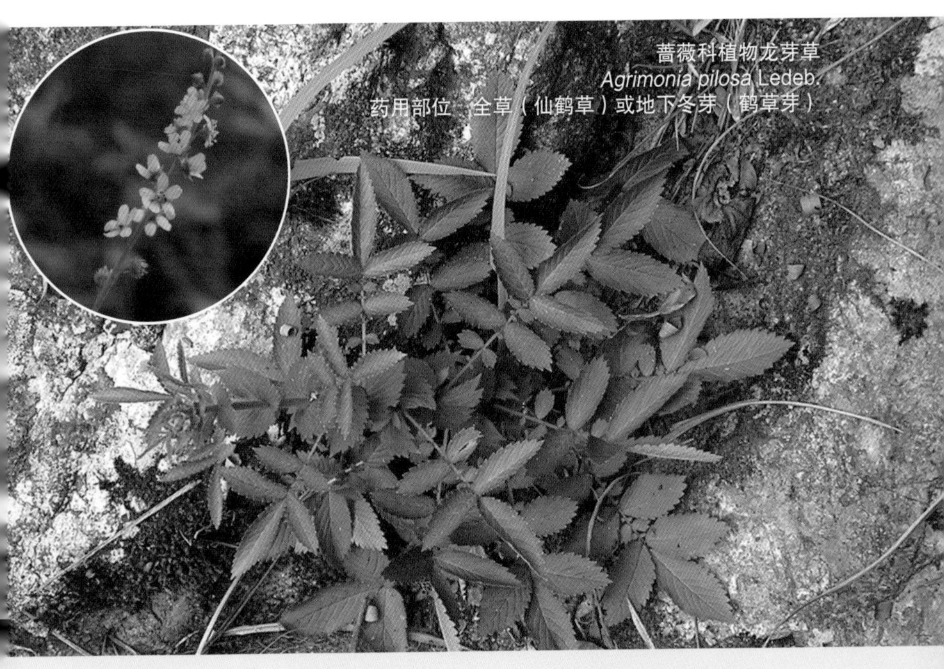

蔷薇科植物龙芽草
Agrimonia pilosa Ledeb.
药用部位：全草（仙鹤草）或地下冬芽（鹤草芽）

- **植物速认：**草本。茎有纵棱；叶互生，椭圆状卵形或倒卵形；花黄色，瘦果倒锥形。**生于山野、路旁、阴湿地。**

- **性味功效：**苦、涩，平。活血止血，补虚健胃。

- **主治：**上呼吸道感染咳嗽、肺结核咯血、头风、偏头痛、阿米巴痢疾、肠梗阻、肋间神经痛、过敏性紫癜、尿路感染、梅尼埃病、内伤各种出血、损伤后期四肢无力、头晕、劳伤失力、妇女血崩、妇女赤带。

- **经验：**本品止血效佳，不论虚实寒热出血均可应用。

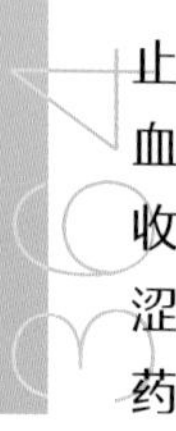

棕榈

别名：棕树、蚊扫棕、棕衣树、棕皮、毛棕、陈棕炭、棕榈炭

禁忌　可外敷（洗）　可制用　可鲜用　可内服

治病组方见 589 页

- **性味功效：**苦、涩，平。根、茎、叶活血化瘀；叶鞘烧灰存性能止血收敛，涩肠止带。

- **主治：**急慢性咽喉炎、咯血、吐血、淋证、四肢关节痛、胃痛、高血压、食管癌、跌打损伤、产后瘀血腹痛（恶露不止）、血崩。

- **禁忌：**陈棕炭有瘀血或热炽者不宜用。

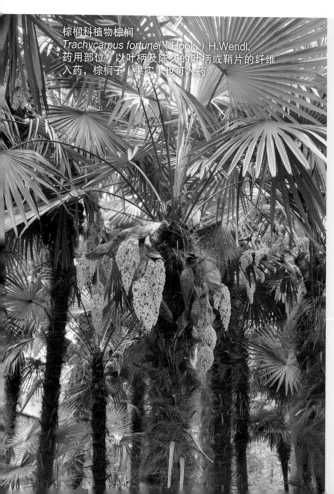

棕榈科植物棕榈
Trachycarpus fortunei（Hook.）H.Wendl.
药用部位：以叶柄及陈久的叶柄或鞘片的纤维入药，棕榈子（果实）也可入药

- **植物速认：**常绿乔木。干挺立，有环纹；叶扇形或圆线形，圆锥花序核果球形或近肾形。**多种植于田园、宅边或溪边。**

可外敷（洗）
可制用 可鲜用 可内服

治病组方见 544 页

卷 柏

别名：还魂草、回生草、铁拳头、万年松、长生草、万年青

- **性味功效：**辛，平。清热解毒，滋阴益精，理血疏风，通经活络。

- **主治：**头痛、虚寒型胃痛腹胀、风湿痛、吐血、鼻出血、便血，痔疮出血，功能失调性子宫出血、胃溃疡、脱肛、跌打损伤、妇女产后出血不止、月经不调或闭经。

- **植物速认：**多年生常绿草本。全株莲座状，干后内卷如拳；主茎直立，叶鳞状，大孢子囊黄色，小孢子囊橘黄色。**生于山坡、岩石上。**

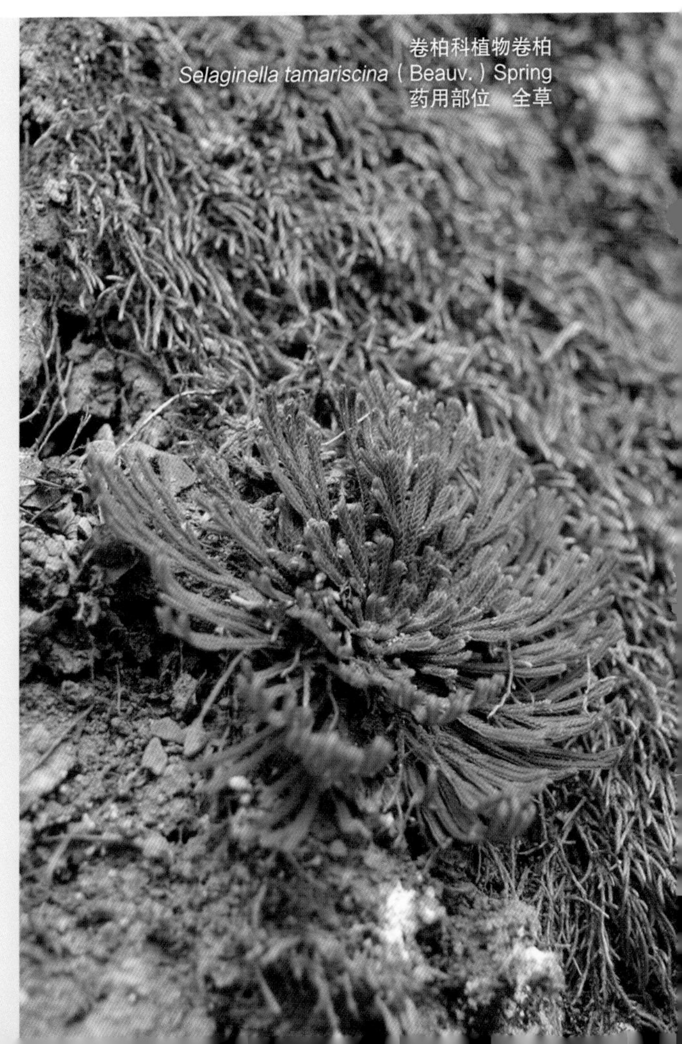

卷柏科植物卷柏
Selaginella tamariscina（Beauv.）Spring
药用部位 全草

鱼鳖金星

可外敷（洗）

可制用 可鲜用 可内服

别名：螺厣草、镜面草、抱石莲、鱼鳖草、石爪子

治病组方见 543 页

- **性味功效：**苦、微甘，平。清热解毒，润肺化痰，驱风除湿，凉血止血。

- **主治：**支气管炎、咽喉肿痛、胆囊炎、膝关节风湿痛、尿血、疔疮痈肿。

- **植物速认：**多年生附生草本。根状茎细弱，具须根；叶远生，倒卵形或长匙形，孢子囊群圆形。**附生于树干、岩石上。**

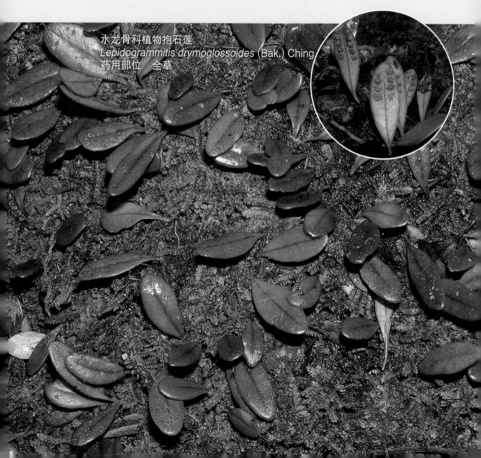

水龙骨科植物抱石莲
Lepidogrammitis drymoglossoides (Bak.) Ching
药用部位　全草

可外敷（洗）

可制用 可鲜用 可内服

治病组方见 570 页

浮小麦

别名：浮水麦、浮麦

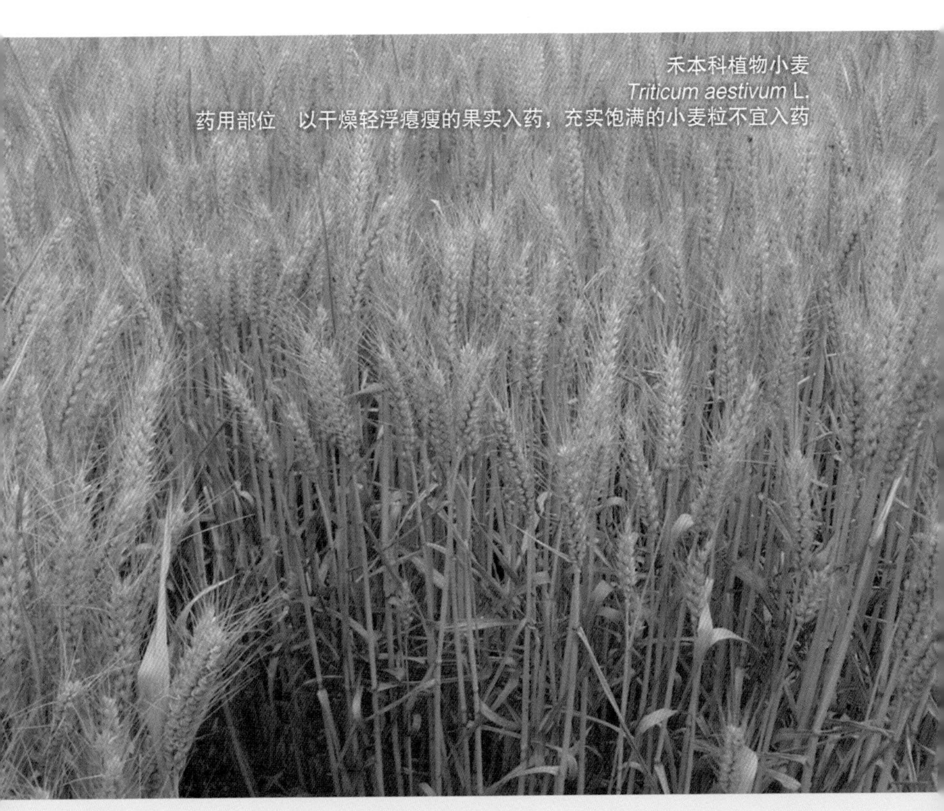

禾本科植物小麦

Triticum aestivum L.

药用部位　以干燥轻浮瘪瘦的果实入药，充实饱满的小麦粒不宜入药

- **植物速认：**一年生或越年生草本。秆直立，叶片扁平，长披针形；穗状花序直立；颖果长圆形或近卵形，浅褐色。**生于田间。**

- **性味功效：**甘、咸，寒。养心益气，除热止汗。

- **主治：**心脾受损（阴液不足、悲伤欲哭、心中烦乱）、阳虚自汗、脏躁（癔病）、体虚自汗、盗汗、产后汗出不止。

糯稻根

可外敷（洗）

可制用　可鲜用　可内服

别名：糯谷根、糯稻草根

治病组方见 607 页

- **性味功效：**甘、淡，平。养胃阴，止汗，利尿。
- **主治：**失眠、肺出血、吐血、鼻出血、白浊、病毒性肝炎、血崩、小儿夏季热。
- **植物速认：**一年生草本，是稻的一个变种。叶色较淡，稻粒饱满，米粒乳白色，稍圆，煮熟后黏性较大。**生于田间。**

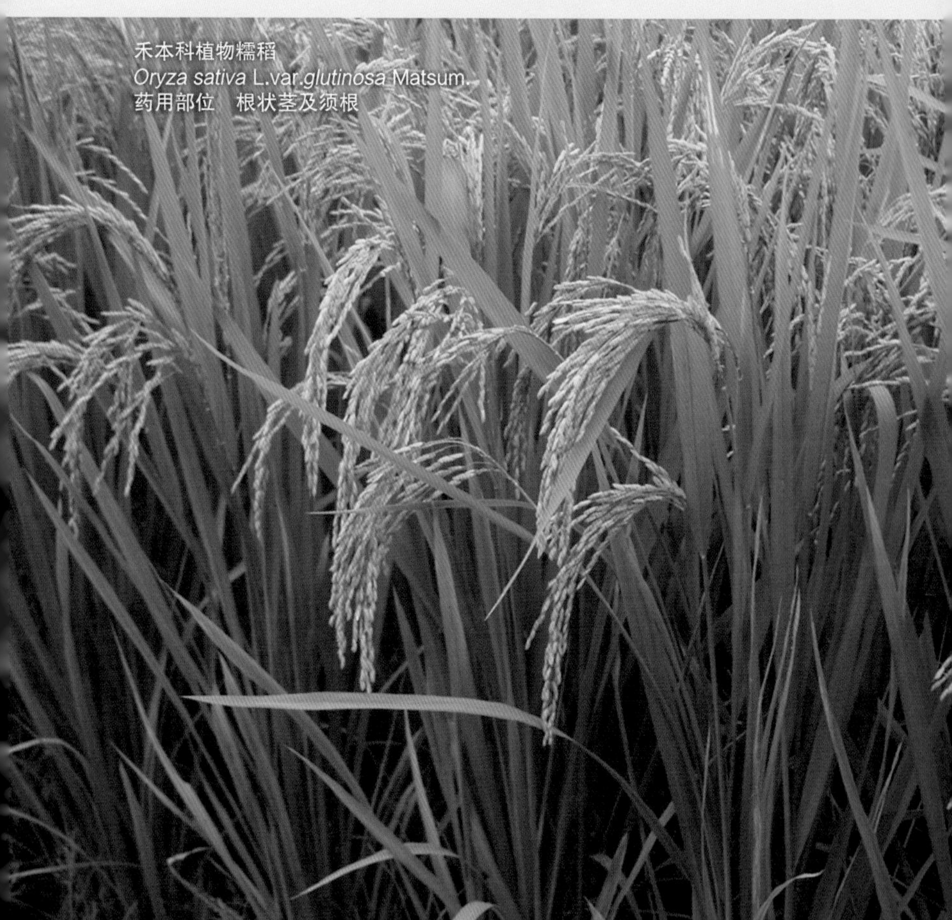

禾本科植物糯稻
Oryza sativa L.var.*glutinosa* Matsum.
药用部位　根状茎及须根

禁忌 可外敷（洗）
可制用 可鲜用 可内服

治病组方见 465 页

山茱萸

别名： 萸肉、石枣、药枣、肉枣、茱萸

- **性味功效：** 酸、涩，微温。补肝益肾，涩精固脱。

- **主治：** 暴喘、支气管扩张、虚喘、体虚自汗（盗汗）、中风失语伴有腰膝酸痛、肝肾阳虚（畏寒肢冷）、肝肾阴虚（五心烦热、骨蒸盗汗）、肾阴虚火旺（遗精）、肾虚或肝藏血失常（崩漏）、老人尿失禁、突发性耳聋、肩关节周围炎。

- **禁忌：** 素有湿热及小便不利的均应慎用。

- **植物速认：** 落叶灌木或小乔木。树皮淡褐色，成薄片剥裂；单叶对生，椭圆形或长椭圆形；黄色花，核果长椭圆形，光滑，熟时红色；种子长椭圆形。**生于阴湿沟畔、溪旁或向阳山坡灌丛中。**

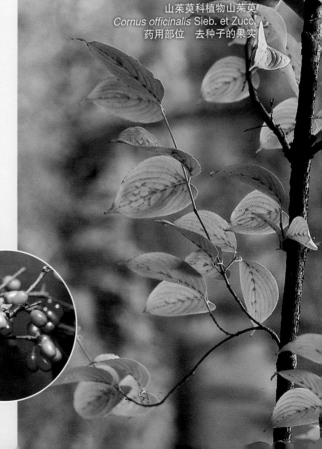

山茱萸科植物山茱萸
Cornus officinalis Sieb. et Zucc.
药用部位　去种子的果实

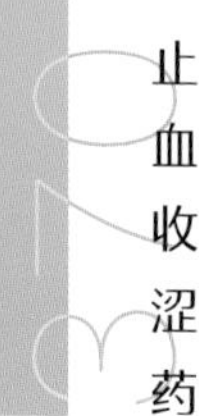

罂粟壳

别名：米壳、鸦片果壳、鸦片烟果果、粟壳

禁忌 可外敷(洗)

可制用 可鲜用 可内服

治病组方见 599 页

- **性味功效：**酸、涩，平。敛肺涩肠，止痛。

- **主治：**气阴两虚慢性咳嗽、久咳不止（气短自汗）、口干久咳无痰（盗汗）、脾胃虚寒（脘腹疼痛）、虚寒泄泻、久痢血痢、气虚脱肛。

- **禁忌：**我国刑法规定，种植罂粟是违法行为，一律强制铲除。非法种植超过 500 株罂粟应受刑事处罚。

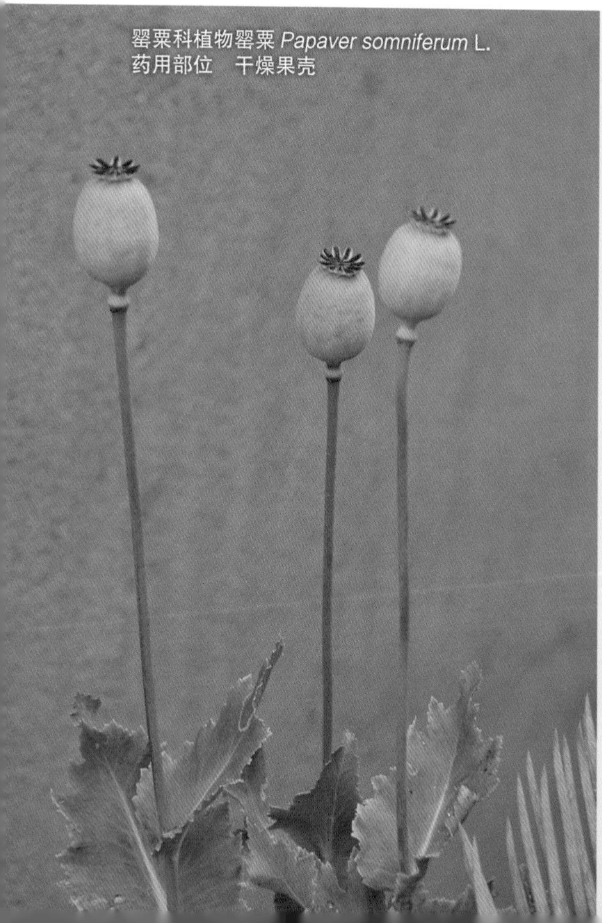

罂粟科植物罂粟 *Papaver somniferum* L.
药用部位　干燥果壳

- **植物速认：**一年生或二年生草本。茎直立，叶互生，长卵形或窄长椭圆形；花圆形或广卵形，白色、粉红色或紫红色；蒴果卵状球形或椭圆形，熟时褐黄色；种子棕褐色。**生于海拔 900~1300 米，阳光充足、土质湿润的酸性土壤。**

可外敷（洗）

可制用　可鲜用　可内服

治病组方见 579 页

野苎麻

别名：野苎、山苎、苎枯头、银麻、野麻、苎麻

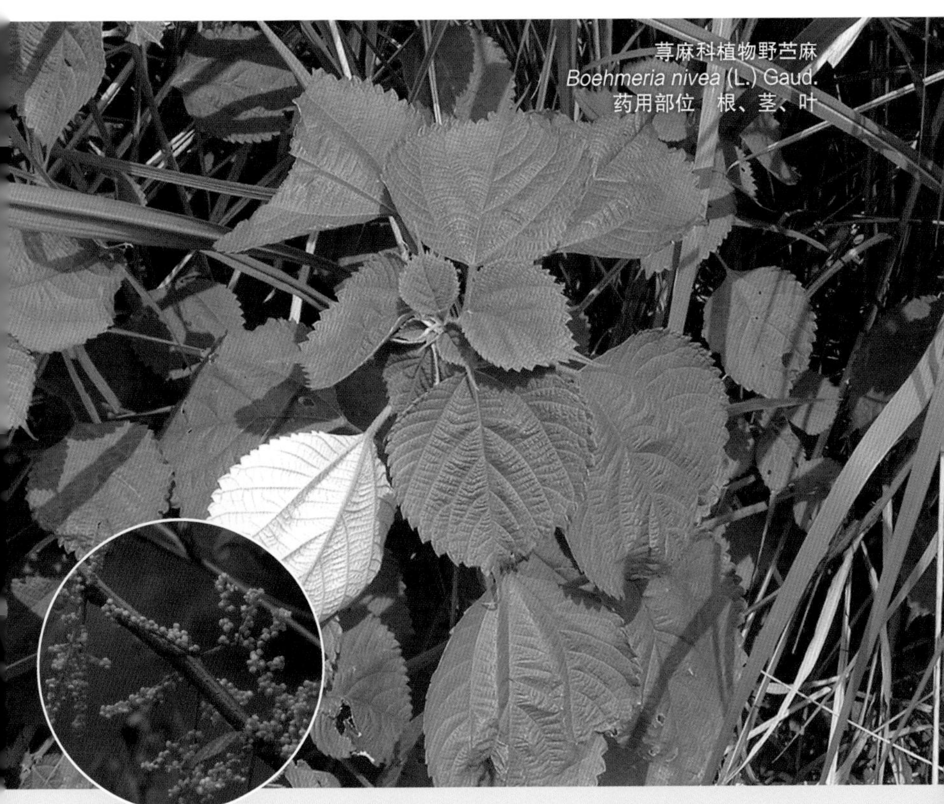
荨麻科植物野苎麻
Boehmeria nivea (L.) Gaud.
药用部位　根、茎、叶

- **植物速认：**半灌木。叶互生，阔卵形或近圆形；花被管状，瘦果椭圆形。**生于原野湿地。**

- **性味功效：**甘，凉。清热解毒，安胎，消肿止血，定痛杀虫。

- **主治：**肺结核、肾虚耳鸣、痢疾、尿血、跌打损伤、臁疮、疥疮、妊娠腹痛、子宫脱垂、带下病。

五味子

禁忌 可外敷（洗）
可制用 可鲜用 可内服

别名： 北五味子、辽五味子、五梅子、玄及、会及

治病组方见 478 页

- **性味功效：** 酸、咸，温。敛肺止咳，固精止泻。

- **主治：** 阴虚盗汗、失眠、神经衰弱、肾虚腰痛、五更泻、慢性浅表性胃炎、遗精、寒热往来（心烦喜呕、咳嗽）、低血压头晕、头部外伤综合征、过敏性鼻炎。

- **禁忌：** 外有表邪，内有实热及麻疹初发不宜用。

- **植物速认：** 多年生落叶木质藤本。茎皮灰褐色，单叶互生，卵形、宽倒卵形以至宽椭圆形；花黄白而带粉红色；果成熟时呈长穗状深红色。**生于山区杂木林中、木缘或山沟的灌木丛中。**

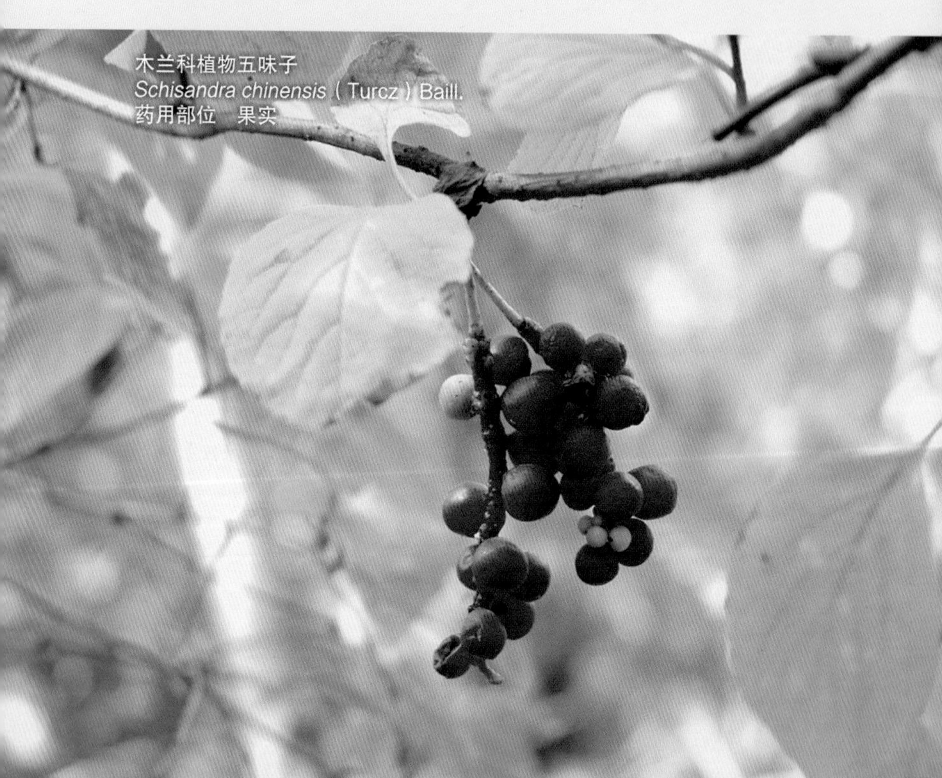

木兰科植物五味子
Schisandra chinensis（Turcz.）Baill.
药用部位　果实

禁忌 可外敷（洗）
可制用 可鲜用 可内服

治病组方见 509 页

地 榆

别名：黄瓜香、山枣子、绵地榆、水槟榔、黄根子

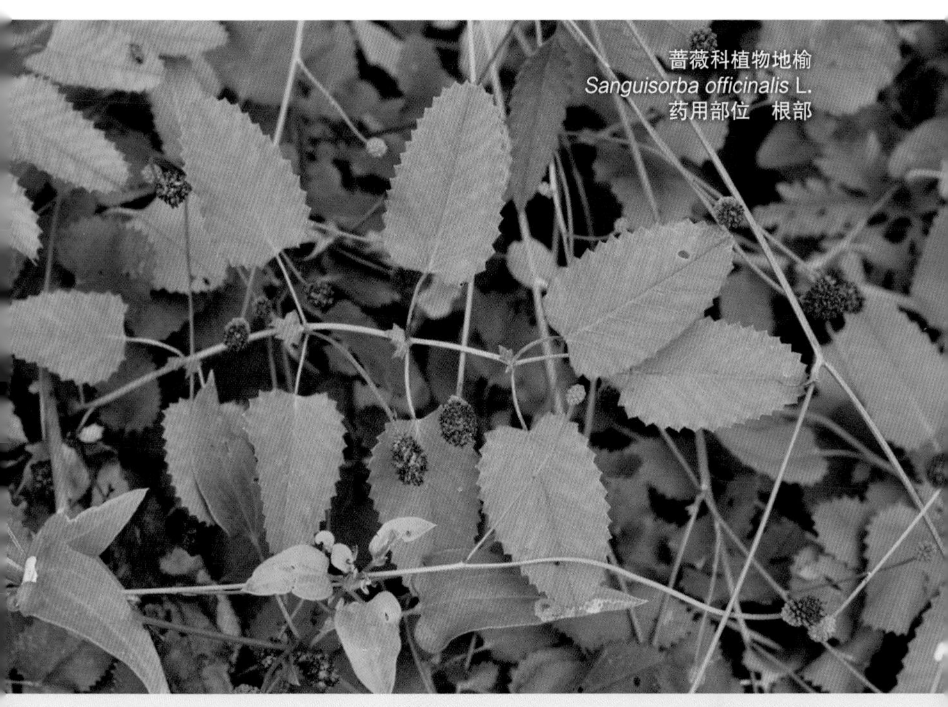

蔷薇科植物地榆
Sanguisorba officinalis L.
药用部位 根部

- **植物速认：**多年生草本。茎直立，叶互生，矩状椭圆形；花小而密集，暗紫红色；瘦果椭圆形，棕色，种子 1 粒。**生于山坡、草地、林缘灌丛及田边。**

- **性味功效：**苦、酸，微寒。止痛止汗，明目止血，解毒敛疮。

- **主治：**胃溃疡、血痢、尿血、烫伤、痔疮出血、崩漏、宫颈糜烂（带下黄臭见血）、月经过多（头晕乏力）。

- **禁忌：**凡属虚寒者不宜用。

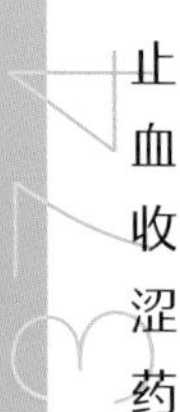

小　蓟

别名： 刺儿菜、刺儿草、小鸡角刺、千针草、刺杀草、小鸡公刺、山红花

禁忌　经验　可外敷（洗）

可制用　可鲜用　可内服

治病组方见 464 页

- **性味功效：** 苦、甘，凉。清热解毒，凉血止血，散瘀消痈。

- **主治：** 肝火上亢眩晕（四肢麻木）、鼻出血、咯血、高血压、传染性肝炎（肝肿大）、泌尿系统感染、急性肾盂肾炎、尿血、蝮蛇咬伤、疔疮疖肿、血崩、妇女阴痒、带下赤黄。

- **禁忌：** 脾胃虚寒而无瘀滞者不宜用。

- **经验：** 作者临床体会大小蓟均有降压作用。

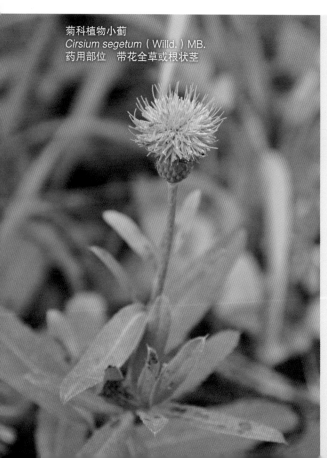

菊科植物小蓟
Cirsium segetum（Willd.）MB.
药用部位　带花全草或根状茎

- **植物速认：** 多年生草本。茎直立，微紫色；叶互生，长椭圆形或椭圆状披针形；管状花，紫红色；瘦果椭圆形或长卵形。**生于荒地、路旁或田间。**

禁忌 可外敷(洗)
可制用 可鲜用 可内服

治病组方见 462 页

大 蓟

别名：千针草、大刺盖、山萝卜、鸡母刺、刺蓟、六月霜

■ **性味功效：**苦、甘，凉。凉血止血，散瘀解毒。

■ **主治：**肺结核、急性肝炎、高血压、阑尾炎、腹膜炎、吐血、鼻出血、便血、尿血、急性肾炎、泌尿系统感染、骨鲠喉、梅毒性下疳、痈疽肿毒、阴囊湿疹、急性乳腺炎、崩漏。

禁忌：同小蓟。

■ **植物速认：**多年生草本。茎直立，叶片倒披针形或倒卵状椭圆形；花两性，管状，紫红色；瘦果长椭圆形，暗灰色。**生于山野、路旁、荒地。**

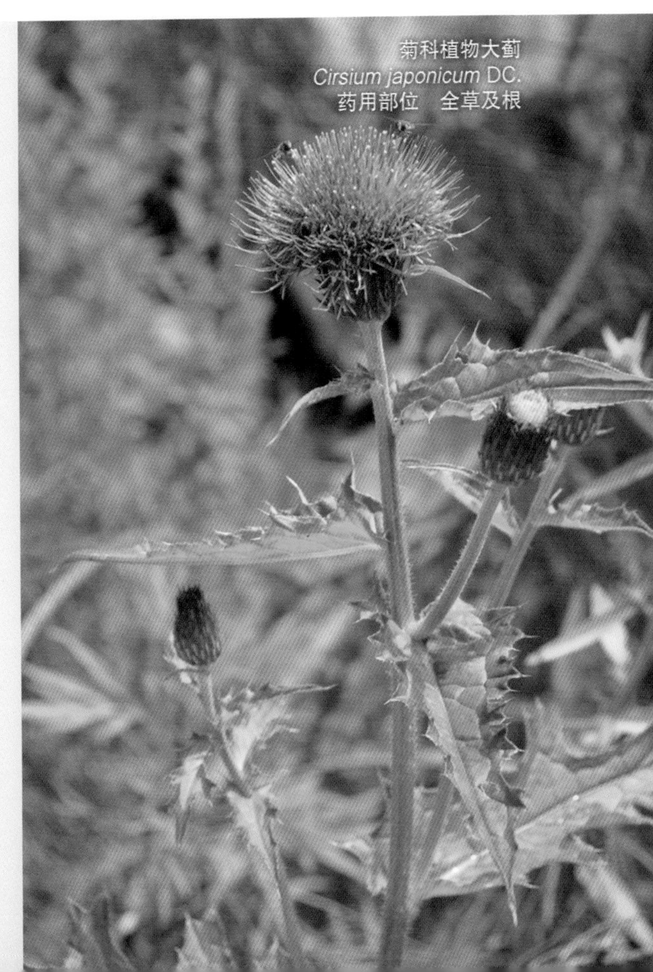

菊科植物大蓟
Cirsium japonicum DC.
药用部位　全草及根

铁苋

可外敷（洗）

可制用 可鲜用 可内服

别名：野麻草、马面草、人苋草、铁苋菜、海蚌含珠

治病组方见 565 页

- **性味功效：**微苦、涩，平。清热利湿，疗痢止血，排脓解毒。
- **主治：**肠结核、五更泄泻、便血、湿热、泻痢、急性肠炎、阿米巴痢疾、睾丸炎、劳伤吐血、附骨疽瘘管、湿疹、皮炎、小儿疳积、小儿腹泻。

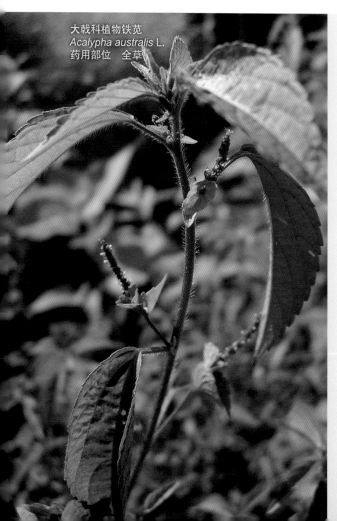

大戟科植物铁苋
Acalypha australis L.
药用部位　全草

- **植物速认：**一年生草本。茎直立，叶卵状菱形或披针形；果小，为三菱状球形蒴果。**生于原野、路旁、田园间。**

可外敷(洗)

可制用 可鲜用 可内服

治病组方见 565 页

铁线蕨

别名：过坛龙、乌脚笔、铁线草、肺心草、铁丝草、铁骨茜

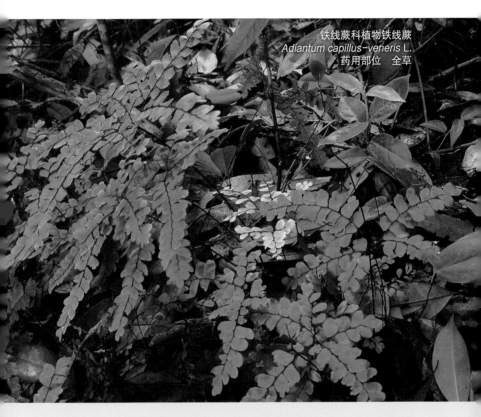

铁线蕨科植物铁线蕨
Adiantum capillus-veneris L.
药用部位　全草

- **植物速认：**草本。根茎横走，被棕色披针形鳞片；叶片卵状三角形，孢子囊群生于裂片上侧边缘。**生于旧墙壁间及山土壁上。**

- **性味功效：**苦，平。驱风止痛，活血解毒，去瘀生新，软坚消积。

- **主治：**病毒性肝炎、痢疾、前列腺炎、疔疮、蛇伤、跌打损伤、湿疹。

瓦韦

别名： 剑丹、七星草、骨牌草、小叶骨牌草、金星草、小号七星剑

可外敷（洗） 可制用 可鲜用 可内服

治病组方见 480 页

- **性味功效：** 苦，平。清热利尿，解毒清肿，凉血止血。
- **主治：** 咳嗽、咯血、口腔炎、咽喉炎、痢疾、肝炎、尿路感染、血尿、肾炎。

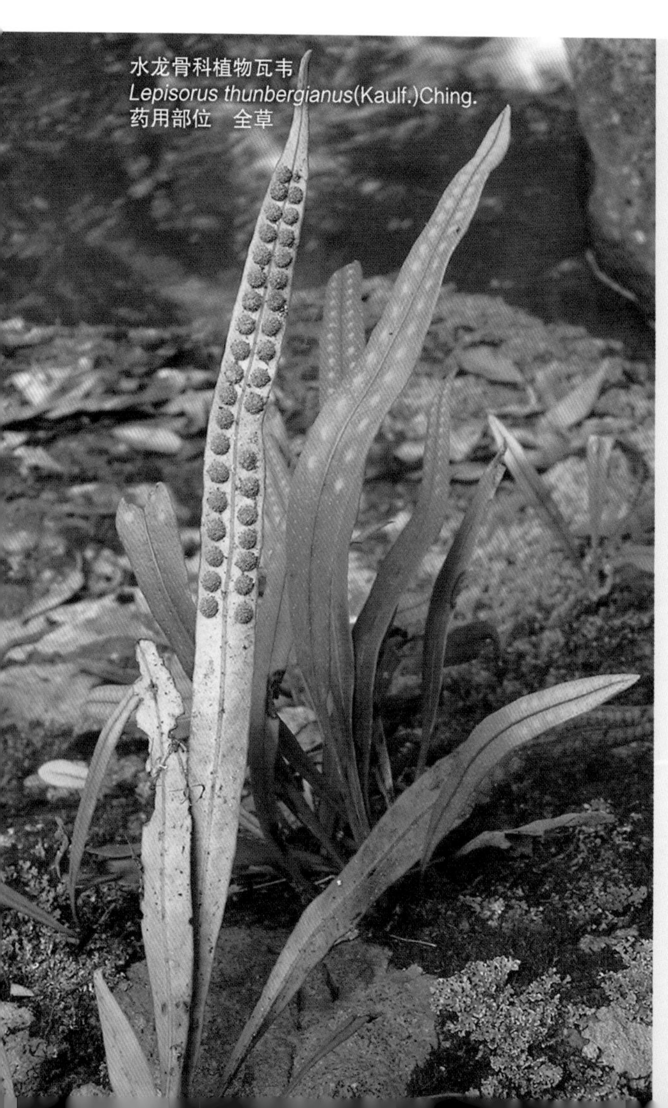

水龙骨科植物瓦韦
Lepisorus thunbergianus(Kaulf.)Ching.
药用部位　全草

- **植物速认：** 草本。根状茎长圆柱形，单叶近生，革质；孢子囊群近圆形。**生于山坡林下的岩石上或阔叶树的树皮上。**

可外敷（洗） 可制用 可鲜用 可内服

治病组方见 541 页

金锦香

别名： 金石榴、金射榴、笔秋毫、笔仔草、蜂窝草、小叶天香炉、惊风草

- **性味功效：** 甘，平。利小便，通淋闭，除烦热，止消渴，清热止痢，健胃固肠，活血止血，除湿消痈。

- **主治：** 哮喘、肺结核、失眠、胃炎呕吐、肠炎、痢疾、血痔、脱肛、遗精、跌打损伤、胸部闷痛、气促、皮肤瘙痒、月经不调、乳腺炎、小儿惊风发热。

- **植物速认：** 多年生亚灌木状草本。茎直立，四棱形；叶对生，条状披针形；花淡紫色，倒卵形；蒴果椭圆形，形似小罐。**生于山地、田边、沟岸阴湿地。**

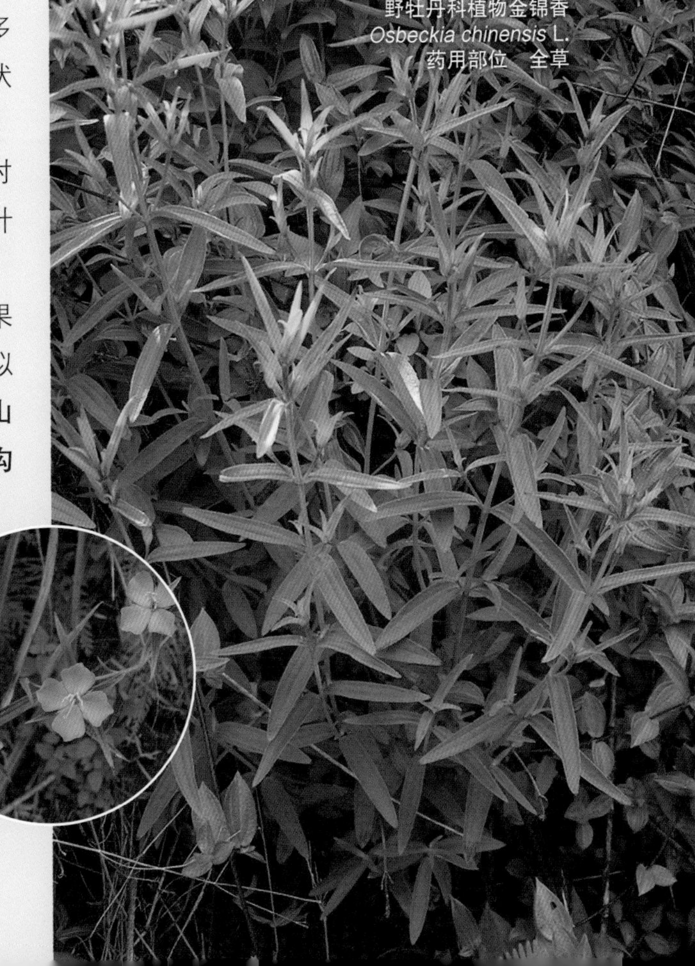

野牡丹科植物金锦香
Osbeckia chinensis L.
药用部位　全草

常　山

经验

可制用　可鲜用　可内服

别名：鸡骨常山、南常山、白常山

治病组方见 579 页

- **性味功效：**苦，寒。解热，截疟，祛痰。
- **主治：**各种疟疾、痰饮停积。
- **经验：**本品生用催吐黏痰。酒或醋炒，可缓解涌吐之力，增强抗疟作用。

- **植物速认：**落叶亚灌木。茎直立，绿色，有节；单叶对生，长椭圆形；淡蓝色花；浆果，成熟时蓝色。**生于林下、路旁及溪边。**

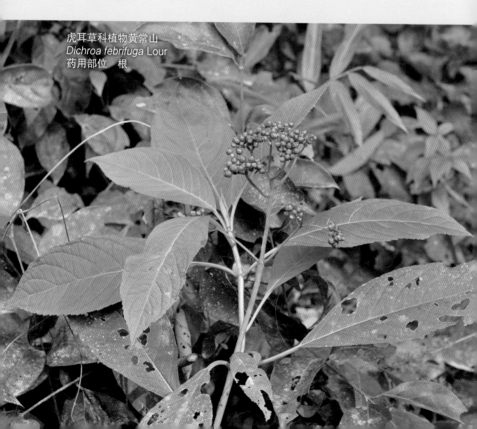

虎耳草科植物黄常山
Dichroa febrifuga Lour
药用部位　根

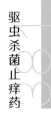

经验 可外敷(洗)
可制用 可鲜用 可内服

治病组方见 478 页

木 槿

别名： 白木桑、白木篱、白木锦花、木亲、朝开暮落

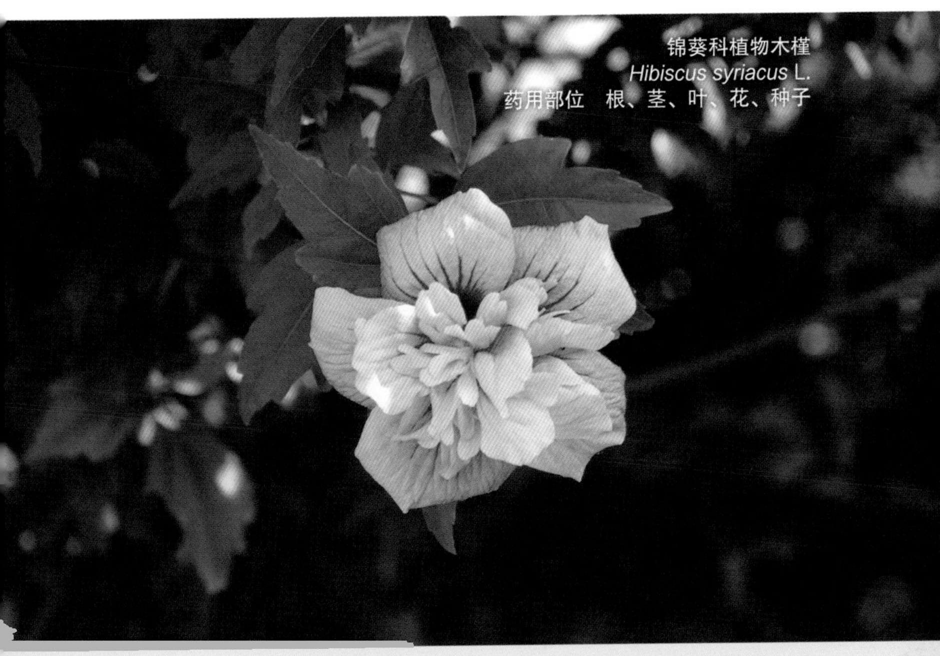

锦葵科植物木槿
Hibiscus syriacus L.
药用部位 根、茎、叶、花、种子

■ **植物速认：** 落叶灌木。叶菱状卵形，花冠浅蓝紫色，粉红色或白色；蒴果矩圆形。**生于长坡、平地。**

■ **性味功效：** 甘，微寒。根清湿热，利水，杀虫；花退热凉血，润肺清肠。

■ **主治：** 偏正头痛、咯血、赤白痢疾、便血、糖尿病、慢性肾炎、前列腺肿瘤、血管瘤、皮肤癌、骨髓炎、淋球菌感染、疣、顽癣、足癣、疔疮疖肿、妇女赤带、血崩、带下病。

♥ **经验：** 笔者用木槿果实治疗神经性头痛、脓疱疮有效果。

地肤子

别名： 扫帚草、扫帚菜、地葵、地麦、落帚子、地扫子、狗尿菜

禁忌　可外敷（洗）　可制用　可鲜用　可内服

治病组方见 507 页

- **性味功效：** 辛、苦，寒。清热除湿，利水止痒。
- **主治：** 风火赤眼、痢疾、小便不利（淋漓涩痛）、水肿、淋浊、脚气、皮肤瘙痒、阴囊湿疹。
- **禁忌：** 阴虚而无湿热，尿多及孕妇不宜用。

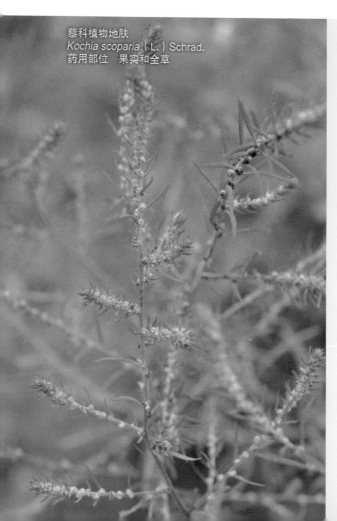

藜科植物地肤
Kochia scoparia (L.) Schrad.
药用部位　果实和全草

- **植物速认：** 一年生草本。茎直立，单叶互生，窄披针形至线状披针形；黄绿色小花，裂片卵状三角形；胞果扁球形；种子横生，扁平。**生于山野荒地、田野、路旁或庭园栽培。**

禁忌 可外敷（洗）
可制用 可鲜用 可内服

治病组方见 581 页

蛇床子

别名： 野茴香、蛇米、癞头花、蛇床实

- **性味功效：** 辛、苦，温。温肾壮阳，燥湿杀虫。

- **主治：** 阳痿、湿痹腰痛、血热皮肤炎（皮肤湿毒）、脓疱疮、阴部湿痒（疥癣）、宫冷不孕、妇女阴痒、子宫下垂。

- **禁忌：** 肾经有火，性功能亢奋者忌用。

- **植物速认：** 一年生草本。茎直立，中空；羽状复叶，窄条形或条状披针形；小白花，倒卵形；双悬果椭圆形略扁，灰黄色或黄褐色，有香气，成熟后分成两个。**生于原野、田间、路旁、溪沟边等潮湿处。**

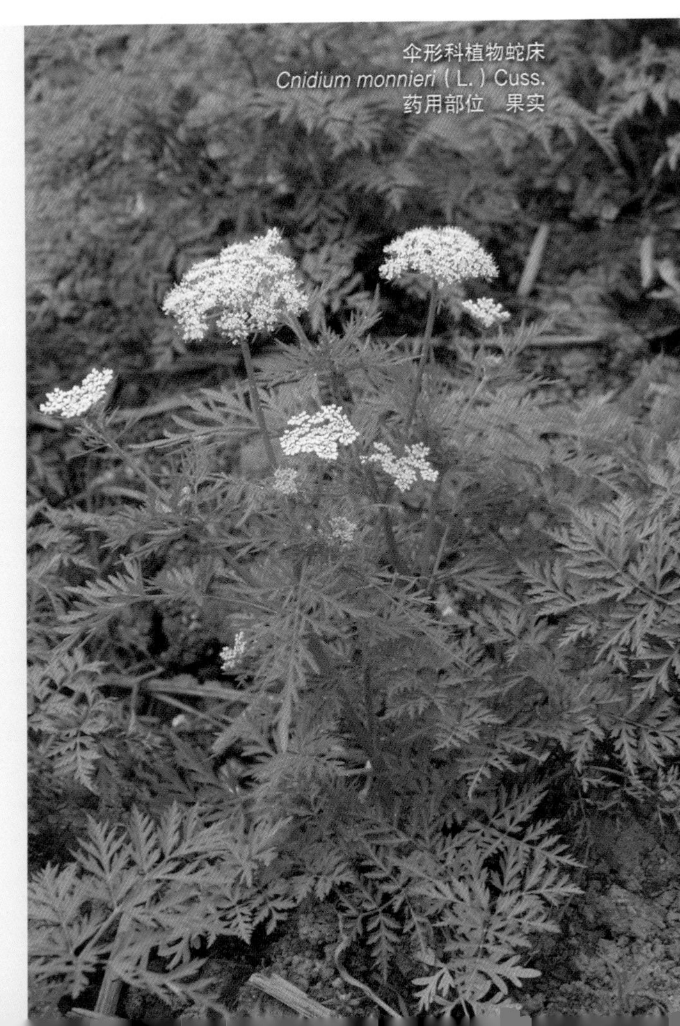

伞形科植物蛇床
Cnidium monnieri（L.）Cuss.
药用部位　果实

皂角刺

禁忌 可外敷（洗）

可制用 可鲜用 可内服

别名：天丁、皂丁、皂荚刺、皂刺、皂针

治病组方见 529 页

- **性味功效：**辛，温。消肿排脓，祛风杀虫。
- **主治：**慢性淋巴结肿大（坚硬未溃者）、颈椎病、疮疡肿痛、脚部湿疹（香港脚）、乳汁不下、急性乳腺炎。
- **禁忌：**痈疽已溃及孕妇不宜用。

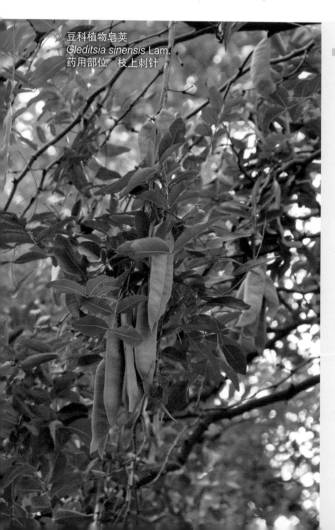

豆科植物皂荚
Gleditsia sinensis Lam.
药用部位 枝上刺针

- **植物速认：**落叶乔木。分枝圆柱形，小叶片矩卵形或卵形；花冠左右对称，白色，椭圆形；荚果直，深棕色；种子长椭圆形，黑棕色。**生于路旁、沟旁或宅边。**

可外敷（洗）

可制用 可鲜用 可内服

治病组方见 553 页

鸦胆子

别名：苦参子、老鸦胆、鸭胆子、苦榛子、小苦楝

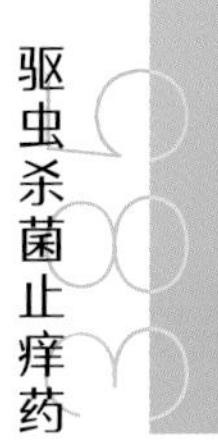

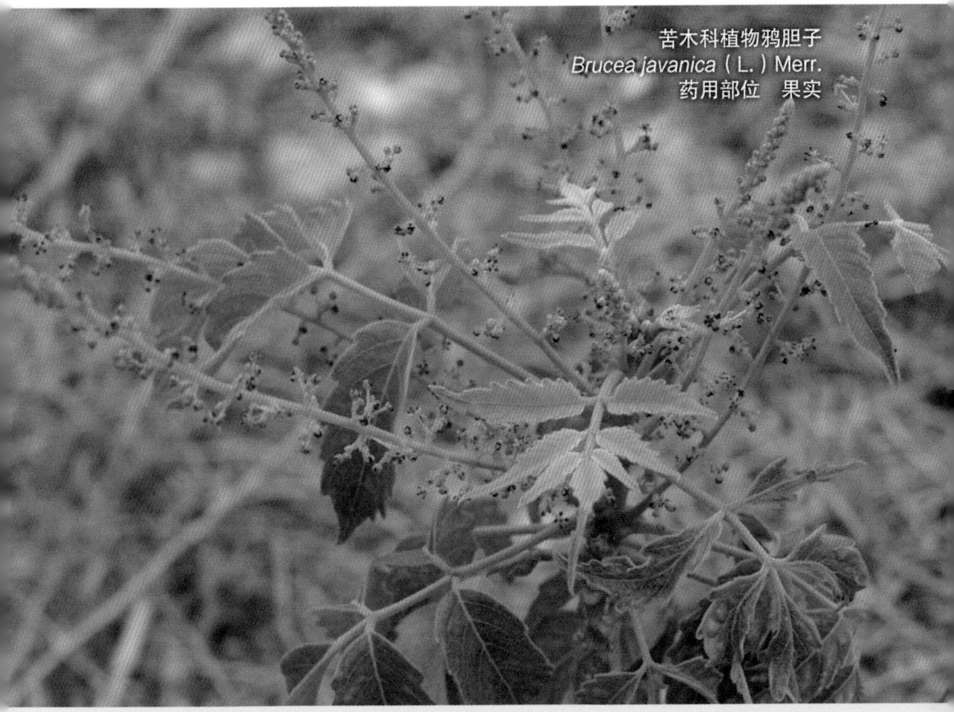

苦木科植物鸦胆子
Brucea javanica（L.）Merr.
药用部位　果实

- **植物速认：**灌木或小乔木。叶互生，卵状披针形；花小，暗紫色；核果长卵形，熟时黑色，秃净；种子一粒，卵形，淡黄色，有油性，味极苦。**生于草地、灌木丛及路旁向阳处。**

- **性味功效：**苦，寒。清热燥湿，杀虫。

- **主治：**休息（热毒痢）、间日疟或三日疟、鸡眼、皮肤赘疣（足底鸡眼）、外耳道乳头状瘤、阴痒。

土荆芥

可外敷（洗） 可制用 可鲜用 可内服

治病组方见 459 页

别名：臭草、臭荆芥、鹅脚草、狗咬癀、川芎草、天仙草

- **性味功效：**辛、苦，温，有毒。驱风行气，杀虫除湿，定痛止血，消肿解毒，疗疹止痒。

- **主治：**四肢关节酸痛、钩虫病、蛔虫病、蛲虫病、疥疮、脚癣、阴囊湿疹、脱肛、子宫脱垂、带下病。

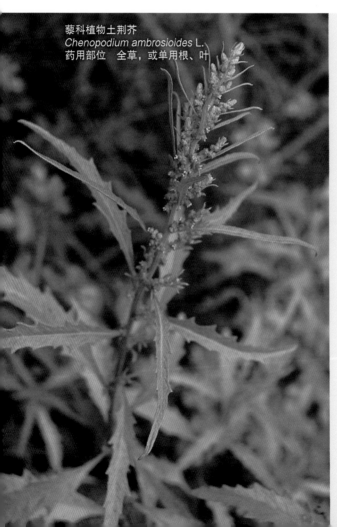

藜科植物土荆芥
Chenopodium ambrosioides L.
药用部位　全草，或单用根、叶

- **植物速认：**草本。全草有强烈气味。茎有纵棱，叶椭圆状披针形；花两性或雌性，胞果扁球形。**生于原野、村边、路旁、山坡。**

禁忌 可外敷(洗) 可制用

治病组方见 459 页

土荆皮

别名：土槿皮、荆树皮、金钱松皮

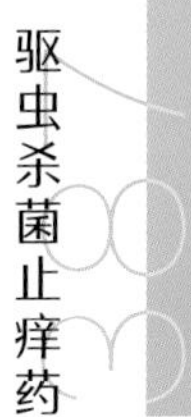

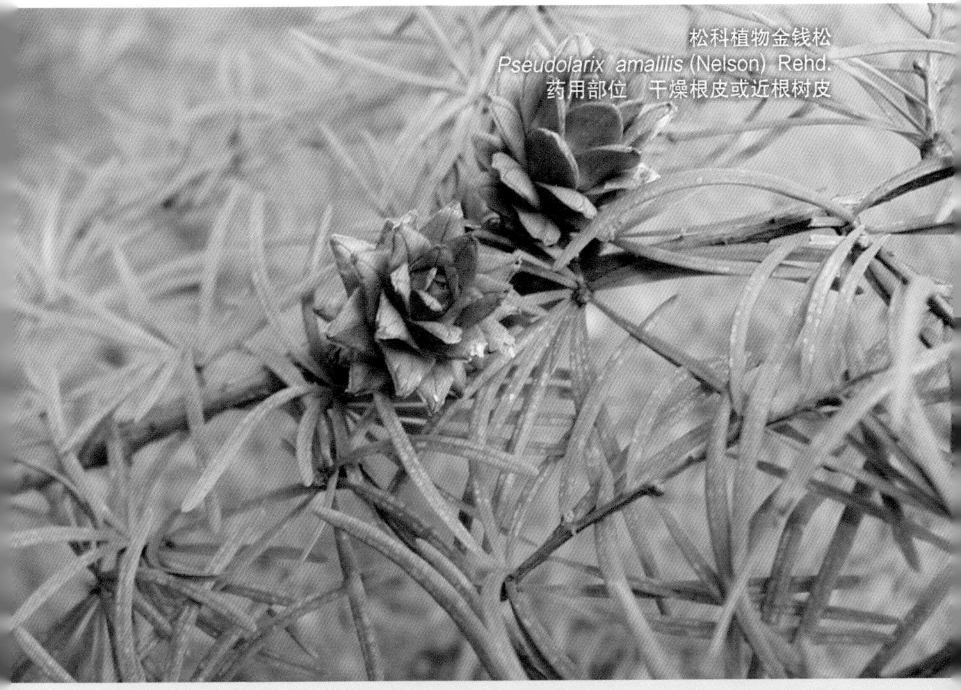

松科植物金钱松
Pseudolarix amalilis (Nelson) Rehd.
药用部位 干燥根皮或近根树皮

■ **植物速认：**落叶乔木。茎干直立，短枝有轮纹密生；叶簇生其上，作辐射状，叶线形，至秋后叶变金黄色；花黄色或紫红色；球果卵形，表面覆盖鳞片，淡红褐色；种子卵圆形，富油脂。**生于海拔 100~1500m 的山地针、阔叶树混交林中。**

■ **性味功效：**辛，温，有毒。杀虫止痒。

■ **主治：**神经性皮炎、湿疹、真菌感染瘙痒、顽癣、手足癣、鹅掌风。

♥ **禁忌：**本品禁忌内服，只能外用。

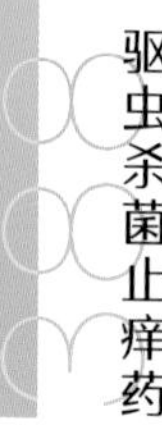

小二仙草

可外敷（洗） 可制用 可鲜用 可内服

别名：豆瓣草、砂生草、女儿红、水豆瓣、地茜

治病组方见 462 页

- **性味功效：**苦，凉。清热解毒，镇咳平喘，调经活血。
- **主治：**感冒、肝炎、毒蛇咬伤、扭挫伤、痔疮、痈肿、乳腺炎。
- **植物速认：**多年生矮小草本。茎丛生，四棱形，带赤褐色；叶对生卵形或阔卵形；黄褐色小花，核果球形。**生于路旁土坎及山坡沙土较干燥的地方。**

小二仙草科植物小二仙草
Haloragis micrantha(Thunb.)R.Br.ex Sieb.et Zucc.
药用部位　全草

经验 可外敷（洗）
可制用 可鲜用 可内服

治病组方见 516 页

羊蹄

别名：野萝卜、土大黄、野菠菜、牛嘴舌、癣草

性味功效：根苦、辛，寒，有小毒；叶甘，寒。清热解毒，凉血止血，杀虫消痒，祛湿通便。

主治：风火牙痛或蛀牙痛、龈肿、化脓、便秘、湿热黄疸（便秘口苦）、痔疮出血、跌打损伤、疥疮、湿疹、皮肤瘙痒、癣、汗斑、闭经。

经验：朱丹溪认为羊蹄走血分，笔者临床体会确实如此。

植物速认：多年生草本。茎中空，叶片长圆形至长圆状披针形；黄色或淡绿色小花；瘦果椭圆形，棕色。**生于山野、路旁或湿地。**

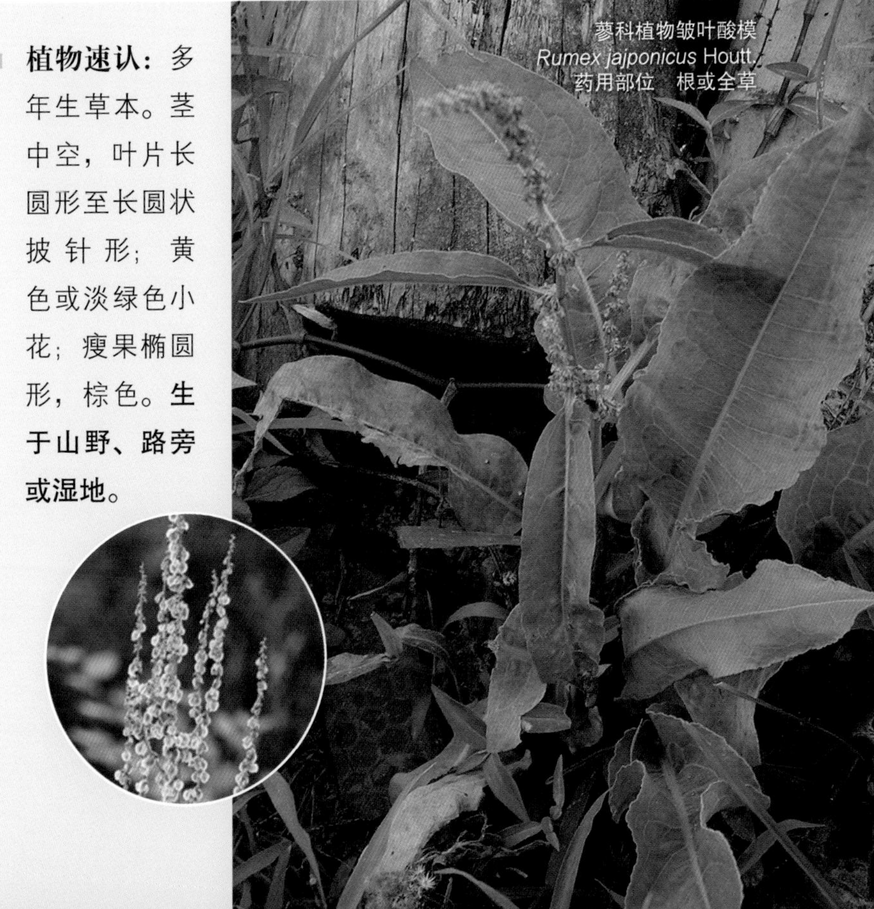

蓼科植物皱叶酸模
Rumex jajponicus Houtt.
药用部位　根或全草

小槐花

别名： 三叶青、野豆仔、牛贴额、市户草、山附子、山鬼豆、金腰带、扁担夹

可外敷（洗）

可制用 可鲜用 可内服

治病组方见 464 页

- **性味功效：** 微苦、辛，平。清热解毒，祛风利湿，破积消肿。
- **主治：** 胃癌、食管癌、痢疾、肠炎腹痛、前列腺炎、急性肾炎、风湿关节痛、跌打损伤、疟疾、蛇伤。

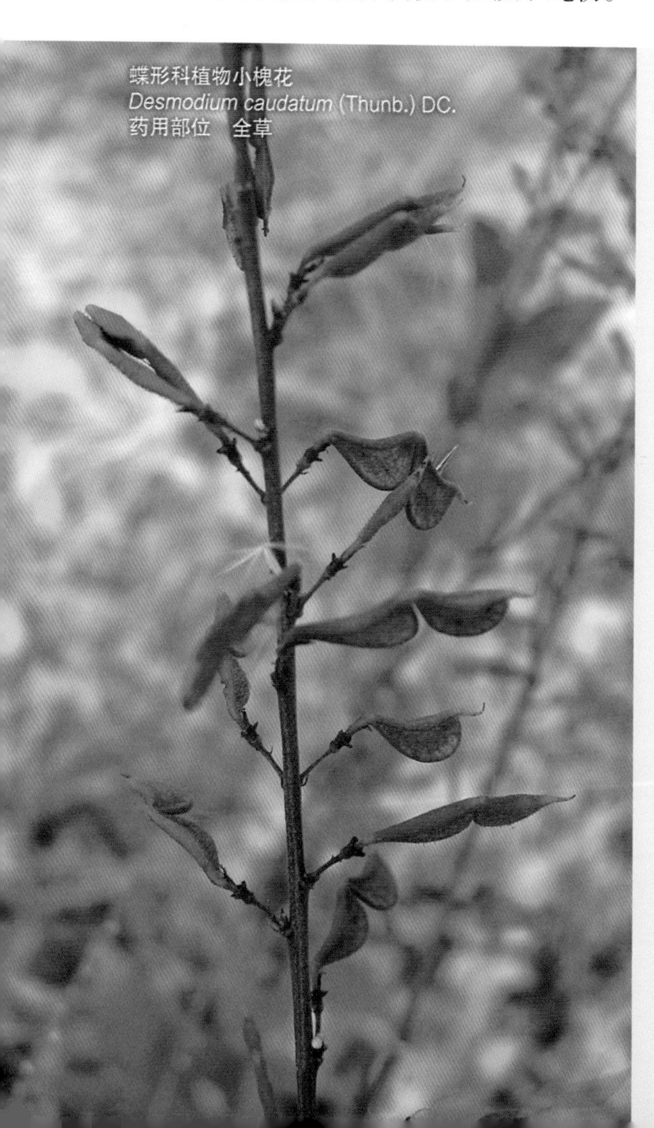

蝶形科植物小槐花
Desmodium caudatum (Thunb.) DC.
药用部位　全草

- **植物速认：** 灌木。茎直立，叶互生，长椭圆形或披针形；蝶形花冠绿白色而带淡黄晕；荚果条形，稍弯曲，被钩状短毛，可粘附人及动物。**多生于山坡、旷野。**

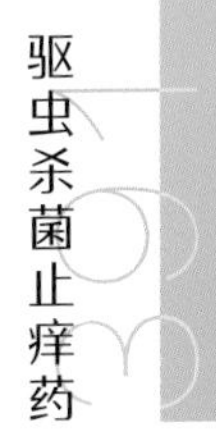

可外敷（洗）

可制用　可鲜用　可内服

治病组方见 471 页

飞扬草

别名： 金花草、节节花、大号乳仔草、骨痨草、神仙对坐草

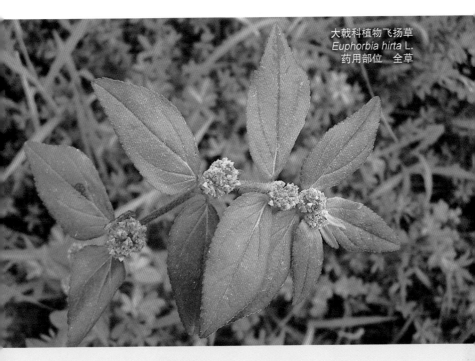

大戟科植物飞扬草
Euphorbia hirta L.
药用部位　全草

- **植物速认：** 草本。茎匍匐或倾斜，折断有乳汁；叶对生，卵形至矩圆形，花淡绿色或淡紫色，蒴果阔卵形。**分布于旷野、路旁、村边。**

- **性味功效：** 酸、苦，微寒。清热解毒，祛风止痒，消炎退肿，通乳利尿。

- **主治：** 肺脓肿、肺结核、病毒性肝炎、赤白痢、尿血、小便不利、骨结核、坐骨神经痛、关节炎、皮炎、湿疹、皮肤瘙痒、荨麻疹、麦粒肿、乳汁不通。

乌 桕

别名：虹树、虹柴、虹仔、蜡烛树、柏子树、白叶心、董仔树

经验 可外敷（洗） 可制用 可鲜用 可内服

治病组方见 486 页

■ **性味功效：**根、叶苦，微温，有毒；种子甘，凉，有毒。根、叶破气，下积聚，利湿，消痈肿疔毒，通大小便，解蛇虫毒，杀虫；种子滑肠，解疮毒，生肌，杀虫止痒，拔毒消肿。

■ **主治：**病毒性肝炎、大便秘结、疝气、阴囊湿疹、阴部瘙痒。

♥ **经验：**本品根适量，炖猪瘦肉服对白血病有疗效。

■ **植物速认：**落叶乔木。叶菱形或阔菱形；花单性，雌雄同株；蒴果球形，黑褐色；种子近球形，外被白蜡层。**生于山坡、村野。**

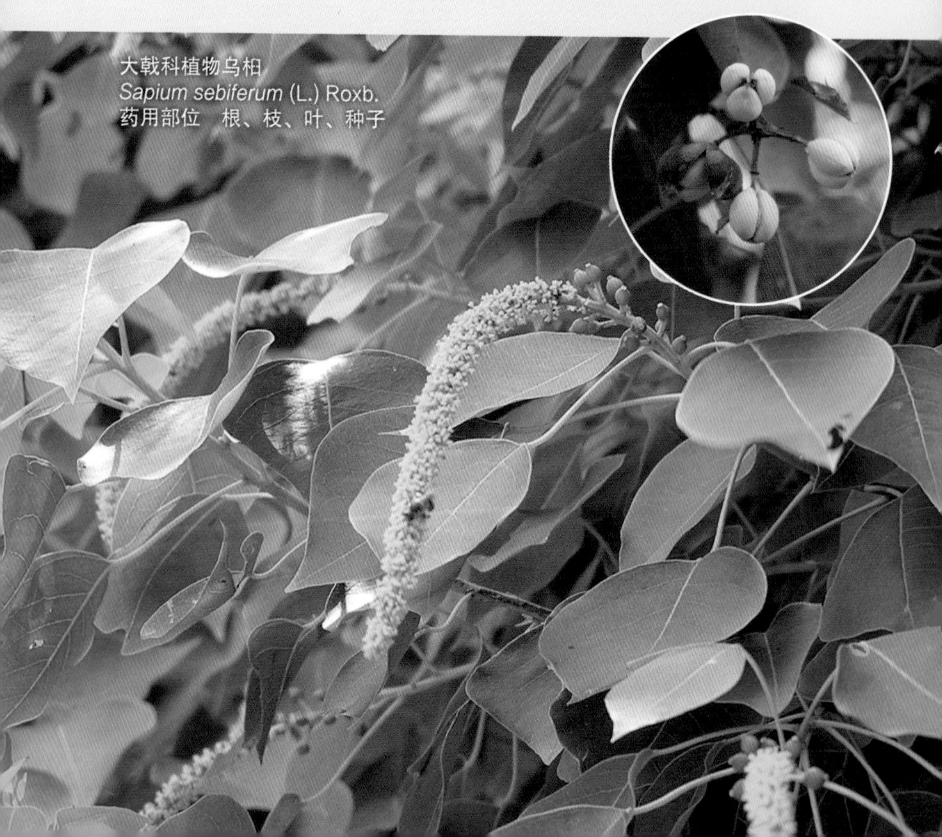

大戟科植物乌桕
Sapium sebiferum (L.) Roxb.
药用部位 根、枝、叶、种子

可外敷（洗）

可制用 可鲜用 可内服

治病组方见 486 页

乌蔹莓

别名： 五爪龙、五叶藤、三叶金丝藤、蛇含草、五掌蛇、五叶青、见肿消

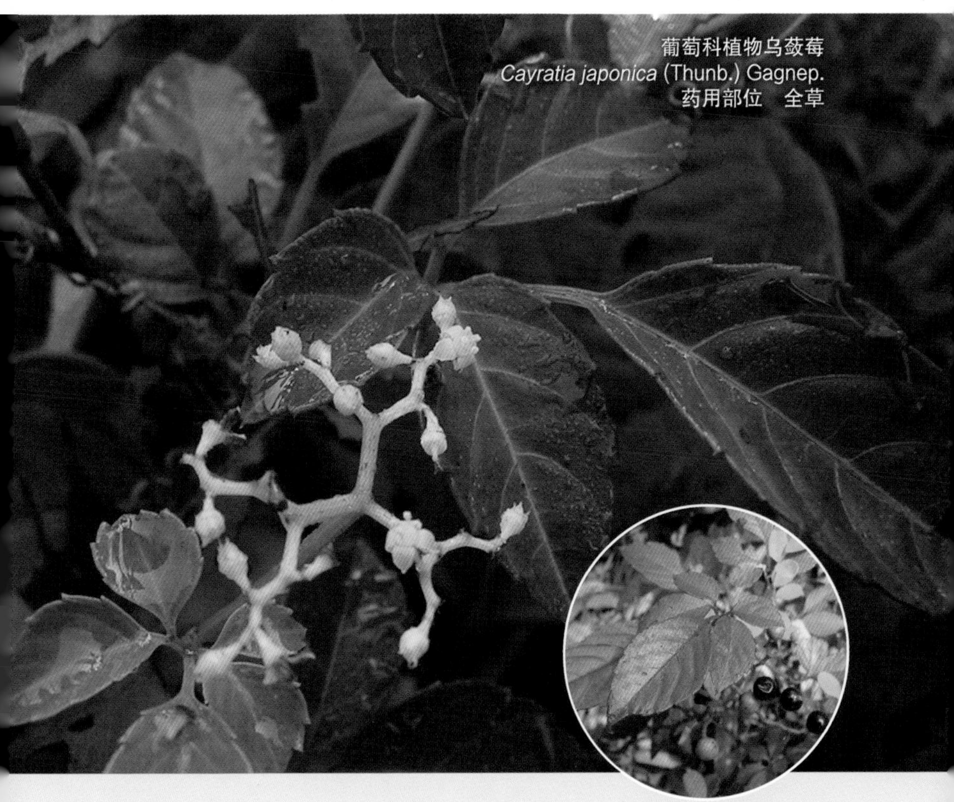

葡萄科植物乌蔹莓

Cayratia japonica (Thunb.) Gagnep.

药用部位　全草

- **植物速认：** 草质藤本。老茎紫色，有纵棱；叶对生；花小，黄绿色；浆果球形，熟时黑色。**见于山坡、路旁、旷野草丛、篱边灌木丛中。**

- **性味功效：** 苦、辛，平。清热解毒，消痈止痛。

- **主治：** 咽喉肿痛、急性肝炎、急性胃肠炎、细菌性痢疾、小便带血、背疮、颈淋巴结炎、痈肿初起、乳腺炎。

乌韭

可外敷（洗） 可制用 可鲜用 可内服

别名： 大叶金花草、幼叶笔、乌脚笔、花叶凤尾草、乌蕨、金花草

治病组方见 485 页

■ **性味功效：** 苦，寒。清热利尿，消炎解毒，凉血止血。

■ **主治：** 赤白痢、黄疸、尿血、刀伤出血、毒蛇咬伤、香港脚（脚癣）。

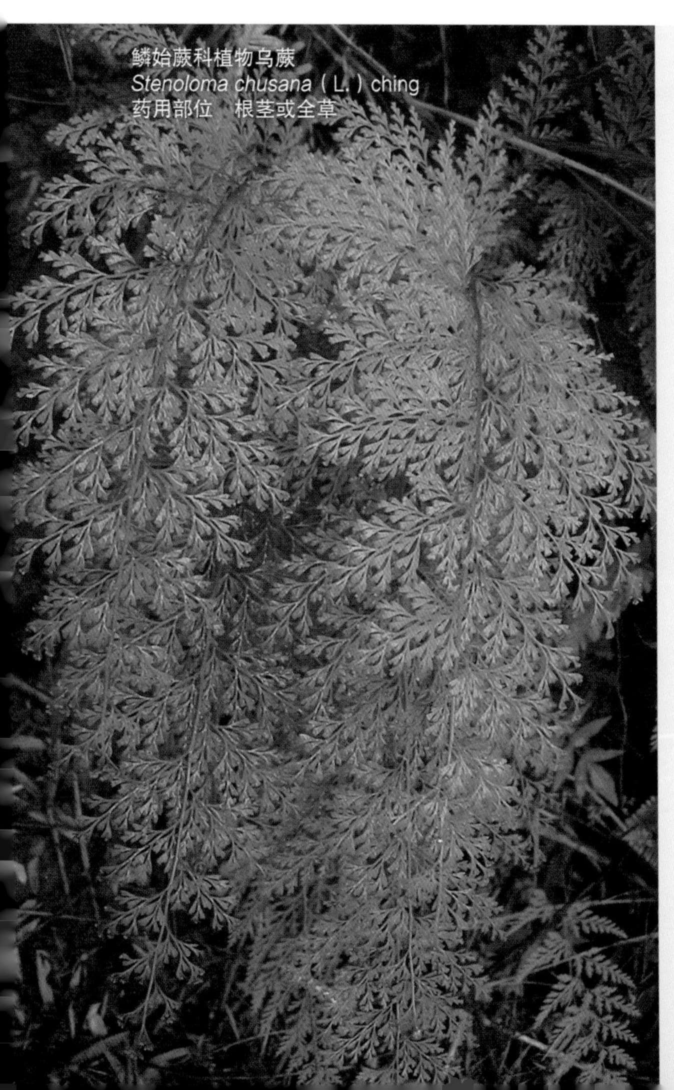

鳞始蕨科植物乌蕨
Stenoloma chusana（L.）ching
药用部位　根茎或全草

■ **植物速认：** 多年生草本。根状茎短，被棕褐色钻形鳞片；叶披针形至长圆状披针形；圆形孢子囊群，囊群盖杯状。**生于山坡、路旁、草丛中。**

可外敷（洗）
可制用 可鲜用 可内服

治病组方见 476 页

元宝草

别名：大还魂、大对莲、对莲、叶抱枝、穿心草、对月莲

- **性味功效：**辛，平。活血止血，清热解毒，通经活络。

- **主治：**风火牙痛、肺结核、吐血、鼻出血、胃痛、胃癌、腰腿痛（湿热型）、风湿关节痛、跌打损伤、毒蛇咬伤、痈肿疔毒、乳腺炎、痛经。

- **植物速认：**多年生草本。茎圆柱形；叶对生，长椭圆状披针形；花小，黄色；蒴果椭圆形。**生于田岸湿润肥沃地。**

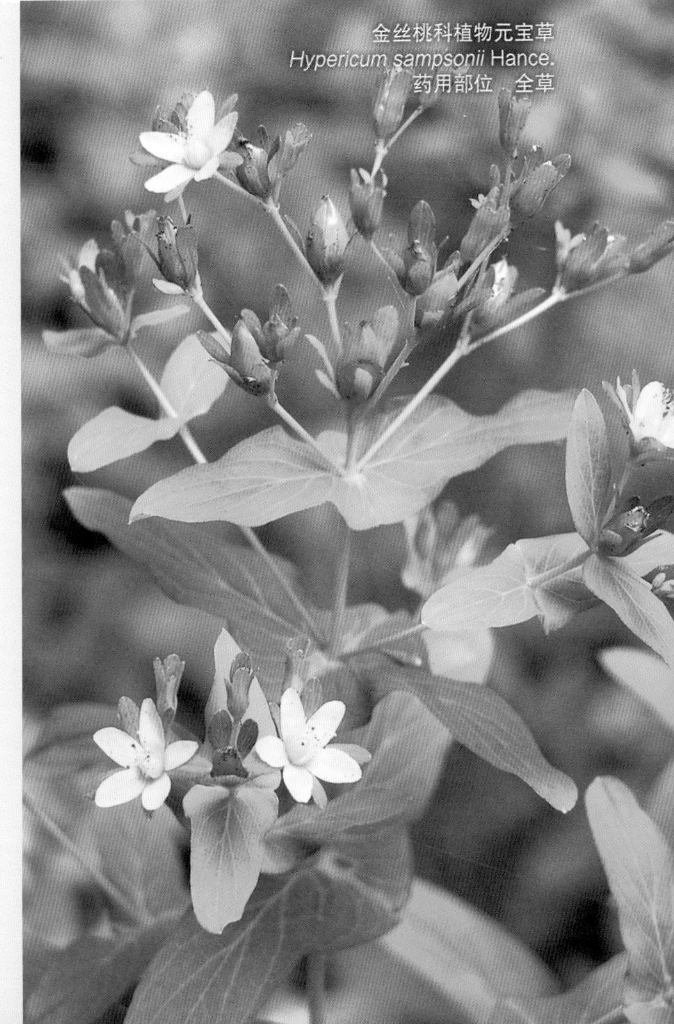

金丝桃科植物元宝草
Hypericum sampsonii Hance.
药用部位 全草

天名精

禁忌 经验 可外敷（洗）
可制用 可鲜用 可内服

别名： 癞头草、臭草、北鹤虱、天名精子

治病组方见474页

- **性味功效：** 苦、辛，寒，有小毒。清热解毒，止血，杀虫。
- **主治：** 蛇虫咬伤、疟疾、乳腺炎。
- **禁忌：** 内服慎用，外用可引起皮肤过敏。
- **经验：** 全草水浸液可作农药杀青菜虫、瓜果虫。

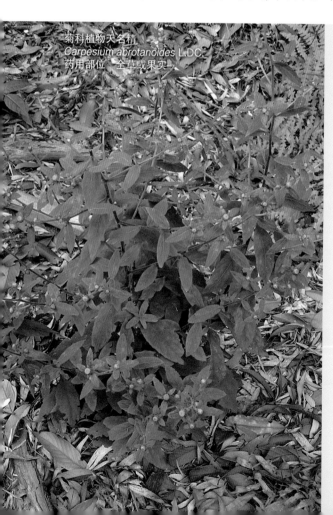
菊科植物天名精
Carpesium abrotanoides L.DC.
药用部位　全草或果实

- **植物速认：** 多年生草本。全株有臭气；叶互生，椭圆状披针形；管状花，黄色；瘦果条形，有纵沟和黏液。**生于山坡、林下及路边草丛中。**

禁忌 可外敷（洗）
可制用 可鲜用 可内服

治病组方见 475 页

天胡荽

别名： 遍地锦、吊钩草、梅花草、血见愁、满天星

■ **性味功效：** 辛，凉。润肺清肠，凉血退热，消肿解毒。

■ **主治：** 肺炎、喉痛声哑、哮喘、慢性支气管炎、百日咳、吐血、便血、痢疾、病毒性肝炎、肝硬化腹水、胆囊炎、胆结石、扁桃体炎、麻疹后口腔炎、尿血、石淋、急性肾炎、荨麻疹、带状疱疹。

♥ **禁忌：** 民间认为天胡荽有堕胎作用，孕妇忌用。

■ **植物速认：** 匍匐草本。茎节着生纤细不定根；叶圆形或肾脏圆形；花白色或淡红紫色；双悬果扁平，略呈心脏形。**生于路旁、石隙、墙边等潮湿处。**

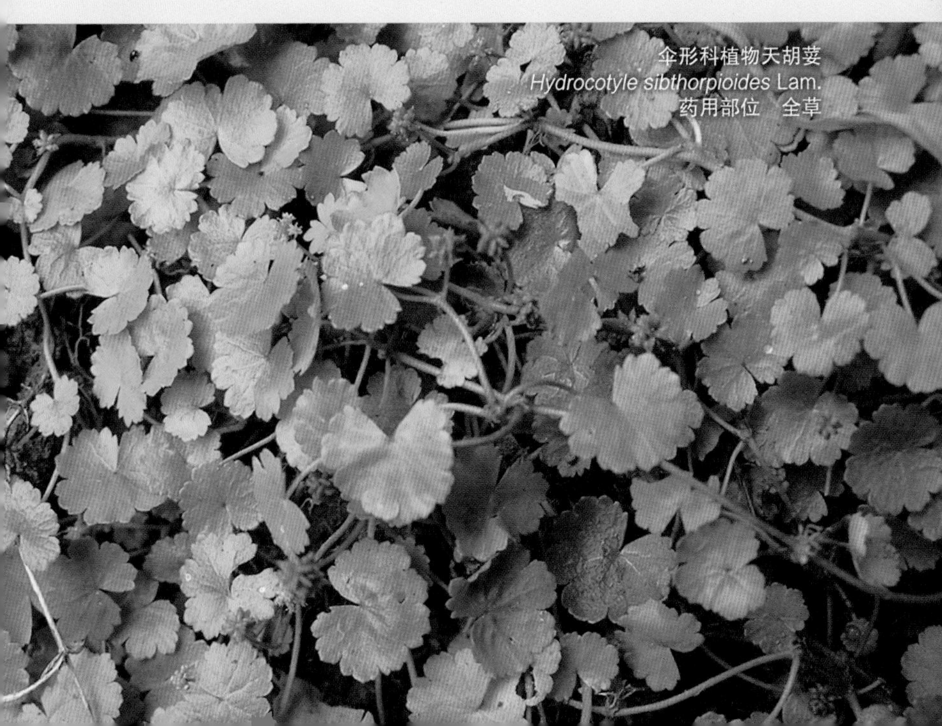

伞形科植物天胡荽
Hydrocotyle sibthorpioides Lam.
药用部位　全草

牵牛子

禁忌 经验

可制用 可鲜用 可内服

别名：牵牛、鼓子花、喇叭花、黑白丑

治病组方见 553 页

- **性味功效：**苦，寒，有小毒。泻水利尿，消炎解毒。
- **主治：**痰饮咳喘、水肿腹胀、痢疾、肝硬化、便秘、蛔虫腹痛、水肿、小便不利、痈疽发背、小儿腹胀不利。
- **禁忌：**气血两虚者、孕妇忌用。
- **经验：**本品又称黑白丑，黑丑效力迅速，白丑效力缓和。

- **植物速认：**缠绕草本。茎左旋，叶互生，阔卵形至圆形；花冠漏斗状，蓝色、紫色或白色；蒴果球形。**生于山野灌木丛中、村边、路旁；多栽培。**

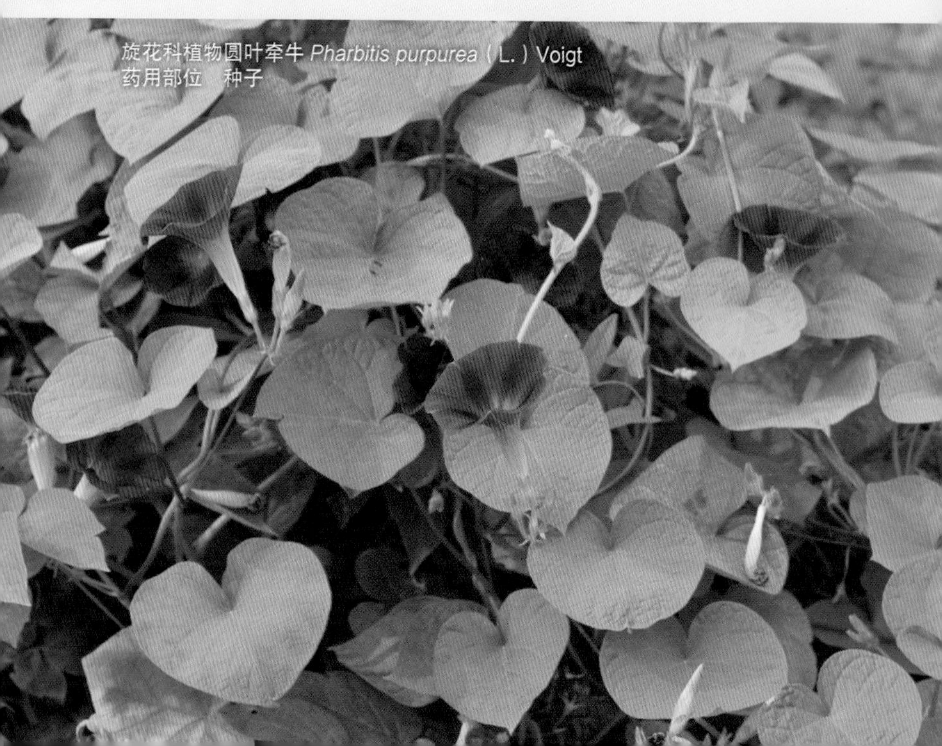

旋花科植物圆叶牵牛 *Pharbitis purpurea*（L.）Voigt
药用部位　种子

禁忌 可外敷（洗）
可制用 可鲜用 可内服

治病组方见 484 页

长叶冻绿

别名： 龙泥根、鹿梨草、绿柴、六厘柴、黎罗根、鬼头发

■ **性味功效：** 苦，平，有小毒。祛湿杀虫、清热解毒。

■ **主治：** 肺痈吐脓、跌打损伤、关节酸痛、过敏性紫癜、疥疮湿疹、脚癣、痛经。

● **禁忌：** 本品有小毒。过量服用可令人颜面浮肿，出现嗜睡等症状。

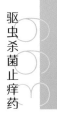

■ **植物速认：** 落叶灌木。幼枝红褐色，叶互生，椭圆状倒卵形或椭圆状披针形；淡绿色花，浆果状核果球形，熟时黑色。**生于山坡灌木丛中。**

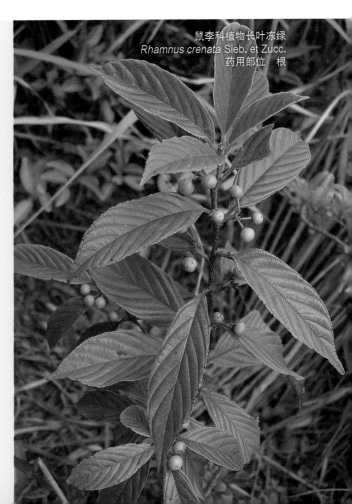

鼠李科植物长叶冻绿
Rhamnus crenata Sieb. et Zucc.
药用部位 根

石荠苧

可外敷(洗)

可制用 可鲜用 可内服

别名：蚊熏草、野香薷、臭香草、石荠苎

治病组方见491页

■ **性味功效：**辛，温。除湿祛风，驱虫止痒，消肿。

■ **主治：**中暑、感冒、热痱、多发性脓肿、疖肿、湿疹瘙痒、脚癣。

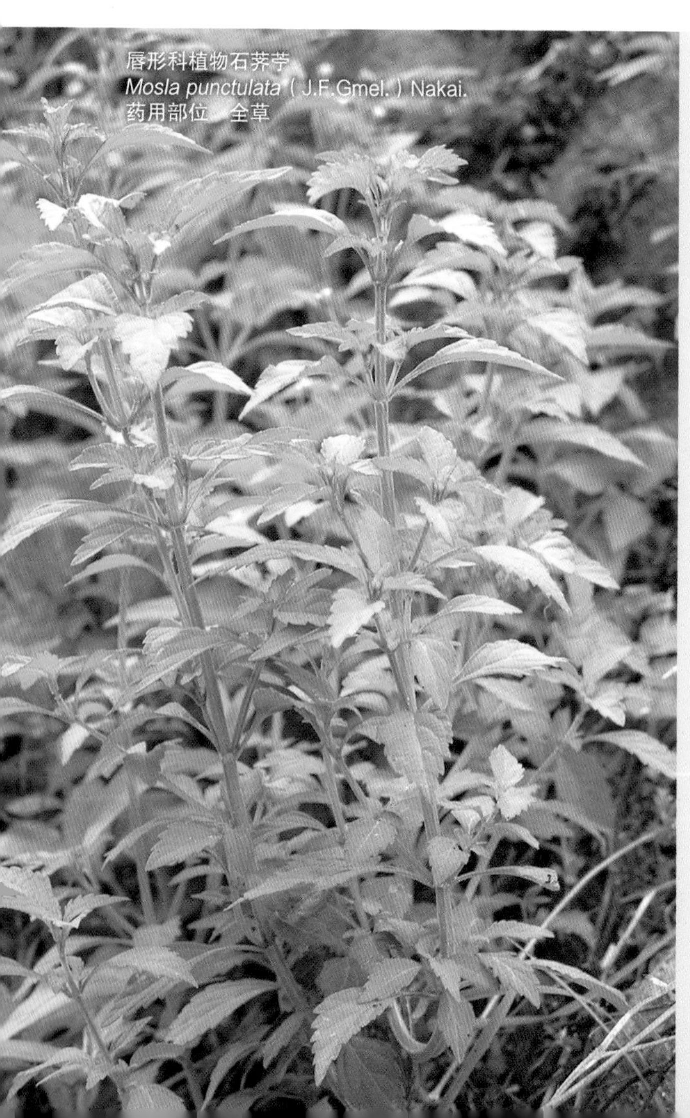
唇形科植物石荠苧
Mosla punctulata (J.F.Gmel.) Nakai.
药用部位 全草

■ **植物速认：**一年生草本。茎方形，叶呈披针形，长椭圆形；淡紫色的唇形花。生于原野。

可外敷（洗） 可制用 可鲜用

治病组方见 491 页

石蒜

别名：鬼头蒜、九层蒜、野水仙、野卖仙、黎芦、鬼蒜头、老鸦蒜

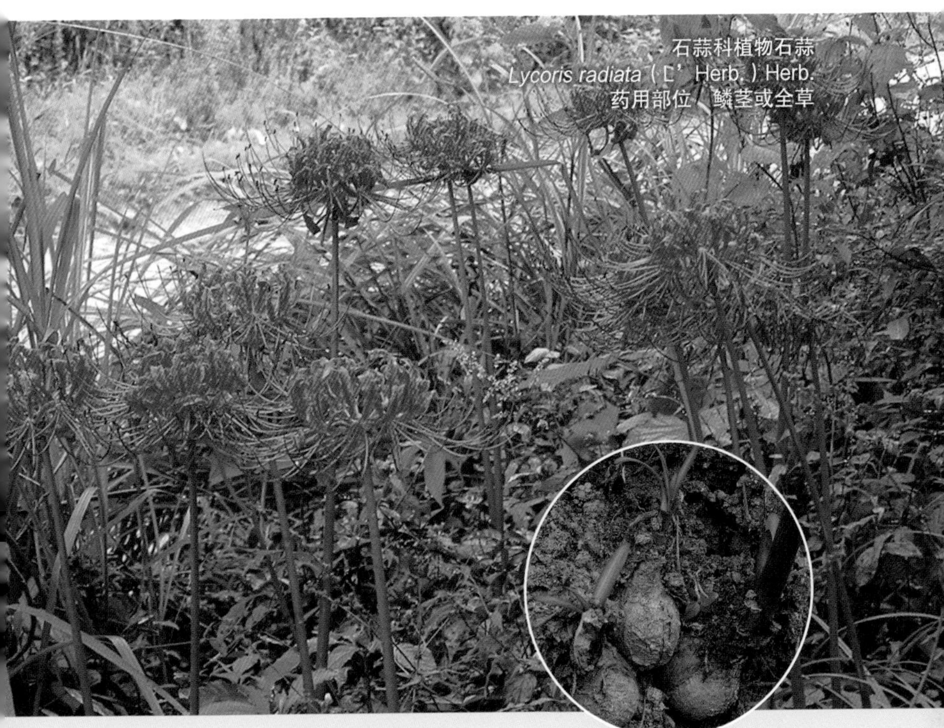
石蒜科植物石蒜
Lycoris radiata（L' Herb.）Herb.
药用部位／鳞茎或全草

- **植物速认：**草本。地下有球形鳞茎，外皮黑褐色；叶基生，带形；红色伞状花，向外反卷，花后不结果。**生于山地、岩石缝、林荫、草丛、溪边、堤岸等阴湿之处。**

- **性味功效：**微甘、辛，温，有小毒。祛痰催吐，消肿散结，利湿逐水。

- **主治：**面神经麻痹、睾丸炎、急慢性肾炎水肿、痈疽肿毒初起（漫肿无头）。

茅莓

经验 可外敷（洗） 可制用 可鲜用 可内服

治病组方见 536 页

别名： 火梅刺、地杨梅、三月泡、晃刺、蛇泡竻、有刺蛇簕、皇务刺

■ **性味功效：** 甘、酸，平。调和脾胃，利湿消肿，清热解毒，散结止痛。

■ **主治：** 久嗽、流行性感冒、胃溃疡、糖尿病（中消）、痢疾、泌尿系结石、痔疮、扭挫伤、跌打吐血、带下病。

● **经验：** 本品与山莓不是同种药物。

■ **植物速认：** 灌木。枝与叶柄被毛和小钩刺；单数羽状复叶，花粉红色；聚合果卵球形，熟时橙红色。**生于山坡、旷野、园边。**

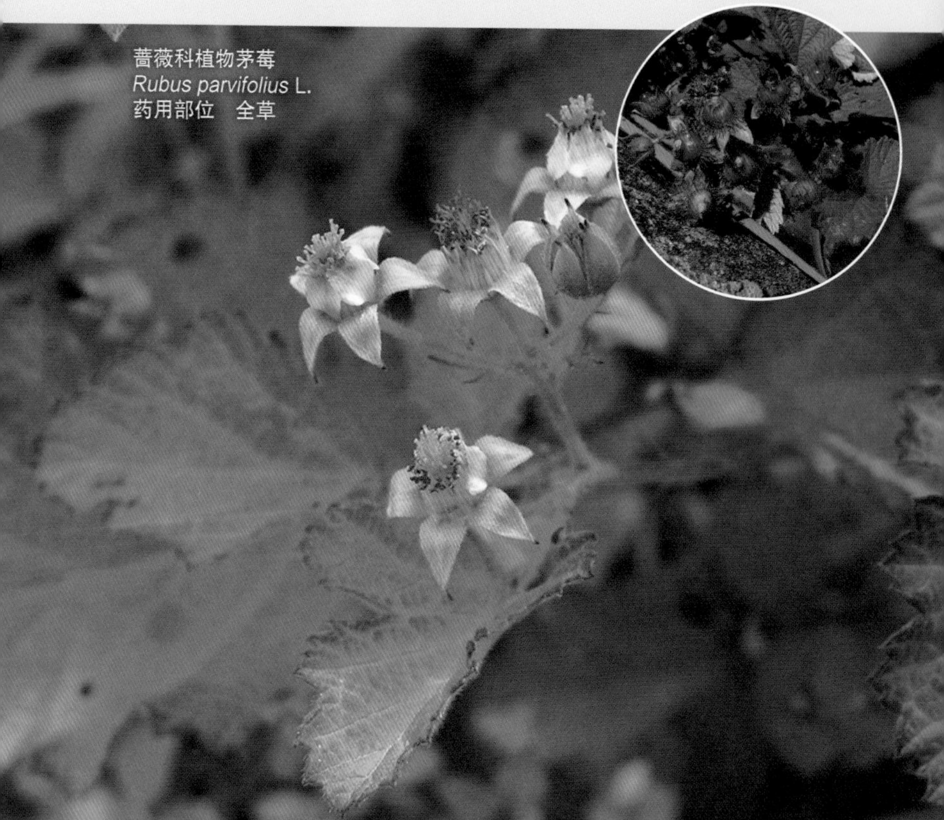

蔷薇科植物茅莓
Rubus parvifolius L.
药用部位　全草

经验 可外敷（洗）
可制用 可鲜用 可内服

治病组方见 545 页

贯众

别名：公鸡头、乌骨鸡、黑狗脊、百头

- **性味功效：**苦，微寒。清热解毒，凉血散瘀。

- **主治：**劳伤咳嗽（胸胁痛）、防治流行性脑脊髓膜炎、头晕、心悸、病毒性肝炎、痔疮出血、烧伤、钩虫病、刀伤出血、崩漏、带下病、妇女血崩。

- **经验：**本品与板蓝根区别在于本品长于杀虫止血，预防流行性感冒，板蓝根长于消咽喉肿痛，温热毒邪。

- **植物速认：**多年生草本。根状茎短，直立或斜举；复叶丛生，长圆形至阔披针形，镰刀状披针形；孢子囊群圆形，囊群盖圆盾形。**生于山野、田边。**

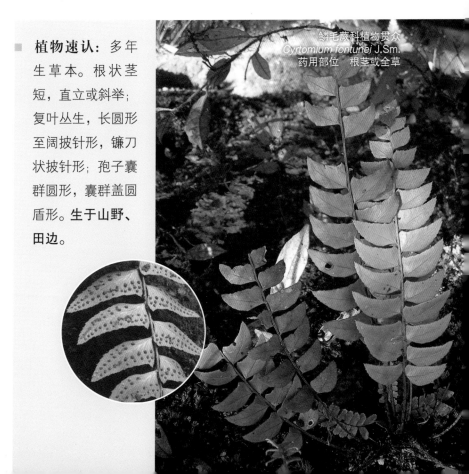

鳞毛蕨科植物贯众
Cyrtomium fortunei J.Sm.
药用部位　根茎或全草

蛇 莓

别名： 地杨梅、三爪龙、九龙吐珠、蛇蓉草、三叶仔、双龙抱珠

可外敷（洗） 可制用 可鲜用 可内服

治病组方见 581 页

- **性味功效：** 甘、酸，微温，有小毒。清热凉血，行瘀破积，通经活络，消肿解毒。

- **主治：** 中暑、感冒发热、咽喉肿痛、吐血、咯血、腮腺炎、关节炎、毒蛇咬伤、带状疱疹、背痛、疔疮、蛇头疔、乳腺炎、月经不调、血崩。

- **植物速认：** 草本。长匍茎；小叶菱状卵形；花冠黄色，宽倒卵形，花托球形；瘦果小，集成聚合果，红色。**生于田边、路旁、沟边、湿地等处。**

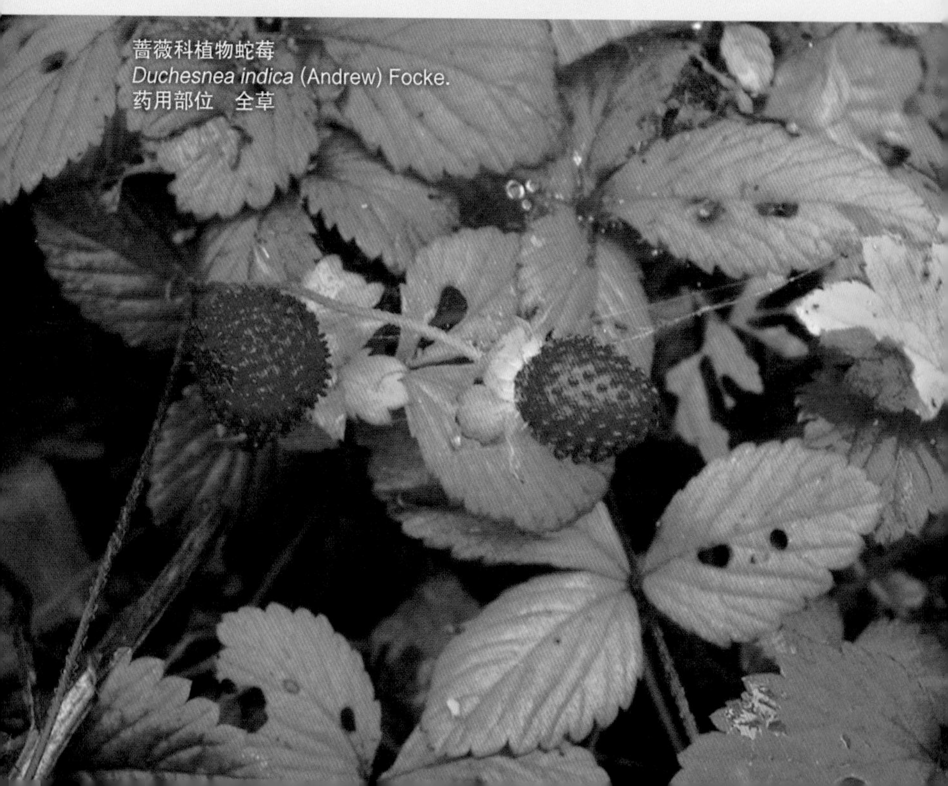

蔷薇科植物蛇莓
Duchesnea indica (Andrew) Focke.
药用部位　全草

可外敷(洗)
可制用 可鲜用 可内服

治病组方见 587 页

葎草

别名：拉拉藤、苦瓜藤、五爪龙、锯叶藤子、老虎藤

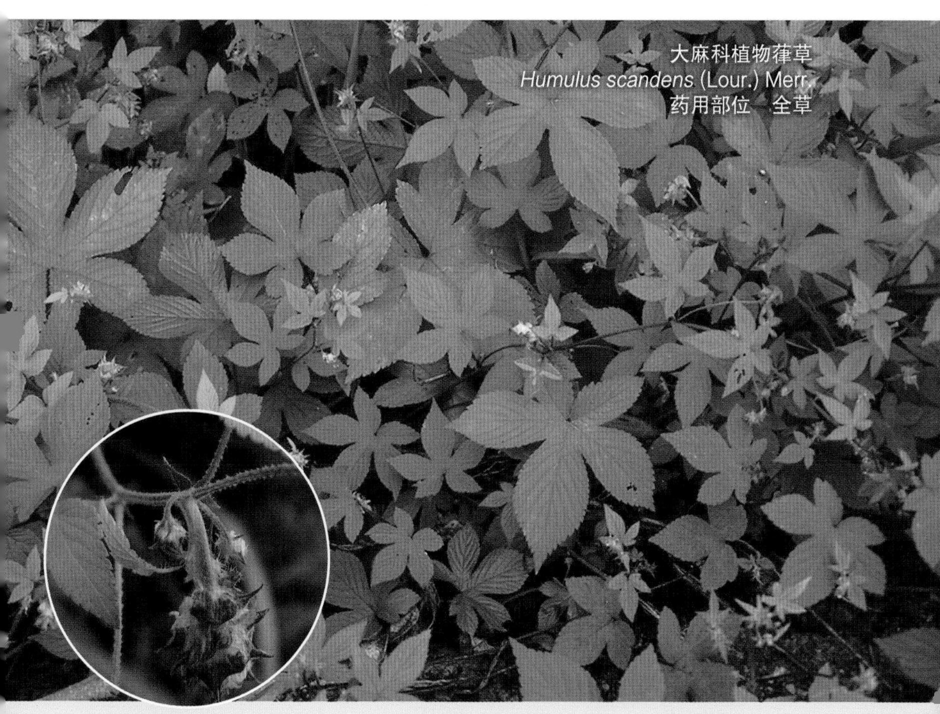

大麻科植物葎草
Humulus scandens (Lour.) Merr.
药用部位　全草

- **植物速认：**缠绕草本。茎、枝和叶柄密生倒钩刺，茎有纵棱；叶对生，裂片卵形或卵状披针形；雄花淡黄色，瘦果扁球形。**生于荒地、村边。**

- **性味功效：**甘、苦，寒。健胃收敛，利尿解毒，强筋镇痛。

- **主治：**肺结核潮热、慢性支气管炎、胃肠炎、痢疾、尿路结石、小便淋沥、尿血、慢性骨髓炎、急性扭伤、脱肛、青竹蛇咬伤、皮肤瘙痒、癣、疖疮、小儿疳积。

圆盖阴石蕨

可外敷（洗）
可制用　可鲜用　可内服

治病组方见 565 页

别名：老鼠尾、树蛇、飞蛇草、筋碎补、岩蚕、白毛蛇

- **性味功效：**甘、淡，平。清肺凉血，止痛除烦。
- **主治：**肺热咳嗽多痰、便血、淋浊、外伤出血、脚跟疼痛、风湿性关节炎、坐骨神经痛、带状疱疹瘙痒或皮肤湿疹。
- **植物速认：**常绿附生草本。根状茎长而横走，叶远生，宽卵状三角形；孢子囊群圆形，囊群盖圆形。**生于岩石或树干上。**

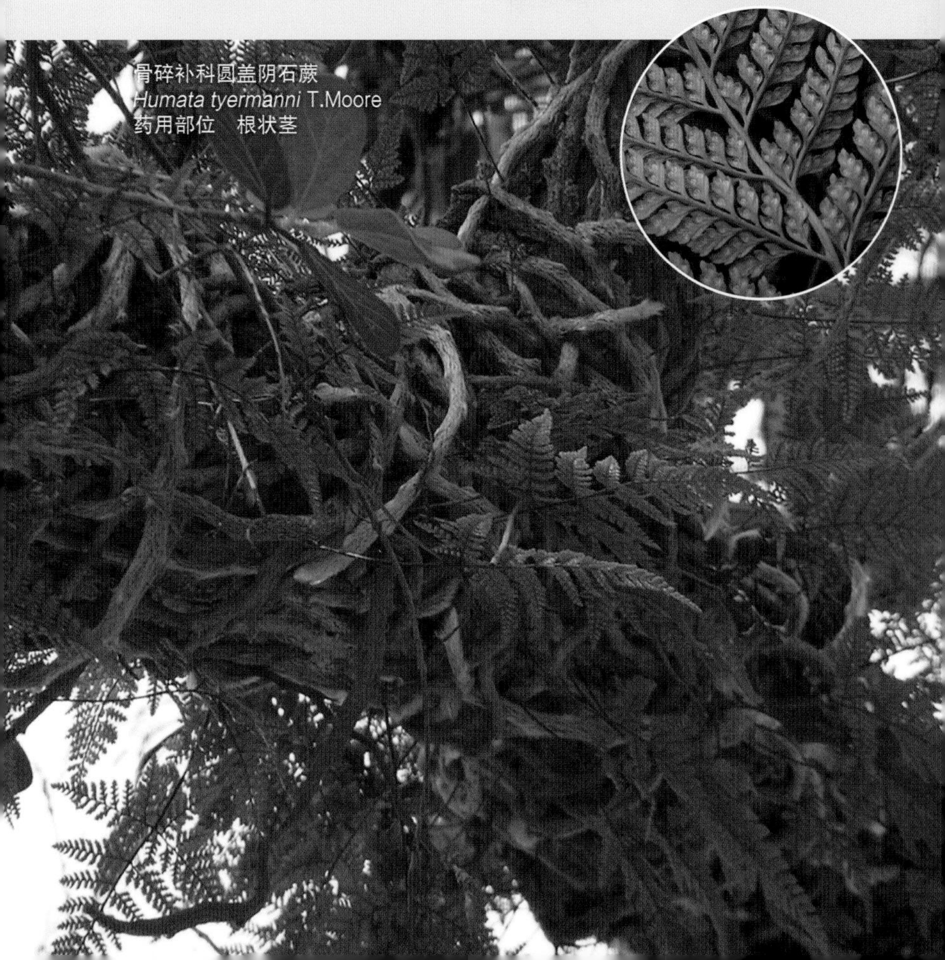

骨碎补科圆盖阴石蕨
Humata tyermanni T.Moore
药用部位　根状茎

禁忌 可外敷（洗）

可制用 可鲜用 可内服

治病组方见 472 页

马齿苋

别名： 猪母苋、高辣菜、五行菜、马苋、马齿菜、长命草

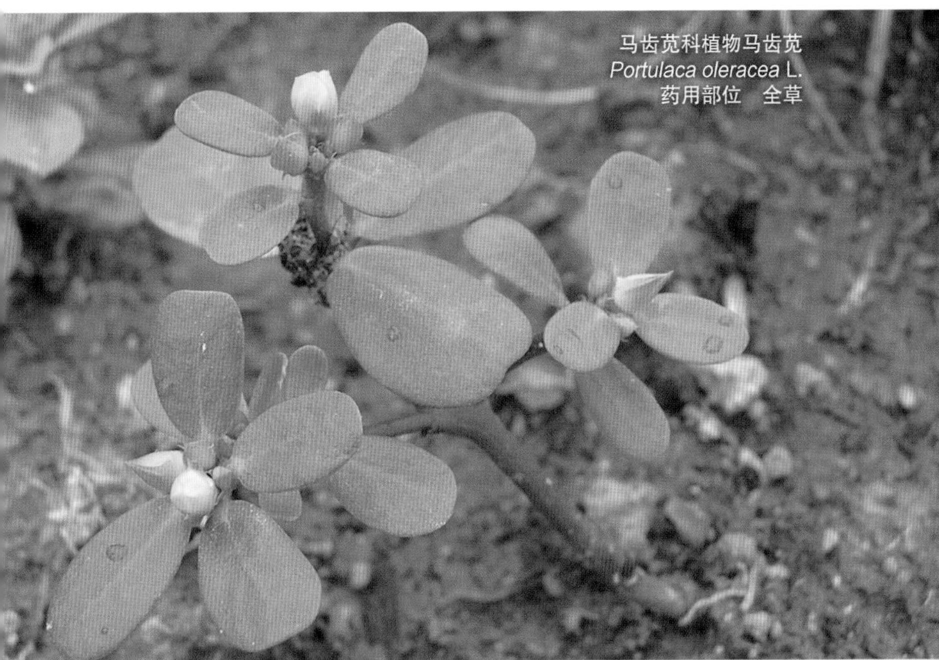

马齿苋科植物马齿苋
Portulaca oleracea L.
药用部位 全草

植物速认： 一年生草本。茎仰卧地面圆柱形平滑，淡绿或淡紫红色；叶近对生，楔状长椭圆形；花无梗，黄色；蒴果，椭圆形；自腰部横裂为帽盖状。**生于田野、荒芜地及路旁。**

性味功效： 酸，寒。散血泻热，清肿解毒，杀菌消炎。

主治： 百日咳、细菌性痢疾、肠炎、糖尿病、胃酸过多、痔疮出血、蜈蚣咬伤、皮肤过敏、腮腺炎、带状疱疹、湿疹、扁平疣、痈疽疔肿、阴户肿痒、带下病、血崩、乳腺炎。

禁忌： 凡脾胃虚寒便泄及孕妇均不宜用。

五倍子

别名： 补盐、猴盐柴、五倍子树、百虫仓、角棓、文蛤、木附子

可外敷（洗） 可制用 可鲜用 可内服

治病组方见 479 页

- **性味功效：** 酸、咸，平。敛肺止咳，涩肠止泻，敛汗止血。
- **主治：** 牙痛、胃下垂、遗精、脱肛、子宫出血、阴道滴虫病、胎动腰痛、小儿夜啼。
- **植物速认：** 植物形态见盐肤木。角倍菱形、卵圆形或纺锤形，表面灰黄色或淡黄棕色，气特异，味涩；肚倍长圆形或纺锤形，略扁，无角状分枝，表面暗灰黄绿色。**生于向阳山坡。**

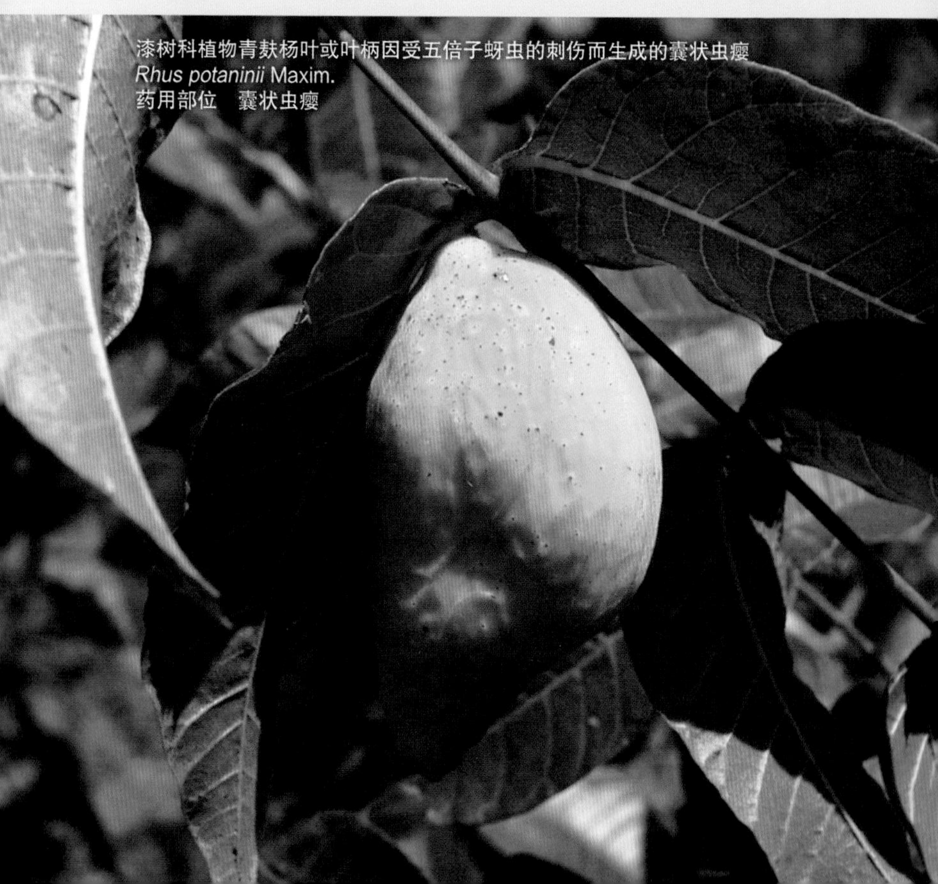

漆树科植物青麸杨叶或叶柄因受五倍子蚜虫的刺伤而生成的囊状虫瘿
Rhus potaninii Maxim.
药用部位　囊状虫瘿

禁忌 经验 可外敷（洗）
可制用 可鲜用 可内服

治病组方见 515 页

羊角拗

别名： 羊角藤、打破碗花、匙羹藤、武靴藤、羊角柳、断肠草

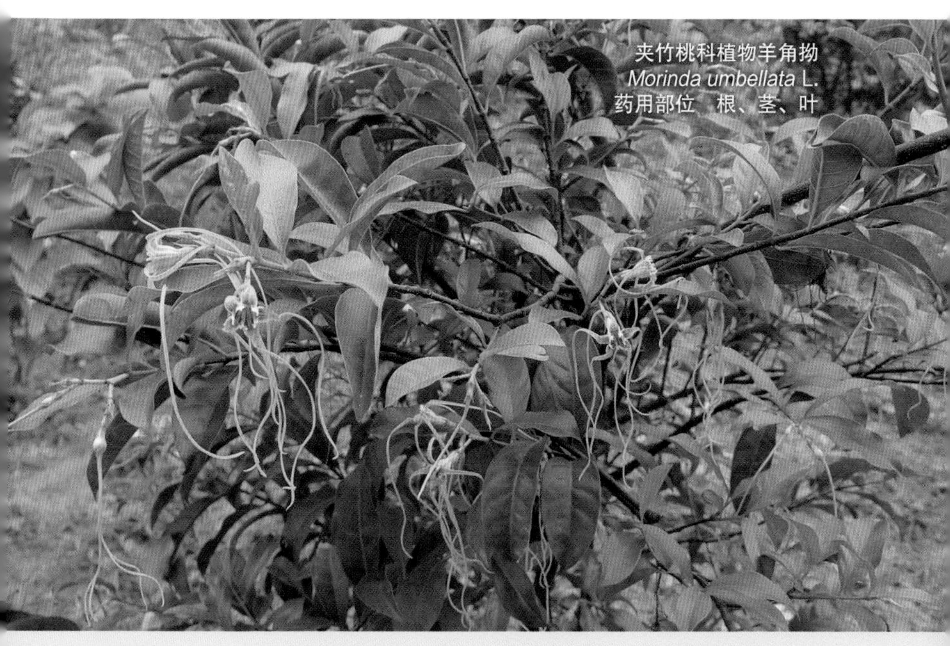

夹竹桃科植物羊角拗
Morinda umbellata L.
药用部位　根、茎、叶

植物速认： 灌木。具乳汁，叶对生，椭圆状长圆形；花黄绿色，漏斗状花冠；蓇葖果平展如羊角；种子纺锤形。**生于山坡小树丛中。**

性味功效： 苦、辛，温，有毒。消肿杀虫，消炎解毒，祛风逐湿，通经活络。

主治： 手足痛风、跌打损伤、疥癣、虫、蛆、虱子、妇女闭经虚肿。

禁忌： 羊角拗叶、茎乳汁有毒，误入眼内可致目盲。

经验： 民间也用鲜叶的煎液用于农业杀虫。

百两金

可外敷(洗)
可制用 可鲜用 可内服

别名： 土山豆根、铁雨伞、山龙眼、铁凉伞、八爪金龙

治病组方见 510 页

- **性味功效：** 苦，平。清咽祛痰，消炎解毒，清热退肿，活血通经，祛风利湿。

- **主治：** 咳嗽咯血、喉炎、急性扁桃体炎、食管癌、睾丸偏坠、肾炎水肿、梅毒性关节炎、跌打损伤、骨折后肿胀疼痛、秃疮、疥癣。

- **植物速认：** 常绿半灌木。叶互生，宽披针形，稍反卷；紫红花，花冠钟状；核果球形，熟时猩红色。**生于原野、山林间阴湿地。**

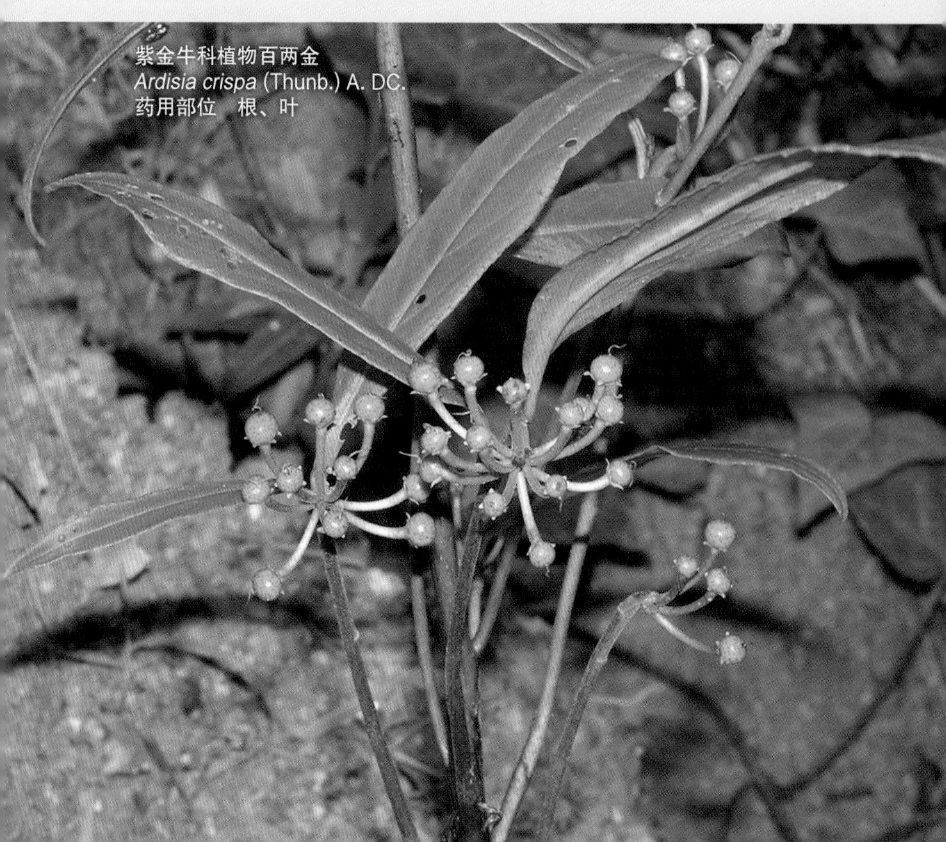

紫金牛科植物百两金
Ardisia crispa (Thunb.) A. DC.
药用部位　根、叶

经验 可外敷（洗）

可制用 可鲜用 可内服

治病组方见 539 页

使君子

别名：留球子、冬均子、五棱子、病柑子

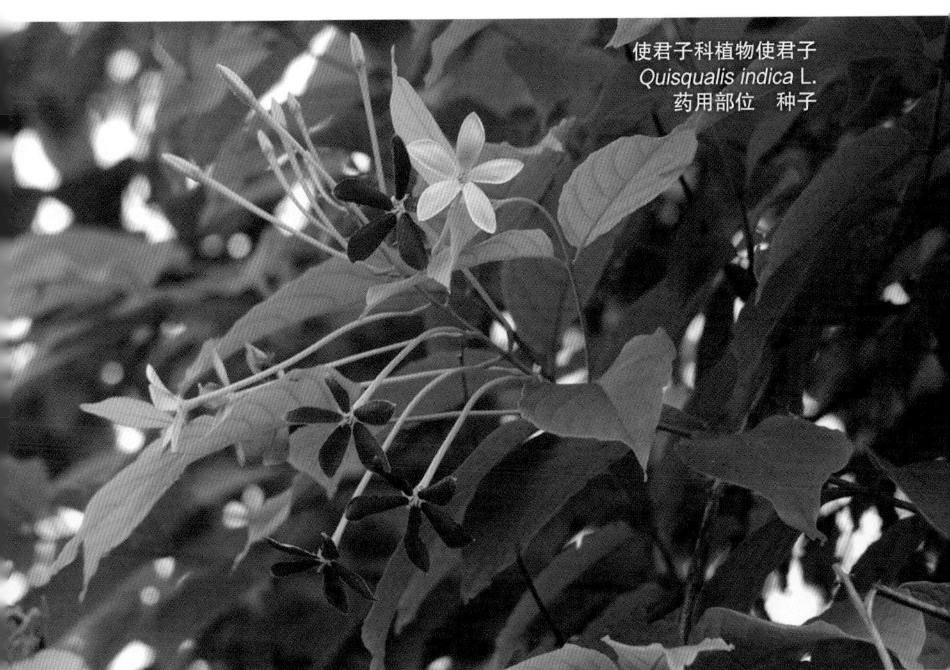

使君子科植物使君子
Quisqualis indica L.
药用部位　种子

- **植物速认：**落叶藤状灌木。单叶对生，椭圆形或卵状椭圆形；花冠初放时白色，渐变成红色，芳香；果实橄榄形，熟后暗棕色。**生于坡地、山坡、路旁等向阳灌木丛中。**

- **性味功效：**甘，温。杀虫消积。

- **主治：**蛔虫病、泄泻、小儿疳积、儿童蛔虫病。

- **经验：**服本品引起呃逆，眩晕，多饮水或嚼食甘草可解，无虫积者勿服。

大 蒜

可外敷（洗） 可制用 可鲜用 可内服

别名：蒜仔

治病组方见 462 页

■ **性味功效：**辛、甘，温。温脾健胃，祛痰燥湿，祛虫解毒。

■ **主治：**头痛、齿痛、鼻出血、下痢腹痛、阿米巴痢疾、预防胃肠道传染病、阑尾炎、肾病水肿、脚气、蛲虫病、顽固性皮肤病。

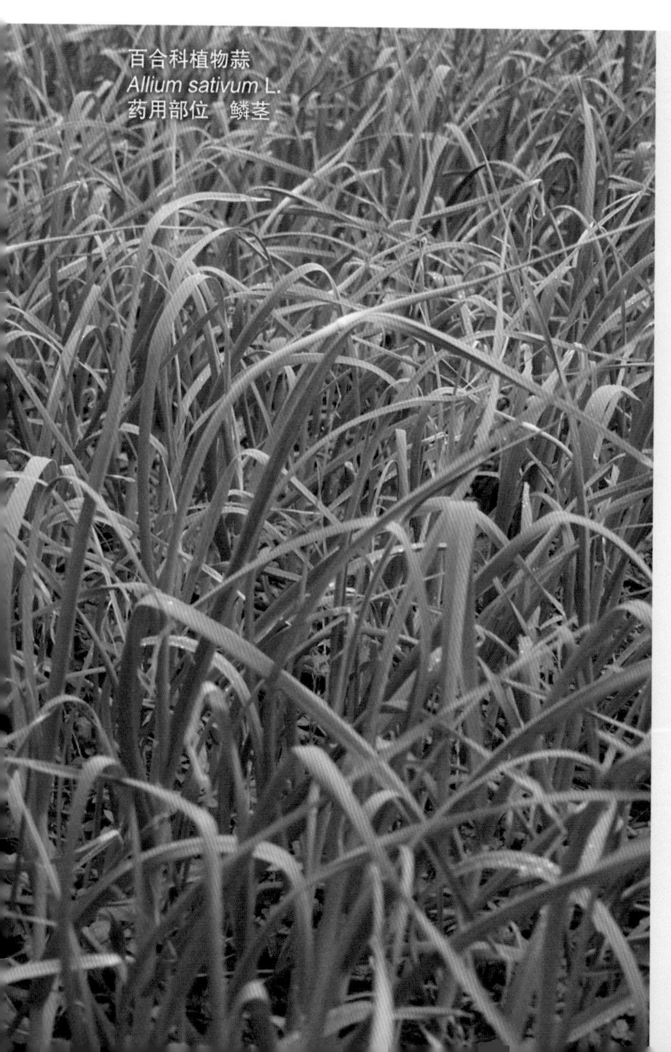

百合科植物蒜
Allium sativum L.
药用部位 鳞茎

■ **植物速认：**多年生宿根草本，作一二年生栽培。地下鳞茎由灰白色的膜质外皮包裹，内有小鳞茎，叫蒜瓣，有紫皮、白皮之分。叶狭长而扁平，淡绿色。**人工栽培。**

可外敷（洗）

可制用 可鲜用 可内服

治病组方见 490 页

石岩枫

别名：加吊藤、马面草、吊钩草、狂狗藤、杠香藤、万刺藤

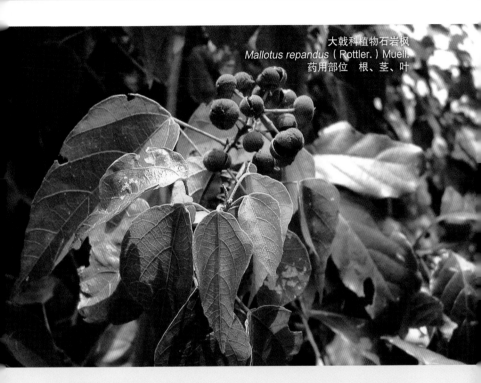

- **植物速认：**落叶灌木或小乔木，茎纤细，叶形多变，自广披针形至长三角形，花单性异株，蒴果球形，被锈黄色茸毛。**生于原野、山脚、园边。**

- **性味功效：**微苦、涩，平。清热解毒，止痒祛风、舒筋止痛。

- **主治：**胃酸过多、咽喉肿痛、狂犬病、风湿性关节炎、湿疹、下肢皮肤溃疡、过敏性皮炎、腰肌劳损、产后风瘫、乳腺炎、胎毒。

田字草

可外敷（洗）

可制用 可鲜用 可内服

别名：苹、隔夜合、四叶仔、水芙蓉、水浮钱

治病组方见 494 页

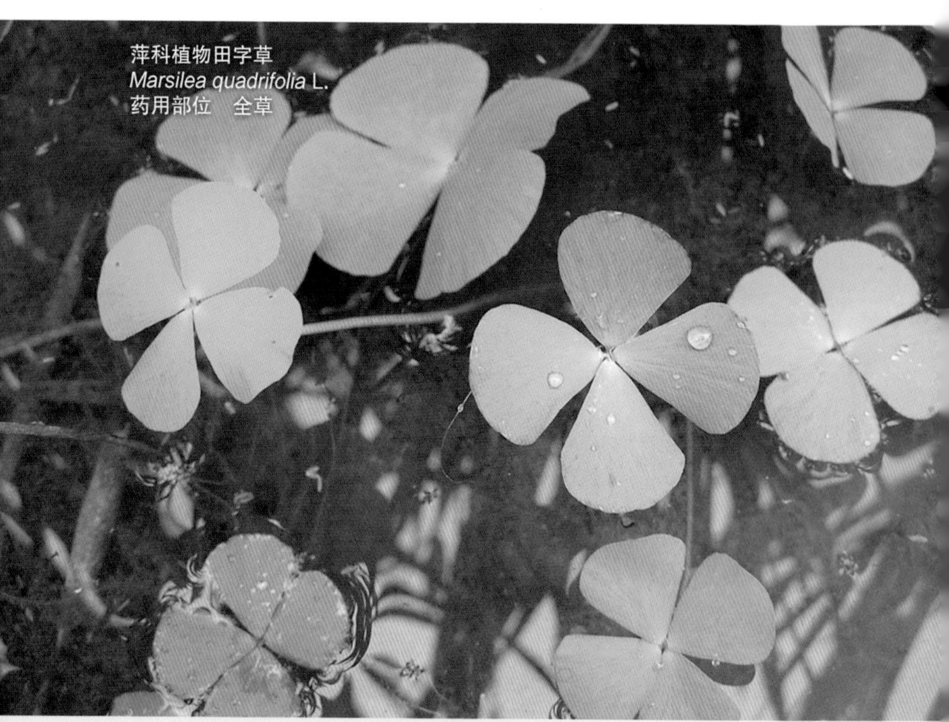

蘋科植物田字草
Marsilea quadrifolia L.
药用部位　全草

- **植物速认：**水生草本。根状茎细长横走，节上生根。小叶倒三角形，大孢子囊和小孢子囊同生在 1 孢子果内的囊群托上。**见于水田、沟边浅水中。**

- **性味功效：**甘、辛，寒。利小便，下水气，清热毒，解烦渴。

- **主治：**高热不退、牙齿肿痛、目赤红肿、肺脓肿、淋证、毒虫咬伤、挫伤扭伤、背部疖肿、乳腺癌。

禁忌 经验 可外敷(洗)
可制用 可鲜用 可内服

治病组方见 454 页

人参

别名： 山参、圆参、吉林参、神草、黄参、地精、孩儿参

- **性味功效：** 甘、微苦，平。补气固脱，生津安神。

- **主治：** 气虚欲脱、肺气虚(喘促汗出)、脾胃虚弱(大便溏稀、面色萎黄)、中气下陷(脱肛，胃下垂，子宫下垂)、热病伤津(口渴咽干)、心肺两虚(心慌、失眠、神疲多梦)、热病伤阴(便秘)、低血压头晕、久病体虚(脉微肢冷)。

- **禁忌：** 凡肺气壅滞及阴虚阳亢及火郁内实者禁用。反藜芦，畏五灵脂。

- **经验：** 人参不宜长期大剂量服用。

- **植物速认：** 多年生宿根草本。茎圆柱形；花卵形，淡黄绿色；浆果扁圆形，成熟时鲜红色；须根如扫帚状，较短而脆，其上有不很显明的疣状突起。**生于深山阴湿林下。**

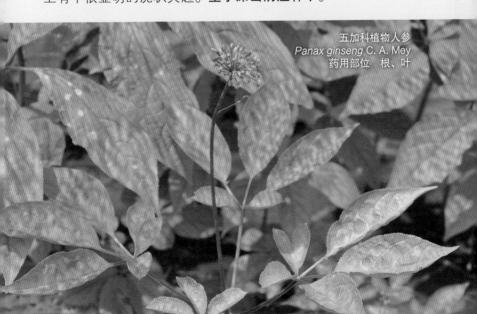

五加科植物人参
Panax ginseng C. A. Mey
药用部位　根、叶

太子参

可制用 可鲜用 可内服

别名：异叶假繁缕、童参、四叶参、孩儿参

治病组方见 479 页

- **性味功效：**甘、微苦，平。益气生津，润肺健脾。
- **主治：**肺结核（口燥干咳）、慢性咽喉炎、久病体虚、肾精不足髓海空虚（头晕）、胃溃疡有舌红脉数、夏季热（四肢无力）、脾虚腹泻、体虚自汗（气血不足）、低血压、斑秃。
- **植物速认：**多年生草本。茎单一，圆柱形；单叶对生，长卵形或卵状披针形；花梗细长，白色；蒴果近球形。**生于山坡林下和岩石缝中。**

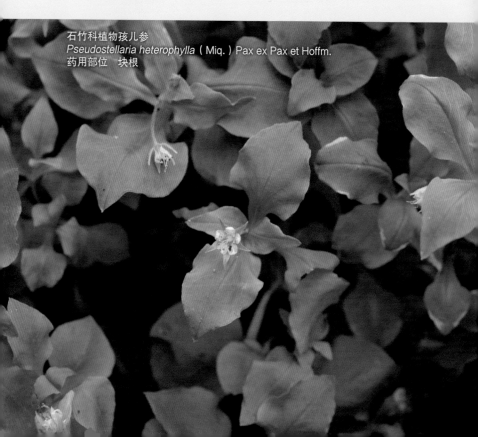

石竹科植物孩儿参
Pseudostellaria heterophylla（Miq.）Pax ex Pax et Hoffm.
药用部位　块根

禁忌 可外敷（洗）

可制用 可鲜用 可内服

治病组方见 563 页

党　参

别名：潞党参、潞州党、东党、狮头参、条党参

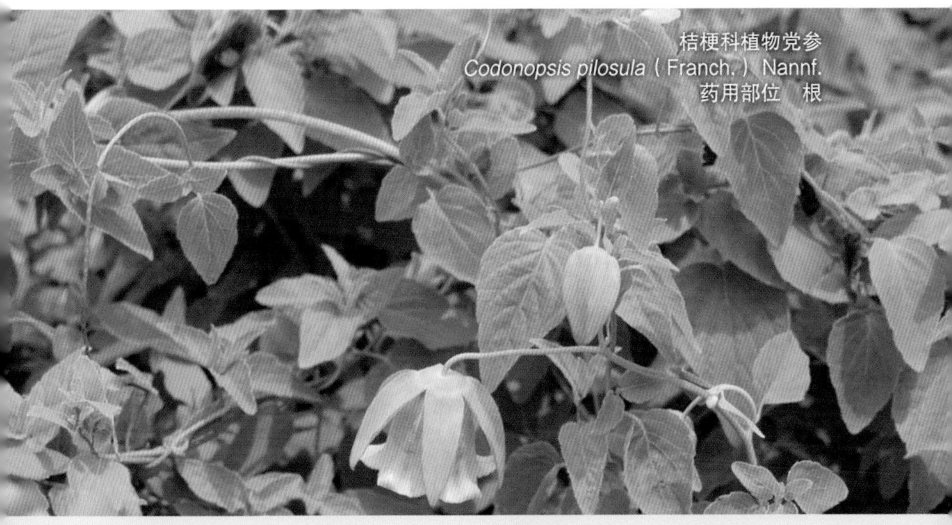

桔梗科植物党参

Codonopsis pilosula（Franch.）Nannf.

药用部位　根

- **植物速认：**多年生缠绕草本。折断有乳汁；叶互生、对生或假轮生，卵形或广卵形；花冠广钟状，浅黄绿色；蒴果圆锥形，种子无翅。**生于山地林边及灌木丛中。**

- **性味功效：**甘，平。补中益气，生津养血。

- **主治：**肺阴虚（少气、乏力、纳差）、肺虚咳嗽、胃气虚呃逆、脾胃虚损（纳差、消化不良）、病后术后中气不足（头晕乏力）、糖尿病（咽干、口燥、乏力）、心悸（失眠、自汗）、头眩心悸（四肢逆冷、浮肿、小便不利）、气虚乏力（脾虚泄泻）、尿失禁、乳汁稀少、小儿口腔溃疡。

- **禁忌：**凡胸闷，憋气，多痰，表邪未解及实证、热证均忌用。党参反藜芦，畏五灵脂，禁止与藜芦、五灵脂一起使用。

西洋参

别名：花旗参、洋参、泡参、野生洋参、西洋人参、西参

禁忌

可制用　可鲜用　可内服

治病组方见 510 页

- **性味功效：** 苦、微甘，寒。养阴清火，益气生津。
- **主治：** 气阴两虚（自汗口渴）、消渴属上焦、肺结核（咳嗽、咯血、潮热盗汗）、肺阴虚（干咳、舌质红）、前列腺炎。
- **禁忌：** 反藜芦，中虚阳衰或胃有湿浊者慎用。
- **植物速认：** 多年生草本。茎圆柱形，轮生于茎端，广卵形至倒卵形；花冠绿白色，长圆形；浆果扁圆形，成对状，熟时鲜红色，原产于北美。**生于山地阔叶林。**

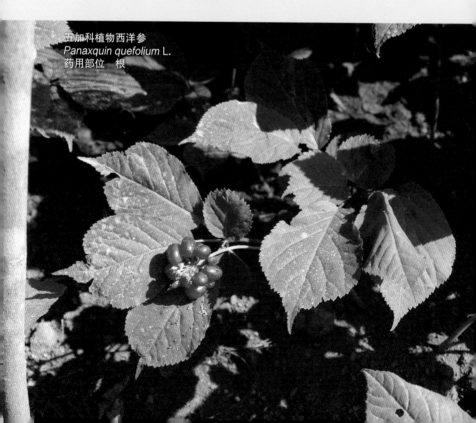

五加科植物西洋参
Panaxquin quefolium L.
药用部位　根

禁忌 可外敷（洗）
可制用 可鲜用 可内服

治病组方见 575 页

黄芪

别名：关芪、正芪、原生芪、白皮芪

性味功效：甘，温。补气固表，利水消肿，生肌排毒。

主治：阴虚发热盗汗、胸中大气下陷（呼长吸短、脉沉迟）、支气管炎、血小板减少症、顽固性头痛、肝硬化、冠心病、自汗、习惯性便秘、慢性前列腺炎、痈疽、无名肿毒、鼻咽喉癌放化疗后常用方、产后乳汁自出不止、血崩。

禁忌：表实火旺者，慎用。

植物速认：多年生草本。茎直立，羽状复叶互生，卵状披针形或椭圆形；蝶形花冠淡黄色；荚果膜质，无毛；种子肾形，棕褐色。**生于向阳草地及山坡；现广为栽培。**

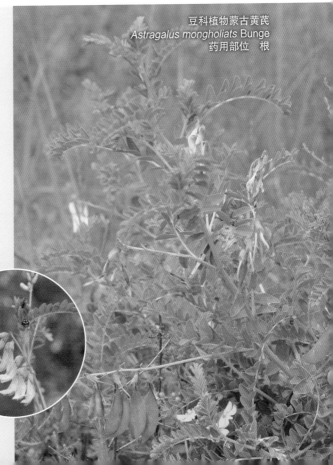

豆科植物蒙古黄芪
Astragalus mongholiats Bunge
药用部位　根

羊乳

别名： 山海螺、菜头酸、四叶参、土人参、土党参、奶参、臭党参、乳夫人

可外敷（洗） 可制用 可鲜用 可内服

治病组方见 515 页

- **性味功效：** 甘、涩，平。养阴益气，清热解毒，活血通乳。

- **主治：** 气血两虚头晕（劳倦乏力）、肺脓肿、肺癌、自汗、盗汗、贫血、病后体虚、毒蛇咬伤、各种痈疽肿毒、恶疮、乳腺炎、颈淋巴结核、湿热带下、乳汁不足。

- **植物速认：** 草质藤本。有白色乳汁和特殊臭味；叶互生，对生或轮生状，菱状卵形、长圆状披针形或椭圆形；花冠钟形内面暗紫色；蒴果具宿存花萼。**生于山野沟洼潮湿地带或林缘、灌木林下。**

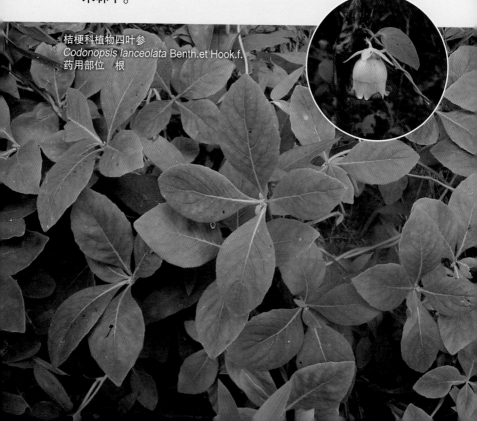

桔梗科植物四叶参
Codonopsis lanceolata Benth.et Hook.f.
药用部位　根

禁忌 可外敷（洗）

可制用 可鲜用 可内服

治病组方见 511 页

当归

别名：秦归、全归、归身、归尾、干归、云归

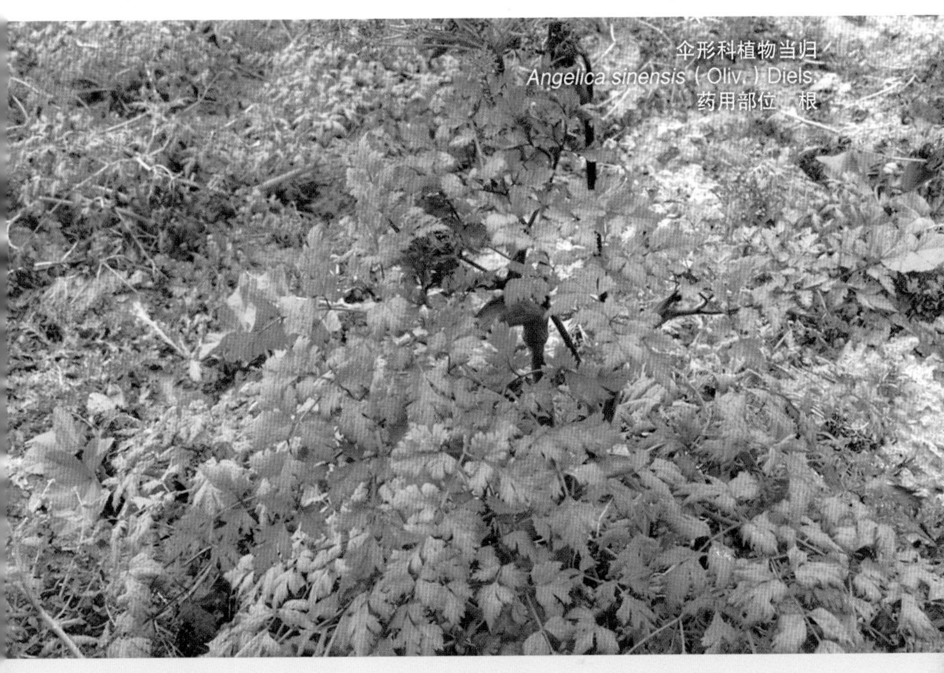

伞形科植物当归

Angelica sinensis (Oliv.) Diels.

药用部位：根

- **植物速认：**多年生草本。全株有特异香气；茎直立，叶互生，紫褐色，卵形或椭圆形；花细小，绿白色，圆形；双悬果椭圆形。**生于高寒多雨的山区。**

- **性味功效：**甘、辛，温。补血活血，调经止痛，润肠通便。

- **主治：**脾胃虚寒、体虚、脱发、夜半咳嗽不止、血栓性脉管炎、风湿性心脏病、阳痿、跌打损伤、冻伤后局部溃疡、产后血虚便秘、痛经、月经不调。

- **禁忌：**凡脾胃湿邪，大便溏泻，阳证者均不宜使用。

白芍

禁忌　经验　可外敷（洗）　可制用　可鲜用　可内服

别名：芍药、白芍药、金芍药

治病组方见 497 页

- **性味功效：**苦、酸，微寒。养血调经，柔肝止痛。
- **主治：**肝气郁结（胁肋酸痛）、肝阳头痛（眩晕）、咳嗽咯血（少痰）、胃痛（属肝气犯胃）、胃及十二指肠溃疡（腹痛）、鼻出血不止、腓肠肌挛急抽筋、神经根型颈椎病、乳肿痛（乳中结核）、妇女痛经、腰椎间盘突出症、脑外伤昏迷（植物人）。
- **禁忌：**凡中寒腹痛作泄者不宜单独用。
- **经验：**芍药有赤、白两种。白补而赤泻，白收而赤散。
- **植物速认：**多年生草本。茎直立，小叶窄卵形、披针形或椭圆形；花瓣白色或粉红色，倒卵形。**生于山坡灌木、山地草地和林下。**

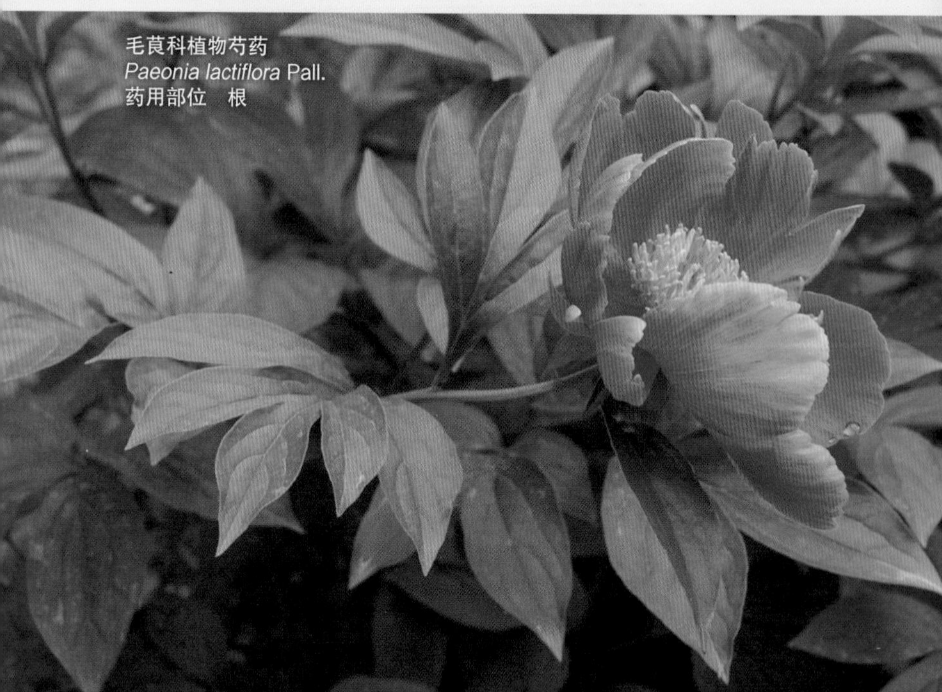

毛茛科植物芍药
Paeonia lactiflora Pall.
药用部位　根

禁忌 可外敷(洗)
可制用 可鲜用 可内服

治病组方见 601 页

熟地黄

别名： 地黄、怀庆地黄、干生地、怀生地、熟地

- **性味功效：** 甘，微温。滋阴补血，益精填髓。

- **主治：** 肾肺两虚所致咳喘、阴虚所致吐血、阴虚火旺（须发早白）、腰膝酸软、五心烦热、肾虚（头晕眼花）、肾脾两虚所致久泻、老年性便秘、类风湿关节炎稳定期、脚跟骨骨质增生症、痈肿或骨髓炎伤口久不愈合（属虚寒证）、肾脾两虚所致崩漏、月经过多（头晕、面色苍白、耳鸣）、妇女不孕症。

- **禁忌：** 阳虚阴盛者忌用，痰多苔腻，胸闷者均不宜用。

- **植物速认：** 多年生草本。茎直立，叶片倒卵状披针形；紫红色或淡黄色五裂之唇形花。花茎直立；蒴果卵形或长卵形；种子多数。**生于海拔 50~100 米的沙土地、荒坡、山脚、墙边、路边等。**

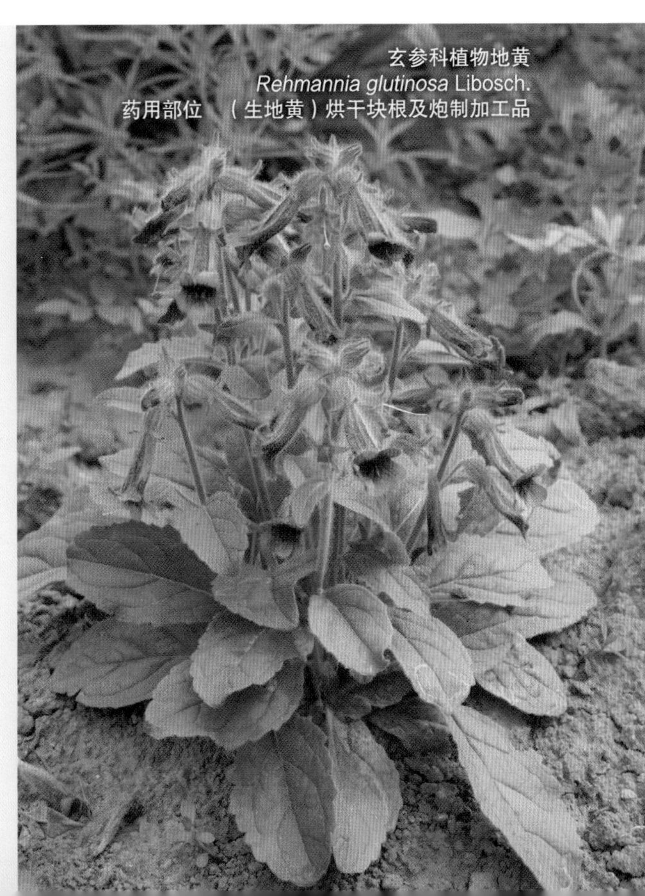

玄参科植物地黄
Rehmannia glutinosa Libosch.
药用部位 （生地黄）烘干块根及炮制加工品

灵 芝

可外敷(洗) 可制用 可鲜用 可内服

别名：芝草、回生草、菇王、筝生草、红芝、黑芝

治病组方见 532 页

- **性味功效：**淡，微温。滋养强壮，宁心安神，益气养胃，降压抗癌，止咳平喘。

- **主治：**咳喘、头晕、失眠、心绞痛、胃痛、神经衰弱、高血压、冠心病、高胆固醇血症、白细胞减少症、慢性肝炎、外伤性偏瘫、类风湿关节炎。

- **植物速认：**菌盖木栓质，肾形或半圆形，黄色，渐变为红褐色；菌肉近白色至淡褐色；管口初期白色，后期呈褐色；菌柄侧生，罕偏生，长度常长于菌盖的长径，紫褐色或黑色，有漆色光泽。**夏、秋季多生于林内阔叶树的木桩旁，或木头、立木、倒木上，有时也生于针叶树上。**

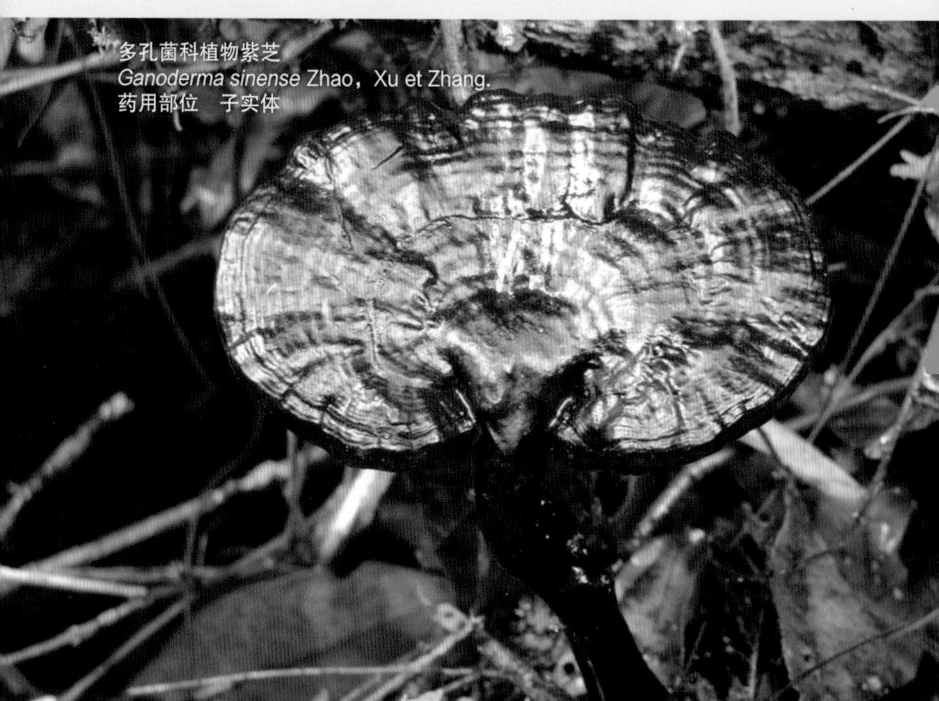

多孔菌科植物紫芝
Ganoderma sinense Zhao，Xu et Zhang.
药用部位　子实体

禁忌 可外敷（洗）
可制用 可鲜用 可内服

治病组方见 551 页

枸杞

别名： 地骨子、枸子、甜菜子、血枸子、红耳坠

■ **性味功效：** 甘，平。滋补肝肾，益精明目。

■ **主治：** 阴虚头晕心烦（口燥短气）、肺燥咳嗽、消渴虚劳咳嗽（头晕目眩）、肾阴虚（腰酸痛、头晕）、肾虚眼花（头晕、疲劳、心烦）、晚上口渴咽干、结扎手术后腰酸痛（久治不愈）、胃下垂、颈淋巴结结核、腰椎压缩性骨折、风湿性关节炎、脱肛、阳痿不举。

禁忌： 凡有外邪实热，脾虚有湿及肠滑者均不宜用。

■ **植物速认：** 灌木。树冠圆形，叶互生或数片簇生于短枝上，卵状披针形或窄倒卵形，花冠漏斗状，裂片卵形，粉红色或淡紫红色；浆果味甜，呈卵圆形或椭圆形，红色或橘红色；种子多数，棕黄色。**生于山坡、田野向阳干燥处。**

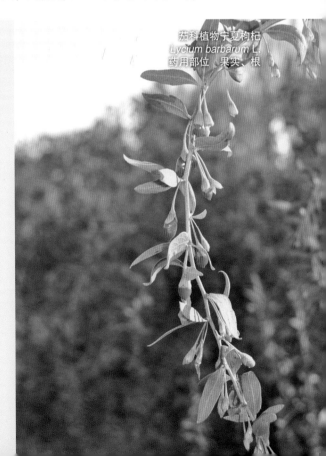

茄科植物宁夏枸杞
Lycium barbarum L.
药用部位　果实、根

桑　葚

可外敷（洗）
可制用　可鲜用　可内服

别名：桑实、桑枣、黑椹、桑果

治病组方见 572 页

- **性味功效：**甘、酸，微凉。滋阴补血，明目祛风。
- **主治：**肾阴不足（头晕耳鸣、腰酸膝软）、阴虚津少（口渴舌燥、便秘）、头发早白、脱发、失眠、头目眩晕（失眠）、脑震荡后遗症、脑瘀血所致健忘症、老年习惯性便秘、头癣、秃疮。
- **植物速认：**落叶灌木或小乔木。叶互生，卵圆形或宽卵形；花绿色；瘦果外被肉质花被，密集成卵圆形聚合果，名桑葚，成熟后变肉质，色黑紫。**生于山林或路旁。**

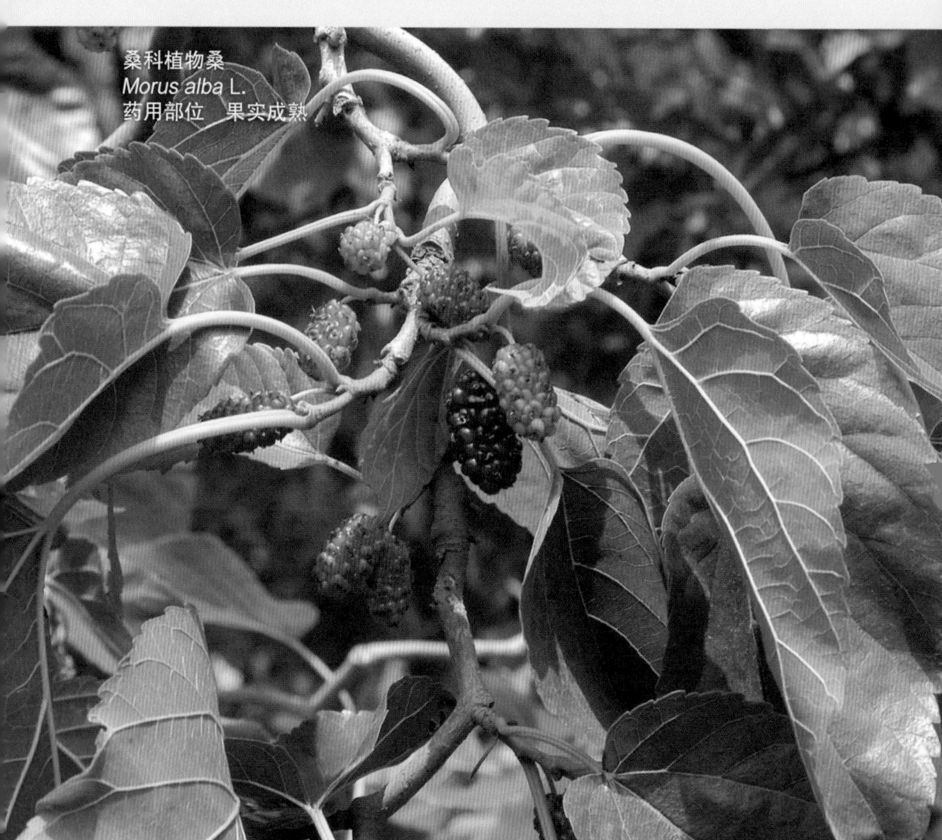
桑科植物桑
Morus alba L.
药用部位　果实成熟

可制用 可鲜用 可内服

治病组方见 476 页

木耳

别名： 黑木耳

性味功效： 甘，平。补气养血，润肺止血。

主治： 肺虚咳嗽、气虚血亏、四肢搐搦、吐血、咯血、鼻出血、痔疮出血、高血压、血管动脉硬化、眼底出血、月经不调（经色暗紫）、崩漏。

植物速认： 子实体胶质半透明，有弹性，薄片耳状；外面紫褐色，里面平滑，暗褐色至紫褐色。**生于栎树、椴树或其他阔叶树的朽木上。**

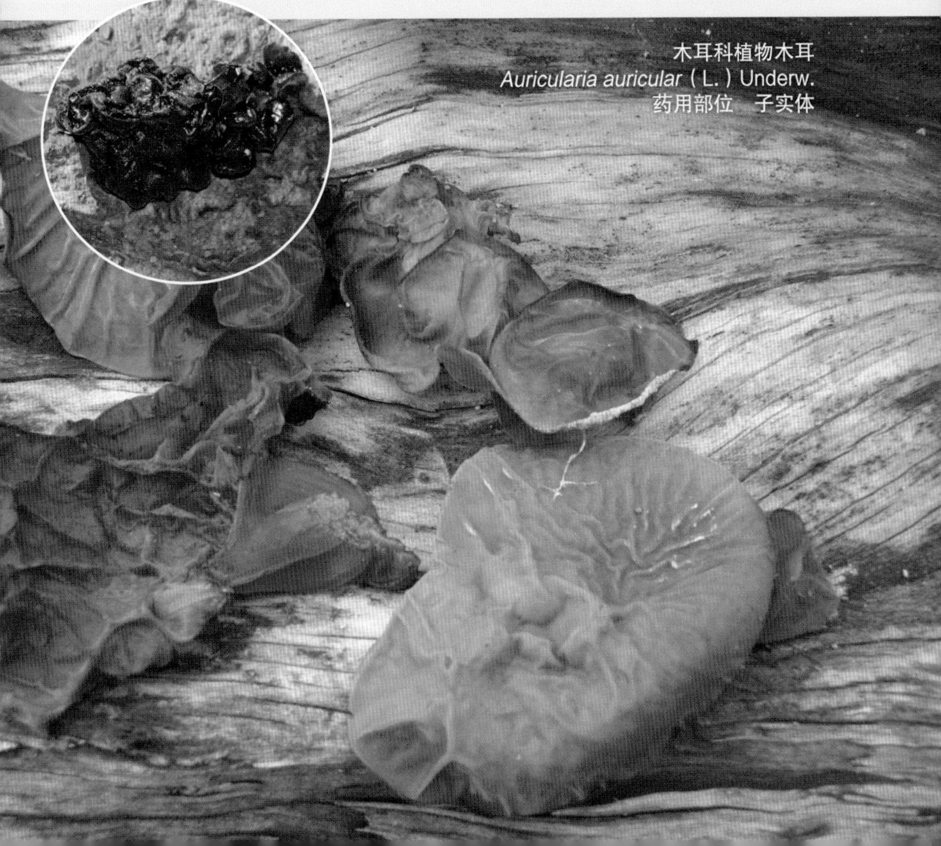

木耳科植物木耳
Auricularia auricular（L.）Underw.
药用部位 子实体

何首乌

经验　可外敷（洗）　可制用　可鲜用　可内服

别名： 夜交藤、地精、小独根、赤首乌

治病组方见 528 页

- **性味功效：** 苦、甘，微温。养血补肾，滋阴固精，益肝驱火。
- **主治：** 肝血虚（视物昏花、眼涩眩晕）、血虚面色苍白、头发早白、高脂血症、疟疾、贫血、神经衰弱、肾阴虚（五心烦热）、肾虚阳痿遗精、头部外伤后期（眩晕、头痛、神疲体倦）、脱屑且痒、血虚身痒及皮疹、血崩。
- **经验：** 本品生用润肠，解疮毒，制用补肝肾，益精血。

- **植物速认：** 多年生草本。茎缠绕，常红紫色；单叶互生，窄卵形至心形；白色小花，圆锥花序顶生或腋生，苞片卵状披针形；瘦果卵形至椭圆形，具三棱，黑色而光亮。**生于山坡石缝、篱边、林下或灌木丛中。**

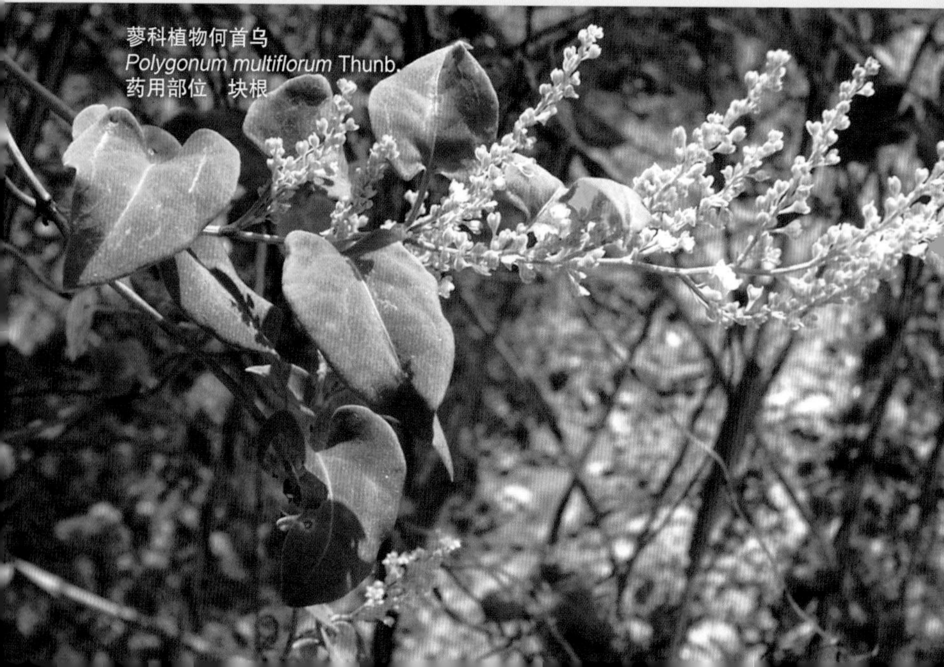

蓼科植物何首乌
Polygonum multiflorum Thunb.
药用部位　块根

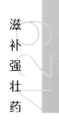

禁忌　可外敷（洗）

可制用　可鲜用　可内服

治病组方见 542 页

金樱子

别名： 刺橄榄、野爬拖、大金英、刺头、金樱肉

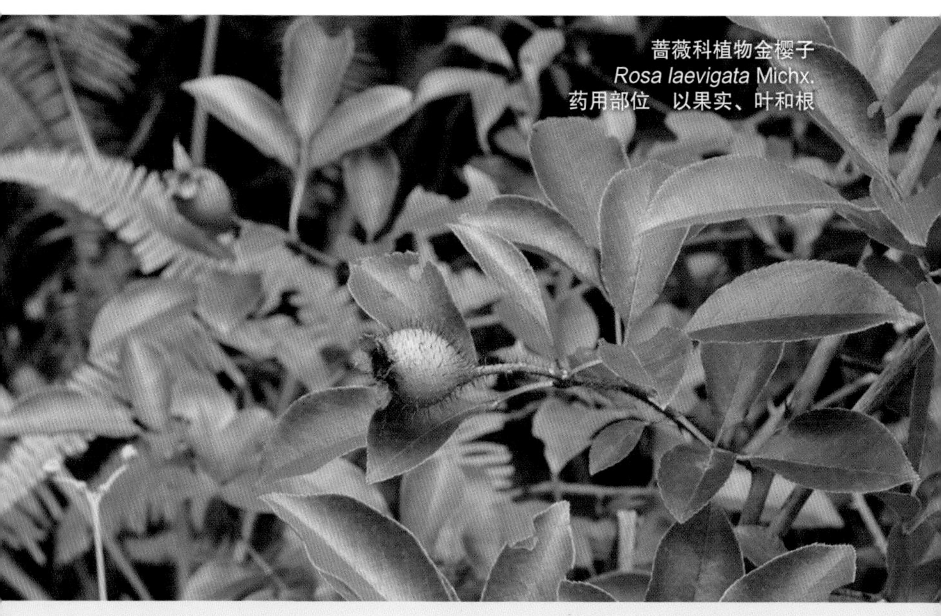

蔷薇科植物金樱子
Rosa laevigata Michx.
药用部位　以果实、叶和根

- **植物速认：** 常绿攀援小灌木。茎攀援有刺，小叶边缘有尖锐的锯齿；白色或淡红色的花；黄色果实，表面多刺。**生于向阳多石的山坡灌丛中。**

- **性味功效：** 酸、涩，平。疗下痢，止小便；补肾固精，消肿解毒。

- **主治：** 消化不良腹泻、脾虚久泻、盗汗、肾虚小便失禁、前列腺肥大、遗精、乳糜尿、多尿、下痢、久痢脱肛、挫伤、腰肌劳损、风湿性关节炎、腰部疱疹、崩漏、子宫脱垂、小儿遗尿。

- **禁忌：** 心肾有实火邪热忌用。

仙　茅

禁忌　可外敷（洗）　可制用　可鲜用　可内服

别名：独脚丝茅、山棕、地棕、千年棕、番龙草、土冬虫

治病组方见 494 页

- **性味功效**：辛、甘，温，有小毒。壮阳补肾，温经散寒。
- **主治**：肺癌、腰膝酸痛、阳痿、遗精、遗尿、肾虚、慢性肾炎。
- **禁忌**：阴虚阳旺者不宜。

- **植物速认**：多年生草本。根状茎延长，圆柱状；叶基生，条状披针形至披针形；花被内面黄色，外面白色；蒴果椭圆形，不开裂；种子有光泽，黑色。**生于山坡草丛中。**

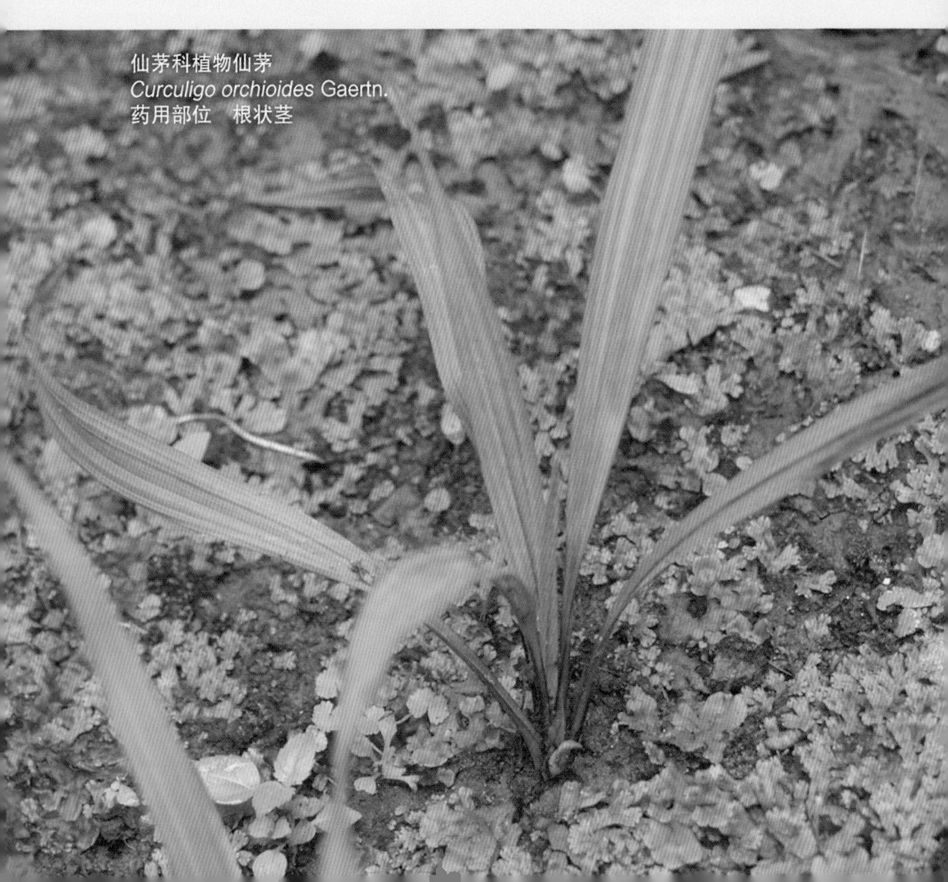

仙茅科植物仙茅
Curculigo orchioides Gaertn.
药用部位　根状茎

可外敷（洗）

可制用　可鲜用　可内服

治病组方见 592 页

锁　阳

别名：地毛球、锈铁锤、锁燕、黄骨狼、锁严子

- **性味功效：**甘，温。补肾壮阳，益精润肠。

- **主治：**津血不足（肠燥便秘）、腰膝萎弱（阳痿早泄）、肾精亏虚（腰酸无力）、滑精。

- **植物速认：**多年生肉质寄生草本。茎肥厚圆柱棒状，棕红色或暗紫红色；叶小，鳞片状互生；花小暗紫色，长圆形或窄椭圆形；坚果球形，很小。**生于沙漠地带，大多寄生于蒺藜科植物白刺等植物的根上。**

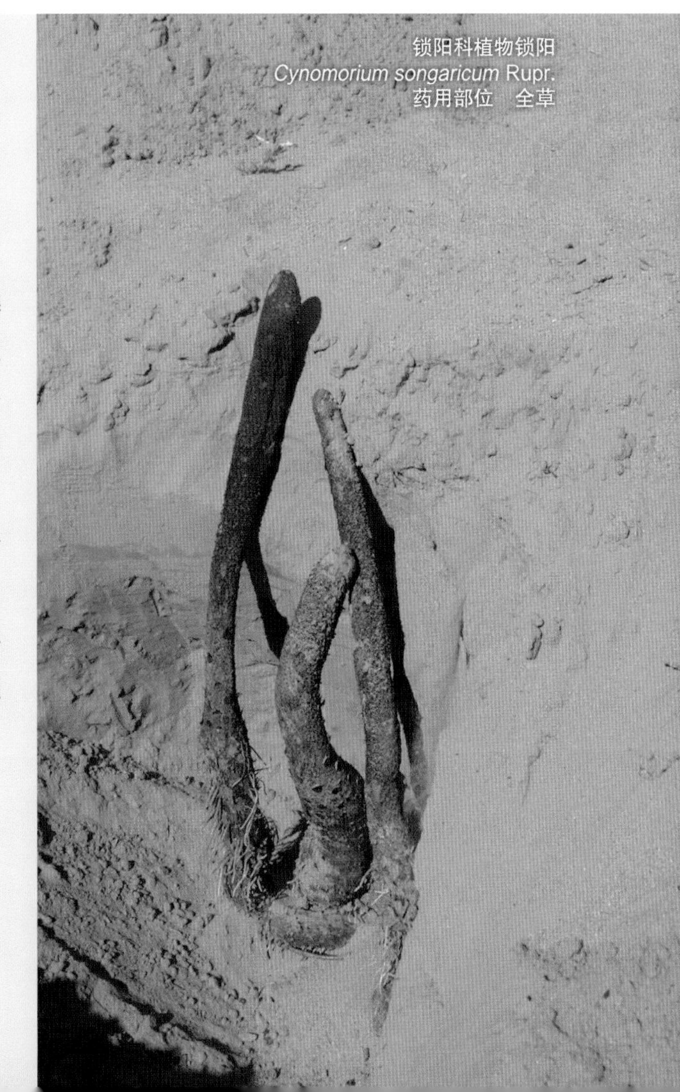

锁阳科植物锁阳
Cynomorium songaricum Rupr.
药用部位　全草

杜　仲

禁忌　经验　可外敷（洗）　可制用　可鲜用　可内服

别名：扯丝皮、思仲、思仙、丝绵皮

治病组方见 523 页

- **性味功效**：甘，温。壮腰补肾，安胎。
- **主治**：高血压（眩晕、头痛）、中风缓解期、血压不高、肝肾不足（筋骨萎弱无力、腰酸膝软）、肾虚遗精、肾虚阳痿（尿频）、腰挫扭伤、急慢性腰腿痛、胎动不安（妊娠漏血）。
- **禁忌**：肾虚火炽者不宜用。
- **经验**：笔者用本品降压效果不错。
- **植物速认**：落叶乔木。树皮灰色；叶互生，椭圆形或椭圆状卵形；花单性，雌雄异株，无花被；翅果扁而薄，长椭圆形。**生于山地林中。**

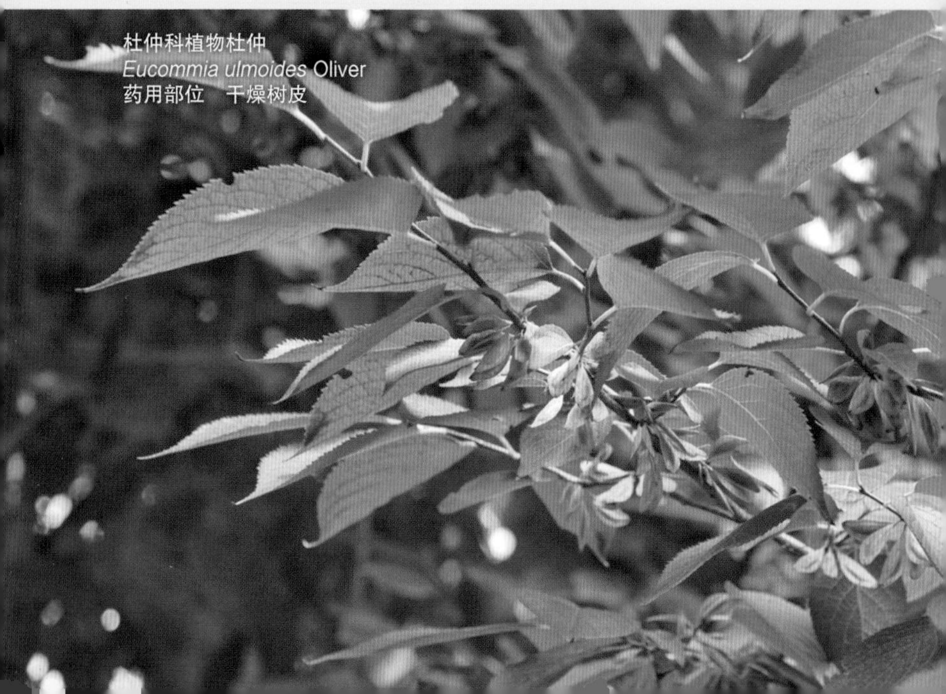

杜仲科植物杜仲
Eucommia ulmoides Oliver
药用部位　干燥树皮

治病组方见 532 页

补骨脂

别名：破故纸、胡韭子、黑故子、和兰苋

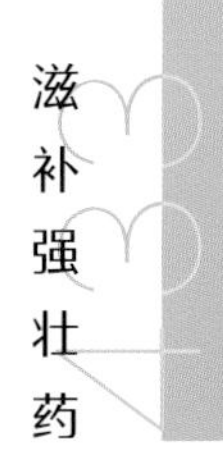

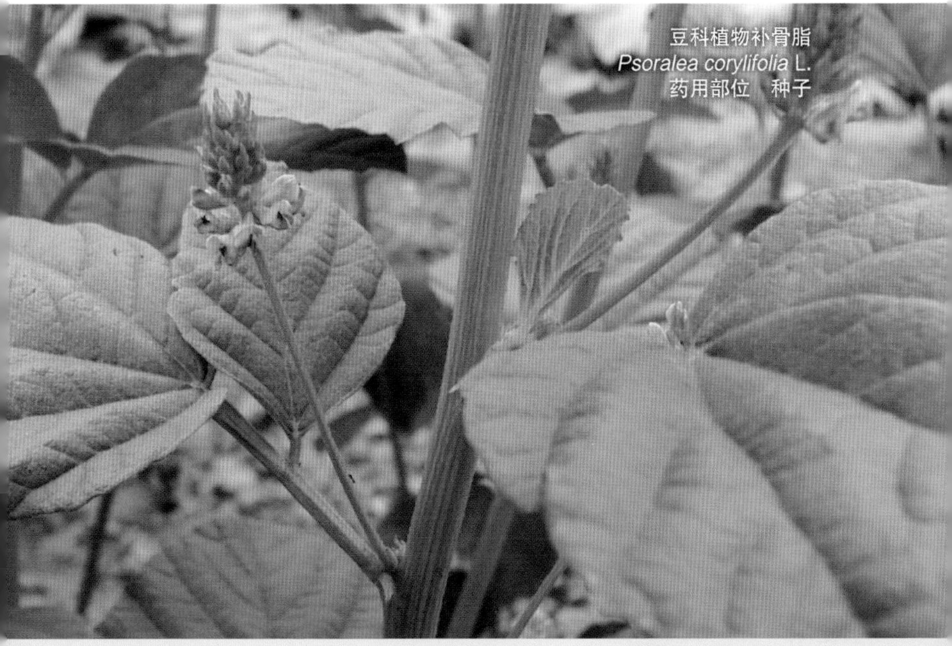

豆科植物补骨脂
Psoralea corylifolia L.
药用部位　种子

- **植物速认：**一年生草本。茎直立，枝坚硬；单叶互生，宽卵圆形；蝶形花冠淡紫色；荚果椭圆状卵形，黑色；种子扁圆形，棕黑色。**生于山坡、溪边、田边。**

- **性味功效：**辛、苦，温。温肾助阳，固精止泻，纳气平喘。

- **主治：**五更泄泻、遗尿、阳痿早泄、肾虚腰膝冷痛、肾阳虚引发哮喘、筋脉失养型肩周炎、白癜风、牛皮癣及秃发、鸡眼、顽癣、带下病（腰腹疼痛）。

- **禁忌：**凡阴虚火动，尿血便结，湿热成痰及孕妇均不宜用。

覆盆子

可制用　可鲜用　可内服

别名：覆盆、小托盘

治病组方见 605 页

- **性味功效：**甘、酸，微温。固肾涩精，缩小便。
- **主治：**老人顽固性口干症、肾虚阳痿（伴有头晕耳鸣）、肾虚不固（小便过多或遗尿）、肾阴虚（腰酸膝软）、肾虚遗精、滑精。
- **植物速认：**落叶灌木。茎直立，单叶互生，掌状；白色花，卵圆形；聚合果卵球形，红色。**生于向阳山坡、路边、林边及灌丛中。**

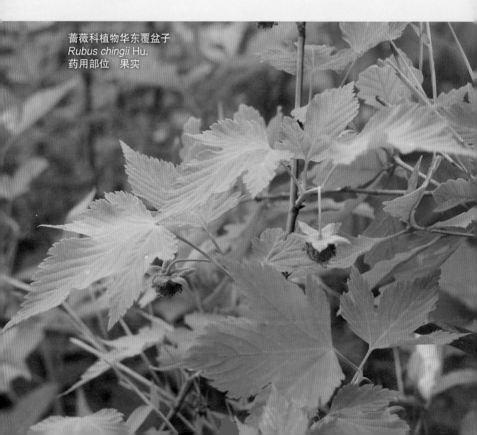
蔷薇科植物华东覆盆子
Rubus chingii Hu.
药用部位　果实

经验 可外敷（洗）
可制用 可鲜用 可内服

治病组方见 548 页

胡桃肉

别名：桃桃仁、核桃、核桃仁、分心木、青龙衣

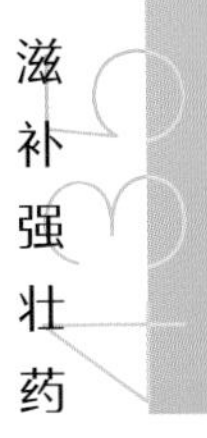

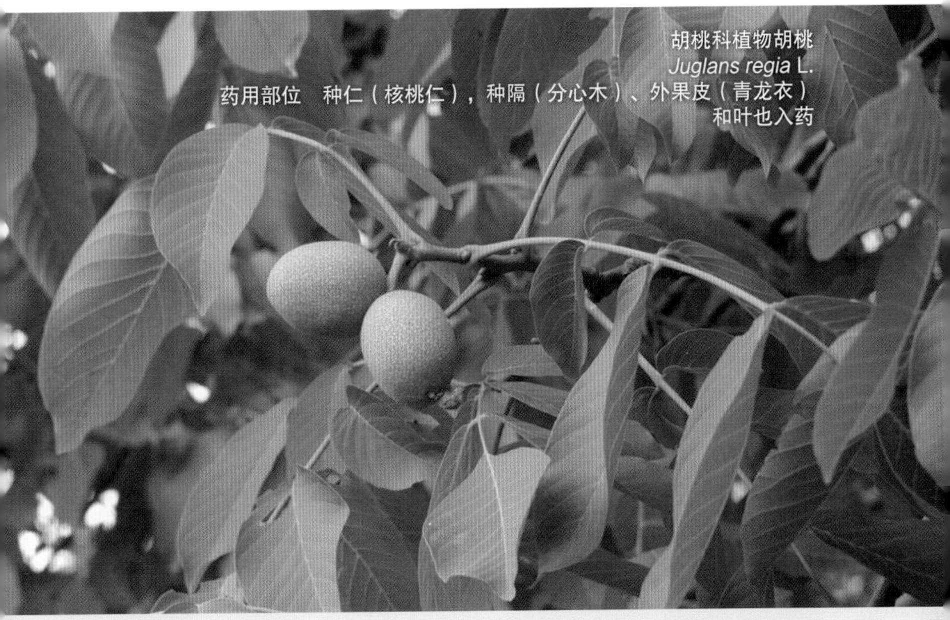

胡桃科植物胡桃
Juglans regia L.
药用部位　种仁（核桃仁），种隔（分心木）、外果皮（青龙衣）和叶也入药

■ **植物速认：**落叶乔木。树皮灰色，叶互生，卵形、矩卵形或椭圆状倒卵形；花单性同株；核果近圆形，绿色。**生于较湿润的肥沃土壤中，多栽培于坡地或丘陵地带。**

■ **性味功效：**甘，温。补肾，敛肺，润肠。

■ **主治：**虚寒喘嗽、肺结核、贫血眩晕、肾虚耳鸣（遗精）、肾虚腰部绵绵作痛、牛皮癣、鱼鳞癣、头发脱落、乳孔堵塞不通、小儿脑部发育不良。

♥ **经验：**笔者用本皮带夹（种隔）治疗食管梗阻，每次用 3~6 克，收效甚佳。

淫羊藿

禁忌　可外敷(洗)　可制用　可鲜用　可内服

别名：仙灵脾、牛角花、羊角风、放杖草

治病组方见 584 页

- **性味功效**：辛、甘，温。补肾助阳，祛风除湿。

- **主治**：神经衰弱、风湿痹痛（麻木不仁）、肾阳虚阳痿（滑精、早泄）、肾阳虚（腰膝酸软）、慢性肾炎、慢性前列腺炎引起阳痿、骨髓增生异常综合征。

- **禁忌**：阴虚相火易动，阳强易举等证用之不宜。

- **植物速认**：常绿多年生草本。茎淡黄色；复叶，纸质；花白色；蓇葖果；种子数粒，褐色。**生于山野竹林下、山路旁石缝中。**

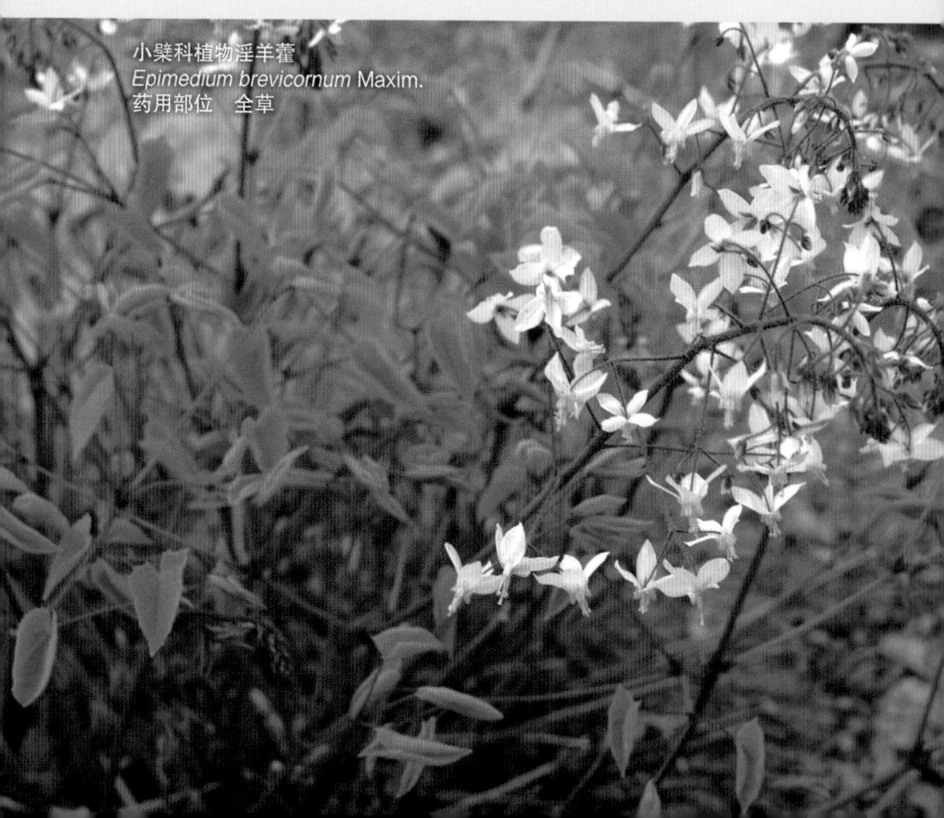

小檗科植物淫羊藿
Epimedium brevicornum Maxim.
药用部位　全草

禁忌 经验 可外敷（洗）
可制用 可鲜用 可内服

治病组方见 487 页

巴戟天

别名： 鸡肠风、鸡眼藤、黑藤钻、三角藤、巴戟、猫肠筋

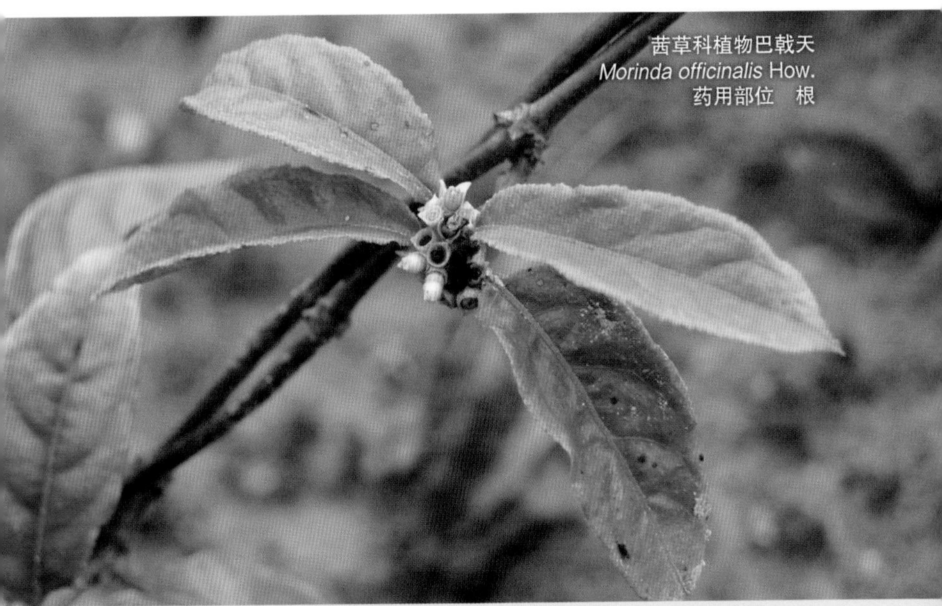

茜草科植物巴戟天
Morinda officinalis How.
药用部位 根

- **植物速认：** 草质性缠绕藤本。根肉质肥厚，圆柱形，外皮黄褐色；叶对生，长椭圆形；花冠肉质漏斗状，白色；核果球形至扁球形，熟时红色。**生于山谷、溪边或林下。**

- **性味功效：** 甘、辛，微温。温肾壮阳，强筋骨，祛风湿。

- **主治：** 阳痿早泄、冷宫不孕、尿频、尿遗、腰膝酸痛、肾不纳气、喘逆、颈椎病、寒疝睾丸肿痛、女子性欲低下。

- **禁忌：** 阴虚火盛，大便燥结者不宜用。

- **经验：** 本品有小毒，须加甘草炮制。本品还具有保肝护肝，增强机体免疫力，抑制肿瘤等作用。

沙苑子

可制用　可鲜用　可内服

别名：潼蒺藜、蔓黄芪、关沙苑、夏黄草

治病组方见 531 页

- **性味功效：**甘，温。补肾固精。

- **主治：**遗尿（尿频）、遗精（滑精）、肾虚腰痛、肝肾不足（视物昏花）。

- **植物速认：**多年生草本。茎略扁，叶互生，矩状椭圆形；黄色蝶形小花；荚果膨胀，纺锤形；种子圆肾形。**生于山野、路旁。**

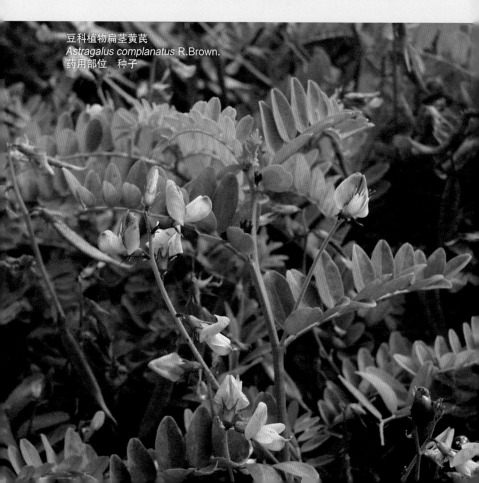

豆科植物扁茎黄芪
Astragalus complanatus R.Brown.
药用部位　种子

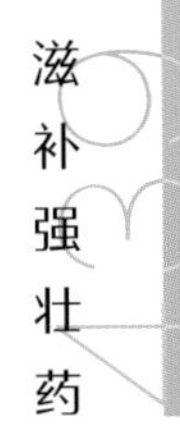

禁忌

可制用 可鲜用 可内服

治病组方见 568 页

益智仁

别名： 益智子、摘芋子

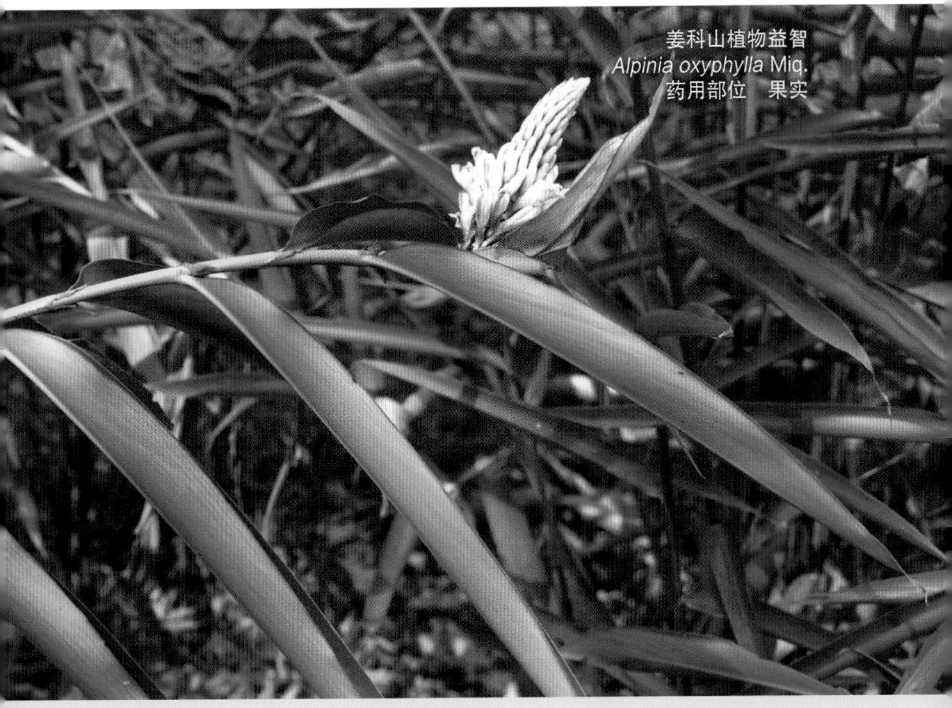

姜科山植物益智
Alpinia oxyphylla Miq.
药用部位 果实

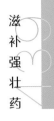

- **植物速认:** 多年生草本。茎直立，丛生；叶二列互生，窄披针形；花唇瓣倒卵形，粉白色带红色脉纹；蒴果椭圆形。**生于阴湿林下。**

- **性味功效：** 辛，温。温肾涩精，止泻缩尿。

- **主治：** 肾虚遗精（早泄）、肾虚不固（尿浊）、肾气不固（遗尿）、清晨腹泻、脾肾虚寒、小儿流涎不止。

- **禁忌：** 凡属燥热及阴虚火旺者不宜用。

川续断

可外敷（洗） 可制用 可鲜用 可内服

别名：川断、六汗、续断、龙豆、属折、接骨草

治病组方见 469 页

- **性味功效：**苦，微温。补肝肾，强筋骨，通血脉，利关节，安胎。

- **主治：**肾虚腰痛、骨质疏松症、股骨头坏死、骨折、急性腰扭伤、月经过多（色淡）、妇女胎动不安（腰酸背痛）、妇女胎动出血。

- **植物速认：**多年生草本。茎直立，叶对生，椭圆形至卵状披针形；花小，白色或淡黄色；瘦果椭圆楔形，有四棱，淡褐色。**生于山坡、草地、沟边或栽培。**

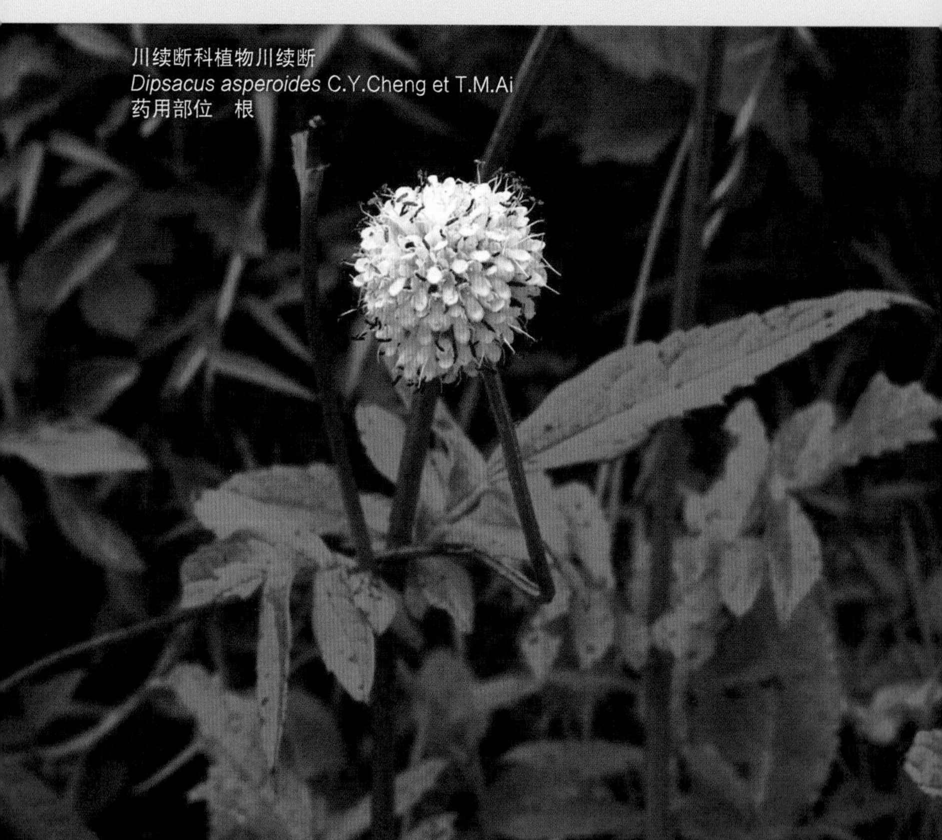

川续断科植物川续断
Dipsacus asperoides C.Y.Cheng et T.M.Ai
药用部位　根

可制用 可鲜用 可内服

治病组方见 504 页

冬虫夏草

别名：虫草、冬虫草、夏草冬虫

- **性味功效：**甘，温。滋肺补肾，益气壮腰。

- **主治：**病后久虚、咯血、虚喘、盗汗、肺结核咳嗽、遗精、阳痿、腰膝酸痛。

- **植物速认：**冬季菌丝侵入虫体，夏季自虫体头部生出子座；细长如棒球状，头部稍膨大呈窄椭圆形，形略如蚕。**生于海拔 3000~4000 米高山草甸土层中。**

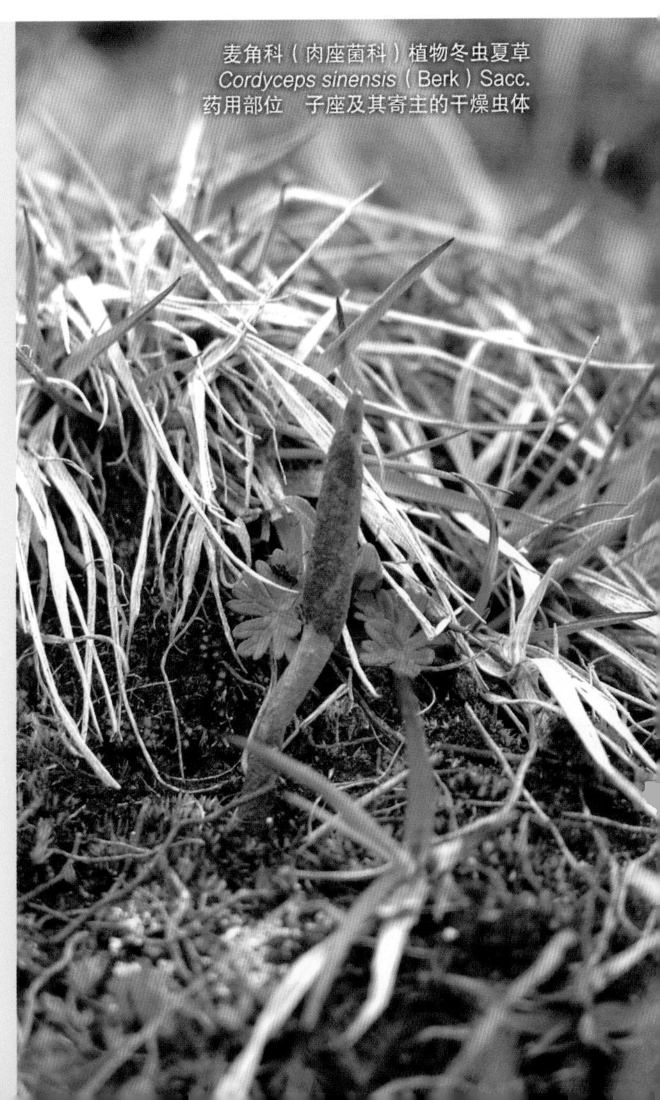

麦角科（肉座菌科）植物冬虫夏草 *Cordyceps sinensis*（Berk）Sacc.
药用部位 子座及其寄主的干燥虫体

菟丝子

别名：豆寄生、无根草、黄丝藤、豆须子

禁忌 可外敷（洗）
可制用 可鲜用 可内服

治病组方见 577 页

- **性味功效：** 辛、甘，平。补肝肾，益精髓，安胎明目。

- **主治：** 阳痿遗精（滑泄）、肾气不固（尿频、遗尿）、肾虚腰痛（遇劳则甚、绵绵不止）、肾虚胎动不安、肝肾不足（视物昏糊）、脾肾虚寒（便溏泄泻）、性功能低下、白癜风。

- **禁忌：** 凡命门火炽者忌用。

- **植物速认：** 一年生无色寄生藤本，茎蔓生，丝状；叶退化成少数鳞片状叶；花冠白色，短钟状；蒴果球形；种子淡褐色。**生于田边、荒地及灌丛中，常寄生于豆科等植物上。**

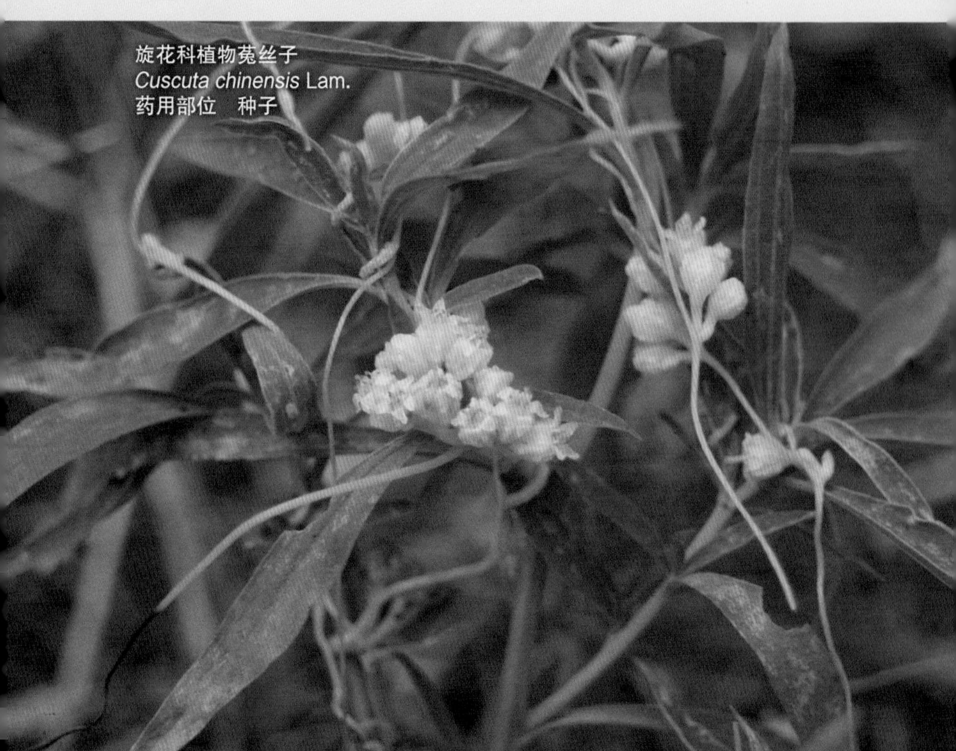

旋花科植物菟丝子
Cuscuta chinensis Lam.
药用部位　种子

禁忌 可外敷（洗）
可制用 可鲜用 可内服

治病组方见 553 页

韭菜子

别名：扁菜、韭菜根、韭子、起阳草、长生韭、壮阳草

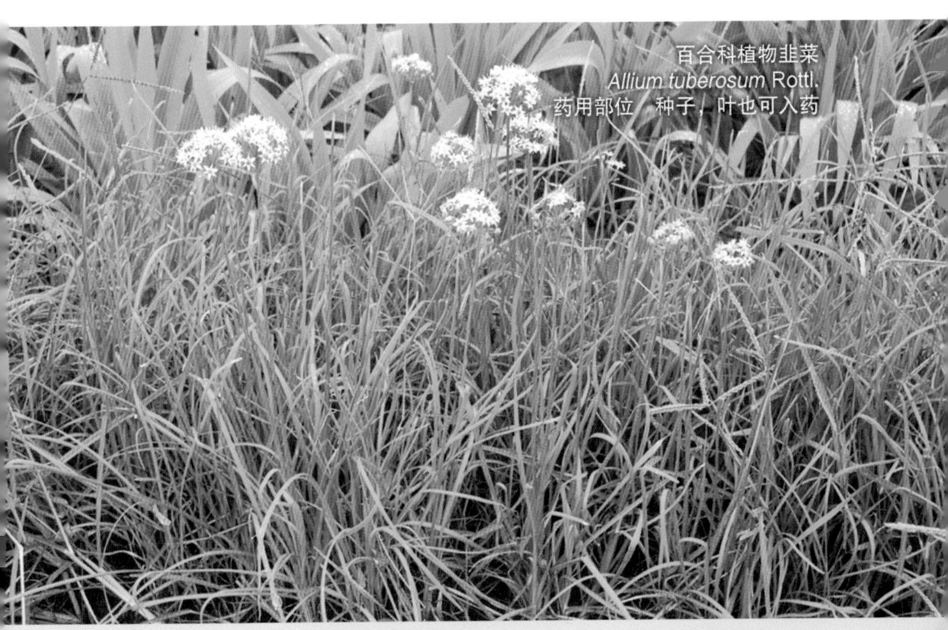

- **植物速认：**多年生草本。根茎横伸，须根多；叶基生，扁平；花白色或微带红色；蒴果倒心形，种子黑色。**生于田园。**

- **性味功效：**辛、酸，温。根、叶补虚益阳，温中下气，散瘀活血；种子补肝肾，暖腰膝，助阳固精。

- **主治：**哮喘、呃逆、牙齿疼痛、胆囊炎、肾阳虚（尿频、遗尿）、遗精（滑泻）、泌尿系结石、痔疮、蛔虫腹痛、挫伤疼痛、误吞针、蛇伤、狂犬病、汗斑、带状疱疹、妇女倒经（经期流鼻血）、肾虚带下、乳腺炎、阳痿、胃痛、小儿遗尿。

禁忌：火旺者忌用。

大血藤

禁忌 可外敷(洗)
可制用 可鲜用 可内服

别名： 大活血、黄梗藤、八卦藤、鸡血藤、红藤、黄鸡藤

治病组方见 460 页

- **性味功效：** 甘、苦，温。补血活血，舒筋活络，祛风除湿。

- **主治：** 神经衰弱、血虚头晕、血虚头痛、四肢无力、多发性神经炎、胃溃疡腹胀、急性尿道炎、肩周炎、虚寒型腰痛、腰背宿伤、风湿性关节炎、慢性盆腔炎、闭经、血崩、输卵管堵塞。

- **禁忌：** 阴虚而有燥热者不宜用。

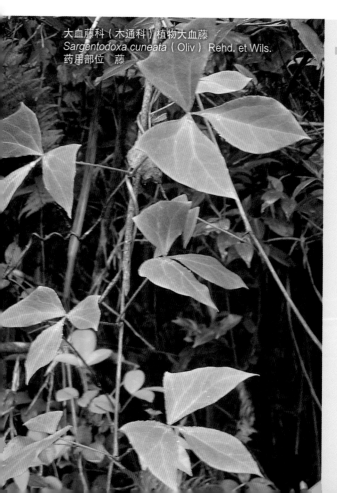

大血藤科（木通科）植物大血藤
Sargentodoxa cuneata（Oliv）Rehd. et Wils.
药用部位　藤

- **植物速认：** 落叶木质藤本。茎常扭曲，叶互生，倒卵形；花黄绿色，浆果卵形。**生于山坡疏林、溪边。**

可制用 可鲜用 可内服

治病组方见 591 页

黑芝麻

别名：胡麻、油麻、脂麻、乌麻子、小胡麻、巨胜子

■ **性味功效**：甘，平。益肝肾，养精血，润燥。

■ **主治**：肾阴不足（头晕、耳鸣、腰酸）、须发早白、贫血、病后脱发、肠燥便秘、风湿腰腿痛、食管阻塞、慢性皮肤瘙痒、预防胆结石、通乳。

■ **植物速认**：一年生草本。茎直立，四棱形；叶对生或上部互生，长圆形至披针形；花冠筒状，唇形，白色，有紫色或黄色彩晕；蒴果长圆状圆筒形；种子卵形，黑褐色。**生于排水好的沙壤土或壤土地区。**

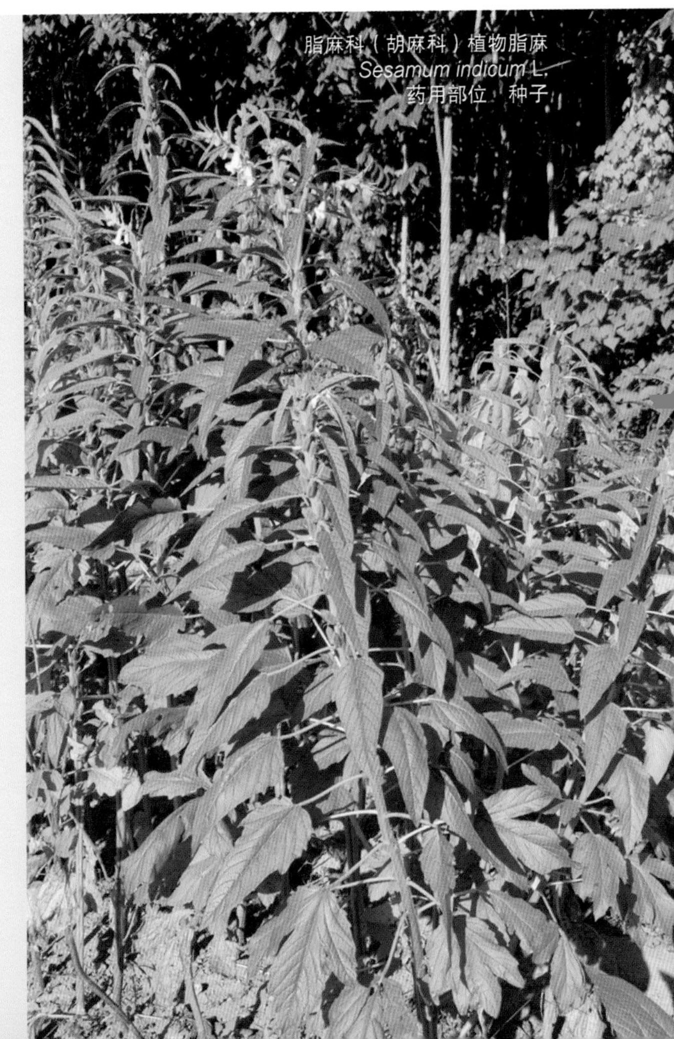

脂麻科（胡麻科）植物脂麻
Sesamum indicum L.
药用部位 种子

旱莲草

禁忌 可外敷(洗)

可制用 可鲜用 可内服

治病组方见 527 页

别名：鳢肠、白曲草、曲丸草、田乌草、乌汁草

- **性味功效：**甘、酸，平。补肾止血，消炎解毒，凉血止痢。

- **主治：**头晕、四肢无力、尿血、眼底出血、肺结核咯血、鼻出血、吐血、胆道蛔虫高热、细菌性痢疾、慢性肝炎、急性肾炎、梦泄遗精、痔疮、痈疖疮肿、蛇伤、刀伤出血、腰痛、扭挫伤、漆过敏、软疣。

- **禁忌：**有寒泻者忌用。

- **植物速认：**草本。茎暗红色，斜举或匍匐；叶对生，披针形；花冠白色；瘦果扁椭圆形。**生于山坡林下、草丛中。**

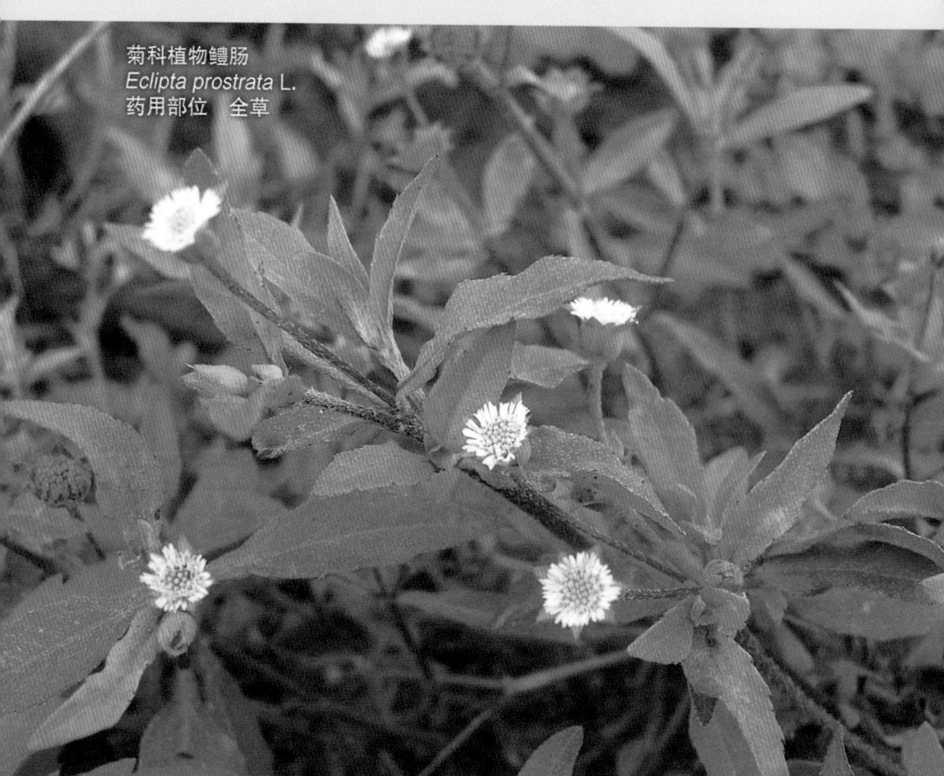

菊科植物鳢肠
Eclipta prostrata L.
药用部位　全草

禁忌 经验

可制用 可鲜用 可内服

治病组方见 576 页

黄 精

别名：老虎姜、兔竹、鸡头参、鹿竹、土灵芝

- **性味功效：**甘，平。补气养血，润肺生津。

- **主治：**肺阴虚咳嗽、肺热咳嗽（伴有咯血）、病后体弱（腰膝酸软）、脾虚食少、脾不统血（便血）、消渴属上焦者、腰肌劳损、跌打损伤、骨结核病。

- **禁忌：**凡痰湿壅滞，中寒便溏者不宜用。

- **经验：**本品与熟地黄功效相近，但本品补而不腻适合儿童老人体虚者使用。

- **植物速认：**多年生草本。茎单一，圆柱形；叶轮生，条状披针形；白、绿、淡黄色花；浆果球形，熟时黑色。**生于山地林下、灌丛或山坡半阴处。**

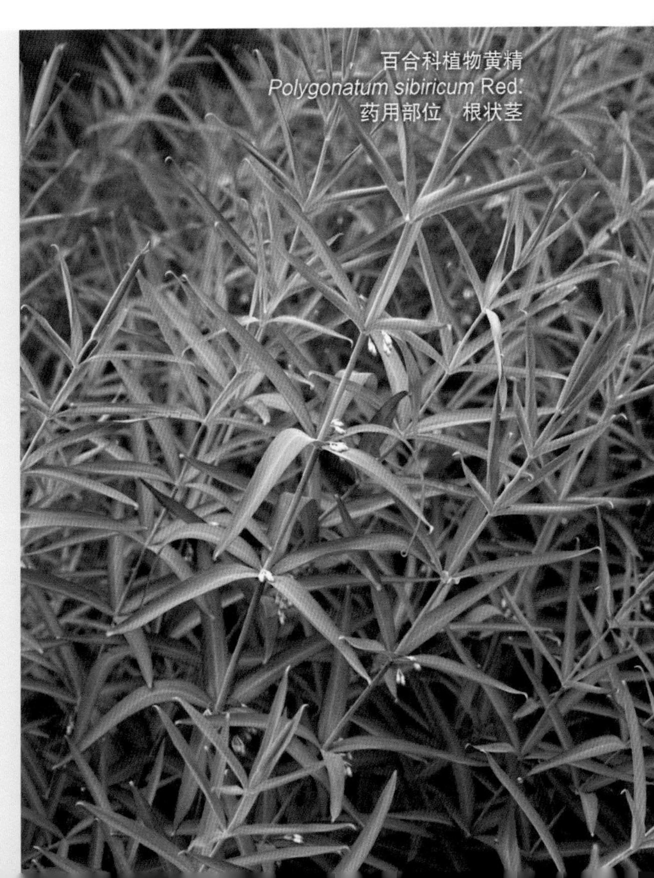

百合科植物黄精
Polygonatum sibiricum Red.
药用部位　根状茎

女贞子

别名：冬青子、女贞实、白蜡树子、鼠梓子、爆格蚤

禁忌 可外敷（洗） 可制用 可鲜用 可内服

治病组方见 470 页

- **性味功效：**甘、苦，凉。滋补肝肾，乌发明目。

- **主治：**肝肾阴虚眩晕、肝肾两虚（腰酸膝软、口渴咽干）、阴虚火旺型遗尿、视物昏花（两眼干涩）、神经衰弱、失眠、心律不齐、慢性肾炎（以尿蛋白长期不消为主症）、经期超前（属血热者）。

- **禁忌：**脾胃虚寒作泄者不宜用。

- **植物速认：**常绿大灌木或乔木。树干直立，树皮灰绿色；叶对生，卵状披针形；白色小花，花萼及花冠钟状；浆果状核果，肾形，深蓝黑色，成熟时红黑色。**生于山野。**

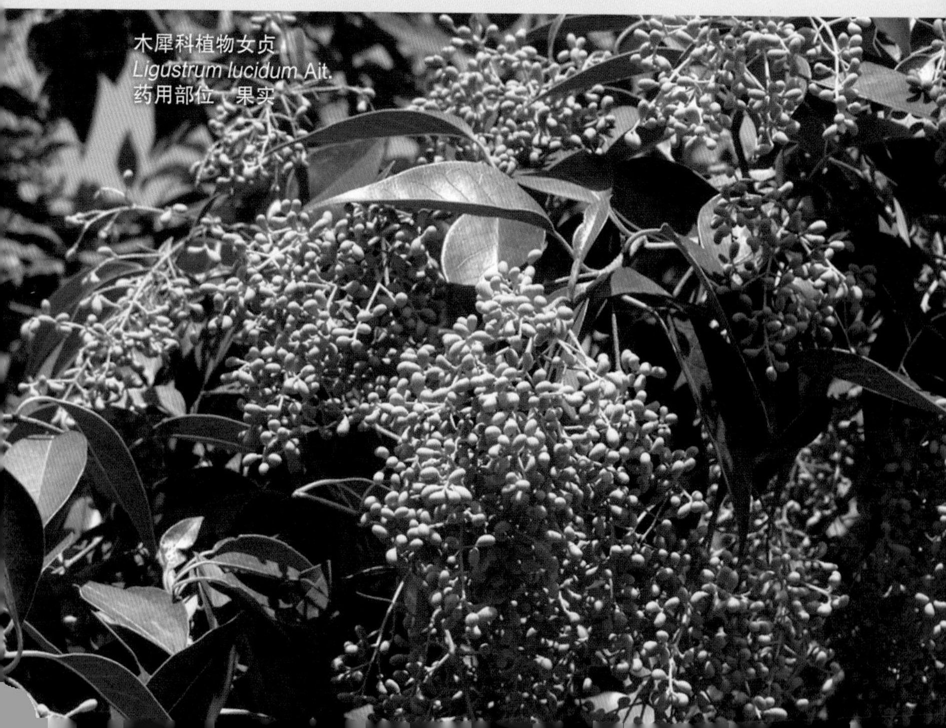

木犀科植物女贞
Ligustrum lucidum Ait.
药用部位：果实

可外敷（洗） 可制用 可鲜用 可内服

治病组方见 501 页

白背黄花稔

别名：生力草、生肉草、黄芪仔

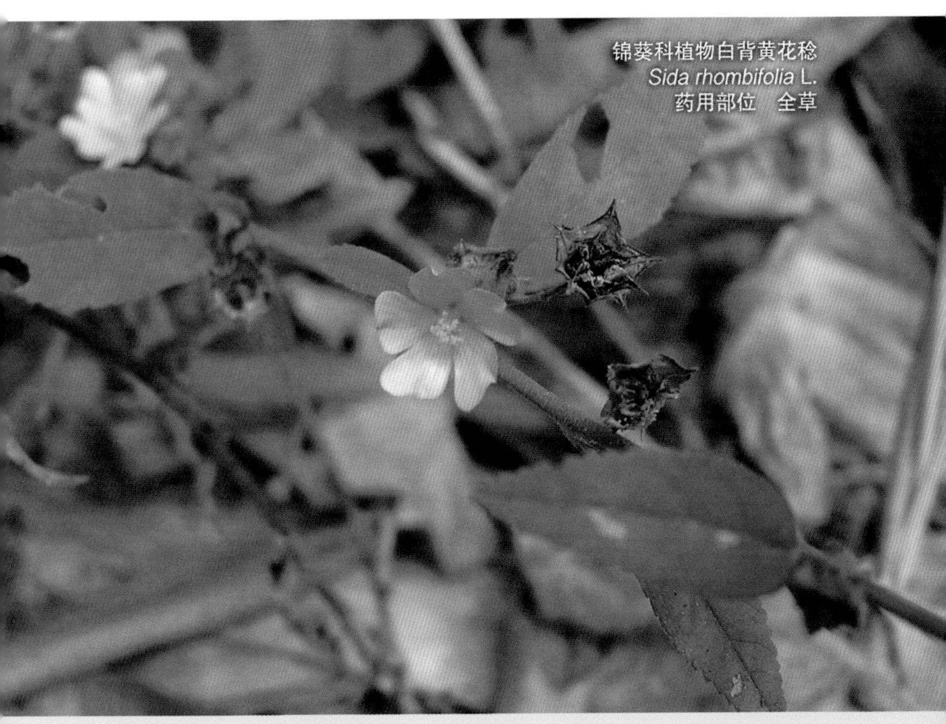

锦葵科植物白背黄花稔
Sida rhombifolia L.
药用部位　全草

- **植物速认：**多分枝亚灌木。叶长圆形，托叶刺毛状；花瓣黄色，蒴果盘状。**生于山地、旷野、园地、路旁。**

- **性味功效：**甘，微温。消痈解毒，行气活血，祛风除湿，壮筋强骨。

- **主治：**神经衰弱、失眠、头晕或昏倒、咳嗽痰中带血、胃脘闷痛、黄疸、劳力过度、四肢乏力、腰酸、风湿性腰痛、外伤引起局部性溃疡。

黄花倒水莲

经验 可外敷(洗) 可制用 可鲜用 可内服

别名： 观音串、鸡骨草、黄花远志、黄花参

治病组方见 574 页

- **性味功效：** 甘，微温。壮腰补肾，健脾祛湿，滋阴润肺。

- **主治：** 肺虚咳嗽、血虚心悸（失眠）、肝肾两虚、虚火牙痛、阳痿、慢性肾炎、腰椎压缩性骨折、腰肌劳损、慢性风湿性关节炎、腰腿痛、淋浊、痢疾、疔疮疖毒、带下病、子宫脱垂、小儿疳积或病后体弱。

- **经验：** 本品根炖鸡肉、猪脚服有祛湿和滋补作用。

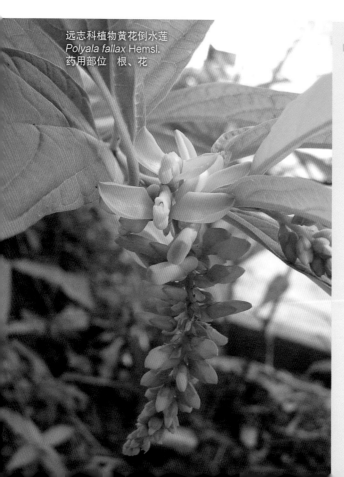

远志科植物黄花倒水莲
Polyala fallax Hemsl.
药用部位　根、花

- **植物速认：** 落叶灌木。茎灰色，有淡褐色斑点；叶互生窄长方形或倒卵状披针形；花假蝶形；蒴果扁平，宽肾形；种子如小鸡头。**生于山坡、旷野。**

附一 450种中草药用药组方

风热感冒：一枝黄花15克，白英15克，水煎服。急性扁桃体炎：一枝黄花、四季春、马兰、梅叶冬青各15克，水煎服；或一枝黄花15克，一点红15克，土牛膝15克，水煎服。肾炎：一枝黄花、万毒虎（白绒草）、金丝草、爵床各20克，水煎服；或一枝黄花10克，白茅根30克，车前草15克，马鞭草12克，水煎服。淋巴结肿大：一枝黄花30克，星宿菜20克，山芝麻25克，鼠耳草15克，水煎服。肝硬化腹水：一枝黄花60克，加蛏干炖服。霉菌性腹泻：一枝黄花根15克，山楂12克，三叶鬼针草20克，水煎服；或一枝黄花10克，小毛毡苔10克，山楂10克，水煎服。腓肠肌痉挛：一枝黄花根30克，猪五花肉炖服。跌打损伤：一枝黄花20克，马鞭草30克，酢浆草15克，水煎服；或一枝黄花6克研末，1天3次，开水送服。顽固疔疖肿痛：一枝黄花15克，金银花15克，蒲公英15克，紫花地丁、山藿香各12克，鬼针草、野菊花各10克，水煎服。毒蛇咬伤：一枝黄花全草30克，鬼针草15克，马兰20克，水煎服。带下病、尿道炎：一枝黄花100克，水煎熏洗患处。乳腺炎：一枝黄花30克，蒲公英15克，天门冬10克，烧酒200毫升，炖1小时后服。盆腔炎：一枝黄花20克，白英、鱼腥草各30克，爵床15克，水煎服。小儿鹅口疮：一枝黄花10克，白龙骨10克，半枝莲10克，水煎服。

脾胃湿热呃逆：丁香3克，瓜蒌实15克，竹茹15克，半夏6克，黄连6克，水煎当茶服，1天1剂。胃虚寒呃逆：丁香6克，人参6克，柿蒂10克，生姜6克，水煎服。肾阳不足，阳痿，少腹冷痛：丁香6克，制附子6克，肉桂6克，巴戟天10克，水煎服。暑季呕吐泄泻：丁香2克，滑石15克，藿香9克，水煎服。脾虚呕吐，腹泻消化不良：丁香3克，白术10克，半夏6克，生姜3片，水煎服。骨质增生症，外伤瘀肿：丁香10克，穿山甲5克，沉香5克，红花10克，麝香0.2克，碾细末，加醋浸泡1周，外敷患处3~7天，局部干时，加醋调湿。腱鞘囊肿：丁香10克，肉桂8克，乳香10克，没药10克，血竭12克，青皮10克，樟脑6克，上药研末外敷。

头风贯眼：丁香蓼30克，千斤拔20克，白马骨20克，地骨皮15克，水煎服；或鲜丁香蓼50克，豆腐250克，水炖服。胃火牙痛：丁香蓼30克，栀子根40克，水煎服。湿热腰痛：鲜丁香蓼100克，三丫苦（三叉苦）20克，水煎服。细菌性痢疾：鲜丁香蓼60克，水煎加糖服。肝炎、

丁香蓼 97

肝硬化：丁香蓼40克，蔄芝30克，白毛藤20克，葫芦茶15克，地耳草10克，鬼针草10克，老君须10克，水煎服。**脑震荡**：丁香蓼30克，卷柏15克，香茶菜20克、马大青20克，菊花10克，水煎服。**睾丸肿痛**：丁香蓼40克，算盘珠30克，蔄芝20克，水煎服。**肾炎水肿**：丁香蓼60克，地胆草20克，石韦20克，车前草15克，鬼针草10克，万毒虎（白绒草）10克，金丝草10克，水煎服。**尿道炎**：丁香蓼适量，水煎熏洗；或鲜丁香蓼60克，鲜车前草30克，水煎服。**痔疮**：丁香蓼50克，凤尾草20克，爵床20克，陌上番椒20克，水煎服。**过敏性皮炎**：鲜丁香蓼适量，水煎熏洗患处。**神经性毒蛇咬伤**：丁香蓼20克，鬼针草15克，叶下珠10克，银线草根10克，紫花地丁10克，水煎服。**妇女带下病**：丁香蓼60克，白马骨30克，夜香牛20克，水煎服。

丁葵草 78

感冒发热：丁葵草20克，水煎服。**四肢无力**：丁葵草60克，黄花远志30克，炖鸭蛋服。**肾炎水肿**：丁葵草30克，天芥菜15克，水煎服。**急性黄疸性肝炎**：丁葵草20克，地耳草15克，白花蛇舌草20克，马蹄金20克，白毛藤15克，水煎服。**急性胃肠炎**：丁葵草20克，积雪草12克，白花蛇舌草20克，鬼针草15克，水煎服。**慢性肝炎、四肢无力、头晕**：丁葵草30克，白背叶根20克，葫芦茶12克，上药加入猪骨头适量，水炖服。**不明原因黄疸**：鲜丁葵草60克，水煎冲蜜服。**各种癌肿**：丁葵草30克，万毒虎20克，白花蛇舌草30克，半枝莲20克，水煎服。**赤白痢**：鲜丁葵草30克，水煎加糖适量冲服。**劳伤吐血**：鲜丁葵草全草捣烂取汁1杯，童便冲服。**内痔肿痛出血**：鲜丁葵草全草30克，陌上番椒20克，水煎服。**痈疽肿毒**：鲜丁葵草30~60克，水煎服，另取鲜丁葵草捣烂外敷；或鲜丁葵草捣烂加入醋适量浸1夜涂于患处。**跌打肿痛、毒蛇咬伤**：丁葵草15~30克，鬼针草20克，韩信草15克，九节茶15克，水煎服。**乳腺炎**：丁葵草30克，野牡丹20克，蒲公英15克，水煎服。

十大功劳 55

湿热头痛：十大功劳40克，土茯苓60克，马大青60克，川芎10克，鸡肸花12克，石仙桃30克，水煎服。**风火赤眼**：十大功劳40克，青葙子12克，野菊花15克，水煎服；或鲜十大功劳根皮切薄片3克，开水1小杯浸1天，取清液滴眼。**头晕耳鸣**：十大功劳根40克，莲子肉120克，炖服。**咽喉肿痛**：鲜十大功劳根与射干根适量，磨洗米水，口含或吞服；或十大功劳根30克，龙葵20克，射干10克，山豆根10克，水煎服。**湿热黄疸**：十大功劳花9克，一枝黄花15克，铺地蜈蚣15克，水煎服；或十大功劳根30克，茵陈蒿15克，水煎服。**急性支气管炎**：十大功劳根30克，虎杖根15克，枇杷叶12克，水煎服。**肺结核**：十大功劳根20克，翻白草15克，九节茶15克，葫芦茶15克，鸭皂树20克，水煎服。**高血压**：十大功劳茎15克，石仙桃15克，豨莶草15克，六棱菊9克，水煎服。**痢疾、淋浊、带下**：鲜十大功劳15~30克，水煎服，1天2次。**细菌性痢疾**：十大功劳20克，凤尾草10克，忍冬藤12克，赤地利15克，地榆15克，白芍10克，山药10克，水煎服，1天1剂。坐骨神经痛：十大功劳40克，三白草20克，土牛膝15克，鸭脚香15克，楤木根15克，伸筋草10克，水煎服。游走性关节炎：鲜十大功劳根60~120克，三白草20克，万毒虎（白绒草）20克，猪脚节一只，黄酒200克，炖服。热毒疮疡肿痛：鲜十大功劳根60克，冰糖50克，开水炖服；或狭叶十大功劳研末和蜜调匀外敷。盆腔炎：十大功劳根9克，金银花18克，紫花地丁24克，水煎服。

肺结核、久咳：七叶一枝花15克，百部10克，黄芩12克，葫芦茶10克，三叉苦15克，水煎服。急性喉炎，扁桃体炎：七叶一枝花9克，玄参6克，四季春15克，甘草、薄荷各3克，水煎服；或七叶一枝花10克，元参10克，牛蒡子10克，桔梗6克，薄荷3克，甘草3克，水煎服。慢性咽喉炎：七叶一枝花9克，马鞭草15克，玉龙鞭15克，诃子10克，水煎服。颈淋巴结核：七叶一枝花、夏枯草、天葵子各10克，水煎服；或重楼鲜根茎磨醋或捣烂敷患处。肝炎：七叶一枝花12克，伏牛花根20克，猪瘦肉120克，水炖服。溃疡性结肠炎：七叶一枝花12克，虎杖15克，鬼针草12克，白及10克，仙鹤草10克，水煎服。食管癌：七叶一枝花15克，垂盆草20克，射干8克，水煎服；或七叶一枝花15克，白花蛇舌草20克，半边莲20克，灵芝30克，水煎服。跌打内伤：七叶一枝花6克，白酒15毫升，先把鲜品磨成汁，冲酒服，1天1~2次。扭伤：鲜七叶一枝花30克，捣烂加白酒调敷。梨状肌综合征：七叶一枝花15克，八卦拦路虎20克，泽兰20克，两面针15克，土牛膝15克，蔓性千斤拔15克，水煎服。连服7日为1疗程。坐骨神经痛：七叶一枝花10克，香椿10克，阿利藤20克，杜仲15克，千斤拔15克，白石榴根20克，水煎服。骨癌：七叶一枝花15克，鸭皂树100克，白石榴根60克，王瓜30克，三叉苦40克，水煎服或猪骨服，连服30天为1疗程。毒蛇咬伤：七叶一枝花10克，半边莲15克，星宿菜15克，过路蜈蚣15克，水煎服；或七叶一枝花鲜根茎磨醋，取磨出液涂抹；另用根茎研末，1次2克，开水送服。疮疡痈毒：七叶一枝花15克，金银花30克，野菊花15克，紫花地丁草15克，蒲公英15克，水煎服。外耳道疖肿：七叶一枝花鲜根茎磨人乳滴耳。口腔癌：七叶一枝花12克，白芷10克，党参15克，黄芪30克，姜半夏15克，制南星10克，石见穿20克，猕猴桃根30克，白术10克，甘草3克，山豆根7克，半枝莲15克，半边莲15克，五味子10克，茯苓10克，麦冬10克，浙贝母15克，鱼腥草20克，水煎服。乳腺炎、脓肿：七叶一枝花40克，虎杖50克，煅石膏15克，冰片2克，加水调糊外敷患处，1~2日换药1次。小儿惊风：七叶一枝花3克，研粉，1次1克，凉开水送服。

风湿热：七叶莲30克，黄花豨莶草、苦郎树、鸭皂树各20克，田葱15克，水煎服。胃十二指肠溃疡：七叶莲30克，山鸡椒叶20克，两面针15克，

七叶莲 162

高良姜 6 克，香附 9 克，水煎服。**三叉神经痛**：七叶莲 50 克，紫花地丁 15 克，七层楼 10 克，白马骨 30 克，水煎服。**肩周炎、神经根型颈椎病**：七叶莲 20 克，桑枝 20 克，桂枝 8 克，忍冬藤 20 克，鸡矢藤 15 克，白芍 20 克，川芎 10 克，片姜黄 12 克，甘草 6 克，水煎服。**坐骨神经痛**：七叶莲 30 克，土牛膝、望江南各 20 克，伸筋草 15 克，鸭脚香 10 克，水煎服；或七叶莲 30 克，千斤拔 50 克，阿利藤 20 克，磨盘草 30 克，杜仲 15 克，水煎服。**跌打损伤、脱臼（先复位后）**：七叶莲 30 克，三叉苦 20 克，两面针、酢浆草各 10 克，九节茶 15 克，水煎服；或鲜七叶莲叶、鲜黄花酢浆草、鲜石胡荽、鲜生姜、鲜百两金叶各适量，捣烂加米酒调外敷患处。**烫伤**：七叶莲叶适量，捣烂加盐外敷。**月经不调、痛经**：七叶莲 20 克，两面针、马大青、当归各 15 克，川楝子、白芍各 12 克，水煎服。

人参 415

气虚欲脱：人参 15 克，制附子 10 克，龙骨 30 克，牡蛎 30 克，水煎服。**肺气虚，喘促汗出**：人参 10 克，胡桃肉 10 克，蛤蚧 10 克，水煎服。**脾胃虚弱，大便溏稀，面色萎黄**：人参 10 克，白术 10 克，茯苓 12 克，炙甘草 6 克，陈皮 10 克，干姜 6 克，桂枝 6 克，水煎服。**中气下陷（脱肛，胃下垂，子宫下垂）**：人参 10 克，升麻 12 克，黄芪 30 克，白术 12 克，陈皮 10 克，柴胡 10 克，羊乳 15 克，水煎服。**热病伤津，口渴咽干**：人参 6 克，知母 10 克，石膏 30 克，粳米 1 撮，玄参 15 克，芦根 12 克，水煎服。**心肺两虚，心慌，失眠，神疲多梦**：人参 6 克，枣仁 10 克，远志 10 克，茯神 12 克，当归 12 克，白术 10 克，黄芪 30 克，水煎服。**热病伤阴，便秘**：人参 6 克，麦冬 10 克，玄参 15 克，生地黄 30 克，火麻仁 10 克，水煎服。**低血压头晕**：人参 15 克，黄精 20 克，玉竹 12 克，五味子 8 克，水煎服。**久病体虚，脉微肢冷**：人参 20 克，水炖服。

八角枫 218

喘咳、体虚：八角枫根须 2 克，炖猪肉服。**风湿性关节炎**：八角枫根 6 克，阿利藤 15 克，穿根藤 20 克，及己 15 克，白石榴根 20 克，水煎服。**类风湿关节炎**：鲜八角枫根 6 克，猪瘦肉 150 克，炖服。**心力衰竭**：八角枫根 6 克，冰糖少许炖服。**跌打内伤**：八角枫侧根 2 克，研粉，温酒冲服；或八角枫鲜叶捣烂外敷或干粉撒患处。**腰椎间盘突出症**：八角枫根 6 克，榕树根 50 克，菝葜 30 克，水煎服。

八角莲 109

体虚支气管哮喘：八角莲 15 克，炖鸡服或炖猪排骨服。**肺癌**：八角莲根 10 克，干蟾皮 12 克，黄芪 30 克，三尖杉 30 克，球兰 20 克，八月扎 20 克，半枝莲 15 克，三叉苦 30 克，七叶一枝花 15 克，丹参 12 克，水煎服，连服 20 天为一个疗程。**吐血**：八角莲根、茎各 20 克，天花粉 9 克，翻白草、龙芽草各 15 克，猪瘦肉 120 克，开水炖服。**食管癌**：八角莲根、毛花杨桃、九节茶各 20 克，七叶一枝花 15 克，水煎服，7 天为 1 疗程。**跌打损伤**：八角莲根 3 克，研细末，酒送服，1 天 2 次。**毒蛇咬伤**：八角莲、七叶一枝花、三叉苦、鬼针草各 9 克，半枝莲 10 克，水煎服；或八角莲根 6 克，水煎服，另取八角莲研末，调醋外敷患处。疖肿、无名肿毒：八角莲适量研细末，加凡士林调成 10% 软膏，外敷患处；或用根加酒或加醋适量，磨成糊状，涂敷患处，1 天 3~4 次。背痈溃烂：八角莲鲜叶用针密刺细孔，以米汤泡软，贴患处，日换 2 次。带状疱疹：八角莲根研细末，调醋外敷。

九头狮子草 159

肺病咯血：九头狮子草 30 克，白茅根 20 克，水煎服；或鲜九头狮子草捣烂绞汁 1 杯和童便调。咳嗽：九头狮子草 30 克，热咳加冰糖炖服，寒咳和猪瘦肉炖熟服。咽喉肿痛：九头狮子草 30 克，过江藤 20 克，水煎服。食欲不振：九头狮子草 9~15 克，和鸡或鸭或猪瘦肉炖，吃肉喝汤。流行性感冒、麻疹：鲜九头狮子草 30~90 克，水煎服。痈疽疔疖：鲜九头狮子草叶适量，和黄柏粉、红糖捣烂涂敷；或捣烂调冬蜜服。毒蛇、狂犬咬伤：鲜九头狮子草 30~60 克，捣烂绞汁炖服，渣外敷患处。小儿惊风、肝热：鲜九头狮子草 15~20 克，水煎调冰糖服。

九里香 234

牙痛：九里香叶 40 克，水煎，分 3~6 次含漱。胃痛：九里香 30 克，蒲公英 20 克，两面针、豺皮樟、龙须藤各 15 克，三叉苦 20 克，水煎服。睾丸肿大：鲜九里香根 30~90 克，青壳鸭蛋 1 个，酒水各半炖服。癫痫：九里香花适量，布包作枕头，长期使用。腰腿痛（虚寒型）：九里香根 30 克，紫花茄 20 克，香椿 20 克，蔓性千斤拔 20 克，山苍子根 15 克，水煎服。风湿性关节炎：九里香根 20 克，水团花 15 克，鸡血藤 15 克，梅花入骨丹 15 克，水煎服。跌打肿痛：九里香叶 100 克，研末，1 次 3 克，1 天 3 次，饭后开水冲服，或冲酒服。宿伤：九里香根 30 克，龙须藤、两面针、豺皮樟各 20 克，九节茶 10 克，水煎服。连服 7 日为 1 疗程。湿疮瘙痒：九里香枝叶一握，酌加水煮开三四沸，待温，擦洗患处。

了哥王 161

肝硬化腹水：了哥王鲜根二重皮 30 克，大红枣 12 枚（去皮核），红糖 30 克，共捣炼为丸，捻如绿豆大。用量视患者体质而定，一般用 5~7 丸，1 天 1 次，或 1 天 3 次，饭后开水送服。淋巴结核：了哥王根、山芝麻、葫芦茶各 15 克，水煎服，1 天 2 次；另取鲜叶捣烂和糖外敷。骨结核：了哥王鲜根 9~20 克，鸡蛋 2~3 粒，水炖服。深部脓肿：了哥王鲜根二重皮约 7 厘米长，青壳鸭蛋 1 个，顶上钻一孔，把根皮插进蛋内，煮熟，去根皮食蛋，1 天 1 次。纤维瘤：了哥王 50 克，浸醋 1500 克，青壳鸭蛋 4 个，将鸭蛋放在醋中浸泡壳软为度，后鸭蛋取出，1 次 1 个，水煮吃。脂肪瘤：了哥王、血盆草、六棱菊、山芝麻各 15 克，算盘子 30 克，水煎服，连服 10 天为 1 疗程。跌打损伤：了哥王鲜根二重皮 15 克，猪肉 300 克，水炖加酒服；或取了哥王干根二重皮 15 克，研末制成蜜丸，制成 20 丸，1 天 3 次，1 次服 1 丸。疔疮肿毒：鲜了哥王茎叶捣烂外敷或绞汁外搽；或了哥王全草研粉用凡士林调成 20% 软膏外敷。手脚癣：了哥王茎皮捣烂浸醋涂抹患处。疣：了哥王果实适量浸 95% 酒精，1 星期后，取汁外抹患处。乳腺炎：了哥王根 20 克，鸡蛋 1 粒，炖服。

刀豆 214

瘀血头痛：刀豆根 15 克，加黄酒 30 毫升，炖服。呃酸：刀豆壳微火煅干，碾粉，1 天 3 次，1 次 3 克，开水送服。虚寒呃逆：刀豆种子 6 克，梅花根 15 克，阳桃根 10 克，两面针 10 克，牛白藤 10 克，水煎服。肾虚腰痛：刀豆果壳 15 克，千斤拔 15 克，瓜子藤 15 克，香椿 15 克，入骨丹 15 克，水煎服。久痢：刀豆果壳 15 克，凤尾草 10 克，仙鹤草 15 克，铁苋 15 克，水煎服。跌打损伤：刀豆根 15 克，琴叶榕 15 克，七叶莲 15 克，梅花根 15 克，水煎服。闭经：刀豆果壳 25 克，益母草 10 克，香附 10 克，当归 6 克，水煎服。

三七 361

肝郁失眠：三七 9 克，丹参 12 克，合欢皮 12 克，炒酸枣仁 15 克，水煎服。表虚自汗：三七 9 克，黄芪 15 克，防风 6 克，白术 9 克，炙甘草 6 克，水煎服。咯血、咯血久治不愈：三七 6 克（研磨冲服），生龙骨 30 克，生牡蛎 30 克，山茱萸 30 克（去核），代赭石 15 克，水煎服。慢性咽喉炎属梅气核：三七 9 克，柴胡 6 克，合欢皮 9 克，香附 9 克，木蝴蝶 9 克，桔梗 6 克，甘草 6 克，水煎服。冠心病：三七 15 克，丹参 20 克，地龙干 15 克，水煎服。慢性胃溃疡：三七 6 克， 砂仁 15 克，白毛将军 20 克，生黄芪 20 克，水煎服。慢性肾炎：三七 6 克，人工牛黄 0.6 克，肉桂 2 克，琥珀 4 克，研细末，1 天 1 剂，分 2 次冲开水服。跌打损伤：三七 6 克，地鳖虫 7 只（去足炒焦），血竭 4 克，合研细末，分 3 次，米酒冲服。小儿发育不良：三七 3 克，研末，炖猪、鸭肉服。

三叉苦 136

肺热咳嗽：三叉苦根 30 克，水煎调冰糖服。感冒发热多痰：三叉苦根 40 克，鱼腥草 20 克，狗肝茶 20 克，百部 8 克，十大功劳 15 克，鸭皂树 15 克，水煎服。咽喉肿痛：三叉苦 30 克，梅叶冬青 20 克，忍冬藤 20 克，天门冬 8 克，野菊花 10 克，甘草 3 克，水煎服。扁桃体炎、肺炎：三叉苦叶 30 克，桑白皮 15 克，黄芩 10 克，水煎服。肺脓肿：三叉苦根 45 克，鸭蛋 1 个，开水炖服。预防流感、流行性脑脊髓膜炎、流行性乙型脑炎：三叉苦、牛筋草、马鞭草、野菊花、金银花、鬼针草各适量，水煎当茶服。创伤感染发热：三叉苦鲜根 30 克，水煎服。胃溃疡：三叉苦 30 克，九里香 15 克，两面针 15 克，南五味 15 克，水煎服。胸部挫伤休克：鲜三叉苦叶 60 克，地龙 5 条，捣烂取汁加米酒炖服。坐骨神经痛：三叉苦根 30 克，望江南 20 克，金鸡脚 15 克，白勒花 15 克，水煎服；或三叉苦 30 克，骨碎补 15 克，金狗脊 20 克，泽兰 10 克，川续断 15 克，苦刺根 15 克，水煎服，连服 7 天为 1 疗程。荨麻疹、湿疹、皮炎、痔疮：三叉苦鲜叶适量，水煎洗。中耳炎：三叉苦鲜叶捣烂绞汁滴耳。

淋证：三白草根 60 克，猪小肠 300 克，洗净，水炖服；或三白草 15

克，萹蓄 30 克，车前子 12 克，木通 6 克，滑石 15 克，栀子 10 克，瞿麦 15 克，黄柏 10 克，连翘 10 克，甘草 6 克，赤小豆 15 克，水煎服。高血压：三白草 30 克，大蓟根 15 克，水煎服。病毒性肝炎：三白草 20 克，地耳草 30 克，黄芩 12 克，白毛藤 15 克，水煎服。食管癌：三白草 30 克，鲜蚯蚓 5 条，白花蛇舌草 20 克，万毒虎（白绒草）15 克，水煎服。肾炎水肿：三白草 30 克，车前草 20 克，海金沙 15 克，爵床 20 克，水煎服。尿道感染、尿路结石：三白草 15 克，玉米须 15 克，海金沙 10 克，石韦 20 克，水煎服。睾丸炎：三白草 15 克，灯笼草根 60 克，爵床 20 克，水煎服。关节肿痛：三白草鲜根 30 克，鸭 1 只，酒水各半煎 2 小时，饭前服。坐骨神经痛：三白草 30 克，鸭脚香 15 克，白石榴根 20 克，田葱 20 克，水煎服；或三白草鲜根 60 克，淡水鳗鱼 250 克，酒水各半炖服。痛风性关节炎：三白草 30 克，牛顿草 40 克，车前草 30 克，薏苡仁 30 克，爵床 15 克，土牛膝 15 克，七叶莲 15 克，两面针 15 克，水煎服。乳腺炎：三白草 30 克，枸杞根 20 克，龙葵根 20 克，水煎加少量酒炖服或三白草鲜根 60 克，豆腐适量，开水炖服；另取渣捣烂外敷患处。湿热带下：三白草 30 克，猪瘦肉炖服。

三白草 277

肺癌咳嗽发热：三尖杉干根 40 克，白花蛇舌草 30 克，三叉苦 30 克，鱼腥草、牛白藤各 20 克，水煎服；或三尖杉 30 克，腹水草、山藿香各 20 克，水煎服。蛔虫病、钩虫病：三尖杉种子 20 克，水煎服。食管癌：三尖杉 20 克，韩信草 15 克，射干、知母各 10 克，蝉蜕 6 克，甘草 10 克，水煎服。食积：三尖杉 10 克，山楂 20 克，水煎服。胃癌：三尖草 20 克，半枝莲、茅膏菜各 10 克，白花蛇舌草、半边莲各 15 克，水煎服。淋巴肉瘤：三尖杉枝叶、排钱草各 15 克，山芝麻 10 克，水煎服。白血病：三尖杉皮 30 克，水煎服。腰腿痛：三尖杉根 30 克，拦路虎 20 克，白石榴根 20 克，南天竹根 15 克，水煎服。子宫癌：三尖杉 15 克，排钱草 15 克，水煎服。

三尖杉 155

腹部肿块：三棱 10 克，丹参 15 克，乳香 10 克，没药 10 克，莪术 10 克，天花粉 10 克，蒲公英 15 克，水煎服。食积胃脘胀满：三棱 10 克，莪术 10 克，党参 15 克，白术 10 克，麦芽 12 克，青皮 10 克，枳实 10 克，佛手 10 克，水煎服；或三棱 10 克，莪术 10 克，陈皮 10 克，厚朴 10 克，木香 8 克，槟榔 10 克，水煎服。肝硬化、腹水：三棱 8 克，莪术 8 克，广陈皮 20 克，大戟 3 克，芫花 3 克，车前子 10 克，白术 20 克，茯苓 15 克，水煎服。慢性前列腺炎，属瘀滞型：三棱 8 克，瞿麦 12 克，红花 6 克，浙贝母 10 克，益智仁 10 克，生麦芽 10 克，水煎服。头部外伤：三棱 15 克，白萝卜 200 克，牛顿草 100 克，莪术 15 克，积雪草 50 克，升麻 15 克，地龙 15 克。水煎服。肩胛骨下痹痛：三棱 10 克，莪术 10 克，乌药 10 克，威灵仙 12 克，青皮 6 克，枳壳 8 克，木香 6 克，三七 4 克，红花 8 克，当归 12 克，水煎服。瘀血闭经，痛经，恶露阻滞：三棱 10 克，莪术 10 克，当归 12 克，

三棱 171

红花 6 克，熟地黄 20 克，木香 10 克，苏木 10 克，血竭 3 克，水煎服。**通乳**：三棱 20 克，煎汁洗乳房，1 天数次，以乳汁出为度。**乳腺增生症**：三棱 15 克，莪术 15 克，海浮石 15 克，海带 15 克，海藻 15 克，地龙干 12 克，白花蛇舌草 15 克，郁金 10 克，元胡 10 克，白芍 12 克，银柴胡 12 克，鸡血藤 15 克，水煎服。

干姜 217

寒痰伏肺，咳嗽气喘：干姜 6 克，麻黄 6 克，细辛 3 克，半夏 10 克，五味子 6 克，桂枝 10 克，白芍 10 克，甘草 3 克，水煎服。**肺中虚冷，水气不化，清阳不升所致眩晕**：炮姜 12 克，炙甘草 15 克，水煎服。**脾胃虚寒，腹痛，呕吐，泻痢**：干姜 10 克，白术 10 克，半夏 10 克，人参 3 克，甘草 3 克，水煎服；或干姜 4 克，黄芩 9 克，黄连 6 克，党参 9 克，水煎服。**顽固性呃逆或失眠**：干姜 3 克，生姜 12 克，半夏 12 克，黄连 6 克，黄芩 6 克，党参 10 克，炙甘草 10 克，大枣 7 枚，刀豆子 10 克，水煎服。**久泻或五更泄泻**：炮姜 6 克，煨诃子 6 克，补骨脂 12 克，五味子 10 克，煨肉豆蔻 6 克，焦白术 6 克，吴茱萸 3 克，合研细末，以淮山药糊为丸，早晚 1 次 2 克，开水送下。**虚寒吐血，便血，崩漏**：炮干姜 6 克，艾叶 10 克，阿胶 10 克，灶心土 10 克，水煎服。**虚寒性腰痛（带脉阻滞）**：干姜 30 克，茯苓 30 克，白术 30 克，炙甘草 15 克，水煎服。**血崩不止**：黑姜炭 30 克，阿胶 15 克（冲服），炙甘草 6 克，高丽参 10 克，水 2 杯煎 1 杯，渣再煎，1 天 2~3 剂；或干姜炭 10 克，冲黄酒服。**小儿消化不良**：干姜 3 克，焦山楂 7 克，鸡内金 9 克，水煎服。

土丁桂 336

劳伤咳嗽、咯血、肋间神经痛：鲜土丁桂 15~30 克，百合 20 克，加猪瘦肉或鸡蛋炖服。**甲状腺肿大**：土丁桂 20 克，圆羊齿、朱砂根各 15 克，水煎服。**胃痛**：土丁桂 20 克，牛白藤 20 克，两面针 15 克，水煎服。**遗精**：土丁桂 30 克，金樱子根 40 克，水煎服。**痢疾、肠炎**：鲜土丁桂 30~60 克，十大功劳 20 克，水煎服。**淋浊（小便混浊）**：土丁桂 30~60 克，爵床 10 克，冰糖 15 克，水煎服。**鱼骨鲠喉**：鲜土丁桂 60 克，水煎，橄榄核 7 粒焙研为细末，冲服。**疔肿疖疮**：鲜土丁桂全草 120 克，枯矾少许，水煎洗患处。**带下病**：鲜土丁桂 30 克，万毒虎（白绒草）20 克，猪瘦肉 120 克，水炖服；或土丁桂 30 克，银杏 12 粒，水煎服。**小儿疳积**：土丁桂 25 克，炖瘦肉或猪心服。* **黄疸、跌打损伤**：鲜土丁桂 30 克，黄疸草（马蹄金）20 克，地耳草 15 克，水煎冲糖服。

急性支气管炎：土牛膝茎叶 30 克，甘草 6 克，车前草 20 克，忍冬藤 15 克，水煎服。**扁桃体炎**：土牛膝根 60 克，一枝黄花 20 克，四季春 15 克，韩信草 10 克，水煎服。**鼻出血**：土牛膝根 60 克，猪鼻 1 个炖服。**高血压**：土牛膝全草 30 克，望江南 20 克，马大青 20 克，爵床 15 克，水煎服。

---

* 为便于排版，不同病症同一处方的情况在文中另列，以下不再说明。

土牛膝 219

肝炎：土牛膝 20 克，白英 20 克，地耳草 15 克，水煎服。肾虚遗精，腰膝酸软：土牛膝根 40 克，猪脚炖服；或土牛膝根 40 克，石须 15 克，猪脊骨半斤，炖服。痢疾：鲜土牛膝根 30 克，水煎冲白糖服。疝气：土牛膝根 60 克，算盘珠 30 克，党参 15 克，升麻 9 克，水煎服。腹股沟淋巴结炎：鲜土牛膝、爵床、木芙蓉各适量，与糯米饭粒同捣烂，外敷患处。淋证：鲜土牛膝根 40 克，水煎服。白浊：鲜土牛膝根 100 克，水煎冲糖服。慢性腰腿痛：土牛膝 50 克，香椿根 50 克，肖梵天花 50 克，千斤拔 50 克，七叶莲 30 克，水煎服；或土牛膝 20 克，水团花 30 克，六棱菊 20 克，南蛇藤 30 克，两面针 15 克，阿利藤 20 克，牛白藤 30 克，拦路虎 20 克，水煎服。风湿性关节炎：土牛膝鲜根 30~60 克，鸭皂树 30 克，大通筋、楤木各 20 克，万毒虎 10 克，水煎服。荨麻疹：鲜土牛膝根 60~100 克，酌加黄酒，冰糖炖服。钩端螺旋体病：土牛膝根 20 克，一枝黄花 15 克，水煎服。跌打损伤：土牛膝、虎杖各 30 克，南蛇藤、豺皮樟、朱砂根、卷柏各 20 克，两面针、马鞭草各 15 克，水煎服。月经不调、痛经：土牛膝鲜根、月季花根各 60 克，小蓟 30 克，加红糖煎服。乳汁不通、胀痛：鲜土牛膝全草 40 克，酒水各半炖服。

土荆皮 387

神经性皮炎、湿疹、真菌感染瘙痒：酒浸制成土荆皮酊外搽；或适量土荆皮研细粉以醋调敷患处。顽癣：土荆皮 60 克，斑蝥 15 克，百部 60 克，槟榔、枫子肉、白及、川椒各 30 克，白酒浸泡，3 天后取药液外搽。手足癣、鹅掌风：土荆皮、狼毒、蛇床子各 30 克，木鳖子 20 克，黄连 15 克，切成末，食醋 1200 毫升浸泡 24 小时，加水，文火煎煮 20 分钟后，取药液泡患处 30 分钟，1 天早晚各 1 次。

土荆芥 386

四肢关节酸痛：土荆芥根 15 克，猪脚节 200 克，水炖服。钩虫病、蛔虫病、蛲虫病：干土荆芥 3 克研末，开水送服，早晚空腹服，连服 5 天。疥疮：土荆芥根 30 克，猪双层肉 150 克，盐少许，水炖服；或鲜土荆芥适量，水煎外洗。脚癣：鲜土荆芥适量，水煎外洗患处。阴囊湿疹：鲜土荆芥、鲜六棱菊、鲜乌蔹莓、鲜一枝黄花、鲜千里光各适量，水煎洗。带下病：土荆芥根 15 克，猪瘦肉 200 克，炖服。脱肛、子宫脱垂：鲜土荆芥 15 克，爵床、算盘珠各 20 克，水煎服。

土茯苓 91

湿热头痛：土茯苓 100 克，马大青 60 克，马兰 15 克，岩白菜 15 克，丁香蓼 15 克，水煎服。血虚头痛：土茯苓 30 克，何首乌 10 克，防风 6 克，天麻 6 克，当归 10 克，水煎服。咽喉肿痛：土茯苓 120 克，水煎服。鼻炎：土茯苓 60 克，金银花 15 克，水煎服。肝炎初期：土茯苓 15 克，柴胡 12 克，凤尾草 15 克，丹参 15 克，白毛藤 15 克，黄芩 10 克，赤芍 10 克，半边莲 20 克，茵藤 15 克，白茅根 20 克，生大黄 5 克，甘草 3 克，水煎服。前列腺肥大：土茯苓 60 克，车前草 40 克，地龙干 15 克，水煎服。痛风：土茯苓 40 克，车前草 30 克，白马骨 20 克，土牛膝 20 克，金钱草 10 克，水煎服。急性风湿性关节炎：土茯苓 50 克，薏苡仁 40 克，土牛膝 20 克，木瓜 10 克，白马骨 15 克，水煎服。下肢静脉炎：土茯苓 20 克，毛冬青 35 克，羊耳菊 20 克，水煎服，连服 10 天为 1 疗程。疮疖：土茯苓 30 克，金银花 15 克，蒲公英 15 克，野菊花 10 克，水煎服。漆过敏：土茯苓 30 克，苍耳子 30 克，算盘珠 30 克，水煎服。尖锐湿疣：土茯苓 50 克，苦参 20 克，千里光 20 克，六棱菊 20 克，百部 20 克，地肤子 20 克，水煎用纱布过滤，熏洗患处，10 日为 1 疗程。梅毒：土茯苓 120 克，水煎服，1 天 1 剂；或土茯苓 200 克，苍耳子 15 克，甘草 15 克，金银花 15 克，白鲜皮 15 克，水煎分 3 次服，连服 2~3 个月。有个别病人有水肿反应，加桂枝 10 克就好，无需停药。带下病：土茯苓 120 克，红糖 30 克，开水适量，冲炖服。

大血藤 444

神经衰弱：大血藤 20 克，石菖蒲 8 克，山桂皮 3 克，岩白菜 10 克，骨碎补 10 克，灵芝 10 克，水煎服。血虚头晕、四肢无力：大血藤根 40 克，勾儿茶 30 克，马大青 30 克，拦路虎 20 克，旱莲草 15 克，水煎服。血虚头痛：大血藤 40 克，勾儿茶 30 克，拦路虎 30 克，野牡丹 30 克，马大青 60 克，水煎服。多发性神经炎：大血藤 40 克，谷芽 30 克，白术 30 克，水煎服。胃溃疡腹胀：大血藤 60 克，南五味子根 30 克，积雪草 24 克，红糖 30 克，黄酒 100 克，水煎服。急性尿道炎：大血藤 15 克，伸筋草 10 克，地胆草 18 克，车前草 12 克，海金沙藤 10 克，白茅根 15 克，桑白皮 15 克，水煎服。肩周炎：大血藤 100 克，络石藤 120 克，水煎熏洗。虚寒型腰痛：大血藤根 60 克，勾儿茶 40 克，盐肤木 30 克，香椿根 20 克，黄花稔 20 克，天仙果 20 克，山苍子根 10 克，水煎服。连服 7 日为 1 疗程；或用大血藤根 120 克，黄酒 1500 毫升浸 7 日，早晚饮 1 杯。腰背宿伤：大血藤 30 克，醉鱼草 10 克，积雪草 10 克，穿山龙 15 克，三桠苦（三叉苦）20 克，水煎服。风湿性关节炎：大血藤 30 克，鸭皂树 20 克，香樟根 30 克，肖梵天花 40 克，三叉苦 30 克，水煎服。慢性盆腔炎：大血藤 30 克，忍冬藤 30 克，星宿菜 15 克，丁香蓼 20 克，水煎服。闭经：大血藤 30 克，益母草 9 克，一点红 12 克，香附 6 克，水煎调红糖服。血崩：大血藤 30 克，龙芽草 15 克，蛇莓 15 克，白茅根 15 克，水煎服。输卵管堵塞：大血藤 20 克，败酱草 15 克，野牡丹 40 克，鬼针草 20 克，爵床 15 克，土茯苓 20 克，香附 15 克，川楝子 10 克，车前子 10 克，郁金 6 克，炮山甲 10 克，腹水草 15 克，水煎服。

大尾摇 98

感冒发热：大尾摇 20 克，水煎服。肺炎：鲜大尾摇 60 克，水煎调蜜服。肺结核：大尾摇 30 克，鸭皂树 20 克，葫芦茶 15 克，山芝麻 20 克，百部 10 克，水煎服。风火牙痛：大尾摇 20 克，栀子根 30 克，鬼针草 15 克，球兰 15 克，水煎服。口腔糜烂：大尾摇鲜叶适量捣烂取汁漱口，1 天 4~6 次；或调蜜抹口腔及内服均可；或大尾摇 30 克，万毒虎 20 克，土牛膝 20 克，水煎服。中暑发痧，腹痛：鲜大尾摇 30 克，水煎冲红糖服。胆囊炎、胆石症：大尾摇 60 克，炖蜜服；或大尾摇 30 克，排钱草根

15克，牛筋草30克，水煎加蜂蜜适量服。或大尾摇50克，鬼针草50克，冰糖炖服。睾丸肿大：大尾摇鲜根60克，青皮鸭蛋1个，水炖服；或大尾摇30克，马鞭草20克，积雪草15克，荔枝核6克，橘核5克，水煎服。多发性疖肿：大尾摇鲜根60克，猪鼻1个，食盐少许，水炖服；外用大尾摇鲜叶同冷饭捣烂敷。

大青叶 93

风热感冒：大青叶15克，柴胡15克，防风10克，陈皮10克，白芍12克，生姜3片，银花15克，连翘10克，甘草3克，水煎服。口腔溃疡：大青叶20克，石膏30克，淡竹叶15克，甘草3克，水煎服。腮腺炎：大青叶15克，黄芩10克，板蓝根10克，玄参20克，金银花15克，马勃10克，桔梗10克，大黄6克，水煎服。高热神昏，出疹发斑：大青叶20克，生地黄30克，玄参20克，石膏30克，知母10克，牡丹皮10克，甘草3克，水煎服。急性咽喉炎：大青叶20克，山豆根12克，射干10克，黄连10克，栀子10克，水煎服。预防乙型脑炎或流感：大青叶50克，水煎服。细菌性痢疾：大青叶30克，赤地利15克，野牡丹15克，番石榴15克，水煎服。带状疱疹：大青叶30克，青黛、雄黄各20克，炙地龙、冰片各6克，共研细末，以植物油调成糊状，外搽患处，每天2次。

大黄 304

肠胃积热，齿痛，咽喉痛，疮疡等：大黄9克，芒硝9克，甘草6克，水煎服。肾虚寒结，腹痛，便秘肢冷：大黄9克，细辛3克，制附子6克，水煎服。心火旺胃热，便秘，吐血：大黄9克，黄连6克，鲜藕节50克，水煎服。目赤头痛，口舌生疮，便秘：大黄9克，黄连6克，生地黄30克，水煎服。里热便秘：大黄9克，厚朴6克，枳实6克，水煎服。肝阳亢盛头痛：大黄10克，茶叶3克，水煎服。热瘀蕴结之肠痈：大黄10克，败酱草30克，牡丹皮10克，桃仁10克，薏苡仁20克，三叶鬼针草20克，水煎服。化脓性扁桃体炎：大黄15克，开水冲泡，每4小时服一次。急性黄疸性肝炎：大黄10克，茵陈蒿30克，栀子15克，芒硝10克，水煎服。急性结膜充血：酒大黄10克，柴胡10克，龙胆草5克，黄柏25克，旱莲草30克，紫草20克，甘草10克，生地黄20克，牛膝15克，水煎服。鼻衄：大黄15克，肉桂4克，代赭石30克（先煎），川牛膝15克，水煎服。毛囊炎：生大黄煎汤洗之。跌打损伤：大黄4克，当归10克，研末，调酒服，或酒水各半炖服。挫扭伤：大黄15克，栀子30克，红花6克，姜黄15克，研末加酒外敷。水火烫伤：大黄20克，麻油500毫升，将大黄放置油内熬成黑色，去渣外涂患处；或大黄研细末调蜂蜜外敷患处。血瘀闭经：大黄6克，当归12克，桃仁10克，地鳖虫8克，水煎服。盆腔炎，前列腺炎，属湿热下注：大黄10克，蒲公英30克，滑石30克，车前子15克，萆薢9克，水煎服。

头痛：鲜大蒜切成薄片贴额角太阳穴。齿痛：鲜大蒜适量捣烂敷患处。

大蒜 412

鼻出血：鲜大蒜鳞茎适量，捣烂敷足心涌泉穴，右患贴左，左患贴右。**下痢腹痛**：鲜大蒜 30 克，红糖 15 克，开水冲炖服。**阿米巴痢疾**：鲜大蒜 2、3 片，嚼服。**预防胃肠道传染病**：1 天嚼服大蒜 2~4 瓣。**阑尾炎**：大蒜 15 克，大黄 30 克，冰片 10 克，桃仁 15 克，捣烂外敷局部。**肾病水肿**：鲜大蒜 4 瓣，黄疸草（马蹄金）、酢浆草、积雪草酌量，捣烂加热敷脐部。**脚气**：大蒜 90 克，配羊肉或红糖，水煎服。**蛲虫病**：鲜大蒜切片，取适量饭前生食。**顽固性皮肤病**：鲜大蒜鳞茎捣烂，蜜调敷。

大蓟 375

肺结核：鲜大蓟根 30 克，鸭皂树 15 克，水煎服。**急性肝炎**：大蓟 15 克，溪黄草 20 克，虎杖 15 克，白毛藤 15 克，茵陈蒿 20 克，水煎服。**高血压**：大蓟根 15 克，三白草根 30 克，水煎服。**阑尾炎、腹膜炎**：鲜大蓟根 40 克，山栀子 10 克，薏仁 20 克，鬼针草 30 克，水煎服。**吐血、鼻出血**：大蓟 15 克，麦冬 12 克，生地黄 20 克，白茅根 15 克，水煎服。**便血、尿血**：鲜大蓟根 50 克，枸杞根 30 克，水煎服。**尿血**：鲜大蓟捣汁服。**急性肾炎**：大蓟 15 克，车前草 15 克，兖州卷柏 15 克，石韦 12 克，积雪草 10 克，地胆草 10 克，水煎服。**泌尿系统感染**：大蓟 15 克，小蓟 10 克，石韦 10 克，败酱草 15 克，车前子 12 克，白花蛇舌草 10 克，水煎服。**骨鲠喉**：鲜大蓟根 40 克，醋煎，半含半咽。**梅毒性下疳**：鲜大蓟全草 40 克，水煎服。**痈疽肿毒**：鲜大蓟根适量，捣烂外敷。**阴囊湿疹**：鲜大蓟根和开水磨汁沫敷。**急性乳腺炎**：鲜大蓟根适量，酒糟少许，同捣烂外敷。**崩漏**：鲜大蓟根捣汁 1 杯，温服。

大腹皮 282

虚寒水肿：大腹皮 10 克，厚朴 10 克，白术 10 克，草果 10 克，制附子 6 克，茯苓 12 克，干姜 6 克，水煎服。**外感暑湿，恶心呕吐，胃腹胀满**：大腹皮 10 克，紫苏 10 克，白芷 10 克，厚朴 10 克，半夏 10 克，白术 10 克，藿香 12 克，陈皮 10 克，生姜 3 片，水煎服。**脾虚湿盛，水肿**：大腹皮 10 克，桑白皮 10 克，茯苓皮 15 克，陈皮 10 克，生姜皮 10 克，大枣 6 枚，水煎服。

小二仙草 388

感冒：小二仙草 20 克，蓝花参 15 克，积雪草 10 克，马兰 20 克，水煎服。**肝炎**：小二仙草 30 克，白毛藤 20 克，地耳草 20 克，鬼针草 15 克，丁葵草 10 克，水煎服。**毒蛇咬伤**：鲜小二仙草适量，绞汁服。**扭挫伤**：小二仙草 20 克，积雪草 15 克，七叶莲 15 克，四叶葎 15 克，两面针 15 克，豺皮樟 20 克，水煎服，连服 7 天为 1 疗程。**痔疮**：鲜小二仙草 30 克，加猪大肠适量炖服。**痈肿**：鲜小二仙草 30 克，炖酒服，渣外敷。**乳腺炎**：小二仙草 30 克，石岩枫 40 克，蒲公英 30 克，水煎服。

预防感冒：小叶买麻藤 30 克，三叉苦 30 克，马兰 15 克，马鞭草 15 克，葫芦茶 10 克，水煎当茶服。**高热不退**：小叶买麻藤 30 克，球兰 40 克，鱼腥草 30 克，马兰 20 克，水煎服。**慢性支气管炎**：小叶买麻藤 30 克，盐肤木 30 克，福建胡颓子叶 15 克，野甘草 9 克，研末，制成冲剂，

1 次 9 克，1 天 3 次。**风湿关节痛**：小叶买麻藤 15 克，野木瓜 15 克，豨莶草 15 克，三丫苦（三叉苦）15 克，两面针 9 克，水煎服。**腰痛**：小叶买麻藤 30 克，葫芦茶 30 克，土牛膝 20 克，黄花稔 20 克，水煎服。**急性胰腺炎**：小叶买麻藤 40 克，水煎服。**肺癌**：小叶买麻藤 30 克，鸭皂树 30 克，石蚕草 30 克，毛花杨桃 20 克，马兰 20 克，水煎服，连服 1 个月。**膝关节退行性改变**：小叶买麻藤根 30 克，盐肤木 20 克，土牛膝 20 克，白马骨 20 克，算盘珠根 20 克，南天竹根 15 克，马大青 30 克，水煎服，连服 10 天为 1 疗程。

流行性感冒：小果蔷薇花 20 克，枫香叶 15 克，水煎服。**胃及十二指肠溃疡**：小果蔷薇根 90 克，猪肚 1 个，同炖服；或小果蔷薇根 60 克，山苍子根 30 克，南五味子 15 克，炖猪肚服。**肾炎水肿**：小果蔷薇根 90 克，勾儿茶 40 克，爵床 40 克，黑枣 10 粒，水煎服。**肾虚腰痛**：小果蔷薇根 90 克，盐肤木 50 克，猪脊骨适量，同炖服。**阳痿**：小果蔷薇根 60 克，五指毛桃 30 克，猪尾巴 2 条，同炖服。**痔疮出血**：小果蔷薇根 90 克，猪排骨适量，同炖服。**脱肛**：小果蔷薇根 60 克，白背叶根 30 克，炖猪肉服。**带下病**：小果蔷薇根 20 克，金樱子 15 克，椿根皮 12 克，鸡蛋 1 个，炖服。**月经不调**：小果蔷薇根 60 克，猪瘦肉 120 克，同炖服。**小儿遗尿**：小果蔷薇根 60 克，猪膀胱 1 个，同炖服。**小儿疳积**：小果蔷薇果实 6~9 克，猪肝适量，炖服。

寒疝腹痛，睾丸偏坠：小茴香 10 克，吴茱萸 6 克，川楝子 15 克，木香 10 克，乌药 10 克，水煎服；或小茴香炒热布包，温熨下腹部；或小茴香 10 克，荔枝核 15 克，水煎服。**胃寒脘腹胀痛呕吐**：小茴香 10 克，制附子 6 克，干姜 6 克，木香 10 克，丁香 6 克，水煎服。**寒痹**：小茴香 150 克，盐 500 克，共放在锅内炒热，取出一半用布包熨痛处，冷即换，1 天熨 1~2 次。**寒结肿毒（肌肉起青肿疼痛）**：鲜小茴香全草 60 克，红糖 30 克，雄黄 15 克，捣烂敷患处。**睾丸鞘膜积液**：小茴香 15 克，食盐 4 克，合炒焦为末，青壳鸭蛋 1 粒，同煎成饼，睡前酒送服；4 天为 1 疗程，每隔 5 天，再服 1 个疗程。**腰肌劳损**：小茴香 6 克，木香 6 克，杜仲 15 克，续断 10 克，桑寄生 15 克，水煎服。**脚后跟骨疼痛**：小茴香 6 克，黄柏 15 克，牛膝 10 克，杜仲 15 克，补骨脂 12 克，水煎服。**扭伤，闪筋**：焦小茴香、焦山楂肉各 6 克，合为末，临睡时冲开水送下。**蛇咬伤，久溃不愈**：鲜小茴香全草捣烂敷患处。**妇女痛经**：小茴香 6 克，当归 12 克，炒白芍 12 克，制香附 10 克，延胡索 10 克，水煎服。**盆腔炎**：小茴香、党参、三七、乌药、陈皮、木香、高良姜、青皮各 15 克，干姜 30 克，肉桂、桂枝各 10 克，共研细末，每次 10 克，用高度白酒调匀，外敷肚脐。每次半小时至 1 小时即可。1 天 1 次。有过敏者禁用。

肝火上亢眩晕，四肢麻木：鲜小蓟 40 克，水煎空腹服。**鼻出血、咯血**：鲜小蓟根 60 克，白茅根 15 克，翻白草 12 克，水煎服。**高血压**：鲜小蓟根 60 克，冰糖 15 克，炖服。传染性肝炎，肝肿大：鲜小蓟根 60 克，水煎服，10 日为 1 疗程。泌尿系统感染：小蓟根 15 克，滑石 12 克，淡竹叶 10 克，生地黄 15 克，甘草 3 克，金丝草 10 克，水煎服。急性肾盂肾炎：小蓟 10 克，藕节 12 克，焦栀子 10 克，生地黄炭 10 克，白茅根 15 克，炒侧柏叶 12 克，炒地榆 10 克，炒蒲黄 6 克，淡竹叶 6 克，金银花炭 6 克，黄柏 6 克，灯心草 2 克，水煎服。尿血：小蓟 15 克，黄柏 10 克，栀子 10 克，水煎服。或小蓟 15 克，大蓟 15 克，地榆 12 克，白茅根 20 克，车前子 15 克，萹蓄 12 克，水煎服。蝮蛇咬伤：鲜小蓟根叶、野菊花叶等量，捣汁，和匀服，渣敷咬伤处。疔疮疖肿：鲜小蓟根 60 克，水煎服，另用鲜小蓟根和冷饭、盐少许，捣烂外敷。血崩：小蓟根 30 克，水煎冲百草霜 10 克，1 天 2 次分服。妇女阴痒：小蓟适量，煎汤熏洗，1 天 3 次。带下赤黄：小蓟 12 克，爵床 20 克，丁香蓼 15 克，土茯苓 30 克，黄柏 12 克，蒲公英 20 克，车前子 6 克，白果 10 克，一枝黄花 10 克，千里光 12 克，水煎服。

胃癌、食管癌：取小槐花根 90 克，酒水煎服。痢疾、肠炎腹痛：小槐花 30 克，凤尾草 15 克，鬼针草 20 克，人苋 15 克，水煎服。前列腺炎：小槐花 15 克，金银花 10 克，黄柏 10 克，黄芩 10 克，赤芍 10 克，甘草 6 克，水煎服。急性肾炎：小槐花叶 20 克，爵床 10 克，水煎服。风湿关节痛：小槐花根、白石榴根各 30 克，酒水各半炖服；或小槐花根 20 克，（酒炒），水煎取汁，炖猪脚蹄，饭后服。跌打损伤：小槐花根 20 克，加米酒适量，水炖服，渣复炖 1 次，1 天 1 剂。疟疾：小槐花根 30 克，一枝黄花 30 克，水煎服。蛇伤：鲜小槐花根 60 克，半边莲 15 克，鬼针草 15 克，七叶一枝花 10 克，水煎服。

肺结核：鲜山芝麻根 9~30 克，百部 6 克，山藿香 20 克，水煎服；或山芝麻 15 克，龟板 10 克，鳖甲 10 克，蜂蜜 4 毫升，水煎作 1 次服。咽喉肿痛：山芝麻 15 克，梅叶冬青 20 克，鸭脚木皮 15 克，兰香草 10 克，水煎服；或山芝麻 20 克，土牛膝 15 克，玄参 12 克，马兰 15 克，蟛蜞菊 20 克，水煎服。风火牙痛：山芝麻根 20 克，龙葵 15 克，水煎服。感冒高热：山芝麻根 15 克，青蒿 10 克，肖梵天花 15 克，梅叶冬青 20 克，水煎服；或山芝麻 15 克，球兰 20 克，三叉苦 15 克，青蒿 8 克，鬼针草 10 克，水煎服。化脓性关节炎：山芝麻根 30 克，蒲公英 15 克，岗梅 15 克，三白草 15 克，十大功劳 20 克，水煎服。骨髓炎：山芝麻 12 克，薜荔 15 克，鸭皂树 20 克，穿根藤 15 克，白牛胆 12 克，水煎服。慢性骨髓炎：山芝麻 30 克，葫芦茶 20 克，杠板归 15 克，牛筋草 20 克，炖鸡服；或羊肉半斤；或鸡蛋 2 个服。骨结核：山芝麻茎叶、葫芦茶、地耳草、毛大丁草各 60 克，入酒 500 克浸 24 小时，取酒 30 毫升温服，1 天 3 次；或取山芝麻根 30 克，鸭皂树 20 克，三丫苦（三叉苦）20 克，爵床 20 克，兰香草 15 克，杏香兔耳风 15 克，水煎服。颈淋巴结核：鲜山芝麻根 30 克，水煎，冲红糖服。中暑发痧：山芝麻果实 60 克，水煎服。痈疽疮毒：鲜山芝麻叶适量，捣烂敷患处。蛇咬，伤口难愈合：山芝麻20克，毛冬青15克，黄花稔10克，一点红10克，水煎服。乳腺炎：鲜山芝麻根30克，蒲公英30克，一枝黄花15克，水煎服。乳腺小叶增生：山芝麻15克，白背叶30克，水煎服。

山豆根 67

热症头痛：山豆根10克，研末，用香油调，涂太阳穴处。肺热咳嗽：山豆根10克，黄芩10克，瓜蒌12克，球兰15克，三丫苦（三叉苦）15克，川贝母8克，桔梗8克，玄参10克，水煎服；或山豆根10克，前胡10克，枇杷叶10克，桔梗5克，生甘草3克，水煎服。牙龈肿痛：山豆根10克，栀子根30克，骨碎补15克，金银花10克，淡竹叶10克，水煎服。咽喉肿痛：山豆根12克，梅叶冬青30克，金银花15克，射干10克，板蓝根15克，玄参15克，薄荷10克，甘草3克，水煎服；或山豆根适量，水煎，漱口。急慢性扁桃体炎：山豆根10克，板蓝根12克，玄参10克，桔梗8克，甘草3克，蒲公英15克，生地黄12克，水煎服。高血压：山豆根10克，夏枯草15克，黄芩15克，川芎10克，钩藤15克，野菊花15克，水煎服，1天1剂，15天为1疗程。禁忌：脾胃虚寒便溏者不宜用。鼻咽癌：山豆根15克，地龙干20克，白花蛇舌草15克，灵芝30克，七叶胆20克，半枝莲15克，水煎服。慢性尿路感染：山豆根15克，茵陈蒿12克，金银花20克，海金沙15克，石韦10克，甘草梢10克，白芍10克，败酱草20克，茯苓20克，丹参15克，水煎服。毒虫咬伤：山豆根研细末加蜜外敷。

山茱萸 369

暴喘：山茱萸60克，生龙骨30克，生牡蛎30克，白芍18克，党参15克，炙甘草6克，水煎服。支气管扩张：山茱萸12克，白及15克，龙骨15克，牡蛎15克，水煎服。虚喘：山茱萸60克，水煎当茶服。体虚自汗，盗汗：山茱萸15克，黄芪30克，浮小麦10克，牡蛎30克，五味子12克，人参3克，水煎服。中风失语伴有腰膝酸痛：山茱萸12克，熟地黄15克，杜仲15克，麦冬10克，五味子6克，肉桂5克，附子6克，巴戟天10克，肉苁蓉10克，菖蒲12克，远志6克，茯苓15克，石斛12克，水煎服。肝肾阳虚，畏寒肢冷：山茱萸10克，菟丝子10克，淫羊藿10克，制附子6克，肉桂6克，肉苁蓉10克，杜仲12克，水煎服。肝肾阴虚，五心烦热，骨蒸盗汗：山茱萸12克，山药12克，茯苓10克，牡丹皮10克，泽泻10克，生地黄20克，知母10克，黄柏10克，水煎服。肾阴虚火旺，遗精：山茱萸10克，知母10克，黄柏10克，生地黄20克，泽泻10克，山药12克，莲须10克，木通6克，益智仁10克，桑螵蛸10克，水煎服。肾虚或肝藏血失常，崩漏：山茱萸12克，黄芪30克，茜草10克，棕炭10克，龙骨30克，牡蛎30克，阿胶10克（冲服），水煎服。老人尿失禁：山茱萸12克，益智仁12克，五味子6克，水煎服。突发性耳聋：山茱萸20克，麻黄、细辛、附子各15克，炙甘草30克，炙黄芪60克，苍耳子15克，淫羊藿15克，白术10克，熟地黄20克，牛膝15克，水煎服。**肩关节周围炎**：山茱萸 20 克，熟地黄 20 克，当归 15 克，山药 20 克，白术 15 克，炙甘草 6 克，桂枝 10 克，陈皮 6 克，片姜黄 12 克，忍冬藤 30 克，水煎服；或山茱萸 30 克，水煎分 2 次服，1 天 1 剂，连服 15 日为 1 疗程。

山药

321

肺虚喘咳：山药 100 克，水煎服或炖牛、猪肉服。**纳差腹泻**：山药 20 克，苍术 10 克，芡实 10 克，水煎服。**脾胃虚弱，食欲不振**：山药 15 克，党参 12 克，白术 10 克，水煎服。**胃热善饥**：山药 15 克，石膏 25 克，知母 12 克，甘草 3 克，麦冬 10 克，沙参 10 克，石斛 6 克，黄连 4 克，水煎服。**神经衰弱**：山药 60 克，金樱子 20 克，水煎服。**糖尿病，口渴咽干**：山药 30 克，生地黄 15 克，知母 10 克，炒鸡内金 10 克，七叶胆 10 克，水煎服。**糖尿病尿中出现酮体**：山药 30 克，生黄芪 30 克，苍术 10 克，元参 10 克，黄连 8 克，黄芩 10 克，黄柏 12 克，栀子 10 克，当归 12 克，生地 20 克，川芎、赤白芍各 10 克，茯苓 15 克，生牡蛎、龙齿各 30 克，水煎服。**阳萎**：淮山药 100 克，人参 50 克，枸杞子 100 克，菟丝子 80 克，巴戟天 50 克，锁阳 50 克，淫羊藿 50 克，诃子肉 30 克，广桔红 15 克，五味子 15 克，海马 30 克，鹿茸 20 克，蛤蚧 20 克，共研末，淡盐水送服，每次 6 克，每日 2 次。**肾虚夜尿频**：山药 15 克，乌药 10 克，益智仁 10 克，肉桂 3 克，水煎服；或山药 20 克，熟地黄 15 克，山茱萸 10 克，肉苁蓉 10 克，巴戟天 12 克，仙灵脾 10 克，破故纸 10 克，附子 6 克，肉桂 5 克，杜仲 15 克，枸杞 12 克，炙甘草 6 克，金樱子 8 克，水煎服。**湿热带下**：山药 30 克，鸡冠花 20 克，白马骨 15 克，芡实 15 克，黄柏 15 克，车前草 10 克，白果 8 克，水煎服。**子宫脱垂**：山药 120 克，每晨煮服，连服 15 日为 1 疗程。**小儿脾胃虚弱**：山药 10 克，茯苓 10 克，莲子肉 15 克，白扁豆 10 克，合共研细末，米汤送下，1 次 3 克，1 天 3 次。

山莓

267

牙痛：鲜山莓根 30 克，鸡蛋 1 个，水煎服。**风湿热**：山莓根 30 克，水团花 30 克，华山矾 30 克，算盘子根 30 克，十大功劳 50 克，虎杖 20 克，苦郎树 15 克，水煎服。**遗精**：干山莓果实 10 克，水煎服。**腰痛**：山莓根 30 克，肖梵天花根 30 克，盐肤木 20 克，南蛇藤 30 克，佛掌榕 20 克，水煎服。**泄泻、久痢**：鲜山莓根 30 克，鬼针草 20 克，芡实 10 克，淮山 20 克，水煎服。**膝关节退行性改变**：山莓根 60 克，炖猪脚加米酒少许，分早晚服。**坐骨神经痛**：山莓根 30 克，鸭脚香 20 克，鸭皂树 25 克，三白草 15 克，土牛膝 15 克，水煎服，连服 7 天为 1 疗程。**背部宿伤**：山莓根 30 克，羌活 10 克，防风 10 克，藁本 8 克，莪术 10 克，三棱 8 克，马大青 30 克，威灵仙 10 克，水煎服。**痈疖**：鲜山莓叶、鲜赤地利各适量，同捣烂，外敷患处。**带下病**：鲜山莓根 30 克，地菍 60 克，丁香蓼 15 克，猪瘦肉适量，水炖服。

食滞中焦所致肥胖症，腹泻频频：山楂 10 克，泽泻 12 克，莱菔子 8

克，麦芽10克，神曲10克，夏枯草10克，陈皮8克，炒黑白丑6克，草决明8克，茯苓10克，赤小豆6克，藿香8克，茶叶8克，水煎服。食积不化，胸膈胀满：山楂30克，麦芽15克，谷芽15克，鸡内金10克，枳实10克，藿香15克，水煎服。食积：山楂30克，神曲15克，鸡内金10克，藿香15克，麦芽10克，水煎服。肉食食积：山楂30克，枳实10克，陈皮8克，黄连5克，水煎服。高血脂：山楂18克，丹参18克，草决明15克，枸杞15克，何首乌15克，水煎服。脂肪肝：山楂12克，柴胡20克，黄芪30克，丹参15克，茵藤15克，当归15克，鸡血藤15克，泽泻12克，青皮10克，川楝子10克，甘草3克，水煎服。细菌性痢疾：山楂15克，鲜马齿苋80克，水煎服。睾丸肿痛或疝气：山楂20克，算盘珠30克，川楝子12克，木香6克，龙眼核6克，橘核5克，水煎服。产后腹痛：生山楂30克，水煎加红糖服。血凝闭经或产后瘀血作痛：生山楂50克，延胡索10克，蒲黄10克，五灵脂10克，水煎服。小儿发痘疹，迟之不易出齐：山楂10克，煎水饮服。小儿经常粪便黏腻：山楂20克，冰糖适量炖服。

山楂 316

咯血、吐血：鲜山藿香30~60克，白茅根20克，冰糖30克，水煎服。鼻出血、鼻前庭糜烂：山藿香12克，侧柏叶10克，白茅根10克，藕节30克，水煎服，1天1剂，连服7剂为1疗程。感冒发热咳嗽：鲜山藿香30~45克，岗梅20克，水煎服。肺脓肿：山藿香30克，鱼腥草40克，三叉苦40克，紫茉莉40克，鬼针草15克，葫芦茶10克，水煎服。肝炎：山藿香15克，爵床15克，鬼针草10克，鲫鱼1条，炖服。睾丸炎：山藿香叶30~40克，水煎，热酒冲服，1天2次。风湿性关节炎：鲜山藿香40克，鸭皂树20克，豨莶草30克，田葱15克，水煎服。跌打胸部剧痛：山藿香30克，四叶葎15克，两面针10克，连钱草10克，水煎服。冻疮：鲜山藿香90克，红糖15克，捣烂外敷。背疮：山藿香30克，炖酒服，渣汁敷患处，已溃烂用五倍子研末和熟米饭外敷患处。乳腺炎：鲜山藿香取汁和番薯叶捣烂外敷。狂犬咬伤、足底脓肿、无名肿毒：山藿香50~150克，捣烂外敷。

山藿香 87

流行性感冒：千里光40克，马鞭草30克，野菊花15克，水煎代茶饮。防治中暑：千里光适量，泡开水代茶饮服。目赤肿痛：千里光全草30克，水煎服。或千里光15克，夜明砂10克，木贼10克，白蒺藜10克，何首乌12克，谷精草10克，蝉蜕4克，野菊花12克，龙胆草10克，白芍12克，水煎服。舌肿痛：千里光全草20克，鱼腥草15克，牛白藤20克，水煎服。反胃吐酸：鲜千里光全草60克，炖豆腐或猪肚服。痢疾：鲜千里光全草60克，冰糖15克，开水炖服。尿道炎：千里光20克，爵床15克，海金沙8克，万毒虎（白绒草）10克，水煎服。泌尿系统急性感染：千里光、蒲公英、白花蛇舌草、忍冬藤叶、野菊花各15克，水煎服。脓疮：千里光鲜叶50克，冬蜜适量，捣烂外敷。阴囊湿肿：千里光40克，土荆皮50克，蛇床子50克，煎水外洗。疖

千里光 72

肿疔疮：千里光 20 克，蒲公英 15 克，野菊花 10 克，大尾摇 15 克，水煎服。毒蛇咬伤：取鲜千里光适量捣烂外敷；或千里光 20 克，鬼针草 15 克，七叶一枝花 10 克，野菊花 15 克，虎杖 15 克，水煎服。带下病：千里光 100 克，水煎熏洗患处。

千年健 246

胃痛：千年健磨末，和酒吞服。腰膝酸软：千年健 200 克，白酒适量，泡成药酒 1 天早晚服用。风湿痹痛：千年健 9 克，牛膝、桑寄生各 12 克，水煎服。老人寒湿膝痛、腰痛（腰脊僵硬疼痛，屈伸不便）：千年健、川牛膝、海风藤、宣木瓜各 9 克，桑枝 15 克，杜仲 9 克，秦艽、桂枝各 6 克，熟地 12 克，当归身 9 克，狗骨 12 克。水煎服。腰痛滑精：千年健、茯神、当归、远志各 150 克，泡药酒，每晚服用。

川木通 293

心烦失眠，口舌生疮：川木通 6 克，生地黄 30 克，淡竹叶 15 克，栀子 10 克，甘草 3 克，水煎服。热淋：川木通 6 克，瞿麦 10 克，滑石 30 克，车前子 10 克，黄柏 10 克，水煎服。水肿脚气：川木通 6 克，猪苓、泽泻、桑白皮各 10 克，水煎服。筋膜间隔区内综合征：川木通 20 克，大黄（先煎）30 克，防己 20 克，赤芍 20 克，生麻黄 20 克，水蛭 12 克，地龙 12 克，水煎分 3 次服。妇女产后乳汁不足：川木通 10 克，穿山甲 10 克，王不留行 10 克，猪肥肉 40 克，炖服。妇女闭经：川木通 8 克，川芎 10 克，当归 12 克，红花 6 克，牛膝 6 克，赤芍 12 克，水煎服。

川贝母 124

肺结核咳嗽多痰：川贝母 10 克，百部 12 克，黄芩 10 克，生地黄 20 克，麦冬 15 克，桔梗 6 克，杏仁 10 克，水煎服。咯血：川贝母 12 克，百合 20 克，马兜铃 10 克，白茅根 12 克，桔梗 6 克，生地黄 30 克，仙鹤草 15 克，侧柏叶 10 克，水煎服。淋巴结核：川贝母 10 克，海藻 10 克，牡蛎 30 克，昆布 10 克，金银花 20 克，葫芦茶 15 克，水煎服。肺热咳嗽：川贝母 10 克，知母 10 克，桔梗 8 克，杏仁 8 克，地骨皮 12 克，水煎服；或川贝母 10 克，梨 1 个去皮去心，炖冰糖服。

川乌 237

三叉神经痛，偏头痛：制川乌 6 克，天麻 10 克，白芷 10 克，川芎 15 克，水煎服。陈年头痛：用川乌头、天南星，等分为末，葱汁调涂太阳穴，或取 3 克药末和蜜汁内服。痛风性关节炎：川乌 10 克，秦艽 12 克，威灵仙 12 克，川牛膝 12 克，忍冬藤 20 克，地龙干 15 克，车前子 15 克，黄精 10 克，山慈菇 10 克，元胡 10 克，丹参 10 克，甘草 6 克，水煎服。类风湿关节炎：川乌 15 克，桂枝 12 克，生麻黄 15 克，炙黄芪 30 克，防风 15 克，白芍 30 克，龙须藤 30 克，甘草 18 克，水煎服。骨质增生症：制川乌 10 克（先煎），蕲蛇 10 克，草乌 10 克（先煎），蜈蚣 3 条，当归 12 克，鸡血藤 30 克，桑寄生 15 克，何首乌 20 克，甘草 3 克，伸筋草 15 克，水煎服。寒湿型坐骨神经痛：川乌 6 克，独活 10 克，桑寄生 15 克，当归 12 克，川芎 8 克，熟地黄 12 克，牛膝

10 克，木瓜 15 克，桂枝 6 克，鸡血藤 20 克，威灵仙 10 克，水煎服。顽癣：生川乌研末，以醋调，敷患处，药干再调再敷，3 次后弃之，连用 3 日。

风寒头痛：川芎 15 克，羌活 10 克，防风 10 克，白芷 6 克，细辛 3 克，水煎服。风热头痛：川芎 9 克，菊花 10 克，僵蚕 6 克，蔓荆子 12 克，马兰 20 克，水煎服。慢性头痛，偏头痛：川芎 15 克，天麻 12 克，山羊角 20 克，水炖服；或川芎 12 克，山羊角 15 克，白芷 6 克，制川乌 6 克，水煎服。三叉神经痛、偏头痛：川芎 15 克，地龙干 10 克，天麻 12 克，白芷 9 克，水煎服。胸痹胸闷：川芎 9 克，丹参 15 克，延胡索 6 克，赤芍 9 克，甘草 3 克，水煎服。冠心病：川芎 6 克，丹参 12 克，红花 6 克，桂枝 6 克，葫芦茶 12 克，七叶胆 15 克，水煎服，如胸前区闷胀加瓜蒌实、枳壳；心前区剧痛加延胡索；偏寒加炙甘草、薤白、干姜；热者加瓜蒌、忍冬藤。椎动脉型颈椎病：川芎 15 克，黄芪 30 克，胆南星 6 克，赤芍 15 克，丹参 30 克，红花 10 克，半夏 12 克，防己 12 克，白术 15 克，山茱萸 15 克，山药 20 克，枸杞 15 克，水煎服。腰腿疼：川芎 10 克，杜仲 12 克，续断 10 克，防风 10 克，独活 10 克，当归身 15 克，黄芪 20 克，威灵仙 12 克，牛膝 10 克，木瓜 15 克，伸筋草 10 克，水煎服，连服 7 天为 1 疗程。半身不遂：川芎 12 克，黄芪 30 克，当归 12 克，地龙干 15 克，白茶 12 克，络石藤 20 克，鸡血藤 20 克，赤芍 15 克，牛膝 18 克，白马骨 20 克，伸筋草 20 克，水煎服。痛经：川芎 10 克，当归 12 克，赤芍 12 克，益母草 15 克，香附 8 克，水煎服。

肾虚腰痛：川续断 10 克，杜仲 12 克，狗脊 12 克，盐肤木 20 克，黄花远志 15 克，水煎服。骨质疏松症：川续断 12 克，菟丝子 10 克，补骨脂 10 克，骨碎补 15 克，龟胶 10 克，山茱萸 10 克，枸杞 10 克，女贞子 10 克，淮山药 10 克，茯苓 12 克，生龙齿 30 克（先煎），生牡蛎 30 克（先煎），水煎服。股骨头坏死：川续断 12 克，木瓜 10 克，党参 12 克，黄芪 20 克，巴戟天 10 克，丹参 15 克，淫羊藿 15 克，鸭皂树 20 克，水煎服。骨折：川续断 12 克，骨碎补 15 克，三七 6 克，没药 6 克，乳香 6 克，当归 10 克，水煎服。急性腰扭伤：川续断 15 克，鸡血藤 20 克，赤芍 15 克，桃仁 10 克，红花 6 克，地鳖虫 10 克，乳香 15 克，没药 15 克，川牛膝 10 克，破故纸 10 克，砂仁 6 克，全蝎 6 克，丝瓜络 10 克，水煎服。月经过多，色淡：川续断 10 克，熟地黄 12 克，当归 10 克，艾叶 5 克，川芎 5 克，水煎服。妇女胎动不安，腰酸背痛：川续断 12 克，杜仲 12 克，桑寄生 15 克，白术 12 克，当归身 8 克，水煎服；或川续断 6 克，杜仲 12 克，淮山药 12 克，糯米 10 克，水煎空腹服下。妇女胎动出血：川续断 10 克，桑寄生 30 克，熟地黄 12 克，当归 10 克，白芍 10 克，川芎 6 克，阿胶 12 克（冲服），艾叶 10 克，杜仲 10 克，水煎服

川芎 175

川续断 440

及己 176

肺结核：及己10克，羊蹄根12克，山慈姑10克，水煎服。**风湿性关节炎**：及己10克，飞龙掌血15克，瓜子藤10克，炖瘦肉服。或及己鲜根30克，浸酒120毫升，早晚各服3毫升。**类风湿关节炎**：及己15克，雷公藤30克，石楠藤30克，华山矾15克，穿根藤20克，阿利藤30克，牛白藤30克，桑寄生30克，延胡索30克，水煎1小时后分两次服。连服10天为1疗程。**背痈**：鲜及己适量，加蜜捣烂敷患处；或及己10克，山藿香15克，紫茉莉30克，八角莲10克，野菊花15克，紫花地丁20克，水煎服。**湿疹**：及己30克，炖瘦肉服。**荨麻疹**：及己30克，炖猪瘦肉服。**跌打损伤**：及己10克，老君须10克，伏牛花10克，瓜子藤10克，水煎服。

女贞子 448

肝肾阴虚眩晕：女贞子15克，桑葚10克，菊花12克，白芍12克，石决明15克，石仙桃20克，水煎服。**肝肾两虚，腰酸膝软，口渴咽干**：女贞子15克，爵床10克，楮实子10克，山茱萸12克，枸杞15克，续断10克，龟板15克，知母10克，水煎服。**阴虚火旺型遗尿**：女贞子15克，旱莲草15克，生熟地黄各10克，知母10克，黄柏10克，黄芩8克，水煎服。**视物昏花，两眼干涩**：女贞子15克，菊花15克，生地黄20克，密蒙花10克，枸杞15克，桑葚10克，草决明子10克，水煎服。**神经衰弱、失眠**：女贞子12克，远志8克，白蒺藜（蒺藜）12克，钩藤12克，何首乌15克，水煎服；或女贞子15克，鸡血藤15克，川连10克，百合10克，丹参12克，甘草5克，丁香蓼12克，水煎服。**心律不齐**：女贞子15克，水煎服，1天1剂，4周为1疗程。**慢性肾炎（以尿蛋白长期不消为主症）**：女贞子12克，黄芪20克，益母草12克，玉米须10克，爵床10克，白术10克，马鞭草12克，茯苓12克，水煎服。**妇女经期提前，属血热者**：女贞子10克，丹参10克，黑栀子10克，黄芩12克，当归10克，白芍12克，川芎5克，生地黄15克，水煎服。

飞龙掌血 186

虚寒胃痛：飞龙掌血20克，乌药10克，厚朴8克，盘柱南五味30克，两面针15克，豺皮樟20克，水煎服。**跌打损伤**：飞龙掌血30克，乌药15克，七叶莲30克，水煎加酒少许，日服1剂。**肋间神经痛**：飞龙掌血20克，枳壳12克，丝瓜络10克，橘络6克，丹参15克，郁金10克，三丫苦（三叉苦）30克，水煎服。**腰腿痛**：飞龙掌血20克，楤木15克，土牛膝15克，鸭皂树15克，千斤拔20克，伸筋草10克，水煎服，连服7天为1疗程。**疖疮肿毒**：飞龙掌血叶捣烂外敷患处。**闭经**：飞龙掌血20克，益母草20克，七叶莲15克，川芎6克，延胡索10克，水煎服。

肺脓肿：鲜飞扬草45克，捣烂绞汁调蜜服。**肺结核**：鲜飞扬草60克，水煎服。**病毒性肝炎**：鲜飞扬草45克，水煎酌加糖服。**赤白痢**：鲜飞扬草30克，人苋20克，地耳草15克，水煎调蜜服。**尿血、小便不利**：

鲜飞扬草60克，白茅根20克，金丝草30克，万毒虎20克，车前草15克，水煎服。骨结核：鲜飞扬草60克，鸭皂树40克，炖豆腐服。坐骨神经痛、关节炎：鲜飞扬草60克，水煎加白酒适量调服。皮炎、湿疹、皮肤瘙痒：鲜飞扬草适量，水煎洗患处。荨麻疹：飞扬草、毛果算盘子、大桉树叶各适量，水煎外洗。麦粒肿：鲜飞扬草折断，取乳汁涂患处。乳汁不通：鲜飞扬草30克，王不留行30克，葱根6克，猪小肠1段，水炖服。

风热感冒：马大青30克，蓝花参20克，马鞭草15克，马兰15克，积雪草15克，鬼针草12克，水煎服。风火牙痛：马大青根40克，栀子根30克，金银花30克，鸭蛋1个，炖服。腮腺炎：马大青叶30克，地耳草20克，板蓝根10克，万毒虎20克，十大功劳15克，水煎服；或马大青叶30克，海金沙根30克，水煎服，另取鲜叶捣烂，取汁外搽。病后体虚，四肢无力：马大青60克，胡颓子根30克，黄花远志30克，炖猪瘦肉服。痰热咳嗽：马大青30克，瓜子金9克，鸡蛋1个，炖服。咽喉肿痛：马大青叶30克，海金沙全草15克，龙葵15克，水煎服。偏头痛、神经性头痛：马大青鲜根60克，石仙桃30克，白马骨20克，野牡丹根30克加鸭蛋炖服。脑部肿瘤（非恶性）：马大青根60克，白石榴根100克，炖鸭服。慢性肾炎：马大青30克，虎杖15克，盐肤木20克，海金沙15克，地胆草10克，爵床12克，野花生10克，水煎服。急性黄疸型肝炎：马大青根、地耳草各15克，溪黄草15克，马蹄金20克，积雪草15克，水煎服。睾丸炎：马大青50克，算盘珠30克，山芝麻15克，马鞭草20克，荔枝核8克，土牛膝15克，枳壳10克，水煎服。尿血：马大青鲜叶60克，生地黄15克，冰糖50克，水煎服。关节酸痛：马大青50克，炖猪、牛、羊肉服。急性风湿性关节炎：马大青根60克，酒水各半炖服。退行性关节炎：马大青鲜根60克，黄花远志20克，猪脚1只，酒水炖服。肩关节周围炎：马大青40克，桂枝10克，赤芍20克，白芍20克，黄芪20克，羌活12克，独活10克，桑枝25克，威灵仙15克，忍冬藤30克，当归12克，红花10克，细辛6克，木瓜20克，水煎服。股骨头坏死症：马大青30克，桑寄生30克，黄芪50克，当归15克，白芥子10克，土牛膝30克，熟地黄30克，薏苡仁30克，白芍20克，鸡血藤30克，地龙干20克，鹿角胶（另炖）10克，川乌15克（先煎），制马钱子3克（先煎），水煎服。胸部挫伤、肋间神经痛：马大青30克，飞龙掌血20克，丹参20克，算盘珠20克，山藿香15克，七叶莲15克，水煎服，连服7天为1疗程。疔疮肿痛：马大青鲜根60克，水煎服，另取叶捣烂外敷。

感冒寒热：马兰、马鞭草各30克，鬼针草15克，爵床10克，水煎服。鼻炎：马兰研末，吹入鼻孔或调茶油抹敷。咽喉肿痛：鲜马兰根适量，冷开水半小碗，捣汁，频频含服。偏头痛：鲜马兰120克，捣烂外敷头部患处；或马兰30克，香茶菜、石仙桃各20克，炖鸭蛋服。7天

马兰 28

为1疗程。**血小板减少症**：马兰100克，水煎服，连服20天为1疗程；或马兰60克，藕节30克，菱角须10克，糯米15克，水煎服。**急性病毒性肝炎**：马兰30克，一枝黄花20克，马鞭草15克，地耳草12克，酢浆草10克，积雪草10克，水煎服；或马兰、地耳草、连钱草、白茅根、绵茵陈各15克，水煎服。**胃溃疡**：马兰40克，白毛将军30克，胃痛菜15克，水煎服。**睾丸炎**：马兰50克，算盘珠根20克，蓝花参15克，牛筋草20克，水煎服。**痢疾、淋证**：马兰90克，冰糖15克，开水炖服。**外伤出血**：鲜马兰适量，捣烂敷患处。**腹股沟淋巴结肿痛**：取鲜马兰捣烂外涂。**结膜炎**：鲜马兰根60克，野菊花15克，青葙子10克，水煎服。**流行性腮腺炎**：马兰根60克，水煎分3次服，1天1剂。**乳腺炎**：鲜马兰适量，捣烂加米饭少许外敷。**崩漏**：鲜马兰根60克，鸡蛋2个，开水炖服。**产后腹痛**：马兰根30~60克，水煎，酒兑服，1天1剂。**肺炎、脑膜炎**：鲜马兰根60克，捣烂绞汁加冷开水服。

马齿苋 407

百日咳：鲜马齿苋30~60克，水煎酌加红糖服。**细菌性痢疾、肠炎**：鲜马齿苋120~180克，捣烂取汁调冰糖炖温服；或鲜马齿苋120克，水煎服；或马齿苋30克，地锦草20克，野麻草15克，马鞭草12克，龙芽草20克，金锦香15克，凤尾草12克，水煎服。**糖尿病**：鲜马齿苋适量，水煎当茶饮。**胃酸过多**：马齿苋40克，水煎服，连服4~8周。**痔疮出血**：鲜马齿苋120克，水煎，日服1~2次；或马齿苋40克，丁香蓼30克，鬼针草15克，十大功劳15克，水煎服。**蜈蚣咬伤**：鲜马齿苋全草90克，酌加黄酒和水炖服；另取马齿苋全草适量，雄黄末少许，捣烂外敷。**皮肤过敏**：马齿苋30克，蒺藜15克，水煎服。**腮腺炎**：鲜马齿苋加红糖捣烂，外敷患处，也可用于疔疮疖肿。**带状疱疹**：鲜马齿苋适量，捣烂外敷患处，1天2次。**湿疹**：鲜马齿苋60克，青黛6克，冰片少许捣烂外敷。**扁平疣**：鲜马齿苋60克，苦参30克，陈皮30克，蛇床子25克，蜂房20克，白芷20克，细辛10克，水煎熏洗患处。**痈疽疔肿**：鲜马齿苋捣烂外敷患处。**阴户肿痒**：鲜马齿苋捣烂取汁与青黛末调涂，或鲜马齿苋30克煎汤洗患处。**带下病**：鲜马齿苋120克，鲜费菜（景天三七）30克、鲜星宿菜30克，水煎饭前服。1天2次。**血崩**：鲜马齿苋汁50毫升加热口服。**乳腺炎**：马齿苋40克，紫花地丁20克，石岩枫30克，水煎服。

马兜铃 142

肺喘咳：马兜铃10克，桑白皮10克，黄芩10克，瓜蒌12克，知母10克，葶苈子10克，杏仁10克，水煎服。**肺热久咳，痰中带血者**：马兜铃10克，百部10克，阿胶（分冲）10克，沙参12克，紫菀10克，白茅根12克，藕节12克，水煎服。**肺虚久咳**：马兜铃10克，杏仁10克，五味子12克，桑白皮10克，紫菀10克，黄芪15克，熟地黄15克，人参5克，水煎服。**眩晕**：马兜铃120克，生杜仲120克，西瓜皮30克，共为细末，水泛为丸，每服5克，1天2次。**胃痛（气滞）**：马兜铃1.5克，研末，开水冲服。**胃肠炎**：马兜铃6克，山慈姑6克，水煎服。**强直性脊柱炎**：

马兜铃全草 50 克，金不换 50 克，鸭皂树 50 克，骨碎补 50 克，夏枯草 12 克，白背叶根 40 克，水煎服，连服 1 个月为 1 疗程。**毒蛇咬伤**：马兜铃 15 克，水煎服或煎水洗伤口，渣外敷患处。

流感高热：马鞭草 30 克，野菊花 20 克，球兰 20 克，地耳草 12 克，水煎服。**肝硬化腹水**：马鞭草 20 克，半边莲 15 克，马兰根 15 克，车前草 20 克，水煎服。**肝脾肿大**：马鞭草 20 克，丹参 20 克，水煎服。**慢性肝炎、肝硬化**：马鞭草 30 克，排钱草 20 克，水煎调蜜服，1 天 2 次。**急性黄疸性肝炎**：马鞭草 20 克，车前草 20 克，鬼针草 30 克，水煎分 3 次服。**痢疾、急性胃肠炎**：鲜马鞭草全草 30~60 克，水煎，调蜜或盐少许服。**细菌性痢疾**：马鞭草 60 克，爵床 60 克，水煎服，1 天 1 剂，孕妇慎用。**内外痔**：马鞭草干根 30 克，田葱 20 克，三白草 15 克，猪大肠 1 段，开水炖服，1 天 1 次，连服 2~3 日。**疝气**：马鞭草 60 克，荔枝果实 14 枚，开水炖服。**跌打损伤**：马鞭草全草 60 克，龙眼肉 7 粒，开水炖服；或马鞭草鲜根 60 克，猪瘦肉 120 克，开水炖服。**多发性脓肿**：鲜马鞭草 30 克，金芍药 20 克，豨莶草 25 克，地耳草 10 克，加酒炖服。**疮痈未溃疡**：马鞭草 20 克，皂角刺 10 克，穿山甲 10 克，白芷 10 克，黄芪 30 克，水煎服。**睾丸炎、腮腺炎、挫伤、癣疥痈疽、疔疮肿毒**：马鞭草 50~150 克，用叶捣烂外敷或水煎熏洗。

末梢神经炎，属虚寒证：王不留行 15 克，黄芪 50 克，桂枝 15 克，赤芍 15 克，生姜 15 克，大枣 5 枚，水煎服。**强直性脊柱炎**：王不留行 15 克，秦艽 15 克，独活 15 克，羌活 12 克，土茯苓 30 克，薏苡仁 30 克，川牛膝 15 克，川芎 15 克，细辛 4 克，水煎服。**泌尿系结石**：王不留行 15 克，海金沙 20 克，石韦 30 克，黄芪 20 克，乳香 9 克，没药 9 克，牛膝 15 克，木香 10 克，泽泻 10 克，甘草 6 克，水煎服。**慢性前列腺炎**：王不留行 12 克，败酱草 20 克，土茯苓 30 克，薏苡仁 30 克，石韦 20 克，萹蓄 15 克，瞿麦 15 克，滑石 15 克，水煎服；或王不留行 10 克，党参 20 克，黄芪 30 克，莲子 15 克，白果 10 克，萆薢 10 克，车前子 15 克，木通 10 克，滑石 18 克，甘草 3 克，水煎服。**跌打肿痛**：王不留行 10 克，苏木 10 克，乳香 6 克，没药 6 克，地鳖虫 10 克，水煎服。**妇女血瘀闭经，小腹冷刺痛**：王不留行 10 克，川芎 10 克，桃仁 6 克，当归 10 克，红花 6 克，水煎服。**乳汁不下**：王不留行 10 克，通草 6 克，穿山甲 10 克，黄芪 20 克，当归 10 克，羊乳 12 克，水煎服；或王不留行 30 克，穿山甲 10 克，水煎服；或王不留行 10 克，猪蹄 1 只炖服。**乳腺炎**：王不留行 10 克，蒲公英 12 克，连翘 12 克，瓜蒌仁 12 克，金银花 15 克，穿山甲 10 克，水煎服。

头晕，耳鸣，潮热，盗汗：天门冬 10 克，女贞子 15 克，旱莲草 12 克，菊花 12 克，牡丹皮 10 克，白芍 12 克，玄参 15 克，水煎服。**头部巅顶痛**：天门冬 15 克，熟地黄 30 克，人参 10 克，牡蛎 20 克，龟

天门冬 149

板 25 克，水煎服。**肺结核，口渴，痰中带血**：天门冬 10 克，沙参 10 克，百合 12 克，玄参 15 克，紫菀 10 克，炙百部 10 克，阿胶 10 克，地骨皮 12 克，银柴胡 6 克，水煎服。**肺热痰黄稠**：天门冬 10 克，金银花 15 克，瓜蒌 15 克，鱼腥草 15 克，麦冬 10 克，水煎服。**肺热伤津，口干咽燥，便秘**：天门冬 10 克，天花粉 10 克，玉竹 12 克，玄参 15 克，金银花 15 克，火麻仁 10 克，水煎服。**神经衰弱**：天门冬 10 克，何首乌 15 克，夜交藤 12 克，水煎服，1 天 1 剂，7~10 天为 1 疗程。**前列腺肥大**：天门冬 10 克，天芥菜 15 克，车前草 15 克，节节草 15 克，水煎服，连服 10 天为 1 疗程。**催乳**：天门冬 30 克，蒲公英 20 克，通草 15 克，猪脚 250 克，酒水各半炖服。

天仙果 264

牙痛：天仙果鲜根 30 克，墨鱼干 1 只，炖服。**脱肛**：天仙果 40 克，白背叶 30 克，算盘珠 15 克，勾儿茶 30 克，地菍 15 克，水煎服。**跌打损伤**：天仙果 30~60 克，酒水各半煎服，另取鲜天仙果叶捣烂，加酒糟调匀，烘热外敷。**骨结核**：天仙果 50 克，山芝麻 30 克，葫芦茶 20 克，白牛胆 20 克，野花生 15 克，地耳草 12 克，金橘子根 15 克，水煎服。**劳力过伤**：鲜天仙果根适量炖猪脚服。**坐骨神经痛**：天仙果鲜根 30 克，龙须藤 30 克，土牛膝 30 克，炖猪脚服。**风湿性关节炎**：天仙果根 40 克，虎杖 30 克，伸筋草 15 克，水煎服。**腰酸背痛**：天仙果根 20 克，南蛇藤 30 克，酒水各半炖服。**腰背部纤维组织炎**：天仙果 40 克，盐肤木 30 克，黄花稔 20 克，白龙骨 15 克，阿利藤 30 克，南蛇藤 20 克，炖黑鱼干服，连服 7 天为 1 疗程。**背痛**：天仙果根 30~60 克，水煎服，另取鲜天仙果叶适量，捣烂外敷。**痛经**：天仙果根 30 克，益母草 12 克，艾叶 6 克，水煎服。**子宫脱垂**：天仙果鲜根 60 克，猪脚 1 个炖服。**小儿发育缓慢**：天仙果适量，小雄鸡炖服。

天名精 396

蛇虫咬伤：鲜天名精全草适量，捣烂敷患处。**疟疾**：天名精根 15 克，香附子 15 克，水煎服。**乳腺炎**：鲜天名精叶 30 克，水煎服，渣捣烂敷患处。

天花粉 53

热病伤津：天花粉 10 克，麦冬 12 克，石斛 10 克，玉竹 10 克，生地黄 15 克，水煎服。**病后头痛**：天花粉 60 克，淡竹茹 250 克，水煎分 3 次服。**肺结核**：天花粉 10 克，十大功劳 15 克，积雪草 10 克，旱莲草 10 克，水煎服。**反流性食管炎**：天花粉 15 克，党参 10 克，茯苓 15 克，白芍 30 克，海螵蛸 15 克，姜半夏 10 克，黄连 3 克，香附 10 克，元胡 10 克，黄芩 10 克，干姜 5 克，竹茹 10 克，炙甘草 6 克，水煎服。**糖尿病**：天花粉 10 克，知母 10 克，黄柏 10 克，生地黄 30 克，水煎服；或天花粉 10 克，山药 15 克，知母 10 克，山茱萸 10 克，水煎服。**颈椎病头痛头晕**：天花粉 20 克，金银花 20 克，甘草 6 克，七叶莲 15 克，升麻 10 克，葛根 15 克，白芍 10 克，木瓜 10 克，白蔹 15 克，水煎服。**通乳**：天花粉 18 克，炒黄研末，每服 6 克，以赤小豆汤调送服，1 天 2 次。

天竺黄 125

肺热咳喘，痰多色黄：天竺黄10克，瓜蒌12克，麻黄6克，杏仁10克，黄芩10克，知母10克，葶苈子10克，水煎服。**高热神昏，谵语抽搐**：天竺黄10克，僵蚕10克，牛黄3克（冲服），黄连10克，钩藤15克，朱砂3克（冲服），冰片1克（后下），胆南星6克，水煎服。**痰瘀内阻的癫痫**：天竺黄50克，天然珍珠6克，牛黄（人工）10克，玛瑙6克，珊瑚6克，茯神30克，天麻30克，川贝母50克，朱砂4克，真马宝50克，麝香6克，制地龙干20克，制全蝎15克，共研细末，1次服2克，1天服3次，开水冲服。**跌打损伤，瘀血内阻**：天竺黄50克，琥珀5克，川三七60克，朱砂10克，川贝母50克，淮山药100克，山羊血50克，血竭30克，茯苓100克，合共研细末，1次3克，1天3次，饭后服。

天胡荽 397

肺炎：鲜天胡荽30克，三叉苦30克，鱼腥草20克，水煎代茶饮。**喉痛声哑、哮喘、慢性支气管炎**：天胡荽30~60克，爵床20克，水煎服。**百日咳**：鲜天胡荽50克，捣烂取汁，调以适量蜂蜜同炖，每天分2~3次服。**吐血、便血**：鲜天胡荽30克，冰糖15克，开水炖服。**痢疾**：鲜天胡荽40克，鬼针草30克，黄花豨莶草15克，马齿苋20克，凤尾草10克，水煎服。**病毒性肝炎、肝硬化腹水**：鲜天胡荽30~60克，萬芝40克，爵床30克，地耳草20克，水煎加糖服。**胆囊炎**：天胡荽40克，大尾摇30克，积雪草30克，马蹄金20克，大蓟根15克，筋骨草10克，水煎服。**胆结石**：鲜天胡荽、鲜连钱草、鲜海金沙藤、鲜车前草各15克，1天1剂，水煎分2次服。**扁桃体炎**：鲜天胡荽捣汁，调醋少许，漱口后徐徐服下。**麻疹后口腔炎**：鲜天胡荽洗净绞汁，用消毒棉签蘸药液抹患处，1天3~4次。**尿血、石淋或急性肾炎**：鲜天胡荽60克，捣烂绞汁调蜜服；或鲜天胡荽、鲜马蹄金各30克，鲜车前草25克，水煎服。**荨麻疹**：鲜天胡荽15克，捣烂绞汁开水冲服。**带状疱疹**：鲜天胡荽捣烂绞取汁，加雄黄末调均匀抹敷患处，1天3~5次。

天南星 153

风痰头痛：制天南星、八角茴香各等分，研细末，淡醋调为丸，1次服3克。**风邪所致口噤**：制天南星6克，生姜5片，紫苏叶9克，水煎服。**癫痫抽搐，喉中痰鸣**：制天南星5克，党参9克，石菖蒲6克，生姜5片，水煎服。**中风引起口眼歪斜**：天南星10克，天麻12克，钩藤12克，白附子6克，胆南星6克，防风10克，水煎服。**创伤后期所致抽搐**：天南星、防风各适量，研末调酒外敷。**面瘫**：天南星研细末，生姜汁1杯，调匀放在纸上，左歪贴右，右歪贴左。

牙痛，三叉神经痛：天麻10克，川芎15克，马大青30克，水煎服。**高血压引起头痛，偏头痛**：天麻10克，钩藤15克，白芷9克，夏枯草15克，水煎服。**神经性头痛，偏头痛**：天麻9克，山羊角20克，川芎12克，香茅15克，水煎服。**外感引起头痛**：天麻9克，白芷6克，荆芥10克，防风9克，马兰15克，水煎服。**肝风内动，热性头痛**：

天麻 343

天麻 9 克，川芎 9 克，羚羊角 3 克，共研细末，1 次 6 克，1 天 3 次。**老年眩晕，健忘**：天麻 10 克，白芍 12 克，当归 12 克，赤芍 10 克，葛根 15 克，半夏 9 克，白术 12 克，水煎服。**头晕，肢麻**：天麻 10 克，当归 12 克，熟地黄 15 克，枸杞 10 克，牛膝 10 克，何首乌 15 克，葛根 10 克，水煎服。**颈椎病**：天麻 10 克，黄芪 30 克，何首乌 12 克，乳香 15 克，没药 15 克，枸杞 15 克，苏木 10 克，续断 10 克，伸筋草 20 克，川牛膝 10 克，甘草 3 克，水煎服。**梅尼埃病**：天麻 12 克，熟附子 10 克，茯苓 12 克，白芍 12 克，白术 10 克，生姜 10 克，水煎服。呕吐剧加吴茱萸 10 克，桂枝 10 克，气虚加党参 15 克或党参 20 克。血虚加当归 10 克。**小儿高热惊厥**：天麻 4 克，全蝎 3 克，桑叶 10 克，菊花 6 克，钩藤 12 克，水煎服。

元宝草 395

风火牙痛：鲜元宝草、龙芽草、香茶菜各 15 克，淡竹叶 10 克，水煎服。**肺结核**：元宝草、金钱草、龙芽草、紫金牛各 15 克，百部 12 克，勾儿茶 15 克，红枣 10 粒，水煎服。**吐血、鼻出血**：元宝草 30 克，金银花 15 克，白茅根 20 克，水煎服；或元宝草 15 克，旱莲草 20 克，檵木根 30 克，水煎服。**胃痛**：元宝草 15 克，大枣 10 枚，水煎服。**胃癌**：元宝草 20 克，野牡丹 20 克，虎耳草 20 克，铁扫帚 30 克，水煎服，连服 15 天。**腰腿痛（湿热型）**：元宝草 30 克，白笋花 20 克，鸭皂树 20 克，土牛膝 15 克，伸筋草 10 克，薏苡仁根 15 克，万毒虎 10 克，水煎服，连服 10 天为 1 疗程。**风湿关节痛**：元宝草 30 克，紫花茄 20 克，土牛膝 20 克，水煎服。**跌打损伤**：元宝草 15 克，连钱草 12 克，积雪草 15 克，酢浆草 12 克，石胡荽 5 克，水煎服。**痈肿疔毒、毒蛇咬伤**：鲜元宝草捣烂外敷；或元宝草 30 克，蒲公英 20 克，大尾摇 25 克，狗肝菜 15 克，水煎服。**乳腺炎**：鲜元宝草 30 克，水煎加酒服。**痛经**：元宝草 15 克，水煎服。

木瓜 229

腹泻，呕吐，足筋酸楚：木瓜 15 克，木香 8 克，水煎服。**腹泻，纳差，足筋酸痛**：木瓜 10 克，吴茱萸 6 克，八角茴香 3 克，甘草 3 克，水煎服。**腹泻，腹痛喜按**：木瓜 10 克，干姜 6 克，甘草 3 克，水煎服。**腹泻久治不愈，痢疾**：木瓜 10 克，车前子 9 克，罂粟壳 6 克，研细末，米汤调服，1 次 5 克。**脚气，下肢疼痛**：木瓜 30 克，明矾 30 克，水煎熏洗患处。**慢性肾炎**：木瓜 6 克，白术 15 克，桂枝 6 克，赤茯苓 15 克，水煎服。**下肢风湿性关节炎**：木瓜 15 克，防己 12 克，威灵仙 12 克，苦郎树 15 克，当归 10 克，水煎服。

木耳 427

肺虚咳嗽：木耳 15 克，川贝母 10 克，金不换 15 克，水煎服。**气虚血亏**：木耳 15 克，土党参 15 克，水煎服。**四肢搐搦**：木耳 15 克，老君须 15 克，水煎服。**吐血、咯血、鼻出血、痔疮出血**：鲜木耳 10 朵，红枣 20 个，绿豆 100 克，洗净煮烂当饭服。**高血压、血管动脉硬化、眼底出血**：木耳 6 克，清水浸泡 1 夜，于饭锅上蒸 1~2 小时，虎杖、卷柏、大蓟、小石链各 15 克，水煎服。月经不调，经色暗紫：木耳 30 克，红花 3 克，川芎 6 克，水煎服。冰糖少许，于每夜睡前服。血崩：木耳 120 克，水煮熟，加红糖炖服。崩漏：木耳、槐花、地榆、黄花远志、土党参各 10 克，水煎服。

木香 313

气滞疼痛（痛无定处）：木香适量，水磨成汁，温酒调服。腹内气滞疼痛：木香、乳香、没药各 1.5 克，水煎服。湿热泻痢：木香 10 克，槟榔 10 克，大黄 6 克，枳壳 10 克，黄连 6 克，十大功劳 20 克，水煎服。气滞疝气痛：木香 9 克，辛夷 9 克，荔枝核 10 粒，槟榔 4.5 克，山茱 6 克，升麻 6 克，水煎服。寒疝及偏坠小肠疝痛：木香 3 克，川楝子 9 克，小茴香 1.5 克，吴茱萸 3 克，水煎服。腋臭：米醋浸润木香约 2 天，阴干后夹于腋下。

木芙蓉 84

咯血：木芙蓉花 15 克，白茅根 20 克，冰糖适量，水煎服。流行性腮腺炎：木芙蓉花 15 克，梅叶冬青 20 克，山芝麻 15 克，万毒虎（白绒草）15 克，山豆根 10 克，水煎服；或鲜木芙蓉叶，鲜鱼腥草各适量，食盐少许，共捣烂外敷。肺脓肿：木芙蓉花 15 克，鱼腥草 20 克，球兰 15 克，三叉苦 15 克，水煎服；或木芙蓉鲜叶 60 克，捣汁酌加冬蜜调服；或木芙蓉鲜花 30~60 克，水煎服。肝脓肿：木芙蓉花 20 克，三叉苦 30 克，虎杖 20 克，蒉芝 30 克，溪黄草 10 克，水煎服。风湿性关节炎：木芙蓉鲜叶适量捣烂敷患部；或木芙蓉鲜根 60 克，三叉苦 30 克，望江南 20 克，水煎服。瘿瘤、肉瘤、筋瘤：木芙蓉根 30 克，白石榴根 30 克，海带 15 克，海藻 15 克，昆布 15 克，海蛤蚧 15 克，海螵蛸 15 克，水煎服。一切痈疽疔毒：鲜木芙蓉叶或花适量，酌加冬蜜或红糖捣烂敷患处；或木芙蓉干叶研末调蜜外涂。烧烫伤：木芙蓉干叶研细末，茶油或凡士林调匀，涂抹患处。带状疱疹：鲜木芙蓉叶阴干研末，调米浆抹患处。宫颈糜烂：木芙蓉根 30 克，爵床 20 克，万毒虎 15 克，白花蛇舌草 20 克，千里光 12 克，水煎服。

木贼 7

肝虚火旺，目昏羞明：木贼 10 克，黄连 10 克，石决明 15 克，草决明 10 克，羊肝 50 克，炖服；或木贼、桑叶、菊花、蒲公英、黄芩各 10 克，水煎服。目生翳障（黑眼珠上有白色斑块）：木贼 10 克，谷精草 10 克，决明子 12 克，蝉蜕 4 克，水煎服。胃涌吐酸水：炒木贼 15 克，乌贼骨 10 克，大黄 10 克，研细末，每服 4 克，开水送服，早晚各 1 次，忌生冷辛辣食物。脱肛：木贼烧存性，研末外敷。妇女赤带：木贼 10 克烧炭，水酒各半冲服。

偏正头痛：木槿花 1 克，药棉包好塞患侧鼻孔内。咯血：鲜木槿花 30 克，木芙蓉花 10 克，冰糖 15 克，开水冲炖服。便血、赤白痢疾：木槿花 13 朵，冰糖适量炖服。糖尿病：木槿鲜根 30 克，水煎代茶饮。慢性肾炎：木槿根 30 克，六棱菊 30 克，爵床 20 克，炖豆腐服；或木槿根 30 克，灯心草 20 克，水煎服。前列腺肿瘤：木槿花 15 克，小蓟 20 克，茜草

15克，白茅根30克，白花蛇舌草20克，半枝莲30克，莪术15克，海金沙15克，瞿麦30克，萹蓄30克，车前子15克，甘草10克，人参12克，白术12克，党参15克，黄芪30克，刺五加15克，当归12克，白芍10克，夏枯草15克，白及12克，茯苓12克，水煎服。

木槿 381

血管瘤、皮肤癌、骨髓炎：木槿根30克，白石榴根20克，木棉根20克，炖猪脚节服，连服5~10天。**淋球菌感染**：木槿根皮30克，水煎服。**疣**：木槿根皮或茎皮浸醋，涂搽患处。**顽癣、足癣**：木槿根30克，水煎熏洗患处。**疔疮疖肿**：木槿鲜叶或鲜花适量，和食盐捣烂敷患处。**妇女赤带**：木槿花20克，木芙蓉花15克，炖冰糖服。**血崩**：木槿干根（去表皮）15克，酒水各半炖服。**带下病**：木槿鲜根60克，加冰糖炖服；或加鸭肉，开水炖服。

木蝴蝶 68

声音嘶哑：木蝴蝶、诃子各10克，水煎服。**支气管炎**：木蝴蝶、鱼腥草、千日红各10克，水煎服。**百日咳**：木蝴蝶10克，千日红15克，小七星剑10克，水煎服。**急性咽喉炎**：木蝴蝶10克，大小蓟各10克，麦冬10克，排钱草10克，水煎服。**颈椎病、肩周炎**：木蝴蝶10克，葛根30克，桂枝15克，麻黄10克，白芍30克，甘草12克，藁本10克，川芎12克，伸筋草12克，片姜黄8克，水煎服。**肝炎**：木蝴蝶根20克，栀子根20克，马蹄金10克，茵陈蒿10克，水煎服。**肾炎**：木蝴蝶10克，桑根15克，猪肾一对，炖服。**膀胱炎**：木蝴蝶根20克，玉叶金花20克，车前草10克，淡竹叶20克，水煎服。

五加皮 240

风湿腰痛：五加皮10克，木瓜15克，牛膝10克，杜仲15克，续断12克，独活10克，水煎服。**肝肾两虚，腰膝酸软**：五加皮10克，续断10克，木瓜15克，牛膝10克，黄花远志20克，仙茅10克，桑寄生30克，水煎服。**水肿，小便不利**：五加皮10克，茯苓皮10克，金丝草12克，大腹皮10克，陈皮10克，生姜皮15克，水煎服。**肾炎等各种病症所引起水肿**：五加皮6克，茯苓皮6克，桑白皮6克，薏苡仁10克，猪苓3克，泽泻6克，肉桂1克，甘草梢2克，生姜3片，陈皮4.5克，水煎早晚服之。**劳伤虚损，四肢软无力**：五加皮500克，米酒1000毫升，冰糖适量，密封浸2个星期，每晚睡前温服1杯。**骨折**：五加皮10克，骨碎补20克，地鳖虫10克，续断12克，自然铜8克，鸡血藤15克，勾儿茶20克，水煎服。

五味子 372

阴虚盗汗：五味子30克，麻黄根10克，黄芪50克，水煎服。**失眠**：五味子15克，柏子仁10克，合欢皮15克，夜交藤30克，水煎服；或五味子10克，珍珠母30克，石菖蒲5克，水煎服。**盗汗**：五味子20克，牡蛎30克，龙骨30克，浮小麦30克，黄芪30克，水煎服。**神经衰弱**：五味子30克，米酒1500毫升，将五味子杵粉碎浸酒1星期，去渣，早晚各服10毫升。**肾虚腰痛**：五味子10克，杜仲15克，羊肾1只，炖服。**五更泻**：五味子30克，肉豆蔻10克，诃子10克，赤石脂 10 克，水煎服。**慢性浅表性胃炎**：五味子 15 克，乌梅 10 克，白芍 12 克，山楂 30 克，水煎服。**遗精**：五味子 30 克，桑螵蛸 10 克，金樱子 15 克，龙骨 30 克，水煎服。**寒热往来，心烦喜呕，咳嗽**：五味子 9 克，柴胡 9 克，黄芩 9 克，半夏 6 克，甘草 3 克，水煎服。**低血压头晕**：五味子 10 克，党参 25 克，麦冬 15 克，水煎服；或五味子 12 克，茯苓 15 克，甘草 6 克，水煎服。**头部外伤综合征**：五味子 10 克，钩陈 15 克，白芷 8 克，川芎 6 克，菊花 10 克，琥珀 3 克（冲服），石仙桃 20 克，当归 10 克，熟地黄 10 克，黄芪 15 克，鸡肣花 10 克，水煎服。**过敏性鼻炎**：五味子 10 克，银柴胡 9 克，防风 10 克，乌梅 10 克，甘草 3 克，水煎服，此方也可用于哮喘、荨麻疹等。

五倍子 408

牙痛：五倍子 6 克，水煎漱口。**胃下垂**：五倍子 10 克，蓖麻仁 20 克，捣烂敷之脐部，早晚烫热一次，1 个月为 1 疗程。**遗精**：五倍子捣烂，醋调为饼，敷于脐上；或五倍子 30 克，茯苓 60 克，共研细末为散剂或药丸，每日空腹服 6 克，早晚各 1 次。**脱肛**：五倍子 10 克，地榆 10 克，升麻 12 克，黄芪 20 克，水煎服。连服 3~7 天。**子宫出血**：五倍子 10 克，海螵蛸 15 克，茜草 10 克，棕榈炭 10 克，水煎服，连服 3 日。**阴道滴虫病**：五倍子 15 克，白矾 15 克，蛇床子 20 克，苍术 10 克，黄柏 10 克，苦参 15 克，水煎洗。**胎动腰痛**：五倍子 6 克，研末加酒调服。**小儿夜啼**：五倍子 1.5 克，水煎于晚间睡前顿服。

太子参 416

肺结核，口燥干咳：太子参 30 克，麦冬 10 克，沙参 10 克，百合 30 克，水煎服。**慢性咽喉炎**：太子参 15 克，玄参 12 克，藕节 20 克，荷叶 12 克， 水煎当茶服。**久病体虚**：太子参 30 克，茯苓 20 克，白术 15 克，山萸肉 10 克，何首乌 15 克，黄精 15 克，水煎服。**肾精不足，髓海空虚所致头晕**：太子参 30 克，麦冬 12 克，山萸肉 15 克，牡丹皮 10 克，生地黄 20 克，女贞子 20 克，旱莲草 20 克，夜交藤 30 克，水煎服。**胃溃疡有舌红脉数等阴虚症状**：太子参 12 克，石斛 15 克，白术 9 克，茯苓 12 克，黄连 3 克，吴茱萸 2 克，白芍 12 克，甘草 4 克，水煎服。**夏季热，四肢无力**：太子参 20 克，黄芪 20 克，黄芩 15 克，鱼腥草 10 克，水煎服。**脾虚腹泻**：太子参 30 克，白术 10 克，白扁豆 30 克，赤石脂 15 克，大枣 5 枚，水煎服，连服 10 帖。**体虚自汗，气血不足**：太子参 30 克，麦冬 15 克，大枣 5 枚，甘草 3 克，水煎服。**低血压**：太子参 15 克，黄芪 20 克，党参 15 克，炙甘草 4 克，鸡血藤 15 克，白芍 15 克，麦冬 12 克，桂枝 6 克，五味子 10 克，黄精 10 克，水煎服。**斑秃**：太子参 20 克，当归 15 克，川芎 15 克，熟地黄 15 克，何首乌 15 克，黄芪 20 克，黄精 20 克，淫羊藿 12 克，甘草 3 克，水煎服。

咳嗽、咯血：瓦韦 15 克，仙鹤草 20 克，藕节 30 克，爵床 15 克，白茅根 20 克，水煎服。**口腔炎**：瓦韦、球兰各 15 克，天芥菜、大尾摇

瓦韦 378

各 10 克，水煎服。**咽喉炎**：瓦韦 15 克，麦冬、射干、山豆根各 10 克，水煎服。**痢疾**：瓦韦、人苋、凤尾草各 15 克，水煎服。**肝炎**：瓦韦、白英、叶下珠各 15 克，水煎服。**尿路感染**：瓦韦、车前草、玉叶金花各 15 克，鸭舌草、金丝草各 10 克，水煎服。**血尿**：瓦韦、玉叶金花、铁包金各 15 克，地骨皮、防己、车前草各 10 克，水煎服。**肾炎**：瓦韦、天芥菜、荠菜各 15 克，水煎服。

水团花 89

流行性感冒、腮腺炎、咽喉炎：水团花鲜根 60 克，三丫苦（三叉苦）30 克，板蓝根 20 克，水煎服。**湿热痹证**：水团花 20 克，穿根藤 20 克，枫寄生 15 克，九节茶 15 克，水煎服；或水团花 60 克，桑寄生 40 克，千斤拔 30 克，及己 10 克，连钱草 20 克，金不换 15 克，水煎服。**牙齿肿痛**：水团花 30 克，华山矾 20 克，水煎服；或水团花根 20 克，两面针 12 克，救必应 10 克，山芝麻 15 克，三月泡 15 克，水煎服，1 天 1 剂，2/3 内服，1/3 含漱。**肝炎**：水团花鲜根、虎杖鲜根各 30 克，鲜地耳草 15 克，水煎调糖服；或鲜水团花根 30 克，苡米根 30 克，水煎服。**创伤出血**：水团花叶或花捣烂敷伤口。**风湿性关节炎**；水团花干根 30 克，鸭皂树根 20 克，猪脚节 1 个，水炖加酒服。**鹤膝风**：水团花 40 克，仙茅 50 克，附子（先煎）50 克，石膏 140 克，千斤拔 30 克，穿根藤 30 克，石楠藤 30 克，水煎 1 小时后，分 3 次服。**痈疽疔疮、无名肿毒**：水团花叶和花加食盐、饭粒各少许捣烂敷患处。**痢疾**：水团花茎叶 20 克，十大功劳 15 克，白头翁 12 克，水煎服。**疖肿**：水团花叶晒干研末，加凡士林调成 40% 软膏，外敷患处。

水蓑衣 29

乙型肝炎：水蓑衣、白毛藤、叶下珠各 30 克，地耳草 15 克，败酱草 20 克，水煎服。**肝硬化**：水蓑衣、王瓜、牛白藤、腹水草各 20 克，虎舌红 10 克，伏牛花、九层塔各 15 克，水煎服，连服半个月。**毒蛇咬伤**：鲜水蓑衣全草适量捣烂敷患处。或水蓑衣 30 克，半边莲、鬼针草、马兰各 15 克，三叉苦 20 克，水煎服。**腰部扭伤**：水蓑衣 20 克，爵床、陆英根各 15 克，两面针、九节茶各 10 克，水煎服。**外伤血肿**：干水蓑衣 100 克，生大黄 80 克，生栀子 50 克，乳香、没药各 20 克，接骨木叶 30 克，共研末，取适量加蜜外敷患处，1 天 2 次。**骨折**：复位固定后，取鲜水蓑衣、木芙蓉叶、陆英叶各适量，共捣烂，敷患处。**痛风性关节炎**：水蓑衣 30 克，万毒虎 15 克，车前草 30 克，三白草 15 克，水煎服，连服 10 天为 1 疗程。

咽喉肿痛：牛白藤 30 克，一枝黄花 15 克，蟛蜞菊 20 克，马兰 15 克，万毒虎 15 克，水煎服。**头痛**：牛白藤干根 30 克，川芎 10 克，桃金娘 15 克，野牡丹 25 克，石仙桃 20 克，水煎服。**感冒、中暑**：用牛白藤叶适量作凉茶服。**甲状腺肿大**：牛白藤 40 克，夏枯草 15 克，白背叶根 30 克，梅叶冬青 20 克，水煎服。**肺结核咳嗽**：牛白藤根 30 克，鸭皂树 20 克，山藿香 15 克，水煎服。**胃溃疡、胃炎**：牛白藤根、鬼针草各30克，研末，1次6克，1天2次，连服7日；或牛白藤50克，辣椒根50克，梅花根50克，杨桃根30克，炖胎盘或狗肉服；或牛白藤25克，白牛胆12克，六棱菊10克，伸筋草9克，半枝莲10克，七叶胆12克，佛掌榕15克，黄芪9克，白蔻仁6克，葛根12克，甘草5克，水煎服。**风湿性关节炎**：牛白藤20克，九节茶15克，苦郎树15克，两面针10克，水煎服。**宿伤**：牛白藤根30克，铁包金、虎杖各20克，大血藤15克，水煎服，连服7日。**腰腿痛**：牛白藤根30克，香椿15克，穿根藤20克，枫寄生15克，阴香15克，水煎服；或牛白藤50克，南蛇藤50克，骨碎补30克，穿根藤30克，七叶莲50克，桑根30克，千斤拔50克，水煎服。**急性扭挫伤**：牛白藤40克，连钱草15克，积雪草20克，七叶莲20克，鬼针草15克，瓜子金10克，仙桃草10克，水煎服，连服7天为1疗程。**毒蛇咬伤**：牛白藤30克，半边莲15克，鬼针草20克，虎杖20克，水煎服。**痔疮出血**：牛白藤40克，仙鹤草30克，小二仙草30克，地榆10克，水煎服。**风湿骨痛、乳腺炎、疖疮、湿疹**：鲜牛白藤60~150克，水煎服或水煎熏洗患处。

牛白藤 80

预防流行性乙型脑炎：鲜牛筋草30~120克，水煎当茶饮。**中暑发热**：鲜牛筋草60克水煎服。**极度乏力**：牛筋草100克，丁葵草30克，水煎服。**反胃**：牛筋草适量，石胡荽6克，水煎服。**痢疾**：牛筋草100克，水煎冲蜜或冲砂糖服。**遗精**：牛筋草60克，爬藤榕40克，盐肤木30克，猪瘦肉同炖服。**淋证**：牛筋草50克，金丝草30克，狗尾草30克，无根藤20克，水煎当茶服。**睾丸炎**：鲜牛筋草根茎120克，荔枝核8粒，算盘子30克，水煎服。**血崩**：鲜牛筋草100克，车前草30克，爵床40克，鸡蛋2个，炖服，吃蛋喝汤。**跌打损伤**：牛筋草、一粒珠、南蛇藤各适量，加砂糖，炖酒服；或牛筋草50克，丝瓜络30克，炖酒服。**腰椎间盘突出症**：牛筋草40克，山苍子根30克，紫花茄15克，盐肤木30克，两面针15克，飞龙掌血15克，千斤拔20克，水煎服。**痛风性关节炎**：牛顿草50克，车前草40克，土牛膝20克，爵床30克，三白草15克，万毒虎20克，七叶莲20克，两面针15克，水煎服。**外伤性剧烈头痛**：牛顿草200克，白萝卜250克，积雪草100克，益母草50克，升麻15克，川芎15克，半夏20克，天竺黄20克，白芷18克，清水煎1500毫升分多次鼻饲；或口服。

牛筋草 268

风热感冒，咽喉肿痛：牛蒡子10克，鬼针草10克，金银花15克，连翘10克，薄荷10克，荆芥6克，桔梗10克，水煎服。**麻疹发不透畅**：牛蒡子10克，葛根12克，升麻10克，蝉蜕6克，水煎服。**热毒疮肿未溃**：牛蒡子10克，桔梗10克，板蓝根15克，连翘10克，野菊花15克，水煎服。**腮腺炎**：牛蒡子6克，荆芥4克，蝉蜕4克，连翘10克，水煎服。**梅气核（慢性咽炎）**：牛蒡子10克，山豆根10克，半夏9克，厚朴5克，茯苓10克，水煎服。**偏正头痛**：生牛蒡梗、叶或根适量，加水2碗，陈酒1杯，食盐少许，熬成浓汁，趁热取汁搽患处。

牛蒡子 4

牛膝
181

热淋，小便涩痛：牛膝 12 克，乳香 6 克，万毒虎（白绒草）15 克，车前子 6 克，水煎服。**脑血栓**：怀牛膝 30 克，代赭石 18 克，生地黄 18 克，龙骨 20 克，牡蛎 20 克，柏子仁 12 克，钩藤 12 克，山药 15 克，白芍 12 克，丹参 15 克，红花 6 克，水煎服。**高血压**：牛膝 15 克，白蒺藜（蒺藜）15 克，钩藤 10 克，水煎服；或怀牛膝、生赭石、生龙骨、牡蛎各 30 克，龟板、生白芍、天冬、生地黄、元参各 15 克，钩藤 12 克，天麻 15 克，菊花 10 克，石决明 15 克，珍珠母 20 克，水煎服。**脑震荡**：怀牛膝 30 克，代赭石 20 克，龙骨 20 克，牡蛎 20 克，白芍 12 克，生地黄 20 克，柏子仁 15 克，山药 30 克，红参 10 克，水煎服。**颈性眩晕症**：牛膝 15 克，泽泻 20 克，白术 15 克，丹参 30 克，天麻 10 克，酸枣仁 20 克，五味子 15 克，葛根 20 克，砂仁 6 克，陈皮 10 克，水煎服。**前列腺肥大**：牛膝 15 克，丹参 15 克，益母草 20 克，知母 12 克，黄柏 12 克，水煎服。**腰腿痛**：牛膝 12 克，肉桂 6 克，山茱萸 9 克，水煎服。**下肢关节肿痛**：牛膝 9 克，黄柏 12 克，苍术 10 克，木瓜 6 克，爵床 10 克，水煎服。**足跟骨痛**：怀牛膝 30 克，生白芍 30 克，白马骨 20 克，炙甘草 15 克，木瓜 20 克，水煎服。**痛风性关节炎，鹤膝风**：牛膝 12 克，木瓜 10 克，五加皮 9 克，车前草 15 克，萆薢 10 克，骨碎补 15 克，水煎服。**膝关节滑膜炎**：川牛膝 15 克，苍术 12 克，白术 12 克，茯苓皮 20 克，薏苡仁 30 克，金银花 30 克，水煎服。**妇女产后胎衣不下**：牛膝 15 克，冬葵子 10 克，水煎服。**回乳**：川牛膝 10 克，麦芽 8 克，茯苓 15 克，水煎服。

毛大丁草
121

伤风感冒：鲜毛大丁草 30 克，水煎加黄酒 2 匙服。**咳嗽痰多**：毛大丁草 15 克，翻白草 12 克，鼠曲草 15 克，枇杷叶 10 克，水煎当茶饮。**胃气胀痛**：毛大丁草 30 克，白毛将军 20 克，鸡蛋 2 个，炖服。或毛大丁草 20 克，虎舌红 10 克，牛白藤 20 克，两面针 10 克，茅膏菜 10 克，水煎服。**痢疾**：毛大丁草 30 克，地锦草 20 克，凤尾草 15 克，赤地利 12 克，水煎服。**胃肠炎**：毛大丁草 20 克，金锦香 15 克，鬼针草 15 克，水煎服。**急慢性肝炎**：毛大丁草 20 克，白马骨 15 克，绵茵陈蒿 15 克，栀子根 15 克，水煎服。**胃癌**：鲜毛大丁草 60 克，白花蛇舌草 20 克，半枝莲 15 克，菝葜 20 克，水煎服。**骨结核**：毛大丁草 50 克，鸭皂树 50 克，黄豆 60 克，炖服，连服半个月。**骨质增生症**：毛大丁草 20 克，王瓜 20 克，白石榴根 30 克，杜仲 15 克，阿利藤 20 克，牡荆根 15 克，水煎服，连服 10 天为 1 疗程。**退行性关节炎**：毛大丁草 30 克，羊肉 200 克，老酒 60 毫升，开水炖服。**扭挫伤**：毛大丁草 20 克，马鞭草 12 克，排钱草 12 克，百两金 15 克，连钱草 10 克，两面针 10 克，水煎服。**跌打损伤吐血、咯血**：毛大丁草 15 克，仙鹤草 20 克，猪瘦肉适量炖服；或毛大丁草、虎杖、落地生根各 60 克，鲜品捣取汁液服。**宿伤**：毛大丁草 100 克，浸泡高度酒 150 毫升，密封一星期，过滤备用，1 天 3 次，1 次服 15 毫升。**毒蛇咬伤**：鲜毛大丁草 60 克，加酒捣烂绞汁内服，渣外敷伤口周围；或鲜毛大丁草 30 克，半枝莲 15 克，韩信草 15 克，鬼针草 15 克，水煎服，并取叶捣烂外敷。**目视不明白内障术后：**毛大丁草 15 克，叶下珠 30 克，青葙子根 30 克，白背叶根 50 克，夏枯草 15 克，千日红根 30 克，水煎服。**滴虫性阴道炎：**毛大丁草，金银花各适量，水煎，先熏后洗患部，1 次月经净后熏洗 3~4 天，连用三个月。

毛冬青 178

高胆固醇血症：毛冬青根 60 克，山楂 15 克，水煎服，连服 6 周以上。**烧烫伤：**毛冬青根 60 克，水煎服，毛冬青叶适量捣烂敷伤处；或毛冬青研末，麻油调搽。**咽喉肿痛：**毛冬青 40 克，岗梅根 30 克，山豆根 10 克，蟛蜞菊 15 克，马兰 12 克，水煎服。**高血压：**毛冬青根 60 克，钩藤 20 克，万毒虎（白绒草）15 克，水煎服。或毛冬青根 50 克，龙葵 30 克，水煎服。**冠心病：**毛冬青 60 克，葫芦茶 30 克，蓝花参 20 克，费菜 30 克，丹参 20 克，川三七 8 克，水煎服。**脉管炎：**毛冬青根 60 克，鲜桑树根 30 克，大通根 30 克，水煎服，另用全草水煎洗患处；或毛冬青 150 克炖猪瘦肉服，痛剧者加服仙方活命饮。低血压者慎用；或毛冬青 40 克，黄芪 30 克，丹皮 12 克，甘草 3 克，当归 10 克，桃仁 12 克，桂枝 15 克，路路通 10 克，观音竹 12 克，丹参 30 克，红花 20 克，元胡 15 克，豨莶草 15 克，制川乌 8 克，水煎服。**外伤出血：**鲜毛冬青叶捣烂外敷。**跌打损伤：**毛冬青 40 克，丹参 20 克，龙船花 20 克，两面针 15 克，费菜 15 克，菊科三七 20 克，水煎服。**疖肿、脓肿：**鲜毛冬青叶捣烂，加洗米水外敷。

毛花杨桃 99

病毒性脑膜炎：毛花杨桃根 50 克，灵芝 20 克，大号石韦 20 克，水煎服，连服 7 天为 1 疗程。**胃溃疡：**毛花杨桃 30 克，牛白藤 20 克，铁包金 15 克，排钱草 15 克，水煎服。**痢疾：**毛花杨桃根 30 克，十大功劳 20 克，苦刺根 20 克，万毒虎 15 克，水煎服。**贲门癌：**毛花杨桃 40 克，白花蛇舌草 30 克，白茅根 30 克，铁树叶 30 克，红糖 100 克，水煎服。连服 1 个月为 1 疗程。**食管癌：**毛花杨桃 50 克，白花蛇舌草 20 克，石蚕草 15 克，山豆根 15 克，射干 8 克，水煎服。20 日为 1 疗程。连服 3 个疗程。**疝气：**毛花杨桃 30 克，算盘珠 20 克，枳壳 10 克，荔枝核 8 克，白背叶根 20 克，水煎服。**坐骨神经痛（偏湿热型）：**毛花杨桃 30 克，苦刺根 20 克，盐肤木 20 克，爵床 15 克，水煎服。**风湿性关节炎：**毛花杨桃 40 克，三丫苦（三叉苦）20 克，鸭皂树 20 克，土牛膝 15 克，桑枝 10 克，水煎服。连服 7 日为 1 疗程。**带下病：**毛花杨桃 30 克，白马骨 15 克，土茯苓 15 克，燕麦 10 克，王瓜 20 克，山药 20 克，水煎服。

毛茛 284

牙痛：鲜毛茛叶适量捣烂，比硬币略小，贴颊车穴，待有灼热感，立即去掉。**淋巴结核：**鲜毛茛 10 克，捣烂敷患处，至患处有热感则取下，1 天 2 次。**痛风、鹤膝风：**鲜毛茛叶捣烂如泥，取如豆大一粒贴于痛处，可用布或胶布固定，有灼痛感时，立即揭去。**足底深部脓肿：**鲜毛茛、糯米饭、醋各少许同捣烂，敷患处，隔 2 小时换 1 次。**跌打损伤**：鲜毛茛 1 株，红糖少许，同捣烂外擦伤处。

升麻 10

阳明胃热，牙痛，口疮：升麻 10 克，黄连 10 克，当归 10 克，生地黄 30 克，牡丹皮 10 克，石膏 30 克，甘草 3 克，水煎服。**中气下陷（脱肛、胃下垂、子宫下垂、久泻）**：升麻 10 克，黄芪 30 克，白术 12 克，柴胡 10 克，当归 10 克，党参 15 克，陈皮 10 克，桔梗 6 克，甘草 3 克，水煎服。**麻疹初期**：升麻 10 克，葛根 10 克，金银花 15 克，连翘 10 克，薄荷 10 克，白芍 10 克，板蓝根 15 克，甘草 3 克，水煎服。**水痘**：升麻 15 克，连翘 12 克，金银花 30 克，桔梗 10 克，牛蒡子 10 克，水煎服。**前额痛，发热面赤**：升麻 6 克，白芷 4 克，葛根 6 克，生石膏 15 克，水煎服。**慢性喉炎**：升麻 9 克，薄荷 6 克，连翘 10 克，桔梗 10 克，柴胡 3 克，僵蚕 10 克，甘草 4 克，水煎服。**头部外伤瘀血肿痛**：升麻 6 克，黄芪 30 克，柴胡 9 克，半夏 10 克，枣仁 12 克，竹茹 12 克，麦冬 12 克，黄连 6 克，甘草 3 克，党参 20 克，丹参 20 克，水煎服。**后脚跟骨疼痛**：升麻 6 克，当归 15 克，黄芪 25 克，牛膝 8 克，白术 12 克，熟地黄 15 克，甘草 3 克，水煎服。**小儿疝气，睾丸肿痛**：升麻 6 克，小茴香 3 克，橘核 10 克，荔枝核 10 克，生栀子 5 克，川楝子 6 克，苍术、白术各 4 克，水煎服。**血崩，日久不止**：升麻炭 15 克，荆芥炭 6 克，当归身 8 克，生黄芪 30 克，水煎服。

长叶冻绿 399

肺痈吐脓：鲜长叶冻绿根 60 克，三叉苦 40 克，水煎服。**过敏性紫癜**：鲜长叶冻绿根 60 克，猪肉 120 克，炖服，早晚 2 次分服。**跌打损伤、关节酸痛**：长叶冻绿根 12 克，随症加味配伍，水煎服；如胸部挫伤加山藿香、瓜子金、三叉苦；关节酸痛加南蛇藤、络石藤、忍冬藤、海风藤等。**疥疮湿疹**：鲜长叶冻绿根 60 克，炖猪肥肉服；或长叶冻绿根二层皮、冰糖、猪脂各适量，布包涂擦患处；或鲜长叶冻绿根酌量，水煎洗患处；或鲜长叶冻绿皮捣烂调茶油抹患处。**脚癣**：长叶冻绿根研末和猪油调和，涂患处。**痛经**：长叶冻绿 15 克，玉叶金花 15 克，黄芪 15 克，石韦 10 克，水煎服。

月季花 180

肺结核咳嗽咯血：月季花 15 克，水煎调冰糖服。**胃痛**：月季花根 30 克，母鸡 1 只，炖服。**痢疾**：月季花干花 15 克，水煎代茶饮。**高血压**：月季花 15 克，开水泡服。**风湿性关节炎**：月季花根 20 克，白马骨 15 克，楤木根 20 克，鸭脚香 15 克，鸭皂树 30 克，七叶一枝花 10 克，金线兰 10 克，水煎服。**遗精、带下**：月季花根 10 克，水煎服。**竹木刺入肉内**：月季花鲜叶捣烂敷。**烫伤**：月季花干花研末调茶油，涂抹伤处。**宿伤**：月季花鲜根 15 克，配肉类炖调酒服。**痈疽、无名肿毒**：月季花鲜叶捣烂敷患处。**闭经**：月季花干花瓣 10 克，水煎服，或配肉类炖服。**月经不调，痛经**：月季花 10 克，当归 15 克，川芎 6 克，白芍 15 克，七叶莲 30 克，马大青 30 克，岩白菜 15 克，水煎服。**产后子宫脱垂**：

月季花根、花各 15 克，和红酒炖服。经来腹痛头晕：月季花 10 克，红花 6 克，益母草 10 克，鸡血藤 20 克，连钱草 6 克，紫苏 6 克，泡酒 250 毫升，1 星期后，1 天服 2 次，1 次 5 毫升。

丹参 166

胃脘痛，虚实证并见：丹参 30 克，檀香 6 克（后下），砂仁 4 克，香附 6 克，水煎服；或丹参 15 克，桂枝 6 克，陈皮 6 克，甘草 6 克，豺皮樟 20 克，水煎服。各种贫血及血小板减少性紫癜，属血热证者：丹参 30 克，金边桑 20 克，水煎当茶服。肾盂肾炎：丹参 15~30 克，蒲公英 30~45 克，银花 15~30 克，六一散 15 克，香附 10 克，水煎服。急慢性肝炎，两肋窜痛：丹参 30 克，溪黄草 15 克，川楝子 12 克，鬼针草 30 克，地耳草 15 克，水煎服。肝气郁结：丹参 30 克，瓜蒌 20 克，郁金 10 克，薤白 10 克，半夏 12 克，桔梗 8 克，水煎服。血虚有热，烦躁失眠：丹参 20 克，知母 10 克，生地黄 15 克，黄连 6 克，郁金 10 克，远志 6 克，枣仁 15 克，水煎服。心房纤颤：丹参 20 克，黄芪 30 克，五味子 10 克，益母草 15 克，黄精 10 克，酸枣仁 15 克，党参 15 克，茯苓 10 克，桂枝 10 克，苦参 10 克，百合 10 克，麦冬 10 克，黄连 10 克，钩藤 10 克，炙甘草 10 克，水煎服。心脏病：丹参 180 克，猪心 6 个取血 30 克，加黄酒 60 毫升和匀，用丹参片搅拌至全部吸干为度，晒干或烘干，1 次 30 克水煎服或配方用，随制随用，防止发臭变质。胸部挫伤：丹参 30 克，郁金 10 克，川楝子 12 克，七叶莲 30 克，水煎服。月经不调或闭经：丹参 30 克，当归 20 克，赤芍 15 克，川芎 10 克，香附 10 克，水煎服。月经不调，痛经：丹参晒干研末，每服 8 克，黄酒送下。

乌药 195

寒郁气滞，胸闷胁痛：乌药 12 克，薤白 10 克，瓜蒌 12 克，郁金 10 克，延胡索 10 克，水煎服。寒郁气滞，脘腹胀满：乌药 10 克，木香 10 克，吴茱萸 6 克，枳壳 10 克，水煎服。虚寒，尿频，遗尿：乌药 10 克，益智仁 10 克，山药 12 克，桑螵蛸 10 克，水煎服。胃及十二指肠溃疡：乌药 12 克，南五味子 20 克，楤木 12 克，枳壳 10 克，甘草 3 克，蒲公英 15 克，水煎服。胆汁反流性胃炎：乌药 12 克，柴胡 15 克，元胡 10 克，木香 8 克，浙贝母 15 克，白芍 10 克，乌贼骨 15 克，半夏 10 克，黄连 6 克，干姜 3 克，炙甘草 3 克，水煎服。寒疝：乌药 12 克，小茴香 10 克，青皮 10 克，川楝子 15 克，桔梗 10 克，荔枝核 10 克，水煎服。产后头痛：乌药、川芎、白芍各 8 克，水煎服。气滞痛经：乌药 10 克，砂仁 10 克，木香 6 克，延胡索 10 克，香附 10 克，水煎服。寒郁经行腹痛：乌药 12 克，香附 10 克，木香 10 克，当归 12 克，川芎 10 克，水煎服。

乌韭 394

赤白痢：乌韭 30 克，捣烂绞汁加冰糖适量服。黄疸：乌韭 30~60 克，冰糖 15 克，水煎服。尿血：乌韭 90 克，冰糖 30 克，开水炖服。刀伤出血：鲜乌韭叶适量捣烂敷伤口。毒蛇咬伤：乌韭 30 克，水煎加酒少许服，渣捣烂敷伤处。**香港脚（脚癣）**：乌韭适量，水煎熏洗患处。

乌桕 392

病毒性肝炎：乌桕根二重皮 60 克，同米饭适量合捣为丸如绿豆大，1 次 6~9 克，1 天 1 次，饭前开水送服。**大便秘结**：鲜乌桕根 30 克。水煎饭前服。**疝气**：乌桕根 30 克，酒炖服。**阴囊湿疹、阴部瘙痒**：乌桕枝、叶适量，水煎熏洗。

乌蔹莓 393

咽喉肿痛：鲜乌蔹莓、鲜马兰、鲜蟛蜞菊各适量，捣烂绞汁，徐徐咽下。**急性肝炎**：鲜乌蔹莓 30 克，鲫鱼 1 条，炖服。**急性胃肠炎**：乌蔹莓 30 克，鬼针草 20 克，凤尾草 15 克，水煎服，1 天 2 次。**细菌性痢疾**：乌蔹莓 60 克，鬼针草 40 克，十大功劳 30 克，水煎服。**小便带血**：鲜乌蔹莓 30 克，水煎服，1 天 2 次；或加冬蜜适量冲服。**背疮**：乌蔹莓 30 克，地瓜酒 120 克，炖服；或鲜乌蔹莓叶一握，冬蜜或红糖适量，同捣敷患处，日换 2 次。**颈淋巴结炎**：乌蔹莓 30 克，葫芦茶 20 克，水煎服。**痈肿初起**：鲜乌蔹莓适量，生姜 1 片，捣烂取汁，黄酒 1 杯，炖温服，渣敷患处；或鲜乌蔹莓根 15 克，猪瘦肉酌量，炖服，吃肉喝汤。**乳腺炎**：鲜乌蔹莓叶或全草加冬蜜各适量，捣烂敷患处。

勾儿花 223

劳力过伤，浑身疼痛：勾儿茶 50 克，天仙果 30 克，盐肤木 30 克，马大青 40 克，佛掌榕 30 克，炖猪脚服。**虚寒型腰腿痛**：勾儿茶 50 克，南天竹根 20 克，金樱子根 20 克，南五味 15 克，两面针 15 克，炖羊肉服。**慢性肝炎**：勾儿茶 20 克，伏牛花 20 克，丹参 15 克，水煎服。**肝硬化**：勾儿茶根、柘树根各 45 克，虎杖 20 克，水煎服。**慢性肾炎、水肿**：勾儿茶 50 克，老鼠耳 30 克，石韦 30 克，地胆草 30 克，爵床 30 克，车前草 12 克，水煎服。**血小板减少症**：勾儿茶 50 克，大血藤 40 克，盐肤木 40 克，羊奶 20 克，金樱子根 30 克，水煎服。**坐骨神经痛**：勾儿茶 30 克，陆英根 20 克，大通筋 20 克，骨碎补 15 克，土牛膝 20 克，水煎服。**退行性关节炎**：勾儿茶根 60 克，五加皮根、佛掌榕各 30 克，猪脚 1 个，水煎服；或勾儿茶 30 克，老鼠耳 20 克，楤木根 20 克，水煎服。**跌打损伤**：鲜勾儿茶根皮酌量捣烂或干根皮研末，调红酒外敷。**骨结核**：鲜勾儿茶根 30 克，肖梵天花 60 克，兰香草 20 克，开水炖服；或勾儿茶 30 克，炖豆腐服。**月经不调、闭经**：勾儿茶根 60 克，金锦香 9 克，水煎服。**小儿疳积**：勾儿茶根 30~60 克，水煎服，或加猪瘦肉炖服。

肝气郁结，胸闷胀痛：六棱菊 40 克，山藿香 20 克，铺地黍 30 克，蓝花参 20 克，石仙桃 30 克，郁金 10 克，川楝子 10 克，水煎服。**久年头痛**：六棱菊根 60 克，马大青 30 克，香茅 20 克，水煎或加羊脑 1 个炖服。**风寒感冒**：六棱菊 40 克，水煎服；或六棱菊 30 克，蓝花参 20 克，香茅 10 克，苍耳子 10 克，防风 8 克，荆芥 10 克，水煎服。**风湿关节痛、腰痛**：六棱菊 30~60 克，盐肤木 20 克，猪脚节 1 只，酒水各半炖服。

六棱菊 285

胃痛：六棱菊根 30 克，山苍子根 20 克，豺皮樟 20 克，加猪瘦肉炖服。**眩晕**：六棱菊 30 克，石仙桃 30 克，岩白菜 15 克，苍耳子根 15 克，水煎服。**肾病综合征**：六棱菊 30 克，夜香牛 20 克，山茱萸 10 克，炖白酒服。**骨结核**：六棱菊干根 60 克，母鸡 1 只，酒水各半炖服。**跌打损伤**：六棱菊 30 克，酒水各半炖服。**疥疖肿毒**：六棱菊鲜叶捣烂外敷。**多发性脓肿**：六棱菊 30 克，三白草 20 克，王瓜 20 克，山芝麻 15 克，水煎服。**阴部瘙痒**：鲜六棱菊全草 30 克，地肤子 20 克，千里光各 20 克，花椒 10 克，明矾 10 克，煎汤熏洗。**闭经**：六棱菊 30 克，益母草 15 克，黄酒炖服。**带下病**：六棱菊 100 克，水煎熏洗患处。

火麻仁 307

大便不通：火麻仁 9 克，大米适量，煮粥服。**虚劳，小便不利**：火麻仁 9 克，水煎服。**五淋（尿时涩痛）**：火麻仁 15 克研末，加水过滤取汁，加粳米煮熟后服食。**水火烫伤**：火麻仁、黄柏、栀子，取等量共研末，调茶油涂患处。**头面疥疮**：火麻仁适量，研末加水过滤取汁，调蜂蜜外敷患处。**产后多汗便秘**：火麻仁、紫苏各 9 克，研细末，加水煮沸，药汤加入米粥中服食。**产后恶露不尽**：火麻仁 100 克，捣碎，加酒浸泡一夜，取适量兑水温服。

巴戟天 437

肾阳虚，阳痿早泄：巴戟天 10 克，人参 6 克，熟地黄 30 克，五味子 15 克，淫羊藿 10 克，阳起石 10 克，骨碎补 12 克，桑螵蛸 10 克，金樱子 10 克，水煎服；或巴戟天 15 克，当归 15 克，川芎 12 克，熟地黄 15 克，白芍 15 克，阳起石 15 克，韭子 12 克，肉苁蓉 15 克，杜仲 15 克，仙茅 15 克，山茱萸 15 克，淫羊藿 15 克，蛇床子 15 克，牡蛎 20 克，枸杞 15 克，太子参 15 克，水煎服。**肾阳虚，冷宫不孕**：巴戟天 10 克，肉桂 6 克，紫石英 10 克，川芎 10 克，当归 10 克，艾叶 10 克，熟地黄 30 克，水煎服。**肾阳虚，尿频，尿遗**：巴戟天 10 克，补骨脂 10 克，桑螵蛸 10 克，覆盆子 10 克，金樱子 15 克，水煎服。**肾阳虚，腰膝酸痛**：巴戟天 10 克，淫羊藿 10 克，仙茅 10 克，续断 10 克，狗脊 12 克，威灵仙 12 克，水煎服。**肾阳虚，肾不纳气，喘逆**：巴戟天 10 克，胡芦巴 10 克，肉桂 6 克，沉香 6 克，补骨脂 10 克，水煎服。**颈椎病**：巴戟天 10 克，仙茅 10 克，淫羊藿 15 克，白芍 30 克，甘草 12 克，桂枝 10 克，葛根 30 克，皂刺 8 克，鸡血藤 30 克，木瓜 15 克，水煎服。**寒疝睾丸肿痛**：巴戟天 10 克，八角茴香 6 克，吴茱萸 6 克，胡芦巴 6 克，川楝子 15 克，小茴香 6 克，草乌 6 克，荔枝核 6 克，水煎服。**女子性欲低下**：巴戟天 15 克，人参 15 克，白术 15 克，杜仲 15 克，补骨脂 10 克，肉桂 3 克，菟丝子 15 克，水煎服。

肺热咳嗽，咽喉痛：玉叶金花 60 克，梅叶冬青 30 克，三丫苦（三叉苦）20 克，水煎服。**急性扁桃体炎**：玉叶金花 20 克，山豆根 15 克，夏枯草 12 克，水煎服。**糖尿病口渴**：玉叶金花 50 克，金丝苦楝 30 克，水煎服。**赤白痢**：玉叶金花 40 克，铁苋 30 克，凤尾草 20 克，十大功劳

玉叶金花 85

20 克，水煎服。**荨麻疹**：玉叶金花 30 克，南蛇藤 20 克，及己 8 克，水煎服。**防治中暑**：鲜玉叶金花 60 克，水煎服。**多发性脓肿**：玉叶金花根 30 克，青壳鸭蛋 1 个，水炖服。另取叶捣烂外敷，阳证加红糖，阴证加热外敷。**风湿性关节痛**：玉叶金花根 40 克，猪尾骨炖服。**肾盂肾炎**：玉叶金花 30 克，爵床 20 克，万毒虎 25 克，水煎服。**尿道炎**：玉叶金花 40 克，万毒虎（白绒草）20 克，糯米团 15 克，水煎服；或玉叶金花 50 克，海金沙藤 30 克，野菊花 20 克，腹水草 15 克，车前草 15 克，水煎服。**血尿**：玉叶金花根 100 克，车前草 30 克，老鼠耳 15 克，地骨皮 18 克，防己 20 克，石韦 25 克，抱石莲 20 克，水煎服。**有机磷农药及砒霜中毒**：玉叶金花 30 克，水煎服。**妇女五色带（湿热型阴道炎、宫颈炎或宫颈糜烂），痛经**：玉叶金花 50 克，地骨皮 15 克，金钱草 15 克，益母草 15 克，石韦 15 克，旱莲草 15 克，黄芪 20 克，水煎服。

玉竹 145

水亏火旺，口舌生疮：玉竹 10 克，百合 8 克，淡竹叶 10 克，黄连 4 克，球兰 10 克，水煎服。**心阴不足，怔忡**：玉竹 10 克，百合 10 克，太子参 9 克，五味子 6 克，莲子心 9 克，水煎服。**阴虚肺热，干咳无痰**：玉竹 12 克，麦冬 10 克，沙参 10 克，桑叶 10 克，天花粉 10 克，水煎服。**阴虚感冒，发热咳嗽，口干咽痛**：玉竹 10 克，葱头 5 个，薄荷 4 克，桔梗 5 克，白薇 10 克，水煎服。**病后头痛**：玉竹 30 克，菊花 20 克，鹿衔草 30 克，马大青 20 克，水煎服。**病后体虚**：玉竹 15 克，党参 20 克，白术 15 克，水煎服。**白血病化疗后血糖升高**：玉竹 10 克，沙参 6 克，麦冬 12 克，天花粉 6 克，五味子 3 克，半枝莲 15 克，大蓟 10 克，藕节 12 克，黄芪 6 克，山药 10 克，山楂 9 克，佛手 6 克，枸杞 10 克，白花蛇舌草 15 克，白芍 10 克，茯苓 10 克，甘草 3 克，水煎服。**身体虚弱**：玉竹 12 克，水煎当茶服。

玉蜀黍 289

肺结核咯血：玉蜀黍须60克，冰糖炖服。**鼻出血、吐血**：玉蜀黍芯须 60 克，香蕉皮 30 克，栀子 9 克，水煎冷却后服。**自汗、盗汗**：玉蜀黍梗、芯 60 克，煅牡蛎 30 克，水煎服。**高血压**：玉蜀黍芯须 30 克，车前草 30 克，水煎服。**糖尿病**：玉蜀黍芯须 60 克，楤木树皮 9 克，水煎服；或玉蜀黍芯须 15 克，金丝苦楝 20 克，山药 30 克，芦根 30 克，黄芪 30 克，刺五加 15 克，麦冬 15 克，川黄连 8 克，葛根 15 克，天花粉 15 克，鬼箭羽 10 克，水煎服，连服 1 个月为 1 疗程。**胆囊炎、胆结石、病毒性肝炎**：玉蜀黍芯须 30 克，蒲公英 15 克，茵陈蒿 15 克，水煎服。**急慢性肾炎**：玉蜀黍芯须 6 克，玉米 20 粒，蝉蜕 3 个，蛇蜕 1 条，水煎服；或玉米须 9 克，接骨木皮 9 克，水煎服。**泌尿系统感染**：玉米皮 50 克，葫芦皮 30 克，马蹄皮 30 克，黄柏 25 克，草河车 25 克，石韦 30 克，蒲公英 30 克，生地黄 30 克，茅根 30 克。水煎服。**前列腺炎**：玉蜀黍须 30 克，一见喜 30 克，玉叶金花 50 克，腹水草 30 克，水煎服。连服 15 天为 1 疗程。**乳糜尿、血尿**：玉蜀黍须 30 克，荠菜 40 克，水煎服。

尿路结石：玉蜀黍根 90~150 克，猫须草 20 克，水煎服。

神经衰弱，心悸：炙甘草 15 克，水煎服。口舌生疮，小便不利：甘草梢 6 克，生地黄 10 克，淡竹叶 12 克，木通 6 克，水煎服。咽喉肿痛：生甘草 8 克，桔梗 9 克，牛蒡子 10 克，水煎服。胃脘胀闷痛，久治不愈：生甘草 6 克，白芍 15 克，炙白芍 15 克，炙甘草 6 克，水煎服；或甘草 10 克，没药 6 克，海螵蛸 16 克，合研细末，分 4 次开水送下。腹中急痛：甘草 10 克，白芍 30 克，桂枝 10 克，生姜 10 克，大枣 12 克，水煎服。腹痛喜按，骨节酸痛，肢冷：炙甘草 6 克，制附子 5 克，白芍 12 克，水煎服。肢冷疼痛，心悸，脉沉涩：甘草 6 克，桂枝 9 克，制附子 6 克，生姜 5 片，大枣 5 枚，水煎服。疟疾：甘草 6 克，何首乌 30 克，水煎 2 小时，分 3 次口服。风湿痹痛，肢节酸疼，畏寒水肿：炙甘草 6 克，制附子 6 克，白术 12 克，生姜 6 克，大枣 5 枚，水煎服。椎动脉型颈椎病：甘草 10 克，丹参 20 克，白芍 25 克，龙骨 25 克，葛根 20 克，水煎服。神经根型颈椎病：甘草 8 克，葛根 20 克，白芍 25 克，木瓜 15 克，伸筋草 12 克，水煎服。漆过敏：甘草 20 克，八角茴香 15 克，野紫苏 150 克，煎汤洗。妇女癔病：甘草 15 克，小麦 1 杯，大枣 10 枚，水煎分 3 次温服。

虚寒性头痛：艾叶 10 克，香茅 20 克，鸡蛋 1 个炖服。血热所致吐血、咯血：艾叶、侧柏叶、荷叶、黑栀子各 10 克，水煎服。便血：艾叶、地榆、槐花、侧柏叶各 10 克，水煎服。久痢，久泻：艾叶 8 克，生姜 6 克，陈皮 6 克，煎浓汁温服或研末为丸温服。寒性腹胀：鲜艾叶 100 克，鲜石榴叶尖 50 克，灶心土、鸡蛋白各适量，捣烂，外敷以肚脐。面神经麻痹：艾叶 8 克，石蕉 6 克，陈皮 6 克，白芷 6 克，钩藤 3 克，蝉蜕 3 克，桑叶 6 克，生姜 3 克，用米酒和醋各一半，放在药锅内，淹药平为准，煎开后歪右熏左，歪左熏右，熏到人出汗为止，后用白芷 10 克，蓖麻子 15 粒，捣碎涂上。皮肤瘙痒：艾叶 10 克，六棱菊 20 克，石岩枫 30 克，千里光 10 克，水煎服或水煎熏洗患处。虚寒性月经不调：艾叶 12 克，小茴香 3 克，干姜 6 克，肉桂 3 克，吴茱萸 4 克，当归 10 克，香附 10 克，水煎服。闭经：艾叶 30 克，水煎加红糖服。胎动不安：生艾叶 30 克，水煎服；或艾叶 12 克，水煎冲鸡蛋服。

肺脓肿，肺热咯血：鲜石韦 30 克，猪肺 1 个，水炖服。肺结核咯血：石韦 20 克，鸭皂树 20 克，山藿香 15 克，石蚕草 12 克，白茅根 15 克，水煎服；或石韦 30 克，旱莲草 13 克，龙芽草 20 克，水煎服。化疗引起的白细胞下降：石韦 30 克，红枣 20 克，山药 30 克，灵芝 10 克，甘草 3 克，水煎服。鼻出血，吐血：石韦 15 克，酌加冰糖，水煎服。石淋，尿血：鲜石韦 40 克，海金沙藤 10 克，荠菜 30 克，万毒虎（白绒草）15 克，水煎服。肾病综合征：石韦 20 克，黄芪 15 克，白绒草 15 克，白马骨 20 克，广化皮 9 克，白茅根 9 克，车前草 15 克，爵床

甘草 322

艾叶 359

石韦 275

10 克，白花蛇舌草 10 克，十大功劳 12 克，茯苓 15 克，山药 12 克，金樱子 10 克，山茱萸 10 克，水煎服。**急性肾炎**：石韦 30 克，荠菜 40 克，天芥菜 15 克，爵床 30 克，水煎服；或石韦 30 克，瞿麦 12 克，侧柏 15 克，甘草 3 克，大枣 15 粒，水煎服。**带状疱疹**：干石韦全草烧灰，存性，研末调茶油抹敷。**寻常疣、鸡眼**：石韦 30 克，骨碎补 15 克，了哥王果实 10 克，浸泡酒 500 毫升，外涂患处。**刀伤出血**：干石韦研末撒于患处。**带下病**：石韦 30 克，岩白菜 30 克，水煎服。

石仙桃 100

头痛、头晕：鲜石仙桃全草 60 克，马大青 30 克，绿壳鸭蛋 1 个，同炖服；或石仙桃 40 克，鲜岩白菜 30 克，水煎服；或石仙桃 40 克，马大青 50 克，拦路虎 30 克，钗子股 20 克，卷柏 20 克，白马骨 15 克，岩白菜 12 克，炖鸭蛋服，服药汤与蛋。1 日 2 次，7 天为 1 疗程。伴有气虚加生脉散或加锦鸡儿，黄花稔，黄芪，白龙骨。偏血瘀加丹参，川三七。偏血虚加四物汤。痰湿内阻加二陈汤，盐肤木，买麻藤。肝阳上亢加钩藤，石决明，望江南种子。阴虚火旺者加六味地黄丸。本方对现代病如偏头痛、高血压头痛、头晕、三叉神经痛、神经官能症等均有一定疗效。**风火牙痛**：鲜石仙桃全草 30 克，栀子根 20 克，水煎服。**肺热咳嗽**：鲜石仙桃全草 30 克，三丫苦（三叉苦）20 克，鱼腥草 20 克，百部 10 克，黄芩 10 克，水煎服。**肺结核、咯血**：鲜石仙桃 30~60 克，水煎调冰糖服。**百日咳，咳嗽，痰稠**：鲜石仙桃 20 克，水煎服。**关节痛**：鲜石仙桃 60 克，猪蹄一只，炖服。**胃痛**：石仙桃 60 克，白牛胆 15 克，炖豆腐或猪肉服。**腰腿痛**：石仙桃 30 克，瓜子藤 15 克，菝葜 20 克，钩藤根 20 克，山桂 20 克，南蛇藤 20 克，水煎服。**扁桃体炎**：石仙桃 40 克，马兰 20 克，百两金 15 克，水煎服。**虚火喉痛**：鲜石仙桃根茎 30 克，冰糖适量，开水炖服。**神经衰弱**：石仙桃 60 克，丁香蓼 30 克，十大功劳 20 克，水煎服。**椎动脉型颈椎病**：石仙桃 40 克，葛根 30 克，白芍 30 克，川芎 12 克，菊花 10 克，地龙干 20 克，甘草 8 克，卷柏 20 克，木瓜 20 克，水煎服。**血崩**：石仙桃 100 克，浸酒 7 日后饮。**带下病**：石仙桃 30 克，白石榴根 30 克，栀子根 15 克，白毛藤 15 克，地菍 10 克，炖服。

石岩枫 413

胃酸过多：石岩枫鲜全草 15 克，猪瘦肉 120 克，炒食或炖汤服。**咽喉肿痛**：石岩枫 40 克，一枝黄花 15 克，蟛蜞菊 12 克，水煎服。**狂犬病**：石岩枫鲜根 60 克，水煎服，取叶捣烂外敷。**风湿性关节炎**：石岩枫 40 克，苦郎树 15 克，万毒虎 15 克，十大功劳 30 克，三白草 15 克，田葱 20 克，水煎服，连服 7 天为 1 疗程。**湿疹**：石岩枫 30 克，岗梅根 20 克，南蛇藤 30 克，杠板归 15 克，千里光 10 克，水煎服；或石岩枫叶晒干炒酒制研细末，调生桐油抹于患处。**下肢皮肤溃疡**：石岩枫 40 克，地龙干 20 克，灵芝 30 克，山芝麻 15 克，葫芦茶 15 克，水煎服。**过敏性皮炎、胎毒**：石岩枫叶 60 克（炒黄喷酒少许），研末；煅牡蛎 30 克，研末，共调茶油或花生油外敷患处。或石岩枫根研末调凡士林，配成软膏，外敷患处。**腰肌劳损、产后风瘫**：石岩枫 30 克，盐肤木 20 克，马大青 15 克，勾儿茶 20 克，水煎服。乳腺炎：石岩枫 30 克，蒲公英 15 克，大尾摇 15 克，万毒虎（白绒草）10 克，水煎服。

石荠苧 400

中暑：石荠苧 15 克，玉叶金花 10 克，青蒿 10 克，淡竹叶 10 克，连翘 10 克，水煎服。感冒：鲜石荠苧 15 克，生姜 3 片，红糖 20 克，水煎服；或石荠苧 15 克，三叉苦 15 克，马兰 10 克，鬼针草 10 克，水煎服。热痱：鲜石荠苧适量，水煎熏洗患处。多发性脓肿：石荠苧根 15~25 克，过江藤 30 克，炖豆腐服或水煎服。疖肿：石荠苧 15 克，大尾摇 20 克，水煎服。湿疹瘙痒：石荠苧、野甘草、土荆芥、杠板归、六棱菊各适量，煎汤洗浴。脚癣：石荠苧 100 克，煎水洗脚。

石斛 146

热病伤阴咳嗽少痰：石斛、石蚕草、石瓜子、中华秋海棠各 10 克，水煎服；或石斛 12 克，玄参 15 克，金银花 15 克，生地黄 20 克，知母 10 克，玉竹 10 克，水煎服。口干燥渴：石斛 10 克，麦冬 10 克，玉叶金花 15 克，金丝草 10 克，水煎服。病后虚热：石斛 15 克，头发七 10 克，通泉草 10 克，福参 10 克，水煎服。阴虚视力减退，眼睛模糊：石斛 12 克，菊花 10 克，枸杞 15 克，生地黄 20 克，夜明砂 10 克，菟丝子 10 克，谷精草 10 克，水煎服。糖尿病：石斛 15 克，金丝苦楝 15 克，瘦风轮 10 克，甜菊 10 克，水煎服。

石蒜 401

面神经麻痹：鲜石蒜适量，蓖麻仁 12 粒，同捣烂外敷患侧，等有灼热感时去药。睾丸炎：用石蒜鲜根配米醋捣烂水煎熏洗患处。急慢性肾炎水肿：石蒜鳞茎 3 粒，蓖麻子 70 粒，共捣烂，敷两足底涌泉穴，1 天换药 1 次，7 天为 1 疗程。痈疽肿毒初起、漫肿无头：石蒜鲜鳞茎适量，加红糖少许捣烂，加热敷患处，日换 2 次。

龙舌草 300

小便淋沥：鲜龙舌草根 30 克，大蓟根 30 克，车前草根 15 克，水煎冲乌糖服。疮疖红肿、湿疹痒痛：鲜龙舌草 30~90 克，鲜豨莶草 30 克，水煎服；另取上药各酌量，加水煎汤洗熏患部。小儿肝火烦热：鲜龙舌草 30~60 克，水煎冲冰糖服。

龙芽草 363

外感咳嗽：鲜龙芽草 30 克，地胆草 15 克，水煎服。肺结核咯血：龙芽草 20 克，旱莲草 15 克，百部 8 克，黄芩 10 克，三丫苦（三叉苦）15 克，鸭皂树 20 克，葫芦茶 15 克，水煎服。头风、偏头痛：鲜龙芽草 50 克，豆腐 250 克，炖服。阿米巴痢疾：龙芽草 20 克，白花蛇舌草 15 克，辣蓼 10 克，水煎服。肠梗阻：龙芽草 15 克，香附 10 克，当归 10 克，苍术 15 克，黄芪 15 克，白术 10 克，莪术 10 克，三棱 10 克，桃仁 10 克，夏枯草 20 克，败酱草 15 克，浙贝母 10 克，水煎服。肋间神经痛：龙芽草 20 克，一枝黄花 15 克，菝葜 15 克，毛大丁草 10 克，星宿菜 10 克，水煎服。过敏性紫癜：龙芽草 80 克，地骨皮 30 克，龟板 30 克，紫珠草 15 克，藕节 50 克，水煎服。尿路感染：

龙芽草 20 克，海金沙 15 克，瞿麦 10 克，萹蓄、茯苓各 9 克，车前子 12 克，地龙干 10 克，六一散 12 克，木通 3 克，甘草 3 克，水煎服。**梅尼埃病**：龙芽草 100 克，水煎服。**内伤各种出血**：龙芽草 60 克，费菜（景天三七）20 克，黄疸草（马蹄金）20 克，万毒虎（白绒草）15 克，水煎服。**损伤后期四肢无力、头晕**：龙芽草 60 克，胡颓子根 30 克，爵床 15 克，炖猪肉服。**劳伤失力**：龙芽草全草 30 克与红枣同煎服。**妇女血崩**：龙芽草 30 克，当归 12 克，熟地黄 12 克，川芎 6 克，阿胶 15 克，白芍 10 克，党参 10 克，白术 10 克，地榆 10 克，侧柏叶 10 克，蒲黄 10 克，五灵脂 10 克，水煎服；或龙芽草 60 克，丁葵草 30 克，马齿苋 15 克，益母草 20 克，水煎服。**妇女赤带**：龙芽草 15 克，吊竹梅 30 克，水煎服。

龙须藤 247

胃痛：龙须藤根 30 克，两面针、鬼针草各 15 克，山苍子根 20 克，水煎服；或龙须藤 20 克，白牛胆 20 克，南五味 15 克，两面针 15 克，七叶莲 12 克，蒲公英 12 克，水煎服。属虚寒型加九里香、香附、干姜。湿热型加蒲公英、狗肝菜、积雪草、马兰、附地菜。急性胃炎加鬼针草、白英、三叉苦。胃神经官能症加石仙桃、土丁桂、碎米荠。胃酸多加千里光、翻白草、鼠耳草、黄花稔。胃隐痛加杨桃根、杨梅根、山苍子根。吐酸水加黄花稔、翻白草、鼠耳草、两面针。腹胀疼痛加白牛胆、南五味、山苍子根。反胃吐食加拦路虎、铁扫帚根、陌上番椒、韩信草、紫花茄。嗳气加兰香草、韩信草、地胆草、石菖蒲。呕吐加竹茹。便秘加狗肝菜、虎杖。食欲不振加乌韭、山楂、麦芽。**退行性关节炎**：龙须藤根 60~90 克，浸红酒 500 克，渐服。**痛风性关节炎**：龙须藤 30 克，路路通 30 克，伸筋草 50 克，牛顿草 50 克，百合 20 克，鲜黄花菜根 25 克，细辛 15 克，甘草 18 克，石韦 30 克，伸筋草 30 克，勾儿茶 30 克，玉米皮 50 克，白萝卜 100 克。水煎服。**痢疾**：龙须藤 30 克，算盘珠 20 克，铁苋 20 克，凤尾草 15 克，乌韭 15 克，水煎服。**癫痫**：龙须藤根 30 克，千日红干白花 10 克，蚱蜢干 3 克，酒炒研末，上二味药煎汤，冲蚱蜢末服，分 2 次服，连服 30 天。**坐骨神经痛**：龙须藤 30 克，鸭脚香 15 克，土牛膝 20 克，伸筋草 15 克，楤木 15 克，两面针 15 克，水煎服。

龙胆草 57

肝经实证，口苦，耳聋，目赤等：龙胆草 15 克，栀子 12 克，黄芩 10 克，泽泻 10 克，车前子 8 克，柴胡 10 克，木通 6 克，水煎服。**黄疸尿赤**：龙胆草 12 克，栀子 10 克，苦参 12 克，马蹄金 15 克，水煎服。**癫狂，属肝气郁逆，骤然发狂者**：龙胆草 60 克，芭蕉根 50 克，水煎服。**精神失常**：龙胆草 15 克，水煎服。**神经官能症**：龙胆草 15 克，五味子 6 克，水煎，临睡时服。**妇女黄带阴痒**：龙胆草 15 克，栀子 10 克，黄柏 10 克，泽泻 10 克，车前子 10 克，滑石 30 克，苦参 10 克，水煎服。**小儿高热惊风**：龙胆草 4 克，黄连 1.5 克，僵蚕 10 克，钩藤 10 克，水煎服。**预防流行性脑脊髓膜炎**：龙胆草 10 克，水煎服，儿童减半，连服 3 日。

龙眼 325

慢性咽喉炎：龙眼隔年干花6克，野菊花8克，金银花10克，冲开水服。**慢性支气管炎，咳嗽痰白沫**：龙眼干果60克，生姜6克，水煎服。**病后体虚**：龙眼肉30克，红枣10克，炖服。**虚寒胃痛**：龙眼干果50克，大枣15克，干姜3克，水煎服。**贫血头晕，心悸**：龙眼干果100克，黄芪20克，生姜6克，大枣15克，水煎服；或龙眼肉15克，五味子10克，酸枣仁6克，山药6克，当归6克，水煎服。**重度贫血**：龙眼肉15克，肉桂8克，淡制附子15克，代赭石15克，磁石（先煎）15克，鹿角胶15克，党参30克，何首乌30克，熟地黄炭30克，当归15克，白芍12克，白术20克，炙甘草6克，炮姜6克，水煎服。**高血压**：龙眼花30克，冲开水服。**糖尿病**：龙眼花6克炖梨服。**胃下垂，久治不愈**：龙眼肉150克，炖猪肚服。**噎膈，吞咽不利**：龙眼根60克，水煎服。**遗精**：龙眼花30克，炖冰糖服。**解酒醉**：龙眼花适量，冲开水徐徐服。**丝虫病**：龙眼鲜根、土牛膝鲜全草各30克，水煎服。**坐骨神经痛**：龙眼根30克，望江南30克，三丫苦（三叉苦）30克，万毒虎（白绒草）10克，水煎服，7日为1疗程。**火伤疮毒、创伤出血**：龙眼干种子研末或炒研末撒敷伤口。**烫伤**：龙眼干种子研末，调茶油敷患处。**头疮**：龙眼叶研末调茶油，涂患处。**汗斑**：龙眼花15克，炖鸭蛋或豆腐服。**妇女赤带、小便浑浊**：龙眼根二重皮40克煎服；也可取龙眼花30克水煎炖冰糖服。**带下病**：龙眼根二层皮30克，炒盐，牛肉250克，炖服。

龙葵 86

各种咽喉病症：龙葵、万毒虎（白绒草）、天胡荽、积雪草鲜品各15克，捣烂绞汁加米醋1杯，吞服。**糖尿病**：鲜龙葵根30克，瘦风轮15克，菝葜20克，开水炖服；或鲜龙葵全草60克，水煎服。**高血压、头晕**：鲜龙葵30~60克，捣烂绞汁，炖温服；或鲜龙葵60克，白糖少许，水煎，连服半个月；或龙葵30克，荠菜60克，水煎服。**痢疾、中暑腹泻**：鲜龙葵30~60克，铁苋20克，水煎服。**睾丸偏坠**：鲜龙葵30克，算盘珠20克，青壳鸭蛋1个（打裂痕），水炖服。**遗精**：鲜龙葵根30克，无根藤15克，冰糖9克，水煎，连服3天。**淋证（小便热、涩、刺痛）**：鲜龙葵根30克，荷莲豆15克，白茅根15克，水煎服。**纤维瘤**：鲜龙葵60克，炖豆腐服。**食管癌**：龙葵根15克，七叶一枝花10克，半枝莲15克，苍耳子根10克，白花蛇舌草15克，水煎服，1天1剂，10天为1疗程。**肺癌**：龙葵60克，买麻藤30克，三尖杉20克，水煎服。**肾肿瘤**：龙葵15克，石见穿15克，白花蛇舌草30克，土茯苓20克，七叶一枝花15克，车前子15克，薏苡仁30克，甘草5克，水煎服。**狂犬、毒蛇咬伤**：鲜龙葵60克，水炖酌加少许酒服，另取鲜品捣烂外敷。**湿疹、疔疮**：鲜龙葵30克，金芍药20克，水煎服。**痔疮**：龙葵根20克，陌上番椒15克，炖猪直肠服。**急性乳腺炎**：龙葵60克，水煎分2次服，1天1剂。**带下病**：龙葵20克，夜香牛30克，薏苡仁30克，水煎服；或龙葵30克，鸡冠花30克，水煎服。

叶下珠 281

中暑发热：鲜叶下珠 30 克，牛筋草 40 克，水煎调蜜服。**口腔炎、咽喉炎**：鲜叶下珠根 30~60 克，筋骨草 15 克，水煎服。**黄疸**：鲜叶下珠 30 克，黄疸草（马蹄金）20 克，积雪草 15 克，水煎服。**痢疾、肠炎**：鲜叶下珠 40 克，十大功劳 20 克，委陵菜 15 克，水煎加糖服。**肾炎水肿、尿路结石**：鲜叶下珠 60 克，金钱草 30 克，猫须草 15 克，水煎服。**视网膜炎**：鲜叶下珠 60 克，猪肝 120 克，水炖服。**风火赤眼（急性结膜炎）**：鲜叶下珠 30~60 克，菊花 10 克，冬瓜糖 15 克，水煎服。**夜盲症**：鲜叶下珠 60 克，苍术 10 克，用鸡肝或鸭肝炖服。**狂犬咬伤、竹叶青蛇咬伤**：鲜叶下珠 60~90 克，捣烂酌加酒服。**刀伤**：鲜叶下珠和人乳捣烂敷伤口。**鹅口疮、毒蛇咬伤**：叶下珠 30~100 克，捣烂外敷。**小儿疳积**：叶下珠 12 克，白马骨 10 克，猪肝 30 克，水炖服。

田字草 414

高热不退：鲜田字草 50 克，球兰 40 克，鱼腥草 30 克，开水炖服。**牙齿肿痛**：田字草 15 克，栀子根 30 克，开水炖服，**目赤红肿**：鲜田字草 15 克，野菊花 10 克，桑叶 5 片，开水炖服，1 天 2 次。**肺脓肿**：鲜田字草 120 克，捣汁和蜜炖服。**淋证**：鲜田字草 50 克，鲜万毒虎 30 克，开水炖，冲蜜服。**毒虫咬伤**：鲜田字草 50 克，捣汁冲酒服。**挫伤扭伤**：鲜田字草 100 克，捣烂外敷。**背部疖肿**：鲜田字草 30 克，水煎冲红糖服，渣敷患处。**乳癌**：鲜田字草 100 克，加食盐适量，捣烂外敷。

生姜 25

暴雨淋湿或风寒感冒：生姜 15 克，红糖适量，水煎趁热服下。**神经性呕吐**：生姜 10 克，吴茱萸 10 克，法半夏 15 克，太子参 15 克，茯苓 15 克，大枣 5 粒，水煎服。**寒性呕吐胃痛**：生姜 100 克，面粉 30 克，熟鸡蛋白适量，拌匀敷在剑突下的胃部。**食管狭窄或痉挛**：姜汁 60 毫升，蜂蜜 80 毫升，调开水服。**心脏病所致的水肿**：生姜、大枣各 10 克，麻黄 6 克，制附子 4 克，桂枝 5 克，细辛 3 克，知母 6 克，车前子 10 克，炙甘草 3 克，水煎服。**胆道蛔虫**：生姜取汁，加入蜂蜜，各适量口服。**妇女妊娠, 面目四肢浮肿**：生姜片 1.5 克，白术 6 克，茯苓皮 4 克，陈皮 4 克，大腹皮 4 克，水煎服。**妇女恶阻（孕期呕吐）**：生姜 6 克，半夏 9 克，茯苓 15 克，水煎服。**妇女闭经**：生姜 15 克，马兰根 20 克，红枣 60 克，水煎冲红糖，当茶服。**痛经**：生姜 15 克，红糖适量，水煎服；或生姜 15 克，凤尾草 30 克，鸡蛋 1 个，白糖适量，水煎服，1 天 1 剂。

仙茅 430

肺癌：仙茅 10 克，鸭皂树 20 克，半枝莲 10 克，白花蛇舌草 10 克，三尖杉 15 克，水煎服。**腰膝酸痛**：仙茅 10 克，千斤拔 15 克，香椿 15 克，炖羊肉服。**阳痿**：仙茅 10 克，草苁蓉 10 克，冬虫夏草 6 克，炖羊肉服或仙茅 20 克，巴戟天 30 克，川芎 20 克，淫羊藿 10 克，川黄连 4 克，水煎服。**遗精**：仙茅、锁阳、淫羊藿各 10 克，炖羊肉服。**遗尿**：仙茅 10 克，桑螵蛸 10 克，益智仁 10 克，炖鸭肉服。**肾虚**：仙茅 10 克，草苁蓉 10 克，香椿 15 克，炖羊肉服。**慢性肾炎**：仙茅 10 克，淫羊藿 10 克，山茱萸

10 克，桑根 15 克，炖猪肾 1 对服。

仙桃草 190

胃痛：仙桃草 30 克，橘核、荜澄茄各 25 克，同研末，1 次 3 克，砂糖调服，1 天 3 次。**跌打损伤**：仙桃草 30 克，瓜子金 15 克，水煎酌加酒服。**吐血、咯血、鼻出血、便血**：仙桃草 10 克，猪瘦肉 60 克，炖服。

白及 358

胃出血：白及、地榆炭各等量，研细末冲服，1 次 3 克，1 天 3 次。**肺结核，咯血痰**：白及 10 克，生地黄 30 克，阿胶 10 克，枇杷叶 15 克，侧柏叶 10 克，茜草 10 克，水煎服；或白及 10 克，侧柏叶 10 克，白茅根 12 克，藕节 15 克，百部 10 克，水煎服。**鼻出血**：白及 10 克，白茅根 12 克，槐花 10 克，藕节 12 克，苇根 12 克，水煎服。**支气管扩张咯血**：白及 120 克，百合 60 克，蛤蚧粉 60 克，百部 30 克，共研细末，炼蜜为丸，每丸重 6 克，1 次 1 丸，1 天 3 次。**胃溃疡并发出血**：白及 6 克，牡蛎 6 克，藕节 12 克，黑蒲黄 10 克，甘草 3 克，水煎服，早晚各服 1 次。**便血**：白及 10 克，地榆 10 克，槐花 10 克，炭大黄 10 克，代赭石 10 克，水煎服。**胃肠出血**：白及 6 克研末，用糯米汤调服。**痈疮肿毒，跌打损伤**：白及 10 克，天花粉 12 克，乳香 10 克，穿山甲 10 克，皂角刺 10 克，知母 10 克，川贝母 10 克，加黄酒煎服，渣捣烂加芙蓉叶外用。**手足皲裂**：白及适量，捣烂外敷患处。**癣**：白及 50 克，研细末，加醋调抹患处。**多发性疖肿**：白及 150 克，陈皮 150 克，厚朴 150 克，天花粉 600 克，大黄 250 克，南星 150 克，姜黄 150 克，雄黄 150 克，黄芩 50 克，将上药研粉，加凡士林适量调成软膏，外敷患处，1 天 1 次。

白马骨 256

肺结核，低热：白马骨 30 克，虎刺根 20 克，鸭皂树 30 克，葫芦茶 12 克，山藿香 12 克，山芝麻 12 克，观音串根 20 克，水煎服；或白马骨根 40 克，伏牛花根 30 克，地骨皮 12 克，炖瘦肉服。**风寒感冒**：白马骨 20 克，桂枝 6 克，牡蒿 10 克，水煎服。**牙痛**：鲜白马骨根 15~30 克，香茶菜 20 克，水煎服。**久患头风贯眼（青光眼）**：白马骨根 30~60 克，同豆腐炖服。**久痢**：白马骨 30 克，冰糖 20 克，水炖服。**急性肝炎**：白马骨 30 克，兖州卷柏 15 克，白英 15 克，车前草 20 克，地耳草 30 克，水煎服；或白马骨 20 克，天芥菜 15 克，黄毛耳草 15 克，车前草 15 克，阴行草 15 克，水煎服。**慢性肝炎**：白马骨 30 克，绣花针根 20 克，丹参 15 克，黄精 15 克，鸡内金 10 克，水煎服，渣复煎 1 次。**急性肾炎，泌尿系结石**：白马骨 20 克，白花蛇舌草 30 克，海金沙 30 克，马鞭草 15 克，忍冬藤 15 克，石韦 20 克，车前草 15 克，水煎服。**慢性肾衰竭**：白马骨 40 克，紫苏、党参、丹参、绿豆衣各 30 克，半夏、炮附子各 9 克，黄连 5 克，砂仁 4 克，大黄 15 克，生姜 3 片水煎服 3 个月为 1 疗程。**头部外伤后遗症**：白马骨 30 克，马大青 30 克，望江南 20 克，卷柏 15 克，金线莲 15 克，水煎服。连服 10 日为 1 疗程。**急性风湿**

性关节炎：白马骨 40 克，十大功劳 30 克，白笏花 20 克，三白草 15 克，爵床 10 克，水煎服。慢性骨髓炎：白马骨 40 克，鸭脚香 20 克，鸭皂树 30 克，炖猪瘦肉服或鸡、鸭炖服。肩周炎：白马骨 20 克，苍耳子根 15 克，两面针 12 克，九节茶 15 克，琴叶榕 20 克，络石藤 15 克，七叶莲 15 克，鸡血藤 20 克，铁包金 15 克，水煎服。后脚跟痛：白马骨 60 克，防风 10 克，荆芥 8 克，水煎服；或白马骨 60 克，炖猪脚服。瘫痪：白马骨 60 克，紫苏 15 克，荆芥 15 克，伸筋草 30 克，水酒煎服，连服 10 日为 1 疗程。蛇伤：白马骨根 30~60 克，鬼针草 20 克，蒲公英 20 克，水煎服，配酒适量服。刀伤出血：鲜白马骨嫩叶捣烂敷患处。带下病：白马骨根 40 克，白果 8 克，鸡冠花 10 克，地菍 20 克，水煎服；或白马骨 50 克，鸡冠花 15 克，夜香牛 15 克，苍术 12 克，甘草 3 克，水煎服。

白术 320

脾虚腹胀：白术 15 克，黄芪 30 克，党参 15 克，厚朴 10 克，藿香 12 克，水煎服。脾虚泄泻：白术 15 克，白扁豆 30 克，太子参 15 克，山药 15 克，水煎服。脾虚水肿：白术 15 克，茯苓 12 克，黄芪 50 克，肉桂 6 克，生姜 3 片，大枣 6 枚，水煎服。汗出不止：白术、山茱萸、龙骨、牡蛎各 15 克，黄芪 20 克，水煎服。胃溃疡疼痛：白术 10 克，白芍 10 克，海螵蛸 15 克，甘草 3 克，水煎服。思虑过度而致心悸、食欲不振：白术 10 克，当归 9 克，人参 6 克，黄芪 15 克，炙甘草 6 克，熟地黄 10 克，淮山药 10 克，龙眼肉 9 克，水煎服。食积不化，胸膈胀满：白术 10 克，麦芽 15 克，木香 10 克，砂仁 10 克，神曲 10 克，枳实 10 克，水煎服。慢性便秘：白术 60 克，生地黄 20 克，升麻 5 克，水煎服；或白术 60 克，水煎服。浅表性胃炎：白术 15 克，附子 6 克，桂皮 6 克，茯苓 15 克，山药 20 克，砂仁 10 克，甘草 6 克，水煎服。胃溃疡久治不愈：白术 15 克，党参 12 克，茯苓 12 克，白芍 15 克，甘草 4 克，姜黄连 3 克，吴茱萸 2 克，瓦楞子 30 克，水煎服，苔腻加半夏 10 克，陈皮 6 克。小便失禁：白术 20 克，党参 10 克，黄芪 15 克，甘草 3 克，桑螵蛸 20 克，覆盆子 10 克，五味子 4 克，龙骨 12 克，牡蛎 15 克，水煎服。带下病：白术 15 克，白果 10 克，白冠花 20 克，车前草 15 克，黄柏 15 克，淮山药 30 克，龙骨 20 克，牡蛎 20 克，水煎服。妇女妊娠呕吐：白术 15 克，水煎服。妇女胎动不安：炒白术 15 克，黄芩 10 克，砂仁 6 克，苎麻根 15 克，水煎服。小儿慢性吐泻：白术 6 克，天麻 6 克，茯苓 6 克，僵蚕 5 克，人参 3 克，白扁豆 10 克，水煎服。小儿经常流口涎：生白术 10 克，益智仁 10 克，水煎服。

白头翁 102

鼻出血：白头翁 10 克，白茅根 20 克，生地黄 15 克，水煎服。大便下血：白头翁 10 克，地榆 10 克，丁香蓼 15 克，槐花炭 8 克，仙鹤草 15 克，水煎服。热毒痢疾：白头翁 12 克，黄柏 12 克，黄连 10 克，秦皮 10 克，凤尾草 20 克，三叶鬼针草 15 克，水煎服。秃疮：鲜白头翁 180 克，煎汤去渣，加冰片少许，剃头后，外敷患处。阴道滴虫：白头翁、苦参各适量，水煎外洗。

肝气郁结，胁肋酸痛：白芍 10 克，柴胡 6 克，川楝子 12 克，延胡索 6 克，水煎服。肝阳头痛，眩晕：白芍 10 克，菊花 10 克，石决明 15 克，钩藤 12 克，蜈蚣 1 条，水煎服。咳嗽咯血，少痰：白芍 15 克，百合 12 克，百部 10 克，蛤壳粉 9 克，水煎服。胃痛，属肝气犯胃：白芍 10 克，郁金 12 克，延胡索 9 克，甘草 6 克，水煎服。胃及十二指肠溃疡，腹痛：白芍 12 克，党参 10 克，海螵蛸 15 克，延胡索 10 克，甘草 6 克，水煎服。鼻出血不止：白芍 10 克，牡丹皮 10 克，黄芩 10 克，蒲黄 10 克，侧柏叶 15 克，水煎服。腓肠肌挛急抽筋：白芍 15 克，炙甘草 10 克，生黄芪 20 克，当归 12 克，木瓜 12 克，牛膝 12 克，伸筋草 20 克，水煎服。神经根型颈椎病：白芍 30 克，葛根 20 克，桑枝 10 克，桂枝 8 克，木瓜 15 克，鸡血藤 20 克，炙甘草 6 克，忍冬藤 12 克，水煎服。乳肿痛，乳中结核：白芍 30 克，白芷 20 克，丹参 30 克，研细末，外敷。妇女痛经：白芍 10 克，当归 10 克，川芎 9 克，益母草 12 克，水煎服。腰椎间盘突出症：白芍 50 克，细辛 15 克，甘草 18 克，龙须藤 30 克，路路通 30 克，伸筋草 50 克，黄芪 80 克，牛膝 25 克，勾儿茶 30 克，当归 12 克。水煎服。脑外伤昏迷（植物人）：白芍 60 克，柴胡 30 克，党参 30 克，菖蒲 30 克，枣仁 15 克，甘草 15 克，神曲 15 克，南星 10 克，郁金 15 克，半夏 30 克，附子 3 克，马大青 60 克，茯苓 90 克，每日 1 剂，煎煮 3 次，分多次鼻饲。外用皂角 3 个，细辛 9 克，菖蒲 18 克，研末，吹鼻，令患者打喷嚏，1 日 20 次，通其关，开其窍。

风寒感冒，前额部头痛：白芷 10 克，研细末，开水或茶水送服。寒邪所致偏头痛：白芷 10 克，川芎 12 克，葱白 7 支，水煎服。头痛、三叉神经痛：白芷 12 克，天麻 9 克，川芎 9 克，蕲蛇 10 克，水煎服；或白芷 12 克，川芎、丹参各 15 克，荆芥、防风、羌活、延胡索各 12 克，薄荷 9 克，细辛 4 克，水煎服。眉棱骨痛：白芷 10 克，黄芩 10 克，共研细末，1 次 6 克，1 天 3 次；或白芷 10 克，羌活 12 克，防风 10 克，黄芩 10 克，甘草 6 克，水煎服。鼻炎引起头痛，偏头痛：白芷 30 克，冰片 0.6 克，共研细末，吹鼻。风寒牙痛：白芷 10 克，细辛 3 克，水煎服。面神经炎、面瘫：白芷 9 克，独活 9 克，薄荷 3 克，水煎服。湿盛中阻型胃痛：白芷 9 克，厚朴 9 克，佩兰 8 克，水煎服。寒盛气滞胃痛：白芷 10 克，陈皮 8 克，生姜 3 片，水煎服。风湿痹痛：白芷 10 克，秦艽 12 克，桑枝 12 克，桂枝 6 克，忍冬藤 20 克，水煎服。跌打损伤，痛不可忍：白芷 8 克，白术 12 克，当归 12 克，乳香 8 克，没药 8 克，桂枝 5 克，甘草 4 克，水煎服。寒湿型痰注，肩、背、臂痛：白芷 10 克，羌活 10 克，白术 12 克，制半夏 12 克，片姜黄 12 克，天仙藤 12 克，水煎服。扭伤，局部肿痛，痈疔疮肿：白芷 6 克，大黄 10 克，共研细末，调蜜外敷。腰椎间盘突出症（偏瘀型）：白芷 15 克，细辛 10 克，三棱 12 克，莪术 12 克，桑寄生 20 克，当归 12 克，甘草 6 克，水煎服。

白花舌蛇草 82

吐血：白花蛇舌草 60 克，红糖 15 克，加陈年老酒适量炖服。**赤痢**：白花蛇舌草 30 克，捣烂浸酒服。**肝炎**：白花蛇舌草 30 克，鬼针草 20 克，虎杖 15 克，马鞭草 20 克。以上为基本方，根据临床辨证加减用药，1 天 1 剂，连服 3 个月。**急性阑尾炎**：白花蛇舌草 20 克，鬼针草 20 克，败酱草 15 克，积雪草 15 克，两面针 15 克，水煎服。**胆囊息肉**：白花蛇舌草 30 克，郁金 10 克，苍术 10 克，川芎 10 克，莪术 10 克，木香 10 克，赤芍 10 克，茯苓 10 克，半枝莲 15 克，甘草 3 克，白术 10 克，乌梅 20 克，观音竹 10 克，浙贝母 10 克，白芥子 6 克，水煎服。**梦遗、滑精**：鲜白花蛇舌草 45 克；或干品 24 克，水炖服。**癌肿**：白花蛇舌草 30 克，鲜蒜根 30 克，红糖 30 克，水煎服；或白花蛇舌草 15 克，石见穿 15 克，八月札 10 克，蛇杖 10 克，半边莲 10 克，水煎 2 个小时后服；或白花蛇舌草 30 克，菝葜 20 克，半枝莲 15 克，水煎服。**食管癌**：白花蛇舌草 20 克，毛花杨桃根 50 克，石蚕草 15 克，山豆根 15 克，射干 8 克，水煎服。**肺癌**：白花蛇舌草 20 克，三尖杉根 40 克，鱼腥草 20 克，石蚕草 15 克，水煎服；或白花蛇舌草 20 克，鱼腥草 30 克，黄毛耳草 15 克，佛甲草 30 克，白毛藤 20 克，山豆根 12 克，百部 10 克，百合 20 克，天门冬 12 克，麦冬 12 克，龙芽草 20 克，紫草根 12 克，沙参 30 克，山药 40 克，黄精 20 克，野荞麦根 15 克，一般化疗或手术后，用本方水煎代茶服。**毒蛇咬伤**：白花蛇舌草全草 60 克，半边莲 15 克，鬼针草 20 克，水煎服，渣捣烂敷伤口。**盆腔炎**：白花蛇舌草 20 克，一点红 15 克，血盆草 15 克，车前草 10 克，水煎服。**带下病**：白花蛇舌草 15 克，白马骨 20 克，土茯苓 30 克，鸡冠花 15 克，淮山药 20 克，水煎服。

白芥子 134

寒痰壅塞，胸满喘盛：白芥子 10 克，紫苏子 10 克，葶苈子 10 克，半夏 9 克，茯苓 12 克，水煎服。**湿重，肌体麻木，关节疼痛，游走不定**：白芥子 10 克，大戟 3 克，甘遂 3 克，水煎服。**慢性腹膜炎**：白芥子 10 克，甘遂 6 克，大戟 6 克，水煎服。**颈椎病**：白芥子 8 克，羌活 10 克，胆南星 6 克，龙胆草 8 克，白芷 10 克，桃仁 10 克，赤芍 10 克，延胡索 8 克，川芎 6 克，威灵仙 12 克，桑枝 12 克，葛根 20 克，水煎服。**下肢闭塞性脉管炎**：白芥子 8 克，肉桂 3 克，熟地黄 30 克，麻黄 2 克，炮姜 2 克，鹿角胶 10 克，生甘草 3 克，水煎服。**脓肿、丹毒**：白芥子研末调醋外敷。**口眼歪斜**：白芥子、蜂蜜各适量，捣为细末，以蜜调匀，贴患侧的太阳穴部位。

寒湿痹痛，关节肿胀：白附子 6 克，薏苡仁 30 克，麻黄 6 克，细辛 3 克，川乌 6 克，防己 12 克，水煎服。**寒湿头痛**：白附子 6 克，防风 10 克，川芎 10 克，白芷 10 克，羌活 10 克，香茅 15 克，水煎服。**中风失语、风痰痹阻**：白附子 6 克，石菖蒲 12 克，天麻 10 克，远志 8 克，全蝎 6 克，羌活10克，胆南星8克，木香6克，甘草6克，地龙干12克，水煎服。口眼歪斜：白附子6克，僵蚕10克，南星6克，竹沥10克，白芷10克，全蝎3克，水煎服；或白附子6克，僵蚕10克，全蝎6克，胆南星6克，半夏10克，天麻9克，当归10克，川芎9克，赤芍10克，地龙干10克，水煎服。跌打瘀血，风湿痹证：生白附子60克，刀豆5克，蟾蜍3克，生半夏60克，象皮60克，川黄连20克，黄芩20克，大黄20克，浸酒7天，取汁外涂患处，或水煎外洗患部。本方也是拳师修炼铁砂掌外用伤药方，对伤科疾患疗效甚佳。精神失常：白附子3克，生南星3克，生半夏3克，朱砂3克，共研细末，枣泥为丸，1次量，胆南星3克，水煎汤送下，忌油腻。破伤风：白附子6克，防风10克，天麻12克，胆南星6克，羌活10克，白芷10克，水煎服。

白附子 344

风热感冒：白英30克，一枝黄花30克，水煎服。咽喉肿痛：白英20克，一枝黄花15克，四季春10克，韩信草10克，水煎服。肺病久嗽：白英30克，石蚕草20克，水煎临睡时服。肺炎：白英20克，白龙骨15克，乌韭15克，鱼腥草20克，三叉苦15克，水煎服。肺癌：白英60克，桂花寄生15克，红糖15克，水煎服；或鲜白英60克，球兰30克，水煎服。肝肿瘤：白英30克，党参15克，甘草3克，莪术15克，蜈蚣1条，青皮10克，白花蛇舌草20克，元胡10克，虎杖15克，白芍15克，柴胡10克，鳖甲30克，全蝎5克，皂刺10克，七叶一枝花30克，石见穿30克，九节茶15克，黄芪30克，三棱10克，炮山甲8克，枳实10克，陈皮10克，穿破石30克，龙葵15克，茵藤20克，水煎服。黄疸型肝炎：鲜白英90克，地耳草20克，车前草20克，水煎服；或白英30克，阴行草30克，水煎服。胆囊炎、胆结石：鲜白英90克，土茵陈蒿15克，水煎服；或白英30克，楤木30克，水煎服。肾炎水肿：鲜白英30克，猫须草10克，水煎服。皮肤癌：白英60克，野葡萄60克，金樱子根30克，王瓜20克，水煎服。痈疽，疔疮肿毒：鲜白英60克，木芙蓉花15克，水煎服。痔疮漏管：白英鲜根45克，猪大肠500克，水炖服。子宫癌：白英40克，地菍20克，爵床15克，蛇莓15克，水煎服。带下病、关节炎、疔疮肿毒、痔疮漏管、癌肿：白英50~100克，外敷或水煎洗。

白英 105

经常头痛、鼻出血：白茅根花15克，朱砂3克，猪鼻半斤炖服。鼻出血：白茅根20克，艾叶10克，侧柏叶10克，生地黄30克，藕节15克，大、小蓟各10克，水煎服；或白茅根鲜根茎30~60克，水煎代茶饮；或白茅根花9~15克，水煎服；花烧灰撒患处亦可止鼻出血。热性吐血：白茅根鲜根茎30~60克，黑栀子15克，水煎服，或加干藕节片30克，丝瓜络15克，水煎服，日服3次。糖尿病：白茅根30克，万毒虎20克，水煎当茶服。牙周炎：白芽根20克，生地黄15克，赤芍15克，丹皮15克，栀子10克，知母12克，黄柏12克，麦冬10克，甘草3克，水煎服。尿血：白茅根30克，荠菜30~60克，水煎代茶饮。急

白茅根 356

性肾炎浮肿：白茅根 20 克，爵床 30 克，万毒虎（白绒草）20 克，水煎服；或白茅根 30 克，黄芩、黄柏、浮萍、蝉蜕各 9 克，银花 15 克，连翘 12 克，随症加减，水煎服。连用 7~10 天为 1 疗程。泌尿系结石：白茅根 25 克，车前草 25 克，冬瓜皮 30 克，地龙干 12 克，金钱草 20 克，水煎服。小儿麻疹：白茅根鲜根茎适量，水煎，代茶饮。

白果 141

头晕：白果 12 粒，去壳捣烂，分早午晚，用开水冲服。哮喘咳嗽：白果 10 克，麻黄 8 克，紫苏子 10 克，款冬花 10 克，半夏 10 克，桑白皮 10 克，杏仁 10 克，黄芩 10 克，甘草 3 克，水煎服。久嗽失音：白果 10 克，桑白皮 12 克，茯苓 10 克，麦冬 12 克，蝉蜕 6 克，水煎服。肺结核：白果用菜油浸 1 年以上，1 次食 2 粒，1 天 2 次。遗精：白果 10 克，乌药 10 克，益智仁 10 克，覆盆子 10 克，鸡内金 6 克，熟地黄 20 克，山药 15 克，山萸肉 15 克，水煎服。脾虚带下：白果 10 克，党参 15 克，黄芪 15 克，白术 12 克，炙甘草 6 克，陈皮 10 克，淮山药 20 克，芡实 30 克，乌贼骨 10 克，茯苓 10 克，金樱子 10 克，丹参 10 克，红枣 10 个，水煎服；或白果 1 粒研末，另取鸡蛋 1 枚打孔，将药投入蛋内，蒸熟食。

白竻花 265

风热感冒初起，咽喉肿痛等：鲜白竻花幼叶、鲜鬼针草、鲜爵床、鲜马兰、鲜马鞭草各适量，水煎当茶服。湿热：鲜白竻花根 60 克，鲜白萝卜 80 克，冰糖适量，开水炖服。肠炎、痢疾：鲜白竻花幼叶适量，水煎当凉茶服。风湿性关节炎：白竻花根 60 克，切碎，酒水各半炖服。背疮：鲜白竻花叶适量捣烂，外敷患处。腰痛：白竻花根 60 克，墨鱼干 2 只，酒水各半炖服。坐骨神经痛：白竻花根 90 克，猪蹄 1 个，水炖服。腹股沟脓肿、骨结核：白竻花根 30 克，鸭皂树 30 克，爵床 15 克，鸭蛋 1 个，水炖服。跌打损伤：白竻花 40 克，水煎或浸酒服。外用白竻花全草，冷饭适量捣烂外敷患处。乳腺炎：白竻花 40 克，蒲公英 30 克，大尾摇 20 克，石岩枫 20 克，山芝麻 10 克，水煎服；或鲜白竻花叶适量，捣烂敷患处。带下病：白竻花 30 克，黄花稔 20 克，淮山药 20 克，地菍 20 克，白马骨 20 克，水煎服。小儿麻痹症初期：鲜白竻花根 60 克，薏苡仁 30 克，赤小豆 20 克，水煎服。

白背三七 33

风湿热：鲜白背三七、鲜黄花豨莶草、鲜马兰、鲜三白草、鲜土牛膝各适量，水煎当茶服。肺结核、胸闷：白背三七 30 克，牛白藤 30 克，鸭皂树 10 克，鱼腥草 10 克，百部 10 克，水煎服。咽喉肿痛：白背三七 15 克，山藿香 15 克，万毒虎 10 克，各鲜取汁，加少许食盐，炖温服。咯血、呕血：鲜白背三七 60 克冲开水泡服。甲状腺肿大：白背三七 30 克，朱砂根 20 克，万毒虎 15 克，满山红根 10 克，水煎服。糖尿病：取鲜白背三七适量，水煎服，连服 1 个月为 1 疗程。高血压：鲜白背三七适量，水煎当茶服。外伤出血：取鲜白背三七叶捣烂外敷患处。挫扭伤：鲜白背三七 30 克，鲜马兰 20 克，鲜酢浆草 12 克，鲜积雪草15克，鲜费菜20克，鲜连钱草15克，鲜莲子草15克，水煎服；或取鲜品捣烂外敷患处。**骨折、复位后：**取鲜白背三七捣烂外敷患处。**痈疽疔疮：**鲜叶适量，食盐少许，捣烂外敷。

白背叶 111

扁桃体炎：白背叶干根30克，加冰糖水煎服。**支气管哮喘：**白背叶根30克，岩白菜30克，木贼15克，骨碎补15克，桑白皮15克，了哥王10克，水煎服。**肺炎：**白背叶鲜叶30~60克，大尾摇20克，水煎服。**急慢性肝炎：**白背叶鲜根30克，鬼针草20克，水煎调糖服；或白背叶根30克，茵陈蒿30克，虎杖15克，鸡骨草15克，丹参20克，山楂20克，泽泻20克，白芍15克，郁金12克，茯苓20克，鬼针草15克，水煎服，随症加减连服1~3个月，一般一个月为1疗程。**脱肛便后下血：**白背叶鲜根60克，猪大肠100克，煎水服。**外伤出血：**白背叶鲜叶捣烂敷患处；或白背叶干叶，研末，外敷伤口。**跌打损伤：**白背叶干根60克，三叉苦根60克，浸酒，内服、外擦均可。**湿疹：**白背叶鲜叶水煎，洗患处。**流行性结膜炎：**白背叶鲜根30克，水煎服；或白背叶30克，一点红15克，截叶铁扫帚10克，水煎服。

白背黄花稔 449

神经衰弱、失眠：白背黄花稔40克，沙氏鹿茸草15克，冰糖30克，水煎服。**头晕或昏倒：**白背黄花稔120克，水煎，鸡蛋1~2粒去壳搅匀加少许冰糖，用热药汤冲服。**咳嗽痰中带血：**白背黄花稔60克，猪瘦肉半斤，炖服。**胃脘闷痛：**白背黄花稔20克，岩白菜15克，水煎服。**黄疸：**白背黄花稔、丁香蓼30克，茵陈蒿、栀子根各15克，地耳草10克，马蹄金15克，水煎服。**劳力过度、四肢乏力、腰酸：**白背黄花稔40克，胡颓子30克，沙氏鹿茸草15克，炖猪骨服。**风湿性腰痛：**白背黄花稔60克，豆腐或猪瘦肉250克，加水炖服。**外伤引起局部性溃疡：**鲜白背黄花稔60克，地胆草鲜根30克，爵床10克，酒水煎服。另取鲜叶适量加饭粒捣烂敷患处。

白前 151

风寒咳嗽：白前10克，麻黄8克，杏仁10克，甘草8克，荆芥10克，桔梗10克，紫菀10克，百部10克，陈皮8克，水煎服。**外感风寒，上逆咳喘痰多：**白前、杏仁 、紫苏叶各10克，紫苏子8克，荆芥12克，前胡8克，生姜皮3片，水煎服；或白前 、半夏、杏仁各10克，茯苓12克，水煎服。**寒痰阻肺，气逆喘促，痰多清稀：**白前 、白芥子、紫苏子、旋覆花各10克，干姜6克，细辛3克，水煎服。**肺热咳嗽，咳吐不利，痰多稠黄：**白前、桑白皮、黄芩、知母各10克，瓜蒌15克，鱼腥草15克，金银花12克，水煎服。**麻疹初期：**白前6克，水煎服。

脾虚腹泻：炒白扁豆15克，太子参15克，白术10克，茯苓12克，炒薏苡仁30克，山药12克，陈皮10克，砂仁10克，水煎服。**暑湿泄泻（伤寒者）：**白扁豆15克，藿香12克，荷叶10克，香薷10克，厚朴10克，水煎服；湿热者，白扁豆15克，藿香12克，荷叶10克，香薷 10 克，黄连 10 克，厚朴 10 克，水煎服。**伤暑**：白扁豆花 6 克，鲜芦根 30 克，鲜荷叶 30 克，水煎服。**脾虚湿盛带下**：白扁豆 15 克，白术 10 克，山药 10 克，芡实 15 克，连翘 15 克，水煎服。**脾虚水肿**：炒白扁豆 60 克，灯心草 3 克，煎汤送服，1 天 3 次。**胎动不安**：生白扁豆 20 克，水煎服；或炒白扁豆 4 克，研末，用白糖冲服。**小儿消化不良，泄泻便腥臭**：白扁豆 10 克，黄柏 6 克，白术 6 克，山楂 10 克，泽泻 6 克，水煎服。

白扁豆 323

白绒草 88

流行性感冒：白绒草 20 克，三叉苦、岗梅、丝瓜络根各 15 克，瘦风轮（剪刀草）12 克，水煎当茶服。**哮喘**：白绒草 40 克，盐肤木、买麻藤、牡荆、胡颓子根、天芥菜各 30 克，水煎服。**咳嗽**：白绒草 20 克，一枝黄花 10 克，水煎服。**慢性咽喉炎**：白绒草 20 克，炖冰糖服。**神经根型颈椎病**：白绒草 30 克，王瓜 20 克，水煎服，连服 7 日为 1 疗程；或白绒草 30 克，葛根 30 克，白芍 20 克，甘草 10 克，升麻 15 克，七叶莲 30 克，穿根藤 30 克，片姜黄 15 克，水煎服。**糖尿病**：鲜白绒草 60 克，豆腐 2 块同炖服。**痢疾，肠炎**：白绒草 30 克，鬼针草 20 克，十大功劳 15 克，凤尾草 20 克，水煎服。**前列腺炎**：白绒草 40 克，爵床 20 克，土茯苓 30 克，车前草 15 克，水煎服。**急慢性肾炎**：鲜白绒草 60 克，石韦、金丝草各 10 克，爵床、勾儿茶各 20 克，红枣 20 粒，水煎服。**遗精**：白绒草 30 克，冰糖 10 克，水炖服。**虫蛇咬伤**：白绒草、马鞭草、半边莲、一枝黄花、鬼针草鲜品各适量，水煎服或煎液熏洗，也可捣烂外敷患处。**跌打损伤**：白绒草 30 克，连钱草、两面针、酢浆草各 10 克，飞龙掌血 20 克，水煎服。**坐骨神经痛（湿热型）**：白绒草 30 克，望江南 20 克，爵床 15 克，土牛膝 15 克，伸筋草 15 克，鬼针草 15 克，薏苡仁根 20 克，水煎服，连服 7 天为 1 疗程。**痈疽肿痛**：白绒草 20 克，一枝黄花 20 克，野菊花 15 克，水煎服。**急性乳腺炎**：白绒草 30 克，一枝黄花 10 克，忍冬藤 20 克，水煎服。**带下病**：鲜白绒草 60 克，星宿菜 20 克，地菍 20 克，白马骨 30 克，水煎服；或白绒草 20 克，白扁豆根 20 克，水煎服。**乳腺癌、食管癌初期**：白绒草 60 克，蒲公英 20 克，地龙干 20 克，半枝莲 20 克，白花蛇舌草 30 克，梅叶冬青 30 克，水煎服；或白绒草 30 克，龙葵 30 克，白英 30 克，白花蛇舌草 30 克，半枝莲 15 克，钗子股 30 克，黄药子 15 克，乌梅 9 克，川三七 5 克，无根藤 20 克，水煎服。**风湿痹痛、背疮、湿疹、一切痈毒**：白绒草 60~200 克，捣烂外敷或水煎洗。

白蔹 71

肺脓肿：白蔹 6 克，合欢皮 15 克，水煎服。**骨质增生症**：白蔹 15 克，杜仲 10 克，红花 5 克，桃仁 6 克，地鳖虫 10 克，延胡索 10 克，两面针 15 克，阿利藤 20 克，骨碎补 20 克，水煎服；颈椎加葛根、桂枝，腰椎加续断、桑寄生，膝关节加土牛膝、南蛇藤，连服 10 天为 1 疗程。**诸骨鲠喉**：鲜白蔹 10 克，威灵仙 10 克，草果 2 粒，水煎汤含于口中慢慢咽下。**痔疮漏管**：白蔹去外皮 60 克，红糖 30 克，开水冲服，渣捣烂敷患处。**烫火伤、冻疮溃烂**：白蔹适量研细末，外敷；或白蔹、黄柏各等量，研末，麻油调涂。**脸面生粉刺**：白蔹、杏仁等量，研末，和鸡蛋清调涂。**痈肿**：白蔹鲜根捣烂，敷患处或白蔹 15 克，鸭蛋 1 粒，水炖服，吃蛋和汤。**女子阴部肿痛**：白蔹适量，水煎，先熏后洗患处。**带下病**：白蔹 10 克，地菍 15 克，白马骨 15 克，水煎服。

白鲜皮 117

风湿热痹：白鲜皮 10 克，白马骨 15 克，苦郎树 15 克，牛膝 10 克，防风 6 克，十大功劳 15 克，水煎服。**黄疸性肝炎**：白鲜皮 10 克，茵陈蒿 30 克，栀子根 15 克，白毛藤 15 克，溪黄草 10 克，水煎服。**荨麻疹**：白鲜皮 10 克，防风 10 克，南蛇藤 30 克，及己 6 克，地肤子 10 克，水煎服。**皮肤瘙痒**：白鲜皮 10 克，苍术 10 克，金银花 15 克，苦参 12 克，地肤子 10 克，水煎服。**慢性湿疹**：白鲜皮 15 克，地肤子 15 克，蛇床子 15 克，苦参 15 克，土茯苓 15 克，水煎熏洗患处。

白薇 52

阴虚发热，低热不退：白薇 10 克，柴胡 10 克，生地黄 30 克，地骨皮 10 克，青蒿 10 克，水煎服。**热病后期或产后阴虚血热**：白薇 10 克，鳖甲 20 克，知母 10 克，当归 10 克，人参 3 克，水煎服。**热淋、尿血**：白薇 10 克，滑石 30 克，木通 6 克，淡竹叶 15 克，甘草梢 6 克，水煎服；或白薇 10 克，白芍 12 克，白茅根 30 克，万毒虎（白绒草）15 克，水煎服。**痈肿疮毒及毒蛇咬伤**：白薇 12 克，水煎服，外敷适量。**疔肿**：白薇 30 克，苍术 10 克，水煎服，药渣捣烂外敷。

瓜子金 183

失眠：瓜子金 15 克，十大功劳 20 克，土丁桂 15 克，水煎服。**痢疾**：瓜子金 15 克，铁苋 15 克，鬼针草 10 克，凤尾草 10 克，水煎服；或瓜子金 10 克，萹蓄 15 克，地锦草 10 克，铁苋 10 克，水煎服。**扁桃体炎**：瓜子金 10 克，梅叶冬青 20 克，一点红 15 克，鱼腥草 12 克，蟛蜞菊 15 克，水煎服。**骨髓炎、痈肿**：瓜子金 15 克，鸭皂树 30 克，蒲公英 20 克，葫芦茶 15 克，水煎服。**宿伤**：瓜子金 30 克，南蛇藤 40 克，算盘珠根 30 克，炖瘦肉服。**跌打胸郁**：瓜子金 20 克，三丫苦（三叉苦）30 克，枳壳 10 克，韩信草 10 克，水煎服。**扭挫伤**：瓜子金晒干研末，1 次 6 克，1 天 3 次，黄酒送服；或取瓜子金研末，调黄酒外敷患处。**月经不调**：瓜子金 20 克，马大青 30 克，益母草 15 克，水煎服。**小儿疳积**：瓜子金 10 克，截叶铁扫帚 15 克，炖鸡肝服。或瓜子金 30 克，猪肝 60 克，炖服。

寒热往来，胸中烦，咳嗽少痰：瓜蒌 15 克，柴胡 10 克，黄芩 10 克，甘草 3 克，虎杖 15 克，垂盆草 15 克，水煎服。**大叶性肺炎**：瓜蒌 15 克，虎杖 15 克，鱼腥草 40 克，大青叶 30 克，水煎服。**胸膜炎属痰热之邪阻于胸膈，有气滞血瘀表现**：瓜蒌 15 克，桔梗 10 克，生地黄 15 克，葶苈子 10 克，茵陈蒿 10 克，杏仁 10 克，前胡 10 克，半夏 6 克，陈皮 10 克，丹参 10 克，水煎服。**胸闷，胸痹，心悸**：瓜蒌 15 克，

瓜蒌 127

郁金 10 克，丹参 15 克，红花 6 克，水煎服；或瓜蒌 15 克，丹参 15 克，赤芍 12 克，麦冬 10 克，葛根 20 克，薤白 12 克，黄精 10 克，郁金 10 克，五味子 10 克，川芎 10 克，桂枝 10 克，黄芪 30 克，党参 15 克，甘草 3 克，钩藤 10 克，鸡血藤 15 克，水煎服。**脘胀痞满**：瓜蒌 20 克，黄连 6 克，半夏 12 克，水煎服。**胆囊炎，胃炎**：瓜蒌 15 克，白芍 15 克，甘草 4 克，蒲公英 20 克，延胡索 9 克，水煎服。**体虚肠燥便秘**：瓜蒌 12 克，火麻仁 10 克，郁李仁 10 克，当归 10 克，水煎服。**胸胁部挫伤，胸胁胀痛**：瓜蒌 20 克，杏仁 10 克，枳壳 10 克，木香 6 克，乳香 6 克，川三七 4 克，延胡索 6 克，郁金 6 克，红花 6 克，水煎服。**梅尼埃病**：瓜蒌 15 克，姜半夏 12 克，白蒺藜（蒺藜）12 克，川牛膝 12 克，川芎 12 克，代赭石 30 克（先煎），泽泻 30 克，钩藤 15 克，红花 9 克，炒赤芍 9 克，牡丹皮 9 克，木通 9 克，枳壳 5 克，水煎服。

冬虫夏草 441

病后久虚：冬虫夏草 6 克，土党参 10 克，炖鸭服；或冬虫夏草 6 克，炖鸡、鸭、猪肉服。**咯血**：冬虫夏草 6 克，石蚕草 10 克，炖鸭肉服。**虚喘**：冬虫夏草 6 克，头发七 10 克，炖鸭肉服。**盗汗**：冬虫夏草 6 克，紫背天葵 10 克，豆瓣绿 10 克，炖瘦肉服。**肺结核咳嗽**：冬虫夏草 6 克，千日红 15 克，冰糖少许，炖服。**遗精**：冬虫夏草 60 克，草苁蓉 10 克，炖羊肉服。**阳痿**：冬虫夏草 6 克，草苁蓉 10 克，仙茅 10 克，淫羊藿 10 克，炖鸡服。**腰膝酸痛**：冬虫夏草 6 克，石耳 6 克，炖鸡服。

冬葵子 274

淋证：冬葵子 10 克，土茯苓 15 克，石韦 15 克，金丝草 20 克，滑石 30 克，淡竹叶 15 克，甘草 3 克，水煎服；或冬葵子 10 克，石韦 15 克，通草 12 克，车前草 20 克，甘草 12 克，瞿麦 12 克，萹蓄 12 克，水煎服。**痢疾**：冬葵子炒焦黄研粉，1 次 3 克，开水送服，1 天 3 次。**痈疽肿毒**：冬葵子鲜叶和蜜捣烂外敷。**妇女水肿**：冬葵子 6 克，茯苓 10 克，白术 10 克，生姜皮 6 克，红枣 3 枚，水煎服。**妇女乳汁不通**：冬葵子 15 克，通草 10 克，天花粉 10 克，水煎服。

玄参 103

风热头痛 玄参50克，水煎出浓汁500毫升，一次内服，头痛发作时饮用。**高血压头痛**：玄参 12 克，龟板 25 克，石决明 15 克，代赭石 15 克，龙骨 15 克，牡蛎 15 克，以上杵碎先煎，加牛膝 10 克，熟地黄 12 克，知母 10 克，白芍 6 克，龙胆草 5 克，黄柏 4 克，水煎服。**腹痛、胃痛、痛经等瘀血所致疼痛**：玄参 10 克，五灵脂 6 克，乳香 5 克，没药 5 克，鸦片 2 克（罂粟片 3 克），合共研细末，蜜为丸，每粒豆大，1 次服 1.5 克，用温开水送服。**颈淋巴肿大**：玄参 15 克，浙贝母 10 克，金银花 15 克，山芝麻 10 克，牡蛎 30 克，当归 10 克，水煎服；或玄参 15 克，昆布 10 克，海藻 10 克，牡蛎 30 克，海浮石 15 克，水煎服。**高热出斑**：玄参 20 克，生地黄 30 克，水牛角 30 克，石膏 50 克，白芍 15 克，牡丹皮 12 克，水煎服。**热病伤阴，肠燥便秘**：玄参 20 克，生地黄 30 克，麦冬 10 克，火麻仁 10 克，水煎服；或元参 18 克，麦冬 15 克，生地黄15克，枳壳10克，厚朴10克，甘草6克，水煎服。纳差加山楂15克，炒鸡内金15克。咳嗽加杏仁。**风热咽喉肿痛**：玄参12克，薄荷10克，牛蒡子10克，金银花15克，射干6克，山豆根10克，水煎服。**血栓闭塞性脉管炎**：玄参30克，金银花30克，当归12克，乳香10克，没药10克，苍术10克，陈皮10克，甘草3克，水煎服。**皮肤瘙痒难忍**：玄参20克，苦参30克，蛇床子30克，地肤子30克，土茯苓30克，黄柏10克，花椒5克，水煎温洗浸患处半小时。

兰香草 120

风热感冒：兰香草15~30克，白英20克，马鞭草15克，水煎服。**风寒感冒，头痛，咳嗽**：鲜兰香草30克，苍耳子10克，丁香蓼20克，山苍子15克，枇杷叶8克，水煎服。**百日咳**：兰香草1~3岁用15克，3~5岁用30克，5岁以上酌情增量，水煎服。**风湿性关节炎、腰肌劳损、瘫痪麻木**：兰香草根30~60克，千斤拔30克，伸筋草30克，猪脚1只，酒水各半煎服。**胃溃疡**：兰香草30克，山苍子10克，白毛将军15克，蒲公英10克，水煎服。**骨结核**：兰香草30克，鸭皂树20克，葫芦茶15克，山芝麻10克，水煎服。连服15日为1疗程。**慢性骨髓炎（阴性）**：兰香草20克，飞扬草30克，熟地黄30克，肉桂3克，麻黄3克，鹿角胶10克，白芥子6克，炮姜3克，黄芪30克，牛膝6克，甘草3克，水煎服。**小便赤涩**：兰香草叶30克，海金沙10克，车前草15克，水煎服。**胸背挫伤剧痛**：兰香草20克，连钱草12克，酢浆草10克，山藿香10克，四叶葎15克，瓜子金10克，七叶莲15克，川楝子10克，水煎服。**青竹蛇咬伤**：兰香草数叶嚼烂，清水送下。**痈肿疼痛**：兰香草20克，紫花地丁20克，金银花15克，连翘15克，两面针10克，水煎服。**湿疹、荨麻疹**：兰香草30克，石岩枫20克，炖猪肉服，另取适量煎汤熏洗患处。**痛经**：兰香草20克，玉叶金花20克，地骨皮15克，水煎服。

半边莲 30

偏头痛：半边莲15克，香茶菜20克，野牡丹20克，马大青20克，水煎服。**急性黄疸性肝炎**：半边莲30克，马鞭草15克，垂盆草40克，积雪草30克，白毛藤20克，爵床15克，万毒虎10克，水煎服。**肝硬化腹水、晚期血吸虫病腹水、肾炎水肿**：半边莲30克，马鞭草20克，猫须草15克，水煎服；或半边莲15克，马兰根15克，半枝莲10克，白毛将军15克，伏牛花根15克，兖州卷柏15克，腹水草20克，马鞭草15克，水煎服。**胃癌、直肠癌**：半边莲30克，球兰20克，七叶一枝花15克，菝葜60克，白花蛇舌草20克，水煎服。**疮疖初起**：鲜半边莲捣烂外敷。**外伤出血**：鲜半边莲适量，捣烂外敷患处。**毒蛇、狂犬咬伤或蜂蜇**：鲜半边莲30~60克，捣烂取汁调蜜服；或鲜半边莲30克，鲜鬼针草30克，鲜天胡荽30克，捣汁内服，并用药渣外敷患处。**急性乳腺炎**：鲜半边莲适量，加洗米水同捣烂，外敷患处。**子宫肌瘤**：鲜半边莲30克，炖猪肉服。**小儿高热**：鲜半边莲30~60克，水煎服。**小儿多发性脓肿**：半边莲30克，紫花地丁15克，野菊花10克，金银花 6 克，水煎服。**扁桃体炎、阑尾炎、肠炎腹泻**：半边莲 15~30 克，水煎服。

半枝莲 69

糖尿病：半枝莲 30 克，万毒虎（白绒草）20 克，爵床 15 克，菝葜 20 克，水煎服，1 天 2 次。**食管癌**：半枝莲鲜全草 30 克，三白草 30 克，垂盆草 30 克，水煎服，连服 1 个月。**各种肿瘤**：半枝莲 20 克，白花蛇舌草 30 克，黄毛耳草 15 克，白英 15 克，鱼腥草 15 克，水煎服。**鼻咽癌**：半枝莲 15 克，黄芪 30 克，麦冬 12 克，山豆根 7 克，半夏 12 克，鱼腥草 20 克，党参 15 克，五味子 10 克，穿破石 15 克，制南星 10 克，茯苓 10 克，穿心莲 7 克，白术 10 克，白花蛇舌草 30 克，七叶一枝花 12 克，浙贝母 15 克，辛夷花 5 克，甘草 3 克，水煎服。**翼状胬肉**：鲜半枝莲适量，洗净，研末，和蛋炒煎服，1 天 1 次，连服 10 天为 1 疗程。**疔疮、痈肿、蜂螯伤，外伤出血**：鲜半枝莲适量捣烂敷患处。**跌打损伤**：半枝莲 15 克，酢浆草 10 克，蟛蜞菊 10 克，叶下珠 12 克，连钱草 12 克，地耳草 15 克，星宿菜 10 克，积雪草 15 克，韩信草 12 克，白花蛇舌草 10 克，碎米荠 10 克，血盆草 12 克，水煎服；或鲜半枝莲 60 克，加热甜酒 60 克，同捣烂，取汁内服，并用药渣敷伤处。**疖肿**：鲜半枝莲，鲜鱼腥草各适量，加食盐少许捣烂，外敷疖肿周围，每天换药 2~3 次。**毒蛇咬伤**：半枝莲鲜全草 120 克，捣烂绞汁，调黄酒炖服；或加半边莲鲜全草 120 克捣烂外敷；或半枝莲 30 克，爵床 20 克，水煎服，渣外敷。**急性乳腺炎**：鲜半枝莲捣烂外敷患处。

半枫荷 225

腰肌劳损：半枫荷、千斤拔各 15 克，入骨丹 10 克，炖猪蹄服。**慢性腰痛**：半枫荷、香椿、阿利藤、枫寄生各 15 克，水煎服。**半身不遂**：半枫荷 15 克，老君须、双肾参、头发七、黄花远志各 10 克，炖鸡服。**类风湿关节炎**：半枫荷、石南藤、白石榴根、千斤拔各 15 克，老君须、两面针、枫寄生各 10 克，水煎服。**退行性关节炎**：半枫荷、五指毛桃、牛白藤、大血藤各 15 克，两面针 10 克，水煎服。**跌打损伤**：半枫荷、两面针、琴叶榕、虎杖各 15 克，九节茶 10 克，水煎服。

半夏 154

痰湿阻肺，喘咳：半夏 10 克，细辛 3 克，干姜 6 克，五味子 12 克，麻黄 6 克，水煎服。**寒饮咳喘**：半夏 6 克，陈皮 9 克，麻黄 6 克，紫苏子 9 克，杏仁 9 克，水煎服。**胃寒气上逆，频频作呕**：半夏 10 克，柿蒂 10 克，丁香 6 克，生姜 6 克，水煎服。**咳嗽晨甚，痰多色白**：半夏 10 克，陈皮 10 克，白术 15 克，茯苓 15 克，桔梗 10 克，甘草 3 克，水煎服。**神经性呕吐**：法半夏 15 克，生姜 10 克，吴茱萸 10 克，太子参 15 克，茯苓 15 克，大枣 5 枚，水煎服。**反流性食管炎，慢性胃炎，伴有腹胀呕吐**：半夏 10 克，川厚朴 6 克，党参 9 克，甘草 3 克，生姜 6 克，水煎服。**胃癌或食管癌**：半夏 12 克，党参 10 克，代赭石 10 克，旋覆花 15 克（布包），桂枝 10 克，黄连 6 克，生姜 3 片，大枣 5 枚，川三七 3 克（研末冲服），柿蒂 7 个，水煎服。**椎动脉型颈椎病**：半夏 10 克，白术 10 克，陈皮 10 克，茯苓 10 克，天麻 8 克，葛根 15 克，水煎服。**皮癣**：鲜半夏与醋磨汁，擦于患处。**疔疮**：鲜半夏根、鲜天胡荽、鲜腹水草各适量，捣烂外敷。**破伤风**：半夏 10 克，胆南星 10 克，全蝎 3 克，独角莲 15 克，水煎服。**妊娠呕吐**：半夏 6 克，党参 9 克，干姜 3 克，水煎服。

母草 110

肺炎：母草 20 克，三叉苦 20 克，马兰 15 克，天胡荽 10 克，鱼腥草 15 克，水煎服。**痢疾、肠炎**：鲜母草 100 克，水煎服；或鲜母草 30 克，鲜飞扬草 30 克，水煎服。**急性肝炎**：母草 30 克，栀子根 30 克，地耳草 15 克，黄花豨莶草 15 克，水煎加红糖服，连服 15 剂。**骨结核**：母草 20 克，葫芦茶 15 克，鬼针草 10 克，地耳草 15 克，鸭皂树 15 克，水煎服，连服 10 天为 1 疗程。**遗精**：鲜母草 60 克，水煎服。**蜂螫、蛇伤**：母草 60 克，捣烂，酒 1 杯，开水炖服，药渣外敷患处。**痈疽、疔毒**：母草 60 克，酒水各半煎服；药渣外敷患处；或鲜母草适量，加盐少许，同捣烂外敷。**带下病**：鲜母草 60 克，水煎服。

地耳草 108

口唇溃疡：地耳草 15 克，黄花稔 15 克，鬼针草 15 克，葫芦茶 10 克，水煎服。**肋间神经痛**：地耳草 15 克，定经草 10 克，青蒿 10 克，水煎服。**病毒性肝炎**：鲜地耳草 60~90 克，栀子根 15 克，飞扬草 15 克，白毛藤 15 克，水煎服。**阑尾炎**：地耳草 30 克，败酱草 15 克，鬼针草 15 克，虎杖 20 克，水煎服。**痢疾**：地耳草 30 克，地锦草 15 克，凤尾草 20 克，水煎服。**尿道炎**：地耳草 30 克，星宿菜 20 克，车前草 30 克，玉叶金花 15 克，万毒虎 15 克，水煎服。**多发性疖肿**：地耳草 30 克，野菊花 15 克，蒲公英 20 克，地胆草 15 克，两面针根 10 克，金银花 10 克，水煎服，1 天 1 剂。**产后腹痛、闭经**：鲜地耳草 30~60 克，酒水各半炖服。**小儿急慢性肾炎**：鲜地耳草 60 克，红枣 10 粒，水煎服。**不明原因高热、小儿惊风、疳积**：鲜地耳草 30 克，水煎服；疳积者加鸡肝炖服。**跌打损伤、毒蛇咬伤、疔疮疖肿、角膜溃疡等**：鲜地耳草 60~90 克，水煎服；跌打损伤加黄酒，毒蛇咬伤、疔疮疖肿另捣烂外敷。

地肤子 382

风火赤眼：地肤子果实 30 克，水煎服。**痢疾**：鲜地肤子茎叶 40 克，冰糖 15 克，开水炖服。**小便不利，淋漓涩痛**：地肤子 12 克，万毒虎（白绒草）15 克，木通 6 克，瞿麦 10 克，萹蓄 10 克，石韦 15 克，水煎服。**脚气、水肿、淋浊**：鲜地肤子果实 60 克或干地肤子果实 30 克，冰糖 15 克，开水炖服。**皮肤瘙痒**：地肤子 15 克，黄柏 10 克，白鲜皮 10 克，水煎服；或地肤子 100 克，苦参 100 克，蛇床子 80 克，水煎熏洗；或地肤子 40 克，苦参 60 克，白鲜皮 40 克，蛇床子 50 克，鹤虱 30 克，大枫子 20 克，蜂房 15 克，大黄 20 克，生杏仁 15 克，枯矾 15 克，黄柏 20 克，水煎，外洗患处。**阴囊湿疹**：地肤子 100 克，白矾 15 克，蛇床子 100 克，水煎熏洗。

地胆草 271

伤风感冒：地胆草20克，赤地利15克，水煎服。**风湿头痛**：地胆草30克，老君须15克，炖蛏干服。**中暑腹痛**：地胆草15克，红糖少许，炖服。**哮喘**：地胆草30克，麦芽糖同炖服。**扁桃体炎、咽喉炎**：鲜地胆草60克，水煎服，1天2次。**急性胃肠炎**：地胆草鲜根30克，鬼针草15克，番石榴幼叶15克，水煎服。**急慢性肝炎**：地胆草30克，水煎2小时，去渣，加入红糖适量再煮沸，1天1剂，分3次服。**肝硬化腹水**：地胆草40克，土牛膝30克，老君须15克，地耳草10克，炖服。**肾炎水肿**：地胆草全草研末，取3~15克，鸡蛋1个，花生油煎食，1天1次，连服数日；或地胆草鲜草30克，车前草15克，淡竹叶、大青叶、古山龙、白茅根各10克，叶下珠6克，水煎服。**跌打损伤**：地胆草根30克，黄酒适量炖服。**皮肤瘙痒**：地胆草100克，六棱菊50克，千里光40克，水煎熏洗。**手指头炎**：地胆草鲜叶和桐油捣烂敷患处。**冻疮**：地胆草适量，水煎外洗患处。**疖肿**：取鲜地胆草叶捣烂外敷患处。**带下病**：地胆草30克，星宿菜20克，赤地利20克，白马骨15克，燕麦10克，万毒虎15克，水煎服。**月经不调、闭经**：地胆草60克，红糖60克，水煎服。

地黄 50

阴虚所致心悸：生地黄30克，百合30克，水煎服。**肝胆湿热**：生地黄15克，龙胆草12克，柴胡12克，白芍15克，栀子根20克，水煎服。**高热不退**：生地黄20克，白芍15克，牡丹皮15克，水牛角30克，金银花30克，一枝黄花20克，水煎服。**急性风湿性关节炎**：生地黄30克，忍冬藤20克，鸡矢藤15克，桑枝10克，豨莶草15克，水煎服。**急性咽喉炎**：生地黄20克，玄参15克，射干8克，山豆根12克，板蓝根15克，水煎服。**急性结膜炎**：生地黄30克，柴胡10克，白芍12克，车前草30克，金银花20克，木贼10克，水煎服。**鼻出血**：生地黄20克，白茅根30克，水煎服。**血热身痒**：生地黄100克，炖猪大肠服；或生地黄15克，苍术6克，元参12克，连翘9克，白蒺藜9克，荆芥6克，蝉蜕3克，甘草5克，黄柏9克，火麻仁12克，麦冬9克，茯苓12克，白芍9克，半枝莲12克，蒲公英12克，水煎服。**慢性荨麻疹**：生地黄15克，白芍9克，乌梅3粒，防风6克，甘草5克，荆芥6克，苍术6克，威灵仙6克，水煎服，连续服药15帖。**经期腹痛，便秘，尿赤**：生地黄30克，牡丹皮15克，栀子12克，柴胡10克，白芍12克，木香5克，延胡索8克，大黄6克，水煎服。

地菍 272

久咳：地菍30克，百合20克，桑根30克，猪肺1个，炖服。**湿热型胃脘痛**：地菍50克，炖猪瘦肉服。**痢疾**：地菍根60克，凤尾草20克，地锦草15克，水煎服。**血小板减少症**：地菍根30克，金边桑20克，紫珠叶15克，水煎服，连服10天为1疗程。**肾炎水肿**：地菍30克，爵床20克，白绒草20克，金丝草15克，地胆草15克，赤小豆10克，水煎服；或地菍、海金沙根、白花蛇舌草、野菊花、一枝黄花、白茅根各30克，车前子10克，水煎服。**痔疮**：鲜地菍100克，五倍子20

克，明矾40克，醋500克，水煎热先熏后洗；另取干地菍叶，五倍子，白芷，蛇蜕同研末，调麻油外敷。**风湿性关节炎**：地菍根30~60克，土牛膝10克，橄榄根30克，水煎服。**皮肤湿疹**：地菍15克，广防风10克，苦参10克，黄芩12克，白蔹皮10克，蝉蜕6克，甘草6克，水煎服。**白喉**：鲜地菍适量捣烂绞汁加热频服。**子宫脱垂**：地菍20克，野牡丹30克，水煎服。**带下病**：地菍30克，三白草根、爵床各15克，白马骨20克，炖猪瘦肉。**小儿脱肛**：鲜地菍根60克，水煎冲鸡蛋服。

地榆 373

胃溃疡：炭地榆10克，煅龙骨10克，煅牡蛎10克，研细末，加面粉100克，煮成糨糊，一次吃。**血痢**：地榆10克，黄芩12克，白芍12克，马齿苋15克，水煎服；或生地榆30克，黄芩10克，白芍10克，木香9克，益母草20克，凤尾草20克，黄连8克，甘草6克，水煎服；或地榆12克，黄连5克，赤芍12克，木香9克，白头翁10克，水煎服。**尿血**：地榆10克，槐花10克，旱莲草15克，大、小蓟各15克，水煎服。**烫伤**：生地榆、黄连各150克，研末调麻油或凡士林敷伤处；大面积烫伤，用药末撒伤处；或地榆烧灰，香油调搽。**痔疮出血**：鲜地榆全草适量，水煎汤熏洗患处。**崩漏**：地榆10克，生地黄20克，阿胶10克，大黄炭10克，水煎服；或地榆12克，当归9克，阿胶12克，茜草炭12克，熟地黄20克，水煎服。**宫颈糜烂，带下黄臭见血者**：地榆10克，土茯苓15克，黄柏10克，槐花10克，水煎服。**月经过多，头晕乏力**：炒地榆15克，当归10克，黄芪15克，甘草4克，水煎服。

地锦草 278

湿热黄疸：地锦草12克，积雪草15克，茵陈蒿12克，十大功劳15克，栀子根15克，水煎服。**牙龈出血**：鲜地锦草适量，水煎常漱口。**泌尿系统感染**：地锦草、石韦、爵床、万毒虎、鸭跖草各30克，泽泻10克，十大功劳20克，水煎服。**急性腰扭伤**：地锦草30克，赤地利20克，水煎服。**创伤出血**：鲜地锦草，捣烂外敷。**蛇伤**：鲜地锦草捣烂绞汁冲酒1杯服，另用鲜地锦草捣烂敷伤口。**痈疽肿毒**：鲜地锦草适量，饭粒、食盐各少许，同捣烂外敷患处。**下肢溃疡流脓**：地锦草焙干研末，调茶油外敷。**带状疱疹**：鲜地锦草100克，醋少许，捣烂绞汁抹敷。**乳汁不通**：地锦草40克，猪瘦肉炖服。**小儿疳积、惊风**：鲜地锦草15~24克，冰糖9克，水煎服；疳积者加适量鸡肝或猪瘦肉开水炖服。**小儿疳积**：地锦草12克，鸡眼草10克，龙芽草6克，水煎服。**咯血、吐血、崩漏**：鲜地锦草全草30克，水煎或调蜂蜜服。**急性细菌性痢疾、肠炎腹泻、尿血**：鲜地锦草15~30克，水煎服；或地锦草15克，萹蓄15克，三叶鬼针草20克，水煎服。

芒萁 204

肺热咯血：芒萁嫩芽焙灰存性研末，1次6克，酌加冰糖，开水冲服。**外伤出血**：鲜芒萁嫩叶适量，捣烂敷患处。**跌打损伤**：鲜芒萁根茎30克，野木瓜20克，九节茶10克，水煎调酒服。**带下病**：鲜芒萁嫩芽20克，桂圆肉 30 克，冰糖 30 克，炖服。

西洋参 418

气阴两虚，自汗口渴：西洋参 6 克，生地黄 30 克，玄参 15 克，麦冬 12 克，天花粉 10 克，淡竹叶 12 克，水煎服。**消渴属上焦**：西洋参 6 克，山药 12 克，玄参 15 克，知母 10 克，天花粉 12 克，麦冬 10 克，水煎服。**肺结核，咳嗽，咯血，潮热盗汗**：西洋参 6 克，麦冬 12 克，沙参 12 克，知母 10 克，川贝母 10 克，白茅根 12 克，茜草 10 克，侧柏叶 10 克，水煎服。**肺阴虚，干咳，舌质红**：西洋参 4 克，茯苓 10 克，桔梗 8 克，川贝母 8 克，柿霜 6 克，水炖服。**前列腺炎**：西洋参 15 克，川三七 15 克，研末，分 30 包，早晚各服 1 包。15 日为 1 个疗程。

百合 148

虚热烦躁：百合 10 克，淡竹叶 10 克，知母 8 克，生地黄 15 克，甘草 6 克，水煎服。**阴虚久咳，失眠多梦**：百合 30 克，猪肺 1 个，炖服。**肺结核咳嗽**：百合 15 克，金不换 10 克，鱼腥草 20 克，一点血 15 克，水煎服。**肺热咯血**：百合 15 克，山藿香 20 克，鱼腥草 20 克，大蓟 15 克，水煎服。**慢性咽炎**：百合 15 克，生地黄 15 克，元参 15 克，川贝母 6 克，桔梗 10 克，丹皮 15 克，板蓝根 15 克，麦冬 10 克，乌梅 3 枚，甘草 3 克，水煎服。**过敏性鼻炎**：百合 30 克，黄芪 20 克，五味子 10 克，辛夷花 10 克，蝉蜕 10 克，防风 10 克，乌梅 20 克，甘草 3 克，白术 10 克，黄芩 12 克，水煎服。**神经衰弱**：百合 15 克，灵芝 15 克，头发七 10 克，双肾参 10 克，炖瘦肉服。**心烦不安失眠**：百合 10 克，黑灵芝 10 克，丁香蓼 15 克，十大功劳 15 克，水煎服；或百合 15 克，酸枣仁 12 克，远志 10 克，水煎服；或生百合 30 克，玄参 12 克，水煎空腹服。

百两金 410

咳嗽咯血：鲜百两金叶 15 克，甘草 5 克，翻白草 20 克，开水冲炖服。**喉炎**：百两金根 15 克，四季春 10 克，水煎服，1 天 1 次。**急性扁桃体炎**：鲜百两金根 30 克，水煎服。**食管癌**：百两金根 30 克，梅叶冬青 30 克，半枝莲 15 克，垂盆草 20 克，水煎服。**睾丸偏坠**：百两金鲜根 30 克，荔枝干 14 枚，酒水炖服。**跌打损伤**：百两金根 30 克，猪脚节 1 个，炖服。**骨折后肿胀疼痛**：百两金根 40 克，川黄柏 12 克，七叶莲 15 克，两面针 10 克，水煎服；或鲜百两金根 30 克，十大功劳 15 克，水煎服。**秃疮、疥癣**：百两金根研末调茶油外抹患处；或百两金适量，煎水外洗患处。**肾炎水肿、梅毒性关节炎**：百两金根 30 克，水煎服。

百部 139

风寒咳嗽：百部 10 克，半夏 10 克，陈皮 10 克，细辛 3 克，紫菀 10 克，杏仁 10 克，甘草 3 克，荆芥 10 克，紫苏叶 10 克，水煎服。**风热咳嗽**：百部 10 克，黄芩 10 克，知母 12 克，桑白皮 10 克，瓜蒌 12 克，竹茹 15 克，桔梗 10 克，前胡 10 克，水煎服。**热咳带喘**：百部 10 克，麻黄 6 克，杏仁 10 克，金银花 15 克，鱼腥草 15 克，石膏 30 克，甘草 3 克，水煎服。**肺脓肿**：百部 15 克，薏苡仁 50 克，鱼腥草 30 克，芦根 20 克，桔梗 10 克，杏仁 10 克，水煎服。**肺结核**：百部 20 克，地骨皮 10 克，天冬 10 克，生地黄 30 克，麦冬 10 克，沙参 10 克，紫菀 10 克，款冬花 10 克，百合 12 克，党参 15 克，水煎服；或百部 10 克，生地黄 12 克，龙芽草 15 克，藿香 10 克，黄精 15 克，黄芩 10 克，炒侧柏叶 10 克，甘草 3 克，沙参 12 克，白茅根 15 克，鸭皂树 30 克，水煎服。**百日咳：**百部 15 克，川贝母 10 克，白前 10 克，旋覆花 10 克，沙参 10 克，猪胆汁 1 个，黄芩 10 克，蝉蜕 6 克，水煎服；或百部 10 克，水煎冲白糖服。**尖锐湿疣：**百部 12 克，苦参 30 克，土茯苓 30 克，金银花 10 克，地肤子 12 克，黄柏 12 克，煎水，熏洗外阴部，1 天 1 次，7 日为 1 疗程。**蛲虫：**百部 12 克，水煎灌肠。**头虱，阴虱：**百部适量，白酒浸（或煎）后外用。

当归 421

脾胃虚寒：当归 10 克，制附子 5 克，干姜 5 克，党参 15 克，白术 12 克，黄芪 15 克，白芍 15 克，丹参 15 克，炙甘草 8 克，水煎服。**体虚：**当归适量，可炖猪、鸡、鸭、牛肉服。**脱发：**当归 50 克，柏子仁 30 克，水煎服。**夜半咳嗽不止：**当归 10 克，陈皮 10 克，半夏 10 克，茯苓 10 克，甘草 5 克，水煎服。**血栓性脉管炎：**当归 15 克，红花 15 克，鸡血藤 30 克，白芥子 10 克，桂枝 10 克，丹参 20 克，水煎服。**风湿性心脏病：**当归 12 克，丹参 15 克，黄芪 30 克，磁石 15 克，桃仁 10 克，红花 8 克，喘盛加茺蔚子 10 克，水煎服。**阳痿：**当归 60 克，白芍 60 克，甘草 60 克，蜈蚣 1 条，烘干研末，分 40 次，每夜服 1 次；或当归 10 克，枸杞 10 克，石枣 10 克，山药 10 克，熟地黄 15 克，淫羊藿 15 克，人参 3 克，鹿茸 3 克，水煎服。**跌打损伤：**当归 15 克，丹参 20 克，乳香 10 克，没药 10 克，水煎服或研细末，分作 4 次，黄酒送服；或当归尾 15 克，柴胡 12 克，花粉 10 克，酒大黄 6 克，桃仁 10 克，红花 6 克，山甲 6 克，甘草 3 克，积雪草 20 克，七叶莲 20 克，水煎服。**冻伤后局部溃疡：**当归 15 克，羌活 8 克，密陀僧 10 克，防风 8 克，血余碳 10 克，上药研末，用桐油 100 克煮沸，离火后乘热涂敷患处，外贴纱布。**产后血虚便秘：**当归 12 克，火麻仁 10 克，柏子仁 10 克，生地黄 15 克，水煎服。**痛经：**当归 15 克，川芎 10 克，延胡索 10 克，五灵脂 10 克，水煎服。**月经不调：**全当归 30 克，水煎空腹服，连服半个月。

肉豆蔻 311

脾虚久泻：肉豆蔻 10 克，太子参 20 克，白术 10 克，诃子 10 克，肉桂 6 克，山药 15 克，水煎服。**五更泄泻：**肉豆蔻 10 克，五味子 10 克，吴茱萸 6 克，补骨脂 10 克，乌梅 10 克，水煎服。**脾胃虚寒，脘腹冷痛：**肉豆蔻 10 克，木香 10 克，陈皮 10 克，白芍 10 克，吴茱萸 6 克，荜澄茄 6 克，香附 10 克，水煎服。

脾胃虚寒，呕吐泄泻：肉桂 3 克，干姜 10 克，党参 12 克，白术 15 克，水煎服。**肝气逆致吐衄，屡服他药不效者：**肉桂 20 克，生大黄 45 克，代赭石 250 克，共研细末，装 0.5 克的胶囊，1 次 1 克，1 天 2 次。**脾**

肉桂 216

肾两虚，五更泄泻：肉桂6克，吴茱萸6克，肉豆蔻10克，五味子12克，山药15克，水煎服。**肾阳虚，阳痿，尿频**：肉桂6克，干姜6克，白术10克，人参5克，熟地黄30克，山茱萸15克，水煎服。**寒湿腰痛**：肉桂6克，独活10克，桑寄生12克，杜仲10克，防风10克，苍术10克，水煎服。**阴寒睾丸抽痛**：肉桂6克，当归12克，茯苓10克，枸杞10克，乌药10克，小茴香10克，沉香6克，水煎服；或肉桂8克，生黄芪20克，橘核10克，苍术10克，川楝子12克，大枣20克，水煎服。**脓肿溃后不收**：肉桂6克，熟地黄20克，鹿角霜6克，麻黄6克，黄芪30克，当归12克，水煎服。**虚寒痛经**：肉桂6克，当归12克，熟地黄30克，乌药12克，延胡索10克，水煎服。

朱砂根 203

咽喉肿痛：朱砂根磨米醋含咽；或朱砂根10~15克，水煎服。**对口疮**：鲜朱砂根根皮，木芙蓉根皮各适量，同捣烂外敷患处。**鼻炎**：朱砂根15克，苍耳子5克，王瓜15克，石岩枫20克，水煎服，连服5天。**睾丸偏坠**：鲜朱砂根30~60克，算盘珠30克，白背叶根20克，水煎服。**痢疾**：朱砂根20克，凤尾草15克，乌韭10克，旱莲草10克，莲子草10克，母草10克，水煎服。**乙型肝炎**：朱砂根60克，炖鲫鱼服。**风湿性关节炎**：朱砂根20克，十大功劳20克，苦刺根20克，鸭皂树15克，苦郎树15克，鬼针草10克，水煎服；或鲜朱砂根叶，鲜两面针叶各适量，捣烂调酒外敷患处。**跌打损伤**：朱砂根30克，龙船花20克，连钱草15克，积雪草15克，马鞭草20克，一枝黄花15克，七叶莲15克，水煎服；或朱砂根15克，酒水各半，炖服。**骨折**：朱砂根30克，骨碎补20克，马大青20克，川续断12克，九节茶12克，三月泡根20克，水煎服。**带下病**：朱砂根30克，三白草20克，白马骨20克，星宿菜20克，薏苡仁20克，芡实10克，水煎服。

竹节蓼 62

肺热咳嗽：鲜竹节蓼100克，水煎服。**咽喉肿痛、扁桃体炎**：鲜竹节蓼150克，开水冲泡当茶服。**尿路感染**：鲜竹节蓼适量，水煎当茶服。**毒蛇及蜈蚣咬伤**：鲜竹节蓼30~60克，捣烂冲酒服，并浸醋外涂伤口周围。

竹茹 129

胃气上逆，胸脘痞闷，恶心呕吐：竹茹12克，橘皮9克，半夏6克，生姜3片，水煎服。**胁下痞闷，头痛恶呕，口苦脉弦**：竹茹12克，半夏6克，黄芩9克，青蒿9克，枳壳10克，陈皮9克，水煎服。**眩晕，神经性呕吐**：竹茹15克，黄连4克，半夏6克，陈皮6克，茯苓10克，枳壳10克，甘草6克，水煎服。**妊娠剧吐**：竹茹10克，砂仁6克，藿香6克，白术9克，紫苏梗9克，水煎服。

体虚头目眩晕：鲜伏牛花根90克，猪脑1副，开水冲炖，取猪脑和药汤服。**肺脓肿**：鲜伏牛花根90克，猪肺1副或冰糖30克，开水冲炖服。**脾脏肿大**：鲜伏牛花根30克，排钱草30克，水煎服。**黄疸**：伏牛花根

伏牛花 269

120 克，和鸡或猪肉炖服。**遗精**：伏牛花根焙干研末，炖鸡汤冲服。**痔疮、脱肛**：伏牛花根 40 克，薜荔茎 30 克，毛大丁草 20 克，炮山甲 6 克，乌梅 10 克，熟地黄 15 克，猪直肠 1 段，同炖服。**风湿痛**：鲜伏牛花根 30 克，盐肤木 30 克，猪脚节 1 个，炖服。**跌打损伤**：伏牛花根 60 克，酒炖服。**手足深部脓肿**：鲜伏牛花叶同米饭、盐少许，捣烂敷患处。**子宫脱垂**：伏牛花根 30 克，童鸡 1 只，酒少许炖服。**虚寒闭经**：伏牛花根 20 克，益母草 15 克，马兰 12 克，酒水各半炖服。

延胡索 179

胃脘胀痛，嗳气，吐酸：延胡索 10 克，厚朴 10 克，姜黄 10 克，白豆蔻 6 克，柴胡 10 克，牡丹皮 8 克，沉香 6 克，水煎服；或延胡索 10 克，川楝子 10 克，白芍 15 克，甘草 5 克，吴茱萸 3 克，川连 6 克，水煎服。**慢性肝炎，两胁串痛**：延胡索 9 克，川楝子 12 克，白芍 12 克，柴胡 9 克，郁金 10 克，水煎服。**肋软骨炎**：延胡索 12 克，柴胡 12 克，当归 10 克，山甲 12 克，花粉 10 克，赤芍 10 克，郁金 10 克，银花 15 克，丹参 30 克，青皮 10 克，川楝子 10 克，甘草 3 克，水煎服。**胸部挫伤**：延胡索 10 克，桃仁 10 克，红花 6 克，连钱草 10 克，积雪草 15 克，水煎服。**习惯性流产**：延胡索 12 克，血余炭 4 克，研末，作 2 日量分服。**崩漏腹痛**：延胡索 12 克，炒五灵脂 12 克，香附 12 克，焦乌贼骨 4 克，共研末，1 次 10 克，黄酒送下，忌食生冷。**妇女痛经**：延胡索、夜明砂、蒲黄、当归、川芎各 10 克，水煎服。

华山矾 158

感冒发热：华山矾根 15 克，水煎服。**扁桃体发炎、肿大**：华山矾 20 克，七叶一枝花 10 克，鸭皂树 20 克，水煎服。**甲状腺肿大**：华山矾 50 克，山芝麻 20 克，白背叶根 30 克，豆腐适量炖服。**牙痛**：鲜华山矾根 150 克，水煎当茶服。**腮腺炎**：华山矾 50 克，板蓝根 40 克，水煎服。**急性肝炎**：华山矾根 60 克，地耳草 40 克，水煎服。**糖尿病**：鲜华山矾根 20 克，金丝苦楝 20 克，万毒虎 15 克，水煎服。**风湿性关节炎**：华山矾 50 克，白石榴根 30 克，桑根 30 克，千斤拔 30 克，水煎服。**扭挫伤**：华山矾 30 克，十大功劳 20 克，鸭皂树 15 克，虎舌红 15 克，积雪草 15 克，连钱草 15 克，水煎服。**腰腿痛**：华山矾根 20 克，苦刺根 20 克，水煎服。**烫伤**：鲜华山矾叶适量捣烂敷患处。**痈肿**：华山矾幼叶捣烂，蜂蜜调外敷患处。**疥疮**：鲜华山矾根适量水煎熏洗患处；或华山矾果研细末外敷。**结膜炎**：华山矾 50 克，叶下珠 20 克，青葙子根 20 克，水煎服。

华泽兰 205

劳力过度、气郁、胸胁闷窒或疼痛：鲜华泽兰 45 克，水煎服；或加郁金 10 克，枇杷叶 30 克，藕节 30 克，水煎服。**风湿顽痹**：鲜华泽兰煎汤先熏后洗。**跌打损伤**：干华泽兰 15 克，木香 10 克，九节茶 10 克，飞龙掌血 15 克，积雪草 10 克，水煎服。

心脾两虚失眠：合欢皮 12 克，柏子仁 10 克，夜交藤 12 克，茯神 12 克，杏仁 10 克，水煎服。**抑郁症失眠**：合欢皮 12 克，枣仁 10 克，龙齿 15 克，

合欢皮 341

玫瑰花12克，水煎服；或合欢皮12克，柴胡10克，知母10克，白芍10克，柏子仁10克，酸枣仁15克，茯神10克，黄芩10克，川芎10克，五味子10克，党参10克，甘草3克，水煎服。**癔病失眠**：合欢皮15克，玫瑰花10克，浮小麦10克，大枣10枚，甘草6克，水煎服。**跌打损伤，骨折痛**：合欢皮10克，没药10克，川芎10克，红花6克，苏木10克，水煎服。**疮肿**：合欢皮15克，野菊花15克，地丁草15克，万毒虎（白绒草）15克，水煎服。**疮疡肿痛**：合欢皮15克，芥菜籽10克，研末调酒外敷。

刘寄奴 170

大便出血、小便溺血：干刘寄奴研末，每服6克，用茶叶汤送服。**风寒腹痛**：鲜刘寄奴30克，陈皮10克，生姜三片，茶叶、食盐少许，开水炖服。**外伤瘀肿**：刘寄奴适量研细末加蜜外敷。**跌打损伤，瘀血作痛**：刘寄奴18克，骨碎补15克，延胡索10克，红花6克，桃仁10克，当归12克，水煎服；或刘寄奴15克，当归12克，赤芍12克，红花6克，狗脊15克，何首乌20克，细辛4克，牛膝6克，水煎服。**腰背宿伤酸痛**：刘寄奴18克，泽兰15克，金不换10克，杜仲12克，桑寄生30克，骨碎补30克，水煎服。**外伤出血**：刘寄奴焙干研末，外敷，能止血止痛。**水火烫伤**：刘寄奴晒干，研末调食油外抹敷。**产后瘀血腹痛**：刘寄奴20克，当归12克，川芎10克，红花6克，五灵脂10克，益母草15克，水煎服。

决明子 348

便秘：决明子12克，火麻仁10克，瓜蒌仁12克，水煎服。或决明子60克，火麻仁15克，水煎服。**口腔溃疡**：决明子15克，川黄连6克，大小蓟各15克，野菊花15克，水煎后含漱数十分钟，或水煎服。**肥胖症**：决明子30克，荷叶30克，苍术10克，知母10克，茵藤15克，车前子8克，山楂15克，泽泻20克，薏苡仁30克，何首乌10克，枳实10克，绞股蓝12克，甘草3克，水煎服。**头晕目眩、腰膝酸软**：决明子15克，枸杞12克，熟地黄15克，茯苓15克，泽泻10克，丹皮10克，山茱萸12克，山药15克，菊花10克，白芍12克，元参15克，怀牛膝15克，夏枯草15克，桑寄生12克，水煎服。**肝阳上亢，头痛头晕**：决明子30克，青葙子10克，地龙干10克，钩藤12克，生牡蛎15克，水煎服。**肝火上扰，目赤多泪**：决明子30克，栀子10克，木贼10克，夏枯草12克，菊花12克，牡丹皮10克，赤芍10克，水煎服。**风热表证，目赤多泪肿痛**：决明子30克，荆芥6克，桑叶15克，菊花15克，柴胡10克，栀子10克，蒲公英15克，水煎服。**青盲视花，眼睑干涩（青光眼）**：决明子30克，当归10克，何首乌20克，桑椹10克，女贞子15克，密蒙花10克，水煎服。**白内障**：决明子10克，夜明砂10克，谷精草10克，牛胆1个，水煎服，连服10帖。

预防中暑：鲜羊耳菊水煎代茶饮。**风湿头痛**：羊耳菊20克，臭牡丹15克，

羊耳菊 310

六棱菊15克，兰香草15克，水煎服。**风热头痛**：羊耳菊30克，香茶菜50克，马大青30克，六棱菊30克，芝麻根50克，水煎服。**风寒感冒**：羊耳菊20克，龙芽草15克，蓝花参15克，牡荆叶10克，水煎服。**咳嗽**：鲜羊耳菊50克，冰糖适量，炖服。**胸胁痞闷**：羊耳菊30克，山藿香20克，马大青40克，香附10克，枳实6克，水煎服。**夏季热**：羊耳菊30克，桑葚子15克，黄芪10克，葛根10克，麦冬12克，水煎服，儿童用量减半。**胃痛**：羊耳菊30克，蒲公英20克，南五味子15克，水煎服。**胃源性腰痛**：羊耳菊20克，山苍子根20克，枳壳10克，厚朴10克，黄连6克，陈皮10克，甘草3克，两面针15克，水煎服，连服7剂为1疗程。**慢性肾炎**：羊耳菊30克，金钱草15克，炒山甲4克，水煎服。**慢性骨髓炎**：羊耳菊30克，炖猪脊骨服。**骨结核**：羊耳菊根20克，杨梅根10克，炖鸡服。后单用羊耳菊浸酒饮。**颈椎病**：羊耳菊根20克，威灵仙20克，牛白藤20克，铁包金20克，白背叶15克，九节茶10克，水煎服，连服7日。**痔疮，疥癣**：羊耳菊、千里光、一枝黄花、六棱菊各适量，水煎熏洗患处。**跌打损伤**：羊耳菊根20克，酒水各半煎服。**月经不调**：羊耳菊根二重皮30克，炖酒服。

羊角拗 409

手足痛风：羊角拗根、茎6克，酒水各半炖服。**跌打损伤**：羊角拗根6克，黄酒炖服。**疥癣**：鲜羊角拗叶煎水外洗或捣烂外敷。**虫、蛆、虱子**：羊角拗枝、叶煎水洗。**妇女闭经虚肿**：羊角拗根6克，水煎冲红糖服。

羊乳 420

气血两虚头晕，劳倦乏力：羊乳30克，鸡血藤20克，勾儿茶30克，马大青30克，石仙桃30克，水煎服；或羊乳30克，何首乌20克，黄精15克，水煎服。**肺脓肿**：鲜羊乳根100克，三丫苦（三叉苦）30克，鱼腥草20克，球兰20克，水煎服。**肺癌**：羊乳20克，白花蛇舌草20克，黄芪20克，白术15克，佛手15克，沙参15克，生地黄15克，熟地黄20克，白豆蔻12克，天门冬12克，太子参12克，酸枣仁20克，冬凌草20克，山茱萸15克，桑白皮12克，凌霄花8克，水煎服，连服3个月。本方长期服用疗效满意。**自汗、盗汗**：羊乳20克，锦鸡儿20克，党参15克，益母草10克，黄芪10克，枸杞10克，水煎服。**贫血**：羊乳30克，鸡血藤30克，水煎服。**病后体虚**：羊乳30克，炖猪瘦肉服。**毒蛇咬伤**：鲜羊乳根60克，鬼针草30克，半边莲15克，瓶尔小草5克，水煎服；外用木芙蓉叶适量捣烂外敷伤处。**湿热带下**：羊乳30克，三白草20克，白马骨15克，地菍12克，水煎服。**乳汁不足**：鲜羊乳根100克，野牡丹40克，五指毛桃30克，猪瘦肉250克，炖服。**各种痈疽肿毒、恶疮、乳腺炎、颈淋巴结核**：鲜羊乳根100克，岗梅50克，蒲公英30克，水煎服。

风火牙痛或蛀牙痛、龈肿、化脓：羊蹄鲜根60克，水煎取浓液，候冷含漱之。**便秘**：羊蹄根20克，虎杖15克，水煎服。**湿热黄疸，便秘口苦**：羊蹄根15克，溪黄草12克，虎杖15克，马蹄金12克，十大功劳15克，菓芝 12 克，水煎服。痔疮出血：羊蹄 15 克，地榆 12 克，丁香蓼 20 克，陌上番椒 15 克，水煎服。跌打损伤：羊蹄鲜根、栀子各适量捣烂，用酒炒热，敷患处。疥疮、湿疹：羊蹄鲜根 20 克，生猪油板 100 克，雄黄 3 克，冰糖 9 克，共捣烂，以消毒纱布包裹擦敷。皮肤瘙痒：羊蹄 10 克，白鲜皮 10 克，苦参 10 克，黄果茄果 6 克，水煎服。癣、汗斑：羊蹄鲜根适量捣烂浸醋，取醋液涂抹患处；或鲜羊蹄根捣烂取汁 20 毫升，加米醋等量，加枯矾末 4 克，调均匀抹患处，1 天 2~3 次；或干羊蹄根研末 5 克，枯矾末 3 克，用凡士林调均匀，日敷 2~3 次。闭经：羊蹄鲜叶 20 克，猪瘦肉 200 克，酒水各半炖服，隔日服 1 次。

羊蹄 389

心烦口渴失眠：灯心草 3 克，淡竹叶 10 克，麦冬 10 克，夜交藤 12 克，丁香蓼 10 克，水煎服。痫疾：鲜灯心草根适量，水煎服。湿热黄疸：鲜灯心草全草 100 克，白毛藤 60 克，地耳草 30 克，鬼针草 20 克，水煎当茶服。淋证：鲜灯心草全草 60~100 克，水煎当茶服。肾炎水肿：鲜灯心草全草 60 克，车前草 40 克，地胆草 30 克，水煎服；或鲜灯心草全草 100 克，白木槿根 40 克，水煎服。妊娠水肿：灯心草 7 条，党参 6 克，白术 6 克，当归 6 克，川芎 4 克，紫苏叶 2 克，陈皮 3 克，大腹皮 2 克，木通 1.5 克，生姜皮 3 克，水煎服。婴儿胎热，小便不利：灯心草 1 克，淡竹叶 3 克，生地黄 5 克，木通 1 克，黄连 1 克，滑石 5 克，茯苓 2 克，水煎服。婴儿胎热壅盛，二便不利：灯心草 2 克，薄荷 1 克，车前子 2 克，黄芩 2 克，瞿麦 2 克，滑石粉 5 克，木通 1 克，茯苓 3 克，栀子 2 克，大黄 1 克，水煎服。婴儿胎热胃中，口舌生疮：灯心草 2 克，生地黄 5 克，牡丹皮 2 克，黄连 1 克，当归 1 克，升麻 2 克，石膏 5 克，水煎服。小儿弄舌：灯心草 2 克，藿香 2 克，栀子 2 克，石膏 6 克，防风 1 克，甘草 1 克，水煎服。

灯心草 294

虚烦不眠：阴地蕨 15 克，碎米栽 15 克，丁香蓼 20 克，十大功劳 15 克，水煎服。劳伤咳嗽、肺病咯血：阴地蕨 15~25 克，翻白草 20 克，凤尾草 30 克，炖冰糖服；或鲜阴地蕨 30 克，鲜凤尾草 30 克，水煎服。颈淋巴结核：阴地蕨 15 克，水煎代茶饮。癫狂：阴地蕨 60 克，水煎冲芒硝 15 克服。急性关节炎：阴地蕨 15 克，三白草 15 克，三叉苦 20 克，猪蹄节 1 个同炖服。疮毒、风毒：阴地蕨 10~15 克，水煎服。眼中生翳：阴地蕨根研末，1 次 1~2 克，用糖水送下。小儿高热不退：阴地蕨 10~15 克，水煎加冰糖少许服。小儿惊风：阴地蕨 10 克，鸭跖草 10 克，加冰糖炖服。

阴地蕨 31

气虚两足浮肿：防己 12 克，黄芪 100 克，赤小豆 10 克，白术 10 克，炙甘草 6 克，车前子 10 克，水煎服。急性胃肠炎，吐泻：防己 5 克，研末，开水冲服。血尿：防己 20 克，车前草 30 克，玉叶金花 60 克，老鼠耳 15 克，地骨皮 15 克，石韦 15 克，抱石莲 15 克，水煎服。急性肾炎：防己 12 克，黄芪 15 克，白术 10 克，甘草 3 克，白茅根 12 克，

防己 243

车前草 20 克，猫须草 20 克，水煎服。**慢性肾炎**：防己 15 克，老君须 15 克，铁包金 15 克，地骨皮 15 克，车前草 15 克，玉叶金花 50 克，水煎服。连服 15 日为 1 疗程。女性患者加益母草 15 克，也可加蛏干 50 克，炖服。**风湿性关节炎**：防己 12 克，桑枝 15 克，萆薢 20 克，秦艽 10 克，薏苡仁 30 克，苍术 10 克，水煎服。

防风 13

伤风感冒：防风 10 克，荆芥 9 克，葛根 9 克，水煎服。**头痛，偏头痛初起**：防风、白芷各等分，研细末，炼蜜为丸，1 次 9 克，茶水送服。**顽固性头痛**：防风 9 克，全蝎 3 克，白附子 6 克，水煎服。**外感脾虚泄泻**：防风 9 克，陈皮 9 克，白术 15 克，白芍 10 克，水煎服。**体虚自汗，盗汗**：防风 10 克，党参 12 克，白术 12 克，水煎服。**风疹瘙痒**：防风 10 克，石岩枫 15 克，荆芥 8 克，薄荷 6 克，连翘 10 克，水煎服；或防风 9 克，白鲜皮 10 克，蝉蜕 2 克，白蒺藜（蒺藜）9 克，水煎服；或鲜防风适量，水煎外洗；或防风 10 克，桂枝 10 克，白芍 10 克，生姜 10 克，大枣 10 克，甘草 6 克，黄芪 20 克，白术 10 克，当归 10 克，水煎服。本方对慢性荨麻疹有效。**骨质增生症**：防风 10 克，地龙干 8 克，漏芦 6 克，水煎服。**破伤风抽搐，跌打肿痛**：防风、制天南星各等分，并研细末，1 次 6 克，1 天 3 次。**风湿四肢痹痛**：防风 9 克，羌活 6 克，独活 10 克，鸡血藤 30 克，勾儿茶 30 克，水煎服。**骨髓炎**：防风 15 克，毛大丁草 10 克，勾儿茶 15 克，水煎服。**目红肿痛**：防风 6 克，桑叶 10 克，菊花 12 克，栀子 10 克，白背叶 20 克，水煎服。**过敏性鼻炎**：防风 15 克，乌梅 15 克，五味子 10 克，地骨皮 10 克，白芷 10 克，苍耳子 10 克，辛夷花 10 克，水煎服。**产后体虚乳汁自溢不止**：防风 15 克，黄芪 20 克，白芷 8 克，水煎服。

红花 177

癥瘕积聚：红花 6 克，三棱 6 克，莪术 6 克，当归 12 克，乳香 10 克，没药 10 克，水煎服。**肝脾肿大**：红花 10 克，丹参 15 克，鳖甲 15 克，水煎服，连服 3 个月（长期饮用有效）。**心绞痛**：红花 6 克，川芎 10 克，桂枝 10 克，薤白 12 克，赤芍 10 克，郁金 10 克，丹参 15 克，水煎服。**跌打损伤，瘀滞青紫肿痛**：红花 10 克，莪术 10 克，乳香 10 克，没药 10 克，骨碎补 12 克，当归 12 克，水煎服。**疮痈肿痛**：红花 6 克，黄连 10 克，紫草 10 克，牛蒡子 10 克，大青叶 12 克，当归 10 克，甘草 3 克，水煎服。**十指麻木属痰瘀内阻**：红花 15 克，炙甘草 15 克，苍术 15 克，白术 15 克，陈 皮 15 克，半夏 15 克，茯苓 15 克，桃仁 12 克，熟制附子 5 克，水煎服。**胼胝硬痛**：红花、地骨皮各 30 克，研粉加甘油适量，搅匀，外敷患处。**产后瘀滞腹痛**：红花 10 克，当归 10 克，川芎 10 克，赤芍 10 克，桃仁 6 克，益母草 12 克，水煎服。

脾虚泄泻：红枣 10 枚，太子参 30 克，白术 10 克，茯苓 12 克，山药 12 克，白扁豆 20 克，水煎服。**情志抑郁，心烦不寐**：红枣 10 克，炙甘草 6 克，五味子 10 克，淮小麦 20 克，水煎服。**脾胃虚弱、食少易泄、少气乏力**：

红枣 324

红枣、芡实各适量，炖服；或红枣7粒，生姜三片，龙眼肉14粒，水煎服。**胸腔积液及腹水**：红枣10枚，甘遂3克，大戟6克，芫花6克，水煎服。**病后阴虚血虚**：红枣10克，熟地黄30克，何首乌30克，当归15克，白芍12克，黄芪20克，水煎服。**胃溃疡属中焦虚寒证**：红枣8枚，炙黄芪15克，桂枝10克，炒白芍15克，炙甘草8克，煅瓦楞子15克，高良姜9克，饴糖30克（冲服），1天1剂，煎2次，和匀分3次，于食前1小时服或痛发前服。**血小板减少症**：红枣30克，鲜花生皮15克，水煎服，1天3次，连服3个月；或红枣15枚，铁包金30克，白及15克，百合15克，川三七6克，白茅根15克，水煎服，本方也可治其他出血性疾病。**白细胞减少症**：红枣10克，石韦30克，菟丝子10克，枸杞15克，鸡血藤30克，勾儿茶15克，水煎服。**高血压**：红枣8枚干荷叶3张水煎服。**高脂血症**：红枣15粒，鲜芹菜根10个，捣烂水煎服。**久疮不愈合**：红枣火焙研末掺患处。

麦冬 150

干咳无痰（肺阴虚）或痰中带血：麦冬15克，百合12克，沙参12克，玄参15克，侧柏10克，炙款冬花10克，水煎服。**燥热咳嗽**：麦冬15克，桑叶12克，杏仁10克，枇杷叶15克，石膏30克，胡麻仁10克，水煎服。**肺痈咳吐脓痰**：麦冬15克，桔梗10克，鱼腥草20克，三丫苦（三叉苦）20克，甘草3克，水煎服。**胃阴不足，口干便秘**：麦冬12克，石斛12克，生地黄20克，沙参12克，乌梅10克，生麦芽12克，大黄6克，水煎服。**鼻出血**：麦冬15克，生地黄15克，白茅根20克，水煎服。**病态窦房结综合征**：麦冬30克，制附子（先煎2~3小时）30克，桂枝15克，炙甘草30克，红枣15~30枚，细辛10克，水煎分数次服。**肠燥便秘**：麦冬10克，生地黄30克，玄参15克，水煎服。**热病伤阴失眠症**：麦冬15克，玄参15克，百合12克，莲子心10克，珍珠母15克，水煎服。**小便淋涩，茎中痛**：麦冬10克，木通6克，冬葵子10克，赤芍10克，滑石30克，鲜葱白1支，水煎服。

麦芽 334

消化不良呕吐清水：炒麦芽10克，炒山楂6克，红糖适量，水煎服。**肝郁胃胀**：生麦芽12克，鸡内金6克，山药20克，水煎服。**肝气郁结胁肋痛**：生麦芽30克，青皮10克，水煎服。**回乳**：炒麦芽60克，水煎服。**月经不调**：生麦芽15克，当归9克，小茴香6克，川芎9克，水煎服。**小儿疳证（营养不良）**：炒麦芽90克，鸡内金30克，山楂90克，神曲90克，共研细末，每日3次，每次3~6克，空腹服，10天为1疗程。

咳嗽痰多：远志6克，紫菀10克，桔梗4克，生甘草3克，杏仁10克，水煎服。**心悸失眠，健忘**：远志10克，菖蒲10克，人参3克，茯神12克，朱砂3克，龙齿15克，水煎服；或远志10克，党参15克，茯神15克，菖蒲12克，龙骨15克，牡蛎15克，半夏10克，桂枝10克，甘草3克，水煎服。**痰阻心窍，惊痫：**远志、杏仁、紫菀、桔梗各 10 克，水煎服；寒证加白芥子 8 克，细辛 4 克，热证加金银花 20 克，鱼腥草 15 克，瓜蒌 15 克，神昏惊厥加菖蒲 10 克，竹沥 10 克，天竺黄 10 克。**头晕，纳差，乏力：**远志 10 克，黄芪 12 克，白术 10 克，甘草 3 克，水煎服。**心气不足，精神恍惚不定：**远志 9 克，茯苓 12 克，石菖蒲 10 克，党参 15 克，水煎服。**偏正头痛：**远志 10 克，研为细末，吹鼻孔内，吹后稍觉舒服，等 20 分钟后会好转。**乳痛：**远志 30 克，烘干研细末，调酒外敷。**小儿惊风：**远志 3 克，茯神 3 克，天麻 2 克，僵蚕 2 克，全蝎 1.5 克，蝉蜕 10 个，川贝母 2 克，柿霜 3 克，礞石 1 克，胆南星 3 克，朱砂 1 克，共研细末，混匀，1 次 0.2 克，1 天 2 次。

远志 339

胃溃疡：赤车使者 20 克，与老母鸡炖服。**遗精：**赤车使者 15 克，金线莲 10 克，炖鸡蛋服。**痈疖肿毒：**鲜赤车使者适量，捣烂调酒敷患处。**跌打损伤、骨折：**鲜赤车使者适量，鲜接骨木叶20克，米饭、米酒各少许，同捣烂后加热敷患处。**急性关节炎：**赤车使者 15 克，十大功劳 20 克，三叉苦 30 克，爵床 10 克，生地黄 20 克，金线莲 10 克，水煎服。

赤车使者 536

湿热头痛：赤地利全草 30 克，马大青 30 克，黑枣 9 粒，水煎服。**上感，扁桃体炎：**赤地利 30 克，地胆草 20 克，岗梅根 20 克，水煎服。**肺炎：**赤地利 60 克，败酱草 60 克，蟛蜞菊 30 克，红糖 15 克，水煎服。**肺结核干咳：**带果的赤地利鲜全草 60 克，水煎代茶饮。**糖尿病，属下消：**赤地利 30 克，菝葜 20 克，老鼠耳 20 克，南五味子 15 克，爵床 20 克，水煎服。**痢疾：**鲜赤地利 60 克，水煎冲蜜服；或赤地利 20 克，仙鹤草 30 克，水煎服。**睾丸炎：**赤地利 30 克，算盘珠根 20 克，十大功劳 15 克，萬芝 20 克，川楝子 12 克，水煎服。**遗精、女子白浊：**赤地利鲜根 60 克，无根藤 30 克，爵床 15 克，猪小肚 1 个，开水炖服。**脱肛：**赤地利根 60 克，鬼针草 10 克，大肠 1 段，炖服。**痔疮：**鲜赤地利全草 120 克，水煎先熏后洗；或赤地利 20 克，杠板归 18 克，马鞭草 15 克，水煎服。**腰部挫闪疼痛：**鲜赤地利适量捣汁 1 杯，黄酒冲服。或赤地利 30 克，地锦草 20 克，七叶莲 15 克，延胡索 10 克，川楝子 12 克，水煎服。**荨麻疹：**赤地利 50 克，水煎加醋适量炖服；或赤地利适量，水煎外洗。**痈疽肿毒：**鲜赤地利适量捣烂外敷。**喉炎：**鲜赤地利、灯笼草各 30 克，万毒虎（白绒草）15 克，水煎服。**带下病、真菌性阴道炎：**赤地利适量，水煎坐浴；或赤地利 30 克，爵床 20 克，千里光 15 克，一枝黄花 12 克，鸡冠花 10 克，水煎服。

赤地利 185

风热头痛、眼睛红肿刺痛、齿痛：川赤芍 12 克，龙胆草 12 克，生地黄 12 克，红花 4 克，谷精草 12 克，水煎服。**偏瘫：**赤芍 15 克，白芍 15 克，牛膝 15 克，红花 12 克，桃仁 12 克，川芎 12 克，当归 12 克，鸡血藤 30 克，丹参 15 克，桑枝 15 克，黄芪 120 克，水煎服。**肝气郁结所致阳痿：**赤芍 12 克，柴胡 8 克，当归 10 克，白芍 10 克，川芎

10克，水煎服。慢性肝炎引起小腿酸，胀痛难忍：赤芍12克，生地黄10克，淮山药12克，黄精12克，石斛10克，当归12克，白芍12克，白术12克，茵陈蒿12克，栀子根15克，甘草3克，水煎服。重型肝炎，久治不退的黄疸：赤芍150克，水煎服。痢疾，腹泻：赤芍10克，黄芩12克，甘草3克，铁苋15克，凤尾草10克，水煎服。肩周炎、颈椎病等引起上肢麻木：赤芍12克，黄芪15克，桂枝10克，伸筋草15克，生姜3片，大枣6枚，水煎服；或赤芍20克，桂枝12克，白芍15克，黄芪15克，生姜黄12克，桑枝20克，羌活10克，独活10克，威灵仙12克，当归15克，木瓜20克，水煎服。坐骨神经痛属瘀血证者：赤芍15克，生黄芪20克，当归12克，川芎10克，地龙干12克，木瓜10克，牛膝10克，红花6克，桃仁8克，鸡血藤15克，乳香6克，七叶莲20克，水煎服。游走性关节炎：赤芍12克，桑枝15克，防风6克，羌活6克，秦艽12克，独活8克，威灵仙10克，当归10克，水煎服。腰部扭伤，痛难忍：赤芍15克，当归15克，丹参15克，乳香6克，没药6克，生地黄20克，杜仲15克，水煎服。外伤后属实证，血肿大：赤芍30克，黄芩12克，大黄12克，木通12克，积雪草12克，连钱草20克，水煎服。

赤芍 188

寒痹：花椒、葱根、蒜瓣各适量，煎汤擦洗患处。脾胃虚寒疼痛：花椒6克，干姜8克，人参5克，白术10克，饴糖适量，水炖服。风火牙痛：花椒果实10克，醋煎含漱。胆道蛔虫：花椒5克，大黄6克，乌梅15克，枳实15克，木香6克，水煎后，加醋20毫升饮服。蛔虫腹痛：花椒6克，黄连6克，干姜6克，乌梅10克，大黄5克，水煎服。胃溃疡，腹饮疼痛：花椒5克，白术10克，枳实4克，鸡内金6克，砂仁5克，黄连4克，海螵蛸12克，厚朴6克，半夏6克，猪肚煮汁15毫升，合研细末为丸，1天3次，饭后服6克。秃疮：川花椒用花生油煎，去渣，待冷，外敷患处。皮肤湿疹：花椒10克，苦参30克，地肤子100克，白矾10克，煎水熏洗。跌打损伤：花椒3克，无名异18克，穿山甲6克，共研细末，每服4克，酒送下，早晚空腹服。用于断乳：花椒6~15克，加水400~500毫升浸泡后煎煮成250毫升，然后加入红糖30~60克，于断奶当天趁热1次服下，日服1次，1~2次即可回奶。

花椒 207

下焦湿热：苍术10克，黄柏12克，牛膝10克，车前子10克，爵床10克，水煎服。消化不良，胸闷腹胀，呕恶口腻：苍术10克，陈皮10克，厚朴10克，甘草3克，佩兰15克，水煎服。食管-贲门炎：生苍术200克，生白术100克，共研末，分20包（每包15克），1次1包，早晚开水冲服。夜盲症：苍术10克，叶下珠40克，鸡肝或鸭肝1个，水炖服。腰腿疼痛，筋骨麻木：苍术10克，当归10克，羌活10克，千年健12克，乳香6克，水煎服。湿热型坐骨神经痛（久不愈，寒化热者）：苍术15克，柴胡10克，防风4克，黄柏6克，水煎服。膝关节肿痛：苍术12克，黄柏10克，牛膝10克，木瓜15克，白马骨

苍术 327

20 克，秦艽 10 克，水煎服。皮肤湿疹，足肿腿软无力：苍术、黄柏、淮牛膝等量，同研粉吞服，1 次 5 克，1 天 3 次。妇女阴痒：苍术 30 克，草果 15 克，煎汤熏洗，1 天 3 次。带下病：苍术 10 克，山药 12 克，薏苡仁 30 克，龙骨 30 克，牡蛎 30 克，茯苓 15 克，滑石 30 克，水煎服。

苍耳子 24

外感风寒：苍耳子 10 克，荆芥 6 克，防风 10 克，连翘 10 克，前胡 10 克，紫苏叶 10 克，水煎服。鼻窦炎：苍耳子（炒）8 克，辛夷 15 克，白芷 30 克，薄荷 15 克，研末，1 次服 6 克，饭后用葱茶汤送下；或苍耳子 15 克，白芷 10 克，薄荷 10 克，辛夷 10 克，鱼腥草 20 克，马兰 15 克，水煎服。风湿头痛：苍耳子全草 15 克，白芷 8 克，羌活 10 克，菊花 10 克，川芎 10 克，当归 15 克，黄芪 15 克，马大青 30 克，水煎服。胃病腹胀：苍耳子 12 克，神曲 15 克，鸡内金 10 克，藿香 15 克，麦谷芽各 15 克，陈皮 10 克，枳壳 10 克，水煎服。久疟不愈：苍耳子全草 15 克，捣烂加酒炖服。神经衰弱：苍耳子 8 克，豨莶草 30 克，岩白菜 30 克，水煎服，1 天 1 剂。肾虚耳鸣：苍耳子 10 克，九节菖蒲 10 克，磨盘草 15 克，蛎干 50 克，水煎服；或苍耳子果实 10 克，猪腰子 1 副，开水炖服。中耳炎：鲜苍耳子全草 15 克，冲开水半碗炖服。疝气：苍耳子根 20 克，荔枝核 7 粒，酒 250 克，加水炖服。风湿性关节炎：鲜苍耳子全草 20 克，酌加水煎至半碗内服，日服 2 次。风疹，遍身湿痒：苍耳子全草 100 克，水煎汤浴洗。慢性荨麻疹：苍耳子（炒）15 克，白鲜皮 12 克，牡丹皮 10 克，地肤子 15 克，甘草 3 克，水煎服。或苍耳子 100 克，炒焦研末，1 次 10 克，开水送下，卧在床上，盖被出汗止。手脚癣：苍耳子全草 30 克，蛇床子 15 克，苦参 15 克，白矾 15 克，加水 1500 毫升，煎至 1000 毫升，每晚浸泡患处 1 个小时，每剂可用 2 天。疖痈：在立秋、白露季节前后采集苍耳子茎中的一种白色昆虫，采获后即以麻油浸泡贮用。浸泡愈久，疗效愈好。用时患处清洁消毒后，去苍耳子虫 1 条；或虫体部分敷于疮口，疮周围涂抹苍耳子虫浸泡液，然后用凡士林纱布覆盖，固定包扎。一般 1 天换药 1 次，症状好转后，可隔日换药。

芡实 326

遗精滑精：芡实 30 克，石枣 15 克，莲须 10 克，覆盆子 10 克，白蒺藜 10 克，龙骨 30 克，水煎服。肾虚遗尿及小便失禁：芡实 15 克，金樱子 12 克，覆盆子 10 克，益智仁 10 克，黄芪 30 克，水煎服；或芡实 20 克，枸杞 15 克，金樱子 20 克，淮山药 30 克，益智仁 12 克，桑螵蛸 6 克，水煎服。脾虚泄泻：芡实 20 克，党参 15 克，白术 10 克，金樱子 15 克，炒薏苡仁 30 克，肉豆蔻 10 克，炮姜 6 克，水煎服。脾胃两虚，带下稀白，量多不臭：芡实 20 克，菟丝子 10 克，莲子肉 15 克，党参 10 克，紫石英 10 克，水煎服；或芡实 20 克，滑石 20 克，鸡冠花 10 克，白果 10 克，白扁豆 15 克，山药 15 克，茯苓 15 克，白术 12 克，海螵蛸 10 克，水煎服。风湿腰痛：芡实 30 克，白术 30 克，薏苡仁 40 克，水煎服。湿热带下，黄稠而臭：芡实 15 克，黄柏 10 克，土茯苓 15 克，椿皮 15 克，车前子 12 克，水煎服。**小儿腹肚胀风**：芡实 10 克，白术 6 克，茯苓 6 克，山药 6 克，使君子 2 粒，神曲 6 克，枳实 5 克，水煎服。**小儿惊风，瞪目直视**：芡实研末，1 次 6 克，调蜜开水冲服。**小便淋浊，食欲不振**：芡实研末，1 次 6 克，调红糖服。

芦荟 305

湿热型胃痛：芦荟 50 克，阴地蕨 30 克，水煎服。**肝癌腹水**：芦荟汁 300 毫升，调蜂蜜 300 毫升，服后 1~2 小时泻下浊物，先粪后痰水，腹水速除，每周 1 次，体虚慎用。**白浊**：鲜芦荟叶挤汁六七茶匙，加冬瓜籽仁 30 粒，开水炖服。**轻度烫伤**：鲜芦荟叶以冷开水洗净，挤汁遍涂伤部。**鸡眼**：鲜芦荟叶浸童尿半天，加热敷贴。

芦根 46

热病伤津口渴：芦根 20 克，金银花 15 克，连翘 10 克，淡竹叶 15 克，淡豆豉 10 克，水煎服；或鲜芦根、鲜藕节、鲜梨、鲜荸荠，同捣烂绞汁冲服。**胃燥津亏**：芦根 20 克，麦冬 10 克，梨皮 10 克，藕节 10 克，荸荠 10 克，水煎服。**风热咳嗽，痰黄稠**：芦根 30 克，鱼腥草 30 克，薏苡仁 30 克，黄芩 15 克，水煎服。**肺热咳嗽**：芦根 30 克，薏苡仁 30 克，金银花 30 克，鱼腥草 15 克，冬瓜仁 12 克，水煎服。**肺脓肿**：芦根 60 克，羊乳 100 克，冬瓜仁 60 克，薏苡仁 30 克，桔梗 8 克，野菊花 12 克，金银花 10 克，甘草 6 克，水煎服。**胃热恶心、呕吐**：芦根 20 克，竹茹 15 克，姜汁适量，水煎服；或芦根 15 克，枇杷叶 10 克，白茅根 15 克，水煎服。**中暑、感冒等引起高热**：芦根、白茅根、滑石、牛顿草、淡竹叶各 15 克，麦冬 12 克，香茹 8 克，薄荷 6 克，水煎服。**椎动脉型颈椎病**：芦根 15 克，川芎 15 克，葛根 15 克，茅瓜 30 克，半夏 9 克，升麻 6 克，甘草 6 克，水煎，当茶饮。**鼻出血不止**：芦根 12 克，藕节 15 克，白茅根 12 克，生地黄 30 克，大蓟 10 克，小蓟 10 克，水煎服。**慢性鼻窦炎**：芦根 12 克，路路通 7 粒，薄荷 9 克，辛夷花 9 克，白绒草 15 克，佛掌榕 15 克，水煎服；或芦根 15 克，苍耳子 10 克，辛夷 10 克，白芷 10 克，薄荷 10 克，蒲公英 15 克，紫花地丁 15 克，银花 15 克，连翘 10 克，野菊花 15 克，佩兰 10 克，甘草 3 克，水煎服。**泌尿系结石**：芦根 30 克，连钱草 30 克，水煎服。

苏木 163

心绞痛：苏木 15 克，瓜蒌实 30 克，薤白 10 克，檀香 6 克（后下），五灵脂 10 克，红花 6 克，蒲黄 6 克，槟榔 8 克，远志 8 克，茯神 12 克，水煎服。**背部宿伤**：苏木 10 克，莪术 6 克，三棱 6 克，青皮 10 克，地鳖虫 6 克，红花 6 克，桃仁 10 克，赤芍 6 克，南蛇藤 30 克，金不换 10 克，水煎服，连服 10 天为 1 疗程。**退行性腰椎管狭窄**：苏木 10 克，黄芪 20 克，当归 10 克，丹参 15 克，杜仲 12 克，没药 8 克，地龙干 10 克，泽兰 10 克，狗脊 15 克，鹿角片 15 克，水煎服。**脚后跟骨骨质增生症**：苏木 10 克，熟地黄 15 克，木瓜 15 克，薏苡仁 20 克，怀牛膝 15 克，当归 10 克，川芎 10 克，五加皮 10 克，木通 10 克，山甲 10 克，龟板 20 克，水煎服。**跌打损伤**：苏木 10 克，乳香 6 克，没药6克，骨碎补15克，红花6克，当归尾10克，续断10克，水煎服。**半身不遂**：苏木10克，防风9克，桑枝12克，红花6克，地龙干15克，赤芍12克，片姜黄12克，伸筋草12克，水煎服。**月经不调，痛经**：苏木10克，红花6克，当归12克，水煎服。

高血压，眩晕，头痛：杜仲12克，黄芩10克，夏枯草12克，牛膝8克，水煎服；或杜仲12克，黄芩10克，荠菜100克，水煎服；**或高血压**：鲜杜仲20克，水煎当茶服。**中风缓解期、血压不高**：杜仲15克，黄芪40克，当归、赤白芍各12克，川芎10克，熟地黄20克，党参15克，白术10克，茯苓12克，甘草9克，怀牛膝15克，地龙干20克，桑寄生15克，桂枝9克，水煎服。**肝肾不足，筋骨萎弱无力，腰酸膝软**：杜仲12克，续断10克，桑寄生12克，牛膝10克，木瓜15克，补骨脂10克，水煎服。**肾虚遗精**：杜仲10克，山茱萸12克，桑螵蛸10克，金樱子15克，菟丝子10克，水煎服。**肾虚阳痿，尿频**：杜仲12克，补骨脂10克，菟丝子10克，芡实10克，巴戟天10克，益智仁10克，水煎服。**腰挫扭伤**：杜仲12克，泽兰10克，牛膝6克，延胡索6克，七叶莲15克，两面针15克，水煎服。**急慢性腰腿痛**：杜仲20克，当归15克，白芍20克，肉桂6克，炙川乌10克，牡丹皮10克，生地黄20克，桃仁10克，川续断15克，延胡索10克，川牛膝15克，水煎服；或杜仲20克，鸭皂树60克，香椿根30克，骨碎补20克，阿利藤20克，穿根藤20克，水煎服。**胎动不安，妊娠漏血**：杜仲10克，续断10克，桑寄生12克，黄芪20克，白芍12克，菟丝子10克，苎麻根10克，水煎服。

急性扁桃体炎：杠板归40克，朱砂根20克，一枝黄花15克，蟛蜞菊20克，万毒虎15克，水煎服。**肾炎水肿**：杠板归20克，车前草30克，爵床30克，三白草15克，地胆草30克，金丝草12克，水煎服。**急性菌痢**：杠板归10克，白头翁12克，十大功劳20克，干石榴10克，黄柏10克，水煎服。**肛门湿气**：杠板归20克，苍术12克，薏苡仁30克，泽泻12克，法半夏12克，元参9克，白术12克，茯神10克，爵床15克，水煎服。**湿疹**：杠板归全草捣烂取汁，调三黄末，抹于患处。**过敏性皮炎**：杠板归30克，苍耳子全草30克，千里光30克，水煎外洗患处，另取杠板归30克炖猪肉服，本方也可用于湿疹。**带状疱疹**：鲜杠板归全草捣烂绞汁加些雄黄调敷；或杠板归30克，狗肝菜25克，赤地利20克，万毒虎15克，水煎服。**梅毒**：杠板归30克，七叶一枝花10克，千里光、石岩枫各20克，水煎服，7天为1疗程。**枕疮**：鲜杠板归捣烂取汁，加入雄黄少许，抹患处。**痔疮出血**：杠板归30克，算盘珠20克，仙鹤草20克，地榆10克，苦参12克，水煎服，连服7天为1疗程；或杠板归30克研末，调凡士林外敷患处。**毒蛇咬伤**：鲜杠板归120克，捣烂绞汁，开水冲服，另取鲜杠板归捣烂绞汁，调雄黄末外敷。**跌打损伤**：杠板归20克，连钱草15克，炖酒服。**湿热**

带下：鲜杠板归 60 克，鲜赤地利全草 30 克，水煎服。**乳腺炎**：杠板归叶捣烂和酒糟敷委中穴；或加一点红捣烂敷患处，也可敷涌泉穴，男左女右；或加蒲公英 20 克，捣烂外敷。

杏仁 132

伤风感冒：苦杏仁 9 克，麻黄 6 克，桔梗 9 克，甘草 3 克，水煎服。**干咳无痰**：苦杏仁 9 克，冬瓜仁 15 克，冰糖适量，炖服。**咳嗽气喘**：苦杏仁 9 克，猪肺 1 个，炖后加蜂蜜、姜汁少许调匀后服。**急慢性支气管炎**：苦杏仁 9 克，紫苏叶 9 克，水煎冲萝卜汁 1 杯，蜂蜜 1 杯，服下。**老年痰多作喘**：杏仁 10 克，麻黄 6 克，白芥子 9 克，莱菔子 12 克，陈皮 9 克，半夏 6 克，水煎服。**肺病咯血、咳嗽**：苦杏仁 9 克，青黛 3 克，水煎服。**风湿性关节炎**：苦杏仁 6 克，鸡血藤 10 克，防己 12 克，桑枝 15 克，薏苡仁 25 克，赤小豆 6 克，通草 2 克，威灵仙 10 克，水煎服。**老人及妇女产后的肠燥便秘**：苦杏仁 10 克，桃仁 10 克，火麻仁 10 克，当归 10 克，枳壳 5 克，水煎服或研末吞服；或苦杏仁 10 克，郁李仁 10 克，火麻仁 10 克，瓜蒌仁 12 克，水煎服。**肝硬化腹水、血吸虫病腹水等及二便不通**：苦杏仁 10 克，炙甘遂 3 克，芫花 3 克，葶苈子 10 克，腹水草 15 克，水煎服。

杏香兔耳风 94

咳嗽带血：鲜杏香兔耳风 10~15 克，冰糖 10~15 克，开水炖服。**感冒发热**：杏香兔耳风 20 克，球兰 20 克，鱼腥草 30 克，蟛蜞菊 15 克，三丫苦（三叉苦）30 克，水煎服。**肠癌**：杏香兔耳风 15 克，鸭皂树根 20 克，七叶一枝花 15 克，碎米荠 20 克，水煎服，连服 7 日为 1 疗程。**脑瘤**：杏香兔耳风鲜全草 20 克，一枝黄花 15 克，麦冬 15 克，白马骨 15 克，钩藤根 10 克，水煎服，连服 20 日为 1 疗程。**骨结核**：杏香兔耳风 20 克，鸭皂树 30 克，葫芦茶 15 克，山芝麻 15 克，水煎服。**骨髓炎**：杏香兔耳风根 150 克，浸酒 500 克，24 小时后开始服用，1 天 2 次，1 次 30 克。**腰部闪挫伤**：杏香兔耳风根 15 克，水酒各半炖服；或取汁配米酒送服。**毒蛇咬伤**：杏香兔耳风 15 克，鬼针草 20 克，虎杖 15 克，半边莲 12 克，一枝黄花 15 克，水煎服。**湿疹、癣**：鲜杏香兔耳风适量，水煎外洗或捣烂外敷。**痈肿**：鲜杏香兔耳风叶捣烂外敷患处。**中耳炎**：鲜杏香兔耳风捣烂绞汁，滴入耳内，1 天数次或水煎外洗。**乳腺炎**：杏香兔耳风 15 克，紫花地丁 15 克，大尾摇 15 克，野菊花 12 克，水煎服。

杨梅 319

鼻炎：杨梅根皮研末，吹入鼻中。**头痛**：杨梅根 30 克，芝麻梗 30 克，十大功劳根 20 克，水煎服。**牙齿肿痛**：杨梅根 30 克，栀子根 30 克，水煎服。**急性胃肠炎，吐泻**：盐渍制杨梅果 2~3 粒，开水冲服。**痢疾**：杨梅干根皮 30 克，黄柏 15 克，地耳草 15 克，水煎服。**胃癌**：杨梅根 100 克，鸡肉适量，炖 1 小时后服。**宿伤**：杨梅根皮 100 克，猪瘦肉 250 克，炖服。**骨折**：杨梅根皮适量，捣烂水煎熏洗患部，渣涂患部。**跌打损伤**：杨梅根 30 克，算盘子根 20 克，十大功劳 15 克，白背叶根 30 克，水煎服；或杨梅根 60 克，朱砂根 60 克，石胡荽 30 克，浸 95% 酒精，一星期后，外擦患处。

湿阻中焦，胸腹胀满：豆蔻 6 克，苍术 10 克，陈皮 10 克，厚朴 10 克，半夏 10 克，水煎服。寒湿中阻，反胃呕吐：豆蔻 6 克，砂仁 6 克，半夏 10 克，陈皮 10 克，佩兰 15 克，藿香 15 克，生姜 5 克，甘草 3 克，水煎服。湿热盛者：豆蔻 6 克，通草 6 克，薏苡仁 30 克，滑石 30 克，黄芩 10 克，黄连 6 克，淡竹叶 15 克，甘草 3 克，水煎服。湿盛苔浊腻：豆蔻 6 克，杏仁 10 克，瓜蒌 10 克，通草 6 克，薏苡仁 30 克，厚朴 10 克，滑石粉 30 克，淡竹叶 12 克，水煎服。妇女妊娠剧吐：豆蔻仁去壳频频细嚼吞下，1 天 5~10 粒。

风火牙痛：两面针根 15 克加冰糖炖服，另取两面针根适量，煎白醋抹患处。虚寒型胃痛：两面针根 100 克，浸酒 500 克，7 日后 1 次半杯，1 天 3 次。疝气：两面针根 20 克，鸡蛋 1 个，炖服。深部脓肿：两面针叶和马尾松叶等量加米饭，童便捣烂外敷；重者用两面针根 20 克，鸽子 1 只炖服。风湿性关节炎：两面针根 20 克，地胆草 20 克，拦路虎 15 克，威灵仙 10 克，红枣 6 粒，水煎服。急性腰扭伤：两面针根 20 克，鸭皂树 20 克，爵床 15 克，虎杖 15 克，乳香 8 克，没药 8 克，延胡索 6 克，水煎服。肋间神经痛：两面针根 15 克，樟树根 10 克，巴戟天 10 克，楤木 30 克，水煎服。连服 5 日为 1 疗程。跌打损伤：两面针根 20 克，蟛蜞菊 50 克，泡酒 500 毫升，7 日后可用，1 次 5 毫升口服，1 天 3 次。烧伤：两面针叶、黄连、地榆、重楼各适量，研末加香油调成糊状，灭菌备用，外敷或以纱布外贴患处。

伤风咳嗽：连钱草全草 15 克，冰糖 10 克，开水炖服，1 天 3 次。感冒寒热、咳嗽、身疼：连钱草 20 克，枇杷叶 12 克，红糖少许，开水炖服。哮喘：鲜连钱草 50 克，猪瘦肉 150 克，冰糖 20 克，开水炖服。胆囊炎、胆石症：连钱草 15 克，野菊花 20 克，鬼针草 15 克，大尾摇 15 克，水煎服。泌尿系统膀胱结石：连钱草 30 克，海金沙 15 克，芦根 30 克，车前草 20 克，石韦 20 克，水煎服；或连钱草全草 30 克，冰糖 15 克，开水炖服，1 天 2 次。急性肾炎：连钱草 30 克，地菍 20 克，海金沙 20 克，马兰 30 克，石韦 15 克，水煎服。跌打损伤初期：鲜连钱草 15 克，船子花根 15 克，山藿香 10 克，四叶葎 10 克，瓜子金 10 克，水煎服；或连钱草 24 克，米酒 250 毫升，炖 1 小时服，渣擦涂患处。痔疮下血：连钱草 10 克，炖猪大肠服，连服 3 次。小儿疳积：连钱草 3 克，鸡肝 1 副或猪肝 60 克，开水炖服。

偏头痛：连翘 10 克，生地黄 10 克，川芎 10 克，水煎服。牙齿红肿疼痛：连翘 12 克，淡竹叶 10 克，骨碎补 20 克，栀子根 30 克，生地黄 15 克，玄参 12 克，浙贝母 20 克，水煎服。咽喉肿痛：连翘 10 克，玄参 10 克，板蓝根 10 克，生地黄 12 克，水煎服；或连翘 12 克，元

豆蔻 332
两面针 235
连钱草 174

连翘 61

参20克，牡蛎20克，浙贝母12克，金银花12克，射干12克，水煎服。**口腔溃疡：**连翘15克，黄柏9克，甘草3克，水煎含漱口。**胃热疼痛：**连翘、大黄、黄芩、蒲公英、白花蛇舌草、牛筋草各15克，水700毫升，煎成250毫升加少许蜂蜜代茶缓缓饮服。**风热感冒：**连翘、竹叶各9克，金银花12克，桔梗9克，甘草3克，水煎服。**颈淋巴结核：**连翘10克，夏枯草15克，白芥子6克，玄参12克，浙贝母10克，生地黄10克，生牡蛎15克，甘草6克，水煎服。**急性肾炎：**连翘12克，赤小豆12克，麻黄6克，白茅根10克，石膏20克，泽泻10克，水煎服；或连翘12克，赤小豆15克，白茅根12克，猫须草12克，麻黄6克，金银花15克，车前子10克，水煎服。**眼底出血：**连翘15克，白芍12克，白茅根20克，丹皮12克，生地黄15克，茜草12克，藕节20克，旱莲草15克，当归10克，女贞子12克，川芎6克，甘草3克，地榆10克，川三七6克，水煎服。**乳腺炎初起或乳腺结核：**连翘9克，蒲公英15克，浙贝母9克，水煎服。**小儿风热外感，流鼻涕：**连翘8克，防风5克，栀子5克，甘草3克，水煎服。

肖梵天花 220

劳力过度：肖梵天花100克，黄豆，墨鱼干或猪瘦肉适量，加酒炖服。**湿热型腰痛：**肖梵天花根50克，爵床、柘树根各20克，十大功劳30克，水煎服。**常年头风，偏头痛：**肖梵天花40克，薜荔30克，川芎6克，青壳鸭蛋2粒开水炖服时加酒少许；或肖梵天花60克，虎头蕉15克，水煎服。**肾炎水肿：**肖梵天花40克，薏苡仁根20克，赤小豆15克，水煎服。**慢性胃炎：**肖梵天花60克，蒲公英30克，水煎服，1天2次，7日为1疗程。**胃癌：**肖梵天花60克，龙芽草30克，威灵仙15克，水煎服，1天2次。**各种癌肿：**肖梵天花、扛板归各60克，威灵仙、白花蛇舌草、败酱草各30克，水煎服。**头部外伤综合征：**肖梵天花根40克，石须、爵床各15克，香茶菜、马大青各20克，水煎服；或肖梵天花30克，天芥菜10克，黄花稔15克，地耳草12克，水煎冲青壳鸭蛋服。**风湿性关节炎：**肖梵天花根30克，鸭皂树、苦刺根20克，水煎服；或肖梵天花50克，两面针15克，蓑芝20克，威灵仙15克，大枣10枚，水煎服，患在上肢加白茄根30克，下肢加牛膝10克，木瓜10克，麻木者加豨签草30克，体虚者加黄花稔30克，天仙果30克，白龙骨20克，关节肿大加大苞蔷薇根60克，商陆根20克，热者加苦刺根30克，寒重者加老鼠耳30克。**肩周炎、神经根型颈椎病：**肖梵天花根50克，白芍、木瓜、鸡血藤各20克，伸筋草、黄芪各15克，甘草6克，水煎服。连服7天为1疗程。**肱骨外上髁炎：**肖梵天花根30克，桑枝15克，忍冬藤、鸭皂树20克，伸筋草10克，水煎服。连服5天为1疗程。痛点外敷独角膏一帖。**坐骨神经痛：**肖梵天花30克，千斤拔15克，五加皮10克，木瓜15克，南蛇藤30克，水煎服。**风毒流注腰脚（腰脚疼痛、经脉拘急），骨结核：**肖梵天花根60克，勾儿茶40克，开水炖服。**梅毒引起的局部溃疡：**取鲜肖梵天花适量取汁，加米汤、盐巴各适量外敷患处。**蛇伤：**肖梵天花、鬼针草各30克，半边莲 10 克，水煎服。**带下病**：肖梵天花 60 克，白马骨 30 克，鸡冠花 20 克，水煎服。**乳腺癌**：肖梵天花、过冬梨 60 克，山栀子 30 克，水煎服。

旱莲草 446

四肢无力、头晕：旱莲草 100 克，水煎，取汁炖跳跳鱼服。**尿血**：鲜旱莲草全草 30 克，鱼腥草 20 克，金边桑 15 克，酢浆草 15 克，冰糖 10 克，开水炖服。**眼底出血**：旱莲草 20 克，紫珠草叶 15 克，仙鹤草 15 克，水煎服。**肺结核咯血**：旱莲草 30 克，鱼腥草 30 克，百部 10 克，牛白藤 20 克，水煎服；或旱莲草 30 克，百合 15 克，桔梗 6 克，麦冬 15 克，生地黄 30 克，白及 15 克，杏仁 10 克，甘草 9 克，百部 15 克，白芍 15 克，川贝母 10 克，黄芩 10 克，水煎服。**鼻出血**：鲜旱莲草全草 30 克，放掌中搓擦塞入鼻孔中。**吐血**：鲜旱莲草全草适量，捣烂饮汁。**胆道蛔虫高热**：旱莲草 60 克，地菍 20 克，铁苋 20 克，水蜈蚣 20 克，爵床 20 克，鸡眼草 25 克，水煎服。**细菌性痢疾**：旱莲草 30 克，铁苋 20 克，地锦草 20 克，爵床 20 克，凤尾草 15 克，水煎服。**慢性肝炎**：鲜旱莲草 15 克，鬼针草 15 克，白毛藤 20 克，茵陈蒿 10 克，郁金 6 克，水煎服，连服 7 日。**急性肾炎**：旱莲草 15 克，车前草 15 克，白茅根 15 克，白花蛇舌草 15 克，石韦 20 克，天芥菜 15 克，水煎服。**梦泄遗精**：旱莲草 60 克，白果 14 粒去壳，冰糖 30 克，炖服。**痔疮**：鲜旱莲草 250 克，水煎加红糖，1 天 2 次分服，连服 4~5 天。**痈疖疮肿**：鲜旱莲草叶用冷开水洗净，加少量食盐、稀饭，捣烂敷患处。**蛇伤**：鲜旱莲草全草、木芙蓉叶各适量，捣烂外敷。**刀伤出血**：鲜旱莲草全草捣烂外敷，能快速止血。**腰痛**：旱莲草全草 60 克，丁香蓼 30 克，米酒 120 克，炖服。**扭挫伤**：鲜旱莲草、鲜连钱草各适量，捣烂外敷患处。**漆过敏**：旱莲草全草 60 克，黑面神 15 克，水煎服；或全部捣烂抹于患处。**软疣**：旱莲草 30 克，马齿苋 30 克，冰片 5 克，用 50% 酒精 500 毫升浸泡 1 周后，1 天 3 次，外敷患处。

吴茱萸 208

脘腹冷痛：吴茱萸 6 克，干姜 6 克，半夏 10 克，肉桂 6 克，水煎服。**寒疝腹痛**：吴茱萸 6 克，乌药 10 克，小茴香 8 克，川楝子 12 克，桔梗 6 克，龙眼核 6 克，水煎服。**中焦虚寒，头痛吐涎沫**：吴茱萸 6 克，人参 6 克，生姜 6 克，半夏 10 克，水煎服。**五更泄（清晨腹泻）**：吴茱萸 6 克，肉豆蔻 10 克，五味子 10 克，补骨脂 10 克，炒白术 10 克，木香 6 克，水煎服；或吴茱萸 6 克，煨诃子 10 克，肉豆蔻 10 克，五味子 12 克，山药 15 克，水煎服。**胃痛吐酸，胸满呕吐**：吴茱萸 3 克，黄连 6 克，半夏 10 克，高良姜 6 克，藿香 8 克，砂仁 5 克，生姜 3 片，水煎服。**胃寒作痛，呕吐酸水或清水**：吴茱萸 3 克，研末吞服。

阴虚发热：牡丹皮 15 克，青蒿 10 克，鳖甲 15 克，生地黄 30 克，水煎服。**五心烦热，腰酸耳鸣**：牡丹皮 15 克，生地黄 30 克，白芍 12 克，淮山药 12 克，泽泻 10 克，茯苓 12 克，水煎服。**败血症发热**：牡丹皮 15 克，

牡丹皮 49

生地黄 50 克，水牛角 30 克，玄参 20 克，白芍 15 克，一枝黄花 30 克，水煎服。**肾虚咳喘**：牡丹皮 15 克，胡颓子根 40 克，生地黄 20 克，白芍 10 克，山药 15 克，泽泻 6 克，茯苓 10 克，麦冬 15 克，五味子 20 克，水煎服。**吐血、咯血、鼻出血**：牡丹皮 10 克，生地黄 10 克，黄芩 10 克，藕节 20 克，黄连 6 克，甘草 3 克，水煎服。**过敏性鼻炎**：牡丹皮 20 克，水煎服。**中耳炎**：牡丹皮 10 克，银花 20 克，连翘 10 克，甘草 3 克，白绒草 20 克，水煎服。**骨折，瘀肿**：牡丹皮 30 克，焙虻虫 3 克，研粉末，每服 4 克，1 天 3 次，酒水送下。**湿热带下**：牡丹皮 15 克，白头翁 12 克，黄柏 10 克，黄连 3 克，生地黄 15 克，白茯苓 15 克，椿根皮 6 克，甘草 3 克，水煎服。**妇女产后恶露未尽，腰疼腹痛**：牡丹皮 10 克，益母草 15 克，当归 6 克，川芎 6 克，水煎服。**妇女血热痛经**：牡丹皮 15 克，生地黄 30 克，栀子 10 克，当归 10 克，白芍 12 克，柴胡 10 克，茯苓 12 克，甘草 3 克，水煎服。

牡荆 3

预防中暑：牡荆茎叶晒干，煎水代茶常饮；或牡荆叶 60 克，茵陈蒿 30 克，山苍子 20 克，中华石荠苧 20 克，水煎当茶服。**风热感冒**：牡荆根 12 克，酢浆草 12 克，青蒿 5 克，丁葵草 3 克，一枝黄花 10 克，水煎服。**感冒头痛**：牡荆根 10~30 克，马兰 15 克，兰香草 15 克，六棱菊 15 克，冲开水炖服；或牡荆全草 30 克，马鞭草、龙芽草各 20 克，生姜 3 片，水煎服。**头痛久治不愈**：牡荆根 50 克，赤地利 50 克，天麻 30 克，炖羊头，分 3 次服，连服 3 天为 1 疗程。**头风贯眼**：牡荆根 30 克，炖猪脚服；或牡荆根 30 克炖羊头服。**慢性支气管炎**：牡荆子 6 克，研粉，冲开水服；或牡荆茎叶 20 克，盐肤木 30 克，买麻藤 20 克，胡颓子叶 10 克，水煎服。**胃痛呕吐**：牡荆根 60 克，黄花稔 20 克，炖豆腐或猪瘦肉 1 小时后温服。**久痢不愈**：鲜牡荆茎叶 15 克，冰糖适量，开水冲炖 1 小时，饭前服。**痔疮大便出血**：牡荆根 30 克炖猪大肠服。**关节炎、坐骨神经痛**：牡荆根 60 克，金樱子根 60 克，南天竹根 30 克，浸酒饮或炖猪蹄服；或牡荆根 15 克，千斤拔 15 克，白石榴根 20 克，香椿根 15 克，肖梵天花 20 克，水煎服。**肩关节周围炎**：牡荆根 40 克，拦路虎 30 克，炖猪蹄服。**妇女带下**：牡荆根 30 克，墨鱼干 2 条，炖服。**子宫功能失调性出血**：牡荆根 40 克，水煎 1 次服，日服 2 剂，连服 3~4 日。

何首乌 428

肝血虚，视物昏花，眼涩眩晕：何首乌 30 克，当归 12 克，白芍 12 克，桑葚 10 克，谷精草 10 克，水煎服。**血虚面色苍白**：何首乌 30 克，黄芪 30 克，当归 10 克，熟地黄 30 克，白芍 10 克，白术 10 克，党参 15 克，川芎 10 克，水煎服。**头发早白**：何首乌 30 克，当归 15 克，白芍 15 克，熟地黄 30 克，黑豆 30 克，水煎服。**高脂血症**：何首乌 20 克，丹参 15 克，七叶胆 15 克，泽泻 30 克，水煎当茶服。**疟疾**：鲜何首乌 50 克，水煎服。**贫血、神经衰弱**：鲜何首乌 60 克，乌豆 120 克，酌加水煎服，1 天 1 剂。**肾阴虚，五心烦热**：何首乌 30 克，生地黄 30 克，女贞子 15 克，旱莲草 15 克，玄参 20 克，白芍 12 克，牛膝 10 克，水煎服。**肾虚阳痿遗精**：何首乌 30 克，枸杞 15 克，当归 12 克，牛膝 10 克，菟丝子 10 克，补骨脂 10 克，茯苓 12 克，水煎服。**头部外伤后期，眩晕，头痛，神疲体倦**：何首乌 25 克，龙齿 30 克（先煎），党参 15 克，白芍 10 克，茯神 15 克，白蒺藜（蒺藜）12 克，当归 12 克，川三七 6 克，川芎 6 克，炙甘草 5 克，水煎服。**脱屑且痒**：何首乌 30 克，生地黄 30 克，荆芥 10 克，当归 10 克，川芎 10 克，水煎服。**血虚身痒及皮疹**：何首乌 20 克，荆芥 10 克，防风 10 克，豨莶草 15 克，鸡血藤 15 克，生地黄 30 克，水煎服。**血崩**：何首乌 100 克，小蓟 40 克，红糖少许，水煎服，忌辛辣饮食。

伸筋草 249

胃酸过多：鲜伸筋草 30 克，猪胰脏 1 个，水炖服。**末梢神经炎**：鲜伸筋草 60 克，猪肉炖服。**肝炎黄疸**：鲜伸筋草 30~60 克，鲜无根藤 30 克，黄栀子 10 克，水煎服。**偏瘫**：伸筋草 100 克，马大青 60 克，炖肉或豆腐服，连服半年，1 天 1 剂 2 煎，分 2 次服。**肩关节周围炎**：伸筋草 60 克，桑枝 20 克，白芍 20 克，甘草 6 克，拦路虎 20 克，片姜黄 10 克，水煎服。**颈椎病**：伸筋草 20 克，蜈蚣 2 条，全蝎 6 条，地龙干 15 克，钩藤 12 克，熟地黄 15 克，当归 12 克，川芎 10 克，赤芍 12 克，葛根 15 克，党参 12 克，丹参 20 克，甘草 6 克，羌活 10 克，水煎服。**急性筋膜炎**：伸筋草 30 克，络石藤 20 克，赤芍 20 克，虎杖 18 克，大疔癀 25 克，水煎服。外用天仙子适量，调浓凉茶水外敷患处。**腰椎间盘突出症**：伸筋草 30 克，大通筋 20 克，三白草 15 克，马大青 30 克，黄花远志 20 克，锦鸡儿 20 克，水煎服。**烫火伤，带状疱疹**：伸筋草放在新瓦上焙干存性，研末调茶油抹患处。**产后腹痛**：鲜伸筋草 40 克，淬酒炒至咖啡色，研末泡酒服。

皂角刺 384

慢性淋巴结肿大，坚硬未溃者：皂角刺 10 克，葫芦茶 15 克，金银花 15 克，穿山甲 10 克，鸭皂树 20 克，浙贝母 10 克，水煎服。**颈椎病**：皂角刺 10 克，鸡血藤 25 克，木瓜 15 克，仙茅 10 克，淫羊藿 15 克，巴戟天 10 克，白芍 25 克，甘草 15 克，桂枝 10 克，葛根 40 克，水煎服。**疮疡肿痛**：皂角刺 10 克，穿山甲 10 克，天花粉 10 克，金银花 15 克，白芷 10 克，当归尾 10 克，浙贝母 10 克，水煎服。**脚部湿疹（香港脚）**：皂角 10 克，荆芥 10 克，红花 10 克，明矾 15 克，捣烂外用或水煎洗。**乳汁不下**：皂角刺 10 克，穿山甲 10 克，王不留行 10 克，通草 6 克，水煎服；或皂角刺 10 克，鲜豆腐 500 克，水煎服，并食豆腐。**急性乳腺炎**：皂角刺 10 克，金银花 15 克，蒲公英 30 克，紫花地丁 20 克，水煎服。

痰饮咳喘：佛手 15 克，地蚕 15 克，石蚕草 10 克，金不换 10 克，水煎服；或佛手果实焙焦研末，1 次 6 克，酒冲温服。**心下痞满**：佛手 15 克，生姜 3 片，茶叶 6 克，冲开水当茶服；或佛手鲜叶 17 片，水煎服；或炖猪肝服。胸腹胀闷：佛手10克，九节菖蒲15克，厚朴6克，水煎服。脾肿大：佛手根30克，白背叶根20克，排钱草20克，水煎服。食管阻塞食物难以下咽：佛手果实9克，水煎服。消化不良：佛手、山楂各15克，开水冲泡当茶服；或佛手鲜果实酌量，饭后服之。胃痛：佛手15克，鸡脚参15克，山苍子15克，六棱菊10克，水煎服。呕吐：佛手15克，百草霜15克，食盐少许，开水冲服。胸痹心痛：佛手果实15克，丹参12克，檀香3克，水煎服。胸胁软骨炎：佛手片12克，桑枝30克，地骨皮15克，瓜蒌皮15克，白芍15克，丝瓜络10克，郁金10克，川楝子10克，延胡索10克，水煎服。防治水肿病：鲜佛手或干果实60克，煮烂，另用红糖60克煮成饴糖状，两者拌服。若用于预防，量可酌减。孕妇受伤胎动不安：佛手3克，白术5克，生地黄10克，炒黄芩5克，枳壳5克，当归身10克，紫苏梗6克，陈皮5克，白芍10克，水煎服。小儿高热不退、腹胀、腹泻：佛手适量，浸盐3~5年，取0.5克冲开水服，立即见效。

佛手 197

咽喉肿痛：鲜佛甲草捣烂取汁加少许研末白硼砂，漱喉。肝炎：鲜佛甲草50克，水煎当茶饮。烧烫伤：鲜佛甲草捣烂绞汁，调麻油，涂抹患处。创伤出血：鲜佛甲草捣烂敷患处。唇疔：鲜佛甲草适量，捣烂敷患处。痈疖疔疮：鲜佛甲草30克，鲜大尾摇20克，马鞭草15克，万毒虎15克，水煎服；或鲜佛甲草适量，米饭加盐少许外敷患处。脚癣：鲜佛甲草适量捣烂，加醋调外敷。乳腺炎：鲜佛甲草，鲜木芙蓉叶各适量，同捣烂，加米饭盐少许，外敷患处。

佛甲草 112

食积呕吐、腹痛、泄泻：余甘子鲜果5~10粒或盐渍果5~8粒，生嚼食之或盐渍果的浸液一汤匙，冲开水服。高血压：余甘子根30克，水煎服。淋巴结核：余甘子根50克，猪瘦肉100克，水炖服。皮炎、湿疹：余甘子叶适量煎汤外洗。

余甘子 318

风寒感冒：辛夷10克，白芷10克，细辛3克，防风10克，藁本10克，水煎服。风热感冒：辛夷10克，黄芩10克，薄荷10克，金银花15克，连翘10克，水煎服。鼻渊（急慢性鼻窦炎、重症慢性鼻炎）：辛夷10克，苍耳子10克，水煎服；或辛夷30克，苍耳子30克，石胡荽50克，细辛15克，川芎30克，白芷30克，研细末，装入胶囊，饭后服0.6~1克，1天3次，连服10天为1疗程。或辛夷15克，龟板30克（先煎），石菖蒲10克。气虚加黄芪。头痛加白芷、香茅。水煎服，7天为1疗程。虚寒头痛：鲜辛夷花40克，开水、黄酒各一杯炖服。头部外伤综合征（头晕、头痛、失眠等）辛夷花根30克，积雪草30克，花生茎叶30克，葛根30克，马尾松根30克，枫树子15克，白萝卜30克，费菜（景天三七）30克，水煎服。

辛夷 21

风寒感冒：羌活10克，独活8克，荆芥12克，防风9克，川芎6克，

羌活 22

茯苓10克，苏叶10克，柴胡9克，水煎服。三叉神经痛：羌活10克，防风10克，黄芩12克，甘草6克，生姜3片，白芍15克，水煎服。风湿头痛：羌活10克，川芎10克，蔓荆子12克，防风10克，藁本10克，甘草3克，水煎服。面神经麻痹：羌活10克，僵蚕10克，浸酒服或水煎服。风湿性关节炎：羌活10克，独活10克，桂枝8克，红花8克，威灵仙12克，薏苡仁30克，水煎服。椎动脉型颈椎病：羌活10克，川芎12克，葛根20克，白芍15克，桂枝10克，红花6克，地龙干12克，甘草3克，水煎服。外伤瘀血，眩晕：羌活10克，酒大黄15克，白芷10克，葛根20克，竹茹10克，滑石15克，桃仁10克，甘草3克，水煎服。风寒型肩周炎：羌活10克，秦艽12克，五加皮10克，木瓜20克，海风藤10克，川续断12克，细辛5克，防风10克，水煎服。

沙苑子 438

遗尿，尿频：沙苑子12克，龙骨15克，牡蛎15克，桑螵蛸10克，益智仁10克，金樱子15克，淮山药20克，水煎服。遗精，滑精：沙苑子12克，龙骨15克，牡蛎15克，桑螵蛸10克，芡实15克，金樱子15克，莲子15克，水煎服。肾虚腰痛：沙苑子12克，杜仲10克，续断10克，桑寄生15克，菟丝子10克，黄酒1杯，炖服。肝肾不足，视物昏花：沙苑子10克，枸杞12克，密蒙花10克，菟丝子10克，当归10克，决明子10克，水煎服。

沙参 147

阴虚头痛：沙参30克，川芎15克，细辛5克，蔓荆子10克，水煎服。肺虚久咳失音：沙参12克，生地黄15克，知母10克，麦冬12克，川贝母8克，百合12克，生甘草3克，水煎服。肺热咳嗽无痰，咽干：沙参12克，桑叶12克，麦冬10克，杏仁10克，浙贝母10克，枇杷叶10克，水煎服。胃阴亏损，舌干口燥：沙参12克，麦冬12克，生地黄12克，石斛12克，玉竹10克，梅叶冬青30克，水煎服。胃阴虚，舌红，便燥，干呕：沙参12克，石斛12克，竹茹15克，玉竹12克，乌梅10克，枇杷叶15克，水煎服。慢性萎缩性胃炎：沙参10克，石斛10克，白芍12克，黄连6克，甘草3克，水煎服。暑热泄泻：沙参6克，白扁豆10克，麦冬6克，淡竹叶6克，生薏苡仁6克，木瓜4克，枇杷叶5克，谷芽4克，开水炖服，日夜连服2剂。

沉香 193

寒凝气滞，胸腹胀痛：沉香6克（后下），木香10克，乌药10克，槟榔10克，水煎服。寒邪盛，脐腹痛极，四肢厥冷：沉香6克，制附子10克，檀香3克，麝香1克，水煎服。中焦虚寒，呃逆呕吐：沉香6克，丁香6克，白蔻仁6克，柿蒂10克，半夏10克，水煎服。气喘属实证者：沉香6克，葶苈子10克，杏仁10克，半夏10克，水煎服。喘促日久，肾不纳气：沉香6克，人参6克，熟地黄20克，补骨脂10克，五味子10克，水煎服。支气管哮喘：沉香1.5克，侧柏叶4克，共研末睡前炖服；或沉香5克，白芥子10克，葶苈子10克，桔梗10克，生地黄 12 克，莱菔子 10 克，丹参 15 克，杏仁 12 克，紫苏子 10 克，浙贝母 15 克，姜半夏 10 克，甘草 3 克，水煎服。**肩周炎：**沉香 10 克，片姜黄 10 克，槟榔 10 克，乌药 10 克，人参须 5 克，酒白芍 15 克，鸡血藤 15 克，乌梢蛇 10 克，炙甘草 6 克，水煎服。**宿伤久治不愈：**沉香 18 克，山羊血 12 克，西红花 3 克，牛黄 2 克，川三七 6 克，琥珀 12 克，朱砂 6 克，地鳖虫 12 克，真珠 1 克，锦蛇胆 5 克，川贝母 10 克，血竭 15 克，共研末，1 次 2 克，1 天 3 次。**小儿高热、惊厥、咳喘等症：**沉香 1.5 克，茯神 3 克，远志 1.5 克，琥珀 1.5 克，牛黄 1 克，胆南星 2.5 克，蝉蜕 7 个，川贝 母2.5 克，天花粉 3 克，朱砂 1 克，合共细末，1 次 0.2 克，1 天 2 次。

补骨脂 433

五更泄泻：补骨脂 10 克，诃子 8 克，肉豆蔻 10 克，五味子 10 克，吴茱萸 6 克，水煎服，连服 3 日。**遗尿：**补骨脂 10 克，黄芪 30 克，炒山药 40 克，益智仁 100 克，桑螵蛸 40 克，白果仁 100 克，上药共研末，每次 10 克，小儿酌减，早晚空腹服。**阳痿早泄：**补骨脂 10 克，淫羊藿 10 克，仙茅 10 克，巴戟天 10 克，金樱子 12 克，菟丝子 10 克，胡桃肉 10 克，水煎服。**肾虚腰膝冷痛：**补骨脂 10 克，仙茅 10 克，肉桂 6 克，牛膝 10 克，续断 10 克，杜仲 10 克，水煎服。**肾阳虚引发哮喘：**补骨脂 10 克，人参 3 克，胡桃肉 10 克，巴戟天 10 克，水煎服。**筋脉失养型肩周炎：**补骨脂 10 克，枸杞 12 克，山茱萸 15 克，川续断 12 克，当归 15 克，白芍 20 克，川芎 10 克，熟地黄 20 克，陈皮 8 克，水煎服。**白癜风、牛皮癣及秃发、鸡眼：**补骨脂 100 克，95% 酒精 500 毫升浸出液 30%，外用。**顽癣：**补骨脂 6 克，用酒 60 毫升，浸 3 日后涂患处。**带下病，腰腹疼痛：**补骨脂 10 克，香附 10 克，椿皮 10 克，杜仲 12 克，延胡索 8 克，当归 10 克，水煎服。

诃子 160

咽痒易咳：鲜诃子一颗，咀嚼，咽其果汁。**咳嗽音哑：**诃子肉 9 克，杏仁 9 克，通草 1.5 克，加生姜，水煎温服。**大叶性肺炎：**诃子肉 15 克，瓜蒌 15 克，百部 9 克，水煎分两次服。**习惯性腹泻：**炙诃子 10 枚，磨成末，取适量加入稀粥服食。**老人气虚小便不禁，口角流涎：**诃子肉适量，随时嚼服。**结膜炎：**诃子、川楝子、栀子各 9 克，水煎服。**虚寒带下：**酒炒诃子肉 18 克，白术、黄芪、当归、杜仲各 12 克，蛇床子 9 克，北五味子、山茱萸肉各 15 克，水煎服，1 天 2 次。

灵芝 424

咳喘：灵芝 500 克，分 15 次炖猪肉、鸭肉、鸡蛋、豆腐等服，1 天 1 次，15 天为 1 疗程。**头晕：**灵芝 10 克，大血藤 15 克，红菇 10 克，炖瘦肉服。**失眠：**灵芝 15 克，丁香蓼 10 克，十大功劳 15 克，水煎服。**心绞痛：**灵芝 15 克，炖猪心服。**胃痛：**灵芝 20 克，两面针 15 克，蒲公英 15 克，水煎服。**神经衰弱：**灵芝 10 克，丁香蓼 20 克，芝麻根 15 克，金线莲 10 克，水煎服。**高血压：**灵芝 15 克，毛冬青 15 克，水煎服。**冠心病：**灵芝 10 克，独脚金 3 克，炖猪心服。**高胆固醇血症：**灵芝 10 克，草决明 15 克，水煎服。**白细胞减少症**：灵芝 15 克，党参 12 克，炙甘草 6 克，黄芪 30 克，龙芽草 15 克，女贞子 10 克，红景天 10 克，白术 10 克，川芎 10 克，生地黄 10 克，黄精 10 克，枸杞 10 克，茯苓 10 克，当归 6 克，白芍 15 克，丹参 15 克，水煎服。**慢性肝炎**：灵芝 20 克，大枣 10 克，丹参 12 克，水煎服。**外伤性偏瘫**：灵芝 50 克，香菇 50 克，伸筋草 30 克，穿根藤 20 克，水煎服。**类风湿关节炎**：灵芝 30 克，穿根藤 20 克，威灵仙 10 克，老君须 15 克，三丫苦（三叉苦）20 克，九节茶 10 克，水煎服。

陈皮 196

梅核气（咽炎）：陈皮 10 克，厚朴 10 克，紫苏梗 10 克，茯苓 10 克，甘草 3 克，生姜 3 片，水煎服。**咳嗽痰多稀白**：陈皮 10 克，半夏 10 克，桔梗 10 克，茯苓 10 克，甘草 3 克，盐肤木 30 克，水煎服。**脸面部浮肿**：陈皮 10 克，桑白皮 10 克，大腹皮 10 克，茯苓皮 10 克，姜皮 12 克，大枣 6 枚，水煎服。**肝阳上亢，头晕**：陈皮 10 克，半夏 10 克，白术 10 克，黄芩 10 克，天麻 10 克，双钩藤 12 克，石决明 15 克，菊花 12 克，水煎服。**胃寒呕吐**：陈皮 6 克，八角茴香 6 克，丁香 3 克，生姜 3 片，红枣 6 枚，水煎服。**胃热呃逆**：陈皮 6 克，柿蒂 10 克，丁香 6 克，竹茹 15 克，代赭石 10 克，水煎服。**水肿少尿**：陈皮 10 克，冬瓜皮 12 克，茯苓 15 克，大腹皮 10 克，水煎服。**急性乳腺炎**：陈皮 10 克，橘叶 20 克，蒲公英 30 克，甘草 8 克，水煎服。**妇女断乳后乳房胀痛**：陈皮 40 克，柴胡 10 克，炒麦芽 60 克，淡豆豉 100 克，水煎服。

附子 211

阳虚大汗，四肢厥冷：制附子 10 克，干姜 10 克，人参 3 克，甘草 3 克，水煎服。**脾胃虚寒**：制附子 6 克，白术 10 克，党参 15 克，干姜 6 克，甘草 3 克，水煎服。**肾阳虚，肢体浮肿，小便不利**：制附子 6 克，茯苓 10 克，白芍 10 克，白术 10 克，生姜 6 克，水煎服。**肾阳气不足，下半身冷感**：制附子 6 克，肉桂 6 克，熟地黄 30 克，泽泻 10 克，茯苓 12 克，山茱萸 10 克，牡丹皮 10 克，水煎服。**心衰**：附子 20 克（先煎），北五加皮 10~15 克，川芎 15 克，丹参 15 克，鸡血藤 15 克，党参 25 克，麦冬 25 克，水煎分数次服。**痛风**：附子 30 克，香茅 50 克，阿利藤 50 克，海螵蛸 30 克，石膏 120 克，水煎 1 小时后分 3 次服。**坐骨神经痛**：制附子 10 克（先煎），赤芍 12 克，甘草 4 克，党参 15 克，当归 12 克，鸡血藤 15 克，秦艽 12 克，川牛膝 10 克，海风藤 10 克，水煎服。**鹤膝风**：制附子 10 克（先煎），炮姜 6 克，白芥子 6 克，麻黄 3 克，肉桂 5 克，苍术 10 克，淮牛膝 12 克，熟地黄 20 克，鹿角胶 10 克（冲服），水煎服。**类风湿关节炎**：制附子 12 克，炙甘草 10 克，鸡血藤 30 克，穿山甲 10 克，党参 15 克，桂枝 10 克，白芍 15 克，当归 15 克，桑寄生 15 克，黄芪 15 克，白术 12 克，防风 10 克，独活 12 克，水煎服；或制附子 30 克（先煎），白芍 25 克，甘草 20 克，生麻黄 15 克，络石藤 30 克，薏苡仁 50 克，水煎分数次服。**顽固性痢疾**：制附子（炮）15 克，大黄炭 25 克，乌梅炭 15 克（炒），白术 10 克，共为末。1 天 6 克，米汤送服。**遗尿**：熟附子 3 克，山茱萸、益智仁、山药、茯苓各 12 克，水煎服。**带下病**：制附子 15 克，薏苡仁 30 克，败酱草 30 克，爵床 20 克，鹿角霜 30 克，海螵蛸 12 克，金樱子 12 克，水煎服。

附地菜 312

胃痛：附地菜 6 克，胃痛菜 15 克，南五味子 10 克，两面针 10 克，水煎服。**扭伤**：鲜附地菜 10 克，接骨木叶 10 克，盐和米饭适量，共捣烂外敷。

鸡骨草 104

胃痛：鸡骨草 30 克，鸡爪参 15 克，茅膏菜 9 克，水煎服。**急性肝炎**：鸡骨草 30 克，溪黄草 20 克，白毛藤 15 克，茵陈蒿 15 克，黄栀子 15 克，加冰糖煎服。**慢性肝炎**：鸡骨草 30 克，水蓑衣 20 克，地耳草 15 克，白毛藤 15 克，叶下珠 15 克，加冰糖煎服。**肝硬化腹水**：鸡骨草 30 克，腹水草 20 克，娃儿藤 10 克，红枣 30 克，加冰糖煎服。**风湿骨痛**：鸡骨草 30 克，枫寄生 20 克，鸡肫花根 30 克，水团花 20 克，鸭皂树 20 克，水煎服。

鸡冠花 357

咯血、吐血：鸡冠花鲜花 24 克，猪肺 1 个，开水炖服。**鼻出血**：鸡冠花白花 15~24 克，猪瘦肉 150 克，开水炖，分 2 次饭后服。**赤白痢**：鸡冠花鲜花 40 克，白糖适量，水炖服。**男子尿浊**：鸡冠花白花 15 克，猪膀胱 1 个，水炖服；或鸡冠花 15 克，白马骨 20 克，地菍 15 克，淮山药 20 克，爵床 15 克，水煎服。**痔疮**：鸡冠花白花 60 克，冰糖 9 克，水炖服；或鸡冠花 15 克，十大功劳 20 克，地榆 10 克，仙鹤草 15 克，陌上番椒 15 克，水煎服；或鸡冠花适量研末，用糯米汤调服。**跌打损伤，瘀血凝聚**：鸡冠花红花 15 克，酒水酌量炖服。**带下病、血崩**：鸡冠花红花晒干研末，1 次 6 克，酒送服。**关节炎、神经痛**：鸡冠花根 90 克，猪脊骨适量，水炖服。

鸡屎藤 270

头风贯眼：鸡屎藤 60 克，炖羊肉或头骨服；或鸡屎藤鲜根 120 克，马大青 30 克，何首乌 30 克，生地黄 15 克，炖食物或水煎服。**急慢性阑尾炎**：鸡屎藤鲜根 30 克煎汤内服。**慢性肾炎水肿**：鸡屎藤根 50 克，猪瘦肉适量炖服。**肾结核、血尿、乳糜尿**：鸡屎藤 60 克，荠菜 100 克，水煎服。**跌打损伤、风湿骨痛**：鸡屎藤 30~60 克，楤木 20 克，飞龙掌血 20 克，三丫苦（三叉苦）15 克，水煎服。**痈疽肿毒**：鸡屎藤 60 克，韩信草 20 克，芙蓉花 15 克，水煎服；另取鲜根捣烂外敷。**多发性脓肿**：鸡屎藤 30~45 克，王瓜 20 克，水煎服。**附骨蛆**：鸡屎藤 40 克，鸭皂树 30 克，山芝麻 20 克，葫芦茶 20 克，兰香草 20 克，炖羊肉服，连服 10 天为 1 疗程。**脚癣（香港脚）**：鲜鸡屎藤全草适量加明矾 30 克，水煎熏洗；或鲜鸡屎藤全草 100 克，稍捣烂煎汤常洗。**小儿麻痹后遗症**：鲜鸡屎藤 500 克，水煎汤洗患处。

鸡眼草 113

感冒高热：鸡眼草30~60克，水煎服。**头风疼痛**：鸡眼草60克，三黄末30克，蜜适量，捣烂后加热贴在前额中心，1天2~3次。**急慢性肾炎全身浮肿**：鸡眼草30~90克，捣烂，酌加水酒各半炖服，日服2次。**痢疾**：鸡眼草30克，鬼针草25克，白马骨15克，十大功劳20克，水煎服；或鸡眼草，鲜凤尾草，鲜地锦草，鲜赤地利各30克，水煎服。**肝炎**：鸡眼草60克，冰糖15克，开水炖服。**肝癌**：鸡眼草60克，蕒芝30克，白花蛇舌草30克，半边莲15克，水煎服。**夜盲症**：鸡眼草40克，清水炖去渣，再加入鸡肝或鸭肝炖服。**疝气**：鸡眼草50克，水煎服。**毒蛇咬伤**：鸡眼草60~90克，捣烂，冲开水炖服；另取鸡眼草适量加食盐少许捣烂外敷伤处。**疔疖痈初起**：鸡眼草捣烂外敷患处。**小儿疳积**：鸡眼草10克，截叶铁扫帚10克，独脚金3克，白马骨10克，水煎服。

青葙子 77

头胀头痛：青葙子10克，桑叶10克，菊花10克，木贼10克，龙胆草4克，水煎服。**高血压**：青葙子10克，苦丁茶10克，夏枯草15克，水煎服。**鼻出血不止**：青葙子100克，煎汁滴鼻；亦可煎水外洗治皮肤病。**惊悸不宁**：青葙子15克，虚烦者酌加冬蜜，虚弱者加猪瘦肉，开水炖服。**退行性关节炎**：青葙子根40克，炖猪脚服。**痢疾**：青葙子根30克，人苋20克，凤尾草15克，水煎服。**尿血**：青葙子花60克，开水冲泡当茶服。**结膜炎**：青葙子10克，密蒙花10克，菊花15克，白蒺藜（蒺藜）10克，板蓝根15克，龙胆草12克，车前子10克，柴胡10克，白芍12克，水煎服。**飞蝇幻视（飞蝇症）**：青葙子10克，羌活6克，玄明粉10克，酸枣仁10克，水煎服。**肝火旺，眼红肿痛，怕光流泪，眼睛生翳，视物不清**：青葙子10克，谷精草15克，水煎服。

青蒿 101

阴虚潮热：青蒿10克，地骨皮12克，知母10克，银柴胡10克，翻白草15克，水煎服；或青蒿10克，地骨皮10克，白薇3克，秦艽4克，水煎服。**夏秋季低热无汗，胸闷头晕**：青蒿15克，水煎服。**预防中暑**：鲜青蒿100克，鲜香薷100克，水煎，1天2次，1次服100毫升。**夏季外感**：青蒿10克，野菊花9克，金银花8克，连翘12克，水煎服。**腮腺炎**：青蒿25克，马鞭草25克，威灵仙30克，鬼针草30克，射干30克，甘草15克，白芥子5克，石膏30克。水煎，分数次服。**音哑（失音）**：青蒿60克，水煎当茶服。**丝虫病**：青蒿10克，牡荆叶10克，威灵仙15克，水煎服。**疟疾、鼻出血**：青蒿10克，生地黄12克，牡丹皮6克，水煎服。

肺热痰多：青黛、海蛤粉各10克，水煎服。**百日咳，咳嗽不止**：青黛3克（布包），海蛤壳9克，百部9克，黄芩9克，甘草3克，水煎服。**鼻出血**：青黛蘸棉花塞鼻腔，即可止血。**口腔溃疡，口舌生疮**：青黛3克，黄柏6克，研细末，调香油抹。**慢性咽喉炎**：青黛3克，硼砂6克，冰片0.3克，西牛黄0.5克，研细末，吹喉。**食管阻塞**：青黛3克，冰

青黛 119

片1克，硼砂3克，荸荠12克，共捣烂，1次1克含化，1天3次。**腮腺炎**：青黛10克，稀释于水，外敷患处。**癫痫**：青黛3克，硼砂9克，山药20克，研末，1次5克，1天3次。**漆过敏**：青黛15克，飞甘石40克，滑石40克，共研细末，撒患处。**阴部湿疹剧痒**：青黛30克，马齿苋100克，合共研末，调香油外敷，亦可煎汤熏洗；或青黛15克，煅石膏120克，海螵蛸30克，冰片15克，共研细末，用鱼肝油调匀外敷用。**急性结膜炎**：青黛6克，黄连10克，水煎服。**小儿风热感冒**：青黛3克（布包），葛根6克，板蓝根10克，射干6克，紫花地丁10克，水煎服。

苦参 59

夏季五心烦热：苦参15克，生地黄25克，黄芩15克，水煎服。有舌红口燥者加麦冬、玄参，心烦失眠者加川黄连、酸枣仁，燥热头痛者加钩藤、石仙桃、便溏加山药、白扁豆，便秘加虎杖、羊蹄。**头痛**：苦参15克，生地黄20克，黄芩10克，马大青30克，水煎，1天早晚各1剂。**胸膜炎**：苦参10克，韩信草15克，金不换10克，水煎服。**黄疸性肝炎**：苦参10克，栀子根15克，马蹄金20克，炖冰糖服。**尿路感染**：苦参12克，万毒虎（白绒草）12克，金丝草12克，车前草15克，玉叶金花15克，水煎服。**痢疾**：苦参10克，铁苋10克，凤尾草20克，水煎服。**肠炎**：苦参10克，仙鹤草10克，铁苋10克，水煎服。**脱肛，会阴部瘙痒**：苦参15克，五倍子10克，水煎熏洗患处。**痔疮出血，肛门肿痛**：苦参10克，生地黄15克，杠板归12克，梅叶冬青20克，水煎服。**疥疮、皮肤瘙痒**：苦参10克，荆芥9克，石岩枫20克，千里光10克，水煎服；或苦参15克，生地黄30克，白鲜皮15克，元参15克，银花15克，连翘15克，地肤子10克，丹皮10克，赤芍10克，蝉蜕6克，水煎服。**妇女湿热带下**：苦参10克，牡蛎20克，白马骨30克，地菍15克，千里光12克，水煎服。

茅莓 402

久嗽：茅莓嫩芽30克，川贝母6克，水炖冲冰糖服。**流行性感冒**：茅莓根20克，板蓝根15克，檵木根15克，忍冬藤15克，水煎服。**胃溃疡**：茅莓根30克，山苍子根20克，炖猪瘦肉服。**糖尿病（中消）**：茅莓根40克，炖猪肚服。**痢疾**：茅莓根30克，地锦草15克，野麻草12克，鬼针草20克，凤尾草12克，水煎服。**泌尿系结石**：茅莓根40克，连钱草30克，石韦20克，海金沙10克，萹蓄12克，水煎服。**痔疮**：茅莓根40克，马鞭草根30克，炖猪大肠服。**扭挫伤**：鲜茅莓根30克，两面针15克，一包针15克，绣花针根15克，腊梅根15克，连钱草10克，水煎服。**跌打吐血**：茅莓根20克，鲜马鞭草30克，香附4克，水煎冲血余灰末2克服。**带下病**：茅莓根40克，白马骨30克，炖猪瘦肉服。

风湿性腰腿痛、偏头痛：将茅膏菜根小球1~4粒压碎捻成丸，放在膏药或胶布中心，贴痛处，待局部有灼热感即可揭去。若皮肤出现水泡，

茅膏菜 333

挑破后，用纱布保护。**淋巴结结核**：用小针刺入淋巴结中心，用茅膏菜根小球 1~2 粒压扁，放针孔处用胶布贴敷，1~2 天换药 1 次，待脓液流出，淋巴结逐渐消散；或鲜茅膏菜全草，捣烂敷患处。**胃及十二指肠溃疡**：干茅膏菜 10 克，猪肚 1 个，水炖服；或茅膏菜 6 克，岩白菜 15 克，旱田草 12 克，牛白藤 20 克，铁包金 18 克，豹皮樟 20 克，水煎服。**疟疾**：茅膏菜根适量，研细末，放膏药中，外敷大椎穴。**跌打损伤**：鲜茅膏菜 10 克，酒水煎服。**疥疮**：茅膏菜晒干研末，猪脂调和，涂患处，半小时后除去；或茅膏菜适量，水煎洗患处。**神经性皮炎**：鲜茅膏菜适量，捣烂擦患处，擦至皮肤灼痛为止，1 天 1 次。**角膜云翳**：用茅膏菜根小球 1~2 粒，压碎放膏药上，贴患侧的太阳穴。**小儿疳积**：用茅膏菜根小球焙干研末 1.5 克，猪肝适量，共煮服，3~5 日服一次，连服 1 个月。

枇杷叶 128

感冒初起，咽喉肿痛，咳嗽多痰：鲜枇杷花适量，水煎当茶服。**肺热咳嗽**：鲜枇杷叶 60 克，冰糖 30 克，开水炖服；或枇杷叶 20 克，桔梗 10 克，三叉苦 15 克，冰糖炖服。**支气管哮喘**：枇杷叶 20 克，胡颓子叶 20 克，千日红 30 克，共研细末，每服 6 克，1 天 3 次，开水送服。**咳嗽、呃逆呕吐**：枇杷叶 9 克，土麦冬 6 克，制半夏 6 克，水煎服。**胃热呕吐**：枇杷叶 20 克，竹茹 15 克，代赭石 10 克，旋覆花 10 克，水煎服。**腹水**：枇杷叶 60 克，冬瓜糖 60 克，加水炖服。**关节疼痛**：鲜枇杷根 120 克，猪脚节 1 个，黄酒 250 毫升，同炖服。**跌打损伤疼痛**：枇杷根 60 克，白酒 100 毫升，水炖服。**痘疮溃烂**：鲜枇杷叶煎汤洗患处。

郁金 191

胸胁胀痛：郁金 10 克，柴胡 10 克，白芍 10 克，当归 10 克，川楝子 12 克，丹参 15 克，枳壳 10 克，水煎服。**血热咯血、鼻出血、尿血**：郁金 10 克，白及 10 克，牡丹皮 10 克，茜草 12 克，白茅根 12 克，槐花 10 克，旱莲草 12 克，水煎服。**胃出血**：郁金 10 克，三七 8 克，熟大黄 10 克，牛膝 10 克，炒栀子 8 克，水煎服。**胆囊炎、肝炎引起胁部刺痛**：郁金 10 克，丹参 10 克，茵陈蒿 15 克，板蓝根 15 克，水煎服。**黄疸性肝炎**：郁金 10 克，茵陈蒿 30 克，柴胡 9 克，栀子 10 克，大黄 6 克，虎杖 15 克，萹蓄 10 克，水煎服。**慢性肝炎**：郁金、茵陈蒿、当归、枳实、败酱草、均等量，共研末加蜜糖做药丸，1 次 10 克，1 天 3 次，30 天为 1 疗程，可连服 2~3 个疗程。**痛经及乳房胀痛**：郁金 10 克，香附 10 克，青皮 8 克，柴胡 10 克，桃仁 8 克，红花 6 克，水煎服。

慢性支气管炎：虎杖 15 克，盐肤木 20 克，十大功劳 20 克，枇杷叶 12 克，水煎服。**高胆固醇血症**：虎杖 30 克，水煎服；或虎杖 15 克，川三七 6 克，山楂 20 克，泽泻 10 克，草决明 15 克，水煎服。**肝硬化腹水**：虎杖 20 克，丁香蓼 10 克，老君须 10 克，星宿菜 10 克，神曲 10 克，麦芽 10 克，一枝黄花 10 克，积雪草 6 克，车前草 12 克，半边莲 12 克，水煎服；或虎杖根 30 克，山葡萄 20 克，水煎服。**急性肝炎**：虎杖 30 克，鸡眼草 60 克，白毛藤 20 克，鬼针草 10 克，水煎服。**慢性阑尾炎**：虎杖 15~20 克，三叶鬼针草 30 克，一枝黄花 15 克，水煎服；或虎杖 15 克，大黄 10 克，败酱草 10 克，鬼针草 20 克，水煎服；痛重加元胡、香附；津亏加黄精。**胆结石**：虎杖 20 克，六月霜 20 克，鬼针草 10 克，水煎服。**胆囊炎**：虎杖 20 克，连钱草 20 克，鬼针草 30 克，茅莓 15 克，猫须草 15 克，鸡骨草 10 克，水煎服，也可用于胆囊结石。**前列腺炎**：虎杖 20 克，赛葵 30 克，土茯苓 20 克，水煎服。**老人习惯性便秘**：虎杖 12 克，大黄 4 克，白芍 10 克，麦冬 10 克，火麻仁 30 克，生地黄 10 克，黄芪 30 克，杏仁 10 克，枳壳 10 克，元参 10 克，马齿苋 15 克，甘草 3 克，水煎服。**腰扭伤**：虎杖 10~30 克，费菜（景天三七）20 克，水煎服。**挫伤初期大小便不通**：虎杖 15 克，鬼针草 15 克，地耳草 10 克，积雪草 10 克，狗肝菜 10 克，枳实 10 克，桃仁 10 克，水煎服。**风湿性关节炎、急性期**：虎杖根 20 克，三白草 15 克，爵床 10 克，豨莶草 15 克，十大功劳 15 克，地龙干 20 克，水煎服。**坐骨神经痛**：虎杖 20 克，鸭脚香 20 克，土牛膝 18 克，苦刺根 15 克，水煎服。**腰胸椎骨质增生症**：虎杖 25 克，仙鹤草 15 克，土牛膝 30 克，苦刺根 20 克，七叶莲 20 克，水煎服。**关节退行性改变**：虎杖 15~30 克，酒水煎服。**蛇伤**：虎杖鲜根捣烂，外敷患处；或虎杖 30 克，鬼针草 30 克，地耳草 20 克，水煎服。**烧烫伤**：虎杖鲜根捣烂取汁调蛋白或食油抹涂患处。**带状疱疹**：虎杖 15 克，杠板归 20 克，板蓝根 15 克，牡丹皮 10 克，赤芍 12 克，蝉蜕 10 克，甘草 6 克，水煎服。

知母 45

阴虚火旺：知母 10 克，柴胡 6 克，地骨皮 10 克，青蒿 10 克，鳖甲 15 克，秦艽 8 克，甘草 3 克，水煎服。**咳嗽，气逆少痰**：知母 9 克，石膏 15 克，桔梗 9 克，地骨皮 12 克，甘草 3 克，水煎服。**高热烦渴**：知母 10 克，石膏 100 克，粳米 1 撮，甘草 6 克，水煎服。**热邪盛，高热，出斑等症**：知母 10 克，生地黄 30 克，玄参 20 克，石膏 50 克，大青叶 15 克，水煎服。**消渴引起潮热，干咳**：知母 10 克，黄柏 10 克，党参 9 克，麦冬 9 克，甘草 3 克，水煎服。**糖尿病，口渴**：知母 10 克，天花粉 10 克，山药 15 克，麦冬 12 克，金丝苦楝 12 克，水煎服；或鲜知母 60 克，乌梅 6 克，开水炖服。**类风湿关节炎初期**：知母 12 克，桂枝 8 克，白芍 12 克，麻黄 8 克，白术 12 克，制附子 6 克，甘草 3 克，防风 10 克，生姜 3 片，豨莶草 12 克，水煎服。**膀胱炎**：知母 10 克，黄柏 10 克，琥珀 2 克，肉桂 1 克，水煎服。**前列腺炎**：知母 15 克，黄柏 15 克，小果倒地铃 30 克，汉防己 20 克，车前草 50 克，水煎服。

肺热咳嗽：垂盆草 50 克，三白草 15 克，翻白草 20 克，水煎服。**咽喉肿痛**：垂盆草 40 克，龙葵 15 克，水煎服；或鲜垂盆草适量捣汁漱喉。**食管癌、胃癌**：鲜垂盆草 100 克，炖冰糖服。连服 1 个月为 1 疗程。**病毒性肝炎**：鲜垂盆草 40 克，地耳草 15 克，葫芦茶 15 克，白英 20 克，水煎服。急性肝炎（湿重于热）：鲜垂盆草150克，水煎服。急性肾炎：鲜垂盆草60克，荠菜30克，白绒草30克，水煎服。胆囊炎：鲜垂盆草100克，鲜三叶鬼针草50克，水煎当茶服，连服7日。尿道炎，血尿：鲜垂盆草100克，仙鹤草30克，万毒虎（白绒草）20克，水煎服。胸部挫伤：鲜垂盆草60克，丹参20克，郁金8克，川楝子12克，水煎服。毒蛇咬伤：鲜垂盆草全草捣汁1杯，雄黄烧酒冲服，药渣外敷。烧烫伤：鲜垂盆草捣汁饮服，另取捣烂外敷。痈肿恶疮：鲜垂盆草30克，捣汁调黄酒服或另取外敷。

垂盆草 107

慢性胃炎，有烧灼感、口苦、咽干等症：委陵菜15克，半边莲10克，胃痛菜10克，水煎服。胃痛：委陵菜根15克，炖鸡服或水煎服。颈淋巴结核、甲状腺肿大：委陵菜30克，山芝麻20克，葫芦茶15克，白背叶根20克，水煎服。痢疾、肠炎：委陵菜20克，龙芽草15克，地耳草12克，水煎服。糖尿病：委陵菜30克，水煎当茶服。痈肿：委陵菜20克，王瓜15克，万毒虎（白绒草）15克，七叶一枝花15克，蒲公英20克，野菊花15克，水煎服。多发性脓肿：委陵菜干根30克，浸酒500毫升，渐服。跌打吐血：委陵菜适量取汁，加蜂蜜服。带下病：委陵菜15克，燕麦20克，白马骨30克，地菍15克，水煎服。

委陵菜 92

蛔虫病：使君子10克，苦楝皮10克，槟榔10克，枳实10克，水煎服。泄泻：使君子去壳20粒，雷丸12克（杵），党参15克，茯苓10克，白术10克，炙甘草6克，淮山药15克，水煎服。小儿疳积：使君子5克，木香3克，槟榔3克，麦芽5克，神曲5克，党参5克，白术3克，陈皮2克，水煎服。儿童蛔虫病：使君子一般一岁一粒，炒熟嚼服总量不超过20粒。

使君子 411

肺肾阴亏，咯血：炒侧柏叶10克，百合10克，生地黄12克，阿胶10克，白及9克，藕节10克，水煎服。血热鼻出血、咯血、牙出血：炒侧柏叶10克，生地黄30克，艾叶10克，荷叶10克，白茅根10克，黑栀子10克，水煎服；或侧柏叶炒炭12克，生地黄15克，玄参15克，藕节30克，白茅根12克，水煎服。暑湿感冒，头痛咳嗽，肢节酸重：侧柏叶12克，细辛3克，苍术10克，水煎服。胃出血：炒侧柏叶10克，黄连5克，炒大黄炭9克，生地黄15克，水煎服。脱发：侧柏叶15克，山药30克，女贞子15克，菟丝子15克，肉苁蓉15克，升麻8克，旱莲草15克，巴戟天15克，熟地黄15克，何首乌15克，黑豆30克，鹿角胶15克，代赭石10克，水煎服，连服1个月为1疗程。外伤出血：炒侧柏叶研末，涂患处。痔疮出血：炒侧柏叶15克，卷柏12克，地榆15克，黑栀子15克，丁香蓼20克，水煎服。带下病，黄稠腥臭：侧柏叶10克，黄柏12克，白术10克，白芷10克，椿皮12克，栀子10克，金银花15克，水煎服。经血虚损，月经断续，绵绵不止：侧柏叶12克，生地黄15克，黄芩10克，当归10克，水煎服。

侧柏叶 354

佩兰 330

湿阻中焦，便溏倦怠：佩兰 15 克，苍术 15 克，厚朴 10 克，陈皮 10 克，半夏 9 克，水煎服。**湿阻中焦，脾胃不和，恶心呕吐**：佩兰 15 克，半夏 10 克，丁香 6 克，竹茹 12 克，藿香 12 克，水煎服。**暑湿温热**：佩兰 15 克，茵陈蒿 30 克，滑石 30 克，白蔻仁 6 克，黄芩 10 克，水煎服。**暑湿表证**：佩兰 15 克，藿香 12 克，厚朴 10 克，半夏 10 克，荷叶 10 克，水煎服。**湿阻腹胀，苔腻，口苦**：佩兰 15 克，藿香 15 克，茵陈蒿 30 克，白蔻仁 6 克，水煎服。

金鸡脚 221

热病心烦、口渴、音哑：金鸡脚 20 克，冰糖适量，炖服。**骨髓炎**：金鸡脚 30 克，山芝麻 20 克，葫芦茶 15 克，兰香草 20 克，炖猪骨服，连服 10 天为 1 疗程。**外伤性头痛**：金鸡脚 30 克，香茶菜、野牡丹各 20 克，豺皮樟、两面针、白马骨各 15 克，水煎服。**预防中暑**：金鸡脚 60 克，水煎代茶饮。**咽喉炎**：金鸡脚 20 克，射干 10 克，黄芩 10 克，知母 12 克，岗梅 15 克，水煎服。**痢疾腹泻**：金鸡脚 60 克，鬼针草 15 克，水煎服。**慢性肝炎**：金鸡脚 30 克，野荞麦 20 克，垂盆草 20 克，地耳草 15 克，白英 20 克，鬼针草 12 克，水煎服。**糖尿病晚期四肢无力**：金鸡脚 20 克，佛掌榕 30 克，小果倒地铃 50 克，十大功劳 50 克，千斤拔 50 克，水煎服。**风湿性关节炎、坐骨神经痛**：金鸡脚 60 克，白石榴根 30 克，土牛膝 15 克，白马骨 20 克，水煎服。**脉管炎**：金鸡脚 30 克，田葱 20 克，丹参、地龙干各 15 克，水煎服，连服 10 天为 1 疗程。**荨麻疹**：金鸡脚 30 克，地瓜酒 100 克，煎服。**小儿惊风**：金鸡脚 10 克，鬼针草 6 克，水煎服。**淋浊、感冒发热**：金鸡脚 15 克，冰糖 10 克，炖服。

金线兰 64

肺结核：鲜金线兰 10~15 克，酌加冰糖炖服。**胸部挫伤咯血**：金线兰 20 克，藕节 20 克，侧柏叶 10 克，爵床 15 克，三七 8 克，郁金 8 克，水煎服。**百日咳**：金线兰 6 克，冰糖炖服。**脑震荡初期**：金线兰 20 克，马大青 20 克，爵床、白马骨、香茶菜各 15 克，九节茶 12 克，水煎服。**糖尿病**：金线兰 15 克，绶草 20 克，石须 12 克，水煎服。**高血压**：金线兰 15 克，倭鬼针草 20 克，地耳草 12 克，龙葵 20 克，岩白菜 12 克，水煎服。**肾炎水肿**：金线兰 12 克，爵床 30 克，水煎服。**肾炎、膀胱炎**：金线兰 15 克，酌加冰糖炖服。**坐骨神经痛**：金线兰 20 克，大血藤 20 克，七叶莲 15 克，王瓜 10 克，牛白藤 10 克，水煎服。或金线兰 20 克浸白酒 500 毫升，7 日后，1 次饮 3 毫升，1 天 2 次。**痛风性关节炎**：金线兰、车前草各 20 克，爵床 10 克，万毒虎（白绒草）10 克，金丝草 10 克，牛白藤、七叶莲各 15 克，水煎服。服药期间注意饮食禁忌。**急性化脓性骨髓炎**：金线兰 20 克，鸭皂树 20 克，白石榴根 20 克，三白草 10 克，虎舌红 15 克，野荞麦 15 克，水煎服。**毒蛇咬伤**：鲜金线兰 3~6 克，洗净，嚼烂，开水送下，另外鲜金线兰捣烂外敷。**小儿惊风**：金线兰 3 克，水煎服。**婴幼儿顽固性低热**：金线莲 5 克，陈年老白茶适量，清水炖分服。有惊惕者加银具一件顿服。

金线草 26

感冒发热：金线草、三叉苦各20克，蓝花参15克，土荆芥10克，水煎服。**中暑**：金线草、狗肝菜各20克，玉叶金花15克，水煎当茶服。**肺热咳嗽**：金线草15克，三叉苦30克，百部12克，鱼腥草20克，球兰15克，水煎服。**痢疾**：金线草、人苋各20克，凤尾草15克，龙芽草10克，水煎服。

金钱草 295

铅中毒：金钱草300克，甘草100克，菊花100克，加水1500毫升，水煎至半时，1次50毫升，1天2次，口服。**急性胆囊炎**：金钱草50克，车前子10克，泽泻10克，茯苓15克，柴胡10克，白芍10克，黄芩10克，栀子10克，水煎服。**胆结石**：金钱草50克，神曲15克，鸡内金10克，枳实12克，海金沙15克，山楂30克，水煎服。**慢性胆囊炎**：金钱草30克，柴胡6克，木香9克，蒲公英30克，水煎服。**急性肝炎实证（大便秘结）**：金钱草30克，茵陈蒿30克，大黄15克，厚朴3克，枳实9克，丹参15克，元明粉9克，水煎服。**泌尿系结石**：金钱草30克，石韦15克，万毒虎（白绒草）5克，冬葵子10克，泽泻10克，车前子10克，海金沙10克，鸡内金10克，芒硝8克（冲服），滑石15克，黄芩10克，甘草3克，水煎服；或金钱草30克，熟附子10克，茯苓12克，白术10克，白芍药10克，生姜10克，鸡内金30克，石韦20克，水煎服。服药期间多饮水和慢跑。**疮疡肿毒**：鲜金钱草、车前草各100克，白酒适量，捣烂外敷。**手足脱皮**：金钱草、苍耳子、白芷、五倍子、苦参、当归各20克，狗脊40克，水煎，外洗浸泡患处，每日1次。

金锦香 379

哮喘：鲜金锦香60克，胡颓子根30克，猪瘦肉120克，开水炖服。**肺结核**：金锦香20克，天门冬10克，卷柏20克，大蓟15克，水煎服。**失眠**：鲜金锦香根30克，水煎服。**胃炎呕吐**：金锦香30克，地耳草30克，水煎服。**肠炎、痢疾**：金锦香30克，马齿苋40克，龙芽草30克，凤尾草15克，野麻草（人苋）20克，鬼针草20克，毛大丁草15克，水煎服。**血痔**：鲜金锦香60克，水煎冲冰糖服或加猪瘦肉炖服。**脱肛**：金锦香40克，赤地利30克，卷柏20克，苦参12克，水煎服。**遗精**：鲜金锦香30克，红糖适量，水煎服。**跌打损伤、胸部闷痛、气促**：金锦香30克，酒水各半炖服。**皮肤瘙痒**：金锦香100克，水煎洗。**月经不调**：鲜金锦香15克，水煎服。**乳腺炎**：鲜金锦香30克，酒水煎服，渣捣烂敷患处。**小儿惊风发热**：金锦香15克，水煎服。

消化不良腹泻：金樱子15克，山楂10克，绵毛鹿茸草10克，水煎服。**脾虚久泻**：金樱子15克，淮山药30克，芡实10克，莲子8克，茯苓15克，党参10克，水煎服。**盗汗**：金樱子根50克，麻黄根10克，黄芪40克，浮小麦10克，牡蛎30克，水煎服；或金樱子根60克，炖猪瘦肉每晚临睡时服一次，连服3~4天。**肾虚小便失禁**：金樱子30克，益智仁12克，水煎服。**前列腺肥大**：金樱子15克，野菊花15克，乌桕树叶 15 克，冬瓜皮 15 克，赤地利 15 克，水煎服，1 天 1 剂，连服 10 天为 1 疗程。遗精：金樱子 20 克，芡实 15 克，潼蒺藜 10 克，山药 15 克，龙骨 30 克，牡蛎 30 克，莲子 10 克，水煎服。乳糜尿：金樱子根 20 克，黄毛耳草 20 克，车前草 15 克，水煎服。遗精、多尿、下痢：金樱子 5~10 克，水煎服；或炼膏服，1 次 3~10 克，冲开水服，1 天 2 次。久痢脱肛：金樱子果实 30 克，鸡蛋 1 个，炖服。挫伤：金樱子鲜根 30 克，新伤加益母草 30 克，水煎成汤，加糖调服；旧伤加豺皮樟根 30 克，猪排骨 100 克，酒水各半炖服；或金樱子根 40 克，拦路虎 30 克，水酒各半炖服。腰肌劳损：金樱子根 30 克，盐肤木 20 克，胡颓子根 20 克，天仙果 15 克，马大青 15 克，水煎服。风湿性关节炎：金樱子根 30~60 克，煎水服或浸酒服。腰部疱疹：取金樱子叶捣烂浸米泔水一宿，敷患处。崩漏：金樱子 15 克，爵床 15 克，龙骨 20 克，牡蛎 20 克，党参 15 克，白术 15 克，水煎服。子宫脱垂：金樱子 15 克，人参 10 克，水煎早晚服，连服 3 帖；或金樱子根 60 克，棕树根 50 克，炖豆服。小儿遗尿：金樱子 15 克，覆盆子 10 克，益智仁 10 克，桑螵蛸 8 克，水煎服。

金樱子 429

慢性支气管炎：鱼腥草 15 克，白龙骨 30 克，鼠曲草 20 克，水煎服。或鱼腥草 20 克，五指毛桃 60 克，胡颓子叶 30 克，羊耳菊 10 克，满山红 15 克，水煎服。百日咳：鲜鱼腥草 15 克，鹅不食草 10 克，水煎服。支气管炎、风热感冒：鱼腥草 20 克，三叉苦 30 克，石蝉草 20 克，玉叶金花 20 克，球兰 15 克，蓝花参 15 克，水煎服。肺脓肿：鲜鱼腥草 100 克，冷开水洗净，捣烂绞汁，调等量蜂蜜，炖温服；或鱼腥草 20 克，飞扬草 15 克，水煎服。腹股沟淋巴结脓肿：鲜鱼腥草 100 克，金芍药 40 克，捣烂冲黄酒 250 克炖服。痢疾：鲜鱼腥草 60 克，委陵菜 15 克，十大功劳 30 克，金钱草 10 克，水煎服。预防心绞痛：鲜鱼腥草 10 克，嚼服。鼻窦炎：鲜鱼腥草，鲜岗梅根，鲜马兰各 40 克，石胡荽 8 克，水煎服。扁桃体炎：鱼腥草 20 克，筋骨草 15 克，一见喜 12 克，十大功劳 20 克，射干 8 克，水煎服。手术后肠粘连：鱼腥草 25 克，大黄 8 克，姜半夏 10 克，元胡 15 克，连翘 10 克，赤芍 5 克，厚朴 10 克，茯苓 10 克，黄芩 10 克，木香 10 克，虎杖 10 克，佛手 10 克，银花 10 克，白芍 12 克，甘草 3 克，水煎服。急性胃肠炎：鱼腥草 30 克，鬼针草 20 克，水煎服，1 天 2 次。肝炎：鱼腥草 15 克，十大功劳 20 克，一点红 15 克，水煎服。高血压：鱼腥草、臭梧桐、豨莶草各 30 克，水煎服。小便不通：鲜鱼腥草 60 克，金边桑 20 克，加水适量煎半碗，饭前服，1 天 2 次。痔疮脱肛：鲜鱼腥草 60 克，千里光 30 克，水煎熏洗患部。类风湿关节炎初期：鱼腥草 40 克，红菇 5 朵，炖服，连服 15 日为 1 疗程。毒蛇咬伤：鲜鱼腥草 30 克，鲜半枝莲 20 克，洗净，捣汁，内服，药渣外敷患部。疔疮疖肿：鲜鱼腥草叶捣烂外敷。带下病：鱼腥草 30 克，鸡冠花 15 克，车前草 12 克，水煎服；或鱼腥草 20 克，炖豆腐服。

鱼腥草 122

鱼鳖金星 366

咽喉肿痛：鱼鳖金星20克，紫茉莉20克，四季春15克，水煎服。尿血：鱼鳖金星20克，车前草15克，爵床20克，万毒虎15克，糯米团20克，水煎服。支气管炎：鱼鳖金星20克，枇杷叶12克，三叉苦20克，买麻藤20克，葫芦茶12克，十大功劳15克，水煎服。胆囊炎：鱼鳖金星30克，大尾摇40克，排钱草20克，鬼针草30克，虎杖15克，刺苋20克，积雪草12克，水煎服。膝关节风湿痛：鲜鱼鳖金星30克，水煎冲黄酒服。疔疮痈肿：鲜鱼鳖金星适量，捣烂外敷。肺热咯血：鲜鱼鳖金星30克，三叉苦20克，鱼腥草20克，侧柏叶10克，水煎服。

狗牙根 297

水肿：鲜狗牙根250克，加猪脚节1个，水煎服。劳伤吐血：鲜狗牙根150~250克，水煎服。跌打损伤、风湿痛：鲜狗牙根60克，水煎加酒服。创伤出血：鲜狗牙根嫩叶捣烂敷伤处。下腿溃疡、狗咬伤、外伤瘀肿：鲜狗牙根叶和红糖少许，捣烂敷患处。

狗肝菜 96

感冒发热：鲜狗肝菜30~60克，万毒虎30克，水煎服，1天1~2次。肺炎：狗肝菜30克，球兰20克，三丫苦（三叉苦）20克，白茅根15克，十大功劳20克，水煎服。口腔炎：狗肝菜30克，一点红15克，垂盆草20克，水煎服。喉炎：狗肝菜全草水煎后配蜜服。咽喉肿痛：狗肝菜30克，龙葵15克，水煎服。阑尾炎：狗肝菜鲜全草500克，鬼针草200克，捣烂绞汁加冬蜜调服。肝炎、胆囊炎：狗肝菜30克，蒲公英20克，栀子根30克，虎杖15克，鬼针草12克，水煎服。痢疾：狗肝菜鲜全草50克，配糖煎服（赤痢配白糖，白痢配红糖）；或鲜狗肝菜60克，鲜鱼腥草30克，水煎服。睾丸炎、疝气：狗肝菜全草100克，加冰糖、烧酒炖服。带状疱疹：鲜狗肝菜适量，水煎当茶服；或鲜狗肝菜取汁外抹患处，1天1~2次。蛇伤：狗肝菜鲜全草100克，捣烂绞汁温酒冲服，渣敷伤处。疔疮、蛇伤：狗肝菜鲜全草配适量糖、食盐捣烂敷患处。乳腺炎：狗肝菜鲜叶适量，捣烂敷贴。子宫癌：狗肝菜30克，四叶葎60克，地菍60克，白花蛇舌草20克，半边莲15克，水煎服。

狗脊 257

腰膝酸痛：狗脊15克，土牛膝10克，胡颓子根10克，五指毛桃10克，水煎服；或狗脊20克，何首乌15克，茜草12克，牛膝10克，杜仲15克，五加皮10克，水煎服。慢性腰痛：狗脊30克，桑寄生30克，千斤拔30克，菟丝子12克，补骨脂10克，川续断12克，木香6克，独活12克，威灵仙10克，水煎服。腰椎间盘突出症：狗脊20克，泽兰10克，牛膝15克，鸭皂树15克，千斤拔20克，水煎服，连服10剂。强直性脊柱炎：狗脊25克，鹿角霜25克，威灵仙15克，牛膝15克，淫羊藿30克，没药15克，地鳖虫15克，水煎服。骨质疏松症：狗脊30克，熟地黄30克，山茱萸25克，川续断15克，鹿角霜20克，牛膝15克，杜仲20克，木鳖子5克，威灵仙15克，细辛6克，当归15克，桑寄生30克，淫羊藿15克，骨碎补20克，水煎服。

外伤出血：狗脊根茎表皮黄毛适量，外敷患处。

夜香牛 346

失眠：夜香牛 30 克，无根藤 20 克，丹参 10 克，水煎服；或夜香牛 20 克，豨签草 15 克，水煎服。痢疾：鲜夜香牛 30~60 克，水煎服。鼻炎：夜香牛适量，晒干研细末，吹入鼻腔内或调茶油涂抹。痔疮：夜香牛 30 克，蒲公英 15 克，金银花 15 克，小二仙草 10 克，水煎服。痈肿：鲜夜香牛捣烂外敷。带下病：夜香牛 30 克，丁香蓼 30 克，水煎服。乳腺炎：鲜夜香牛 30 克，猪瘦肉 120 克，酒水各半炖服，渣乘热外敷患处。月经不调：鲜夜香牛 30~45 克，水煎服；或夜香牛 30 克，母草 15 克，一点红 12 克，水煎服。

卷柏 365

头痛：卷柏 30 克，拦路虎 20 克，钗子股 15 克，香茅 15 克，水煎服。虚寒型胃痛腹胀：卷柏 60 克，白牛胆 30 克，南五味子 15 克，山苍子根 20 克，水煎服；或加黄酒适量炖服。风湿痛：卷柏 60 克，苦郎树 20 克，豨莶草 15 克，水煎服。吐血，鼻出血：卷柏 30 克，白茅根 30 克，水煎调蜜服。胃溃疡：卷柏 60 克，猪肚 1 个，先将卷柏切细，共炖猪肚，熟后分 3 次吃，1 天 1 剂，连续 3 天。脱肛：卷柏炒炭 10 克，水煎服；或卷柏 40 克，算盘珠 30 克，蓝花参 20 克，水煎服。跌打损伤、吐血：卷柏 60 克，红糖 30 克，开水冲炖服。妇女产后出血不止：卷柏 30 克，仙鹤草 20 克，水煎服。月经不调或闭经：卷柏 60 克，六棱菊 20 克，冰糖 15 克，开水冲炖服。便血，痔疮出血，功能失调性子宫出血：卷柏 10 克，地榆炭 10 克，侧柏叶炭 10 克，荆芥炭 10 克，槐花 10 克，研粉，1 次 4 克，开水送服。

泽泻 286

肾阴不足，虚火亢盛：泽泻 10 克，熟地黄 20 克，山药 12 克，山茱萸 15 克，茯苓 12 克，牡丹皮 10 克，水煎服。水湿停聚，小便不利：泽泻 10 克，猪苓 10 克，茯苓 15 克，白术 10 克，桂枝 10 克，水煎服。湿热下注，淋证、白浊、带下：泽泻 10 克，薏苡仁 30 克，土茯苓 15 克，山药 15 克，萆薢 20 克，水煎服。湿热黄疸：泽泻 9 克，茵陈蒿 15 克，滑石 9 克，溪黄草 8 克，水煎服。阴虚失眠：泽泻 10 克，夜交藤 15 克，五味子 15 克，麦冬 15 克，黄柏 10 克，水煎服。梅尼埃病：泽泻 60 克，半夏 10 克，白术 10 克，水煎服。颈椎病引起的眩晕：泽泻 30 克，苍术 25 克，牛膝 20 克，川芎 10 克，葛根 20 克，白芍 12 克，甘草 6 克，天麻 10 克，水煎服。浮肿、泄泻：泽泻 10 克，茯苓 12 克，白术 12 克，猪苓 10 克，水煎服。水肿腹胀，小便不利：泽泻 15 克，白术 9 克，水煎服。湿热腰痛：泽泻 15 克，黄柏 12 克，苍术 12 克，杜仲 15 克，牛膝 10 克，白芍 12 克，威灵仙 10 克，陈皮 8 克，木瓜 15 克，生姜 3 片，乳香 6 克，没药 6 克，甘草 3 克，水煎服。腰酸痛绵绵：泽泻 10 克，白术 10 克，牛膝 9 克，杜仲 10 克，甘草 3 克，水煎服。软组织扭挫伤：泽泻 15 克，当归 15 克，川芎 6 克，红花 6 克，桃仁 6 克，丹皮 6 克，七叶莲 20 克，两面针 15 克，水煎服。

细辛 23

外感风寒：细辛3克，荆芥10克，防风10克，桔梗10克，白芷10克，紫苏叶10克，甘草3克，水煎服。外感咽喉炎：细辛10克，木蝴蝶12克，香附15克，射干20克，甘草15克，连翘15克，野菊花25克，水煎服。鼻炎：细辛3克，白芷10克，苍耳子12克，辛夷10克，水煎服。寒饮咳喘：细辛3克，半夏10克，五味子10克，麻黄6克，生姜3片，大枣6粒，水煎服。血瘀头痛：细辛4克，当归15克，川芎10克，赤芍10克，桃仁10克，红花8克，牛膝8克，蜈蚣1条，全蝎3克，水煎服。头风贯眼：细辛5克，乌头6克，白芷10克，绿豆15克，水煎服。心窍闭塞，昏迷不醒：细辛5克，菖蒲20克，皂角6个，研末，取少许吹鼻中。骨质增生症：细辛10克，冰片3克，乌头10克，研末，布包外敷于患处。筋脉失养型肩周炎：细辛4克，桑寄生30克，五加皮12克，当归15克，白芍20克，川芎10克，熟地黄30克，水煎服。坐骨神经痛：细辛6克，小茴香6克，穿山甲8克，鹿角片6克，马大青30克，杜仲15克，桑寄生20克，水煎服。

贯众 403

劳伤咳嗽，胸胁痛：贯众根茎30克，浸酒服。防治流行性脑脊髓膜炎：贯众20克，水煎服。头晕、心悸：贯众根茎30克，水煎服。病毒性肝炎：贯众10克，茵陈蒿30克，大黄10克，板蓝根15克，栀子10克，金银花30克，柴胡10克，白芍10克，水煎服。痔疮出血：贯众根茎30克，炖猪大肠服。烧伤：贯众叶烤干研末，调茶油抹伤处。钩虫病：贯众12克，川楝子10克，紫苏5克，水煎服。刀伤出血：贯众鲜叶捣烂，敷伤口。崩漏、带下病：贯众叶6克，烤干研末，开水送服。妇女血崩：贯众12克，牡丹皮10克，仙鹤草20克，水煎服。

荆芥 15

风热头痛：荆芥9克，石膏15克，水煎服。风热咳嗽：荆芥10克，桔梗10克，甘草4克，水煎服。风寒感冒：荆芥6克，防风9克，白芷6克，水煎服。眩晕：荆芥6克，防风8克，大黄5克，水煎服。麻疹初期，荨麻疹初起：荆芥6克，防风4克，薄荷3克，生甘草3克，水煎服。扁桃体炎：荆芥6克，生甘草4克，桔梗4克，万毒虎（白绒草）15克，水煎服。便血：炒荆芥9克，炒槐花6克，侧柏叶炭10克，枳壳3克，水煎服。痔漏，肛门肿痛：荆芥30克，甘草6克，水煎熏洗肛门。疮疖疔肿：荆芥10克，土茯苓20克，金银花15克，一枝黄花10克，水煎服。崩漏：荆芥炭15克，加童便服。鼻出血，产后血晕：荆芥石炭8克，研末，童便调服或开水送服。

呕血：茜草10克，黑栀子10克，白茅根12克，大黄炭6克，大、小蓟各10克，水煎服。血热鼻出血：茜草12克，白茅根12克，生地黄30克，槐花10克，水煎服。血热咯血：茜草10克，白及10克，侧柏叶10克，金银花15克，连翘10克，水煎服。血热便血：茜草10克，地榆10克，黄芩10克，槐花10克，仙鹤草10克，水煎服。血热尿血：茜草12克，槐花10克，大、小蓟各12克，旱莲草15克，水煎

茜草 362

服。**血热紫癜**：茜草12克，牡丹皮12克，赤芍10克，紫草10克，槐花10克，大、小蓟各12克，水煎服。**风湿性关节炎**：茜草根150克，浸入烧酒500克，10日后可用，分15次服。**腰扭伤**：茜草全草15克，爬藤榕12克，南蛇藤15克，盐肤木15克，猪骨炖服。**妇女带下**：茜草10克，山药30克，生龙骨20克，生牡蛎15克，海螵蛸12克，水煎服。**经期出血过多**：茜草15克，乌贼骨10克，水煎服。**闭经，痛经，恶露不下**：茜草10克，桃仁10克，红花6克，当归12克，川芎10克，乳香6克，水煎服；或茜草10克，水煎服。**血崩**：茜草30克，水煎服。

荜澄茄 209

虚寒型头痛：荜澄茄10克，香茅30克，芝麻梗20克，天麻10克，水煎服。或荜澄茄根50克，香茅30克，鸡肸花12克，山芝麻20克，水煎服。**食欲不振**：荜澄茄10克，九节菖蒲10克，山楂10克，豺皮樟15克，水煎服。**体虚无力**：荜澄茄根60克，炖鸡、鸭、猪蹄、蛋等服，能祛湿散风、强筋骨，增加体力。**虚寒型胃痛**：荜澄茄根20克，兰香草15克，南五味15克，两面针15克，水煎服；或荜澄茄12克，研粗末，开水泡浸片刻，饮汤；或荜澄茄根30克，黄蜀葵根50克，炖羊头服；或荜澄茄15克，兰香草10克，水煎服。**畏寒脘疼呕吐呃逆**：荜澄茄6克，丁香6克，柿蒂10克，陈皮10克，半夏10克，生姜3片，水煎服。**寒疝疼痛**：荜澄茄6克，吴茱萸6克，木香6克，香附10克，川楝子12克，水煎服。**下焦虚寒，小便混浊**：荜澄茄6克，山药15克，益智仁10克，龙骨30克，牡蛎30克，金樱子根20克，水煎服。**寒痹**：荜澄茄根30克，金樱子根20克，猪脚1只，炖服。**神经根型颈椎病**：荜澄茄根30克，生地黄30克，白花蛇舌草30克，朱砂根30克，白芍50克，三棱15克，莪术15克，水煎服，连服7日为1疗程。**慢性腰腿痛**：荜澄茄根30克，拦路虎30克，南天竹根20克，两面针15克，老君须10克，土牛膝15克，水煎服，连服10天为1疗程。**乳腺炎初起**：鲜荜澄茄叶适量，捣烂加洗米水外敷患处；或以干果（干叶亦可）研粉调洗米水外敷。

草乌 241

寒湿痹痛：草乌6克，薏苡仁30克，川芎10克，当归12克，麻黄6克，桂枝10克，防风10克，苍术10克，羌活10克，水煎服；或草乌10克，川乌10克，甘草10克，蜂蜜30克，水煎分3~4次服。**寒湿肌体不仁，麻木抽筋**：草乌6克，川乌6克，地龙干10克，乳香6克，没药6克，蜈蚣1条，胆南星10克，水煎服。**风湿痹痛，手足麻木，屈伸无力**：草乌6克，川乌6克，木瓜12克，当归15克，威灵仙12克，鸡血藤20克，虎骨10克，水煎服。**骨折**：草乌4克，川乌4克，南蛇藤30克，胡颓子根皮2克，九节茶2克，川三七2克，将上药合研细末，调米酒外敷患处。**牛皮癣**：草乌3克，雪山一支蒿1克，伸筋草6克，共泡酒100毫升，用梅花针将患处刺破，挤出血，擦干后，涂擦药末，每天1次。

草豆蔻 331

寒湿郁滞，脘腹胀痛：草豆蔻10克，砂仁10克，白术10克，陈皮9克，藿香12克，水煎服。寒湿阻胃，气逆作呕：草豆蔻10克，吴茱萸6克，半夏10克，生姜5克，水煎服。寒湿所客，身沉腰痛，面色萎黄不泽：草豆蔻10克，麻黄8克，桂枝8克，杏仁10克，半夏10克，陈皮10克，茯苓12克，苍术10克，猪苓10克，泽泻10克，黄芪12克，神曲10克，甘草3克，水煎服。

茵陈蒿 280

湿重于热黄疸型肝炎：茵陈蒿30克，猪苓10克，泽泻10克，车前子10克，柴胡10克，白芍15克，水煎服；或茵陈蒿30克，马蹄金20克，白毛藤40克，水煎服。热重于湿黄疸型肝炎：茵陈蒿30克，栀子10克，大黄10克，芒硝10克，柴胡10克，黄芩10克，水煎服；或茵陈蒿30克，青蒿6克，芦根40克，水煎服。寒湿阴黄慢性肝炎：茵陈蒿15克，制附子6克，干姜6克，柴胡10克，茯苓12克，白术10克，水煎服。久痢、热证泄泻：茵陈蒿15克，冰糖10克，水炖服。夜盲：茵陈蒿根30克，猪肝酌量，加黄酒，白糖炖服。湿疮，瘙痒、流黄水：茵陈蒿适量煎汤，内服外洗。

茯苓 288

肺阴虚，咳嗽少痰，舌红：茯苓8克，麦冬9克，川贝母6克，加冰糖适量，炖服。脾虚湿困，便秘不畅：茯苓30克，半夏10克，枳壳15克，芒硝10克，水煎服。食少便溏，肢软无力：茯苓10克，党参9克，白术9克，甘草3克，水煎服。术后、产后纳差，便溏，疲乏：茯苓10克，芡实15克，莲子15克，龙眼干10粒，水煎服。暑湿头晕，小便不利：茯苓10克，泽泻10克，白术10克，狗肝菜6克，水煎服。失眠，健忘，心慌：茯神50克，麝香1克，真珠10克，牛黄10克，川贝母50克，珊瑚20克，玛瑙10克，天竺黄20克，琥珀20克，龙齿50克，朱砂6克，锦蛇胆10克，共研细末，1次3克，1天3次，饭后服；或茯神30克，熟枣仁60克，共研细末，1次6克，临睡前蜜水调服。头痛耳鸣：茯神30克，磁石粉10克，水煎服。腰酸、食少、胸闷、痰多：茯苓30克，枸杞10克，沙蒺藜15克，制附子3克，焦白术12克，法半夏10克，神曲15克。陈皮10克，远志8克，水煎服。脾虚纳差，带下病：茯苓15克，薏苡仁30克，白果9克，水煎服。湿热带下：茯苓15克，白鸡冠花20克，白马骨20克，车前子9克，水煎服。

胡芦巴 210

肾阳虚腰酸膝软：胡芦巴10克，杜仲12克，补骨脂10克，木瓜15克，狗脊12克，金樱子根20克，水煎服。肾阳虚阳痿，举而不坚：胡芦巴10克，淫羊藿10克，巴戟天10克，菟丝子10克，水煎服。肾阳虚腹胁胀满：胡芦巴10克，制附子6克，制硫黄3克，水煎服。寒疝睾丸肿胀冷痛：胡芦巴10克，吴茱萸6克，川楝子15克，川乌6克，小茴香6克，巴戟天10克，乌药10克，水煎服。

胡桃肉 435

虚寒喘嗽：胡桃肉 12 克，党参 15 克，白果 10 克，五味子 10 克，羊乳 10 克，锦鸡儿 20 克，水煎服。肺结核：胡桃肉、杏香兔耳风根各 10 克，水煎冲鸡蛋服。贫血眩晕：胡桃肉、黑芝麻、桑葚各 150 克，共捣烂加蜂蜜调匀，每服 2 匙，1 天 3 次。肾虚耳鸣，遗精：胡桃肉 10 克，五味子 8 克，蜂蜜适量，于睡前嚼服。肾虚腰部绵绵作痛：胡桃肉 10 克，羊乳 12 克，杜仲 12 克，补骨脂 10 克，胡颓子根 30 克，水煎服；或胡桃肉 10 克，熟地黄 15 克，山茱萸 12 克，淮山药 20 克，茯苓 15 克，牡丹皮 10 克，泽泻 12 克，肉桂 5 克，制附子 6 克，杜仲 15 克，补骨脂 10 克，水煎服。牛皮癣、鱼鳞癣：取未成熟胡桃果实，外青绿衣，趁湿用力外涂擦患处，1 天 3~5 次，也可取果皮外洗。头发脱落：胡桃肉 12 克，侧柏叶 100 克，榧子 15 克，取井水 1500 克泡 3 日后，用水洗头，1 天 2 次，连洗 3 日。乳孔堵塞不通：胡桃肉 5 个，捣烂，用黄酒冲服。小儿脑部发育不良：取胡桃肉长期吃。

荔枝 353

哮喘：荔枝干果 30 克，桃金娘根 20 克，水煎服；或荔枝干果肉 120 克，加猪肋骨 250 克，同炖服；有发作征兆时可连服 10 多次。胃痛：荔枝根 30 克，白毛将军 20 克，水煎服。糖尿病：荔枝干花 6 克，水煎服或冲泡服，连服 30 日。或荔枝核烘干研末 1 次 10 克，1 天 3 次饭前 30 分钟温开水送服。用于非胰岛素依赖型并无合并症的糖尿病。外伤，睾丸肿痛：荔枝核 10 克，龙眼核 8 克，木香 6 克，川楝子 12 克，枳壳 10 克，鬼针草 15 克，水煎服。头面疔：荔枝肉浸醋捣烂敷患处。血崩：荔枝壳 12 个，如产后加龙眼肉 7 粒，合煎服；或荔枝干果 30 克，带壳，水煎服（鲜品无效）。小儿疝气：荔枝干果 3 粒，肉桂 1 克，炖服。

荔枝草 114

肺结核咯血：荔枝草 30 克，三叉苦 20 克，猪瘦肉 100 克，加水炖服。咽喉肿痛、痈肿热毒：荔枝草 20 克，水煎服。腹水、肾炎水肿：鲜荔枝草 60 克，捣烂加食盐少许，敷脐部。血小板减少性紫癜：鲜荔枝草 60 克，鲜金边桑 40 克，水煎服。痔疮肿痛：鲜荔枝草适量煎汤熏洗。阴道炎、宫颈糜烂：荔枝草适量，水煎熏洗患处。

南五味子 236

肺虚咳嗽、咯血：鲜南五味子果实 15 克，冰糖炖服。伤风感冒：南五味子根 10 克，薄荷 4 克，紫苏 10 克，马鞭草 12 克，蓝花参 10 克，香薷 4 克，牡荆 6 克，水煎服。慢性支气管炎：南五味子根 60 克，仙鹤草 15 克，水煎服。肠炎、痢疾：南五味子根 50 克，人苋 30 克，香薷 5 克，凤尾草 10 克，水煎服。睾丸炎：南五味子 30 克，算盘珠 30 克，广木香 6 克，水煎服。胃十二指肠溃疡：南五味子根 60 克，两面针 15 克，山鸡椒根 30 克、石仙桃 30 克，水煎服。食管癌：南五味子 50 克，加水 3 碗煮至 1 碗，去渣炖猪小肠 100 克或瘦肉服，连服 20 日为 1 疗程。各种癌肿：南五味子 60 克，猪小肠 250 克，水煎服；夜间不寐者加琥珀 6 克研末，药汤送下。腰肌劳损、风湿腰痛：南五味子根 40 克，两面针 20 克，山苍子根 20 克，豺皮樟 15 克，白毛将军 15 克，水煎服。

连服7日为1疗程；或南五味子藤100克，浸酒半年后，1次1小杯服。**骨折复位固定后**：南五味子根20克，天仙果、平地木各15克，水煎服。连服10日为1疗程；取鲜南五味叶和糯米饭捣烂敷患处。**背部宿伤**：南五味子根30克，苞蔷薇根20克，算盘珠20克，两面针20克，朱砂根10克，水煎服，连服7日为1疗程；或南五味子根50克，观音竹15克，紫花茄15克，金鸡脚10克，小春花10克，水煎服；或南五味子干根皮200克，研末，1次10克，温酒送服，另取盘柱南五味干根皮研末调酒敷伤处。**扭挫伤**：南五味子根15克，朱砂根15克，七叶莲10克，南岭荛花6克，共研末，1次适量和糯米饭同捣烂涂患处，外用纱布包好。**妇女产后关节痛**：南五味子根、鸡屎藤各30克，同猪肉或鸡炖服。**乳腺炎**：鲜南五味子叶适量，捣烂外敷患处。

南蛇藤 250

失眠、神经衰弱、心悸：南蛇藤根30克，酸枣仁15克，柏子仁10克，水煎服。**肾虚腰痛**：南蛇藤25克，巴戟天18克，杜仲18克，牛膝18克，佛掌榕25克，葛根25克，水煎服。**高血压、失眠**：南蛇藤30克，柏子仁、钩藤、酸枣仁、黄花豨莶草各15克，水煎服。**风湿性关节炎、腰骶部挫伤酸痛**：南蛇藤鲜根100克，水煎加适量酒调服。或南蛇藤30克，琴叶榕15克，龙须藤20克，吊竹梅15克，白石榴根、二叶红薯、鸭皂树各20克，水煎服。**骨折后期**：南蛇藤40克，爬藤榕40克，自然铜10克，骨碎补20克，酒水各半炖服。**股骨头坏死症**：南蛇藤30克，炙黄芪50克，当归15克，熟地黄30克，三棱15克，莪术15克，川芎12克，赤芍15克，龙须藤30克，葎草30克，地龙干15克，川三七粉6克（冲服），淫羊藿12克，水煎服。**腰背宿伤**：南蛇藤根50克，七叶莲30克，威灵仙15克，拦路虎、算盘珠、两面针各20克，九节茶10克，水煎服，1天1剂，连服7天为1疗程。**骨质增生**：南蛇藤鲜根1000克，水煎当茶饮。连服10天为1疗程。或南蛇藤30克，野木瓜、鹿藿各15克，炖猪蹄服。**坐骨神经痛**：南蛇藤根20克，千斤拔30克，拦路虎20克，炖猪瘦肉服。**多发性脓肿**：鲜南蛇藤根60克，过江藤30克，石岩枫40克，水煎酌加酒服。**荨麻疹、湿疹瘙痒**：南蛇藤根30克，玉叶金花20克，水煎服。**顽固性湿疹**：南蛇藤100克，猪肥肉250克，煮熟食肉服汤。或南蛇藤、盐肤木各30克，虎杖、算盘珠各20克，鬼针草、山芝麻各15克，一枝黄花12克，水煎服。**颈部痛**：南蛇藤鲜叶捣烂敷患处。**子宫脱垂**：南蛇藤30克，红菇2朵，开水炖服。

荭草 115

皮肤瘙痒：荭草30克，杠板归20克，大叶桉30克，水煎熏洗，1天2次。**多发性脓肿**：荭草60克，水煎加酒服。**关节炎**：荭草10~100克，先小量，无效者则加量，长期服用；也可加木防己12克、豨莶草20克、观音竹12克、续断15克、紫花茄20克，水煎服。

脾胃湿热，胸闷腹痛，大便泄泻：枳壳10克，白术5克，黄连4克，黄芩 6 克，水煎服。**胆汁反流性胃炎**：枳壳 10 克，木香 10 克，白芷 10 克，草果 5 克，藿香 10 克，黄连 5 克，厚朴 10 克，檀香 3 克，陈皮 10 克，吴茱萸 1.5 克，甘草 3 克，水煎服。**痢疾腹痛，里急后重**：枳壳 10 克，大黄 10 克，白芍 10 克，厚朴 5 克，水煎服。**胆道蛔虫**：枳壳 8 克，

枳壳 200

鲜苦楝树二层皮 15 克，使君子 15 克，槟榔 15 克，甘草 3 克，广木香 6 克，水煎服。**胁肋疼痛**：枳壳 10 克，柴胡 10 克，白芍 10 克，甘草 3 克，水煎服。**久泻脱肛或子宫下坠**：枳壳 10 克，党参 10 克，炒黄芪 15 克，炙升麻 5 克，炙甘草 5 克，水煎服；或枳壳、白术各 12 克，水煎服。**断乳后乳房胀痛**：枳壳 10 克，麦芽 60 克，甘草 3 克，水煎服。**产后子宫下垂**：生枳壳 160 克，煎汤微温时，浸洗患处；或炒枳壳 120 克，水煎分 4 次服。**瘀血内阻所致闭经、痛经等**：枳壳 10 克，桃仁 10 克，红花 6 克，当归 12 克，生地黄 15 克，川芎 10 克，赤芍 10 克，牛膝 12 克，桔梗 10 克，柴胡 10 克，益母草 12 克，甘草 3 克，水煎服。

枳实 199

梅核气（咽喉部神经官能症）：枳实 8 克，半夏 9 克，紫苏梗 12 克，黄连 5 克，代赭石 15 克，陈皮 10 克，神曲 10 克，山楂 10 克，水煎服。**食欲不振**：枳实 12 克，白术 10 克，水煎服。**脾虚腹胀**：枳实、厚朴各 10 克，水煎服；或枳实 30 克，白术 60 克，研细末，1 次 9 克，1 天 3 次。**胃气不和，呕吐不止**：枳实 10 克，竹茹 12 克，生姜 3 片，水煎服。**慢性浅表性胃炎**：枳实 10 克，木香 10 克，陈皮 10 克，香附 10 克，杏仁 12 克，白术 10 克，麦芽 15 克，砂仁 6 克，半夏 6 克，厚朴 10 克，水煎服。**大便秘结**：枳实 15 克，大黄 8 克，朴硝 10 克，甘草 3 克，水煎服。**疝气**：枳实、橘核、荔枝核、昆布、海藻各 10 克，水煎服。**热病后肠燥大便秘结**：枳实 12 克，火麻仁 15 克，大黄 10 克，水煎服；或枳壳 10 克，火麻仁 10 克，柏子仁 10 克，水煎服。**子宫脱垂，脱肛**：枳实 15 克，黄芪 100 克，升麻 15 克，甘草 3 克，水煎服。

柏子仁 338

心悸失眠：柏子仁 10 克，夜交藤 15 克，酸枣仁 12 克，丹参 15 克，水煎服。**高血压初期**：柏子仁 15 克，酸枣仁 15 克，南蛇藤 25 克，豨莶草 12 克，钩藤 15 克，水煎服，本方也可用于失眠。**肠燥便秘**：柏子仁 12 克，火麻仁 10 克，水煎服。**大便出血**：柏子仁 12 克，槐花 6 克，炒荆芥 6 克，枳壳 6 克，水煎服。**尿血**：柏子仁 15 克，小蓟炭 10 克，白茅根 15 克，水煎服。**月经提前，量多色鲜**：柏子仁叶 12 克，生地黄 20 克，茜草炭 10 克，制女贞子 10 克，旱莲草 10 克，水煎服。**闭经**：柏子仁 10 克，研细末，猪肝 300 克，煮熟同食，连服 3~4 次。

头痛：栀子种子 15 克加猪头肉炖，冲酒服。**虚烦失眠**：栀子 10 克，淡豆豉 15 克，生姜三片，竹茹 12 克，半夏 10 克，水煎服；或栀子 10 克，淡豆豉 30 克，水煎服。**牙龈肿痛**：栀子根 40 克，香茶菜 20 克，连翘 10 克，淡竹叶 10 克，鬼针草 10 克，积雪草 10 克，水煎服。**急慢性肝炎“大三阳”**：栀子根 50 克，排钱草 20 克，水蓑衣 50 克，豨莶草

栀子 47

15 克，山苍子根 30 克。水煎服，连服 1 个月为 1 个疗程。或栀子根 30 克，白毛藤 30 克，茵陈蒿 30 克，黄花豨莶草 20 克，水煎服。**慢性肝炎黄疸**：鲜栀子果实 60 克，冰糖 30 克，水煎服；或栀子根 120 克，同老母鸡炖服。**关节风湿痛**：栀子鲜根 90 克，猪脚节 1 个，酒水各半炖服；或种子捣末和面粉、黄酒调匀敷贴患处。**毛囊炎**：栀子 10 克，银花 20 克，川连 10 克，黄芩 10 克，野菊花 20 克，连翘 10 克，赤芍 10 克，黄柏 10 克，紫花地丁 15 克，绿豆衣 15 克，天花粉 6 克，生地黄 10 克，水煎服。**尿血**：栀子 10 克，小蓟、黄柏各 10 克，白茅根 20 克，水煎服；或栀子鲜果实 60 克，冰糖 30 克，水煎服。或生栀子 10 克，荠菜 40 克，豆豉 15 克，水煎服。**便血**：栀子根 30 克，黑地榆 9 克，仙鹤草 10 克，开水炖服。**泌尿系结石**：栀子 10 克，金钱草 25 克，金银花 10 克，茯苓 10 克，滑石 12 克，牡丹皮 10 克，甘草 3 克，万毒虎 10 克，水煎服。**跌打损伤**：鲜栀子种子、豆腐、葱头适量捣烂敷伤处；或栀子干果 15 克，木瓜 10 克、蒲公英 10 克，大黄 20 克，地鳖虫 6 克，研末，调蜂蜜外敷患处。**妇女阴痒**：黑栀子 20 克，研末，鸡蛋清调匀外敷患处。

九画

枸杞 425

阴虚头晕心烦，口燥短气：枸杞 15 克，玄参 10 克，甘草 3 克，麦冬 12 克，沙参 10 克，水煎服。**肺燥咳嗽**：鲜枸杞叶、桑叶、枇杷叶各 10 克，开水炖，当茶服。**消渴，虚劳咳嗽，头晕目眩**：枸杞 12 克，生地黄 15 克，麦冬 10 克，枇杷叶 8 克，水煎服。**肾阴虚，腰酸痛，头晕**：枸杞 30 克，鳖 1 只，开水炖服。**肾虚眼花，头晕，疲劳，心烦**：枸杞 15 克，龙眼肉 10 克，水煎当茶服。**晚上口渴咽干**：枸杞 30 克，开水冲泡服；或水洗后徐徐嚼服。**结扎手术后腰酸痛，久治不愈**：枸杞 15 克，何首乌 30 克，拦路虎 30 克，勾儿茶 30 克，千斤拔 30 克，旱莲草 20 克，水煎服。**胃下垂**：枸杞 20 克，熟附片（先煎）20 克，黄芪 30 克，炒白术 15 克，焦艾叶 10 克，小茴香 5 克，水煎，饭后分数次服，连服 50 日。**颈淋巴结结核**：枸杞根 30 克，算盘珠根 30 克，天葵子 10 克，水煎服。**腰椎压缩性骨折**：枸杞根 40 克，爵床 20 克，骨碎补 20 克，五指毛桃 30 克，土牛膝 20 克，水煎服。10 日为 1 疗程。**风湿性关节炎**：枸杞鲜根 30 克，鸭皂树 20 克，马大青 20 克，水煎服。**脱肛**：枸杞根 30 克，算盘珠 30 克，狗脊 15 克，地菍 12 克，水煎服。**阳痿不举**：枸杞 15 克，熟地黄 15 克，山茱萸 12 克，丹皮 10 克，泽泻 12 克，茯苓 20 克，巴戟天 10 克，淫羊藿 10 克，菟丝子 15 克，鹿角胶 15 克，附子 6 克，当归 12 克，丹参 15 克，白芍 10 克，紫河车 15 克，水煎服。

胃癌：威灵仙鲜根 60 克，砂糖 15 克，开水炖服，连服 7 剂，1 天 2 次。**背、腰、脚痛**：威灵仙研末 1 次 3 克，空腹温酒冲服，1 天 2 次。**颈椎病**：威灵仙 15 克，生白芍 40 克，甘草 12 克，木瓜 20 克，桃仁 10 克，杜仲 20 克，淫羊藿 15 克，龟板胶 15 克，粉葛根 30 克，鸡血藤 20 克，勾儿茶 20 克，水煎服。类风湿关节炎：威灵仙 20 克，当归 15 克，苍术 10 克，防己 10 克，人参 3 克，知母 10 克，黄芩 10 克，水煎服，连服 2 个月为 1 疗程。或威灵仙 15 克，水蛭 6 克，全蝎 3 克，蜈蚣 1 条，地龙干 15 克，皂刺 50 克，排钱草 15 克，牛膝 15 克，附子 15 克，石膏 50 克，薏苡仁 20 克，虎杖 15 克，了哥王 15 克，水煎服。偏气虚加黄芪，血虚加当归，腰酸加杜仲、桑白皮。下肢风湿痛：威灵仙 15 克，海桐皮 12 克，木瓜 12 克，独活 10 克，水煎服。坐骨神经痛：威灵仙 30 克，猪脚节 1 个，酒水各半炖服。化疗引起恶心呕吐：威灵仙 50 克，水煎，分 2 次早晚空腹服。跌打损伤：威灵仙鲜根 60 克同猪脚节炖服；外用鲜根适量和米粒同捣烂调敷伤处。骨质增生症：威灵仙 70 克，当归 35 克，土鳖虫 30 克，血竭 30 克，透骨草 30 克，防风 30 克，共碾细末，过筛，1 次 3 克，1 天 2 次，开水送服。背部宿伤：威灵仙 15 克，拦路虎 30 克，两面针 15 克，阿利藤 20 克，天仙果 30 克，水煎服。鱼骨鲠咽：威灵仙 30 克，醋 120 毫升煎，慢慢吞咽服；或威灵仙 15 克煎配白糖服；或威灵仙、红蓖麻根各 40 克，水醋各 1 碗，煎取 1 碗，作含咽用。蛇伤：威灵仙鲜茎、叶 15 克，水煎加酒少许服。

威灵仙 233

湿阻中焦脘腹胀满：厚朴 10 克，苍术 12 克，陈皮 10 克，甘草 3 克，水煎服。中焦湿阻，气郁便秘：厚朴 10 克，大黄 10 克，芒硝 10 克，甘草 3 克，枳实 10 克，水煎服。痰湿壅肺咳喘：厚朴、杏仁、半夏、陈皮各 10 克，水煎服。暑天泄泻：厚朴 10 克，藿香 12 克，葛根 6 克，砂仁 6 克，半夏 6 克，木瓜 10 克，赤茯苓 15 克，焦术 6 克，党参 6 克，炒白扁豆 12 克，甘草 6 克，合研细末，用姜、枣煎汤冲服，成人 1 次 6 克，儿童 1 次 3 克，1 天 4 次。梅核气（咽喉部神经官能症）：厚朴 10 克，紫苏梗 10 克，半夏 10 克，茯苓 12 克，郁金 10 克，枳壳 10 克，水煎服。热结习惯性便秘：厚朴 10 克，番泻叶 10 克，枳实 10 克，水煎服。

厚朴 328

胃腹胀痛：砂仁 10 克，枳壳 10 克，木香 8 克，神曲 10 克，水煎服。畏寒呕吐：砂仁 、陈皮、半夏各 10 克，生姜 3 片，水煎服。虚寒泄泻：砂仁 10 克，干姜 10 克，白术 10 克，诃子 10 克，水煎服。浅表性胃炎：砂仁 10 克，党参 15 克，白术 10 克，木香 10 克，茯苓 10 克，半夏 10 克，蒲公英 15 克，水煎服，连服 3~10 帖。糜烂性胃炎：砂仁 10 克，党参 15 克，白术 10 克，陈皮 10 克，山药 15 克，白扁豆 20 克，薏苡仁 30 克，水煎服。虚寒性胃痛：砂仁 6 克，打碎炖猪肚服。胎动不安：砂仁 10 克，白术 10 克，桑寄生 12 克，续断 10 克，木香 6 克，水煎服。小儿脾虚腹泻，消化不良：砂仁 15 克，白茯苓 15 克，白术 6 克，淮山药 15 克，莲子肉 10 克，薏苡仁 12 克，神曲 10 克，猪苓 10 克，泽泻 6 克，麦芽 6 克，甘草 3 克，木香 2 克，共研细末，1 次 2 克开水送服，1 天 3 次。

砂仁 192

牵牛子 398

痰饮咳喘：牵牛子、杏仁、厚朴、葶苈子各10克，水煎服，连服3日。**水肿腹胀、大便不通**：牵牛子3克，大戟3克，木香4克，猪肾1只炖服。**痢疾**：牵牛子10克，槟榔4克，枫叶4克，水煎服。**肝硬化**：牵牛子、大黄各等分，研末调饭为丸，每服6克，开水送服。**便秘**：牵牛子研末，1次3克，开水冲服。**蛔虫腹痛**：牵牛子、槟榔、生大黄各6克，研细末，1次3克，用开水调服。**水肿、小便不利**：牵牛子9克，水煎服。**痈疽发背**：牵牛子鲜全草捣烂敷患处。**小儿腹胀不利**：牵牛子3克，水煎调冬蜜服。

鸦胆子 385

休息痢，热毒痢：鸦胆子20粒，去壳取仁，包龙眼肉吞服，1天1次。**间日疟或三日疟**：鸦胆子10粒，去壳取仁，包龙眼肉吞服，1天2次。**鸡眼**：鸦胆子1粒，扒去外壳，捣烂涂局部。**皮肤赘疣，足底鸡眼**：单味用鸭胆子内仁研成糊状，外敷患处，用时局部先用酒精消毒，剪破或刺破患处表层硬皮，贴上有孔胶布，然后将药糊上，隔3~4日换药，如疣内已脱，勿再上药，换敷凡士林收口。**外耳道乳头状瘤**：鸦胆子5~7粒研细，塞患处，再用药棉塞住，隔1~3日有微痛感，流出脓水，取出，用冷盐水洗净即可。**阴痒**：鸦胆子60克，水煎熏洗。

韭菜子 443

哮喘：韭菜根30克，水煎服。**呃逆**：炒韭菜子30克，加水300毫升，文火煎至100毫升，口服。**牙齿疼痛**：韭菜全草煎汤趁热熏口腔。**胆囊炎**：鲜韭菜叶100克，捣汁和生油30克炖服，连服7剂。或鲜韭菜根适量捣烂取汁，牛乳冲服。**肾阳虚，尿频，遗尿**：韭菜子10克，益智仁10克，覆盆子10克，金樱子12克，石枣10克，桑螵蛸10克，水煎服；或韭菜子种子6克，桑螵蛸6克，覆盆子6克，水煎服。**肾阳虚，遗精，滑泻**：韭菜子10克，五味子12克，桑螵蛸10克，菟丝子10克，龙骨30克，水煎服。**肾阳虚，阳痿**：韭菜子、淫羊藿、肉苁蓉、锁阳、补骨脂各10克，水煎服。**遗精**：韭菜子3克，龙骨6克，研末，酒送服。**泌尿系结石**：鲜韭菜子全草50克，车前草25克，田螺7粒，水煎服。**痔疮**：鲜韭菜子全草适量，水煎熏洗患处。**蛔虫腹痛**：韭菜根60克，鸡蛋1个，加醋少许，水煎服。**挫伤疼痛**：韭菜全草捣烂，酌加米酒炒热，擦损伤局部。**误吞针**：韭菜数叶作一圆团吞下，连吞四团；或鲜韭菜子叶100克，水煮至熟，和生油吞下。**蛇伤**：韭菜子3克，白芥子25克，栀子3克，研末，散于伤口处；或调水成膏涂患处。**狂犬病**：韭菜叶捣汁服能使高度亢奋痉挛症状有所减轻。**汗斑**：鲜韭菜子40克，硼砂6克，共捣烂，用布包擦患处。**带状疱疹**：鲜韭菜子根30克，地龙泥（地龙之排泄物）15克，共置碗中捣烂加少量香油，调均匀，外敷患处。**妇女倒经（流鼻血）**：韭菜捣烂取汁1杯，炖热服下。**肾虚带下**：韭菜子6克，芡实20克，白术15克，水煎服。**乳腺炎**：韭菜子全草适量，加盐、饭粒捣烂炒热敷患部。**阳痿，胃痛，小儿遗尿**：韭菜子30克，炒干研末，1次1.5克，油汤送服。

星宿菜 291

风湿性腰膝酸痛：星宿菜鲜根60克，淡水鳗鱼1条，炖服。**湿热型头痛**：星宿菜30克，马大青30克，土茯苓30克，岩白菜15克，香茅10克，水煎服。**感冒、喉痛**：星宿菜15~30克，垂盆草、岗梅各20克，水煎服。**风毒流注腰脚（腰脚疼痛、经脉拘急）**：星宿菜60克，鸭皂树30克，山芝麻20克，水煎服。**胸郁**：星宿菜鲜根30~60克，红菇适量或豆腐2块，炖服。**鼻炎**：鲜星宿菜适量，捣烂塞鼻孔中，1天数次。**肾炎水肿**：星宿菜15克，爵床15克，丁香蓼15克，地胆草12克，葫芦茶12克，水煎服。**疝气、睾丸炎**：星宿菜60克，炖鸡蛋服。**甲状腺瘤**：星宿菜30克，忍冬藤30克，刺苋根30克，水煎服。**跌打损伤**：星宿菜鲜全草60克，捣烂加酒250毫升，炖服，渣敷伤处。**毒蛇咬伤**：星宿菜鲜全草适量，捣烂取汁，酒冲服，渣敷伤口。或星宿菜20克，一枝黄花15克，过路蜈蚣10克，野地丁10克，地菍10克，水煎服。局部红肿加地耳草10克，排钱草10克，小槐花5克，算盘珠10克。**月经不调**：星宿菜根15克，益母草12克，马鞭草10克，水煎服。**带下病**：星宿菜鲜全草30~60克，三白草15克，爵床30克，水煎服。**急性乳腺炎**：星宿菜30克，加白酒炒至酒干，再水煎汁服，渣捣烂外敷。

骨碎补 182

肾虚、齿龈出血：骨碎补30克，地骨皮12克，石斛10克，积雪草10克，栀子根20克，玄参8克，甘草3克，水煎服。**耳鸣**：骨碎补20克，磨盘草20克，石菖蒲15克，水煎服。**牙痛**：骨碎补15克，生地黄15克，细辛3克，白芷6克，水煎服。**骨折**：骨碎补、桑寄生各20克，刘寄奴18克，杜仲12克，续断10克，地鳖虫（土鳖虫）6克，水煎服，连服7日为1疗程。或骨碎补60克，鸭皂树100克，炖猪骨头服。或骨碎补20克，地鳖虫10克，自然铜8克，水煎服。上肢加桑枝、桂枝、穿根藤、半枫荷、下肢加牛七、木瓜、南蛇藤、桑寄生、盐肤木、伸筋草、观音座莲。腰背脊椎加狗脊、杜仲、续断、桑寄生。颈椎加葛根、白芍、马兰、马大青、王瓜、卷柏、石仙桃。头部加马大青、野牡丹、天麻、香茶菜、蔓荆子。胸肋部加柴胡、元胡、川楝子、兰花参、山藿香、三叉苦、枳壳等。疼痛剧烈加川三七、乳香、没药、七叶莲、两面针等。气虚加黄芪、人参、勾儿茶。血虚加四物汤、鸡血藤等。内出血病人本方不宜使用。**股骨头坏死**：骨碎补50克，炙黄芪100克，当归15克，川牛膝20克，白芍50克，熟地黄30克，地龙干20克，金樱子根30克，川芎15克，三棱15克，莪术15克，龙船花根30克，牛筋草50克，水煎服，连服1个月。**腰背酸痛**：骨碎补15克，赤地利15克，黄花稔20克，爵床10克，地锦草10克，天仙果15克，水煎服；或骨碎补20克，一枝黄花10克，七叶莲10克，盐肤木20克，虎杖15克，天仙果20克，黄花稔15克，水煎服。**腰腿痛**：骨碎补18克，穿根藤30克，土牛膝20克，七叶莲15克，狗脊20克，水煎服，连服7天为1疗程。或骨碎补20克，两面针15克，地鳖虫15克，白石榴根30克，杜仲15克，千斤拔30克，蜈蚣1条，水煎服，连服10天为1疗程。**急性腰扭伤**：骨碎补30克，乳香10克，没药10克，桃仁

10克，红花6克，延胡索10克，乌药10克，甘草3克，水煎服。

口眼歪斜：钩藤50克，七层楼30克，炖鸡分3次服；或钩藤30克，何首乌20克，定经草15克，白马骨20克，水煎服。高热抽搐：钩藤15克，羚羊角10克（水磨），蚤休10克，僵蚕10克，金银花15克，天竺黄10克，朱砂3克（另加），天麻12克，水煎服。肝阳上亢，头晕目眩：钩藤12克，石决明15克，牡蛎15克，夏枯草15克，白芍12克，菊花15克，水煎服；或钩藤15克，白蒺藜（蒺藜）15克，地骨皮12克，水煎服。肝火上炎，目赤头痛：钩藤10克，夏枯草15克，栀子10克，黄芩10克，白芍10克，菊花10克，桑叶15克，水煎服。偏头痛：钩藤10克，白蒺藜（蒺藜）10克，菊花15克，川芎10克，白芷10克，薄荷10克，水煎服。头部受伤，眩晕嗜睡，胸闷恶心：钩藤25克，石决明30克（先煎），白芷10克，川芎8克，当归12克，红花6克，木通6克，茯神20克，菊花10克，蔓荆子12克，水煎服。神经性头痛：钩藤20克，香茶菜20克，芝麻秆20克，七层楼15克，香茅15克，水煎服。高血压：钩藤、夏枯草、地骨皮各15克，水煎当茶服。风湿性关节炎：钩藤根15克，九节茶根30克，鸡肣花根15克，加酒炖服。孕妇血虚风热，胎动手足搐弱：钩藤12克，党参9克，当归6克，茯苓12克，甘草3克，水煎服。婴儿惊哭：钩藤6克，蝉蜕1只，水煎服；或钩藤9克，蝉蜕6克，黄芩6克，甘草3克，水煎服。小儿发热惊风，四肢抽搐：钩藤6克，金银花10克，薄荷3克，菊花6克，地龙干6克，水煎服。小儿夜啼：钩藤6克，僵蚕1.5克，琥珀1克，朱砂1克，茯神6克，共研细末，分作4次服。

肝气郁滞，脘腹胀痛：香附、柴胡、白芍、枳壳、木香、佛手各10克，水煎服。寒凝气滞，脘腹疼痛：香附、高良姜各10克，水煎服。牙齿慢性流血：香附15克，石膏30克，牛膝15克，栀子15克，紫草25克，茅根30克，知母15克，竹叶25克，青蒿20克，熟地黄30克，旱莲草30克。水煎服。脑震荡后遗症：香附12克，红花10克，丹参12克，棕榈炭10克，菊花12克，双钩藤12克，羌活10克，藁本10克，水煎服。颈淋巴结核：香附8克，夏枯草15克，牡蛎15克，川贝母10克，元参10克，水煎服。胃痛（气滞）：香附120克，醋炒7次；高良姜120克，酒炒7次；合研细末，每10克加生姜三片，食盐少许，开水冲泡片刻，空腹服。慢性咽喉炎：香附15克，细辛15克，甘草20克，牛膝15克，威灵仙20克，红藤25克，硼砂5克，（冲）薄荷15克。水煎服。月经不调：香附用酒炒，炒至无黄心为度，研细末，早晚各服1次，每服6克，用酒或开水送下。妇女妊娠呕吐：香附10克，水煎服。乳腺炎：香附研末30克，蒲公英30克，冰片0.5克，先水煎蒲公英，取汤调香附末和冰片敷患处。肝气滞结，经期腹痛：香附10克，柴胡10克，川芎10克，当归10克，木香6克，延胡索10克，白芍12克，水煎服；或制香附12克，丹参12克，益母草20

克，水煎服。或香附 300 克，白芷 15 克，红花 10 克，陈醋 150 毫升。拌匀炒热、布包敷痛处，20 分钟后加热再敷。有痛经史者，于行经前 1 日敷用。

香茶菜 34

外感发热：香茶菜根 30 克，鱼腥草 20 克，球兰 25 克，水煎服。**牙龈红肿**：香茶菜根 60 克，骨碎补 15 克，栀子根 30 克，水煎服。**头痛**：香茶菜 60 克，白毛将军 20 克，六棱菊、芝麻各 15 克，水煎服。**病毒性肝炎、胆囊炎**：香茶菜根 30 克，鬼针草 20 克，车前草 10 克，白毛藤、马兰各 15 克，水煎服。**肾炎**：香茶菜 30 克，地胆草 30 克，爵床 30 克，万毒虎 20 克，荠菜 15 克，石韦 30 克，水煎服。**劳伤、筋骨酸痛**：香茶菜全草 30 克，马大青 60 克，酒水各半炖服。**五步蛇咬伤**：香茶菜根 30 克，虎杖、丁葵草 20 克，水煎服，叶适量捣烂外敷。**骨结核**：香茶菜 40 克，葫芦茶 20 克，兰香草 15 克，鸭皂树 30 克，鸭脚香 15 克，三叉苦 20 克，水煎服。**乳腺炎**：香茶菜 30 克，野荞麦 15 克，金芍药 10 克，水煎服；或香茶菜 20 克，万毒虎 20 克，一枝黄花 10 克，水煎服。**闭经、跌打损伤**：香茶菜全草 30 克，野牡丹 20 克，益母草 15 克，水煎服。

香薷 14

夏季乘凉腹痛吐泻：香薷 10 克，白扁豆花 10 克，厚朴 10 克，生姜 3 片，水煎服。**中暑吐泻**：香薷 10 克，荷叶 10 克，藿香 10 克，厚朴 10 克，陈皮 10 克，半夏 10 克，白术 10 克，水煎服。**夏季暑症外感在表**：香薷 10 克，荷叶 10 克，白扁豆 20 克，厚朴 10 克，水煎服。**水肿，小便不利**：香薷 10 克，白术 10 克，茯苓 12 克，车前子 10 克，水煎服。**反胃吐酸**：香薷 10 克，白扁豆 20 克，厚朴 10 克，藿香 10 克，白术 10 克，砂仁 8 克，水煎服。

秋枫 224

目赤：鲜秋枫叶适量，水煎当茶服。**急性肝炎**：鲜秋枫叶 40 克，积雪草 30 克，马鞭草 20 克，白英 30 克，水煎服。**肝癌**：鲜秋枫叶 60 克，炖猪瘦肉服，连服 1 个月。**坐骨神经痛**：秋枫根 50 克，白石榴根 30 克，南天竹根 20 克，水煎服。连服 10 天为 1 疗程。**风湿性关节炎**：秋枫 40 克，苦郎树、土牛膝各 20 克，赤地利 15 克，水煎服。**神经根型颈椎病**：秋枫根 30 克，葛根 20 克，秦艽 15 克，威灵仙 15 克，川芎 10 克，虎杖 15 克，巴戟天 15 克，骨碎补 15 克，桑枝 15 克，地龙干 10 克，肉苁蓉 10 克，熟地黄 10 克，水煎服，连服 15 天为 1 疗程。**荨麻疹**：秋枫叶 15 片，鲜地耳草 60 克，石荠苧 10 克，水煎服。

外感风热咳嗽：鲜鬼针草 30~60 克，水煎代茶饮。**喉炎、鼻炎、跌打损伤**：鲜鬼针草 30~60 克，水煎服；鼻炎可取叶揉烂塞鼻孔，左右轮换；跌打损伤内服加黄酒。**痢疾、胃肠炎、腹膜炎**：鲜鬼针草 60 克，水煎服；或酌加糖调服。**肝炎**：鬼针草 30 克，地耳草 15 克，虎杖 10 克，栀子根 15 克，水煎服。或鬼针草 50 克，白毛藤 40 克，黄花豨莶草

50 克，红糖适量炖服。或鬼针草 30 克，蟛蜞菊 20 克，黄毛耳草 15 克，人字草 15 克，野牡丹 20 克，败酱草 15 克，水煎服。胆囊炎：鲜鬼针草 60 克，垂盆草 40 克，鲜积雪草 20 克，水煎服；或鬼针草，蒲公英各 30 克，海金沙 20 克，马蹄金 20 克，水煎服。急性阑尾炎：鲜鬼针草 90 克，水煎；或酌加蜜调服；或鬼针草 100 克，白花蛇舌草 30 克，七叶莲 15 克，水煎服。高血压：鲜鬼针草 60 克，龙葵 15 克，水煎当茶服。风湿性关节炎：鬼针草 30 克，三白草 15 克，豨莶草 15 克，牛白藤 15 克，忍冬藤 20 克，鸡矢藤 15 克，水煎服。便血：鬼针草 40 克，地榆 10 克，仙鹤草 20 克，水煎服。毒蛇咬伤：鲜鬼针草 60 克，水煎服，渣捣烂敷患处。扭挫伤：鬼针草 30 克，三桠苦（三叉苦）30 克，酢浆草 15 克，豺皮樟 20 克，水煎服。狂犬咬伤：鬼针草全草 60 克，和红糖同捣敷患处。烧烫伤：鬼针草鲜叶捣汁涂患处。小儿疳积：鲜鬼针草 30 克，加鸡肝或冰糖，水炖服。

鬼针草 73

肺热声哑：胖大海 2 粒，冲开水当茶饮。咽喉干痛：胖大海 10 克，沙参 10 克，麦冬 12 克，玉竹 10 克，甘草 3 克，梅叶冬青 20 克，水煎服。大便秘结：胖大海 10 克，冬瓜仁 10 克，火麻仁 6 克，水煎服。

胖大海 66

脸部麻木不仁：独活 10 克，生地黄 15 克，水煎加竹沥 10 毫升，冲服。外感咳嗽，喘急，咳白沫痰：独活 9 克，红糖 15 克，水煎服。失眠伴有全身疼痛：独活 10 克，羌活 10 克，木贼 10 克，半夏 10 克，威灵仙 10 克，藿香 10 克，薏苡仁 15 克，夜交藤 15 克，远志 6 克，茯苓 12 克，水煎服。梅尼埃病、颈椎病头晕：独活 20 克，鸡蛋 4 个，将药加水共煮，蛋熟去壳再煮 15 分钟，去汤及药渣，单吃鸡蛋，3 日为 1 疗程，连服 3 个疗程；或独活 30 克，水煎服。风湿腰痛：独活 10 克，桑寄生 15 克，杜仲 15 克，桂枝 8 克，甘草 3 克，水煎服。或独活 12 克，桑寄生 20 克，防风 10 克，川芎 6 克，怀牛膝 10 克，秦艽 10 克，杜仲 15 克，当归 12 克，茯苓 15 克，党参 15 克，熟地黄 20 克，白芍 12 克，肉桂 5 克，细辛 6 克，木瓜 15 克，甘草 3 克，水煎服。骨关节炎：独活 10 克，鸡血陈 18 克，威灵仙 15 克，牛膝 10 克，制附子 6 克，羌活 10 克，秦艽 10 克，生黄芪 30 克，防风 10 克，石斛 10 克，杜仲 10 克，茯苓 10 克，当归 10 克，甘草 3 克，水煎服，连服 10 天为 1 疗程。妇女产后关节酸痛：独活 10 克，大豆 15 克，水煎服。

独活 228

寒性哮喘：急性子鲜全草 15 克，冰糖 30 克，水炖服。百日咳、呕血、咯血：急性子鲜花 7~15 朵，水煎或加冰糖少许炖服。偏头痛：急性子、闹羊花各等分研末，取少许放在棉花上塞鼻。水肿：急性子根 3~5 个，炖猪瘦肉服。食管癌：急性子种子 10 克，水煎服。男子不育症，少精死精：急性子 15 克，炙蜂房 10 克，熟地黄 15 克，韭菜子 10 克，补骨脂 10 克，仙茅 10 克，淫羊藿 12 克，鹿角霜 10 克，肉苁蓉 10 克，制何首乌 15 克，水煎服，如有阴虚加龟板 10 克，鳖甲 10 克。痈肿、

急性子 167

指甲炎：急性子鲜叶适量与蜂蜜共捣烂外敷。**扭挫伤肿痛**：鲜急性子根叶 60 克，水煎外熏洗。**骨鲠咽喉**：急性子种子 3 克，研为细末，开水急送咽服；或用细管取药末吹入咽喉；或鲜急性子全草取汁，取约 1 汤匙服。**跌打损伤或睾丸被踢入腹疼痛**：急性子、沉香各 20 克，研为细末，1 次 3 克，开水送服；或鲜急性子根、叶捣烂敷肿痛处。**毒蛇咬伤**：急性子鲜全草 15 克，水煎服，渣捣烂敷伤口。

前胡 126

风热咳嗽：前胡 10 克，桑叶 12 克，牛蒡子 10 克，金银花 20 克，瓜蒌 12 克，水煎服。**痰热咳嗽，气促喘满**：前胡 10 克，桑白皮 12 克，川贝母 10 克，桔梗 6 克，杏仁 10 克，水煎服。重症者加黄芩 10 克，石膏 30 克。

洋金花 138

哮喘：洋金花 3 朵，甘草粉 6 克，烧烟吸入鼻道，或加些烟叶，作纸卷烟抽。**顽固性溃疡**：洋金花鲜叶用银针密刺细孔，再用米汤冲泡，然后贴患处。**精神分裂症**：洋金花干花 1 克，炖猪瘦肉服。**挫伤及关节痛**：洋金花果实研末，加入膏药中敷于患部，能活血麻醉、止痛。**头部疖疮**：洋金花果实焙干研末，调茶油抹患处。**牛皮癣**：洋金花根皮晒干研末和橘皮研末调醋，擦患处。**肌肉酸痛，麻木，寒湿脚气**：洋金花适量煎汤外洗。

络石藤 242

湿热型痹证：络石藤 12 克，豨莶草 15 克，苦郎树 15 克，忍冬藤 20 克，地龙干 15 克，水煎服。**阴虚化热型痹证**：络石藤 15 克，天门冬 10 克，麦门冬 10 克，石斛 15 克，生地黄 15 克，白芍 12 克，木瓜 10 克，牛膝 10 克，桑枝 30 克，丝瓜络 10 克，海风藤 12 克，秦艽 12 克，甘草 5 克，薏苡仁 15 克，水煎服。**神经根型颈椎病，肩周炎**：络石藤 100 克，穿根藤 60 克，南蛇藤 40 克，水煎熏洗患处；或络石藤 30 克，细辛 15 克，甘草 30 克，麻黄 15 克，黄芪 50 克，牛膝 15 克，积雪草 30 克，伸筋草 30 克，白芍 50 克，地龙 15 克，水煎服。**游走性、退行性关节炎**：络石藤 15 克，丝瓜络 15 克，伸筋草 10 克，地龙干 20 克，千年健 15 克，白花蛇 10 克，海风藤 15 克，水煎服，连服 10 天为 1 疗程。**痛风性关节炎**：络石藤 30 克，厚朴 12 克，草果 9 克，半夏 12 克，石韦 25 克，金钱草 30 克，滑石 30 克，杏仁 10 克，三棱 15 克，桃仁 15 克，通草 6 克，水煎服。**小儿骨盆倾斜症（小儿髋关节骨膜炎）**：络石藤 100 克，海桐皮 12 克，透骨草 10 克，乳香 6 克，没药 6 克，当归 10 克，防风 10 克，川芎 10 克，川花椒 12 克，红花 9 克，威灵仙 12 克，白芷 10 克，甘草 6 克，海风藤 40 克，水煎熏洗患处，连续 3 日为 1 疗程。

外感发热：绞股蓝 18 克，青蒿 50 克，石膏 30 克，麻黄 15 克，黄芩 18 克，木通 6 克，甘草 6 克，水煎服。**气虚头晕**：绞股蓝 20 克，石仙桃 30 克，川芎 10 克，黄花远志 15 克，勾儿茶 15 克，鸡血藤 15 克，水煎服。**白发**：

绞股蓝 74

绞股蓝 20 克，旱莲草、何首乌各 15 克，水煎服。**慢性支气管炎**：绞股蓝 30 克，买麻藤 20 克，盐肤木 15 克，水煎服，7 天为 1 疗程。**病毒性肝炎**：绞股蓝、垂盆草、地耳草各适量，水煎当茶服，连服 1 个月。**糖尿病**：绞股蓝 20 克，甜菊 10 克，金线莲 15 克，水煎服，连服 10 日为 1 疗程。**慢性胃炎**：绞股蓝 30 克，蒲公英 20 克，白毛将军 15 克，川三七 6 克，葫芦茶 10 克，水煎服。**高血压**：绞股蓝 40 克，望江南全草 20 克，豨莶草 30 克，龙葵、钩藤各 15 克，水煎服。**冠心病**：绞股蓝 30 克，葫芦茶 20 克，水煎当茶服。

秦艽 245

阴虚潮热：秦艽、鳖甲、青蒿、银柴胡、知母各 10 克，水煎服。**湿热黄疸**：秦艽 10 克，茵陈蒿 30 克，栀子 10 克，白毛藤 20 克，滑石 30 克，大黄 6 克，水煎服。**风湿痹痛偏寒者**：秦艽 10 克，羌活 10 克，独活 10 克，桂枝 8 克，川乌 6 克，防风 9 克，苍术 10 克，水煎服。**风湿痹痛偏热者**：秦艽 10 克，防己 10 克，忍冬藤 15 克，络石藤 12 克，知母 10 克，苦郎树 15 克，水煎服。**湿热型坐骨神经痛**：秦艽 12 克，黄柏 12 克，苍术 12 克，薏苡仁 30 克，牛膝 10 克，木瓜 15 克，桑寄生 15 克，女贞子 10 克，白芍 15 克，甘草 3 克，苦郎树 15 克，水煎服。**腰部强直，屈伸不利**：秦艽 12 克，生地黄 15 克，益母草 15 克，独活 10 克，防风 10 克，威灵仙 12 克，白芍 15 克，鸡血藤 20 克，川续断 12 克，狗脊 15 克，水煎服。**半身不遂**：秦艽 60 克，水煎服。或秦艽 15 克，川芎 12 克，当归 15 克，羌活 10 克，独活 10 克，白芍 15 克，生熟地各 15 克，防风 10 克，白芷 9 克，细辛 5 克，白术 15 克，茯苓 15 克，甘草 6 克，水煎服。**游走性关节炎**：秦艽 12 克，马尾松根 15 克，当归 12 克，白芍 10 克，川芎 6 克，防风 10 克，桂枝 6 克，陈皮 6 克，羌活 10 克，独活 10 克，海风藤 10 克，水煎服。**骨质增生症**：秦艽 15 克，炙马钱子 3 克，三七 3 克，赤芍 10 克，郁金 10 克，独活 15 克，元胡 10 克，木香 8 克，没药 10 克，乳香 10 克，红花 6 克，怀牛膝 15 克，水煎服。

盐肤木 230

肺虚咳嗽：盐肤木根 50 克，黄花远志 20 克，羊乳 20 克，小叶买麻藤 15 克，鼠曲草 10 克，水煎服。**久咳咽痛**：盐肤木花、果晒干研末，1 天早晨服 6 克，开水送下。**神经衰弱**：盐肤木根 80 克，鸡或兔或猪肚炖服。**劳倦乏力、腰膝酸痛**：盐肤木根 30 克，马大青 25 克，黄花稔 20 克，猪排骨适量酒水炖服。或盐肤木根 30 克，千斤拔 20 克，蕈芝 20 克，野牡丹 15 克，胡颓子根 30 克，水煎炖骨头服。**慢性肾炎**：盐肤木根 40 克，马大青 30 克，虎杖 20 克，石韦 20 克，野花生 15 克，海金沙 10 克，水煎服；或盐肤木根 20 克，地胆草 15 克，兖州卷柏 15 克，水煎服。**冠心病、胸痛**：盐肤木根 60 克，葫芦茶 30 克，丹参 20 克，水煎当茶服，连服 1 个月为 1 疗程。**胸部挫伤后期，胸部郁结胀闷**：盐肤木根 60 克，飞龙掌血 20 克，买麻藤 20 克，铺地黍 40 克，水煎服。**湿疹**：盐肤木根 30 克，虎杖 20 克，南蛇藤 20 克，算盘珠 20 克，山芝麻15克，鬼针草15克，水煎服。**漆疮**：鲜盐肤木叶250克，黑面神100克，水煎洗患处。**顽癣**：盐肤木果、王不留行各适量，研细末，调茶油，外抹搽患处。**带下病**：盐肤木根60克，胡颓子根20克，炖猪小肠服。**小儿气虚脱肛**：盐肤木根40克，龙眼肉50克，水炖，饭前服。

莱菔子 335

哮喘：莱菔子3克，紫苏子3克，白芥子3克，研末，1次3克，开水冲服。**肺热咳嗽**：莱菔子鲜根200克，水煎服。**肝肾阳虚所致肥胖症**：莱菔子10克，何首乌12克，夏枯草10克，山楂10克，泽泻10克，石决明10克，茶叶10克，水煎当茶服。**咽喉肿痛**：莱菔子鲜根捣烂取汁灌下。**鼻出血**：莱菔子鲜根捣烂取汁饮下。**食积**：莱菔子10克，鸡内金10克，神曲12克，谷麦芽各15克，陈皮10克，水煎服。**食滞引起的五更咳嗽**：莱菔子15克，麦芽15克，谷芽15克，半夏10克，陈皮10克，茯苓10克，甘草5克，神曲10克，山楂10克，水煎服。**痢疾**：莱菔子干叶60克，水煎服。**肝硬化腹水**：莱菔子干根30克，海金沙15克，白背叶15克，神曲10克，水煎调红糖服。**肋膜炎胸痹作痛**：莱菔子15克，冬瓜仁20克，杏仁10克，飞龙掌血20克，水煎服。**寻常疣**：莱菔子15克，大戟3克，茵陈蒿12克，桔梗12克，葶苈子15克，陈皮12克，水煎服，连服7剂为1疗程。

莲子 309

鼻出血不止：莲房30克，水煎服。**失眠多梦**：莲子15克，土丁桂30克，茯神15克，远志10克，柏子仁10克，龙齿20克，水煎服；或莲子心30个，水煎入盐少许，每晚临睡时服。**脾胃虚弱，泄泻**：莲子15克，白术10克，山药30克，白扁豆20克，茯苓12克，党参15克，芡实15克，木香6克，水煎服。**头晕眼花，疲乏，口干**：莲子15克，枸杞15克，淮山药20克，茯苓8克，水煎服。**颈椎病**：莲子15克，淮山药40克，熟地黄20克，枸杞15克，党参15克，黄芪20克，当归8克，炖鸭肉服。**遗精**：莲子心1.5克，朱砂1.5克，研末开水送服。**小便刺痛**：莲子须10克，萹蓄10克，瞿麦10克，海金沙10克，甘草梢9克，萆薢12克，水煎服。**荨麻疹**：莲子叶30克，鸡屎藤20克，田螺15个，水炖服。**带下病**：莲子15克，淮山药30克，鸡冠花15克，芡实15克，薏苡仁20克，水煎服。**胎动不安**：莲子100克，苎麻根60克，葡萄干30克，冰糖炖服。**小儿脾虚腹胀，腹泻，食欲不振**：炒莲子6克，白茯苓3克，土炒白术3克，炒淮山药3克，炒白扁豆3克，炒芡实2.5克，炒薏苡仁3克，炒麦芽3克，炒神曲1.5克，木香2克，合共研细末，1次2克，1天3次。**小儿遗尿**：莲子60克，山药20克，猪腰肾1付，炖服。**小儿中耳炎**：莲子心5克，元参、麦冬、连翘、竹心各4克，水煎服。

气滞脘腹胀痛：莪术10克，砂仁8克，益智仁10克，丁香6克，香附10克，莱菔子10克，木香10克，槟榔10克，枳实10克，水煎服。

食积胃脘胀痛：莪术 10 克，三棱 10 克，木香 10 克，枳实 10 克，麦芽 12 克，山楂 30 克，白术 10 克，水煎服。**中期肝硬化**：莪术 30 克，白矾 2 克，红花 20 克，黄芪 20 克，白术 10 克，地鳖虫（蟅虫）10 克，甘草 6 克，柴胡 10 克，水煎服，连服 30 剂。**泌尿系结石**：莪术 15 克，薏苡仁 50 克，厚朴 15 克，滑石 30 克，三棱 15 克，槟榔 10 克，金钱草 30 克，石韦 30 克，木通 8 克，竹叶 18 克，半夏 15 克，蛇舌草 30 克，络石藤 30 克，水煎服。**背部宿伤，久治不愈**：莪术 10 克，三棱 8 克，茯苓 15 克，远志 8 克，当归 12 克，白芍 12 克，熟地黄 12 克，川芎 10 克，知母 12 克，枸杞 15 克，金不换 6 克，川三七 6 克，紫苏梗 10 克，黄连 6 克，桔梗 8 克，水煎服。**子宫肌瘤**：莪术 10 克，三棱 10 克，桃仁 10 克，红花 6 克，当归 15 克，桂枝 10 克，白芍 12 克，茯苓 15 克，水煎服。

莪术 172

黄疸：荷莲豆草 30 克，黄疸草 20 克，水煎服。**高血压**：荷莲豆草 40 克，钩陈 12 克，望江南 20 克，黄花豨莶草 20 克，马大青 20 克，土牛膝 20 克，毛冬青 20 克，水煎服。**痞块**：鲜荷莲豆草适量捣烂，炒热包患处。**尿道炎**：荷莲豆草 30 克，爵床 20 克，万毒虎 15 克，玉叶金花 20 克，海金沙 10 克，牛筋草 15 克，莲子草 10 克，水煎服。**前列腺增生**：荷莲豆草 20 克，败酱草 15 克，栀子全草 15 克，水煎服。**下腹部挫伤**：荷莲豆草 20 克，连钱草 15 克，腹水草 12 克，半枝莲 15 克，鬼针草 10 克，水煎炖酒服。**赤带**：荷莲豆草 30 克，白马骨 20 克，千里光 15 克，一枝黄花 15 克，水煎服。

荷莲豆草 299

外感寒邪，头痛，发热，汗出，畏风：桂枝 6 克，白芍 9 克，甘草 3 克，生姜 3 片，大枣 5 粒，水煎服。**表证未解，复感寒发热，腹胀，泻痢，舌淡苔白**：桂枝 9 克，白术 9 克，党参 9 克，甘草 3 克，干姜 5 克，水煎服。**眩晕，心悸，短气而咳，胸胁闷痛，舌苔白腻**：桂枝 6 克，白术 9 克，茯苓 9 克，甘草 3 克，水煎服。**心阳虚损、心血不足所致的胸闷不舒、心悸怔忡等症**：桂枝 10 克，党参 15 克，麦冬 12 克，五味子 6 克，炙甘草 5 克，附子 8 克，黄芪 30 克，当归 15 克，水煎服。**冠心病**：桂枝 10 克，丹参 20 克，郁金 10 克，紫苏梗 10 克，水煎服。**胃炎、十二指肠溃疡，属虚寒腹痛**：桂枝 9 克，白芍 12 克，甘草 6 克，生姜 4 片，大枣 5 粒，饴糖 1 匙，水煎，汤冲饴糖服下。**慢性肾炎（脾肾两虚型）**：桂枝 10 克，党参 12 克，白术 10 克，黄芪 20 克，益母草 12 克，玉米须 10 克，车前草 30 克，杜仲 12 克，陈皮 10 克，水煎服。**关节炎骨节疼痛，或肾炎，水肿，恶寒发热**：桂枝 6 克，制附子 6 克，白术 9 克，甘草 3 克，水煎服。

桂枝 20

外感风寒咳嗽，痰多：桔梗 9 克，麻黄 6 克，杏仁 6 克，川贝母 6 克，甘草 3 克，水煎服。**风热感冒咳嗽**：桔梗 10 克，桑叶 10 克，菊花 12 克，苇根 12 克，甘草 3 克，水煎服。**肺炎多痰**：桔梗 10 克，芦根 10

克，桃仁 10 克，冬瓜仁 10 克，薏苡仁 30 克，三丫苦（三叉苦）50 克，水煎服。**梅核气、慢性咽炎**：桔梗、青皮、陈皮各 10 克，水煎服；或桔梗 8 克，百部 12 克，黄芩 12 克，丹参 12 克，白及 15 克，石仙桃 20 克，蕒芝 20 克，水煎服；或桔梗 10 克，沙参 12 克，麦冬 15 克，甘草 6 克，蟛蜞菊 12 克，水煎当茶服。**久咳不止**：桔梗 10 克，荆芥 10 克，前胡 10 克，紫菀 12 克，款冬花 9 克，杏仁 8 克，茯苓 12 克，水煎服。**咽喉肿痛**：桔梗 10 克，甘草 6 克，射干 10 克，山豆根 12 克，金银花 15 克，薄荷 10 克，板蓝根 15 克，水煎服。**淋巴结核肿大或痈肿未溃**：桔梗 10 克，穿山甲 6 克，皂角 10 克，鸭皂树 30 克，山芝麻 10 克，甘草 3 克，水煎服。

桔梗 130

桃仁 164

肺脓肿：桃仁 10 克，鱼腥草 30 克，芦根 15 克，薏苡仁 30 克，败酱草 15 克，冬瓜仁 10 克，水煎服。**萎缩性鼻炎**：取桃树幼叶，用手揉成棉球状，塞入鼻内 10~20 分钟，不能忍受时取出弃去，1 天 4 次，连用 7 天。**阑尾炎**：桃仁 10 克，大黄 10 克，牡丹皮 10 克，芒硝 10 克，冬瓜子 12 克，水煎服。**慢性肾炎**：桃仁 20 克，当归 15 克，赤芍 15 克，红花 10 克，川芎 10 克，丹参 15 克，益母草 20 克，金银花 20 克，板蓝根 20 克，蒲公英 20 克，水煎服。**输尿管结石**：桃仁 10 克，虎杖 15 克，车前子 15 克，玉米须 10 克，木通 10 克，金钱草 12 克，石韦 15 克，水煎服。**下肢静脉曲张**：桃仁 10 克，黄芪 30 克，当归 15 克，赤芍 12 克，地龙干 12 克，川芎 10 克，红花 6 克，白及 10 克，水煎服。**跌打损伤**：桃仁 10 克，地鳖虫 8 克，川芎 6 克，当归 15 克，蒲黄 5 克，水煎服。**外伤所致肩周炎**：桃仁 10 克，当归尾 10 克，赤芍 12 克，生地黄 12 克，川芎 6 克，红花 6 克，地龙干 15 克，片姜黄 12 克，桑枝 15 克，水煎服。**腰椎骨质增生症**：桃仁 12 克，红花 8 克，桑寄生 15 克，鸡血藤 20 克，川续断 15 克，补骨脂 12 克，甘草 6 克，大枣 3 枚，黄芪 30 克，怀牛膝 20 克，丹参 20 克，自然铜 15 克，茯苓 20 克，白术 15 克，杜仲 15 克，水煎取汁，早晚分服，15 日为 1 个疗程。**唇疔**：桃仁研末加米饭粒涂患处。**慢性荨麻疹**：取青嫩蜜桃叶切片浸于 95% 酒精中二天，取汁对抹患处。1 天 3 次，连涂 3 天为 1 疗程。**妇女闭经**：桃仁 9 克，红花 6 克，当归 12 克，川芎 6 克，熟地黄 10 克，赤芍 12 克，水煎服。**阴道滴虫**：鲜桃树叶适量，水煎，取液阴道冲洗。**闭经、便秘**：桃仁 10 克，大黄 10 克，红花 6 克，水煎服。

热证头痛：夏枯草 15 克，玄参 10 克，生杜仲 15 克，水煎服。**肝火上亢，目赤肿痛**：夏枯草 15 克，菊花 12 克，草决明 10 克，黄芩 10 克，栀子 10 克，水煎服；或夏枯草 15 克，野菊花 20 克，金线兰 12 克，水煎服。**腮腺炎**：夏枯草 15 克，柴胡 10 克，赤芍 10 克，川贝母 10 克，板蓝根 15 克，连翘 10 克，水煎服。**痰火郁结引起的瘰疬、瘿瘤（大脖子病）**：夏枯草 15 克，浙贝母 10 克，牡蛎 30 克，昆布 10 克，海藻 10 克，马勃 10 克，玄参 20 克，水煎服；或夏枯草 15 克，土茯苓 15 克，牡蛎 30 克，浙贝母 10 克，水煎服，连服 1 年。**高血压**：夏枯草 15 克，地龙干 10 克，苦丁茶 10 克，菊花 10 克，石决明 20 克，水煎服；或夏枯草 15 克，杜仲 20 克，白芍 15 克，黄芩 10 克，水煎分 3 次，饭后服；或夏枯草 15 克，野菊花 15 克，大蓟 15 克，钩陈 15 克，水煎服。或夏枯草 15 克，丹皮 15 克，钩藤 15 克，决明子 20 克，龙胆草 15 克，菊花 15 克，车前子 15 克，葛根 12 克，甘草 3 克，水煎服。**慢性肝炎**：夏枯草 20 克，茵陈蒿 30 克，白背叶根 12 克，麦冬 12 克，水煎服。或夏枯草 20 克，白花蛇舌草 20 克，板蓝根 15 克，蒲公英 15 克，甘草 6 克，水煎服。**神经官能症（神经衰弱、失眠为主）**：夏枯草 15 克，半夏 15 克，水煎服。**鼻咽癌**：夏枯草 15 克，白芷 10 克，玉竹 12 克，山慈菇 9 克，陈皮 10 克，莪术 10 克，八月札 10 克，浙贝母 15 克，麦冬 12 克，石见穿 30 克，元参 10 克，穿破石 30 克，连翘 10 克，七叶一枝花 12 克，生地黄 12 克，姜半夏 15 克，茯苓 10 克，枳壳 10 克，水煎服。**乳痈**：鲜夏枯草、鲜天芥菜各适量，捣烂外敷。**崩漏**：夏枯草 15 克，研细末，米汤或黄酒送服。**防治高血压**：夏枯草 30 克，水煎服，长期饮用。

夏枯草 51

神经性头痛：柴胡 10 克，桂枝 15 克，半夏 20 克，炙甘草 10 克，藁本 15 克，细辛 10 克，夜交藤 25 克，香附 25 克，白芍 50 克，磁石 30 克，积雪草 30 克，益母草 20 克，水煎服。**外感有寒热往来**：柴胡 10 克，黄芩 10 克，半夏 10 克，大青叶 15 克，甘草 4 克，水煎服。**胁肋胀痛，心下痞闷**：柴胡 6 克，白芍 10 克，枳壳 10 克，制香附 9 克，甘草 6 克，水煎服。**肝气不舒，症见头痛、肋下痞闷、恶心、呕吐、口苦等**：柴胡 6 克，牡丹皮 9 克，栀子 10 克，黄芩 10 克，半夏 6 克，甘草 3 克，水煎服。**内伤发热，卫表阳虚**：柴胡 15 克，黄芩 15 克，人参 6 克，炙甘草 6 克，白术 9 克，升麻 6 克，水煎服。**急性胆囊炎、睾丸炎，属肝经实热，湿热下注**：柴胡 6 克，龙胆草 10 克，黄芩 10 克，栀子 12 克，木通 9 克，车前子 15 克，大黄 6 克，生地黄 12 克，甘草 3 克，水煎服。**子宫下垂、脱肛**：柴胡 5 克，升麻 4 克，党参 12 克，当归 12 克，水煎服。

柴胡 6

肺阴虚，少气，乏力，纳差：党参 12 克，沙参 9 克，龙眼干 9 克，水煎服。**肺虚咳嗽**：党参 30 克，百部 10 克，水煎服。**胃气虚呃逆**：党参 15 克，柿蒂 10 克，丁香 6 克，生姜 6 克，白术 10 克，水煎服。**脾胃虚损，纳差，消化不良**：党参 10 克，黄芪 10 克，茯苓 10 克，甘草 3 克，水煎服。**病后术后中气不足，头晕乏力**：党参 15 克，马大青 20 克，茯苓 9 克，白术 12 克，甘草 3 克，生姜 3 片，水煎服。**糖尿病，咽干，口燥，乏力**：党参 12 克，石膏 15 克，知母 10 克，甘草 3 克，金樱子 15 克，水煎服。**心悸，失眠，自汗**：党参 10 克，当归 10 克，茯苓 10 克，龙眼肉 15 克，甘草 3 克，水煎服。**头眩心悸，四肢逆冷，浮肿，小便不利**：党参 10 克，制附子 6 克，白术 12 克，茯苓 9 克，白芍 10 克，水煎服。**气虚**

党参 417

乏力，脾虚泄泻：党参 30 克，山药 20 克，大枣 10 克，水煎服。**尿失禁**：党参 20 克，制附子 6 克，菟丝子 15 克，五味子 10 克，仙茅 10 克，龙骨 20 克，山茱萸 10 克，水煎服。**乳汁稀少**：党参 20 克，羊乳 30 克，猪脚 1 个，炖服。**小儿口腔溃疡**：党参 12 克，黄柏 5 克，研细末，外敷患处。

鸭舌草 302

慢性支气管炎：鸭舌草 30 克，水煎 15 分钟后加入蜂蜜少许，再煮上 5 分钟，分 2 次服。**肺出血**：鲜鸭舌草绞汁约半小碗，蜂蜜 1 杯调服。1 天 1 次。**疔肿**：鲜鸭舌草适量，和蜂蜜捣匀敷患处。**小儿高热、小便不利**：鲜鸭舌草全草 30 克，莲子草 30 克，水蜈蚣 20 克，水煎服。

鸭跖草 301

咽喉肿痛：鸭跖草 60 克，水煎服。**水肿、腹水**：鸭跖草 60 克，水煎服。**急性肝炎**：鸭跖草 30 克，溪黄草 20 克，腹水草 15 克，积雪草 15 克，虎杖 15 克，水煎服。**急性胃肠炎**：鸭跖草 15 克，大青叶 10 克，番石榴叶 10 克，赤地利 10 克，水煎服，1 天 2 次分服。**便血**：鸭跖草 30 克，地榆 10 克，仙鹤草 20 克，小二仙草 20 克，白茅根 15 克，水煎服。**急性传染病发热**：鸭跖草 60 克，水煎服。**急性骨髓炎**：鸭跖草 30 克，鬼针草 30 克，万毒虎 30 克，虎杖 15 克，野菊花 30 克，葎草 50 克，薏苡仁 50 克，生麻黄 15 克，石膏 30 克，水煎服，药渣捣烂外敷患处。**尿道炎**：鸭跖草 40 克，金丝草 30 克，萹蓄 15 克，万毒虎（白绒草）15 克，水煎服。**肾盂肾炎**：鸭跖草 30 克，车前草 20 克，白花蛇舌草 20 克，石韦 20 克，爵床 15 克，万毒虎（白绒草）10 克，水煎服。**毒蛇咬伤肿痛**：鸭跖草 60 克，水煎服；或鲜鸭跖草洗净口嚼汁饮，另取鲜全草捣烂敷伤处。**面部疔疮**：鸭跖草适量加饭粒捣烂敷患处。**关节肿痛、痈疽肿毒、疮疖脓疡**：鸭跖草适量，捣烂加酒涂患处。**带下病**：鸭跖草 40 克，白马骨 15 克，丁香蓼 20 克，土丁桂 15 克，山莓 15 克，水煎服。**小儿丹毒、热痢**：鸭跖草 60 克，水煎服；或捣烂绞汁，开水送服。

圆叶节节菜 116

热咳：圆叶节节菜 20 克，三叉苦 30 克，鱼腥草 15 克，枇杷叶 12 克，水煎服。**牙龈脓肿**：鲜圆叶节节菜 40 克，鲜栀子根 30 克，香茶菜 20 克，银花 10 克，连翘 10 克，淡竹叶 10 克，水煎服。**腹水**：干圆叶节节菜 30 克，石菖蒲 15 克，水煎服。**急性扁桃体炎**：圆叶节节菜 30 克，梅叶冬青 20 克，山芝麻 15 克，香茶菜 20 克，筋骨草 15 克，水煎服。**流行性脑脊髓膜炎**：圆叶节节菜 30 克，马大青 30 克，土茯苓 30 克，牛筋草 20 克，岩白菜 20 克，天胡荽 15 克，地龙干 20 克，水煎服。**疔疮肿毒**：鲜圆叶节节菜适量，红糖少许，捣烂敷患处。**鹅掌风**：鲜圆叶节节菜 50 克，鲜旱莲草 50 克，捣烂外敷。

湿热黄疸：圆羊齿全草 40 克，马蹄金 30 克，积雪草 20 克，马兰 15 克，茵陈蒿 20 克，车前草 20 克，水煎服。**痢疾、肠炎**：鲜圆羊齿 30 克，鬼针草 30 克，地耳草 20 克，地锦草 15 克，水煎服。**急性睾丸炎**：圆羊齿 30 克，枳壳 15 克，荔枝核 6 克，算盘珠 15 克，水煎服。**急性中耳炎**：鲜圆羊齿根，捣烂取汁，滴入耳中。**诸骨鲠喉**：圆羊齿根球磨蜂蜜，徐徐咽下。**疝气、乳腺炎**：圆羊齿 30 克，加酒 1 杯，开水炖服。

圆羊齿 352

肺热咳嗽多痰：鲜圆盖阴石蕨 40 克，鱼腥草 20 克，十大功劳 15 克，葫芦茶 12 克，野荞麦 12 克，三叉苦 12 克，水煎服。**淋浊、便血**：鲜圆盖阴石蕨根 60 克，冰糖 15 克，水煎服，1 天 1 剂，分 3 次服。**外伤出血**：鲜圆盖阴石蕨叶捣烂敷伤处。**脚跟疼痛**：圆盖阴石蕨 30 克，炖酒少许服，1 天 2 次，连服 5 天。**风湿性关节炎**：圆盖阴石蕨根 120 克，浸酒 500 毫升，渐服。**坐骨神经痛**：圆盖阴石蕨 30 克，炖豆腐或猪肉、鸭蛋服。**带状疱疹瘙痒或皮肤湿疹**：鲜圆盖阴石蕨适量，捣烂取汁，调雄黄外抹患处。

圆盖阴石蕨 406

肠结核、五更泄泻：铁苋 40 克，鸭皂树 100 克，水煎服，连服 7 剂；或铁苋 100 克，水煎调红糖服。**便血**：铁苋 40 克，马齿苋 30 克，牛白藤 20 克，地菍 20 克，一点血 15 克，水煎服。**湿热、泻痢**：铁苋 20 克，秦皮 10 克，白头翁 12 克，黄柏 12 克，黄连 6 克，十大功劳 15 克，水煎服；或铁苋 30 克，爵床 30 克，鱼腥草 15 克，地锦草 15 克，水煎服。**急性肠炎**：铁苋 60 克，煎汤；风寒型加苏叶，荆芥，藿香，薄荷，青蒿；暑热型加黄连，黄芩，葛根，香薷，滑石；寒湿型加川朴，白术，苍术，陈皮，干姜，半夏；食积型加神曲，内金，山楂，麦芽，谷芽；小便短赤者加泽泻，车前，木通。**阿米巴痢疾**：鲜铁苋 60 克，地锦草 30 克，鬼针草 20 克，水煎服；或铁苋 30 克，飞扬草 30 克，水煎服。**睾丸炎**：铁苋 100 克，荔枝干 7 粒，黄酒半斤炖服。**劳伤吐血**：铁苋 60 克，猪脚节炖服。**附骨疽瘘管**：干铁苋 60~100 克，勾儿茶干根茎 60 克，酒水各半煎服。**湿疹、皮炎**：鲜铁苋适量，捣烂敷患处或煎水洗患处。**小儿疳积**：鲜铁苋 20 克，丁葵草 10 克，炖猪肝服。**小儿腹泻**：铁苋 15 克，凤尾草 10 克，仙鹤草 15 克，马齿苋 15 克，水煎服。

铁苋 376

病毒性肝炎：铁线蕨 60 克，白糖 30 克，水煎服。**痢疾**：铁线蕨 30 克，水煎服。**蛇伤**：铁线蕨适量，捣烂绞汁服，渣敷伤口。**跌打损伤**：铁线蕨 30 克，水煎服。**湿疹**：铁线蕨 100 克，水煎洗。**前列腺炎、疔疮**：铁线蕨 30 克，星宿菜 20 克，万毒虎 20 克，水煎服。

铁线蕨 377

血热吐血，咯血，鼻出血：鲜积雪草捣汁 1 杯服，或鲜积雪草 30~90 克，水煎服。**内伤吐血，咯血，尿血**：鲜积雪草 40 克，费菜（景天三七）20 克，黄疸草（马蹄金）20 克，以上诸药取鲜汁，炖服，1 天 2 次。**肺脓肿**：鲜积雪草 30 克，虎杖 20 克，赤地利 20 克，三叉苦 15 克，炖取汤，调白糖服。**哮喘**：积雪草 50 克，马蹄金 40 克，薜荔根 30 克，水煎调红糖服。**腮腺炎**：积雪草 40 克，狗肝茶 30 克，大青叶 15 克，水煎服，外用鲜积雪草、青黛捣烂外敷患处。**牙齿肿痛**：积雪草 40 克，酢浆草 20 克，蒲公英 30 克，栀子根 20 克，水煎服。**糖尿病**：积雪草 60 克，老鼠耳 30 克，玉米须 30 克，炖猪瘦肉服。**预防中暑**：鲜积雪草水煎代茶饮。**中暑腹痛**：鲜积雪草 30~60 克，捣汁，加食盐少许调服，或水煎服。**急性病毒性肝炎**：鲜积雪草 60 克，马鞭草 40 克，虎杖 20 克，水煎服。**尿路小结石，小便不利，石淋**：鲜积雪草 30~90 克，海金沙 10 克，水煎服。**前列腺炎**：积雪草 40 克，车前草 30 克，炖猪大肠服。**宿伤**：鲜积雪草 60 克，铺地锦 30 克，鲜旱莲草 30 克，鲜酢浆草 30 克，鲜莲子草 20 克，酒水各半炖服。**头部外伤**：积雪草 100 克，马大青 60 克，石仙桃 30 克，八卦拦路虎 20 克，卷柏 20 克，水煎炖绿壳鸭蛋服。**椎动脉型颈椎病**：积雪草 30 克，制附子 10 克（先煎），白术 10 克，白芍 30 克，干姜 15 克，龙芽草 30 克，茯苓 30 克，竹茹 15 克，僵蚕 10 克，防己 25 克，水煎分数次服。**胸腹部软组织挫伤**：积雪草 30 克，肺风草 15 克，天胡荽 10 克，松叶尖 10 克，捣烂绞汁，水酒煎服。**腰部扭伤**：积雪草 50 克，土牛膝 20 克，虎杖 15 克，乳香 10 克，泽兰 10 克，没药 10 克，川楝子 12 克，水煎服。**毒蛇咬伤**：鲜积雪草、鲜天芥菜各适量，水煎服也可捣烂外敷患处。**急性结膜炎**：鲜积雪草捣烂绞汁，湿敷眼部。**白喉**：积雪草、天胡荽、酢浆草各适量捣汁饮，另取汁和醋漱喉。**月经不调**：积雪草 40 克，土牛膝 30 克，水煎调红糖服。

射干 27

扁桃体炎：射干 12 克，水煎，少许蜂蜜调服。**咽喉肿痛**：射干、山豆根等量，阴干为末，吹喉。**急性咽炎（伴发热）**：射干、山豆根、马勃各 15 克，板蓝根 12 克，金银花、野菊花各 10 克，桔梗、贯众各 6 克，水煎服。**慢性咽喉炎**：射干 10 克，桔梗 10 克，玄参 12 克，麦冬 10 克，甘草 6 克，水煎当茶服。**腮腺炎**：射干鲜根 3~5 克，水煎，饭后服，1 天 2 次。**稻田皮炎**：射干 500 克，水 4 升，盐 150 克，煮沸半小时后用温水洗患处。

徐长卿 231

风邪表证：（恶风、发热、汗出、脉浮或见瘙痒或见咳嗽、咽喉痛、头身痛）：徐长卿全草 50 克，紫珠草根 50 克，水煎分 3 次服。**牙痛**：取徐长卿幼苗浸酒漱口能止痛。**虚寒型胃痛**：徐长卿根 10 克，生黄芪 15 克，水煎服。**癌症疼痛**：徐长卿 30 克，七叶莲 30 克，王瓜 30 克，两面针 15 克，半枝莲 15 克，白花蛇舌草 20 克，水煎服。**慢性腰腿痛**：徐长卿 20 克，白石榴根 20 克，盐肤木 20 克，南天竹根 15 克，水煎服；或徐长卿 20 克，炮穿山甲 20 克，鸡血藤 60 克，牛膝 20 克，淮山药 30 克，蜈蚣 10 克，全蝎 10 克，共研细末，1 次 3 克，开水冲，饭后服，连服 1 周为 1 疗程。**跌打损伤**：徐长卿 15 克，苏木 10 克，延胡索 10 克，九节茶 10 克，穿山甲 10 克，水煎服。**慢性支气管炎**：徐长卿 15 克，盐肤木 30 克，买麻藤 30 克，羊奶 20 克，枇杷叶 12 克，水煎服。**冠心病**：徐长卿 15 克，葫芦茶 20 克，盐肤木 30 克，水煎当茶服。**风**

湿性关节炎、肩周炎：徐长卿根 20 克，金线莲 20 克，浸白酒 400 毫升，1 星期后，每服 1 汤匙，1 天 3 次。**毒蛇咬伤、虫螫**：徐长卿全草 20 克，鬼针草 30 克，水煎服，另取鲜徐长卿全草捣烂加米饭外敷。**荨麻疹**：徐长卿 15 克，长叶冻绿 15 克，阴石蕨 12 克，水煎服。**梅毒**：徐长卿 20 克，紫珠草根 50 克，紫花茄 30 克，王瓜 30 克，水煎服。

狼把草 35

肺痨咳嗽：狼把草 40 克，水煎当茶服。**咯血**：狼把草 30 克，白背三七 30 克，鬼针草 20 克，鱼腥草 20 克，白茅根 20 克，翻白草 30 克，侧柏叶 10 克，水煎服。**胸膜炎**：狼把草 30 克，十大功劳 30 克，丝瓜络 12 克，飞龙掌血 20 克，山藿香 15 克，蓝花参 30 克，水煎服。**急慢性肠炎、痢疾**：狼把草 20 克，人苋 15 克，水煎服。**跌打损伤**：狼把草 30 克，连钱草 20 克，七叶莲 15 克，两面针 15 克，九节茶 15 克，四叶葎 15 克，水煎服。**皮癣**：鲜狼把草叶适量，敷烂加醋外敷；或干狼把草研末调醋外涂。

高良姜 215

虚寒性呃逆：高良姜 10 克，半夏 10 克，竹茹 15 克，生姜 3 片，水煎服。**胃寒痛**：高良姜 10 克，香附 10 克，水煎服；或高良姜 100 克，五灵脂 100 克，研细末，1 次 3 克，开水冲服，1 天 2 次；或高良姜 6 克，制川乌 6 克，肉桂 3 克，乳香 9 克，九香虫 9 克，水煎服。**胃及十二指肠溃疡**：高良姜 10 克，茯苓 10 克，五灵脂 10 克，当归 6 克，肉桂 3 克，厚朴 6 克，菖蒲 10 克，枳实 10 克，白术 10 克，甘草 6 克，水煎服。**后脚跟疼痛**：高良姜 15 克，吴茱萸 10 克，洋葱 2 个，生姜 20 克，合共研末，加地瓜粉适量，炒成面状，加酒外敷患处。**急性牙周炎**：高良姜、细辛、地骨皮、荜拔各 6 克，水煎含嗽。**牛皮癣**：高良姜 4 克，肉桂 5 克，细辛 4 克，斑蝥 10 个，共为粗末，白酒 200 毫升，浸泡一周，滤过，加甘油 30 毫升，摇匀，涂于患处，每日 1 次。

凉粉草 279

风热感冒，咽喉肿痛：凉粉草 20 克，野菊花 15 克，一枝黄花 12 克，蓝花参 15 克，积雪草 10 克，水煎服。**高血压口渴、防暑**：凉粉草适量，水煎当茶服。**糖尿病，口渴咽干**：凉粉草 40 克，华山矾 30 克，玉叶金花 20 克，金丝苦楝 15 克，水煎服。**中暑**：凉粉草 30 克，车前草 15 克，牛筋草 15 克，鬼针草 10 克，水煎服。**急性风湿性关节炎**：凉粉草 20 克，生地黄 20 克，忍冬藤 30 克，豨莶草 15 克，水煎服。**急性肝炎**：凉粉草 30 克，鬼针草 20 克，垂盆草 20 克，丁葵草 15 克，虎杖 15 克，马兰 20 克，水煎服。**急性肾炎**：凉粉草 30 克，石韦 30 克，天芥菜 30 克，爵床 20 克，水煎服；或鲜凉粉草 60 克，水煎服。

充血性心力衰竭：益母草 15 克，黄芪 30 克，五味子 10 克，桂枝 10 克，党参 15 克，茯苓 10 克，薏苡仁 30 克，麦冬 10 克，丹参 20 克，赤小豆 15 克，水煎服。**糖尿病后期、阴阳两虚**：益母草 30 克，熟地黄 15 克，茯苓 12 克，泽泻、丹皮各 10 克，桂枝、附子各 6 克，淫羊藿 12 克，白术 15 克，党参、黄芪各 30 克，桑寄生 12 克，玉米须 30 克，怀牛膝、车前子、生姜各 15 克，大枣 5 枚，水煎服。**冠心病：**益母草 30 克，党参 15 克，五味子 5 克，黄芪 20 克，麦冬 12 克，桑寄生 15 克，酸枣仁 15 克，水煎服。**高血压：**益母草 20 克，望江南 15 克，水煎服。**慢性肾炎：**益母草 60 克，白花蛇舌草 30 克，半枝莲 30 克，水煎服。或益母草 15 克，当归 12 克，赤芍 10 克，川芎 10 克，红花 9 克，丹参 15 克，白茅根 15 克，女贞子 12 克，枸杞 15 克，旱莲草 15 克，菟丝子 10 克，扁豆 15 克，水煎服。**类风湿关节炎：**益母草 20 克，鸡血藤 25 克，生地黄 25 克，防风 10 克，乳香 10 克，白芍 15 克，秦艽 10 克，没药 10 克，威灵仙 12 克，独活 10 克，防己 12 克，水煎服。**跌打损伤：**益母草 20 克，加酒炖服。**安胎、止痛：**益母草种子 10 克，川芎、归身、白芍、续断各 6 克，生地黄、杜仲、阿胶各 10 克，研末炼蜜丸如绿豆大，1 次 30~40 粒，开水送服。**妇女产后腹痛：**益母草 20 克，桃仁 10 克，当归尾 10 克，蒲黄 10 克，五灵脂 10 克，川芎 6 克，水煎服。**妇女产后高血压：**益母草 30 克，当归 6 克，杜仲 15 克，水煎服。**终止早期妊娠：**益母草 30 克，牛膝 12 克，莪术 6 克，三棱 6 克，当归 15 克，枳实 6 克，水煎服；或益母草 30 克，枳壳 15 克，丹参 10 克，水煎服。**带下病：**益母草 15 克，鸡冠花 20 克，淮山药 30 克，黄柏 15 克，水煎服。**急性盆腔炎：**益母草 30 克，金银花 15 克，蒲公英 30 克，紫花地丁 30 克，败酱草 20 克，水煎服。**月经不调：**益母草 15 克，丹参 10 克，香附 10 克，水煎服。**妇女痛经：**益母草 30 克，川芎 10 克，当归 15 克，白芍 12 克，水煎服。**闭经：**益母草 60 克，水煎去渣，加红糖 100 克服；或益母草 30 克，乌豆 30 克，红糖 30 克，黄酒炖服，连服 1 周；或益母草 30 克，马鞭草 20 克，鸡血藤 30 克，土牛膝 15 克，泽兰 12 克，丹参 15 克，茜草 10 克，香附 10 克，赤芍 10 克，红花 6 克，水煎服，连服 7 天为 1 疗程，停药 3 天后，可再服 1 疗程。

益母草 169

肾虚遗精，早泄：益智仁 10 克，补骨脂 10 克，菟丝子 10 克，潼蒺藜 10 克，韭菜子 8 克，水煎服。**肾虚不固，尿浊：**益智仁 10 克，金樱子根 30 克，补骨脂 10 克，萆薢 15 克，茯苓 15 克，黄芪 30 克，山药 30 克，水煎服。**肾气不固，遗尿：**益智仁 10 克，乌药 10 克，升麻 10 克，潼蒺藜 10 克，黄芪 30 克，山药 15 克，水煎服。或益智仁、白果各 15 克，肉桂 1 克，将上药放入猪尿胞内，煨熟吃汤。**清晨腹泻：**益智仁 10 克，吴茱萸 6 克，肉桂 6 克，干姜 6 克，菟丝子 10 克，补骨脂 10 克，白术 10 克，水煎服。**脾肾虚寒：**益智仁 10 克，人参 3 克，半夏 10 克，陈皮 10 克，茯苓 12 克，车前子 10 克，水煎服。**小儿流涎不止：**益智仁 6 克，白术 6 克，吴茱萸 3 克，水煎服。

益智仁 439

慢性支气管炎：浙贝母 15 克，胡颓子果实 30 克，甘草粉 9 克，晒干，研末，混合调匀。成人 1 次服 3~6 克、1 天 2~3 次，连服 10 天为 1 疗程。

浙贝母 123

痰热咳喘：浙贝母 10 克，麻黄 6 克，桑白皮 9 克，鱼腥草 30 克，瓜蒌 15 克，水煎服。**晨起咳甚痰多**：浙贝母 10 克，陈皮 10 克，半夏 12 克，茯苓 20 克，白术 15 克，水煎服。**肺热痰稠，咯血**：浙贝母 10 克，海浮石 15 克，白茅根 12 克，侧柏叶 10 克，水煎服。**胃酸过多**：浙贝母 9 克，黄连 5 克，乌贼骨 15 克，水煎服。**甲状腺肿大**：浙贝母 12 克，半夏 8 克，南星 6 克，陈皮 9 克，牡蛎 24 克，海蛤壳 12 克，水煎服。**淋巴结肿大**：浙贝母 10 克，玄参 20 克，牡蛎 30 克，夏枯草 15 克，水煎服。**肛门周围脓肿灼痛**：浙贝母 10 克，牡丹皮 10 克，大黄 3 克，白芷 3 克，甘草 3 克，水煎服。**舌下囊肿**：浙贝母 15 克，苦参 12 克，僵蚕 12 克，威灵仙 12 克，葶苈子 10 克，补骨脂 10 克，当归 10 克，花蕊石 10 克，半夏 10 克，水煎服。

海风藤 232

四肢拘挛：海风藤 15 克，豺皮樟 20 克，浸酒服。**肩关节周围炎**：海风藤 20 克，三丫苦（三叉苦）15 克，肖梵天花 15 克，野木瓜 15 克，两面针 10 克，片姜黄 12 克，水煎服。或海风藤 15 克，白芍 20 克，甘草 10 克，生姜黄 12 克，羌活 10 克，桑枝 20 克，蜈蚣 2 条，全蝎 6 克，桂枝 10 克，水煎服。**类风湿关节炎**：海风藤 20 克，千斤拔 20 克，老君须 15 克，阿利藤 20 克，七叶莲 20 克，地鳖虫 15 克，蜈蚣 1 条，秦艽 10 克，麻黄 5 克，桂枝 10 克，水煎服。**背部宿伤，天气变化剧痛**：海风藤 20 克，南蛇藤 20 克，算盘子根 20 克，羌活 15 克，防风 9 克，莪术 10 克，三棱 8 克，黄芪 30 克，鸡血藤 30 克，水煎服。**痔疮**：鲜海风藤 500 克，水煎，肛门对准坐熏，1 天 2 次，1 次至水凉为止。

海金沙 273

湿热黄疸：鲜海金沙全草 50 克，水煎服。**腮腺炎**：海金沙全草 30 克，水煎服。**急性扁桃体炎**：海金沙全草 30 克，朱砂根 10 克，一枝黄花 15 克，淡竹叶 10 克，梅叶冬青 15 克，水煎早晚各服 1 次。**遗精**：海金沙全草 60 克，烧存性，研末冲开水服，每天临睡前服 1 剂，连服 7 天为 1 疗程。**痢疾、肠炎**：鲜海金沙全草 60 克，凤尾草 20 克，地耳草 10 克，水煎服；或海金沙全草 18 克，人苋 12 克，马齿苋 20 克，鱼腥草 15 克，鬼针草 15 克，地菍 12 克，凤尾草 18 克，水煎加冰糖服。**胆结石**：海金沙 10 克，鸡内金 15 克，神曲 10 克，枳实 10 克，野菊花 15 克，连钱草 20 克，水煎服。**尿路结石**：海金沙 10 克，金钱草 30 克，石韦 15 克，鸡内金 10 克，鬼针草 15 克，水煎服。**肾炎水肿**：海金沙孢子 20 克，猫须草 30 克，玉米须 40 克，金丝草 20 克，石韦 30 克，爵床 20 克，天芥菜 20 克，水煎服。**急性尿道炎**：海金沙 10 克，木通 6 克，甘草梢 6 克，淡竹叶 15 克，猫须草 10 克，爵床 10 克，水煎服。**前列腺肥大**：海金沙 10 克，生蒲黄 10 克，穿山甲 15 克，没药 5 克，琥珀末 1 克（冲服），水煎服。**带状疱疹**：海金沙藤 30 克，狗肝菜 30 克，山芝麻 20 克，白马骨 15 克，过江藤 20 克，乌蔹莓 15 克，水煎服。**血崩**：海金沙藤 60 克，开水炖服。**急性乳腺炎**：鲜海金沙根 30 克，酒水各半煎服。

海桐皮 253

上肢酸痛，经久不愈：海桐皮 12 克，当归 12 克，赤芍 15 克，白术 15 克，甘草 6 克，羌活 10 克，片姜黄 12 克，水煎服。湿热痹痛：海桐皮 10 克，忍冬藤 15 克，桑枝 12 克，木通 6 克，石膏 30 克，知母 10 克，甘草 3 克，水煎服。类风湿关节炎：海桐皮 15 克，雷公藤 15 克，川乌 15 克，地龙干 20 克，两面针 15 克，七叶莲 20 克，桑枝 20 克，水煎服。或海桐皮 12 克，桑枝 20 克，天麻 10 克，生地黄 15 克，白芍 10 克，太子参 10 克，独活 10 克，乌梢蛇 10 克，蜈蚣 1 条，豨莶草 12 克，灵芝 10 克，鸡血藤 15 克，牛七 10 克，乳香、没药各 10 克，甘草 6 克，苍术 10 克，黄柏 12 克，水煎服。痛风性关节炎：海桐皮 12 克，防己 12 克，苍术 10 克，黄柏 12 克，牛膝 15 克，木瓜 15 克，忍冬藤 20 克，薏苡仁 20 克，桑枝 20 克，苦郎树 15 克，水煎服。皮肤痒：海桐皮适量，加盐少许，水煎外洗。湿疹：海桐皮 10 克，金银花 15 克，地肤子 10 克，蛇床子 10 克，薏苡仁 30 克，苍术 10 克，水煎服。

浮小麦 367

心脾受损，阴液不足，悲伤欲哭，心中烦乱：浮小麦 60 克，粉甘草 20 克，大枣 14 枚，麦门冬 12 克，白芍 12 克，柏子仁 10 克，水煎服。阳虚自汗：浮小麦 24 克，麻黄根 10 克，黄芪 15 克，煅牡蛎 30 克，水煎服。脏躁（癔病）：浮小麦 30 克，甘草 6 克，大枣 5 克，香附 8 克，白芍 10 克，水煎服。体虚自汗：浮小麦 20 克，白术 10 克，黄芪 15 克，水煎服。或浮小麦 15 克，麻黄根 15 克，当归尾 15 克，人参 10 克，黄芪 20 克，红枣 5 枚，水煎服。盗汗：浮小麦 15 克，麻黄根 10 克，黄芪 50 克，牡蛎 30 克，水煎服。产后汗出不止：浮小麦 30 克，党参 10 克，麦冬 10 克，五味子 6 克，荞麦 15 克，白芍 10 克，煅牡蛎 20 克，黄芪 15 克，当归 12 克，制附子 6 克，水煎服。

通泉草 36

偏头痛：通泉草、九节茶各 15 克，香茶菜 30 克，娃儿藤 10 克，蛏干 60 克，炖服。咽喉炎、口腔炎：鲜通泉草 30 克，水煎服。消化不良：通泉草、番石榴各 15 克，水煎服。黄疸性肝炎：鲜通泉草 40 克，水煎当茶服。疔疮：通泉草、紫花茄、王瓜各 15 克炖瘦肉服；或鲜通泉草适量，捣烂加冬蜜外敷患处。小儿惊风：通泉草 15 克，独脚金 3 克，炖猪心服。

预知子 201

风寒腰痛：预知子 15 克，入骨丹 15 克，香椿 15 克，阿利藤 20 克，水煎服。胃痛：预知子 15 克，白花蛇舌草 10 克，半枝莲 10 克，鸡脚参 10 克，水煎服。肝癌：预知子 20 克，半边莲 15 克，半枝莲 20 克，蕒芝 30 克，腹水草 10 克，水煎服。胃癌：预知子 15 克，水飞蓟 15 克，盘柱南五味（南五味子）30 克，郁金 15 克，灵芝 30 克，鬼箭羽 10 克，延胡索 12 克，猴头菇 30 克，赤芍药 12 克，鳖甲 30 克，黄芪 15 克，水红花子 30 克，刺五加皮 15 克，山药 15 克，水煎服，连服 1 个月为 1 疗程。直肠癌：预知子 20 克，山慈菇 20 克，蛇莓 30 克，石见穿 30 克，鬼针草 40 克，万毒虎 20 克，薏苡仁 40 克，黄芪

20克，鸡血藤20克，马鞭草20克，丹参15克，川三七6克，大黄6克，枳壳10克，水煎服，连服15天为1疗程。疝气痛：预知子15克，排钱草10克，荔枝根10克，水煎服。睾丸肿痛：预知子15克，青木香10克，石耳10克，双肾参10克，水煎服。遗精：预知子15克，双肾参10克，草苁蓉15克，木蝴蝶6克，炖猪腰肾一对服。子宫脱垂：预知子15克，头发七10克，双肾参10克，荔枝根20克，炖鸡服。

风热感冒：桑叶12克，菊花10克，连翘12克，芦根10克，杏仁10克，薄荷8克，甘草3克，水煎服。肺燥咳嗽：桑叶12克，杏仁10克，川贝母10克，沙参10克，黄芩10克，麦冬10克，栀子8克，甘草3克，水煎服。迎风流泪：桑叶10克，黑芝麻10克，研细末，开水调服。高血压眩晕：桑叶750克，黑芝麻300克，先将芝麻蒸熟捣烂，加研细末的桑叶，和匀，1天3次，1次5克，开水冲服。或桑叶12克，野菊花10克，丁香蓼10克，夏枯草15克，大青叶12克，马兰15克，蒙花9克，甘草3克，水煎当茶服。面瘫：桑叶12克，全蝎6克，蜈蚣2条，僵蚕12克，制白附子8克，胆南星8克，白蒺藜8克，白芍15克，生地黄15克，川芎10克，薄荷8克，钩藤15克，丹皮10克，荆芥6克，防风8克，黄芩10克，细辛3克，羌活10克，甘草6克，水煎服。健忘失眠：桑叶、黑芝麻、胡桃肉各100克，共捣如泥作成丸，1天2次，1次5克，开水送服。目赤：桑叶12克，菊花9克，车前草15克，水煎服；或桑叶12克，菊花12克，决明子10克，车前子10克，生地黄20克，夏枯草12克，白芍12克，水煎服。风热赤眼：鲜桑叶30克，猪肝适量，同炖服，另桑叶煎汤趁热熏洗。蛋白尿：桑叶30克，玉米皮50克，马蹄皮30克，陈年葫芦皮50克，黄芪50克，油肉桂（冲）8克，白术10克，水煎服。

长期慢性咳嗽、胸腔积液：桑白皮10克，石韦20克，葶苈子10克（包），车前子4克（包），商陆10克，甘草3克，水煎服。哮喘：桑白皮10克，五味子10克，生麻黄15克，细辛6克，半夏15克，白芍30克，甘草10克，茯苓10克，水煎服。脾虚湿盛，上逆迫肺而上气喘急：桑白皮10克，陈皮10克，大腹皮12克，生姜皮6克，茯苓皮12克，麻黄6克，甘草3克，水煎服。脾虚湿盛属中焦，腹满胀者：桑白皮10克，黄芪20克，白术10克，茯苓皮12克，厚朴10克，陈皮10克，姜、枣各3枚，水煎服。脾虚湿盛属下焦，小便短少者：桑白皮10克，猪苓10克，泽泻10克，五加皮10克，茯苓15克，桂枝10克，白术10克，水煎服。手臂血热痹证：桑白皮20克，生地黄20克，忍冬藤30克，白芍20克，藕节20克，瓜蒌10克，木瓜10克，秦艽10克，威灵仙10克，钩藤15克，甘草3克，水煎服。吐血：鲜桑白皮120克，切片，猪肉120克，开水冲炖服。肩周炎：桑枝20克，白芍20克，甘草6克，伸筋草20克，忍冬藤30克，片姜黄12克，水煎服。风湿性关节炎急性发作：鲜桑白皮（根）60克，猪脚节1个，黄酒 250 毫升，同炖服，1 天 1 剂。**脉管炎**：鲜桑根 100 克，炖猪脚节，连服 1 周，1 天 2 次。**鹤膝风、臁疮（小腿慢性溃疡）**：鲜桑白皮适量，猪肥肉一块，同捣烂外敷；或桑根 40 克，南五味根 60 克，土牛膝 25 克，炖酒服。**小儿鼻衄**：桑白皮 30~40 克，水煎当茶服。

桑寄生 255

鼻出血：桑寄生 15 克，卷柏 10 克，旱莲草 10 克，水煎服。**尿路感染**：桑寄生、爵床、玉叶金花各 15 克，水煎当茶饮。**风湿骨痛**：桑寄生、白石榴根、水团花各 15 克，炖猪脚服。**慢性腰痛**：桑寄生、千斤拔各 15 克，炖猪龙骨服。或桑寄生 18 克，熟地黄 25 克，附子 10 克，淫羊藿 15 克，肉苁蓉 15 克，独活 12 克，续断 18 克，当归 9 克，鸡血藤 30 克，水煎服。**腰背部宿伤**：桑寄生 30 克，骨碎补 20 克，刘寄奴 15 克，马大青 30 克，七叶莲 15 克，水煎服。**孕妇胎动不安，伴有腰酸背痛**：桑寄生 15 克，杜仲 12 克，续断 10 克，白术 12 克，砂仁 4 克，水煎服。**习惯性流产**：桑寄生 15 克，白术 9 克，续断 10 克，黄芪 15 克，当归 6 克，山萸肉 6 克，水煎服。**崩漏**：桑寄生研细末，1 次 15 克，用红糖调服。**崩漏**：桑寄生 20 克，石耳 6 克，瓦韦 15 克，水煎服。

桑葚 426

肾阴不足，头晕耳鸣，腰酸膝软：桑葚 10 克，何首乌 30 克，牛膝 10 克，菟丝子 10 克，女贞子 15 克，杜仲 10 克，桑叶 10 克，水煎服。**阴虚津少，口渴舌燥，便秘**：桑葚 10 克，麦冬 15 克，沙参 12 克，玉竹 10 克，翻白草 15 克，水煎服。**头发早白、脱发**：桑葚 10 克，何首乌 15 克，旱莲草 10 克，灵芝 30 克，女贞子 10 克，熟地黄 10 克，水煎服。**失眠**：桑葚 10 克，女贞子 12 克，旱莲草 12 克，水煎服或研末，开水调服，每次 10 克，每日 2 次。**头目眩晕，失眠**：鲜桑葚 15 克，绞汁或干桑葚 12 克，水煎服。**脑震荡后遗症**：桑葚 12 克，枸杞 12 克，菟丝子 10 克，党参 20 克，枣仁 15 克，黄芪 20 克，当归 12 克，白蒺藜（蒺藜）10 克，川芎 8 克，远志 6 克，牡蛎 20 克，甘草 3 克，水煎服。**脑瘀血所致健忘症**：桑葚 15 克，枸杞 15 克，赤芍 18 克，生蒲黄 15 克，五灵脂 15 克，当归 15 克，川芎 15 克，菖蒲 15 克，丹参 20 克，黄精 20 克，熟地黄 15 克，水煎服，连服半年，记忆力亦逐渐改善。**老年习惯性便秘**：桑葚 30 克，水煎服，1 天 2 次。**头癣、秃疮**：鲜桑葚 60 克，捣烂，剃头后涂上，连用 2~3 次。

上感，支气管炎：鲜球兰 60 克，鬼针草 30 克，一见喜 12 克，水煎服，1 天 1 剂。**肺阴不足，久咳**：球兰 30 克，岩白菜 20 克，万毒虎 15 克，千日红 12 克，明党参 12 克，地蚕 15 克，水煎服。**肺炎**：鲜球兰叶 60~100 克，捣烂，冰糖 15~30 克，水炖服；或球兰 40 克，三叉苦 30 克，黄芩 15 克，鱼腥草 30 克，白茅根 15 克，水煎服。**头痛**：鲜球兰叶 12 片，石仙桃 30 克，梅叶冬青 20 克，水煎服。**鼻出血**：鲜球兰叶捣烂塞于鼻孔中。**麻疹高热**：鲜球兰叶 6~8 克，水煎代茶饮。**关节风湿痛**：鲜球兰茎叶 60~100 克捣烂，黄酒 120 克，水炖服。**睾丸炎**：鲜球兰叶

60~100 克捣烂，水炖服；或球兰 30 克，枳壳 10 克，垂盆草 20 克，爵床 15 克，川楝子 10 克，水煎服。**胃癌**：鲜球兰叶捣烂取汁，1 次 1 杯，1 天 3 次，连服 15 剂。**食管癌**：鲜球兰 60 克，白花蛇舌草 60 克，鬼针草 20 克，狗肝茶 30 克，水煎服。**胸部挫伤**：鲜球兰全草 30 克，山藿香 15 克，三丫苦（三叉苦）20 克，水煎服。**痈疔疮**：鲜球兰叶 60 克，红糖 30 克，开水炖服，渣捣烂调蜂蜜外敷；或鲜球兰捣烂，外敷患处。**中耳炎脓肿**：鲜球兰捣烂取汁，滴入耳内。**乳腺癌、乳腺炎**：球兰 40 克，紫花地丁 20 克，蒲公英 15 克，八角莲 15 克，水煎服。**乳腺癌肿痛、灼热**：鲜球兰捣烂外敷患处。**妇女乳汁不足**：球兰 40 克，羊奶 30 克，生姜片炖肉服或猪脚服。

球兰 135

牙齿肿痛：排钱草 40 克，龙葵 20 克，淡竹叶 10 克，连翘 10 克，生地黄 15 克，水煎服。**脾脏肿大**：排钱草叶 50 克，地瓜酒 120 克，炖服；或排钱草根 100 克和猪脚节炖服。**肝硬化腹水**：排钱草茎、叶 60 克，葨芝 40 克，水煎服。或排钱草 15 克，葨芝 50 克，腹水草 50 克，十大功劳 30 克，白毛藤 30 克，黄疸草 20 克，水煎服。**胃溃疡**：排钱草 30 克，山腊梅根 20 克，炖鸡或羊肉服。**脱肛**：排钱草根 40 克，重阳木根 30 克，牛筋草 30 克，水煎服；气虚加勾儿茶、榕树气根各 30 克，肺热或肠热者马齿苋 40 克。**疝气**：排钱草根 60 克，浸酒服；或排钱草根 20 克，肖梵天花 15 克，水煎服。**腰腿痛**：排钱草根 60 克，马大青 60 克，盐肤木根 30 克，南天竹根 20 克，猪瘦肉炖服。**月经不调、闭经**：排钱草根 60~100 克，老母鸡 1 只，酒水炖，饭前服。**子宫脱垂**：排钱草 30 克，金樱子根 20 克，算盘珠 40 克，水煎服；或排钱草根 20 克，酒炒，野牡丹根 30 克，炖鸡服。

排钱草 349

肺结核：菝葜根 40 克，白马骨 30 克，平地木 20 克，十大功劳 20 克，百部 10 克，水煎服。**慢性胃炎**：菝葜 20 克，香附 10 克，乌药 10 克，两面针 6 克，鸡骨香 10 克，甘草 6 克，十大功劳 30 克，水煎服，1 天 1 剂，10~15 天为 1 疗程。**胃癌**：菝葜 20 克，白花蛇舌草 30 克，半枝莲 30 克，半边莲 30 克，威灵仙 15 克，三叶青根 50 克，铁树根 20 克，水煎服。**糖尿病**：菝葜根 60 克，乌梅 1 个，水煎服；或菝葜鲜叶 60 克，水煎当茶饮。**赤白痢，肠炎**：菝葜鲜根 60 克，黄连 6 克，鬼针草 20 克，水煎服。**乳糜尿**：菝葜根 30 克，金樱子根 40 克，荠菜 40 克，金丝草 20 克，水煎服。**脱肛**：菝葜根 80 克，金樱子根 100 克，水煎分 3 次服。**痔疮**：菝葜鲜叶、千里光、一枝黄花各适量，水煎熏洗；或菝葜根 30 克，土茯苓 30 克，水煎服。**胃、食管、直肠、乳腺等癌肿**：菝葜鲜根 1000 克，水煎取浓液，加肥猪肉 100 克同炖，1 天数次分服。服药期间忌食刺激性食物如辣椒、韭菜、大蒜、姜等。**风湿关节痛**：菝葜 3 份，鹅掌柴、野木瓜各 2 份，将药浸入白酒中 7 日，每晚睡前服 50 毫升。**腰椎间盘突出症**：菝葜 30 克，独活 12 克，白芍 25 克，甘草 9 克，薏苡仁 30 克，络石藤 30 克，伸筋草 30 克，威灵仙 30 克，

菝葜 226

水煎服。坐骨神经痛，腰痛，跌打损伤：菝葜 50~100 克，水煎洗。痈疽肿毒、慢性溃疡：菝葜鲜根 60 克，石岩枫 30 克，梅叶冬青 20 克，兰香草 15 克，水煎服。

黄花倒水莲 450

肺虚咳嗽：黄花倒水莲根 50 克，盐肤木 40 克，买麻藤 30 克，炖猪瘦肉服。血虚心悸，失眠：黄花倒水莲 40 克，炖猪心服。肝肾两虚、虚火牙痛：鲜黄花倒水莲根 60 克，桑根 50 克，加蛋炖服。阳痿：黄花倒水莲根 50 克，五加皮 12 克，杜仲 12 克，炖猪肾服。慢性肾炎：黄花倒水莲 40 克，勾儿茶 30 克，黄芪 15 克，石韦 30 克，菝葜 40 克，爵床 30 克，水煎服。连服 10 天为 1 疗程。腰椎压缩性骨折：黄花倒水莲 30 克，骨碎补 20 克，续断 10 克，九节茶 12 克，水煎服。腰肌劳损：黄花倒水莲 30 克，黄花稔 20 克，炖乌贼鱼干 1 只，炖服。慢性风湿性关节炎、腰腿痛：黄花倒水莲 30 克，金樱子根、算盘珠各 20 克，盐肤木 15 克，水煎服。连服 7 天为 1 疗程。带下病：黄花倒水莲根 50 克，淮山 40 克，白马骨 30 克，地菍 30 克，芡实 15 克，爵床 20 克，水煎服。子宫脱垂：黄花倒水莲 50 克，人参 30 克，炖猪瘦肉服；或黄花倒水莲根 60 克，炖鸡肉调酒服。小儿疳积或病后体弱：黄花倒水莲根 3~15 克，冰糖炖服。痢疾、淋浊、疔疮疖毒：黄花倒水莲花适量，冬蜜 30 克，炖服。

黄芩 60

肺热咳嗽：黄芩、桑白皮、桔梗各 12 克，石膏 30 克，水煎服。支气管炎气喘：黄芩 9 克，旋覆花 9 克，紫菀 8 克，白前 8 克，胡颓子叶 12 克，桔梗 10 克，党参 10 克，黄芪 10 克，川贝母 10 克，朱砂 4 克（另包），水煎服。眩晕：黄芩 10 克，白芷 5 克，茶叶 6 克，共研末，开水冲服。黄疸性肝炎：黄芩 12 克，柴胡 10 克，白芍 12 克，茵陈蒿 30 克，栀子 10 克，大黄 6 克，板蓝根 15 克，车前子 10 克，水煎服。急性胆囊炎，寒热往来：黄芩 10 克，柴胡 10 克，葛根 12 克，半夏 10 克，白芍 12 克，甘草 3 克，水煎服。高血压：黄芩 15 克，杜仲 20 克，夏枯草 15 克，牛膝 12 克，水煎服。结膜炎：黄芩 10 克，生地黄 30 克，龙胆草 15 克，柴胡 10 克，栀子 10 克，车前子 10 克，泽泻 15 克，板蓝根 15 克，水煎服。牙痛：黄芩 12 克，生石膏 15 克，细辛 2 克，生甘草 3 克，水煎服。崩漏：黄芩 10 克，研细末，开水冲服。胎动不安：黄芩 10 克，白术 10 克，砂仁 10 克，木香 6 克，水煎服。

阴虚发热盗汗：黄芪 20 克，当归 8 克，生地黄、熟地黄、黄芩、黄柏、黄连各 10 克，地骨皮 10 克，麻黄根 10 克，水煎服。胸中大气下陷，呼长吸短，脉沉迟：知母 10 克，生黄芪 20 克，柴胡 6 克，升麻 4 克，桔梗 6 克，水煎服。支气管炎：黄芪 40 克，麻黄 15 克，胡颓子根 30 克，黄芩 20 克，地龙干 20 克，水煎服。血小板减少症：黄芪 50 克，大枣 10 粒，鲜花生皮 15 克，水煎服，连服 2 个月。顽固性头痛：黄芪 100 克，炖羊头服，连服 3 个月。肝硬化：黄芪 40 克，水蛭 15 克，地龙干 20 克，老君须 15 克，大黄 10 克，水煎服。冠心病：黄芪 40 克，五味子 15 克，川芎 15 克，葫芦茶 30 克，七叶胆 20 克，地龙干 20 克，水煎服。自汗：黄芪 15 克，防风 10 克，白术 15 克，水煎服。习惯性便秘：黄芪 50 克，肉苁蓉 10 克，生地黄 30 克，桃仁 10 克，枳实 15 克，水煎服。慢性前列腺炎：黄芪 40 克，车前草 30 克，地龙干 20 克，水蛭 10 克，土茯苓 30 克，水煎服。痈疽、无名肿毒：黄芪 10 克，金银花 15 克，当归 10 克，甘草 3 克，万毒虎（白绒草）10 克，大尾摇 12 克，水煎服。鼻咽喉癌放化疗后常用方：黄芪 30 克，桔梗 12 克，浙贝母 15 克，玉竹 10 克，太子参 15 克，连翘 10 克，甘草 5 克，射干 15 克，赤芍 15 克，黄精 10 克，五味子 10 克，夏枯草 12 克，七叶一枝花 10 克，元参 30 克，麦冬 15 克，鱼腥草 20 克，山慈菇 6 克，水煎服。产后乳汁自出不止：黄芪 25 克，五味子 10 克，水煎服或研末冲甜酒服。血崩：生黄芪 50 克，水煎常服，忌刺激性食物。

黄芪 419

肝胃郁热：黄连 3 克，吴茱萸 4 克，白芍 9 克，煅瓦楞子 15 克，水煎服。胃阴不足，口渴咽干：黄连 3 克，玄参 15 克，麦冬 9 克，沙参 15 克，水煎服。胃积热，牙龈肿痛，大便秘结：黄连 5 克，大黄 9 克（后下），玉竹 10 克，连翘 10 克，水煎服。肝胃不和，胁胀痛：黄连 4 克，柴胡 6 克，白芍 12 克，枳壳 9 克，水煎服。萎缩性胃炎：黄连 500 克，食醋 500 克，白糖 500 克，山楂片 100 克，加沸开水 4000 毫升，混合浸泡 7 日，即可服用，1 天 3 次，1 次 50 毫升，饭后服。口舌生疮糜烂：黄连 8 克，五味子 2 克，甘草 3 克，水浓煎，时时漱口。热毒痢疾：黄连 3 克，木香 9 克，白头翁 9 克，秦皮 9 克，败酱草 30 克，水煎服。水亏火旺型失眠：黄连 3 克，肉桂 4 克，夜交藤 15 克，炒枣仁 15 克，水煎服。阴虚火旺型失眠：黄连 4 克，百合 10 克，阿胶 10 克（冲服），珍珠母 20 克，枣仁 10 克，远志 9 克，水煎服。妇女恶阻（妊娠剧吐）：黄连 6 克，研细末，米糊制成 10 丸，每服 3 丸，开水送下。

黄连 58

百日咳：鲜黄药子珠芽 9~15 克切开，水炖冲冰糖于饭后服，1 天 2 次；或黄药子 500 克，切片，水煎成 10000 毫升，取滤液加入白糖 500 克，调匀备用，3 岁以内日服 30 毫升，3 岁以上日服 50 毫升，4 次分服。头痛：鲜黄药子珠芽切成薄片，贴太阳穴。诸药中毒：黄药子珠芽用开水磨汁 1 小杯，开水送下，可催吐，以毒物吐尽为止。食管癌：黄药子 8 克，七叶一枝花 20 克，山豆根 12 克，制南星 12 克，法半夏 15 克，郁金 10 克，沉香 5 克，砂仁 9 克，穿破石 30 克，黄芪 30 克，浙贝母 15 克，威灵仙 30 克，徐长卿 15 克，石见穿 20 克，甘草 4 克，三七粉 6 克（分冲），水煎服。颈淋巴结核：黄药子块茎 9 克，水煎冲酒服。甲亢：黄药子 15 克，白背叶根 20 克，山芝麻 15 克，鲜圆羊齿 50 克，葫芦茶 20 克，水煎服，连服 7 日为 1 疗程。甲状腺瘤：黄药子根 15 克，水煎连服 1~2 个月。睾丸炎：黄药子 12 克，牛筋草 20

黄药子 118

克，九里香 15 克，大尾摇 20 克，肾蕨 12 克，水煎服。胃癌：黄药子珠芽 10 克，威灵仙 15 克，岩白菜 15 克，一点红 15 克，水煎服，连服半个月。胃及肝肿瘤晚期胀痛：黄药子 3 克，雄黄 12 克，轻粉 1.2 克，蜂房 5 克，蟾蜍 3 克，信石 1.2 克，冰片 4.8 克，蜈蚣 4 条，硇砂 2.4 克，斑蝥 3 克，全蝎 4 只，干姜 30 克，大黄 4 克，白花蛇 12 克，胆南星 6 克，木鳖子 2.4 克，山慈菇 6 克，共研末，调香油外敷患处及肚脐（神阙）。急性关节扭伤、软组织挫伤：黄药子 10 克，栀子 12 克，红花 10 克，草乌 3 克，共研细末，用蛋清调外敷；或 75% 酒精调外敷，24 小时换药 1 次。

黄柏 54

小便热痛：黄柏 10 克，地肤子 10 克，生地黄 30 克，爵床 15 克，木通 6 克，水煎服。胆囊炎、黄疸性肝炎：黄柏 12 克，栀子 10 克，甘草 3 克，虎杖 10 克，大尾摇 10 克，水煎服。痢疾：黄柏 10 克，秦皮 10 克，翻白草 15 克，十大功劳 10 克，水煎服。湿热腰痛：黄柏 12 克，苍术 10 克，薏苡仁 20 克，牛膝 8 克，木瓜 15 克，水煎服。下肢脉管炎：黄柏 10 克，金银花 15 克，穿山甲 9 克，地龙干 12 克，当归尾 12 克，水煎服。烫伤、烧伤：黄柏 15 克，松香 15 克，生猪油 250 克，先将猪油捣烂，加入黄柏、松香粉合成膏，外敷患处。湿疹、皮炎：黄柏 10 克，枯白矾 1 克，共研细末，外敷患处。跌打肿痛，鼻疮肿痛：黄柏 15 克，研末，鸡蛋白适量，调混合外敷。

黄精 447

肺阴虚咳嗽：黄精 15 克，百合 12 克，天门冬 10 克，沙参 10 克，知母 10 克，川贝母 10 克，黄芩 10 克，水煎服。肺热咳嗽，伴有咯血：黄精 15 克，百合 12 克，知母 10 克，沙参 10 克，天门冬 10 克，白及 10 克，茜草 10 克，水煎服。病后体弱，腰膝酸软：黄精 15 克，枸杞 15 克，续断 10 克，党参 15 克，当归 12 克，杜仲 12 克，水煎服。脾虚食少：黄精 15 克，太子参 15 克，白术 10 克，山药 20 克，石斛 12 克，水煎服。脾不统血，便血：黄精 60 克，炖肉服。消渴属上焦者：黄精 15 克，人参 4 克，黄芪 15 克，山药 20 克，麦冬 12 克，华山矾 20 克，水煎服。腰肌劳损，跌打损伤：黄精 60 克，泡酒饮。骨结核病：黄精 12 克，龟板 10 克，阿胶 10 克，黄芪 30 克，赤芍 12 克，蜈蚣 2 条，桃仁 10 克，全蝎 6 克，薏苡仁 15 克，胡芦茶 20 克，水煎服。

外感咳嗽：石菖蒲 10 克，麻黄 15 克，杏仁 15 克，甘草 10 克，草河车 20 克，芦根 30 克，槟榔 6 克，水煎服。健忘症：菖蒲 15 克，远志 10 克，龟板 15 克，白果 10 克，水煎服；或鲜菖蒲根 30 克，猪瘦肉 250 克，酒水各半炖服。心神不宁：菖蒲 12 克，五味子 10 克，丹参 20 克，远志 10 克，水煎服。老年性痴呆：菖蒲 15 克，人参 10 克，黄芪 40 克，红花 8 克，川芎 12 克，郁金 10 克，仙灵脾 12 克，枸杞 12 克，桃仁 10 克，马大青 50 克，水煎服。痰浊眩晕：菖蒲 15 克，半夏 10 克，陈皮 10 克，茯苓 15 克，白术 10 克，生姜 3 片，天竺黄

10克，水煎服。口腔溃疡：菖蒲3克，川连6克，水煎服。胃脘胀满：菖蒲10克，苍耳子10克，神曲15克，山楂8克，莱菔子10克，蚕沙10克，厚朴10克，水煎服。久痢不止：菖蒲5克，党参10克，石莲子10克，茯苓10克，水煎服。四肢无力，失音：菖蒲20克，地龙干30克，黄芪60克，枳壳20克，水煎服。胃及十二指肠溃疡：菖蒲10克，白及10克，仙鹤草6克，马兰6克，积雪草6克，香附子6克，射干6克，甘草3克，沙参10克，何首乌10克，乌贼骨6克，水煎服，1天1剂，20天为1疗程。中风言语不清、血压不稳定：菖蒲20克，生熟地各15克，山茱萸12克，石斛12克，麦冬15克，远志10克，茯苓15克，地龙干15克，怀牛膝12克，天麻10克，桑寄生15克，钩藤12克，石决明30克，郁金、枳实、半夏各10克，水煎服。脑积水：菖蒲12克，熟附子10克，茯苓12克，白术10克，白芍10克，干姜8克，桂枝10克，法半夏10克，陈皮10克，甘草5克，桃仁10克，红花8克，远志12克，水煎服。荨麻疹：菖蒲12克，紫花地丁15克，鸭脚木12克，甘草6克，水煎服。清洁环境，杀菌：菖蒲30克，艾叶30克，雄黄50克，苍术100克，关紧门窗合一起点燃熏烟。

菖蒲 337

小肠积热，小便混浊：萆薢30克，山药15克，滑石30克，甘草6克，水煎服。肾虚尿浊：萆薢20克，益智仁10克，菖蒲10克，水煎服或萆薢12克，赤小豆10克，无根藤20克，猪小肚炖服。肾功能不全伴有高血压、蛋白尿等：萆薢30克，茯苓15克，泽泻30克，白术10克，紫苏梗10克，黄芪50克，苍术10克，大腹皮15克，白芍20克，败酱草15克，半边莲15克，薏苡仁30克，虎杖20克，生大黄20克，藿香10克，丹参20克，珍珠母20克，金樱子15克，甘草3克，水煎服。风湿性关节炎：萆薢30克，防己12克，威灵仙15克，苍术10克，桂枝10克，水煎服。踝关节扭伤，青肿不退，久治不愈：萆薢20克，桂枝8克，艾叶6克，防己12克，薏苡仁30克，丝瓜络8克，黄芪20克，白术15克，陈皮8克，升麻9克，柴胡9克，党参20克，甘草12克，水煎服。带下病：萆薢30克，苍术10克，茯苓15克，淮山药15克，滑石30克，薏苡仁30克，水煎服。

萆薢 292

阳痿遗精，滑泄：菟丝子10克，韭菜子10克，五味子12克，山茱萸12克，龙骨30克，水煎服。肾气不固，尿频，遗尿：菟丝子10克，益智仁10克，覆盆子10克，沙苑子10克，黄芪30克，升麻12克，水煎服。肾虚腰痛，遇劳则甚，绵绵不止：菟丝子10克，川续断10克，杜仲10克，枸杞12克，狗脊12克，五指毛桃30克，盐肤木20克，水煎服。肾虚胎动不安：菟丝子10克，桑寄生12克，续断10克，阿胶10克（冲服），白芍10克，黄芪15克，杜仲12克，水煎服。肝肾不足，视物昏糊：菟丝子10克，当归10克，白芍12克，何首乌15克，枸杞15克，密蒙花10克，水煎服。脾肾虚寒，便溏泄泻：菟丝子10克，

菟丝子 442

干姜 6 克，吴茱萸 6 克，肉豆蔻 10 克，党参 15 克，白术 10 克，五味子 12 克，补骨脂 10 克，水煎服。**性功能低下**：菟丝子 12 克，党参 15 克，炙黄芪 15 克，白术 10 克，柴胡 6 克，白芍 10 克，赤芍 10 克，枳壳 10 克，紫河车 10 克，淫羊藿 15 克，枸杞 15 克，水煎服。**白癜风**：菟丝子 40 克，补骨脂 300 克，共研细末，加 75% 酒精 500 毫升，浸泡 1 周，外涂患处，连续应用 1 年可见疗效。

菊花 9

暑热烦渴，口干，尿赤：菊花 10 克，夏枯草 15 克，桑叶 10 克，水煎服。**风热感冒，头痛**：菊花 12 克，桑叶 10 克，薄荷 6 克，苇根 12 克，水煎服。**头晕，视物昏花**：菊花 10 克，枸杞 10 克，熟地黄 12 克，水煎当茶服；或泡开水服。**头痛，失眠，烦躁**：菊花 15 克，决明子 9 克，石菖蒲 6 克，水煎服。**血虚头痛**：菊花 12 克，陈皮 10 克，当归 12 克，白芍 12 克，川芎 8 克，熟地黄 20 克，甘草 3 克，石仙桃 30 克，水煎服。**高血压**：菊花、玫瑰花、白芍、甘草各适量，开水冲当茶服。**梅尼埃病**：菊花 12 克，旋覆花 12 克，代赭石 30 克，党参 10 克，半夏 10 克，炒白术 12 克，泽泻 15 克，钩藤 10 克，珍珠母 20 克，甘草 3 克，生姜 5 片，大枣 3 枚，水煎服。**三叉神经痛**：菊花 20 克，生地黄 30 克，元参 20 克，生石膏 30 克（打碎先煎），羌活 8 克，没药 15 克，细辛 4 克，丁香蓼 20 克，马大青 30 克，水煎服。**结膜炎**：菊花 9 克，蒺藜 10 克，蝉蜕 4 克，研细末，茶水调服；或水煎服。**疔疮肿痛**：菊花 15 克，甘草 6 克，金银花 8 克，紫花地丁 10 克，水煎服。**小儿惊风**：生菊花根 8 克，生车前草根 8 克，水 2 杯，煎至半杯，徐徐温服。

梧桐 251

风湿头痛：鲜梧桐叶 7 片，星宿菜 60 克，青壳鸭蛋 1 个，水煎吃蛋和汤。**风湿疼痛**：梧桐根 45 克，酒水各半炖服。**高血压**：梧桐嫩叶 20 克，水煎当茶服。**前列腺肥大**：梧桐子 15 克，水煎 1 天 1 剂，分 2 次服。**神经根型颈椎病**：梧桐根 60 克，威灵仙 15 克，肉苁蓉 30 克，熟地黄 30 克，天麻 10 克，防风 15 克，鸡血藤 15 克，葛根 20 克，地龙干 10 克，穿山甲 6 克，王瓜 10 克，千斤拔 20 克，水煎服，连服 10 天为 1 疗程。**烫伤**：梧桐叶焙干，研末加麻油，调成糊状，外敷患处。**背痛**：梧桐鲜叶适量，银针密刺细孔，并用醋浸 2 小时，整叶敷贴患处。**头癣**：鲜梧桐花捣烂敷患处。**小儿疳积**：梧桐鲜叶适量，包猪瘦肉 120 克，炭火煨熟，去叶吃肉。

流行性感冒：梅叶冬青 400 克，大叶桉 50 克，甘草 50 克，水煎浓缩成 500 毫升加防腐剂装瓶备用。1 次服 30~50 毫升，1 天 3 次。**风热感冒**：梅叶冬青 30 克，马兰 20 克，蓝花参 20 克，蟛蜞菊 25 克，水煎服。**咽喉炎、肺脓肿**：鲜梅叶冬青 60 克，三叉苦、鱼腥草各 30 克，石蚕草、朱砂根各 20 克，万毒虎 15 克，水煎服。**急性扁桃体炎**：梅叶冬青根 30 克，射干 10 克，蟛蜞菊 15 克，水煎服；或梅叶冬青 30 克，金不换 15 克，小毛毡苔 10 克，诃子 10 克，黄芩 10 克，一枝黄花 10

克，水煎服。**颈淋巴结核**：鲜梅叶冬青60克，葫芦茶20克，猪瘦肉适量，炖服。**淋浊**：梅叶冬青根50克，糯米团20克，丁香蓼20克，小果倒地铃25克，肾蕨12克，水煎服。**痔疮便血**：鲜梅叶冬青100克，炖猪大肠服。**疥疮**：鲜梅叶冬青适量，捣烂敷患处。**防治暑疖，痱子**：梅叶冬青鲜嫩叶60克，鲜淡竹叶60克，鲜金银花30克，甘草15克，煎水当茶服。**湿疹、过敏性皮炎**：梅叶冬青、石岩枫各30克，一枝黄花15克，南蛇藤20克，扛板归10克，水煎服。**毒蛇咬伤**：取梅叶冬青鲜叶捣烂外敷；或梅叶冬青30克，白花蛇舌草20克，半边莲15克，一枝黄花15克，虎杖15克，丁葵草12克，水煎服。**慢性盆腔炎**：梅叶冬青、紫金牛、野菊花各15克，水煎服。

梅叶冬青 37

梅花根 239

热病口渴引饮：白梅7枚，热开水冲泡片刻，代茶饮。**扁桃体炎**：白梅1~2粒，含在口内，1天3~4次。**颈淋巴结核**：鲜梅花根60克，或白梅12粒，猪瘦肉250克，酒水炖服。**胃溃疡**：梅花根30克，南五味子20克，楤木15克，紫花茄15克，排钱草10克，水煎服。**食管癌或胃癌**：乌梅10克，牙硝10克，硼砂10克，山甲6克，甘草5克，水煎，分多次口含咽服。**痔疮肿痛出血**：乌梅15粒去核，熟地黄15克，炮穿山甲9克，水煎，早晚空腹服；若大便秘结，可加猪大肠酌量同炖服。**腰肌劳损**：梅花根30克，五指毛桃20克，盐肤木20克，黄花稔15克，黄花远志15克，水煎服。**膝关节退行性改变**：梅花根30克，两面针15克，牛白藤15克，土牛膝15克，五指毛桃20克，水煎服，或炖猪脚节服。**风湿性关节炎**：梅花根30克，三丫苦（三叉苦）20克，马大青20克，八卦拦路虎20克，土牛膝20克，水煎服。**子宫脱垂**：梅花根40克，水酒各半炖服。**鸡眼、唇疮、胬肉、息肉**：乌梅肉10~30克，研末调醋敷患处。

常山 380

各种疟疾：常山10克，草果10克，槟榔10克，青皮10克，知母10克，鳖甲15克，水煎服；或常山10克，知母10克，槟榔10克，乌梅10克，生姜3片，水煎服。**痰饮停积**：常山10克，甘草6克，大枣10枚，水煎冲蜂蜜服取吐。

野苎麻 371

肺结核：鲜野苎麻根15克，水煎冲白糖服。**肾虚耳鸣**：野苎麻根60克，猪瘦肉炖服。**痢疾**：野苎麻根30克，小二仙草20克，人苋20克，水煎服。**尿血**：野苎麻根120克，剥去表皮，水煎服。**跌打损伤**：鲜野苎麻根60克，地瓜酒120克，水炖服，渣捣烂敷伤处；或野苎麻茎、叶30克，白糖适量，水煎服。**疥疮、臁疮**：野苎麻根、叶60克，水煎后，温洗患处。**妊娠腹痛、子宫脱垂**：野苎麻全草30克，水煎或炖鸡服；或鲜野苎麻根30克，莲子30克，白葡萄干15克，冰糖15克，酌加开水炖服。**带下病**：野苎麻根30克，鸡眼草20克，车前草15克，千里光10克，万毒虎15克，水煎服。

野鸦椿 254

头风贯眼：野鸦椿花12克，白鸡冠花15克，马齿苋30克，薄荷4克，酒炖，取热气熏眼，至冷为度。**感冒**：野鸦椿花15克，水煎配糖服；或野鸦椿根60克，煎汤服。**头痛，眩晕**：野鸦椿果15克，川芎12克，石仙桃30克，石须6克，菊花10克，水煎服。**泄泻，痢疾**：野鸦椿根30克，十大功劳20克，地锦草15克，水煎服。**风湿痛**：野鸦椿根30克，三白草15克，白石榴根20克，金鸡脚15克，千斤拔20克，水煎服。**腰腿痛**：野鸦椿根30克，盐肤木30克，黄花稔20克，南天竹根20克，土牛膝15克，拦路虎20克，水煎服，连服7天为1疗程。**膝关节退行性改变**：野鸭椿根、土牛膝、骨碎补、阴地蕨各30克，水煎服，连服15日为1疗程。**荨麻疹**：野鸦椿果15克，南蛇藤30克，红枣10枚，水煎服。**带下病**：野鸦椿果10克，白芍10克，苍术10克，白术10克，荆芥5克，柴胡10克，车前子10克（包），泽泻10克，鸡冠花10克，白马骨15克，水煎服。

野菊花 81

头晕久治不愈：野菊花500克，白芷100克，绿豆壳300克，将诸药放入枕头袋内，每晚睡时枕头部。**风热感冒**：野菊花15克，葫芦茶12克，梅叶冬青15克，白花蛇舌草6克，甘草3克，水煎当茶服。**头风**：野菊花干花15克，马鞭草20克，水煎冲白糖服。**预防流行性脑脊髓膜炎**：野菊花全草30克，甘草3克，水煎服。**咽喉炎**：野菊花干花6克，龙眼花5克，芙蓉花6克，开水冲泡服；或野菊花20克，紫花地丁20克，蒲公英20克，连翘15克，水煎服。**肺炎，支气管炎及一般炎症**：野菊花30克，紫花地丁15克，忍冬藤15克，白茅根15克，水煎服。**高血压**：野菊花干花3~6克，开水泡，代茶饮；或野菊花20克，马兰15克，丁香蓼15克，夏枯草15克，马大青30，水煎服。**肾结石**：野菊花20克，茅莓根60克，连钱草30克，海金沙藤20克，鬼针草30克，石韦20克，水煎服。连服20天为1疗程。**再生障碍性贫血**：野菊花根40克，猪瘦肉60克炖服。**痢疾，肠炎**：野菊花根15克，铁苋12克，十大功劳15克，土丁桂10克，水煎服；或鲜野菊花全草30克，水煎服；或鲜野菊花全草90克，捣烂绞汁，调冰糖开水冲服。**泌尿系统感染**：野菊花全草30克，海金沙全草20克，车前草15克，水煎服。**颈部痈**：鲜野菊花叶调雄黄少许，捣烂敷患处。**蜜蜂或蜈蚣蜇伤**：野菊花鲜花；或叶揉烂擦伤处。**疔疮痈肿**：野菊花20克，紫花地丁15克，三白草15克，七叶一枝花10克，水煎服；或野菊花鲜草和紫花地丁等量，同捣烂，放锅上蒸后外敷；另取野菊花干花10克，水煎服。**毒蛇咬伤、丹毒**：野菊花15克，鬼针草15克，白花蛇舌草10克，万毒虎（白绒草）12克，水煎服；或野菊花干花10克，水煎服，1天数剂，另取鲜野菊花捣烂外敷。**口腔溃疡**：野菊花15克，连翘12克，生地黄15克，地骨皮15克，茯苓10克，淮山药15克，沙参12克，知母10克，麦冬、天门冬各10克，甘草3克，水煎服。**结膜炎、中耳炎**：野菊花15克，板蓝根12克，黄芩10克，决明子10克，木贼10克，水煎服；或鲜野菊花叶30克煎液，取澄清液洗眼或滴耳道。

野葡萄 351

慢性肝炎：野葡萄全草30克，白毛藤20克，葫芦茶20克，地耳草15克，鬼针草12克，垂盆草15克，水煎服。**肝脾肿大**：野葡萄根40克，白背叶30克，马鞭草30克，排钱草25克，蔄芝20克，水煎服。**肝硬化**：野葡萄20克，腹水草30克，半边莲30克，水煎服，本方也可用于慢性肝炎。**坐骨神经痛**：野葡萄根30克，千斤拔20克，鸭脚香15克，伸筋草15克，水煎服。**鹤膝风（膝关节结核）**：野葡萄40克，鸭皂树30克，胡颓子根40克，白鹭肉同炖服。**风湿性关节炎**：野葡萄根40克，三白草20克，三叉苦30克，鸭皂树30克，万毒虎15克，黄花豨莶草20克，水煎服。**睾丸肿痛**：野葡萄全草30克，算盘珠20克，蓝花参20克，牛筋草15克，九里香15克，白马骨10克，水煎服。**前列腺肿瘤**：野葡萄20克，桃仁10克，当归10克，熟地黄15克，白芍12克，太子参15克，红花9克，川芎9克，麦冬10克，黄芪30克，茯苓12克，白术10克，女贞子15克，元胡10克，海藻15克，龙葵12克，泽泻10克，白英15克，白花蛇舌草20克，甘草10克，七叶一枝花12克，水煎服。**多发性脓肿**：野葡萄根40克，王瓜30克，石岩枫30克，三叉苦30克，过江藤20克，水煎服。**乳腺炎**：野葡萄根30克，石岩枫30克，地耳草20克，水煎服。

蛇床子 383

阳痿：蛇床子10克，菟丝子10克，五味子15克，补骨脂10克，阳起石15克，淫羊藿10克，水煎服。或蛇床子30克，五味子15克，菟丝子30克，共为研末，每次6克，黄酒为引，每日2次。**湿痹腰痛**：蛇床子10克，川芎10克，防己12克，白马骨15克，独活10克，水煎服。**血热皮肤痒（皮肤湿毒）**：蛇床子12克，生地黄15克，白蒺藜（蒺藜）12克，苦参15克，金银花15克，地肤子12克，荆芥穗10克，防风12克，苍术10克，甘草6克，蝉蜕10克，黄芪15克，薄荷10克，白鲜皮12克，牡丹皮12克，水煎服。**脓疱疮**：蛇床子12克，黄连10克，黄芩12克，黄柏15克，栀子12克，野菊花15克，白芍12克，苦参20克，水煎服。**阴部湿痒，疥癣**：蛇床子100克，苦参100克，大黄30克，艾叶50克，明矾50克，水煎外洗；或蛇床子40克，桉树叶40克，马缨丹叶20克，水煎温洗患处，每晚1次。**宫冷不孕**：蛇床子10克，紫石英10克，巴戟天10克，当归10克，艾叶10克，川芎10克，肉桂6克，水煎服。**妇女阴痒**：蛇床子10克，白芷10克，紫石英10克，肉桂3克，水煎服。**子宫下垂**：蛇床子100克，五倍子50克，水煎熏洗患处。

蛇莓 404

中暑、感冒发热：鲜蛇莓20克，水煎加红糖调服，或加生姜3片同煎服。**咽喉肿痛**：蛇莓20克，星宿菜20克，赤地利15克，万毒虎15克，水煎服。**吐血、咯血**：鲜蛇莓、鲜藕节各适量，捣烂取汁加冰糖炖服。**腮腺炎**：鲜蛇莓捣烂调食油外敷患处。**关节炎**：干蛇莓15克，猪脚节1个同炖服，外用鲜蛇莓适量，加醋酒煎热，熏洗患部。**毒蛇咬伤**：鲜蛇莓60克，加黄酒炖服或绞汁泡酒服。**带状疱疹**：鲜蛇莓叶捣烂绞汁或调雄黄末涂患处。月经不调：蛇莓20克，鸡冠花15克，一点红30克，水煎服。血崩：蛇莓40克，艾心10克，白茅根30克，水煎取汤加酒少许，空腹服。乳腺炎、背痛、疔疮、蛇头疔：鲜蛇莓60克，鲜蒲公英30克，取汁配黄酒10毫升服。

铜锤玉带草 39

急性肝炎：铜锤玉带草、马蹄金各20克，加冰糖炖服。风湿痹痛：铜锤玉带草30克，七叶莲、盐肤木、鸡血藤、三叉苦各20克，水煎服。遗精：铜锤玉带草10克，金樱子10克，马大青30克，紫茉莉50克，爵床30克，水煎服。疔疖肿：鲜铜锤玉带草适量，捣烂外敷。带下病：铜锤玉带草20克，白马骨、爵床、燕麦各15克，金樱子10克，水煎服。

猫须草 290

慢性肝炎：猫须草15克，腹水草15克，地胆草15克，无根藤20克，水煎服。胆结石：猫须草35克，萹蓄15克，水飞蓟15克，川金钱草30克，郁金15克，佛手10克，地龙干10克，牛膝12克，大黄6克，车前草15克，山药20克，水煎服，连服15天为1疗程。糖尿病：猫须草50克，金丝苦楝30克，灯笼草20克，水煎服。泌尿系结石：猫须草40克，石韦30克，连钱草20克，海金沙10克，车前草15克，水煎服。连服15天为1疗程。急慢性肾炎：猫须草30克，万毒虎（白绒草）20克，石韦15克，地胆草20克，金丝草15克，车前草10克，水煎服。尿道炎：猫须草30克，水煎当茶服。

麻黄 12

风寒感冒：麻黄9克，杏仁9克，桂枝6克，甘草3克，水煎服。风热感冒：麻黄9克，杏仁9克，石膏12克，甘草3克，鱼腥草15克，三丫苦（三叉苦）10克，水煎服。冬季流行性感冒，外寒内热：麻黄6克，桂枝12克，杏仁9克，金银花12克，连翘9克，甘草6克，水煎服。湿热黄疸初起：麻黄6克，连翘12克，赤小豆15克，甘草3克，水煎服。湿邪伤表，发热，头痛，肢节痛：麻黄9克，白术12克，桂枝9克，甘草3克，水煎服。急性肾炎兼感冒哮喘，症见恶寒，微热，身痛，无汗，全身浮肿，小便不利等：麻黄6克，熟制附子4克，甘草3克，水煎服。慢性支气管炎：麻黄6克，干姜4克，细辛3克，姜半夏10克，水煎服。神经根型颈椎病：生麻黄15克，葛根30克，白芍50克，延胡索15克，防己25克，甘草15克，甘松15克，细辛15克，水煎服。本方高血压患者慎用。腰椎间盘突出症（偏寒型）：生麻黄15克，杜仲20克，独活15克，附子15克，白芍25克，细辛9克，水煎服。百日咳：麻黄10克，石膏20克，杏仁10克，甘草8克，党参12克，麦冬12克，五味子8克，胆南星8克，葶苈子8克，水煎服，连服3~7天为1疗程。

肺结核咯血：鹿衔草10克，百部10克，水煎冲蜂蜜服。痢疾：鹿衔草30克，铁苋20克，观音座莲20克，水煎服。头部外伤综合征：鹿衔草30克，石须15克，卷柏20克，夜香牛15克，石仙桃20克，水煎服；或鹿衔草60克，当归60克，藁本30克，水煎取汁，加黄

鹿衔草 238

酒 1 杯，分 3 次服。**神经根型颈椎病**：鹿衔草 30 克，葛根 20 克，川芎 10 克，桑枝 15 克，当归 10 克，木瓜 20 克，片姜黄 10 克，水煎服。**风湿性关节炎**：鹿衔草 30 克，三丫苦（三叉苦）20 克，肖梵天花 20 克，勾儿茶 15 克，水煎服。**类风湿关节炎**：鹿衔草 10 克，水牛角 20 克，牛七 15 克，黄柏 10 克，苍术 10 克，秦艽 10 克，熟地黄 12 克，鸡血藤 15 克，羌活 8 克，桑枝 15 克，白芍 10 克，乌梢蛇 10 克，蜈蚣 1 条，威灵仙 10 克，甘草 6 克，豨莶草 12 克，乳香 10 克，没药 10 克，水煎服。**膝关节退行性改变**：鹿衔草 12 克，鹿角胶 30 克，骨碎补 20 克，枸杞 10 克，桑白皮 10 克，威灵仙 12 克，淫羊藿 10 克，龟板胶 10 克，当归 10 克，生甘草 6 克，五指毛桃 40 克，水煎服。如有膝关节积液者木通 10 克，知母 10 克，萆薢 20 克。有热者银花 20 克，土牛膝 30 克。**强直性脊柱炎**：鹿衔草 15 克，狗脊 20 克，生地黄 20 克，续断 15 克，骨碎补 15 克，蜂房 6 克，乌梢蛇 10 克，水蛭 8 克，皂刺 10 克，苏木 10 克，泽泻 12 克，水煎服。**毒蛇咬伤**：鹿衔草 30 克，一枝黄花 15 克，鬼针草 15 克，马鞭草 15 克，半边莲 15 克，水煎服，渣外敷患处。**妇女避孕**：鹿衔草烤干研细末，月经来净后黄酒送服，1 次 5 克，1 天 1 次，连服 2 个月，可避孕 1~2 年。**崩漏**：鹿衔草 30 克，地榆 15 克，仙鹤草 20 克，水煎服。**带下病**：鹿衔草 60 克，加糖炖服。

旋覆花 152

风寒咳喘痰多：旋覆花 10 克，细辛 3 克，荆芥 10 克，前胡 10 克，陈皮 10 克，半夏 10 克，茯苓 12 克，桔梗 10 克，杏仁 10 克，水煎服。**风热咳喘痰多**：旋覆花 10 克，桑叶 10 克，菊花 12 克，瓜蒌 12 克，柴胡 10 克，连翘 10 克，金银花 15 克，黄芩 10 克，水煎服。**痰湿内阻，嗳气呕痰**：旋覆花 10 克，代赭石 10 克，陈皮 10 克，半夏 10 克，茯苓 12 克，藿香 12 克，白术 10 克，生姜 3 片，水煎服。**胸满气逆，痰多清稀**：旋覆花 10 克，白芥子 10 克，麻黄 6 克，杏仁 10 克，前胡 10 克，半夏 10 克，甘草 3 克，干姜 6 克，细辛 3 克，水煎服。**肝胃不和，两胁作胀**：旋覆花 10 克，代赭石 10 克，郁金 10 克，柴胡 10 克，白芍 12 克，川楝子 15 克，木香 10 克，香附 10 克，水煎服。**脾胃虚寒，嗳气作呕**：旋覆花 10 克，代赭石 10 克，党参 12 克，白术 10 克，干姜 6 克，吴茱萸 6 克，水煎服。**食管癌初期**：旋覆花 10 克，党参 15 克，代赭石 20 克，白花蛇舌草 15 克，僵蚕 10 克，生白芍 15 克，蜈蚣 1 条，威灵仙 10 克，大枣 3 枚，水煎服。**顽固性呃逆**：旋覆花 10 克，柿蒂 30 克，代赭石 30 克，木香 10 克，半夏 12 克，陈皮 10 克，甘草 3 克，水煎服。**眩晕**：旋覆花、白芍、草决明、钩藤、半夏、茯苓、陈皮、竹茹、五味子、柴胡、黄芩各 10 克，代赭石、牡蛎各 20 克，甘草 3 克，水煎服。

水肿腹满：鲜商陆 6 克切碎，赤小豆 6 克，一起放入鲫鱼肚中，加水小火炖煮，煮至豆烂，吃豆喝鱼汤，1 天 1~2 次，3 日 1 个疗程。**淋巴结结核**：商陆 9 克，加适量红糖炖服。**湿疹、疖子、痈肿发硬**：鲜

商陆 306

商陆捣烂外敷，药干即更换，直至痈肿变软化脓。**疮疡肿毒**：鲜商陆适量，酌加食盐，捣烂外敷患处。**跌打损伤**：商陆研末，调热酒，涂搽体表青紫处。**产后瘀血腹痛**：商陆、当归各3克，炒熟研末，蒲黄、五灵脂各9克，混匀，1次取3克米汤送服。

望江南 262

阳盛体质，头胀痛：望江南20克，马大青30克，卷柏20克，马兰15克，钩藤20克，水煎服。**顽固性头痛**：望江南叶30克，猪瘦肉250克，炖服，连服10天为1疗程。**慢性便秘**：望江南种子10克，水煎服。**痢疾**：望江南种子9克，水煎服。**高血压**：望江南种子炒焦，研末，1次4克，开水送服，日服3次，连服1个月。**尿血**：望江南全草30克，水煎服。或望江南全草20克，玉叶金花30克，龙芽草20克，荠菜30克，水煎服。**坐骨神经痛**：望江南30克，三叉苦20克，土牛膝20克，水煎服。**眼睛红肿**：望江南种子10克，水煎服，日服2次。**疟疾**：望江南种子炒后研末，1次6克，开水送服。**毒蛇咬伤**：鲜望江南叶适量捣烂敷患处。

淫羊藿 436

肾阳虚阳痿，滑精，早泄：淫羊藿15克，肉苁蓉10克，熟地黄30克，补骨脂10克，菟丝子10克，桑螵蛸10克，韭菜子10克，蛇床子10克，何首乌15克，水煎服。**肾阳虚，腰膝酸软**：淫羊藿15克，杜仲10克，续断10克，盐肤木根30克，木瓜12克，水煎服。**神经衰弱**：淫羊藿20克，女贞子12克，当归10克，黄精10克，黄芪12克，茯苓10克，水煎服，1天1剂。**慢性肾炎**：淫羊藿10克，仙茅10克，山茱萸10克，石韦15克，勾儿茶15克，水煎服。**慢性前列腺炎引起阳痿**：淫羊藿15克，黄精15克，白花蛇舌草15克，丹参15克，水煎服。**风湿痹痛，麻木不仁**：淫羊藿15克，威灵仙12克，仙茅10克，桂枝12克，当归12克，勾儿茶20克，鸡血藤15克，水煎服。骨髓增生异常综合征：淫羊藿15克，黄芪30克，麦冬10克，枸杞20克，木香10克，竹茹10克，赤芍15克，旱莲草15克，党参15克，五味子10克，补骨脂15克，石韦10克，炙甘草5克，川芎10克，当归10克，鸡血藤15克，女贞子10克，砂仁5克，白术10克，水煎服。

绶草 38

神经衰弱、体虚乏力：绶草30克，无根藤40克，马大青60克，石仙桃40克，丁香蓼15克，水煎服。**咯血**：绶草20克，白茅根15克，藕节30克，百合15克，大蓟根12克，水煎服；或绶草15~20克，炖冰糖服。**慢性肝炎**：绶草20克，石豆兰30克，灵芝15克，马大青30克，鬼针草10克，地耳草10克，葫芦茶10克，水煎服。**肾炎**：绶草40克，无根藤30克，爵床30克，星宿菜15克，天芥菜20克，水煎服。**慢性前列腺炎**：绶草40克，土茯苓30克，地龙干20克，车前草30克，水蛭8克，水煎服。**遗精**：绶草10克，金樱子10克，淫羊藿6克，桑螵蛸6克，仙茅10克，水煎服。**淋浊**：鲜绶草根30克，猪小肚2个，水煎，早晚2次分服。**糖尿病**：绶草鲜根30克，石须10克，猪胰 1 个，炖服。**蛇伤：**鲜绶草 30~60 克，加酒捣烂绞汁服，渣外敷患处。**痈疽肿毒：**鲜绶草捣烂外敷。**带下病：**鲜绶草 30 克，白果 10 克，水煎服。

款冬花 133

风寒咳喘：款冬花 10 克，麻黄 6 克，杏仁 10 克，紫苏子 10 克，半夏 10 克，甘草 3 克，水煎服。**肺虚久咳，气喘自汗：**蜜款冬花 10 克，党参 15 克，五味子 10 克，川贝母 10 克，水煎服。**肺结核咳喘，痰少带血丝：**款冬花 10 克，阿胶 10 克，川贝母 10 克，麦冬 10 克，沙参 12 克，百合 10 克，水煎服。**肺热咳喘，痰黄稠：**款冬花 10 克，黄芩 10 克，知母 10 克，桑白皮 10 克，三丫苦（三叉苦）30 克，瓜蒌实 12 克，水煎服。**百日咳：**款冬花 6 克，百部 3 克，冰糖炖服。**阳虚久咳：**款冬花 10 克，熟地黄 10 克，茯苓 10 克，白芍 10 克，白术 12 克，生姜 10 克，桔梗 10 克，杏仁 10 克，五味子 6 克，甘草 3 克，水煎服。夜尿频多者益智仁 12 克。

葫芦茶 317

肺脓肿：葫芦茶 40 克，三叉苦 50 克，鱼腥草 30 克，球兰 30 克，山藿香 15 克，水煎服。**哮喘：**葫芦茶 15 克，枇杷叶 12 克，胡颓子叶 12 克，水煎服。**流行性感冒：**葫芦茶 20 克，蓝花参 30 克，马鞭草 30 克，马兰 15 克，鬼针草 10 克，积雪草 10 克，水煎服。**咽喉肿痛：**葫芦茶 20 克，山芝麻 20 克，小毛毡苔 20 克，水煎服。**预防中暑：**葫芦茶、金银花、野菊花、淡竹叶、薄荷、甘草各适量，水煎当茶服。**食欲不振、胃痛：**葫芦茶 20 克，鬼针草、白毛将军各 15 克，地耳草 10 克，水煎服。**便秘：**胡芦茶、鬼针草、积雪草、蟛蜞菊各 20 克，黄花稔、马兰各 15 克，枳壳 10 克，一枝黄花 12 克，水煎当茶服。**疲劳过度：**葫芦茶 40 克，龙眼肉 15 枚，黄酒炖服。**冠心病：**葫芦茶 30 克，水煎当茶饮。连服 1 个月为 1 疗程。**甲状腺功能亢进：**葫芦茶 30 克，白背叶根 30 克，炖豆腐服，连服 15 天 1 个疗程。**黄疸型肝炎：**葫芦茶 30 克，黄疸草 30 克，白毛藤 30 克，加红糖炖服。**急性肾炎水肿：**葫芦茶 30 克，地胆草 30 克，天芥菜 15 克，水煎服。**慢性肾炎：**葫芦茶 50 克，勾儿茶 30 克，乌豆 200 克，水煎服。**遗精：**葫芦茶 60 克，无根藤 20 克，水煎服。**跌打损伤：**葫芦茶根 12 克，地耳草 10 克，山藿香 10 克，水煎服。**腰扭伤、腰膝酸痛：**葫芦茶 60 克，猪脚节 1 个炖服。**退行性关节炎：**葫芦茶 15 克，黄花稔 15 克，盐肤木 20 克，南天竹根 20 克，水煎服。**慢性化脓性骨髓炎：**葫芦茶、山芝麻、野花生各 100 克，浸米酒 500 克，7 天后，1 次饮 1 杯，1 天 2 次。**骨结核：**葫芦茶根 60 克，南蛇藤根 30 克，山芝麻根 30 克，鸭皂树根 30 克，酌加豆腐，炖服；或葫芦茶 30 克，毛大丁草 15 克，山芝麻 30 克，南蛇藤 40 克，天仙果 30 克，野地生 15 克，佛掌榕 30 克，加鸡肉或豆腐炖服。**疝气：**葫芦茶 50 克，马兰 15 克，野牡丹 20 克，猪大肠 1 段，炖服。**多发性脓肿：**葫芦茶 60 克，地耳草 30 克，二叶红薯 20 克，水煎服。**痔疮：**葫芦茶 30 克，山芝麻 30 克，六棱菊 30 克，白牛胆 20 克，水煎服。**乳腺小叶增生：**

葫芦茶30克，水煎当茶服。阴道滴虫：葫芦茶适量，水煎成浓液冲洗阴道，1天1~2次。

气虚血瘀之耳鸣失聪：葛根15克，黄芪20克，枸杞12克，黄精15克，丹参12克，水煎服。气虚眩晕：葛根10克，黄芪15克，丹参12克，天麻8克，钩藤12克，水煎服。饮酒过量烦渴：葛花10克，水煎服。感冒口渴：葛根20克，水煎服。风寒感冒：葛根12克，荆芥、防风、柴胡、白芷各6克，薄荷、苏叶各5克，桔梗10克，芦根10克，薏苡仁30克，水煎服。风热斑疹初发，点粒未透：葛根9克，升麻6克，桔梗6克，防风3克，甘草3克，水煎服。冠心病，胸痹心痛：葛根15克，黄芪15克，瓜蒌实20克，郁金12克，丹参12克，红花9克，水煎服。痢疾，腹泻，发热：葛根9克，黄连6克，黄芩9克，甘草3克，水煎服。大便下血：葛根9克，藕节15克，仙鹤草15克，水煎服。2型糖尿病，阴虚口渴咽干：葛根10克，黄芪15克，生地黄12克，天花粉10克，玉竹9克，水煎服。重症肌无力：葛根20克，五指毛桃60克，鸡血藤20克，七叶胆15克，白参片6克，当归10克，水煎服，连服10天为1疗程。偏头痛：葛根15克，皂角10克，白芷10克，独角莲10克，水煎服。三叉神经痛：葛根15克，鹅掌金星18克，牛白藤15克，佛掌榕15克，仙鹤草12克，茜草9克，白芷9克，白芍9克，元胡15克，甘草15克，白花蛇舌草12克，茯苓12克，淮山药10克，水煎服。神经根型颈椎病：葛根20克，羌活10克，当归12克，赤芍10克，川芎6克，补骨脂12克，熟地黄10克，鸡血藤15克，水煎服。椎动脉型颈椎病：葛根15克，桂枝8克，陈皮10克，半夏12克，天麻6克，生姜3克，水煎服。肩周炎：葛根20克，桂枝8克，白芍15克，甘草6克，木瓜15克，忍冬藤20克，水煎服。偏瘫：葛根15克，黄芪30克，地龙干20克，当归15克，丹参20克，桃仁10克，赤白芍各12克，川芎10克，蝉蜕10克，僵蚕10克，甘草3克，水煎服。小儿麻疹初起：葛根9个，芫荽9克，柽柳10克，水煎服。

肺结核：鲜蔃芝根30克，鸭皂树30克，三尖杉20克，排钱草15克，水煎服；或蔃芝20克，十大功劳15克，女贞子10克，百部12克，铁包金15克，沙参10克，生姜5片，甘草3克，水煎服，也可用本方研末，压成片剂，每片0.5克，1次4~6片，1天3次，饭后服；或蔃芝根，铁包金根、葫芦茶各15克，山芝麻10克，水煎服。急性黄疸型肝炎：鲜蔃芝60克，水煎调白糖服；或蔃芝根20克，伏牛花根15克，胡颓子根10克，白毛藤30克，水煎服。肝癌：鲜蔃芝根60克，鬼针草30克，万毒虎30克，白花蛇舌草15克，水煎服。慢性肾炎：蔃芝根20克，爵床30克，六棱菊20克，石韦30克，勾儿茶30克，万毒虎15克，水煎服。或蔃芝30克，绣花针30克，忍冬藤15克，钩藤根15克，淡竹叶根15克，无根藤30克，爵床40克，白马骨30

克，水煎服，本方也用于尿毒症。胆结石：萁芝 50 克，大尾摇 50 克，排钱草 15 克，十大功劳 30 克，黄柏 20 克，水煎服。风湿性关节炎：鲜萁芝根 60 克，虎杖 20 克，水煎服。疔疮痈肿：鲜萁芝根 30 克，紫花地丁 20 克，水煎服。挫扭伤、骨折：萁芝 30 克，天仙果 20 克，九节茶 12 克，两面针 15 克，飞龙掌血 15 克，三叉苦 20 克，豺皮樟 15 克，水煎服。

肺结核潮热：葎草果穗 90 克，水煎服。或葎草 30 克，铁包金 15 克，鱼腥草 20 克，夏枯草 10 克，水煎服，连服 1 个月。慢性支气管炎：鲜葎草 30 克，鲜刺苋 30 克，水煎服。胃肠炎：葎草 15 克，鬼针草 12 克，葫芦茶 15 克，水煎服。痢疾：葎草 20 克，鬼针草 30 克，丁香蓼 20 克，马齿苋 30 克，水煎服。尿道结石：鲜葎草叶捣汁开水送服。小便淋沥、尿血：鲜葎草 120 克，酌加水煎后加些糖泡服。慢性骨髓炎：葎草 50 克，生黄芪 50 克，牛蹄甲 15 克，当归 15 克，干姜 9 克，熟地黄 30 克，附子 10 克，络石藤 30 克，细辛 10 克，生麻黄 15 克，薏苡仁 30 克，甘草 15 克，水煎服。急性扭伤：鲜葎草、鲜积雪草、鲜酢浆草各适量，捣烂加米饭，盐少许外敷。脱肛：葎草、千里光各适量，水煎熏洗患处。青竹蛇咬伤：鲜葎草适量捣烂，调米汤取汁外洗，渣敷伤口。疖疮、皮肤瘙痒、癣：鲜葎草煎水外洗。小儿疳积：葎草 6 克，丁葵草 5 克，白马骨 10 克，鸡蛋 1 个，炖服。

风寒湿痹、筋骨作痛：葱白全草、艾叶、樟树皮、蒜头茎、生姜、菖蒲各适量水煎沸，趁热熏洗患处，1 天 2~3 次。肾虚阳痿：干葱子 6 克，枸杞 15 克，肉苁蓉 10 克，熟地黄 20 克，党参 15 克，水煎服。风寒感冒：葱白 3 支，紫苏叶 15 克，生姜 3 片，加红糖炖服；或鲜葱全草适量，加汤米粉，趁热服下。头痛不止：葱白 7 支，防风 3 克，酒大黄 3 克，麦芽 3 克，白芍 4 克，酒白芍 3 克，蔓荆子 6 克，川芎 4 克，白芷 3 克，枸杞 4 克，水煎服。阳虚头晕：大个葱白 3 支，制附子片 12 克（先煎 1 小时），干姜 15 克，水煎服。伤寒呕吐：鲜葱全草适量，淡豆豉 12 克，水煎服。胃溃疡：葱白 7 支，球兰 30 克，砂仁 10 克，木香 6 克，乌骨鸡 1 只，炖服。小便不通：鲜葱全草，田螺 1~3 个捣烂敷于脐部。藜芦中毒吐不止：鲜葱白煎汤解之。蛔虫引起的肠梗塞：鲜葱全草放入花生油内炸，去渣待冷，喝下。或生葱白 30 克，捣烂取汁，芝麻油 30 克，调和后，空腹一次服下。鹤膝风：葱白 10 支。鲜艾叶 80 克，生姜汁 50 毫升，生骨碎补 60 克，捣烂外敷，1 天 1 次，连续外敷 1 星期。胎动不安：葱白 3 支，灶心土、艾叶各适量，水煎服。

痰多气逆，喘满，浮肿尿少：葶苈子 10 克，瓜蒌实 12 克，竹茹 15 克，鱼腥草 15 克，车前子 10 克，党参 12 克，黄芪 12 克，制附子 6 克，水煎服。胸胁积水：葶苈子、桑白皮、泽泻、郁金、枳壳、柴胡、川芎各 10 克，大枣 6 枚，水煎服。腹水实证：葶苈子 10 克，川椒 6 克，

葶苈子 140

大黄 6 克，水煎服。**手术后肠粘连腹痛**：葶苈子、桔梗、生地榆、茵陈蒿各 10 克，水煎服。**胆囊炎**：胆石症手术后疼痛可加金钱草 40 克，柴胡 6 克，延胡索 10 克，青皮 6 克；胃手术后疼痛，加白术 10 克，陈皮 6 克，木香 6 克，砂仁 6 克；下腹部手术后疼痛，加香附 10 克，白芍 10 克，甘草 3 克。

萱草 276

淋证：萱草根 30 克，无根藤 30 克，水煎服；或萱草根 20 克，马尾松根 20 克，银杏根 30 克，麦冬 20 克，槐花根 20 克，加白糖，水煎服。**劳力过度，胸闷郁结**：干萱草花 30 克，牛肉酌量，炖服。**体虚浮肿**：萱草根 15 克，黄芪 50 克，防己 10 克，水煎服。**风火牙痛**：萱草根 30 克，目鱼干或猪瘦肉炖服。**久嗽失音**：萱草根 30 克，白木耳 10 克，百合 15 克，炖猪肺服，或炖冰糖服。**痢疾**：萱草鲜花 30 克，冰糖 30 克，酌加开水炖服；或加鱼腥草 30 克，水煎冲葛粉服；或红糖服。**大便下血**：萱草根 30 克，白木耳 10 克，配猪大肠炖服。**赤白痢**：萱草根 30 克，加糖少许煎服。**湿热腰痛**：萱草根 15 克，香椿根 20 克，两面针根 10 克，骨碎补 20 克，忍冬藤 30 克，穿根藤 15 克，水煎服。**腮腺炎**：萱草根 30 克，水煎服。**黄疸性肝炎**：萱草根 60 克，车前草 40 克，水煎服。**疝气**：鲜萱草根 60 克，鸭蛋 1 个，水炖服。**神经根型颈椎病**：萱草根 30 克，黄芪 30 克，白术 15 克，红枣 6 枚，水煎服，连服 15 日。**刀伤出血、伤口溃疡**：萱草鲜根 60 克，去外皮，白糖少许，捣烂敷伤处。**中耳炎**：萱草根 20 克，猪瘦肉炖服。**通乳**：萱草根 60 克，红枣 50 克，水煎分 3 次服。

韩信草 95

风火牙痛：韩信草 15 克，千里光 12 克，蒲公英 10 克，鸡蛋 1 粒，水煎去药渣，食蛋和汤，连服 3 天。**风热感冒**：韩信草 20 克，野菊花 15 克，马鞭草 10 克，三丫苦（三叉苦）15 克，水煎服。**慢性咽喉炎**：韩信草 20 克，梅叶冬青 20 克，甘草 6 克，水煎服。**扁桃体炎**：鲜韩信草 30~60 克，捣汁调蜜服。**肺炎**：韩信草 30 克，山藿香 30 克，金不换 30 克，鱼腥草 30 克，爵床 20 克，球兰 20 克，水煎服。**胃酸过多**：韩信草 45 克，豆腐 1 块，水炖服。**腰部酸痛**：韩信草 60 克，浸米酒 500 克，7 日后可用，1 天 2 次，1 次 30 毫升。**泌尿系统感染**：韩信草、海金沙各 30 克，金丝草 15 克，玉叶金花 15 克，水煎服。**慢性肾炎**：韩信草 30 克，石韦 30 克，勾儿茶 40 克，爵床 20 克，黄花稔 20 克，万毒虎 15 克，水煎服。**毒蛇咬伤**：鲜韩信草 30~60 克，捣汁内服，渣外敷伤处。**宿伤**：鲜韩信草、猪瘦肉、酒各 100 克，炖服；或韩信草根研末，1 次 3 克，冲白酒服，1 天 3 次。**鱼骨鲠喉**：韩信草鲜叶细嚼，缓咽其汁。**胸部挫伤**：韩信草 20 克，莲子草 15 克，旱田草 15 克，金不换 15 克，玉叶金花 15 克，两面针 10 克，水煎服。**急性腰扭伤**：韩信草 20 克，三丫苦（三叉苦）20 克，九节茶 15 克，七叶莲 15 克，两面针 15 克，水煎服。**痈肿、无名肿毒**：韩信草 20 克，野菊花 15 克，金芍药 15 克，金银花 15 克，水煎服；或鲜韩信草 30~60 克，捣烂绞汁，酌加酒调服，渣外敷。白浊、带下病：韩信草30克，水煎；或加猪小肠同煎服。

槠头红 40

咽喉肿痛：槠头红、万毒虎各15克，射干8克，山豆根6克，水煎服。肺热咳嗽：槠头红、藕节、鬼针草、地耳草、一枝黄花、爵床各20克，水煎当茶服。肝炎：槠头红、马鞭草、鬼针草各15克，积雪草、马大青各20克，水煎服。急性风湿性关节炎：槠头红15克，三叉苦20克，苦郎树15克，七叶一枝花15克，黄花豨签草15克，水煎服。痈疖疔疮：槠头红20克，蒲公英20克，七叶一枝花15克，野菊花12克，芙蓉花15克，韩信草12克，水煎当茶服；或鲜槠头红、鲜木芙蓉叶、八角莲叶各适量，捣烂外敷或水煎洗。

棕榈 364

急慢性咽喉炎：棕心头50克，淡竹叶15克，虎杖15克，梅叶冬青30克，爵床20克，蟛蜞菊15克，水煎服。咯血、吐血：棕榈须（叶梢）1握，山藿香10克，兰香草10克，晒干研末，冰糖30克，开水炖服。淋证：棕榈鲜根和天门冬各20克，水煎或和猪瘦肉炖服。四肢关节痛：棕榈干根15克，白果6克，水煎服。胃痛：棕榈茎30克，水煎服。高血压：棕榈炭15克，槐花10克，泡开水服。食管癌：棕榈干种子30克，水煎服。或棕榈种子100克，七叶一枝花20克，浙贝母20克，韩信草30克，板栗100克，山芝麻15克，胡芦茶15克，水煎服。跌打损伤：棕榈根30克，炖猪肉加老酒60毫升同服，外用棕榈鲜根捣烂敷患处。产后瘀血腹痛，恶露不止：炒黑棕榈子15克，益母草60克，水煎服。血崩：棕榈鲜叶90克，红糖30克，开水冲炖服。

酢浆草 187

咽喉炎、扁桃体炎、口腔炎：鲜酢浆草30~60克，捣烂取汁调蜜服，渣含于口腔。牙龈出血：鲜酢浆草、鲜天胡荽各30克，食盐少许，共捣烂含口中或同米醋煎汤含漱。神经衰弱失眠：酢浆草30克，夜香牛20克水煎服；或酢浆草、抱石莲各20克，夜交藤15克，水煎服。肝炎：酢浆草30克，猪瘦肉炖服。尿路感染：鲜酢浆草30克，捣烂取汁服；或酢浆草、车前草、土牛膝各15克，水煎服。烧烫伤：鲜酢浆草全草洗净捣烂调麻油敷伤处。跌打损伤：鲜酢浆草30克，积雪草20克，黄疸草15克，连钱草10克，石胡荽6克，水煎酌加酒服，渣推擦患处。汗斑：鲜酢浆草、硫黄、韭菜各适量，捣烂布包敷患处。

紫苏 17

脾胃气滞，胸闷呕吐：紫苏叶10克，藿香12克，半夏10克，厚朴10克，神曲10克，水煎服。风寒感冒：紫苏叶10克，杏仁10克，前胡10克，荆芥10克，陈皮10克，甘草3克，水煎服；或紫苏叶10克，旱莲草15克，石胡荽4克，生姜3片，水煎服。痰嗽气喘：紫苏种子15克，冰糖30克，开水炖服。急性扁桃体炎：紫苏15克，马鞭草25克，千里光30克，鬼针草30克，射干30克，甘草15克，薄荷15克，细辛10克，水煎后分数次当茶服。进食鱼蟹所致腹痛，吐泻：

紫苏叶 15 克，生姜 10 克，水煎服；或紫苏叶 30 克，水煎服。**慢性鼻窦炎**：紫苏 12 克，白芷 15 克，桂枝 15 克，辛夷 12 克，白蒺藜 25 克，凌霄花 15 克，升麻 6 克，川芎 12 克，甘草 15 克，土茯苓 20 克。水煎服。**寻常疣**：生紫苏叶摩擦患处，1 次 10~20 分钟后，敷料外包，1 天 1 次，连续 2~6 日，即可痊愈。**妊娠呕吐，胎动不安**：紫苏梗 10 克，砂仁 10 克，陈皮 10 克，白术 10 克，黄芩 10 克，水煎服。**子宫下垂**：紫苏 80 克，水煎熏洗患处。

紫茉莉 56

咽喉肿痛、扁桃体炎：鲜紫茉莉捣汁漱喉或口含；亦可另取紫茉莉 150 克，炖豆腐服。**失音**：鲜紫茉莉根 100 克，炖冰糖服。**带下病、白浊、血尿**：鲜紫茉莉根 30~150 克，炖猪瘦肉服，1 天 1 次，连服 15 日。**胃痛（湿热型）**：紫茉莉干根 40 克，水煎去渣，加入猪心炖服。**急性支气管炎**：紫茉莉 60 克，九节茶 15 克，蟛蜞菊 20 克，水煎服。**肺结核**：鲜紫茉莉根 100 克，猪瘦肉；或豆腐 200 克，加水炖，分 2 次，饭后服。**高血压**：干紫茉莉 30 克，望江南 20 克，钩藤 12 克，龙葵 15 克，水煎服；或鲜紫茉莉 150 克，炖豆腐服，1 天 1 次，连服 10 日为 1 疗程。**糖尿病**：鲜紫茉莉 30~150 克，炖胰腺服，1 天 1 次，连服 15 天为 1 疗程。**各种肿瘤偏于湿热者**：紫茉莉根 60 克，黄药子 15 克，万毒虎 30 克，十大功劳 50 克，旱田草 50 克，金不换 30 克，腹水草 15 克，水煎当茶服，1 天 1 剂。肝肺肿瘤者，加腹水草、葨芝，三尖杉等。**风湿性关节炎**：紫茉莉 60 克，五加皮 10 克，苦郎树 15 克，三丫苦（三叉苦）15 克，水煎服；或紫茉莉根 60~150 克，炖猪脚节服。**疮痈肿毒**：鲜紫茉莉根和红糖或醋捣烂敷患处。**雀斑**：紫茉莉果实里粉适量，擦于患处。**乳腺炎**：紫茉莉 30 克，石岩枫 20 克，蒲公英 15 克，紫花地丁 10 克，水煎服；或紫茉莉根适量和冷饭捣烂敷于患处。

紫草 48

淋证：紫草 10 克，土茯苓 20 克，车前草 15 克，玉叶金花 15 克，金银花 20 克，水煎服。**尿血**：紫草 20 克，玉米皮 50 克，马蹄皮 30 克，黄柏 25 克，旱莲草 30 克，甘草 10 克。水煎服。**湿疹阴痒**：紫草 10 克，白芷 10 克，当归 10 克，血竭 3 克，水煎服。**麻疹毒盛，斑疹紫暗**：紫草 10 克，牛蒡子 10 克，蝉蜕 6 克，白芍 12 克，玄参 15 克，水煎服。**火烫伤**：紫草适量，用麻油慢火煎熬半小时，取油外搽，也可加入大黄、当归、生甘草、麻油熬成清凉膏外用。**褥疮（皮肤糜烂）**：紫草、大黄等量，研末，调香油涂擦患处。

紫菀 131

风寒咳嗽：紫菀、陈皮、杏仁、桔梗、百部、荆芥、白前各 10 克，水煎服。**风热咳嗽**：紫菀 10 克，知母 10 克，黄芩 10 克，桑白皮 10 克，桑叶 10 克，菊花 12 克，瓜蒌 15 克，杏仁 10 克，水煎服。**肺气虚咳嗽**：炙紫菀 10 克，麦冬 10 克，五味子 10 克，款冬花 10 克，百部 10 克，阿胶（分冲）10 克，党参 12 克，淮山药 50 克，水煎服。**阴虚咳嗽**：紫菀 10 克，知母 10 克，阿胶（分冲）10 克，川贝母 10 克，麦冬 12

克，水煎服。

景天三七 173

肺结核咯血：景天三七 40 克，捣烂绞汁服。**心律不齐，失眠，烦躁不安等**：鲜景天三七 40 克，丹参 20 克，酸枣仁 10 克，炙甘草 6 克，水煎服。**各种原因吐血、咯血、便血、尿血、崩漏**：景天三七 40 克，洗净，放口内咀嚼，开水送下。**尿血**：景天三七 30 克，爵床 20 克，糯米团 20 克，白茅根 15 克，水煎服。**血小板减少症**：景天三七 50 克，金边桑 20 克，炖猪瘦肉服。**白血病**：景天三七 20 克，水牛角 35 克，生地黄 20 克，玄参 12 克，麦冬 12 克，党参 10 克，金银花 10 克，连翘 12 克，黄芩 10 克，淡竹叶 6 克，藕节 15 克，白芍 10 克，白花蛇舌草 10 克，茯苓 10 克，猪殃殃 15 克，水煎服。**高血压、高血脂**：鲜景天三七适量，水煎当茶饮。**癔病（神经官能症）**：景天三七 50 克，猪心 1 个，蜂蜜适量，水炖分 2 次服。**跌打损伤**：鲜景天三七 30 克，鸭脚三七 15 克，两面针 15 克，菊科三七 10 克，水煎服；同时用鲜景天三七适量捣烂外敷患处。**外伤后期或冠心病患者**：景天三七适量，炖猪肉，猪心等服。

黑芝麻 445

肾阴不足头晕，耳鸣，腰酸：黑芝麻 10 克，何首乌 15 克，菟丝子 10 克，牛膝 10 克，女贞子 15 克，杜仲 10 克，旱莲草 12 克，桑葚 10 克，水煎服。**须发早白**：黑芝麻 12 克，何首乌 15 克，旱莲草 15 克，熟地黄 15 克，女贞子 10 克，水煎服。**贫血**：黑芝麻、花生、红豆各适量煎服。**病后脱发**：黑芝麻 15 克，炒研加糖拌匀，内服。**肠燥便秘**：黑芝麻 12 克，炒研用蜂蜜调服。**风湿腰腿痛**：黑芝麻 15 克，盐肤木 30 克，杜仲 15 克，牛膝 10 克，威灵仙 10 克，独活 10 克，桑寄生 20 克，水煎服。**食管阻塞**：黑芝麻 15 克，甘蔗 60 克，荸荠 60 克，小米 120 克，蜂蜜 120 克，水炖服。**慢性皮肤瘙痒**：黑芝麻 25 克，白蒺藜 25 克，凌霄花 15 克，紫苏 12 克，土茯苓 30 克，甘草 15 克，白芥子 10 克，生地黄 30 克，白鲜皮 30 克，蚕沙 25 克，大血藤 15 克，水煎服。**预防胆结石**：黑芝麻 60 克，大米 30 克，炒熟研末，开水冲服。**通乳**：黑芝麻 10 克，炒焦研末冲酒服。

铺地黍 298

湿热痹证：铺地黍 60 克，薏苡仁根 40 克，白马骨 30 克，牛筋草 30 克，田葱 20 克，水煎服。**风火头痛**：铺地黍 40 克，野菊花 10 克，石仙桃 40 克，鸡肸花 10 克，牡荆根 30 克，马大青 30 克，钗子股 20 克，水煎服。**高血压**：鲜铺地黍 150 克，冰糖 30 克，开水冲炖服，1 天 1 剂，连服 1 个月。**肋间神经痛**：铺地黍 40 克，丹参 20 克，山藿香 15 克，蓝花参 20 克，枳壳 10 克，郁金 10 克，水煎服。**淋浊**：鲜铺地黍 60~120 克，冰糖 15 克，开水冲炖，饭前服。**跌打损伤引起尿血**：鲜铺地黍 120 克，白糖 30 克，开水冲炖服。**脚底深部脓肿**：鲜铺地黍 60 克，水煎酌加酒服，另取鲜铺地黍捣烂加热敷患处。**狂犬咬伤**：鲜铺地黍 120 克，豆腐 250 克，红糖 60 克，开水冲炖服。**带下病**：鲜铺地黍 60 克，鲜丁香蓼 40 克，小二仙草 30 克，水煎服。

锁阳 431

津血不足，肠燥便秘：锁阳 10 克，火麻仁 12 克，瓜蒌仁 15 克，柏子仁 10 克，桃仁 6 克，水煎服。**腰膝萎弱，阳痿早泄**：锁阳 15 克，韭菜子 10 克，山茱萸 15 克，熟地黄 20 克，补骨脂 10 克，龙骨 30 克，淫羊藿 10 克，菟丝子 10 克，水煎服。**肾精亏虚，腰酸无力**：锁阳 15 克，当归 12 克，熟地黄 30 克，龟板 12 克，牛膝 10 克，杜仲 10 克，水煎服。**滑精**：锁阳 15 克，山茱萸 15 克，桑螵蛸 10 克，龙骨 30 克，茯苓 12 克，水煎服。

鹅掌柴 258

风热感冒：鹅掌柴根 30 克，蓝花参 20 克，马鞭草 15 克，三叉苦 30 克，水煎服。**咽喉肿痛**：鹅掌柴皮 30 克，水煎服。**跌打损伤**：鹅掌柴皮 30 克，水煎服；或鹅掌柴根 30 克，虎杖 15 克，水煎服。**风湿性关节炎**：鹅掌柴皮 45 克，水煎加酒服。**坐骨神经痛**：鹅掌柴根 30 克，楤木 20 克，鸭脚香 15 克，鸭皂树 20 克，土牛膝 20 克，钗子股 20 克，水煎服，连服 10 天为 1 疗程。**油漆过敏、皮炎、湿疹**：鹅掌柴叶、桉树叶、苦楝树皮、苦参、地肤子、蛇床子、各适量，煎水泡洗患处，1 天 2 次。**烫伤**：鹅掌柴皮烧灰，调茶油敷患处。

筋骨草 75

各种咽喉肿痛：筋骨草 20 克，紫花地丁 15 克，万毒虎（白绒草）、射干各 10 克，水煎服；或鲜筋骨草捣烂绞汁加醋抹或漱喉。**淋巴结肿大，高热**：鲜筋骨草 500 克，洗净捣烂取汁，加番薯，酒适量炖，分 3 次服，连服 7 天为 1 疗程。**慢性支气管炎（偏热型）**：筋骨草 30 克，水煎服。**肺脓肿**：鲜筋骨草 30~60 克，水煎服。**肺结核**：筋骨草、积雪草各 30 克，豨莶草、葫芦茶各 15 克，水煎服。**肝炎**：鲜筋骨草 30 克，鲜白萝卜 120 克，水煎服。**高血压**：筋骨草 30 克，紫茉莉 30 克，龙葵 20 克，土牛膝 20 克，水煎服。**痢疾**：筋骨草 20 克，十大功劳 20 克，地锦草 20 克，金线草 15 克，水煎服。**急性阑尾炎**：筋骨草 40 克，鬼针草 50 克，败酱草 30 克，水煎服。**尿道炎**：筋骨草 20 克，车前草 20 克，万毒虎 30 克，金丝草 15 克，水煎服。**胃癌初期（湿热型）**：筋骨草 20 克，观音座莲 20 克，七叶一枝花 15 克，球兰 15 克，八角莲 10 克，腹水草 10 克，水煎服。连服 20 日为 1 疗程。**水火烫伤**：筋骨草研末用麻油配成 20% 糊剂外搽；或用鲜筋骨草捣烂外敷。**足底脓肿**：鲜筋骨草适量，加少许米饭同捣烂，外敷患处。**痈疖疔疮**：鲜筋骨草适量，酌加盐少许捣烂敷患处。**蜂窝织炎**：鲜筋骨草 30~60 克，水煎分 2 次服，另取鲜筋骨草捣烂外敷患处。**急性乳腺炎**：鲜筋骨草全草 30~60 克，水煎分 2 次服，另用鲜筋骨草全草加少许米饭同捣烂，外敷患处。

番泻叶 308

胃弱消化不良（便秘、腹胀、胸闷）：番泻叶 3 克，生大黄 1.8 克，橘皮 3 克，黄连 1.5 克，丁香 1.8 克，水煎服。**粘连性肠梗阻或蛔虫性肠梗阻**：番泻叶 12 克（儿童用量 3 克起），水沸后煎服。**产褥期便秘**：番泻叶 8 克，用约 150 毫升开水冲泡，当茶服。**幼儿便秘**：番泻叶 2 克，甘蔗汁 150 克，一起隔水煮，滤渣后服甘蔗汁。

蓝花参 156

劳倦乏力：蓝花参 40 克，土丁桂 30 克，盐肤木根 40 克，炖猪肉服或乌贼鱼干服。**流行性感冒**：蓝花参 30 克，积雪草 20 克，鬼针草 30 克，马兰 15 克，地耳草 12 克，水煎服。**支气管炎**：蓝花参 30 克，盐肤木 30 克，鱼腥草 15 克，买麻藤 30 克，山藿香 20 克，三叉苦 20 克，鼠曲草 15 克，水煎服。**急性咽喉炎、扁桃体炎**：鲜蓝花参 40 克，四季春 20 克，岗梅 30 克，水煎服。**痢疾、腹泻**：蓝花参 30 克，凤尾草 20 克，丁香蓼 15 克，水煎服。**脊椎结核**：蓝花参 100 克，米酒 500 毫升，浸 1 星期，1 次 1 小杯；或蓝花参 30 克，盐肤木 40 克，白艻花 30 克，鸭皂树 20 克，三叉苦 30 克，爵床 20 克，王瓜 20 克，水煎服，连服 15 天为 1 疗程。**脊柱骨质增生症**：蓝花参 30 克，算盘珠 30 克，苞蔷薇 25 克，盐肤木 30 克，马大青 20 克，爵床 15 克，水煎服，连服 10 天为 1 疗程。**颈淋巴结核**：蓝花参 20 克，山芝麻 20 克，葫芦茶 15 克，牛白藤 20 克，水煎服或炖猪肉服。**糖尿病**：蓝花参 30 克，玉叶金花 20 克，金丝苦楝 30 克，万毒虎 20 克，菝葜 40 克，爵床 20 克，水煎服，连服 15 天为 1 疗程。**痔疮**：蓝花参 30 克，马鞭草 20 克，三白草 15 克，小二仙草 20 克，山芝麻 10 克，水煎服。**毒蛇咬伤**：鲜蓝花参，鲜半边莲各适量，捣烂取汁内服，渣涂患处。**带下病**：蓝花参 30 克，爵床 20 克，土丁桂 12 克，三白草 15 克，白马骨 15 克，水煎服。

蓖麻 283

口眼歪斜：蓖麻子仁、桃仁、松香各适量合捣烂敷患处，左歪贴右，右歪贴左，以愈为度。**胃下垂**：蓖麻仁 98% 五倍子末 2% 打成烂糊，制成直径 1.5 厘米厚 1 厘米药膏，剪去头发，对准百会穴把药饼紧贴在百会穴上，扎紧固定，1 天 3 次，用开水热烫，1 天 10 分钟，以不伤皮肤为度，5 天换药 1 次，一般 1 次就明显好转。**劳伤咯血**：蓖麻根 30 克，浸儿童小便 1 昼夜，取出洗净和猪瘦肉适量炖服。**慢性肾炎腹水**：蓖麻子仁 80 粒，石蒜鳞 120 克，捣烂贴脚底涌泉穴，外施绷带固定，隔 2、3 日换药 1 次。**习惯性便秘**：蓖麻子仁 10 克，捣烂，蜂蜜适量，制成丸，1 天 1~2 次，1 次 2 克，饭后服。**癫痫**：红蓖麻根 60 克，鸡蛋 1~2 个，黑醋适量，先将鸡蛋破壳煮熟，再放入黑醋、蓖麻根炖服，连服 5 天，为 1 疗程。**风湿关节痹痛**：蓖麻鲜茎叶适量，水煎，趁热熏洗患处。**湿疹**：蓖麻鲜叶酌量煎汤洗患处。**鸡眼**：先用热水使鸡眼周围角层浸软，用小刀刮去，然后用铁丝将蓖麻子串起来置火上烧，等烧去外壳出油时，即趁热按在鸡眼上。**乳腺炎、乳癌**：蓖麻鲜叶捣烂或干时加酒捣烂敷患处。

蒺藜 342

肝气郁结，目赤：蒺藜 12 克，青葙子 10 克，菊花 15 克，龙胆草 15 克，车前子 10 克，黄芩 10 克，栀子 12 克，水煎服。肝阳上亢，致发眩晕：蒺藜 30 克，天麻 12 克，钩藤 15 克，炒栀子 10 克，黄芩 10 克，夏枯草 20 克，茯苓 12 克，夜交藤 30 克，生牡蛎 30 克，半夏 10 克，水煎服。痰湿中阻，致发眩晕：蒺藜 15 克，天麻 10 克，苍白术各 10 克，半夏 10 克，陈皮 10 克，茯苓 15 克，泽泻 25 克，竹茹 10 克，炒枳壳 10 克，黄芩 10 克，甘草 3 克，水煎服。风疹瘙痒：蒺藜 10 克，防风 10 克，千里光 12 克，蝉蜕 10 克，白鲜皮 10 克，地肤子 10 克，水煎服。白癜风：蒺藜适量研细末，1 次 6 克，口服，1 天 2 次。急性结膜炎：蒺藜 10 克，菊花 8 克，青葙子 10 克，木贼 10 克，决明子 10 克，水煎服。

蒲公英 63

肺脓肿：蒲公英 30 克，鱼腥草 30 克，白茅根 15 克，冬瓜仁 15 克，水煎服。胃脘灼热：蒲公英 30 克，黄连 4 克，青木香 9 克，水煎服。黄疸性肝炎：蒲公英 30 克，茵陈蒿 15 克，郁金 12 克，虎杖 15 克，水煎服。胆囊炎：蒲公英 30 克，柴胡 6 克，栀子 10 克，厚朴 9 克，郁金 10 克，水煎服。或蒲公英 30 克，当归尾 12 克，赤芍 12 克，金钱草 25 克，陈皮 6 克，郁金 10 克，枳壳 10 克，大黄 6 克，元参 15 克，连翘 12 克，川楝子 12 克，川芎 9 克，桃仁 10 克，生地 15 克，甘草 6 克，水煎服。阑尾炎：蒲公英 20 克，紫花地丁 15 克，马齿苋 30 克，黄芩 10 克，丹参 10 克，水煎服。肠癌不全梗阻：蒲公英 30 克，黄芪 30 克，槟榔 12 克，大黄（生）15 克，元胡 12 克，姜半夏 12 克，地鳖虫 10 克，桂枝 10 克，代赭石 30 克，僵蚕 12 克，全蝎 6 克，水煎服。非化脓性肋软骨炎：蒲公英 30 克，板蓝根 25 克，生黄芪 30 克，桑寄生 25 克，丹参 15 克，红花 10 克，三棱 10 克，莪术 10 克，乳香 10 克，没药 10 克，水煎服。痈肿：鲜蒲公英、紫花地丁各适量，捣烂外敷；或蒲公英 20 克，野菊花 15 克，大尾摇 20 克，水煎服。乳腺硬结胀痛：蒲公英 30 克，金银花 15 克，王不留行 9 克，乳香 6 克，丝瓜络 12 克，水煎服；或蒲公英 30 克，瓜蒌 20 克，金银花 15 克，连翘 10 克，石岩枫 30 克，水煎服。妇女产后缺乳：蒲公英 20 克，通草 6 克，穿山甲 10 克，炖肥肉服。

槐花 355

鼻出血：槐花研末塞鼻孔中。失音：炒槐花 10 克，分 3 次嚼服或当茶服。血热咯血，鼻出血：槐花 10 克，白茅根 12 克，侧柏叶 10 克，茜草 12 克，生地黄 30 克，水煎服。肝火上亢，头痛眩晕，目赤肿痛：槐花 10 克，黄芩 10 克，夏枯草 12 克，龙胆草 10 克，豨莶草 15 克，望江南 20 克，钩藤 10 克，水煎服。高血压眩晕，属肝阳上亢：槐花 12 克，地龙干 12 克，连翘 15 克，钩藤 15 克，菊花 12 克，何首乌 15 克，山楂 12 克，草决明 15 克，水煎服。尿血：槐花 12 克，郁金 10 克，水煎服。痔疮出血：槐花 10 克，仙鹤草 10 克，丁香蓼 20 克，地榆 10 克，水煎服；或槐花 12 克，地榆 10 克，生地黄 30 克，黄芩 10 克，侧柏叶 10 克，水煎服。

楤木 259

虚寒胃痛：楤木 15 克，山苍子根 10 克，南五味子根 15 克，枳壳 10 克，甘草 3 克，水煎服。**急性胆囊炎**：楤木 30 克，白毛藤 20 克，大尾摇 20 克，马兰 20 克，一枝黄花 15 克，水煎服。**胆道蛔虫**：楤木根 15 克，白英 30 克，乌梅 15 克，川椒 3 克，槟榔 6 克，黄芩 15 克，胡黄连 9 克，水煎服。**贫血水肿**：楤木根外皮 30 克，水煎服。**高血压**：楤木根 30 克，龙葵 30 克，钩藤 20 克，水煎服，连服 7 天。**肾炎水肿**：楤木根 20 克，勾儿茶 15 克，胡颓子 10 克，鸡骨柴 10 克，水煎加红糖服，1 天早晚各 1 次，连服 7 天为 1 疗程；或楤木根 30 克，兖州卷柏 30 克，水煎服。**乳糜尿**：楤木根 30 克，菝葜 40 克，水煎，早晚分服，连服 1 个月。**膝关节退行性改变**：楤木 150 克，荭草 100 克，煎汤去渣，加入猪脚 1 个，煮熟分数次服。**风湿痛**：楤木根 60 克，薏苡仁 30 克，三白草 15 克，猪脚节 1 个，酒水适量，炖服。或楤木 30 克，拦路虎 50 克，蟛蜞菊 15 克，一条根 15 克，梅花入骨丹 15 克，榕须 15 克，杜仲 15 克，七叶莲 15 克，阿利藤 15 克，水煎服。**宿伤**：楤木根 30 克，豺皮樟 20 克，酒水炖服；或鲜根 100 克，煎汤洗伤处。**坐骨神经痛**：楤木 30 克，鸭脚香 20 克，白笋花 20 克，马大青 30 克，土牛膝 20 克，木瓜 15 克，七叶莲 15 克，两面针 15 克，水煎服，连服 7 天为 1 疗程。**骨折复位后**：楤木二层皮、捣烂外敷患处。**无名肿毒**：鲜楤木二层皮，捣烂加洗米水外敷患处。**产后关节酸痛**：楤木根 40 克，勾儿茶 30 克，肖梵天花根 30 克，水煎服。

碎米荠 347

风湿性心脏病：鲜碎米荠 30 克，洗净，豆腐或猪瘦肉炖熟，温服；或碎米荠研末朱砂为衣，作药丸，每次 6 克，每日 3 次口服。**痢疾**：碎米荠 30 克，水煎服；赤痢加白糖，白痢加红糖调服。**痛风性关节炎**：碎米荠 60 克，牛白藤 30 克，车前草 20 克，水煎服，药渣外敷患部。**尿路感染**：碎米荠 30 克，冰糖 15 克，水煎服，饭前服，1 天 2 次。

路路通 248

感冒：路路通嫩叶 12 克，茶叶 5 克，开水泡服。**细菌性痢疾**：路路通叶 6~15 克，水煎服。**全身痹痛**：路路通 9~12 克，水煎服或浸酒 500 毫升，渐服；或枫香树根 30 克，水煎服。**腰椎间盘突出症**：路路通根 30 克，樟树根 30 克，积雪草 50 克，海风藤 30 克，马大青 60 克，朱砂根 30 克，水煎服。**风湿性关节炎**：路路通根 30 克，水团花根 20 克，白石榴根 20 克，南天竹根 20 克，鸭皂树根 20 克，水煎服。**湿疹**：路路通鲜叶适量，水煎外洗患处；或路路通叶、苦楝叶、土荆芥、生姜、葱头、薄荷、黄荆叶各适量，煎水浸洗患处，亦可治疗皮肤溃疡作痒。**脚气病（俗称香港脚）**：路路通子仁 12 克，红花 12 克，荆芥 12 克，防风 10 克，五加皮 20 克，地骨皮 15 克，皂角 20 克，明矾 20 克，用红醋 1000 毫升，浸泡 24 小时，临睡洗脚后，取浸液泡脚 10 分钟后倒回原瓶。1 帖用 7 天为 1 疗程。**外伤疼痛、鼻出血、吐血、慢性**

化脓性炎症：白胶香 1~2 克，作散剂或丸剂内服。

锦灯笼 83

肺热咳嗽：锦灯笼 6 克，瓜蒌实 12 克，球兰 10 克，黄芩 10 克，知母 10 克，玄参 8 克，桔梗 10 克，三叉苦 20 克，水煎服。上感，咽喉炎：锦灯笼 15 克，山芝麻 10 克，水煎服。急性扁桃体肿大：锦灯笼 6 克，射干 8 克，蟛蜞菊 12 克，黄芩 10 克，玄参 10 克，水煎服。糖尿病：锦灯笼 10 克，万毒虎（白绒草）15 克，金丝苦楝 15 克，爵床 15 克，菝葜 30 克，水煎服。泌尿系统感染：锦灯笼 15 克，水煎服。天疱疮：鲜锦灯笼捣烂外敷；或鲜锦灯笼 30 克，水煎服。

鼠曲草 157

感冒咳嗽：鼠曲草 30 克，薄荷 10 克，水煎服。慢性支气管炎：鼠曲草 30 克，盐肤木根 20 克，胡颓子叶 15 克，枇杷叶 10 克，水煎服。胃痛：鼠曲草 30 克，南五味子 20 克，两面针 15 克，蒲公英 20 克，白牛胆 15 克，香附 8 克，水煎服。退行性关节炎：干鼠曲草 60 克，浸酒 500 克，1 次 1 杯，1 天 2 次。便秘：鲜鼠曲草 40 克，虎杖 30 克，水煎服。蚕豆病：鼠曲草 60 克，车前草、凤尾草各 30 克，水煎服。带下病：鼠曲草 30 克，土茯苓 30 克，土牛膝 20 克，丁香蓼 25 克，山莓 12 克，锦鸡儿 20 克，水煎服。高血压、消化不良：鼠曲草 60 克，鬼针草 30 克，黄花豨莶草 20 克，水煎服。

腹水草 106

减肥：腹水草 30 克，草决明 20 克，水煎当茶服，1 个月为 1 疗程，服药期间腹泻严重应停药。肺癌：腹水草 50 克，加蜂蜜，水煎服，连服 1 个月。肝硬化腹水：腹水草 30 克，蕒芝 30 克，地耳草 20 克，和鸡蛋同炖服。肝癌腹水：腹水草 30 克，虎杖 30 克，水煎服。或腹水草 50 克，白毛藤 30 克，茵陈蒿 30 克，一枝黄花 20 克，黄花豨莶草 20 克，毛大丁草 15 克，夏枯草 15 克，水煎服，连服 1 个月。过敏性皮炎：腹水草，千里光各适量，水煎熏洗患处。蛇伤：鲜腹水草适量炖酒冲白糖服，另取鲜腹水草捣烂敷伤处。跌打损伤：腹水草 30 克，地耳草 20 克，和酒炖服。产后小腹疼痛：腹水草 60 克，山栀 30 克，水煎服。

溪黄草 41

急性黄疸性肝炎：溪黄草 50 克，蕒芝 30 克，鬼针草 20 克，马蹄金 15 克，车前草 10 克，水煎服。急性胆囊炎：溪黄草 30 克，栀子根 20 克，马兰 15 克，大尾摇 15 克，水煎服。

裸柱菊 202

瘰疬初起：鲜裸柱菊 50 克，鸡蛋一至二粒，开水炖服。渣和红糖少许捣烂外敷。风毒流注腰脚（腰脚疼痛、经脉拘急）：鲜裸柱菊适量，米饭少许，捣烂外敷。扭伤：鲜裸柱菊适量捣烂，外敷。

福建莲座蕨 222

心烦不安，失眠：福建莲座蕨20克，丁葵草15克，丁香蓼20克，十大功劳30克，水煎服。胃及十二指肠溃疡：福建莲座蕨30克，山苍子根、三叉苦各20克，茅膏菜6克，牛白藤15克，盘柱南五味10克，水煎服。肠炎、痢疾：福建莲座蕨30克，人苋、瘦风轮各15克，水煎服。腰腿痛：福建莲座蕨根30克，两面针、土牛膝各20克，三叉苦15克，水煎服。连服7日为1疗程。不明原因腓肠肌痉挛：福建莲座蕨30克，白芍30克，甘草10克，伸筋草、地龙干、当归各15克，黄芪、木瓜各20克，水煎服。风湿性关节炎：福建莲座蕨20克，栗子根、白石榴根、穿根藤各15克，水煎服。跌打损伤：福建莲座蕨20克，豺皮樟15克，九节茶15克，积雪草、两面针各10克，水煎服。毒蛇咬伤：福建莲座蕨20克，半边莲15克，鬼针草30克，白花蛇舌草20克，野菊花20克，水煎服。功能失调性子宫出血：福建莲座蕨15克，益母草、地榆各10克，槐花、当归身各6克。千斤拔15克，水煎服。

截叶铁扫帚 42

慢性支气管炎：截叶铁扫帚30克，盐肤木、三叉苦各20克，岗梅15克，水煎服。流行性腮腺炎：截叶铁扫帚15克，千里光20克，一枝黄花15克，甘草3克，水煎服。肝炎：鲜截叶铁扫帚60克，地耳草20克，葫芦茶15克，水煎代茶饮。糖尿病：截叶铁扫帚50克，金丝草30克，绶草40克，萹蓄15克，水煎服。失眠：鲜截叶铁扫帚适量捣烂取汁，加冷开水少许，花生仁120克，水煎冲汁服。神经衰弱：截叶铁扫帚20克，黄花豨签草15克，旱莲草15克，地菍15克，金樱子根20克，水煎服。淋证：鲜截叶铁扫帚30克，水煎待冷，空腹服。疮疖肿毒：鲜截叶铁扫帚全草酌量，水煎内服，煎汤外洗；或加蜜捣烂外敷。跌打引起小便不通及小腹胀痛：截叶铁扫帚30克，落得打（积雪草）20克，万毒虎15克，爵床10克，酢浆草12克，水煎服。夜盲症、结膜炎：鲜截叶铁扫帚60克，节节草20克，吓下珠30克，水煎服；或加猪肝、鸡肝等同煎服；或截叶铁扫帚15克，青葙子15克，狗尾草20克，水煎服。带下病：鲜截叶铁扫帚根60克，燕麦30克，地菍20克，水煎服。小儿疳积：鲜截叶铁扫帚15克，鸡肝1个，开水冲炖服。

蔓性千斤拔 227

肾亏阳痿：蔓性千斤拔根100克，浸酒服或炖猪瘦肉服。手脚发凉：蔓性千斤拔30克，附子3克（先煎），甘草5克，干姜6克，水煎服。牙齿痛：蔓性千斤拔30克，骨碎补20克，栀子根40克，水煎服；或蔓性千斤拔根30克，水煎含喉慢慢吞下。扁桃体炎：蔓性千斤拔30克，马鞭草20克，一见喜15克，水煎服。慢性痢疾：蔓性千斤拔根30克，鬼针草10克，人苋、淮山药各20克，水煎服。急性痢疾：蔓性千斤拔20克，一见喜15克，四季春20克，水煎服。慢性肾炎：蔓性千斤拔60克，地胆草、石韦各30克，水煎服。慢性肝炎：蔓性千斤拔30克，栀子根25克，茵陈蒿12克，腹水草15克，排钱草15克，黄疸草15克，仙鹤草15克，水煎服。糖尿病：蔓性千斤拔20克，桑白皮20克，地骨皮20克，玉叶金花50克，玉米须20克，水煎服。腰肌劳损：蔓性千斤拔、阿利藤各30克，地鳖虫10克，杜仲15克，两面针、野木瓜、枫寄生各20克，水煎服。**外伤性偏瘫**：蔓性千斤拔30克，千年健15克，伸筋草60克，老君须15克，水煎服，连服15天为1疗程。**风湿性关节痛**：蔓性千斤拔根、黄花豨莶草各30克，两面针15克，忍冬藤20克，水煎服。**坐骨神经痛**：蔓性千斤拔根、肖梵天花根、南蛇藤各30克，佛掌榕20克，水煎服。**骨质增生症**：蔓性千斤拔50克，白石榴根30克，杜仲15克，七叶莲20克，阿利藤20克，水煎服。或蔓性千斤拔50克，香椿根50克，杜仲20克，白石榴根30克，穿根藤50克，水煎分2次服，连服10天为1疗程。**产后腰膝痛**：蔓性千斤拔根30克，威灵仙9克，牛膝10克，水煎服。

蔓荆子 5

风热头痛：蔓荆子12克，防风6克，菊花12克，川芎6克，薄荷10克，钩藤6克，水煎服；或蔓荆子10克，石仙桃30克，鸡肸花20克，地龙干10克，黄芪15克，川芎10克，菊花10克，香茅15克，天麻12克，白芷10克，防风12克，当归15克，野牡丹12克，水煎服。**风热目赤多泪**：蔓荆子12克，马兰15克，菊花10克，蝉蜕6克，白蒺藜（蒺藜）10克，水煎服；或蔓荆子根40克，鲜荸荠7粒捣烂，冰糖20克，开水炖服。**偏头痛**：蔓荆子12克，细辛3克，白芷6克，马大青20克，川芎10克，菊花15克，甘草3克，水煎服；或蔓荆子15克，香附12克，川芎12克，三棱12克，夜交藤25克，苍耳子15克，积雪草30克，水煎服。**两颞部（太阳穴处）头痛**：蔓荆子10克，菊花15克，石决明15克，薄荷10克，水煎服。**外伤瘀血致发眩晕**：蔓荆子15克，川芎12克，菊花10克，防风10克，羌活10克，白芷12克，藁本12克，细辛4克，麻黄4克，水煎服。**血虚头痛，眩晕**：蔓荆子10克，当归12克，白芍12克，川芎9克，香茅12克，陈皮6克，菊花10克，熟地黄10克，甘草3克，水煎服。**劳力过伤**：蔓荆子10克，香附10克，盐肤木20克，马大青30克，黄酒炖服。**背部风湿痹痛**：蔓荆子10克，防风10克，秦艽10克，木瓜12克，藁本10克，水煎服。

槟榔 315

预防流感：槟榔、常山各10克，水煎服。**胸腹胀满，二便不畅**：槟榔10克，大黄6克，木香6克，青皮10克，牵牛子6克，水煎服。**胸胁胀满**：槟榔10克，青皮6克，香附6克，木香6克，厚朴10克，水煎服。**痰瘀内阻**：槟榔8克，青皮6克，莪术8克，木香6克，茯苓10克，半夏10克，水煎服。**痢疾**：槟榔10克，白头翁12克，秦皮6克，黄柏5克，生白芍10克，木香2克，牡丹皮4克，马齿苋30克，铁苋15克，水煎服；或槟榔10克，木香5克，黄柏5克，枳实6克，生大黄10克，水煎服。**绦虫病**：槟榔10克，生南瓜子60克，水煎服。**痛痹**：槟榔10克，木瓜15克，陈皮5克，紫苏叶5克，生姜10克，制附子12克，肉桂3克，半夏10克，吴茱萸3克，何首乌20克，水煎服。**阴囊湿疹**：槟榔、百部各等分，研细末，先用紫苏煎汤洗患处，再用醋调药末搽。**小儿疳积**：槟榔3克，夜明砂6克，莪术 3 克，木香 3 克，山楂 10 克，水煎服。

酸枣仁 340

胆热，惊悸失眠： 酸枣仁 9 克，淡竹叶 15 克，大尾摇 10 克，水煎服。**脾虚，睡眠不佳：** 酸枣仁 10 克，当归 6 克，白术 6 克，茯苓 12 克，水煎服。**气血两虚，眩晕：** 酸枣仁 15 克，炙黄芪 30 克，党参 15 克，白术 10 克，当归 10 克，熟地黄 12 克，白芍 10 克，茯苓 15 克，制首乌 12 克，砂仁 10 克，炙甘草 6 克，水煎服。**心烦失眠：** 酸枣仁 12 克，甘草 3 克，知母、茯苓、川芎各 9 克，水煎服；或酸枣仁 10 克，研细末，吞服，1 次 5 克。**身热，心烦失眠：** 酸枣仁 10 克，生地黄 15 克，水煎服。**体虚心烦盗汗：** 酸枣仁 9 克，党参 10 克，茯苓 12 克，水煎服。**神经官能症：** 炒枣仁 15 克，夜交藤 30 克，高粱米 30 克，水煎服；或炒枣仁 18 克，麦冬 10 克（去心），共研细末，每服 6 克，临睡时开水送下。**三叉神经痛：** 酸枣仁 20 克，马大青 30 克，木瓜 10 克，白芍 50 克，炙甘草 30 克，水煎服。**肝血不足所致腓肠肌痉挛：** 酸枣仁 15 克，当归 12 克，白芍 12 克，川芎 8 克，熟地黄 15 克，木瓜 20 克，麦冬 12 克，炙甘草 5 克，桑寄生 20 克，续断 12 克，枸杞 12 克，淮牛膝 10 克，水煎服。**慢心率房颤：** 酸枣仁 15 克，熟附子 10 克，茯苓 12 克，白术 10 克，白芍 10 克，生姜 10 克，炙甘草 10 克，桂枝 15 克，生地黄 10 克，党参 15 克，红枣 10 克，水煎服。

豨莶草 244

中暑腹痛： 豨莶草 30 克，积雪草 30 克，水煎服；或豨莶草鲜叶 3~5 片，食盐少许，揉捻成丸，开水送下。**风湿热：** 鲜豨莶草根 60~90 克，炖猪脚服。**高血压：** 鲜豨莶草 30~60 克，马兰 20 克，水煎代茶常服；或豨莶草 30 克，夏枯草 15 克，臭梧桐 30 克，爵床 10 克，水煎服。**肠炎，痢疾：** 鲜豨莶草 30 克，鬼针草 20 克，地耳草 15 克，地锦草 10 克，水煎服。**慢性肝炎：** 豨莶草 30 克，鲫鱼 1 条，炖服。**食管癌：** 豨莶草 60 克，白花蛇舌草 60 克，水煎服。**半身不遂：** 豨莶草晒干研末，炼蜜为丸，1 次 10 克，1 天 2 次。**膝关节酸痛（湿痹）：** 豨莶草 20 克，威灵仙 15 克，防己 12 克，萆薢 15 克，薏苡仁 50 克，水煎服。**跌打损伤：** 豨莶草鲜叶捣汁 30 毫升，1 天分 2 次服。**顽固湿疹：** 鲜豨莶草 30~45 克，水煎服，并取鲜豨莶草适量，煎水外洗。**背痈：** 鲜豨莶草 30~45 克，水煎服；另取豨莶草叶适量，捣敷患处。**毒蛇咬伤：** 鲜豨莶草叶捣烂外敷伤口周围。**闭经：** 豨莶草 30~45 克，马兰 30 克，葫芦茶 15 克，岩白菜 15 克，水煎服。

罂粟壳 370

气阴两虚慢性咳嗽： 罂粟壳 10 克，党参 12 克，五味子 10 克，川贝母 10 克，阿胶 10 克（冲服），乌梅 10 克，款冬花 10 克，桔梗 10 克，桑白皮 10 克，水煎服。**久咳不止，气短自汗：** 罂粟壳 10 克，黄芪 30 克，党参 15 克，白术 10 克，款冬花 10 克，水煎服。**口干久咳无痰，盗汗：** 罂粟壳 10 克，沙参 12 克，麦冬 12 克，乌梅 10 克，水煎服。**脾胃虚寒，脘腹疼痛：** 罂粟壳 10 克，党参 12 克，白术 10 克，干姜 6 克，肉桂 6 克，吴茱萸 6 克，水煎服。虚寒泄泻：罂粟壳 10 克，白术 10 克，干姜 6 克，吴茱萸 6 克，党参 15 克，诃子 10 克，水煎服。久痢血痢：罂粟壳 10 克，黄连 6 克，木香 10 克，生姜 3 片，水煎服。气虚脱肛：罂粟壳 10 克，黄芪 30 克，升麻 10 克，柴胡 10 克，水煎服。

算盘子 252

风湿头痛：算盘子 30 克，臭牡丹根 15 克，水煎服。久咳不止：算盘子 60 克，盐肤木 50 克，炖猪脚服。慢性咽喉炎：算盘子 30 克，紫花地丁 20 克，马兰 10 克，蟛蜞菊 15 克，水煎服。菌痢：算盘子根 20 克，马齿苋 30 克，鱼腥草 15 克，白牛胆根 15 克，凤尾草 10 克，水煎服；或算盘子 40 克，马齿苋 30 克，白头翁 12 克，凤尾草 20 克，十大功劳 20 克，水煎服。病毒性肝炎：算盘子鲜根 30 克，柘树 30 克，鬼针草 15 克，水煎服。睾丸炎：算盘子根 30 克，酒水各半，炖服；或配猪瘦肉炖服。淋浊（小便热痛混浊）：算盘子鲜根 60 克，冰糖少许，炖服。脱肛：算盘子 50 克，金樱子根 30 克，卷柏 20 克，桃金娘 20 克，盐肤木 20 克，炖猪大肠服。痔疮出血：算盘子根 50 克，小二仙草 30 克，地菍 15 克，爵床 15 克，水煎服。关节炎、腰痛：算盘子鲜根 30 克，水煎服或加猪脚节 1 个炖服。跌打损伤：算盘子鲜根 60 克，水煎服；或酒水各半炖服。或算盘子根 30 克，七叶莲 20 克，华山矾 15 克，两面针 15 克，茅莓 15 克，水煎加少许黄酒服。漆过敏、皮炎：算盘子鲜根 60 克，水煎服；或另取算盘子鲜叶、梧桐叶、桃树叶各酌量，煎汤熏洗；或算盘子全草 500 克，水煎，洗患处。神经根型颈椎病：算盘子根 30 克，葛根 20 克，龟板 15 克，地龙干 15 克，片姜黄 10 克，伸筋草 10 克，水煎服。多发性脓肿：算盘子 30 克，王瓜 30 克，白绒草 20 克，地耳草 15 克，过江藤 15 克，野菊花 15 克，一枝黄花 20 克，水煎服。瘰疬：算盘子 40 克，夏枯草 15 克，山芝麻 20 克，葫芦茶 15 克，射干 8 克，星宿菜 15 克，水煎服。子宫脱垂：算盘子根 60 克，双钩藤 15 克，水煎服。

翠云草 43

慢性支气管炎：翠云草 30 克，小叶买麻藤 20 克，隔山香 15 克，麦斛 20 克，盐肤木 30 克，灵芝 15 克，水煎服。肺结核咯血：翠云草鲜草 60 克，百部 10 克，鸭皂树 30 克，虎舌红 15 克，石蚕草 20 克，水煎服。急性肝炎：翠云草、蔃芝各 30 克，白毛藤、星宿菜各 20 克，金芍药 15 克，水煎服。肾炎：翠云草 30 克，爵床 30 克，石韦 20 克，丁香蓼 15 克，牛筋草 15 克，猫须草 15 克，水煎服。尿道炎：翠云草 30 克，车前草、金丝草各 20 克，三白草、水蓑衣各 15 克，水煎服。腰部扭伤：鲜翠云草 30 克，土牛膝 20 克，水煎加酒服。胸腹部挫伤、二便不畅：翠云草 30 克，虎杖 20 克，垂盆草 20 克，连钱草 15 克，积雪草 15 克，一枝黄花 10 克，葎草 12 克，水煎服。烧烫伤：翠云草适量，研细末，调桐油外敷患处。带状疱疹：翠云草 30 克，狗肝菜 40 克，过江藤 20 克，杠板归 15 克，水煎服。

蕨 44

发热不退：鲜蕨、鲜球兰各适量，水煎当茶服。咽喉肿痛：蕨根制成淀粉，1 次适量，调蜂蜜，开水冲服，1 天数次。肺热多痰：蕨 50 克，三叉苦 30 克，川贝母、九节茶各 10 克，水煎服。头昏失眠：蕨 40 克，夜香牛 15 克，水煎服。高血压：蕨嫩叶当菜煮吃。痢疾：鲜蕨、鲜凤尾草、鲜地耳草各适量，水煎当茶服。痔疮、肛脱：蕨 40 克，算盘珠 30 克，白背叶根 30 克，蓝花参 20 克，水煎服。带下病：鲜蕨 40 克，鸡冠花、万毒虎、地菍各 15 克，千里光 10 克，水煎服。

樟树 260

伤暑腹胀痛：樟树根 30 克，水煎服。胃痛吐酸：樟树二层皮 15 克，生姜 4 片，牡荆根 12 克，白牛胆 10 克，水煎服。胃脘痛：樟树内层黄皮焙干打碎，1 次 30 克，水煎服；或加木香 6 克同煎服。跌打损伤：樟树干根 30 克，水煎服。下肢湿疹：樟树 100 克，明矾 30 克，水煎外洗患处。

醉鱼草 189

痰饮哮喘：醉鱼草花 10 克，米粉适量研末为丸，本丸为 1 天量，分 2 次服，连服 10 天为 1 疗程。风寒牙痛：鲜醉鱼草叶适量，食盐少许，捣烂绞汁漱口。创伤出血：醉鱼草叶研末，敷患处。跌打损伤：醉鱼草根 15 克，酌加酒炖服。疔毒：鲜醉鱼草叶适量，冰糖少许，捣烂敷患处。

熟地黄 423

肾肺两虚所致咳喘：熟地黄 60 克（后下），当归 30 克，茯苓 30 克，法半夏 15 克，陈皮 10 克，炙甘草 10 克，干姜 10 克，五味子 10 克，细辛 6 克，水煎服。阴虚所致吐血：熟地黄 60 克，当归 20 克，炙甘草 10 克，黑炭姜 10 克，水煎服。阴虚火旺，须发早白：熟地黄 15 克，何首乌 15 克，旱莲草 12 克，七叶胆 12 克，黄柏 10 克，知母 10 克，水煎服。腰膝酸软、五心烦热：熟地黄 20 克，山药 15 克，茯苓 12 克，山茱萸 10 克，枸杞 12 克，黄柏 10 克，知母 12 克，五味子 6 克，麦冬 10 克，爵床 15 克，龙骨 15 克，牡蛎 15 克，水煎服。肾虚，头晕眼花：熟地黄 8 克，苍术 10 克，水煎服。肾脾两虚所致久泻：熟地黄 30 克，淮山药 20 克，白扁豆 10 克，白术 10 克，吴茱萸 6 克，干姜 6 克，炙甘草 6 克，水煎服。老年性便秘：熟地黄 25 克，白萝卜 100 克，白术 20 克，厚朴 15 克，枳壳 15 克，当归 10 克，败酱草 25 克。水煎服。类风湿关节炎稳定期：熟地黄 80 克，当归身 40 克，鹿角胶 35 克，龟板胶 35 克，蜈蚣 20 克，全蝎 18 克，蕲蛇 35 克，露蜂房 35 克，炮山甲 25 克，皂刺 45 克，乳香、没药各 25 克，炒白芥子 35 克，麻黄 20 克，鸡血藤 100 克，赤芍 35 克。偏气虚加黄芪、党参、白术、陈皮。偏阳虚加补骨脂、狗脊、肉苁蓉、淫羊藿。偏阴虚加白芍、枸杞子、女贞子、旱莲草。偏血虚加阿胶、紫河车、炙何首乌、怀牛膝。阳虚加川乌、白芷。热痛加元胡、地龙干。痰湿多肿加胆南星、皂角刺，也可重用白芥子。瘀血刺痛加地鳖虫、桃仁、红花，以上药共为研细末如面、以酒豨莶草 70 克，老鹳草 70 克，丝瓜络 70 克，桑枝 150 克（寒重改用桂枝 70 克），伸筋草 70 克，水煎 2 次，适当浓缩，泛为水丸，每日早晚各服 1 次，每次 10 克，温开水送服。本方类风湿晚期、关节已经僵直畸形、疼痛、不红不肿或只肿不红不热、血沉不快或略快，属慢性病患，以自制药丸缓治。**脚跟骨骨质增生症**：熟地黄 30 克，杜仲 15 克，白芍 20 克，牛膝 15 克，黄芪 20 克，淫羊藿 12 克，当归 12 克，红花 8 克，鸡血藤 30 克，肉苁蓉 20 克，狗脊 12 克，木香 5 克，水煎服。**痈肿或骨髓炎伤口久不愈合，属虚寒证**：熟地黄 50 克，炮姜炭 3 克，肉桂 6 克，鹿角胶 10 克，麻黄 4 克，白芥子 10 克，炙甘草 4 克，水煎服。**肾脾两虚所致崩漏**：熟地黄 60 克，白术 15 克，当归 15 克，制附子（先煎）15 克，黄芩炭 10 克，茜草炭 10 克，炙甘草 10 克，黄芪 30 克，龙眼肉 30 克，乌贼骨 20 克，水煎服。**月经过多，头晕，面色苍白，耳鸣**：熟地黄 12 克，当归 10 克，川芎 6 克，白芍 10 克，水煎服。**妇女不孕症**：熟地黄 20 克，当归 15 克，川芎 12 克，白芍 15 克，茺蔚子 10 克，香附 12 克，丹参 20 克，白术 15 克，益母草 15 克，肉桂 6 克，菟丝子 30 克，水煎服。

薤白 198

痢疾：薤白 12 克，莱菔子 30 克，共捣烂，开水冲服。**胸闷胀痛**：薤白 12 克，瓜蒌实 30 克，黄连 8 克，丝瓜络 10 克，橘络 6 克，水煎服。**胃溃疡，脘痛彻背，背痛彻胸**：薤白 10 克，瓜蒌 15 克，太子参 12 克，水煎服。**胸痹郁闷**：鲜薤白 15 克，黄酒 120 克，开水炖服。**头痛、牙痛**：鲜薤白适量，加红糖捣烂敷足涌泉穴处。**血崩**：薤白适量捣汁，加童便送服。**妇女产后气弱血虚，全身酸痛**：薤白 8 克，炙甘草 8 克，牛膝 15 克，当归 15 克，桂枝 15 克，白术 15 克，黄芪 15 克，生姜 15 克，独活 15 克，共为粗末，1 次 15 克，开水炖服。

薏苡仁 287

湿热腰痛：薏苡仁 30 克，黄柏 15 克，土牛膝 15 克，十大功劳 20 克，水煎服。**湿阻脾胃**：薏苡仁 30 克，藿香 15 克，厚朴 10 克，佩兰 15 克，滑石 30 克，水煎服。**长期咯血**：薏苡仁 200 克，川贝母 50 克，白及 200 克，百合 200 克，杏仁 200 克，研细末，1 次 15 克，口服，1 天 3 次，连服 15 日为 1 疗程。**风热犯肺，痰黄稠黏**：薏苡仁 15 克，麻黄 5 克，杏仁 10 克，石膏 20 克，知母 10 克，甘草 3 克，桔梗 6 克，瓜蒌实 15 克，半夏 6 克，鱼腥草 20 克，水煎服。**偏瘫患者，内服补阳还五汤后水肿**：薏苡仁 30 克，丹参 30 克，白术 15 克，茯苓 15 克，白扁豆 15 克，陈皮 6 克，淮山药 15 克，砂仁 10 克，大黄 8 克，麦谷芽各 15 克，水煎服。**水肿，腹胀满、二便不利**：薏苡仁 30 克，郁李仁 10 克，牵牛子 6 克，甘遂 3 克，水煎服。**腹泻**：炒薏苡仁 30 克，木香 10 克，黄芩 10 克，煅赤石脂 15 克，黄连 6 克，白芍 20 克，竹茹 10 克，车前子 6 克，葛根 15 克，柴胡 10 克，甘草 5 克，水煎服。**阑尾炎**：薏苡仁 100 克，败酱草 20 克，冬瓜仁 15 克，紫花地丁 20 克，水煎服。**慢性肾炎**：薏苡仁 50 克，赤小豆 30 克，玉米须 50 克，车前子 15 克，水煎服。**黄疸性肝炎**：薏苡仁根 60 克，茵陈蒿 30 克，冰糖炖服。**扁平疣**：薏苡仁 100 克，水煎服或煮粥服，连服 1 个月为 1 疗程。**水肿脚气**：薏苡仁 20 克，赤茯苓 12 克，木瓜 6 克，泽泻 8 克，水煎服。

薄荷 2

肝气郁结：薄荷 10 克，柴胡 12 克，白芍 10 克，当归 10 克，茯苓 12 克，甘草 3 克，水煎服。**风热头痛，咽喉肿痛**：薄荷 10 克，黄芩 10 克，菊花 12 克，牛蒡子 10 克，蔓荆子 10 克，水煎服。**中暑头昏，发热口渴，少尿**：薄荷 10 克，滑石 30 克，甘草 3 克，水煎服。**口腔溃疡**：薄荷 6 克，青黛 10 克，冰片 3 克，研细末，外敷患处，1 天 3~5 次。**咽喉肿痛**：薄荷 5 克，生甘草 3 克，桔梗 4 克，僵蚕 10 克，荆芥 6 克，水煎服。**风热感冒**：薄荷 10 克，金银花 15 克，连翘 10 克，牛蒡子 10 克，淡竹叶 12 克，淡豆豉 10 克，芦根 10 克，板蓝根 15 克，水煎服。**鼻炎**：薄荷叶 6 克，苍耳子 10 克，辛夷 10 克，细辛 2 克，白芷 6 克，麝香 0.2 克，共研细末，外敷患处，1 天 2 次。**胆石症**：薄荷 6 克，柴胡 10 克，炒白芍 15 克，当归 10 克，水煎服。**麻疹初期**：薄荷 3 克，芦根 6 克，升麻 6 克，牛蒡子 6 克，蝉蜕 3 克，水煎服。**全身瘙痒**：薄荷 4 克，白鲜皮 10 克，苍耳子 10 克，升麻 3 克，地肤子 10 克，土茯苓 25 克，石岩枫 20 克，水煎服。**小儿惊啼**：薄荷 1 克，钩藤 3 克，蝉蜕 2 克，水煎服。**虚寒型胃痛、风寒感冒、痧气**：薄荷 30 克，砂仁 50 克，白蔻仁 30 克，菖蒲 15 克，七叶一枝花 50 克，肉桂 10 克，鸦片子 10 克，干姜 10 克，艾叶 30 克，晒干研末，装胶囊，1 次 3~5 粒，1 天 3 次，饭后服。

薜荔 263

慢性淋浊：鲜薜荔藤 30 克，鸡屎藤 30 克，爵床 20 克，水煎服。**遗精**：鲜薜荔根 100 克，鸡蛋三个，开水炖服。**便秘**：薜荔茎适量，捣碎后，用开水冲服，服后即可有极臭宿便排出。**多发性脓肿**：薜荔根 100 克，炖豆腐服。**颈淋巴结核**：鲜薜荔全草适量捣烂取汁，调鸡蛋白，空腹时服。**疝气**：薜荔 50 克，算盘珠 40 克，炖鸡蛋服。**痔疮脱肛**：鲜薜荔茎 60 克，毛大丁草 30 克，伏牛花 20 克，乌梅 10 克，算盘珠 15 克，穿山甲 15 克，熟地黄 20 克，猪直肠一段，炖服。**肋间神经痛**：薜荔 60 克，铺地黍 30 克，蓝花参 30 克，水煎服。**肩关节周围炎**：薜荔根 40 克，桑枝 20 克，伸筋草 10 克，忍冬藤 10 克，水煎服，连服 7 剂为 1 疗程。**腰腿疼痛**：鲜薜荔根 60 克，盐肤木 40 克，猪脚炖服。**妇人乳汁不通**：薜荔果 6 个，猪瘦肉炖服。

藁本 16

风寒头痛：藁本 10 克，香茅 20 克，马大青 20 克，防风 10 克，川芎 10 克，细辛 3 克，水煎服。**偏头痛**：藁本 10 克，羌活 10 克，野牡丹 20 克，防风 10 克，白芷 10 克，川芎 15 克，水煎服。**背部宿伤**：藁本 10 克，豺皮樟 30 克，羌活 10 克，防风 8 克，莪术 10 克，三棱 8 克，黄芪 20 克，当归 15 克，七叶莲 20 克，水煎服。**脑震荡后遗症**：藁本 10 克，川芎 8 克，党参 12 克，木香 5 克，白术 10 克，菊花 6 克，黄芪 12 克，茯神12克，远志10克，甘草3克，水煎，冲琥珀6克，朱砂3克，研末，分3次冲服。

爵床 296

咽喉肿痛：爵床20克，鬼针草15克，蟛蜞菊12克，岗梅根15克，水煎服。**急性扁桃体炎**：鲜爵床30克，鲜筋骨草20克，鲜蟛蜞菊20克，一见喜12克，水煎服。**流行性感冒**：爵床、白英、一枝黄花各30克，水煎当茶服。**贫血**：爵床30克，勾儿茶20克，大血藤30克，土高丽参15克，水煎服。**体虚腰痛**：爵床30~60克，鸡血藤30克，水煎服。**肝炎**：爵床15克，山藿香15克，鲫鱼2条，开水炖吃鱼喝汤。**痢疾、胃肠炎**：鲜爵床60~120克，水煎服。**尿道炎（热淋）**：爵床30克，万毒虎20克，土牛膝20克，牛筋草25克，海金沙12克，水煎服。**血尿**：爵床30克，金边桑15克，白茅根15克，一枝黄花15克，仙鹤草10克，水煎服。**急性肾炎、急性肾盂肾炎**：爵床30克，荠菜20克，万毒虎（白绒草）20克，金丝草15克，葫芦茶10克，水煎服；或爵床30克，白茅根30克，车前草15克，大蓟根15克，水煎服。**腰扭伤**：爵床30克，韩信草20克，野木瓜20克，两面针15克，川楝子12克，水煎服。**痈疽肿毒**：鲜爵床60~120克，水煎服。**白喉**：爵床30克，莲子草10克，土牛膝15克，射干10克，马蹄金15克，茅莓12克，赤地利12克，车前草12克，水煎服，连服7天为1疗程。**热性血崩**：爵床鲜草60~120克，荠菜30克，水煎服。**小儿肝热夜啼、疳积**：鲜爵床60克，水煎分3次服；疳积者加猪瘦肉适量，水煎服。

藕节 360

咯血，鼻出血：藕节15克，白及10克，侧柏叶12克，大蓟10克，白茅根15克，仙鹤草10克，黄芩12克，水煎服；或鲜藕节80克，丝瓜络20克，白茅根40克，龙芽草20克，水煎服。**肺结核（空洞型）大出血**：藕节20克，百部12克，百合12克，马兜铃10克，旱莲草15克，阿胶10克，水煎服。**肺热咯血**：取鲜藕节100克，绞汁饮服。**胃出血**：鲜藕节50克，大、小蓟各10克，侧柏叶10克，荷叶10克，白茅根12克，茜草10克，棕榈皮6克，牡丹皮6克，三七6克，水煎服。**胸部挫伤，咯血不止**：藕节20克，侧柏叶10克，牡丹皮10克，生地黄12克，栀子10克，三七5克，白茅根10克，仙鹤草10克，水煎服。**湿疹（皮肤溃疡、瘙痒不止）**：藕节粉120克，轻粉60克，煅石膏120克，黄柏粉60克，青黛40克，合研细末；先以净香油调成块状，次用开水慢慢调成稀糊，把患处用硼酸水洗净后擦干，然后抹药，燥时再抹，1天3~4次。

鼻出血不止：干檵木花6~9克，朱蕉叶10克，水煎服。**上消化道出血**：檵木叶、紫珠草、蒲公英各30克，水煎服，1天1剂，出血过多或呕血者加白及粉、仙鹤草、阿胶。**消化不良腹泻**：檵木花10克，山楂15克，石榴皮10克，沙氏鹿茸草15克，水煎服。痢疾：檵木根30克，白石榴根20克，鬼针草20克，十大功劳30克，地菍20克，凤尾草15克，水煎服。跌打损伤：檵木根15~30克，水煎加酒服。刀伤出血：檵木鲜嫩叶捣烂敷伤口。脱肛：檵木根100克，炖猪大肠服。烫伤：檵木花、芙蓉花各适量，研细末，调茶油外抹患处。带下病：檵木根20克，龙眼根二层皮15克，白马骨30克，炖牛肉服。产后恶露不畅：檵木根30~60克，水煎调糖、酒服，1天1次。小儿疝气：檵木种子10~15克，橘核15克，荔核15克，水煎服。遗精、血崩：檵木花15克，猪肉120克，炖服。

檵木 261

老人顽固性口干症：覆盆子12克，生地黄30克，天冬、麦冬、元参、白芍、枸杞、肉苁蓉、补骨脂各12克，仙灵脾10克，甘草3克，水煎服，连服15天为1疗程。肾虚阳痿，伴有头晕耳鸣：覆盆子10克，菟丝子10克，五味子10克，车前子10克，枸杞12克，淫羊藿10克，仙茅10克，水煎服。或覆盆子10克，白芷10克，肉苁蓉10克，菟丝子10克，五味子10克，当归10克，鹿角胶8克，补骨脂10克，何首乌10克，巴戟天10克，淫羊藿10克，甘草3克，水煎服。肾虚不固，小便过多或遗尿：覆盆子10克，益智仁10克，金樱子12克，桑螵蛸10克，黄芪15克，水煎服。肾阴虚，腰酸膝软：覆盆子10克，菟丝子10克，枸杞12克，楮实子10克，黄花远志30克，水煎服。肾虚遗精、滑精：覆盆子10克，山茱萸12克，芡实15克，龙骨30克，莲须10克，沙苑子10克，水煎服。

覆盆子 434

预防流行性脑脊髓膜炎：鲜蟛蜞菊20克，水煎服，连服3天。肺脓肿：鲜蟛蜞菊30克，牛白藤20克，鱼腥草30克，三叉苦30克，水煎服。鼻出血、肺热咯血、尿血：鲜蟛蜞菊30克，爵床20克，水煎调蜜服。牙齿肿痛：蟛蜞菊30克，元参10克，支子根30克，半边莲12克，韩信草15克，水煎服。胃出血：鲜蟛蜞菊适量加盐捣烂，取汁口服。脱发：鲜蟛蜞菊100克，虎杖40克，水煎，加茶子油渣洗患处后按摩数分钟即可。连洗10日为1疗程。急性肝炎：蟛蜞菊20克，水蓑衣30克，水煎服。痢疾：鲜蟛蜞菊30克，鲜豨莶草20克，红糖适量，水煎调服。白喉、扁桃体炎：蟛蜞菊30克，筋骨草20克，爵床30克，金银花12克，水煎当茶服；或鲜蟛蜞菊30克，旱莲草30克，水煎服。椎动脉型颈椎病：蟛蜞菊20克，石楠藤20克，鸭皂树50克，川芎15克，乳香10克，没药10克，千斤拔50克，连服10天为1疗程，配合理疗等治疗。跌打损伤，腰部扭伤：鲜蟛蜞菊60克，瓜子金15克，酒水各半煎服；或取汁配童便适量调服。青竹蛇咬伤：鲜蟛蜞菊30克，鬼针草20克，半边莲15克，水煎服。腮腺炎、关节炎、狂犬咬伤：蟛蜞菊40~100克，外敷或水煎洗。痈疽疔疮、乳腺炎：鲜蟛蜞菊60克，蒲公英30克，木芙蓉花15克，水煎服。

蟛蜞菊 76

翻白草 137

肺结核：翻白草鲜根 90 克，水煎酌加蜜服。肺结核咯血，潮热：翻白草 40 克，三叉苦 30 克，鸭皂树 40 克，葫芦茶 15 克，山芝麻 15 克，百部 8 克，水煎服。肺脓肿：翻白草鲜根 30 克，伏牛花根 15 克，鱼腥草 20 克，水煎服。糖尿病口渴：翻白草 30 克，玉叶金花 20 克，华山矾 20 克，爵床 10 克，水煎服。咽喉肿痛：翻白草适量，炖冰糖服。颈淋巴结核：鲜翻白草 40~60 克，用黄酒 750 毫升，浸 24 小时后，隔汤炖 1 个小时，以无酒味为度，加红糖服，1 天 1 剂，15 天为 1 疗程。阿米巴痢疾、细菌性痢疾：翻白草 15~30 克，铁苋 15~30 克，龙芽草 15 克，马齿苋 15~30 克，水煎服。便血：翻白草鲜根 30 克，去皮，酌加冰糖和开水炖服。创伤出血：鲜翻白草叶适量，捣烂外敷患处。目赤肿痛：翻白草鲜全草 45 克，冰糖酌量，开水炖服。崩中下血、吐血不止：翻白草鲜根 30 克，水煎服（血崩者酌加酒调服）。小儿阴茎水肿：翻白草鲜根 30 克和鸡蛋煮服。小儿夏季热：翻白草 10 克，水煎服或加冰糖服。

瞿麦 184

小便赤涩、血尿：瞿麦 12 克，牛膝 9 克，当归 9 克，通草、冬葵子、车前子、滑石各 6 克。水煎服。血瘀型前列腺炎：瞿麦 15 克，红花 6 克，三棱 9 克，益智仁 15 克，浙贝 12 克，生麦芽 30 克，水煎服。疮肿：瞿麦适量阴干研末，调和茶油涂抹患处。目赤肿痛：生瞿麦捣汁，混入人乳汁，滴患处。闭经：瞿麦、益母草、牛膝各 9 克，水煎服。

藿香 329

防治感冒：藿香 10 克，佩兰 8 克，薄荷 6 克，桑叶 10 克，紫苏 5 克，甘草 3 克，水煎当茶服。脾虚，呕吐腹泻，口渴不喜饮：藿香 10 克，葛根 10 克，党参 10 克，木香 4 克，水煎服。腹泻：藿香 15 克，红糖 30 克，水煎服。胃痛（气滞）：藿香 10 克，砂仁 6 克，木香 6 克，陈皮 6 克，两面针 15 克，水煎服。中暑：藿香 20 克，香薷 10 克，荷叶 10 克，甘草 6 克，半夏 10 克，生姜 3 片，水煎服。湿阻呕吐：藿香 15 克，竹茹 15 克，半夏 10 克，紫苏梗 10 克，生姜 3 片，水煎服。食积：藿香 15 克，枳实 10 克，陈皮 10 克，半夏 10 克，莱菔子 10 克，山楂 30 克，神曲 15 克，水煎服。刀伤出血：藿香、龙骨各等分，研细末，外敷患处。湿疹皮肤疮烂：藿香、茶叶各适量，水煎熏洗患处。妊娠呕吐：藿香 10 克，甘草 3 克，香附 5 克，水煎服。

糯米团 303

肺热咯血，咽喉肿痛：糯米团 30 克，鱼腥草、三叉苦、藕节各 20 克，翻白草 15 克，水煎服。痢疾：糯米团 30 克，凤尾草 20 克，水煎服。尿路感染或血尿：鲜糯米团 40 克，石韦、爵床、白茅根各 15 克，仙鹤草 10 克，水煎服。外伤出血或痈疖疔疮：糯米团焙干研末，外敷患处。或鲜糯米团 60 克，水煎服。

失眠：糯稻根60克，水煎每晚服。肺出血：糯稻根60克，冰糖15克，水煎服。吐血：糯稻根30~60克，冰糖10克，开水炖服。鼻出血：糯稻根30~60克，炖猪脾1个，连服5个，或炖冰糖服。白浊：糯稻根50克，玉叶金花100克，水煎服。病毒性肝炎：糯稻根30~60克，加红糖少许，开水炖服。血崩：糯稻根25克，车前草15克，水煎服。小儿夏季热：糯稻根30克，银花10克，连翘10克，白薇10克，淡竹叶15克，蝉蜕3克，沙参6克，薄荷6克，水煎当茶服。

附 二 | 中医体质辨证与养生规律

随着时代的发展、文明的进步，人类在不断探索大自然、探索宇宙的奥秘，人类认知的触角可以触及大自然的每一个角落，甚至可以探索外太空。但是，如果我们将目光从遥远的外太空收回到自己身上，我们对自身的认识又有多少呢？举个简单的例子。有一个成语叫“目不见睫”，我们可以看见眼前的一切景物，甚至可以登高望远，看见远处数十里上百里之外的景物，但我们无法看见自己的眼睫毛。很多人了解大自然中各种现象的奥秘，却无法解释人体的这一现象。

有人曾经做过这样的区分，将人类对自身的认知划分为四类：一是自己知道别人也知道的部分，如姓名、职业、性别等，这是公开的“我”；二是自己知道，别人不知道的部分，这是隐私的“我”；三是自己不知道，别人知道的部分，包括别人对你的真实观感，后人的评价等等，这可以称为背后的“我”；四是自己不知道，别人也不知道的部分，这就是每个人都具有的可以激发而未曾发现的内在能力，这是潜在的“我”。换句话说，人类自身还有许多人类自己都认识不到或无法完全认识的东西。

德国哲学家叔本华有一次在公园里散步，有一个孩子打断了他的沉思冥想，这孩子问他：“你是谁？”是啊，你是谁？作为哲学家的叔本华一生中恐怕会无数次思考过这样的问题：“你是谁？”或者“我是谁？”此时的叔本华只能苦笑地对孩子说：“我也正在想这个问题，如果你能告诉我‘我是谁？’我将无比感激，受用不尽。”

两千多年前，古希腊阿波罗神殿上就镌刻着一句用来警醒世人的箴言：认识你自己。这句话本身就已经预示着这样一个道理：最难认知的不是大自然，不是宇宙，而是我们自身。

从生理学的角度说，我们认识自己吗？我们知道自己是什么体质、我们的身体又适合什么不适合什么吗？

下面从中医的角度来分析一下我们的体质特点。

人体体质与健康

体质指人体的形体、功能、精神等方面所具备的个体特征。

人类的体质存在各种各样的差异，一个人身材的高矮胖瘦、骨骼的强弱、皮肤的润燥、毛发的枯润，以及性格气质、精神修养，都存在着极大的差异，有着种种不同的表现形态。中医认为人的身材、骨骼、肌肤、毛发、血脉、五脏六腑这些具有形质的机体属于一个人的形；而五脏六腑的功能、血脉的运行、骨骼肌肤的生长、肢体的运动这些生命体的活动和生理机能，以及人的情绪变化、性格气质、精神意识这些生命体的心理机能则属于一个人的神。形与神兼备，才是一个活生生的生命个体，而形与神的差异性就构成了人的体质的不同。

一个人的体质除了得之于父母这一先天因素之外，更有后天养成的因素。这些因素包括年龄、性别、生活环境、生活习惯、饮食习惯、职业、性格、情绪、疾病等。所有这些因素，都决定了人在生活条件上的差异和由此所带来相关的贵贱贫富、情志苦乐、劳逸饥饱等等不同，从而影响了一个人的体质特征。如果先天禀赋优良，同时又能有健康的生活方式、健康的心理素质，就能拥有一个健康的体质；而如果我们不注意生活方式、不注意呵护自己的身体，放纵自我，就会有各种各样的疾病产生。

维护人体健康，必须对自己的身体特征、生命特质有一个相对清晰的了解。如此，方能有的放矢，有针对性地采取相对应的养生健身方法。每个人的个体体质特征各不相同，辨明自身的体质，找到适合自己的养生健身之道，才能健康长寿，才能让自己的人生充满快乐。

阴阳与体质

中医分析人体体质，不离阴阳五行。

人的体质特征具有阴阳属性。《黄帝内经》中就依据人体的阴阳属性，把人的体质分为五大类，这就是“阴阳五态人”：太阴体质、少阴体质、太阳体质、少阳体质、阴阳和平体质。

太阴体质的症候病象

阴阳失调，这种人的体质多阴无阳，阴多则血浊，卫气滞涩，肌肤粗糙，皮肤厚实，筋骨松软。主要表现为恶寒、四肢厥冷、气短音低、身体沉重、精神不振且欲睡、呕吐、下利清谷，小便色白等，多常见于慢性肾炎、肾病综合征、尿毒症、心脏病晚期，等属虚寒之症。

少阴体质的症候病象

阴阳失调，阴多阳少，六腑不和，胃肠不调，气血衰弱，容易气血方面出现问题。主要表现：脘腹疼痛、食少呕吐、腹满泄泻、不渴，舌淡，脉沉细，多属脾胃虚寒症等。

太阳体质的症候病象

阳盛而阴虚，阳气过盛则容易发狂癫之病，容易虚脱而暴毙。主要表现为恶热不恶寒，心烦口渴、躁动不安、气高而粗、口鼻气热、面红目赤，便秘尿赤，会生痈疖疔疮等，这种人日常生活中要谨慎调养自己的体质，应注意养阴，不要让阴气虚脱，要泄去身上过盛的阳气。

少阳体质的症候病象

阳多而阴少，经脉不调，中气不足。主要表现为：寒热往来、胸胁苦满、心烦喜呕，默默不欲饮食，目眩、咽干、口苦、脉弦，多见于肝炎初期、胸膜炎、疟疾、肾盂肾炎，以及妇女产后或经期感冒等，见上述症状者。

阴阳平和体质的症候病象

阴阳平衡，气血调和。这是一种健康的体质。

五行与体质

《黄帝内经》中还从五行的角度，依据人体的形体特征、皮肤色调、情绪性格、心智活动、先天禀赋等方面的差异，依据人体对外界环境的适应能力，对自然界中天道运行、四序变化的适应能力等方面的差异，将人的体质区分为木、火、土、金、水五种类型。

五行之人	肤色	头	面	肩	腹背、身材	手足	人格情绪	生理适应能力与寿夭	容易发生的疾病
木形之人	苍色	小头	长面	大肩	背直，身小	小手足	劳心，多忧，有才	耐春夏不耐秋冬	足厥阴肝病
火形之人	赤色，好颜	小头	锐面	肩肉满，有气	背脊肉满	小手足，行步摇	轻财，少信，多虑，见事明，急心	不寿暴死，耐春夏不耐秋冬	心病，手少阴心病
土形之人	黄色	大头	圆面	美肩背	大腹，上下相称	美股胫，小手足，多肉，举足浮	心安，好利人，不喜权势	耐秋冬不耐春夏	足太阴脾胃病
金形之人	白色	小头	方面	小肩背	小腹	小手足，骨轻	清廉，急心，静悍，善为吏	耐秋冬不耐春夏	手太阴肺病
水形之人	黑色	大头，廉颐	面不平	小肩	大腹，发行摇身，下尻长	动手足	不敬畏，善欺人	耐秋冬不耐春夏，戮死	足少阴肾病

（一）多愁善感的木形之人

——是充满才智的一种人，善于用脑积极进取

木形之人的形体特征

东方之木，其色青，所以木形之人的肤色多带青色；木性条畅，所以木形之人身材多修长，个子较高，面型也长，身板挺直，手足颀长小巧。木旺，则仪态轩昂，有玉树临风之姿，眉清目秀，声音

清亮。木形人脸型慢慢变圆，耳垂慢慢增厚，而且有显出发福迹象，但这个时候可千万要控制体重，一不留神就吃成大胖子，减肥就不那么容易了。木旺之人往往喝酒有“千杯不醉”的特点。木衰，则身材瘦长，头发稀少，项长喉结，骨节突出，甚至给人一种瘦骨嶙峋的感觉，眉眼不正，身多欹侧，坐立不稳。

木形之人的人格特征

东方之木，时序对应于春天，含天地好生之德，有生生不息之机。其性条畅，喜发舒，不喜压抑，因此，木形之人具有积极进取的心态，心灵手巧，多才多艺，思维敏捷，性情豪迈。木性质直，木形之人多正直耿介，因此很重感情，只要是真心认定的朋友，都会真心对待，很浪漫，最讨厌软弱拖拉的人，更讨厌自以为是的人；不习惯主动和别人套近乎，决定要做的事，就会坚持到底；可以看着喜欢的人转身离开，望着他的背影泪流满面，却不敢开口挽留，不开心的时候会故意隐藏自己，总是想把自己装得更独立更坚强。木形之人没那么重的生理洁癖，只是精神洁癖更严重。表面坚强，嘴巴硬，其实内心很容易受到伤害。很专一，但真正喜欢上一个人就会很致命，一直把你牢记在心，很容易被感动。很敏感，看似什么都不计较、不细心，其实是在包容你，所以会装作什么都不知道。很正义，讨厌虚伪、谎言，讨厌欺骗。吃软不吃硬，不会允许别人的不信任和挑战。总是很任性和小孩子气的固执；即使是错，下次还是固执，很胆小又害怕失败，但表现出来的都是强悍的一面；别人对自己的好会铭记于心，有恩必报。

如木太旺，则倔强，俗话说牛脾气，宁折不弯，甚至顶撞人、好抗上。东方之木对应于五脏六腑中的肝胆，“肝者，将军之官，谋虑出焉。胆者，中正之官，决断出焉。”因此，木形之人通常有主意，有决断，敢作敢为；如木衰弱，则优柔寡断，做事拖泥带水，甚至敏感猜忌。

木主仁。仁是儒家所倡导的君子修养的最根本的品德，仁的内涵非常丰富，仁爱之心不是独善其身，而是要兼济天下，博施济众。孔子、孟子主张从孝敬父母开始，首先要爱自己的亲人，进而不断推广自己的仁爱之心，去爱天下百姓，最终达到能爱天下万物。孔子说：“仁者寿。”仁者得木之正，具有春天温和的性格，具有树木挺直的特点，公平正直而不失和暖之色。仁者怀仁爱之心，热心公益，扶危济困，有济世安民之念，心中坦荡无私，无贪念，不苛求，因此孔子还说："仁者不忧。"有如此境界的人，在他的内心世界还能忧什么？心气和平，善待他人，内心无忧无惧，这种人自然就将健康长寿。

木形之人的养生之道

木形之人多才多艺，多艺者多操劳，艺多人不闲，既劳心又劳力。东方之木对应于脏腑是肝胆，肝主筋，开窍于目，因此，木形之人通常容易在肝胆、两胁、筋脉、四肢、双目上出现病象，日常生活中要注意养护肝胆。

肝木旺，则木生火，带动了心火上炎，多头晕目眩，失眠多梦。足少阳胆经循两胁而络于耳，如胆经出现问题，就容易导致胸胁疼痛，耳鸣、耳聋，生活中就要注意平肝护胆。肝在志为怒，怒伤肝，因此，木形之人尤其要注意戒怒、制怒。

东方之木性喜条达发舒，恶压抑遏制，因而养肝的最好做法应是疏通开泄，从外在的生活环境到内在情绪心理，都要注意疏导。肝郁之人容易神经质，体质比较差，有自恋心态，居住的空间不能太逼仄，情绪不能太压抑，遇事从容应对，以平常心对待，不与人争一寸之长，退一步海阔天空，忍一时风平浪静。多食绿色和黑色食物，但木形人最好不要佩戴金银首饰，否则很容易伤木气。

金能克木，肝木过旺，会反侮肺金，引起肺病。

木形之人的辨证施药

1. 肝气郁结

常见于情绪易于波动或精神抑郁，胸闷而善太息，胸胁胀痛或窜痛。妇女则有月经不调，痛经或闭经以及乳房胀痛等；常用的疏肝解郁的药物有：月季花、瓜子金、费菜、马大青、白背叶、柴胡、枳壳、香附、含羞草、萱草、瓜蒌、黄芩、半夏。

或见咽中如梗，吞之不下，吐之不出（称梅核气）；常用的理气的药物有：青皮、厚朴、陈皮、香附、射干、白子菜、枳壳、苏叶、茯苓、旋覆花、竹茹、半夏、桔梗等。

或见颈项瘿瘤或见腹部肿瘤；常用的活血软坚的药物有：浙贝母、玄参、夏枯草、白背叶、山芝麻、岗梅、葫芦茶、三棱、莪术、苏木、王不留行、泽兰、刘寄奴、鸭皂树、万毒虎、八角莲、海藻、黄药子等。

2. 肝火上炎

常见于头痛眩晕，耳聋耳鸣，面红目赤，烦躁易怒，口苦或吐血衄血，便秘尿赤。常用的清泻肝火的药物有：龙胆草、栀子、黄连、黄芩、黄柏、大黄、青黛、青蒿、茵陈、金钱草、丹皮、夏枯草、石仙桃、筋骨草等。

3. 肝阳上亢

常见于眩晕耳鸣，头痛目胀，急躁易怒，失眠多梦，腰酸膝软。常用的滋阴潜阳的药物有：白蒺藜、川楝子、天麻、代赭石、马大青、钗子股、钩藤、菊花、栀子、望江南、筋骨草、地龙干、石决明、珍珠母、生龙骨、生牡蛎、灵磁石、狗肝菜、夏枯草、草决明、金线莲、木贼、枸杞、泽泻、山茱萸、勾陈等。

4. 肝风内动

常见于头晕眼花，或头痛如掣，肢麻或震颤，舌强；性格偏执，或见猝然昏仆，则口眼歪斜，半身瘫痪。常用的平肝息风的药物有：羚羊角、钩藤、天麻、白蒺藜、姜蚕、全蝎、蜈蚣、地龙干、蝉蜕、菖蒲、白附子、胆南星、远志、竹茹、淮牛膝、伸筋草、生赭石、生龙骨、生牡蛎、琥珀、朱砂、麝香、牛黄等。

5. 肝血不足

常见于眩晕，面色不华，烦躁多梦，耳鸣，目干涩视物不清或夜盲，肢体麻木，或筋脉拘急，爪甲不荣，妇女则经量少或闭经。常用的补养肝血的药物有：当归、白芍、川芎、熟地、红枣、菊花、蔓荆子、人参、党参、淮山药、白术、灵芝、枸杞、羊奶、黄芪、旱莲草、女贞子、黄精、费菜、丹参、桑葚、黑芝麻、木瓜等。

6. 寒滞肝脉

常见于少腹并牵及睾丸坠胀疼痛，或阴囊收缩，受寒则甚，得热则缓，甚者还可兼见虚怯踡缩，形寒肢冷等症，常用的暖肝散寒的药物有：当归、枸杞子、小茴香、肉桂、乌药、沉香、茯苓、生姜、吴茱萸、仙灵脾、荔枝核、肉苁蓉、川椒、荜澄茄、盘柱南五味、龙眼核。

7. 肝胆湿热

常见于胁肋胀痛，身目发黄，口苦纳呆，呕恶腹胀，大便不调，小便短赤。或寒热往来，或阴囊湿疹，或睾丸肿胀热痛，或带下黄臭，外阴瘙痒等。常用的清泄湿热，疏肝利胆的药物有：茵陈、溪黄草、龙胆草、黄芩、栀子、青蒿、黄连、虎杖、大黄、羊蹄、楮头红、十大功劳、狗肝菜、穿破石、水蓑衣、金线莲、车前草。

8. 胆郁痰扰

常见于头晕目眩，口苦，呕恶，烦躁不寐，惊悸不宁，胸闷喜太息。常用的清化痰热，降逆和胃的药物有：苏叶、胆南星、竹茹、半夏、陈皮、柴胡、郁金、川楝子、苍术、白术、薏苡仁、厚朴、茯苓、神曲、枳实。

（二）充满活力的火形之人

——乐观热情，思维敏捷，反应灵活，善于对事物进行观察和分析

火形之人的形体特征

南方之火，其色赤，所以火形之人的肤色多带赤色，面色红润；火性炎上，所以火形之人的面相上尖下阔，额头窄小而两颐下颌稍宽，身材特点是较瘦小，头小脚长，印堂窄而眉浓。火性燥热，因而火形之人，大多安静不下来，精神闪烁不定，行步急速、身摇，声音尖锐，语速较快，毛发稀疏。火旺，则面赤面焦，声音尖厉，好动，就算是坐着，也会抖动双腿、摆动身体，整个人难有安静的时候。火弱，则面黄肌瘦，声音破碎。

火形之人的人格特征

南方之火，时序对应于夏天，是万物生长繁茂的季节，阳气日隆，因此，火形之人光明磊落，胆识过人，行事风格雷厉风行，行动敏捷。火性附于外物，火附着于可燃之物燃烧成光焰，所以火形之人美姿容、有威仪。南方之火对应于脏腑中的心脏，“心者，君主之官也，神明出焉。”因此，火形之人大多精神健旺，神采飞扬，风风火火。如火太旺，则野心勃勃，言行狂妄，逞强好斗，好犯险而为，脾气火爆，容易伤及他人。如火衰弱，则神衰，神魂不定，多语无伦次，甚至语涉怪诞，让人不知所云。南方之火对应于五德主礼。火旺，则事理通达，端肃安详，落落大方。火弱，则贪名争利，进退无度，不知分寸，斤斤计较，好较真，能为细小的事情作无谓的争斗。

火主礼，五德中的“礼”，并非我们通常所理解的对人要有礼貌，对人施礼、礼让、谦恭，这些只是“礼”的外在表现形式。“礼”的核心内容是每个人都要恪守自己的名分，言行举止恪守本分就是

守礼，而超越本分的言行就是越位违礼。在其位则谋其政，不在其位，不谋其政，拥有什么样的地位，就说什么样的话，做什么样的事，明白自己的身份地位，做好自己分内的事情，这就是礼。

火形之人知礼守礼，指的就是这种体质的人明白事理，明白哪些是自己的分内事，明白哪些是自己该得到的，哪些是自己该考虑的。从养生的角度来说，火形之人如果阳气太旺盛，就会好动不安，这个时候若能“克己复礼”，让自己从思想到行动，都能约束自己，不让自己产生那些非分之想，做到“思不出其位”，做到“非礼勿视，非礼勿听，非礼勿动”，就是一种很好的养阴降火方式。

火形之人的养生之道

火形之人闲不住，好动难安。南方之火对应于脏腑是心和小肠，心主全身之血脉，开窍于舌，因此，火形之人通常容易在心脏、小肠、血脉津液、口舌上出现问题，日常生活中要注意养护心与小肠。火性炎上，最容易损伤阴气，因此，火形之人多阴虚。

火旺则水枯，阳亢则阴虚，心火太旺则血脉津液枯竭，容易中风，甚至“不寿暴死”。心火上炎，则头晕目眩，容易失声喑哑。火旺，则神明不安，失眠多梦，甚至谵妄、癫狂。

热者寒之，动者静之，这是火形之人必须遵循的养生之道，在日常生活中要多注意养阴，居住的环境应清幽宁静，不可太嘈杂，致使心神不宁。待人处事，心胸应开阔，不能认死理，为不必要的事情争长竞短，不必夸大自我，太把自己当成回事儿，多吃红色的食物。

水能克火，心火过旺，就会反侮肾水，引起肾病。

火行人的辨证施药

1. 心气虚、心阳虚

常见于心悸气短，活动时加重，或见面色晄白，神疲体倦，自汗少气，或见畏寒肢冷，面色苍白，心胸憋闷或作痛，或见大汗淋漓，四肢厥冷，口唇青紫，呼吸微弱，脉微欲绝，神志模糊甚至昏迷。常用的宜补益心气的药物有：人参、白术、茯苓、炙甘草、薤白、肉桂、党参、麦冬、五味子、灵芝、茯神、远志、勾儿茶、鸡血藤、黄精、附子、桂枝、黄芪等。

如心阳暴脱治宜回阳救逆，常用的药物有：人参、附子等。

2. 心血虚，心阴虚

常见于心悸，健忘，失眠，多梦。兼见眩晕，面色不华，或见低热五心烦热，盗汗，口咽干燥。常用的宜养血安神或滋阴安神的药物有：合欢皮、当归、白芍、川芎、熟地、龙眼肉、费菜、丹参、麦冬、浮小麦、紫河车、百合、熟地、夜交藤、柏子仁、酸枣仁、旱莲草、大血藤、枸杞、绞股蓝、阿胶、人参、玄参、茯苓、五味子、远志、桔梗、天冬、柏子仁、生地、朱砂等。

3. 心血瘀阻

常见于心悸，心胸憋闷或刺痛，时发时止。常用的通阳宣痹，活血化瘀的药物有：当归尾、川芎、丹参、费菜、绞股蓝、川三七、桃仁、红花、益母草、葫芦茶、王不留行、毛冬青、牛膝、华泽兰、延胡索、沉香、乌药、桂枝、郁金。

4. 心火上炎

常见于心烦，失眠，面赤，口渴，口舌生疮。常用的清泻心火的药物有：牛黄、川黄连、木通、黄芩、栀子、生地、阴地蕨、大黄、丹皮、天竺黄、连翘、淡竹叶、一见喜、苦参、金线莲、筋骨草。

5. 痰迷心窍、痰火扰心

常见于神识痴呆，精神抑郁，或神志昏蒙，举止失常，喃喃自语，或昏倒于地，不省人事，喉中痰鸣，或见心烦口渴，不寐多梦，面赤气粗，便秘尿赤；重者胡言乱语，哭笑无常，狂躁妄动。常用的宜涤痰开窍、清心豁痰的药物有：胆南星、陈皮、半夏、茯神、郁金、远志、大黄、羊蹄、紫茉莉、沉香、丁香、白术、菖蒲、牛黄、黄芩、川连、栀子、生地、天竺黄、淡竹叶、阴地蕨等。

（三）大智若愚的土形之人

——思维相当的缜密和严谨，考虑事情往往比较全面、周到

土形之人的形体特征

中央之土，其色黄，所以土形之人的肤色多呈黄色；土性厚重，所以土形之人面圆，头大，身材肥大、壮实、匀称，背圆腰阔，多肉，鼻大口方，声音宽宏、浑厚。土性温顺，因而土形之人，举止安详，体态安闲，行动稳重。为人从容自得又谦虚谨慎，有品而不乱，有非常高超的平衡能力。土弱，则行为迟钝、笨拙，木讷寡言，面色灰暗，面偏鼻低，声音重浊。土形人的手足肌肤摸上去，夏天时就偏凉点，冬天时又会自动温暖一些，对四季有很强的调节力。

土形之人的人格特征

中央之土，时序对应于季月，也就是每个季节的最后一个月份，土爰稼穑，是生养万物之所，有厚德载物之性。土形之人只要保持厚德载物的品德，一生就能够迎来幸运女神的青睐。土形之人庄重沉稳，宽宏大量，为人厚道，有包容万物的胸怀，能容人，“好利人”，能热心帮助他人。土性厚重，土形之人忠厚、朴实、诚笃，做事脚踏实地，不尚虚花，不会巧言令色。

土性温顺，土形之人为人和顺。如土过旺，则固执迂滞；土弱，则近于憨，甚至愚笨、呆板。中央之土对应于五德为信。土旺，则主忠信，能尽心尽力，恪尽职守，能信守诺言，讲信用。土弱，则言行不一，言而无信，处事没有准则。

土主信。所谓信，就是信守诺言、言行一致。人无信不立，儒家视诚信为君子的立身之本，是儒家所强调的君子必备的人格修养之一。一个人要是缺乏诚信的品格，一旦失信于他人，就会引起他人的轻视，无法取得他人的信任，甚至会招来他人的仇恨。不管是与朋友交往，还是一个领导者管理下属，都要以诚信为本。在人际交往当中，即便是已经具备了种种因素，所有的事情都处理得非常完美，万事俱备，最后都必须靠守信来成事。

土形之人的养生之道

土形之人秉土形之性，土性湿，土形之人容易受湿邪侵害，损伤阳气，形成痰湿体质，容易浮肿虚肥，引发水肿、腹泻等疾病。胖人多痰湿，土形之人在日常生活中应注意健脾利湿，用湿燥的食物来化湿。痰湿积之既厚，必然形成阴气重浊的病象，阴气重则阳受耗损，少气乏力，动则气喘。

土之味甘，土形之人好食甘甜美味，甘甜太过则损伤肾气，所以土形之人应注意少食甘甜之物。中央之土对应于脏腑是脾胃，脾胃司运化，为后天之本。因此，土形之人应注意健脾养胃，保证运化功能的正常运转。土形之人要避免受美味佳肴的诱惑，也要克服行动迟缓的缺点，少吃多动，是土形之人的养生法门。

木能克土，脾土过旺，就会反侮肝木，引起肝病。

土形人的辨证施药

1. 脾气虚

脾失健运常见于食纳减少，食后作胀，或肢体浮肿，小便不利，或大便溏泄。并伴有身倦无力；常用的益气健脾的药物有：人参、党参、白术、茯苓、莲子、升麻、葛根、木香、砂仁、山药、甘草、红枣、龙眼肉、芡实、扁豆、陈皮等。

中气下陷常见于脱肛、子宫下垂、胃下垂等。或见食纳减少，肢体乏力，腹胀便溏，自汗气短，语言低怯，头晕目眩。常用的益气升提的药物有：升麻、柴胡、党参、人参、五味子、淮山药、龙眼肉、黄芪、陈皮、羊奶、金樱子、葛根、算盘珠、白背叶、芡实等。

脾不统血常见于便血、吐血，或妇女月经过多，崩漏，以及其他出血等。常用的益气摄血的药物有：人参、党参、黄芪、白术、龙眼肉、旱莲草、茯苓、山药、侧柏叶、龙芽草、五味子、白及、山茱萸、野苎麻、川三七、棕榈、卷柏、瓦韦、大蓟等。

2. 脾阳虚

常见于过食生冷、过用寒凉药物，出现腹中冷痛，得温则舒，口淡不渴，四肢不温，气怯畏寒。妇女则见白带清稀，小腹下坠腰酸沉等症。常用的温运脾阳的药物有：干姜、苍术、吴茱萸、肉豆蔻、半夏、砂仁、白豆蔻、益智仁、山苍子、南五味、桂枝等。

3. 脾蕴湿热

常见于过食肥甘酒酪，脘腹胀闷，呕恶厌食，体倦身重，口渴不欲饮，小便色黄而少，或面目肌肤发黄，或有身热起伏，汗出热不解。常用的清热利湿的药物有：黄连、连翘、大黄、鬼针草、葫芦茶、白牛胆、黄胆草、茵陈、淡豆豉、黄芩、蒲公英、虎杖、金线莲、七叶一枝花、白马骨、溪黄草等。

4. 胃寒证

常见于饮食不洁，过食生冷，或脘腹受凉，胃脘冷痛，轻则绵绵不已，重则拘急剧痛，遇寒加剧，得温则减，口淡不渴，口泛清水，或食后作吐，肠鸣漉漉。常用的温中散寒的药物有：干姜、乌药、荜澄茄、龙须藤、两面针、南五味、豺皮樟、高良姜、吴茱萸、生姜、花椒、草蔻、肉桂等。

5. 胃火证

常见于过食辛热之品，胃脘灼痛，吞酸嘈杂，渴喜凉饮，消谷善饥，或纳则胃痛，口臭，或牙龈肿痛，齿衄，大便秘结。常用的清胃泻火的药物有：生石膏、知母、茯苓、大黄、滑石、大青叶、芦根、蒲公英、生地、黄芩、十大功劳、七叶一枝花、白子菜等。

6. 食滞胃脘

常见于饮食不节，暴饮暴食，脘腹胀痛，厌食，嗳气或呕吐酸腐食臭，大便不调。常用的消食导滞的药物有：山楂、神曲、麦芽、鸡内金、莱菔子、鬼针草、枳实、厚朴、槟榔、乌梅、葫芦茶、谷芽等。

7. 胃阴不足

常见于口舌干燥，不欲纳食，或干呕呃逆，脘痞不畅，大便干结，小便短少。常用的滋养胃阴的药物有：石斛、麦冬、花粉、玉竹、芦根、乌梅、沙参、生地、牛白藤、鬼针草、地耳草、隔山香、土丁桂等。

（四）高贵刚毅的金形之人

——做事相当精细，并且注意力集中，性格上也有像金一样坚硬一面，且独立性很强，创造力强。

金形之人的形体特征

西方之金，其色白，所以金形之人的肤色大多偏白；金性清，所以金形之人身材偏清瘦，头小，骨轻，足跟坚壮动作敏捷，声音和润、清脆。金形之人多面方、像汉字“国”，下颌角棱角分明、口阔。金旺，则神清体健，骨肉匀称，肤色白净，眉目清秀。金弱，则身材瘦小，声音偏小、偏轻。

金形之人的人格特征

西方之金，时序对应于秋天，是天地肃降的时节，万物随之敛藏。金性坚，金形之人大多性格原则性强，刚毅果断，为人坚韧，能不避劳苦，不辞艰险，有百折不挠的信念；如金太旺，则性情刚烈，急心静悍，有勇无谋，刚愎自用。金性清，金形之人多清廉，清风劲节，能洁身自好，美言辞，善交际。如金衰弱，则贪酷鄙吝，巧言令色，虚饰浮礼。

西方之金对应于脏腑中的肺脏，“肺者，相傅之官，治节出焉。”相傅之官是辅佑君主（心）的，肺脏主管一身之气，调节其他脏腑乃至全身肌体活动的。因而，金形之人做事认真，“善为吏”，有管理才干。如金弱，则阿谀谄媚，好弄权术。

西方之金对应于五德主义。金旺，则为人仗义，一身正气。金弱，则刻薄寡恩，薄情寡义。

义者，宜也。宜，是应该、合适的意思。也就是说，行正义之事，首先要辨别什么是应该做的，什么是不应该做的，什么是应该得到的，什么是不应该得到的。正像孔子并不反对人求财利，也不反对人追求富贵，但他认为见到好处，不管是物质上的利，还是虚浮的名，不能随便就想占便宜，先要考虑这些好处是不是我该得的，如果这不是我应该拥有的，那就不能轻易占有。一个有修养的人，做任何事情，都应该考虑以“义”为取舍的标准，都要考虑是否合乎道义。孟子甚至提倡“舍生取义”，当“生”与“义”两者无法兼顾时，为了“义”可以舍弃“生”。《三国演义》中的关云长可谓“义”的典范，关云长一生，义薄云天，为报曹操之恩，不顾自己已在诸葛亮面前立下军令状，华容道上义释曹操，传为千古美谈。就养生而言，金形人多忧如何避免忧愁烦恼？曹操有诗“何以解忧？唯有杜康！”其实杜康是无法解忧的，所谓酒入愁肠愁更愁。而是要多想想，自己的行为是否合乎道义，如果能清楚哪些是自己不该得到的，也就会减少许多不必要的烦恼了。

金形之人的养生之道

西方之金对应于肺和大肠，肺生皮毛，开窍于鼻。因此，金形之人容易在肺脏、大肠、皮毛、鼻腔、咽喉、呼吸器官上出现问题，容易引发气喘、咳嗽、咯血、肺痨、消渴等疾病。金形之人，秉秋天敛肃之气，其性燥，外则表现为口干舌燥，皮肤干裂，内则表现为津液受损，气喘咳嗽。因此，金形之人在日常生活中应多注意滋阴润肺，保养津液，尤其在万物肃降，气候凉爽干燥的秋季，饮食上，少吃燥热之物，以避免耗伤肺阴。肺脏主一身之气，如金旺，则气旺伤津，阴气衰弱。金旺则木弱，肺金强则肝木受制，饮食上应减辛增酸，来调养肝气。

金形之人具备干才，多事也多劳、多忧，忧伤肺。因此，金形之人，就注意避免忧虑，减少烦恼，“喜胜忧”，应多想想令人高兴的事情，来调节自己的情绪。

火能克金，肺金过旺，就会反侮心火，引起心病。

金形人的辨证施药

1. 肺气虚

常见于慢性咳嗽，久嗽伤气，咳喘无力，神疲少气，动则气短，声音低微，自汗怕冷，易患感冒，面色㿠白。常用的补益肺气的药物有：黄芪、西洋参、党参、人参、炙甘草、胡颓子根、山药、五味子、红枣、冬虫夏草、白龙骨、黄精、羊奶等。

2. 肺阴虚

常见于干咳无痰，或痰少而粘，或咳痰带血，口咽干燥，或声音嘶哑，形体消瘦，甚至午后身热，五心烦热，盗汗颧红。热伤肺络，则咳痰带血。常用的滋养肺阴，或滋阴降火的药物有：石斛、花粉、黄精、阿胶、百合、川贝母、玉竹、沙参、西洋参、麦冬、天门冬、鳖甲、丁香蓼、爵床、三叉苦等。

3. 风寒束肺

常见于咳嗽或气喘，咳痰稀薄，色白而多泡沫，口不渴，常伴有鼻流清涕，发热恶寒，头痛，身酸楚等症。常用的宣肺散寒的药物有：麻黄、杏仁、荆芥、防风、桂枝、紫苏、白芷、细辛、盐肤木、干姜、蓝花参、紫菀、羌活、蒿本、胡颓子叶、生姜、款冬花等。

4. 风热犯肺

常见于咳嗽，痰黄稠，不易咯出，咽干口渴，或见有发热微恶风寒，或胸痛、咳吐脓血腥臭痰。常用的清热宣肺的药物有：桑叶、知母、栀子、桑白皮、地骨皮、生石膏、芦根、枇杷叶、前胡、瓜蒌、天花粉、黄芩、三叉苦、鱼腥草、万毒虎、球兰、翻白草、一见喜、紫茉莉、玉叶金花、金银花等。

5. 痰浊阻肺

常见于咳喘日久，痰量多，色白而稀，容易咯出。或见气喘胸满，呕恶等症。常用的燥湿化痰的药物有：陈皮、半夏、茯苓、菖蒲、盐肤木、白芥子、苏子、干姜、生姜、杏仁、桔梗、枇杷叶、款冬花、紫菀、淮山药、麻黄、苏叶、细辛等。

6. 燥邪犯肺

常见于干咳少痰，痰粘难咯，或喘咳唾白沫，鼻燥咽干，咳甚则胸痛，或见发热恶风寒、头痛等表证。常用的清肺润燥的药物有：沙参、麦冬、天门冬、山药、百合、川贝母、浙贝、石斛、花粉、黄精、玉竹、翻白草、毛大丁草、凉粉草、瓜蒌实、九头狮子草、玉叶金花等。

7. 大肠湿热

常见于饮食不节，过食生冷与不洁之物，引起腹痛，下利脓血，里急后重；或暴注下泄，肛门灼热，口干不欲饮，小便短赤；或伴有寒热口渴。常用的清利湿热的药物有：川连、黄柏、黄芩、白头翁、败酱草、马齿苋、凤尾草、人苋、地锦草、槐花、地榆、侧柏叶、连翘、十大功劳、地耳草、万毒虎、委陵菜等。

（五）高深莫测的水形之人

——他们对事物认识深刻，做事小心谨慎，极有城府

水形之人的形体特征

北方之水，其色黑，所以水形之人的肤色多呈黑色；水性润下，水形之人个头通常不高，身材较肥，头大腹大，脸型可分为两种，要么有个小下巴，要么尖下巴，呈倒立三角形，像汉字“甲”的形状，手足好动，行步时身体喜欢摇摆。水旺，则圆满肥胖，行动迟缓，面黑而润泽，发黑且茂密。水弱，则体形矮小，面黑，晦暗无华，声音低沉。

水形之人的人格特征

北方之水，时序对应于冬天，是万物闭藏的季节，潜藏不露。水性潜藏，因而水形之人心机深，神情不定，性格内向，通常不会主动出击，不擅交流，有自我封闭的倾向，因而给人一种极有城府，高深莫测的感觉。如水弱，则消极、压抑，意气消沉，有自卑感。水性柔顺，水形之人温和沉静，有涵养，能屈身就下，不居功，不矜能。

北方之水对应于五德主智。水旺，则有谋略，学识过人，心灵手巧。如太旺，脑子精明而用心险恶（心逆而险），行为邪僻而又顽固（行僻而坚），说话虚伪却很动听（言伪而辩），对歪理邪说的东西了解十分广博（记丑而博），顺从错误而又可加以润色（须非而泽），则阴险狡黠，好弄机巧，好赌博，贪淫好色。如水衰弱，则胆小无谋，性情忧郁，好生闷气，反复无常。

水主智。孔子说：“智者乐水，仁者乐山。”因为水变动不居，周流无碍，源头之石，则会改变河流的走向。世间万物大多都有相对固定的形态，而水没有固定的形态，水的形态就是随地赋形，水流到什么形状的地方，水就呈现为什么形状，而且不管呈现为什么形状，不改其为水的本性，随遇而安，适应能力特别强。这就是智者的特点。在儒家修身养性的条目中，五德之一的智，指的是治国安邦、管理百姓的才干，是立身处世的手段，甚至可以包括一个人

用以谋生的才艺。老子说“上善若水，水利万物而不争”意思就是说最高境界的善行就像水一样涓涓细流，泽被万物，老子的话见诸《道德经》，讲述了至善如水，帮助万物而不与万物相争。而就养生而言，一个智者，首先要考虑的是，如何使用自己的聪明才智才是有利于身心健康的。大智慧的人，事理通达，能以豁达的人生态度去面对得失荣辱，不以物喜，不以己悲；明白如何遵循自然之道，随遇而安。小聪明的人，喜欢耍小聪明。喜欢在生活中弄心机，耍手段，好逞奇技淫巧，最终只能像王熙凤那样，机关算尽太聪明，反误了卿卿性命。俗话说：“人往高处走，水往低处流。”如果只想着如何“往高处走”，一门心思致力于如何得到自己想要的东西，致力于防范他人，则一旦事不称心，必然徒增烦恼，既害人，又害己，既伤身，也伤心。

水形之人的养生之道

水形之人聪明过人，多思多虑，用对地方，则利己利人，用的不是地方，则伤人害己，徒生烦恼。北方之水对应于冬季，万物闭藏，需要养精蓄锐以待来年。所以水形之人应注意保精爱气，不得妄泄元阳之气。北方之水对应于脏腑是肾和膀胱，肾主骨髓，开窍于耳，因此，水形之人也容易在肾及膀胱上出现病象，如肾气亏损、阳痿、腰膝酸痛、水肿、尿频、耳鸣等。水性寒凉，容易损伤阳气，阴气偏盛而阳气不足，因而水形之人多畏寒怕冷，容易倦怠少神。在日常生活中应多注意保暖温阳，调和阴阳，饮食上注意少食寒凉之物，以免加重阴盛阳虚之势。水性潜藏，水形之人性格大多喜静不喜动，沉静有余，则容易导致郁滞的倾向，身体上容易寒湿、瘀积、气血不通，气质上容易抑郁。因此，水形之人要避免居住在低湿的地方，多运动，多见阳光，通过运动来培育阳气，多吃黑色、红色、白色的食物。

土能克水，肾水过旺，就会反侮脾土，引起脾病。

水形人的辨证施药

1. 肾阳虚

常见于素体阳虚，年高肾亏，或久病及肾，面色晄白，形寒肢冷，精神萎靡，腰膝酸软，阳痿，妇女宫寒不孕。常用的温补肾阳的药物有：鹿茸、附子、续断、肉苁蓉、狗脊、沉香、肉桂、人参、黄芪、金樱子、仙茅、巴戟天、杜仲、补骨脂、淫羊藿、锁阳、覆盆子、胡桃肉、菟丝子、韭子、大血藤、续断、黄花稔、胡颓子根、灵芝等。

2. 肾气不固

常见于久病失养，肾气素亏，或劳损过度，肾气亏耗引起的神疲，腰膝酸软，小便频数而清，尿后余滴，或遗尿失禁，夜尿频多，遗精早泄。常用的固摄肾气药物有：金樱子、桑螵蛸、菟丝子、芡实、莲须、五味子、龙骨、牡蛎、益智仁、淮山药、人参、肉桂、山茱萸、仙茅、韭子、灵芝、冬虫夏草、黄精、锁阳、覆盆子。

3. 肾阴虚

常见于伤精，失血，耗液，或过服温药劫阴，或情志化火，眩晕耳鸣，健忘少寐，腰膝酸软，形体消瘦，咽干舌燥，五心烦热，或午后潮热，盗汗颧红，男子遗精，女子经少闭经。常用的滋补肾阴的药物有：熟地、山药、山萸肉、茯苓、丹皮、爵床、万毒虎、枸杞、女贞子、旱莲草、黑芝麻、冬虫夏草、无根藤、羊奶、何首乌、白芍、泽泻、龟板、阿胶、元参、天门冬、黄精、紫河车、山茱萸、怀牛膝、桑寄生。

4. 肾精不足

常见于先天发育不良，或后天失养，或劳倦过度，久病伤肾引起男子精少不育，女子经闭不孕。小儿生长发育迟缓，身材矮小，智力和动作迟钝，骨骼痿弱，囟门迟闭。成人则见早衰，发脱齿摇，健忘恍惚，足痿无力，精神呆钝，动作迟缓等。常用的补益肾精的药物有：鹿茸、鹿角胶、金樱子、桑螵蛸、菟丝子、芡实、莲须、五味子、龙骨、牡蛎、益智仁、紫河车、阿胶、龟板胶、杜仲、续断、狗脊、怀牛膝、磨盘草、盐肤木、枸杞、仙茅、淫羊藿、臭梧桐、熟地、女贞子等。

5. 膀胱湿热

常见于饮食不节，湿热内生引起的尿急、尿频、尿涩少而痛，尿黄赤混浊或尿血，或尿有砂石。可伴有发热腰痛。常用的清热利湿通淋的药物有：车前子、木通、瞿麦、萹蓄、滑石、甘草、栀子、大黄、灯心草、茵陈蒿、地肤子、知母、黄柏、龙胆草、金钱草、鱼腥草、爵床、万毒虎、糯米团、石韦、萱草、星宿菜等。

对于普通大众来说，生存于天地之间，生老病死，喜怒哀乐，无一不受到阴阳五行规律的约束。阴阳五行无处不在，人身也是如此。因此，中医将人的体质区分为五形，并不是说某人是木形之人，那么他就只具备五行中木的特性，而不具备其他的五行属性。实际上，每一个人都兼具五行属性，只不过有所偏胜，偏重于木，五行之木的特性多一些，那么我们就视其为木形之人。例如木形之人容易出现足厥阴肝病，这在临床实践中屡见不鲜，也引起人们的重视和关注，根据五行体质辨证用药往往取得不错的疗效。

现代人对体质的分类——九大体质

在《黄帝内经》中，除了从阴阳五行的角度对人的体质作出分类之外，还有其他一些分类。譬如根据人的性格和胆略，《灵枢·论勇》中将人的体质区分为勇敢的人与怯弱的人两种，勇敢的人体格强健，心、肝、胆三个脏腑的功能旺盛，而怯弱的人体质孱弱，心、肝、胆三个脏腑的功能虚弱。譬如根据人的外表形态和心理特点，《灵枢·逆顺肥瘦》中将人的体质区分为肥人、瘦人和常人三种，肥人血浊、气涩，瘦人血清、气滑，容易气血虚损，常人身材适中，血气调和。《灵枢·卫气失常》中又对肥人作更细致的区分，将肥人分为脂、膏、肉三种体质，脂者肌肉坚实，腠理细密的偏热性，而腠理粗疏的偏寒性；膏者皮肉松弛，大腹便便；肉者身材肥大。这些分类，都是从身体的体形和心理方面对人的体质作出区分，目的都是为诊治疾病提供依据。《黄帝内经》之后，历代医学家仍在不断探究讨论人类体质的区别，不断丰富着中医学的体质学说。近现代中医学在总结前人经验的基础上，从人体的阴阳气血的盛衰虚实这一角度来探讨人类体质，把体质区分为健康的平和体质和非健康的八种偏性体质。即：阴虚体质、阳虚体质、阳盛体质、气虚体质、血虚体质、痰湿体质、血瘀体质、肝郁体质。

平和体质 顺其自然

平和体质的特征：平和体质是一种健康的体质，这种人阴阳平衡和谐，没有明显的偏阴偏阳的偏颇，没有气血偏盛偏衰的缺陷。身材适中匀称，既不消瘦，也不肥胖。皮肤洁净润泽，双唇红润。脉象和缓。精力充沛，性格开朗，情绪稳定，对生活中的浮沉荣辱，能用较平和的心态去对待，心理素质健全。生活有规律，饮食、睡眠良好，有健康的行为习惯。有良好的免疫力和较强的身体调适能力，对不同的生活环境、各种气候变化都能适应，耐寒暑，因而很少生病。

平和体质的获得，通常在先天禀赋上元阳充足，然后是后天因素上，拥有优良的生活环境和良好的生活习惯。

平和体质的养生之道以遵循自然之道为好，保持良好的生活习惯和饮食习惯，不能盲目进补。

阴虚体质 调养心神

阴虚体质的特征：五心烦热，面色潮红，怕热，口燥舌干，皮肤干，喜冷饮，失眠多梦，头晕耳鸣。形体干瘦，不耐夏热。心悸健忘。脉细无力。性格外向，好动、急躁。耐冬不耐夏。怕热，容易口渴口干，内热。缺乏滋润。现代多见于糖尿病体质，患者多情绪不稳定，欲望不能得到满足，压力无处释放，精神的高度紧张，十分操劳多为“三高”的患者。

阴，在人体中主要指阴精和血液、津液，也就是水，阴精亏损，则生命力衰弱，津液亏损，则无以濡润四肢百骸。所以就会显形体干瘦、皮肤干燥。阳虚少火，而阴虚少水。阴虚则阳旺，少水则火旺无制，因而五心烦热，面色潮红。火旺，则阳火上炎，心神不宁，因而阴虚之人多失眠多梦，头晕，脾性急躁、好动。

阴虚体质的养生之道是养阴降火，调养心神，以达到阴阳平衡和谐为要。

起居调养：阴虚则火旺，所以这种体质的人耐秋冬而不耐春夏，畏热喜凉，在炎热的夏季，应注意避暑。静生阴，阴虚之人应积极营造一个安静的生活环境，让心神宁静下来，来培育阴气。秋冬养阴，秋冬季节阳气渐消而阴气渐长，养生之道就是顺应自然之道，秋收冬藏，万物敛藏，而人也要敛藏体内阴精，不让阴精轻泄而让精气内藏。秋冬季节如纵欲过度，就会损伤人体阴精。

运动调养：《易》曰：一阴一阳之谓道。健康的身体必然是阴阳平衡和谐的。偏阴偏阳都是一种火水未济的病状。偏阴则阳虚，偏阳则阴虚。动静也是一对阴阳的关系，动则生阳，静则生阴。好动的人要让他静下来，而好静的人则要让他动起来。阳虚的人好静，阴气过盛而阳气衰弱，要以运动来培育阳气。而阴虚的人好动，阳气过盛而阴气不足，要以静养来滋阴祛火。传统气功中的静坐，瑜珈中的冥想，都有利于养阴。阴虚阳旺，大多心神不宁，静功对调养心神效果良好。静功中多讲求意守丹田，丹田在脐下，意守丹田，就是让心火下降到丹田，心肾相交，以达到水火既济的目的。《素问·上古天真论》："恬惔虚无，真气从之，精神内守，病安从来？"让自己内心恬淡虚无，不让心神为外物所役，而不是终日只知绞尽脑汁、钩心斗角。传统气功种类繁多，而通常第一步功夫就是让心神安宁，叫"拴住心猿意马"，意思就是意守丹田，不让心思外骛，意守于内而不耗散于外，如此，则"真气从之"；如此，则"病安从来？"而在日常生活中，有"闭目养神"之说，有时我们只要闭目，让双目不为五色所乱，通常也让心神宁静下来。这也是一种养阴之道。

饮食调养：饮食上忌食油炸煎炒的食物，忌食温热、辛辣的食物，如：葱、姜、蒜、韭、辣椒这类辛辣之物；宜食用滋阴降火、清淡的食物，如甘蔗、桃子、松子、蜂蜜、豆腐、银耳、莲藕、猪肉、鸭肉、甲鱼、鲫鱼、龟、鲍鱼、牡蛎、海蜇皮这类滋阴清淡之物应多食。

药物调养：选择药补，则应选用滋阴清热的药物。如枸杞子、百合、麦冬、天门冬、山茱萸、黄精、玄参、龟板、燕窝、决明子、冬虫夏草等。当然在临床上，阴虚又有肾阴虚、肝阴虚、肺阴虚、心阴虚等不同，应遵医嘱，选择更适合自己体质的药物。

精神调养：阴虚则火旺，心火旺则神明不安，因此阴虚体质的人性情大多急躁，心烦易怒，因此，在个性修养方面，尤其要注意戒怒。切记冲动是魔鬼，《黄帝内经》中明确记载：怒伤肝，愤怒伤气，暴怒伤阴。

阳虚体质 保暖避寒

阳虚体质的临床特征：面色淡白，肌肉软弱不结实，畏寒喜暖，手足不温，"手冷过肘，足冷过膝"，冬季尤甚，腰膝冷痛，尿频，小便清长，夜尿多，经常腹泻，喜静不喜动，动则容易疲劳，四肢乏力，睡眠浅，心神不定，性格沉静，情绪抑郁。耐春夏不耐秋冬。

阳虚体质主要就是因阳气不足，元阳不固造成的。这里有先天禀赋的因素，也有后天生活习惯的因素，如夏天贪凉、贪图享受空调下的清凉世界，或是贪食清凉生冷的食物，冬天不注意保暖，这些都容易造成阳虚体质。

从母胎中带来的一点元阳是生命的基础。阳气是五脏六腑发挥功能，气血运行的推动力量，同时也是精神健朗、情绪乐观的原动力。阳气和暖，充足的阳气是一个人生命力旺盛的保证。阳虚体质的人在临床上最主要的特征就是手脚冰凉，畏寒怕冷，原因就是阳气不足。阳虚则外寒，《素问·痹病论》："其寒者，阳气少，阴气多，与病相益，故寒也。"阳动而阴静，阳气不足，自然阴气偏盛，则不喜运动，性情沉静。长此以往，则由沉静而萎靡消沉，进而抑郁，想不开。

阳虚则火水未济，虚火一味地"炎上"，而水一味地"流下"，水火不交，"流下"的水容易积留于下，形成水肿。

中医有"精寒无子"之说，意思就是一个人如果阳气衰弱，则阴精无阳火的温养，就会失去活力，没有活力的阴精就是死精，它严重影响一个人的生殖能力，导致性功能低下，阳痿早泄，性冷感。同时阳虚者阳火不足以推动脾胃的运化，也不足以推动气血的运行，既让人身体孱弱，也让人精神萎靡，因此，清阳之气，是生命根本，它决定了一个人的寿夭。

阳虚体质的人养生以助阳温中为要。

起居调养：中医学中有"春夏养阳"的说法，因为春夏两个季节是阳气升发的时候，养生之道就是顺应自然之道，借大自然的阳气升发来培育自身的阳气，温固元阳。如何做到春夏养阳呢？民间有"春捂秋冻"的说法，"春捂"的作用并不是通常人所理解的在于防范倒春寒，或者说春天气候多变，忽冷忽暖，需要注意保养。"春捂"的养生意义在于，捂住身体，捂热身体，帮助体内阳气发表散热，促进阳气的升发。

阳虚体质的人在日常生活中要注意避寒保暖。夏日尽量少在空调下工作生活，冬日尽量避免受凉。一些女性为了追求美丽动人而"美丽冻人"，衣服越穿越少，大冬天还要露背露脐，裸露长腿。如此着装，也许符合现代审美观念，却有悖于养生之道。

阳气充沛，则生命力旺盛，古人就非常重视养护自身的阳气。就着装这一角度来说，现代人看重的是美感，而古人除了美感之外，还看重养生。古人的装束，虽然各个朝代、各个时期各有不同的特点，但其主旋律却是宽袍缓带。宽袍缓带，可以让人身心放松。而现代人尤其是现代的年轻人，最喜欢的装束是牛仔裤、紧身衣，这种装束，可以让人显得精干，曲线毕现，但却是约束身心的行为。

阳虚体质的人尤其要注意腰背部的保暖。从阴阳的角度说，人体背部属阳而腹部属阴，经络中的阳经多循背部运行，而阴经多循腹部运行。同时背部集中了五脏的腧穴，还有两肾、命门这样重要的部位和穴位。这也是阳虚体质的人容易背冷、容易患腰背头项疼痛的原因。保护后背也是保护人身的阳气，保住人身的元阳之气。许多老年人在冬天晒太阳时就喜欢晒晒后背，这是一种无意识的自然选择。传说张三丰传下来的《太极长生诀》中有一则是《行功十要》，其中一要就是：背要常暖。

“晒太阳”，时髦话叫“日光浴”，恐怕是大多数人都有过的日常行为。然而正是这种看似稀松平常的行为，其实是大有学问的：为什么要晒太阳？如何晒？什么时间晒？晒多长时间为宜？且看清代养生名著《老老恒言》中提及的一则养生做法。

清晨略进饮食后，如值日晴风定，就南窗下，背日光而坐，列子所谓负日之暄也。脊梁得有微暖，能使遍体和畅。日为太阳之精，其光壮人阳气，极为补益。过午阴气渐长，日光减暖，久坐非宜。

从上面这段文字可以看出，晒太阳的时间应选择风和日丽的清晨。晋代嵇康的《养生论》也主张“晞以朝阳”。清晨清阳升发，过午则阴气渐长，就不宜晒太阳了。晒太阳的方式，则是“负日之暄”，也就是背对着阳光。运行于背部正中的督脉乃人身阳脉之海，总督一身之阳经，“负日之暄”，让背脊受日光照射，有补督脉阳气的功效。晒太阳要晒到什么程度？晒时让“脊梁得有微暖，能使遍体和畅”即可，不宜暴晒，不宜时间过长。为什么要晒太阳呢？因为“日为太阳之精，其光壮人阳气，极为补益”。

运动调养：《素问·生气通天论》：“阳气者，精则养神。”阳气可以让人精神焕发。一个人因阳气不足，而喜静懒动，性格会逐渐趋于沉静，甚至压抑，情绪低沉。而这种生活习性反过来又会加深阳虚体质。因此，阳虚体质的人要多运动，要让自己动起来，因为动生阳，运动能滋生阳气，多到户外融入大自然中，多接触阳光，既可以培育体内阳气，又可以开阔视野，调节自己的情绪，改变低沉悲观的情绪。

腰背总一身之阳，锻炼腰背部的运动方法是：背要挺立，腰要转动。气功中对身姿的要求就是“含胸拔背”，武术拳谚中也有“站如松、坐如钟、行如风、睡如弓”。其中只有睡觉时要求背部如弓一样自然弯曲，“睡如弓”目的是让身体自然松弛，而其他的状态时，都要求挺直腰背。如果经常弓着腰背，将会伤及脏腑。《素问·脉要精微论》："背者胸中之府，背曲肩随，府将坏矣。腰者肾之府，转摇不能，肾将惫矣。"腰背部的保健对于养生很有价值，还可以多按摩背部，或以背撞墙，以提升人体内部的阳气。

饮食调养：从饮食的角度说，就是要多食温热壮阳的东西，忌食生冷的食物和性味寒凉的东西。温热之物，水果有荔枝、龙眼等，干果有红枣、板栗、核桃、桂圆等，菜蔬有南瓜、生姜、辣椒、胡萝卜等，肉类有羊肉、狗肉、鸡肉等，水产品有鲍鱼、虾、黄鳝等。寒凉之物，如冰镇饮料，如水果中的梨、西瓜等，菜蔬中的芹菜、黄瓜、绿豆、竹笋等，水产品中的螃蟹、田螺等。对于那些阳虚体质而又爱吃水果的女性来说，在选择水果时，尤其要注意避开那些性寒的水果。

夏日炎炎，人们大多喜欢饮用一些冰镇饮料，喜欢食用一些生冷的食物，虽然能解一时的暑热，但是就养生来说，却是大忌。夏天阳气易浮于表，而且在夏天，腠理疏松，容易发汗，汗多则伤阳，阳气耗散，表热而内寒，四肢表皮热，而人体内部的五脏六腑却容易导致寒湿——一句话，这叫"外强中干"。这个季节就不宜吃生冷之物，反而要多食温热的食物。民谚中有"冬吃萝卜夏吃姜，不劳医生开药方"的说法，因为姜是温热之物，能温养脾胃，温补体内阳气，又能祛除寒湿。莆田民间习俗在二十四节气的大暑这一天要"补暑"，在这一天要吃羊肉、荔枝等温补的食物，其意义就在于此。

药物调养：以药物来补足人身阳气，以温补为宜。可以选用如人参、鹿茸、肉桂、杜仲、黄芪、肉苁蓉、菟丝子、补骨脂、海狗肾等温阳的药物。

经络调养：艾灸神阙。神阙是温阳的主要穴位。可以取生姜片放置于神阙穴上，以艾条熏灸，以不灼伤皮肉为度。

精神调养：要善于调节自己的情绪，尤其是要注意戒怒。"怒"是历代养生家最忌讳的一种情绪，怒气伤身最重，是情志致病的魁首。

阳盛体质 修养心性

阳盛体质的临床特征：身体强壮，有较强的抗病能力。面色红润，声宏气壮，好动。喜凉怕热，容易出汗，喜冷饮。脉象有力，个性执拗，性情暴躁，失眠。

阳盛体质的人身体强壮，精力充沛，做事风风火火，雷厉风行。似乎有用不完的气力，永远不知疲倦。这种人也的确不易生病。但是阳盛体质同样是一种病态体质。阳气极旺，则耗伤阴精，容易口渴，喜欢出汗。火性炎上，因而容易在肢体上部出现问题，如头晕头痛、目赤肿痛、口舌生疮、牙齿肿痛等。这种体质的人一旦得病，多为突发性的急性病。阳盛体质的人容易为自己身体强壮的假象所迷惑，在日常生活往往忽视了身体的保养。

事实上，体弱多病的老病号往往长寿，而身体强健，平日不知疾病为何物的人却往往健康而不长寿。原因何在？体弱多病的人，正因其多病，平时就十分注意保健。民间有“久病成医”的说法，就是因为长期与疾病周旋抗争，积累了丰富的养生知识，懂得如何去保养自己的身体，懂得如何在日常起居中去调节生活的节律，不过度疲劳，做到起居有常，饮食有节。一句话，他们的日常起居大多都能严格遵循养生之道，这就是他们健康长寿的秘诀。清代养生家曹庭栋自幼体弱多病，正是因为体弱多病，使他重视养生调摄，享年 90 多岁。

而身体强壮的人，往往忽视养生，平素也容易麻痹大意，对身体的不适，甚至是较为明显的危险信号都会持不以为意的态度。日常生活中，生活节律无序，不知节制，张弛无度，不知劳逸结合。而一旦得病，往往又是手足无措，不知所以，这类人似乎还没有建立起承受疾病的心理能力，这种脆弱的心理往往也会加重病情。

阳盛体质的人让人羡慕的是他的强壮的身体素质，让人欣赏的是他的雷厉风行的行事风格，而给人的负面印象则是他的坏脾气。阳盛体质的人好动，个性过于强烈，容易急躁发怒，烦躁不安，容易失眠。阳盛之极即为阳亢，此时性情狂躁不安，心神不安，甚至神昏、谵妄。因其火热，心火炎上，而心主神明，火旺阳亢则神明惑乱。

阳盛体质的养生之道以滋阴泻火为主。

起居调养：远离闹市，选择较清幽的生活环境，生活中应着意营造宁静的生活氛围。

运动调养：阳盛之人尽可以做大运动量的体育活动，盛者泄之，应让体内多余的阳气耗散，以求得阴阳平衡和谐。

饮食调养：阳盛是邪实的一种病象，阳邪偏盛，则容易大热，这时人体不耐暑热，生理上的表现就是口干口渴，大汗出，喜冷饮。热者寒之，阳盛体质的人，要多食用滋阴泻火的食物，如水果中的香蕉、柿子、梨、西瓜、无花果、罗汉果、猕猴桃等，菜蔬中的莲藕、苦瓜、葫芦瓜、大白菜、蚕豆、芹菜、空心菜、绿豆等，大忌辛辣热性的食物，如葱、姜、辣椒，鸡肉、狗肉、羊肉等，尤其大忌酗酒。

药物调养：滋阴泻火应选择麦冬、金银花、决明子、黄连、黄芩、芦根等。

精神调养：阳盛体质的人争强好胜，事事不肯落人后。因此这类人需要特别注意戒怒，戒斗，少与人争。

嗔怒乃养生大忌。儒家所追求的君子人格是温、良、恭、俭、让，是彬彬有礼的谦谦君子，追求和谐，要求君子在日常生活恪守中庸之道，也就是不偏不倚，既不太过分，也不及及，“过犹不及”。尽管儒家相较于道家与佛家来说，是持入世的人生观，孔夫子倡导的是积极进取的人生态度，但也坚决反对那种为达目的而无所不用其极的做法。他反对争名夺利、夸功矜能，对血气方刚的人提出的劝诫是：戒斗。孔子还说：“饭疏食饮水，曲肱而枕之，乐亦在其中矣。不义而富且贵，于我如浮云。”

道家更是崇尚自然之道，推崇清静无为，反对争强斗胜。老子《道德经》中提到：“圣人之道，为而不争。”在道家看来，刚则易折，柔能胜刚。道家特别崇尚水，认为“上善若水”。《道德经》中还说：“上善若水。水善利万物而不争，处众人之所恶，故几于道。”水滋养万物而不居功，通常人喜高洁而恶卑污，而水却能不与人争高洁而宁愿处卑污之地，因此，老子认为“水”的德性最接近“道”。在这里，老子并不是教人卑污，而是教人不争。虽然不争，虽然处卑污之地，而其精神力量却是强大的，因为“水”虽然是柔弱的，然而正是这种异常柔弱的水，能以柔弱胜刚强，能“滴水穿石”，能够涤荡污浊。

重视修养心性的佛家则将“贪、嗔、痴”视为“三毒”，认为“三毒”是众生烦恼的根源，是修养心性的最大障碍。众生由种种贪欲的驱动而有种种竞争，无法满足贪欲时，就心生嗔恚，嗔恚不已，必然导致争斗。不管是贪欲，还是嗔怒，都是愚痴的行为。

而在中医学中，嗔怒也是伤身害人的一大原因，是养生大忌。《素问·上古天真论》中就强调人要“无恚嗔之心”。也就是说人在日常生活中不可随便恚嗔，妄生怒气。唐代大医学家孙思邈在《孙真人卫生歌》中也劝诫世人："世人欲识卫生道，喜乐有常嗔怒少。"明代养生名家胡文焕《类修要诀》中教人养心要诀是："笑一笑，少一少；恼一恼，老一老；斗一斗，瘦一瘦；让一让，胖一胖。"清代医学家龚廷贤《摄养诗》云："每把戏言多取笑，常含乐意莫生嗔；炎凉变诈都休问，任我逍遥过百春。"

气虚体质 调理饮食

"精、气、神不可损也，损之则伤生"。

——孙思邈

气虚体质的临床特征：面色苍白，肌肉松软不坚；不喜运动，四肢倦怠，容易疲劳，气短懒言，声音低怯；脉息虚弱，说话时底气不足，容易出汗、盗汗。不耐风、寒、暑、湿，易患感冒；抵抗力弱。精神萎靡不振，目光无神；反应迟钝，嗜睡。性格内向、情绪不稳、胆小怕事，不喜欢冒险。耐力很差，稍劳累，就容易出汗，容易感冒。

气虚体质有先天禀赋的因素，也有久病伤气，或病后气亏滋养不足，长期营养不良，或者年老气弱等因素造成的。过度劳累。同时气虚也容易导致阳虚。

人身三宝精、气、神。通常人会说：人活一口气，元气足是身体康健的保证。中医学中常将"气血"并提，气属阳而血属阴，气者无形而血者有质。两者的联系是，气能生血，是气将促进血的生成，推动血的运行。气虚既久，必然会引起血虚。

通常我们会认为年轻人气血方刚，总有用不完的气力。然而现代人的生活方式和生存压力似乎已经不能让年轻人"气血方刚"了。现代人对文化素质的过度追求已经远远超过了对身体素质的追求，而且这种追求似乎从十月怀胎就开始了。一个人在母胎之中，父母就开始忙着胎教，之后是学前的智力开发，小学开始就已经背上了沉重的书包，除了正常上课之外，还要上各种课外辅导班，进入社会之后，职场中的生存竞争，身体和精神都时时刻刻处在超负荷运转的状态之中。或许不少人凭借着"气血方刚"而有恃无恐，殊不知这些做法只是在预支未来。

气虚体质的人养生之道，以调理脾肺、补脾益气为主。

起居调养：过度劳累是导致气虚的一个因素。如果一个人常年过度劳累，尤其是常年从事重体力劳动的，就容易产生气虚所带来的种种疾病，职业运动员也是如此，中年以后就容易患气虚。因此，气虚体质的人在日常生活中，要注意避免过度劳累，不能让自己太疲劳，注意休息，让自己的身体恢复元气。

运动调养：气虚之人，不宜进行剧烈的运动，不要做大运动量的动作，要选择动作柔和的运动，如气功、太极拳、散步等。要避免大汗，因大汗耗伤元气。还可以按摩腰部，转动、摆动腰部。“腰为肾之府”，按摩、转动腰部，可以养肾，固元阳之气。

饮食调养：脾为生化之源，补气应以补中益气为本。五谷可以选择糯米、粳米、大麦；菜蔬可选择豆腐、胡萝卜、土豆、香菇、芫荽等；果品类可选取大枣、桂圆等；肉类则应选择鸡蛋、鸡肉、牛肉、兔肉、猪肚等；水产应选取青鱼、鲢鱼、鲳鱼、泥鳅等。

少食耗气之物，如空心菜、生萝卜等。

长期营养不良，也是引起气虚的原因之一。这一点对眼下的中国人来说，似乎早已不是问题了。举目四顾，我们看到的更多是营养过剩、满面红光的胖子，而不是骨瘦如柴、面带菜色的“芦柴棒”。然而，这世界变化快，追求“骨感”的大有人在。减肥药满天飞，实际有效的几乎没有。于是乎，节食成为时尚女性的最佳选择。而节食最伤脾胃，也最伤元气。《灵枢·五味》说：“胃者，五脏六腑之海也，水谷皆入于胃，五脏六腑，皆禀气于胃。……故谷不入，半日则气衰，一日则气少矣。”不吃饭，“半日则气衰，一日则气少”，长此以往则将如何？从这一角度说，我们可以说，吃饭就是养气的最佳法门。

药物调养：可以选择人参、党参、大枣、黄芪、茯苓、山药、白术、灵芝等补益元气的药物。

经络调养：脾为后天之本，脾主运化，是气血的生化之源。气虚者大多是由于脾胃虚弱，运化功能不足引起的，补脾益气是气虚体质的主要养生之道，可以经常按摩足三里，补益脾胃之气。

血虚体质 合理休息

血虚体质的临床特征：面色苍白，萎黄，毛发枯黄，缺乏光泽。容易头晕，严重下蹲一些时间猛然站立起来都会双眼发黑冒金星。两眼干涩，视物昏花。食欲下降，精神不振，心悸失眠多梦，脉象细弱无力。

血液对人身健康是极为重要的物质。《素问·五脏生成篇》说："肝受血而能视，足受血而能步，掌受血而能握，指受血而能摄。"人体五脏六腑、四肢百骸、筋骨毛发都需要血液的濡养。《灵枢·天年篇》里说："血气虚，脉不通，真邪相攻，乱而相引，故中寿而尽。"血气虚损，则百脉不通，是导致衰老夭亡的原因之一。

血盛则身体强健，肌肤红润；血虚则身体衰弱，面色苍白、萎黄。

发为血之余，血虚则发落，毛发稀少，毛色枯黄。关于毛发、须髯、眉毛与气血的关系，在《灵枢·阴阳二十五人》中有详细的讨论。总体上说，毛发的长短、色泽的美恶与气血的盛衰关系密切。

《素问·痿论篇》说："心主身之血脉。"心脏主导一个人全身的血脉，血虚则无以养心，心虚则神明无所舍，神魂不安，就会带来头晕、心悸、失眠等症状。

《灵枢·本神》说："肝藏血。"心生血，而藏于肝。同时肝开窍于目，肝气通于双目，肝气和则目辨五色。如果一个人肝血不足，则头晕目眩，视物不清。血与双目的关系密切，血不足则容易伤目，而无节制地用目，也容易伤血，"五劳"中有一说就是：久视伤血。

血虚的原因是多方面的。除了女子的月信，或意外伤害所导致的失血之外，更主要的原因是劳累过度、思虑过度、脾胃虚弱或营养不足。

脾胃乃后天之本。血虽然生于心而藏于肝，但脾胃才是气血生化之源。《灵枢·玉版》说："人之所受气者，谷也。谷之所注者，胃也。胃者，水谷气血之海也。"

脾胃的功能强健，才能将所摄入的水谷精微转化为气血；脾胃虚弱或营养不足，则生血乏源。从这一意义上说，对瘦身减肥的人又是一声警钟，节食乃至不食伤津耗气，切记：吃饭乃养生的保证。强健脾胃的方法是吃饭。

保护脾胃的方法是保证营养充分，不能劳心过度，因为"思伤脾"，劳心过度的结果就是损伤脾胃，阴血暗耗。

气血联系密切，气虚会带来血虚，而血虚也会导致气虚。因此，血虚体质的人养生也注意气血两补。

血虚体质的养生之道以健脾和胃、益气养血为主。

起居调养：日常生活中，要注意避免劳心过度，尤其是要避免熬夜，熬夜则血不归肝。要避免"久视伤血"。男养气，女养血，女子尤其要注意养血。

饮食调养：可选择补血益血的食品，如五谷中的黑米，水果中的桑葚、荔枝等，干果中的松子、黑芝麻、花生、莲子、桂圆等，菜蔬中的胡萝卜、黑木耳、菠菜、黄花菜等，肉类中的猪肉、羊肉、动物肝脏、乌鸡等，水产品中的甲鱼、乌贼、章鱼、鳗鱼、海参等。

药物调养：补益气血的药物，如当归、阿胶、白芍、枸杞、熟地、紫河车等。

精神调养：血虚的人，时常精神不振、失眠、健忘、注意力不集中，故应振奋精神。当烦闷不安、情绪不佳时，可以听一听音乐，欣赏一下戏剧，观赏一场幽默的相声或哑剧，能使精神振奋。

痰湿体质 增加运动

痰湿体质的临床特征：身体肥胖，肚大腰圆，皮肉松弛，嗜食肥腻甘美的食物，脉象濡而滑。嗜睡，睡时打鼾，懒动，咳喘多痰，面色黄暗，四肢倦怠、沉重。容易头晕，精神不振。性格偏温和，稳重沉静，恭谦和达，多善于忍耐；口中有黏腻感，油脂分泌过剩，脸面经常冒油光。

痰湿是由于人体气机不畅，受到阻滞，从而津液积聚成痰。痰湿的形成大多与脾、肺两个脏腑有关。脾脏主运化，脾脏功能失调或饮食不节，尤其是贪食生冷之物，也会让人体内津液积聚于内。肺脏主呼吸，调节气的出入升降，如风寒邪气侵袭肺脏，就容易让肺脏内的津液积聚成痰。所以中医中有“脾为生痰之源，肺为贮痰之器”的说法。潮湿的环境，也能让湿邪侵袭人体，让气血津液运化失调，从而形成痰湿体质。水谷运化是一个有进有出的进程。人体需要津液的滋润濡养，人体吸收水谷，通过脏腑运化，化水谷而行津液，吸收其精微，而将黏滞重浊这些生命的垃圾排泄出去，这些不能正常排泄出去、非正常地积留于内的就是痰湿。

阴阳失衡，脾胃不调，运化失常，则湿气积聚成痰。湿痰积留于肺脏，则咳喘痰多；湿痰积聚于胸膈，则气机受阻，胸闷倦怠；人体内津液属阴，津液积聚，则清阳不升，头晕目眩；湿痰内蕴，则腹部肥满。痰湿内积，阳气不易升发，则性格沉静温和，稳重恭谦；而其不足是积极性不够，不够开朗。

多吃少动是痰湿体质的成因之一，也是肥胖的原因。因此痰湿之人要改变多吃少动、过于安逸这一生活习性，要多运动，强化脾胃功能，也让松软的皮肉结实起来。同时运动发汗，也是祛除体内痰湿和减肥的有效方法。

居住环境也避开潮湿之地，阴雨季节尤其要注意避免湿邪的侵袭。

脾有化湿之功。痰湿体质的养生之道，以健脾利湿为主。

起居调养：避免居住在潮湿的环境中，阴雨季节尤其要注意避免湿邪的侵袭。

运动调养：少动，气机不畅是痰湿体质形成的原因之一，因而痰湿体质的人应多运动，活跃气机，促进气血运行。多做做日光浴，祛除湿气，助阳气生发。衣着应宽松透气。

饮食调养：“肥人多痰”，肥胖的痰湿体质的人，首先要在饮食上控制自己，《素问·痹论》说：“饮食自倍，肠胃乃伤。”控制饮食，不宜过饱，大忌暴饮暴食，也不宜睡前进食，这些行为都能给脾胃造成过重的负担而损伤脾胃。不要受膏粱美酒的诱惑，膏粱美酒乃助湿生痰之物，就选择清淡的食物，多食健脾、利湿、化痰的食物。脾胃健，才能正常运化津液，自然痰湿不生。

健脾、利湿、化痰的食物，水果中有枇杷、大枣、橄榄等，干果中的花生，菜蔬中有丝瓜、白萝卜、蚕豆、竹笋、洋葱等，水产品则有鲤鱼、紫菜、海蜇皮、海带等。

药物调养：化痰祛湿、健脾利湿的常用药物有党参、砂仁、杏仁、茯苓、泽泻、车前草、绞股蓝、薏苡仁、莲子等。

经络调养：可以常按摩、艾灸脾俞穴、胃俞穴、足三里等。

精神调养：痰湿体质的人沉稳有余而开朗不足，要注意培养自己积极乐观的人生观。多想想喜乐之事，用笑声来协助舒展筋骨，疏通气机，促进血液流通。

血瘀体质 调理脏腑

血瘀体质的临床特征：脉象细而涩。皮肤粗糙、干燥，身上容易有瘀斑，缺乏光泽，面、唇、眼眶色泽晦暗，舌苔紫黯有瘀点，容易掉发。身体易疼痛，刷牙时牙龈容易出血，眼布红丝。烦躁、健忘，性情急躁。不耐风寒，血脉瘀堵，运行不畅。

血瘀体质是由于血行迟缓不畅，瘀滞不通，多数的原因是情绪长期抑郁，脏腑功能失调造成的。

《素问·离合真邪论》云：“寒则血凝泣。”血瘀体质形成还因为寒邪入侵，如果一个人长期生活于寒凉的环境中，则伤阳气，因为血液的运行有赖于清阳之气的推动。气血互根，阳气不足，也就不足以温养血液。

“不通则痛”，当血瘀积于某一脏腑或经络的某一部位时，就会疼痛。这类疼痛，患处相对固定，且久痛不愈，反复发作。瘀于心，则心悸、胸闷；瘀于肺，则胸痛、咯血；瘀于胃肠，则呕血、便血；瘀于肝，则胁痛；瘀于四肢，则四肢疼痛。长期血瘀不通所造成的恶果有二：一是将使肢体麻木，甚至瘫痪。二是形成肿瘤肿块。

血瘀体质的养生之道以活血化瘀为要。

运动调养：气血瘀积不通体质的人尤其需要多运动，到户外去，将自己融入到大自然中去，既可以开阔心胸，同时也通过运动来促进心脏、血脉的运行。运动时要注意做到全身各部分都能得到锻炼。可以经常做保健按摩，通经活络，让气血运行畅通。

饮食调养：饮食上，注意食用具有活血、化瘀、散结功能的食物，如果品中的红枣、山楂、柚子、橙子等，菜蔬中的白萝卜、油菜、黑豆、香菇、茄子等，海产品中的紫菜、海带、海藻、乌贼等；也可少量饮酒，酒有行气通络的效用。

药物调养：应选择田七、川芎、丹参、地黄、当归、五加皮、阿胶、枸杞子、益母草等具有活血、养血之功的药物。

精神调养：情绪压抑，不良情绪长期郁结于心，则损精耗气，气血迟滞。因此血瘀之人在精神方面的调养就显得尤为重要。日常生活要注意培养乐观的情绪，保持心情的舒畅，情绪乐观，心胸开阔，则气血和畅，生机盎然。自然就可以减轻血瘀的倾向。情志调养也要遵循阴阳平衡和谐的原则，喜乐兴奋属阳，忧郁沉闷为阴，日常生活中喜乐少，沉郁多，将加重血瘀倾向。忧郁情绪重的人，要用喜乐的情绪去调节，这就是“喜胜忧”。

经络调养：心情郁闷，可以弹拨极泉穴、按压膻中穴、按摩拍打手厥阴心包经来化解郁闷的情绪。

极泉穴是手少阴的第一穴，也是解郁第一大穴。极泉穴处腋窝下，弹拨极泉穴就是用手指拨弄腋下的那条大筋，弹拨时无名指、小指会发麻。

膻中穴，处人体两乳之间的中心点。膻中穴是任脉之会，也是手厥阴心包经的募穴，《素问·灵兰秘典论》说：“膻中者，臣使之官，喜乐出焉。”轻轻按摩膻中穴可以宽胸理气、活血通络，让气机顺畅，减轻烦恼忧郁，让心情愉悦起来。

心为君主之官，而心包经是心经的外卫。心包经起于两乳外侧的天池穴，然后自胸沿着手臂内侧中心线循行至中指末端的中冲穴。循经按摩时，顺按为补而逆按为泄，血瘀体质的人按摩心包经的目的是化解郁结于内的不良情绪，因此按摩时应循经逆行，自中冲穴始，依次是劳宫、大陵、内关、间使、郄门、曲泽、天泉、天池凡九穴。按压时，遇痛感明显的穴位可以多按摩。按摩心包经，可以缓解紧张不安的心绪，化解减轻抑郁的情绪。

肝郁体质 自我开导

肝郁体质的临床特征：形体消瘦，面色灰暗或萎黄，胸闷、胁痛、头晕，惊悸、失眠、多梦、食欲不振。嗜睡，懒动，性格内向、忧郁而脆弱，敏感多疑；脾气急躁，容易激动、发怒。脉细、沉、涩。耐春夏不耐秋冬。多愁善感。大多这种人面临激烈竞争、生活紧张、工作单调、经济状况低下或家庭婚姻不稳定、人际关系复杂，各种利益冲突，情感交流空乏等困境。

肝郁体质大多是由于长期心情不愉快，忧郁沉闷，肝郁则气血壅滞，而使气机迟滞不畅形成的。肝脏为“将军之官”，掌握司权全身气机的运行。气机运行畅达无阻，才能周身通泰。气机郁结于内不能发舒，则阴阳失调，升降失常，传化失范。

肝脏的五行属性为木，对应于春季。春天来临之际，草木欣欣向荣，木性喜条达发舒，不喜压抑。一个人如果长期忧郁压抑，郁郁寡欢，愁闷不乐，则肝气不能发舒。肝主疏泄、宣发，肝脏失疏泄、宣发之功，则气机凝滞，就会感到胸胁胀满疼痛，这时大多喜欢用长长的叹息来舒缓。肝气郁结，则气不能运津，则津液积留成痰，此时的临床表现为痰多，时觉咽喉有异物感。肝郁气滞，则肝木不能疏泄脾土，同时肝郁多忧思，而忧思伤脾，脾胃运化功能随之衰弱，食欲不振。肝藏魂而心藏神，肝郁气滞则化火，火旺则神魂不安，故失眠多梦，惊悸、健忘。《素问·灵兰秘典论》：“肝者，将军之官，谋虑出焉。胆者，中正之官，决断出焉。”肝与胆相表里，肝胆主谋虑决断。长期肝郁气滞，则敏感多疑，性格脆弱，优柔寡断。

肝郁体质的药物调养以疏肝、理气、解郁为要，但养生之道应以情志调养为主。

起居调养：逼仄阴暗的生活环境会加重抑郁的情绪，因而肝郁体质的人应选择宽敞明亮的居住环境。

运动调养：多运动，可以舒筋活络，可以流通气血，可以开阔心胸，可以缓解郁闷的心情。练气功，则应以动功为主，锻炼时应着意于呼吸吐纳，以吐纳功夫来舒郁化滞。

饮食调养：可以适量饮酒，酒可以行气活血，活跃情绪。行气化郁的食品，如水果中的橙子、柑橘等，菜蔬中的香橼、韭菜、茴香、大蒜、洋葱等，五谷中的大麦、高粱等。另外，一些花卉如菊花、玫瑰花等也有解郁舒肝的作用，可以泡成花茶饮用。

药物调养：应选取理气解郁的药物，如陈皮、郁金、青皮、香附、佛手、薄荷等。

经络调养：应选取理气三要穴中脘、气海、内关，经常按摩。也可以轻摩两胁肝脏部位，按摩时应搓热双手，温养肝血，激活肝气。或在临睡前，将两手掌搓热，平擦两肋，身体感到略发热，像捂热水袋一样的感觉。——肝位置在右，通道在左。少受寒，因为津液气血都喜欢温暖。气郁体质不适合受寒，否则会让脏器功能停滞缓慢。

精神调养：因为肝郁气滞多由心理因素而起，就应当以心理因素来调养。中医谓之情志养生。情志养生是利用情志的五行相生相克的道理来调节情志。肝脏主导的情志是怒，怒伤肝，就可以用悲来制衡，悲为肺金的情志，肺金可以克制肝木。因此肝郁之人发怒时，应“以怆恻苦楚之言感之”。悲怆忧郁伤则应以喜来制衡，喜是心火的情志，心火可以制肺金。因此气滞之人悲伤忧郁时，应“以谑浪亵狎之言娱之”。

《红楼梦》中的林黛玉就是肝郁气滞体质的典型，多愁多病之身，敏感而忧郁。第八十三回中黛玉吐血，探春来看望她，就劝她说：“只要你安心肯吃药，心上把喜欢事儿想想，能够一天一天硬朗起来。”当然，大观园中钩心斗角的事情太多，寄人篱下的林黛玉并没有感受到多少“喜欢事儿”，而多疑敏感的她终究也没能“一天一天硬朗起来”。

当代社会是一个竞争激烈的社会，生活节奏紧张无序，生存压力大，情绪压抑，无处发泄，容易造成肝郁气滞的体质，这就是当代社会多忧郁症的主要原因。因此，调养情绪在当代社会就显得尤为重要，遇到不愉快的事情要戒怒，要及时宣泄，要培养乐观开朗的性格，融入到人群当中，与人多沟通，而不是压抑在心里，自然就可以避免林黛玉一样的悲剧了。

当代社会也是私欲极度膨胀的时代，为满足自己的贪欲，许多人不择手段，无所不用其极，要钱不要脸，要钱不要命。当知吃亏是福，看淡名与利的争夺，开阔胸襟，不计得失，知足常乐。失之东隅，收之桑榆，不争，却可以收获健康长寿。

随着中医学的发展，结合现代生活实际，中医对人的体质又有了新的认识。根据临床特征，现代中医学对人体体质，作出了新的划分。阴阳消长、气血盈虚是一个变化的过程，因而一个人不可能永远固定在某一种体质特征之内，随着年龄的增长、生活环境的改变、生活习性的不同等诸多因素的作用下，一个人的体质特征是会产生改变的。阴阳气血也是一个相互影响的过程，因而通常情况下，一个人不可能只有一种单一的体质特征，大多数是兼有数种体质特征的。到衰弱的老年阶段，那就几乎是百病缠身了。既然一个人的体质特征是可以改变的，那么养生，就是通过自觉的选择、自觉的行为，选择积极的养生方法，来改变偏颇的、不良的体质，引导自己的体质向好的、健康的体质转变，从而达到防病治病、延年益寿的目的。

年龄与体质

孔子活了七十三岁，在春秋战国时代，七十三岁已经算是高寿了。这说明他在生活中必定十分注意养生保健。如孔子在《论语》中就有一段与年龄体质有关的论述，这就有著名的“三戒”：君子有三戒，青少年时气血未定，要戒色；壮年时血气方刚，要戒斗；老年时气血已衰，要戒得。

戒色：青少年时期，血气未定，筋骨犹弱，生理发育尚不完全成熟，如果贪色，必然会损及身心。而实际上青少年也是最容易在这方面出现问题。哪个少年不怀春，情窦初开的少男少女是很容易在爱情方面，出现情感冲动和情感纠葛的。然而在中医看来，青春期性行为却是不可取的。因为青少年自控差，易贪色嗜欲，最终损伤肾精，而肾为先天之本，肾精枯竭，就意味着生命的结束。古人云：园中之花，早发而早衰。所以欲不可早，少年时期，戒之在色。

戒斗：青壮年时期，则是血气方刚，精力充沛，容易冲动，好勇逞强。如果好斗，自然容易伤己伤人。其实“戒斗”的“斗”字，不能只理解为打斗，更应该理解为斗气，许多逞能的做法都是有违养生之道的。如酒桌上的感情深一口闷，麻将桌上的方城之战不赢不休，与人交往中为面子问题而大动肝火，商场中的尔虞我诈，单位里的人事纠纷，仕途上的钩心斗角，这些都是斗气伤身的行为。《红楼梦》第五十五回中王熙凤因流产，在家养息一个月，然而就在这一个月中，这位荣国府的大总管，居然不放心将贾府事务交给李纨和探春，仍然事事都要亲历亲为，筹划算计，其争强斗智之心不减平日，竟添了下红之症。休养了八九个月方才复原。想想像王熙凤这样的富贵人家的少奶奶，生活条件优裕，因斗气给她带来身体上的伤害如此之深，更何况普通大众了。更有甚者，当代人热衷于追名逐利，甚至有人一门心思在自己身体上找突破口，希望创造吉尼斯世界纪录的行为，曾听闻某地举办吃辣椒比赛，这似乎只能视为要名不要命的愚蠢行为了。

戒得：得，是贪得无厌的意思。人生一旦进入老年期，血气已经衰弱，体质虚弱，在“色”与“斗”这两方面，无法老有所为了，无法与青年人一争高下了。在性格心理方面的弱点是好聚敛，贪名利。在现实生活中，我们可以看到许多老年人在钱财上拽得很紧，不肯松手，也可以看到许多老年人将“名”看得很重，好提当年勇，甚或不断放大当年勇。这些都不利于养生，因此就要把“名”和“利”两字看得淡一些，蝇营狗苟给身心造成的危害比之贪色与好斗所带来的危害，可谓有过之而无不及。

孔子毕竟不是医学家，他将人生划分为青少年、中壮年和老年三个阶段，只能说是十分粗线条的划分。而且他的“三戒”说，更多是从修养心性的角度说的，与我们要说的保健养生还不是一回事。

《黄帝内经》中有一个以五脏的盛衰决定体质盛衰的时间节律。

大自然有春夏秋冬四季运行变化，而生活于天地之间的人也摆脱不了生老病死的规律。一个人在从发育成长到衰老退化这一不可抗拒的过程中，体质上强弱老壮的变化是显著的，而且如同四季运行一样，有着一定的时间节律。

一个人体质上的变化大体上以十年为节律，过十年就会有一个比较明显的变化。从小到大，到四十岁左右的壮年阶段，一个的身体及脏腑功能达到鼎盛状态。而一个人衰老、生理功能的衰退是始于五十岁左右，这大概就是中国人要从五十岁起每十年给自己做寿的起因。而以脏腑这角度来说，五十岁肝衰，六十岁心衰，七十岁脾衰，八十岁肺衰，九十岁肾衰。始于肝（木），而后是心（火），脾（土），肺（金），而终于肾（水）。这个顺序正好对应于一年四季：春（木），夏（火），季（土），秋（金），冬（水）。也是五行相生、母衰及子的顺序，需要明白的是，这里的五脏并不仅仅是指解剖学意义的脏腑，而更主要的是指与五脏相关的气血。

1. 五十岁肝衰

五脏功能的慢慢衰弱、退化，是从肝脏开始的。肝脏的功能主升发、疏泄，调节阴阳气机的升降和血液的贮存，“肝开窍于目”，肝脏功能的衰退，必然带来眼视力的衰退。一般五十岁左右视力开始下降，视物不明。这个年龄段的人最容易出现面色晦暗、发青、头痛、目赤肿痛、耳聋、颊肿、胸满、胁肋肿痛、小腹肿胀、呕吐、呃逆、遗尿、小便不利、疝气、腰痛、筋急、月经不调等。

2. 六十岁心衰

从五行相生的角度来说，木生火，木为火之母，火为木之子，肝木衰弱，影响了心火的功能，带来心脏功能的衰弱。“心主神明”，因此到人生六十岁左右这一阶段，人的精神状态就大不如前了，也容易犯心血管方面的毛病。这个年龄段的人最容易出现目黄、咽干口渴、目赤肿痛、心痛、胸胁疼痛、五心烦热、消渴（糖尿病）、腰背疼痛、手臂内侧疼痛等。

3. 七十岁脾衰

心火不足，则火不能生土，也就带来了脾脏的功能退化。这个年龄段的人最容易出现面黄、舌根强痛、心烦、腹胀、胃脘痛、黄疸、食欲不振、消化不良、呕吐、嗳气、小便不利、便溏、膝股肿痛、足背疼痛、厥冷、身体沉重、肌肉松软等。

4. 八十岁肺衰

脾土功能衰退，就不能生肺金，因此接下来就是肺部功能的退化，这个年龄段最容易出现咽喉肿痛、咽炎、鼻衄（流鼻血）、鼻渊（鼻窦炎）、咳嗽气喘、气短气促、咯血、外感风寒、心胸烦闷、胸部胀痛、支气管炎、缺盆中痛、手臂内侧前缘疼痛、肩胛部位寒冷疼痛、小便频数、便溏、悲愁欲哭等。

5. 九十岁肾衰

肺金衰弱，就不能生肾水。这个年龄段最容易出现舌干、咽喉肿痛、气喘气促、咯血、腹痛、食欲不振、心烦、惊悸怔忡、惊恐不安、腰腿酸痛无力、脊中痛、腰冷、足心热痛、阳痿、遗精、遗尿、水肿等。

肾水衰竭，就意味着生命之源枯竭，也就意味着人生百年的终结，时空无尽，世事无穷，人生苦短。

当然，这只是通常意义下的生命节律。现实生活中的人，因为先天禀赋、生活环境、生活习性等等的不同，会出现种种不同的表现。如有的人可能未老先衰，而有的人八九十岁还可能眼不花耳不聋。但总体上说，《黄帝内经》中的论述，对我们今天的养生保健仍然有积极的指导意义。

情志与体质

人的身体尤其是人的生命过程，绝不仅仅只是一种简单机械的生理现象。中医关注的不仅是人的身体健康，同时也包括人的心理健康、人格的完美和谐，追求的是一个人的身心健康。古人称之为“修身养性”，既要维护自己的身体健康，也要修养自己的心性。

《黄帝内经》开篇第一章《素问· 上古天真论》中，就以相当大的篇幅提到人的精神修养与人体健康的关系：一个人要恬惔虚无，保持心情的安宁清静，不贪欲妄想，要排除杂念，如此则体内的真气就和顺调和，精神内守不涣散，那么病邪也就无从侵入，就可以做到无灾无病了。因此，一个人精神安闲，没有过多的贪欲，内心安宁无所畏惧，身体虽然劳作但不过分疲劳；吃穿等方面也不讲究，即便是粗茶淡饭、布衣粗食，也能美滋滋地满足于眼前的生活，不去羡慕别人的富贵，这种人可以称之为朴实。因其朴实，所以嗜欲不能扰乱他的视听，淫邪不能扰乱他的心神，不论他是愚、是智，是贤、是不肖，只要他不为身外之物所迷惑，便是符合养生之道，就都能长命百岁、身体健康，因为他们领会和掌握了修身养性的方法，从而不被内外邪气侵袭而产生种种疾病。

然而，性情的恬淡虚无，心态的安宁清静，并不是那么容易做到的。现实生活中，我们经常会为七情五志所困扰。

在《黄帝内经》中，人的情绪分为七种，这就是七情：即喜、怒、忧、思、悲、恐、惊，其中忧与悲相近、恐与惊相近，因此也可以归纳为五志。

情志活动虽然是人的心理活动，但却是以人体的生理活动为基础的，《黄帝内经》中更是明确地提出情志活动与人体五脏功能的关联，五志分属五脏，各有其五行属性。也就是肝属木，在志为怒；心属火，在志为喜；脾属土，在志为思；肺属金，在志为忧；肾属水，在志为恐。

人的情志活动，直接影响人的五脏，进而影响人体各肢体的生理活动。

情志活动生于脏腑，是脏腑机能活动的正常反应。因此，七情在正常的生理状况下，是人体对外界客观事物的反应，属于正常的心理现象，就像天道自然有阴晴风雨、寒暑燥湿等气候变化一样，只要发之有节，执中而不偏胜，不仅不会致病，而且还有利于脏腑的功能活动，有利于人体的生理健康。如七情中的怒气，可以发泄不良情绪，起到疏泄的作用，防止气血的凝滞郁结；喜气可以缓和紧张情绪，让人的心气畅达，气血调和。

然而，各种情志活动如果爆发得太过猛烈，太过持久，或者经常性地重复同一种情志活动，爆发同一种情绪，就会成为一种致病的因素，从而影响人体正常的生理活动机能，这就是七情偏胜致病。七情偏胜，无病则可能因此而得病，病后则可能因此而病情加剧。喜怒无常，情志失调，会造成对人体内部机能的伤害，这就是中医所说的“七情内伤”。

实际上，凡是情绪乐观、举止稳重、温柔敦厚的人大多身体健康，而大凡心理抑郁、怨天尤人、疑神疑鬼，或忧心忡忡、烦躁不安、患得患失、多愁善感的人，大多都容易气滞血瘀、形体消瘦、体弱多病。七情不节、五志不常，情绪波动激烈，往往正气受损，外邪就容易侵入；也正是由于正气受损，无力祛除外邪，也容易让病情加重。

情志可以致病，也可以治病，尤其是因情志失常引起的疾病，通常药物治疗的效果并不明显，更应该考虑从情志入手进行治疗，所谓解铃还需系铃人，进行心理疏导。西方医学也关注心理因素对疾病的影响，也曾尝试用心理暗示的方法来治疗人的疾病，十九世纪开创于弗洛伊德的精神分析学用于治疗精神方面的疾病就曾风行一时。而在我国的先秦时代，《黄帝内经》中就指出情志可以治疗疾病，通过调整情感来达到养生的目的，古人称之为“调神摄生”。

喜

喜由心生，五行属火。

喜乐之情，是七情中最有助于心理健康的一种情志，喜乐之情让人心情愉悦，精神焕发。我们追求幸福生活，喜乐之情无疑是最具有幸福感的情志。

正常、适当的喜乐之情，是人心受外界某种事物刺激之后的正常反应，是某种愿望达成之后的一种情绪体验，它可以对心产生良性的刺激作用。

“心为君主之官”，统辖五脏六腑、一身机体的运行，因而喜乐之情作用于心，主要体现在调和一身气血的运行。俗话说“人逢喜事精神爽”，喜乐之情让人气机和顺，一身通泰，心神安宁，荣卫之气通利，精力充沛，能够缓解紧张的情绪，让人气定神闲。俗话说：“笑一笑，十年少。”笑是喜乐之情的外在表现，也是人类区别于其他动物的唯一表情。充满喜悦的欢笑，可以让人气血通畅，笑口常开无疑是一个人能够健康长寿的良方。许多寿星的长寿秘诀就是拥有良好的心态，他们常自嘲“没心没肺”，生活中的他们常常就是一个童心未泯的老顽童。

“心主血脉”，喜乐之情还能促进血脉的流通。高兴时满脸喜气，也满面红光，就是因为血脉畅通的原因。

“心主神明”，内心充满喜乐之情时，往往注意力集中，思维清晰敏捷。

如果喜乐过度，就会导致疾病的产生，从而影响到人体生理的健康，甚至“乐极生悲”。

喜气能激发阳气，但大喜坠阳，喜乐之情过甚，则容易耗散体内阳气，

“喜则气缓”，适当的喜乐之情可以缓解紧张情绪，而过度的喜乐却会耗散心气，让人心气弛缓，精神涣散，心神失守。

喜伤心。喜由心生，但喜乐过度又会反过来影响心的生理功能。心为神明之府，因而所谓喜伤心，主要就是指喜乐之情伤及心中所藏之神，耗散心气，心神荡而不能收，从而让人神不守舍，心神不安，注意力涣散，无法集中精力思考问题。持续的时间一长，常常

会引起心悸心慌、头晕目眩、失眠、多梦、健忘等症状。突然间的暴喜、大喜、惊喜，甚至可能导致心神的耗尽，从而终结其生命。如宋代周密《齐东野语·解颐》记载：一个读书人以榜眼登第，结果“其父喜甚，解颐而卒。”解颐，因喜悦而笑逐颜开。他的父亲因为太高兴了，竟大笑而死。而在《说岳全传》第七十九回中也记载了一个“气死兀术，笑杀牛皋”的精彩故事：宋代抗金名将牛皋与完颜兀术大战，完颜兀术被牛皋翻身骑在背上，怒气填胸，口喷鲜血不止而死，而牛皋看到完颜兀术已死，乐得哈哈大笑，一口气没有接续上来，竟也笑死在完颜兀术的背上。

喜气的五行属性为火，火性炎上，过度的喜乐让人心跳加速，喜气上冲，引发头晕目眩等症状，严重的甚至可能引发心脏病、心绞痛、心肌梗死等疾病。高血压、脑血栓患者，开怀大笑，喜气上冲，甚至可能引发猝然晕倒、中风等症状。

喜乐之情不仅伤神，还能伤魄。喜由心生，五行属火，喜乐过度说明心火太旺，火旺则克伤肺金，肺脏所藏之“魄”也就随之受到损伤，魄伤则发狂。因此过度的喜乐之情容易让人语无伦次，举止失常，这就是平常所说的“得意忘形”。唐代诗圣杜甫在安史之乱中，长期漂泊他乡，贫病交加，忽然听到官军收复了失地，想到自己很快就可以回到阔别已久的故乡，就情不自禁，“漫卷诗书喜欲狂”。而在清代吴敬梓的小说《儒林外史》中，“范进中举”更是喜极而狂的典型病例，这位数十载寒窗苦读，久不得志的穷书生，一朝中举，这喜讯来得太突然了，让他得意而忘形，发狂了。

喜乐之情伤及肺脏，肺主皮毛，因而时间一久也会让人皮肤毛发枯焦，失去光泽。

喜气属火，喜乐过度则说明火气太旺，火旺则水枯竭。五行生克制化中，水本来是可以克制火的，但是如果火太旺，不仅不受水克，反而可以反侮水。正如现实生活中，水能灭火，但是如果火势过旺，同时用来灭火的水又有限的话，水不仅不能灭火，反而很快就会被大火蒸发干净。对应于人体来说，旺火反侮水，反侮的是肾水。肾水在五德（仁义礼信智）中主智，因而喜乐之情过度，它影响的是人的智力因素。日常生活中我们常说一句话“傻人有傻福”，智力因素不高的人，往往是幸福感最大的人，一个人如果整日乐呵呵的，那么这个人留给他人的印象往往就是没脑子。沉浸在热恋的人，也经常会有可笑的弱智行为，原因就在这里。

怒

怒由肝生，五行属木。

怒气是一个在生活中遇到不合理、不公平的待遇之后的情绪反应。怒气通常都应视为一种不良情绪，动辄发怒经常会被看作是缺乏涵养的表现。但是怒气对人体健康来说却并非有百害而无一利。怒气属木，而木有疏泄的功能，轻微的发怒，可以使气机条畅，了无阻塞，可以缓解紧张情绪，疏泄郁结的情绪。生活中如果长期郁闷，或者因工作压力大，往往发一通脾气，就可以一扫郁闷之情，让自己轻松下来。

然而怒气终究有悖养生之道，其为害最烈。

怒气从属于肝，五行属木，树木的特性是伸展舒直，一旦受到压迫、摧残，树木就会改变其伸展舒直的本性，横逆而长。相对于人体来说，人一旦受不公正的压制，就会激发起恚怒之情，肝气横逆。

“怒则气上”，肝火上升过速，升而不降，体内气机就会失衡。气只升不降，这也是现实中人一旦生气发怒往往咽不下饭的原因。

怒伤肝，恚怒之情虽然由肝脏所生，但过分的恚怒又会反过来损伤肝脏。大怒、暴怒容易引起肝阳上亢，气血运行失范，气机紊乱，百脉不定。而经常生闷气，则容易肝气郁结，形成肝郁体质，从而出现胸胁胀痛等症状。肝气郁结，甚至还可能引发瘀血停聚而成肿块突起。关于怒有一个佛家的故事：一位武士向白隐禅师请教“真有天堂和地狱吗？”白隐禅师问他：“你是做什么的？”答：“武士。”白隐禅师故意激怒他说，看你面如乞丐，哪像武士，只见武士怒目圆睁，拔剑而出，白隐禅师缓缓说道：“地狱之门由此打开。”武士为之一震，心有所悟，收起宝剑，向禅师深鞠一躬。

经常性的恚怒，或暴怒，都有可能引发各种厥症。厥，因气急、气闭而昏倒。恚怒之情属木，但在日常生活中我们通常称发怒为发火，称经常发怒为火气大，这是因为木旺则生火，怒气一发则心火上炎，肝气横逆上冲，肝藏血，血随气行，表现为面红耳赤，心跳加速，呼吸急促，甚至气血郁积于脑部，猝然昏厥。生活中我们还经常说：气昏了头，经常发怒就容易导致头晕目眩、血压升高、烦躁不安等症状，严重的甚至引发呕血、脑溢血、心肌梗死等病症。最为典型的例子无疑就是《三国演义》中诸葛亮三气周公瑾了，周瑜年纪轻轻就已身为东吴大都督，可谓雄姿英发，春风得意，但他有一个致命的弱点，那就是气量狭小，最终被智高一筹的诸葛亮气得仰天长叹："既生瑜，何生亮！"结果是呕血而亡。而在《三国演义》第九十三回"武乡侯骂死王朗"中，诸葛亮又一次运用心理战法，杀人于无形，一翻说辞，让魏国司徒王朗怒气填膺，大叫一声，撞死于马下。苏东坡与佛印禅师相交甚厚，常写诗相和。一天，苏东坡写了一首诗，诗云："稽首天中天，毫光照大千。八风吹不动，端坐紫金莲。"自诩之意尽在其中。苏东坡叫书童乘船送到金山寺，禅师见东坡不来，于是批"放屁"二字。嘱书童携回，苏东坡一见，无明火起，当即亲自过江，找佛印理论，佛印迎上前来笑道："八风吹不动，一屁过江来。"用激将法把他骗来了。

怒气属木，木旺就会克制脾土，肝气横逆则克犯脾土，致使脾胃之气下陷，清气不升，入胃的食物不能完全消化就直接排泄出去，时间一久就会犯泄泻的疾病。经常发怒的人脾胃功能通常也不会好，茶饭不思，食欲不振，胃肠痉挛，腹胀腹痛。

大喜伤阳，而大怒破阴。怒气一发，体内气机失衡，气只升不降，消烁阴液。生活中我们可以明显感受到的是，人一发怒，就会气急、气喘，咽干口渴，这就是消烁阴液的结果。怒气对人体最大的伤害，就在于消烁阴液，如果长期消烁阴液，则消肌肤，肌肉松弛，人体消瘦，容易导致阴虚体质。阴虚则阳盛，阴津内耗则五心烦热，往往表现为体弱乏力，精神萎靡，倦怠慵懒。

肝开窍于目，肝气上逆，气血停聚于头部，发生各种昏厥症状时，也会出现目不能视的状况，眼睛会瞬间晕眩发暗，而突然的暴怒，甚至直接导致目盲。

肝气上逆，也会出现耳不能听的状况。肾开窍于耳，耳虽然由肾脏主导，但是肝气横逆，消烁肾阴，肝（木）为肾（水）之子，子旺则泄母之气。因而怒气一发，往往无形中疏泄了肾气，怒气一动，火气上逆，耳窍蔽塞，容易导致耳聋。尤其是老年人肾气已经十分虚弱，经常发怒最容易引发耳聋。怒气对肾脏的不良影响，还不仅仅只是导致耳聋。肾脏在五德中主智，经常发怒生气的人，"迷惑而不治"，心神惑乱，不能正常思维，无法正常处理事务。经常发怒的人，往往就是不够理智的人。而腰脊乃肾之府，经常发怒还会导致腰脊酸痛，无法正常俯仰屈伸。日本山本五十六有一句名言：

"百战百胜不如一忍再忍。"故人生在世，忍得一时之怒方为上策。

思

思由脾生，五行属土。

脾之情志为思，人生天地间，不能无思，活在这个社会上，我们需要面对各种问题，人无远虑，必有近忧，现实生活中有太多的琐碎事务需要我们去面对，也会有许多困惑需要我们去思考。但是，如果用心太过，思虑太猛，长期陷于焦虑状态，必然要引发各种疾病。思发于心而影响到脾脏，因而思虑太过，必至损伤心神，神伤则百病丛生。

思虑伤心。思虑太过，则心神受损，心气不足，心血耗散，容易引发心虚气短、头晕目眩、惊悸健忘、怔忡恍惚、失眠多梦、神经衰弱等症状。用心太猛，劳心太过，心神失守，还可能导致痰积聚于心包络，日久就会渐成痴呆狂癫。通常所说的书呆子就是这样的，读书人用心太过，往往有一股呆傻之气，面对现实问题时，脑子就不灵光，不够用了。上面这些症状最容易出现在课业繁重的学生身上。思虑过度，就失去了思虑的本领。这有一个度的问题，要能做到适度，要张弛有度，劳逸结合。思考问题，陷入胶着状态，如果还要一味地想弄清楚它，钻牛角尖，绞尽脑汁，反而是越弄越不清，陷入思维的死胡同，因为心神受损了。

如果是因忧而思，因惊惧而思，还可能让人惊恐不安、胆怯懦弱、遗精滑精。用功太过的读书人的胆小懦弱也是出了名的，所谓文弱书生，这种"弱"既指体质上的虚弱，也指情志上的胆小懦弱。

脾主思，思虑过多反而损伤脾胃。思则气结，长期用脑过度，思虑劳神，则气机郁结不畅，中焦气滞气结。因而思考问题太投入的人，思想高度集中时，大多容易废寝忘食，食不知味。而经常性地用心思虑，往往胃口不开，饮食无味，吃什么都不香。气机郁结不畅，也会影响脾胃的消化机能，运化无力，久之则脾气虚弱，将出现腹胀腹痛、呕吐恶心、消化不良、不思饮食等脾胃疾病。脾主肉，脾土受伤，则肌肉消瘦。脑力劳动者少有胖子，就是因为思虑过度。

思虑不解必然会损伤脾土。清代魏之琇《续名医类案》载有这样一个案例：一个刚满周岁还不会讲话的小孩，忽然不吃饭也不吃奶，肌肉日渐消瘦，医生都认为是肠胃方面出了毛病，名医薛东明却说："这是相思病啊。"大家都嘲笑他，这自然是一句玩笑话，一个刚满周岁的孩子情窦未开，如何晓得男女之情？薛东明让家人拿出这孩子平日里喜欢的玩具，全部摆在孩子面前，这孩子一看到其中的一个小木鱼，就笑逐颜开，不吃不喝的毛病也就好了。原来让这孩子害“相思病”的，是他喜欢的玩具——小木鱼。

由思虑过度而损伤脾土，而脾土受伤，其他脏腑也会受到影响。因脾气虚弱，运化不及，其他脏腑也就失去了水谷滋养，就会伤及气血，导致气虚、血虚。如果长期如此，就将百病丛生。《红楼梦》第十回“张太医论病细穷源”，分析临死的秦可卿的病情时说：“据我看这脉息：大奶奶是个心性高强聪明太过的人，聪明忒过，则不如意事常有，不如意事常有，则思虑太过。此病是忧虑伤脾，肝木忒旺，经血所以不能按时而至。”说的也是相同的道理。

悲、忧

悲忧之情由肺生，五行属金。

忧是忧愁，外在表现为忧心忡忡，愁眉苦脸；悲是忧的进一步强化，外在表现为哀痛欲哭。

悲忧之情由肺生，但是过度的悲忧，经常性的悲忧反过来会损伤肺脏。肺脏主气，为全身脏腑、四肢百骸输布精气。悲忧之情耗散肺气、会导致郁结气滞。

忧，经常与思联结在一起，因忧而思虑不已，忧思则气结，让肺气闭结不解，郁结于内而气滞不通。

悲则气消，悲哀太过，容易引起心系急迫，肺叶张举，上焦随之闭塞不通，营卫之气得不到输布，内热郁闭于中而耗散肺气，所以气消。肺在声为哭，悲哀之情的外在表现就是哭泣，而肺主导着人体全身之气，因而人哭泣则气短、气弱，呼吸不畅，哭泣时我们常常可以感受到一种上气不接下气的感觉。而过度的悲泣甚至还会有一种悲痛欲绝的感觉，绝就是气绝，悲痛欲绝甚至可能引起昏厥、死亡。如果一个人哭得抑扬顿挫，哭得像唱歌一般，字正腔圆，气足神满，那他就肯定不是真悲痛。

忧思气结，肺气郁结，情绪抑郁，长此以往，则容易积为忧郁症。悲则气消，气消则神弱，长此以往，则容易精神不振，意志消沉。悲忧之情是一种更明显的心理疾病。悲伤源于对某种热爱痴迷的事物的失去，当我们失去亲人会悲伤，孩子失去心爱的玩具会哭泣，这是人之常情。但是如果一个人对身外之物看得太重，痴迷太深，执迷不悟，往往就会沉溺其中而出不来，就容易忧郁成疾。或者在生活中患得患失，斤斤计较，一旦有所失，就郁郁寡欢，长吁短叹，也容易得病。悲忧之情对应于四季中的秋天，使气机闭塞不行，气消、气弱、气滞。而气为一身之主，气弱则身弱，身体就会如秋天的草木，了无生机。最典型的例子莫过于《红楼梦》中的林黛玉了。第三回中林妹妹刚一出场，留给人的印象就是“泪光点点，娇喘微微”，自幼失母，这不能不让她为自己的身世而悲。之后寄居于贾府，虽然有外祖母的疼爱，但毕竟是寄人篱下，在与贾宝玉的爱情中，林黛玉太执着于两人的爱情，太害怕失去这份感情，寄人篱下的她无人分忧，在终身大事上也无长辈为她主张，这让她时时刻刻为自己处境而忧。“一年三百六十日，风刀霜剑严相逼。”终日郁郁寡欢，以泪洗面，见落花而感伤身世，一曲《葬花吟》唱出了林黛玉一世的悲愁。悲与忧，交集错出，纠缠不解，林黛玉能不弱不禁风、风吹欲倒？最终她与贾宝玉的“木石前盟”不敌薛宝钗与贾宝玉的“金玉良缘”，“金玉（宝钗与宝玉）”成亲之日也就成了林黛玉魂归离恨天之时。

忧思伤肺，而肺脏虚弱，也会反过来加重忧愁的情绪，一个人如果一天到头无事而自找烦恼，所谓“杞人无事忧天倾”，那通常就是肺弱的表征。

悲哀过度令人目盲。人陷入悲哀忧愁之中，必然发为哭泣，而哭泣时往往是涕泗横流。这是由于心神摇荡而宗脉感，宗脉是经脉的交汇处，百脉所宗，五脏六腑的精气通过宗脉上注于目，所以双目能视，而宗脉感则液道开，泣涕自眼目口鼻而出。而悲泣不止，津液枯竭，津液枯竭则精气无以上注于双目，最终将导致目不能视物。所谓哭瞎了双眼，在现实生活是有例子的，就算不致哭瞎了眼，长期的悲忧，长时间的哭泣也必然会导致目昏目暗，视力下降。

俗谚曰：“愁一愁，白了头。”悲愁伤肺，而肺主皮毛，肺气虚弱而卫气不足，毛发不荣，干枯、失去光泽。春秋时，伍子胥从楚国出奔到吴国，过昭关时因无计可施而愁白了头。多愁善感，容易头发花白，也容易让皮肤失去光泽，甚至引发种种皮肤病，如荨麻疹、牛皮癣、斑秃等。

惊、恐

惊与恐这两种情志相近，但所属不同。惊悸之情由心生，五行属火；而恐惧之情由肾生，五行属水。

惊悸，是由于心气虚衰，在不知情的情况下受到外在事物的突然打击，意外猝然而至，导致心神的骤然紧张。如耳闻巨响，目见诡异，突然间的临危遇险，都可能让人受到惊吓。

而恐惧，是由于肾气不足，虽然自己知情，但事物不在自己的心智所能把握控制的范围之内，从而引出恐惧之情。

惊则气乱。惊悸，猝然受到惊吓，心神失守，心无所依，神无所托，神魂飘荡，冷汗也骤然而至。因为外有所触，心气逆乱，津液与痰涎容易附着于心包络上，从而导致眼睛不能转动，口唇无法闭合，气短汗出，坐卧不宁。突然受到惊吓时通常表现为目瞪口呆，手足无措。心气虚，也容易引起惊悸、失眠、多梦。因而治惊悸重在安心神。

呃逆，俗称打嗝儿，民间以突然击打患者背部来治疗呃逆，其中就包含有以情治病的医理，设法让打嗝的人大吃一惊，呃逆就可以停下来，因为惊则气乱，以惊止嗝，就是打乱了原来呃逆的病理节律，从而让呃逆停下来。

恐则气下。恐惧之情损伤肾气，使肾气下行，肾气下行则肾水不升，水火不交，导致上焦闭塞不通，而上焦闭塞又加剧了气还归于下的趋势，气机郁滞于下致使下焦胀满。恐则精气下陷，升降失调，就会出现屁滚尿流、二便失禁、遗精、滑精等现象。精气无法蒸腾而上，水火不交，则神荡不收，神魂难安，心理恐惧的外在表征就是惶惶不安，重则精神错乱、疯癫，肌体的反映则是四肢僵硬。恐惧损伤肾气，而肾气虚弱也容易心生恐惧。胆小怕事、总是担惊受怕的人往往肾气不足，下元虚弱。因而治恐惧重在补肾气。

惊悸与恐惧这两种情志，虽然所属不同，惊悸之情由心主导，恐惧之情由肾主导，但惊恐往往相连续，也就是说，人受到惊吓之后，如果惊疑不解，随之而来的就是内心的恐惧了。尤其是心气虚衰、肾气虚弱、下元不固的人，突然遇到惊吓，心生恐惧时，就有可能产生危险。《三国演义》第四十二回《张翼德大闹长坂桥》中张飞怒目横矛，立马于桥上，面对曹操大军厉声大喝："我乃燕人张翼德也！谁敢与我决一死战？"这一声如雷霆万钧，立马就让曹操身边的一员大将夏侯杰惊得肝胆碎裂，倒撞于马下，也让曹操大军仓皇失措而逃。这虽然只是小说家言，自然有夸张的成分，然而在现实生活中吓死人的事情并不鲜见。美国著名心理学家马丁·加德纳曾做过一个实验，让一名死囚犯蒙上双眼，告知他将被执行死刑，然后用锐利的小木片在他的手腕上划一下，打开水龙头，让水龙头里的水滴到一个容器内，水滴缓慢有节奏地滴落声不断刺激着囚犯的心理，最终让这个囚犯昏死过去。马丁·加德纳进一步推论，绝大多数的癌症患者，是被自己的疾病给吓死的。其实在《黄帝内经》中，对恐惧致死的病理说得再明白不过了，恐惧这种情志损害肾脏。肾藏精，“其充在骨”，肾脏受损，肾精虚亏，则腰骨酸痛，遗精滑精。阴精不可伤，精伤则阴虚，阴虚则气无以生，无气则死。

受到惊吓，可以当场恐惧而死，也可能持续一段时间，如《续名医类案》记载的一个吓死医生的病案：明代嘉靖年间，宫女作乱，用帛布勒死嘉靖皇帝。当时嘉靖帝已然气绝，供职于御药房的许绅受命去救治皇帝，惶恐不安的许绅知道，自己要是没把皇帝救活，说不定就会有性命之虞，幸运的是最后他救活了皇帝。活过来的皇帝赏赐丰厚，加官进爵，按理许绅应该春风得意才对，但是过了不久许绅就病倒了。许绅自己的分析是：这是当时救治皇帝的时候惊惧不安落下的病根，不是药石所能救治的，果然过了不久就死了。

心病还须心药医

中医治病，除了辨证组方施药之外，还要进行心理治疗。尤其是七情内伤的情况下，心理疗法的作用就显得尤为重要了。中医对病人下汤药，能起到祛除疾病的作用，还需要病人自身的配合，需要病人自己有乐观的精神，有战胜病魔的信心和决心。如果病人自己丧失了信心，没有战胜疾病的精神和意志，仍是“嗜欲无穷，忧患不止”，那么只能是“病不可愈”了。

因而一个合格的中医，还必须是一个出色的心理学家，要通过四诊之“闻”去了解患病的原因，了解病人的心理状态，通过诱导启发，消除病人不正确的思想认识，矫正不正常的心理状态，首先确立病人战胜疾病的信心。《黄帝内经·灵枢》告诉我们：医生治病，首先要“告之以其败”，告诉病人疾病的危害，让他对自己的病情有所了解，进而“语之以其善”，告诉病人，疾病是可以治疗的，给病人战胜疾病的信心和勇气；“导之以其所便”，开导病人从生活实际出发，用简便易行的方法来调养自身，治疗疾病；最后还要“开之以其所苦”，了解病人的痛苦，解除病人内心的种种顾虑。如此，再辅以药石，方能奏效。

人有七情六欲，情志活动一旦失控，可以成为致病的缘由，但是我们也要认识到，七情也可以治病。认清情志活动规律，正确地把握情志活动的限度，既可以有效避免情志过度带来的痛苦与病痛，还可以借助五行生克规律、七情相胜的机变来治疗七情内伤，让非正常的情志波动恢复正常，往往就能不药而愈。《素问·阴阳应象大论》中总结了这种情志生克的规律：悲胜怒、恐胜喜、怒胜思、喜胜忧、思胜恐。金元四大家之一的张从正在他的医著《儒门事亲》中对此作了更为详尽的发挥："故悲可以治怒，以怆恻苦楚之言感之；喜可以治悲，以嚯浪戏狎之言娱之；恐可以治喜，以遽迫死亡之言怖之；怒可以治思，以污辱欺罔之言触之；思可以治恐，以虑彼志此之言夺之。凡此五者，必诡诈谲怪，无所不至，然后可以动人耳目，易人视听。"下面解释临床如何应用。

1. 悲胜怒：悲可以治怒

悲可以治怒，《素问·阴阳应象大论》中说："怒伤肝，悲胜怒。"悲忧之情生于肺，对应于秋，五行属金，有收敛肃降的特性；而恚怒之情属木，肺金可以克制肝木。人一发怒，肝火上逆，可以借助肺金收敛肃降的特性来降服气往上升的肝火。一个人如果平日里肝火旺，容易发怒或生闷气，不妨尝试用"怆恻苦楚"的事情让自己沉浸在悲忧的情绪氛围之中，看看悲剧，让自己心有所感，与悲剧主人公一起感受命运的悲愁，或者干脆让自己哭出来，因为"悲则气消"，悲能平抑怒气，调整气机，使体气机恢复平衡，从而达到治病的目的。

明代黄学海在《筠斋漫录》中记载一则"以悲治怒"的案例：鄱阳杨贲亨擅长以意治病，一位官员性情暴躁，经常发怒生气，患上白内障，延请医生来治疗的时候，也是急脾气，天天揽镜自照，恨不得马上病愈，因而一直都没能治好。后来请来杨贲亨，杨说："您眼睛的毛病完全可以治疗，只是您服药过多，药的毒性已经下注到您的左腿，恐怕早晚会暴发，我只担心您这条腿早晚得废了。"这位官员听了之后，天天抚摩着自己的左腿，为之悲愁不已，时间一长，眼睛渐渐好了，而所谓的药毒也并没有发作，腿也好好的。官员招来杨贲亨询问，杨说："医者，意也。您性情暴躁，经常生气发怒，怒火上炎，眼睛如何好得了？我让您凝神于足，让您为腿病而悲，引火下降，而眼睛也就自然好了。”

2. 喜胜忧：喜可以治悲

喜可以治悲，因为喜乐之情属火，火可以克制隶属于肺金的悲忧之情。火性炎上，可以平衡肃降的肺气。肺气虚弱的人容易产生悲观的情绪，可以用喜乐之情来消解悲观情绪，例如看看喜剧小品，听听相声，让自己开怀大笑。明代名医汪机《石山医案》记载有一个“喜胜忧”的案例：一个县差拘拿犯人，途中犯人挣脱投河而死，犯人家属控告县差索要钱财，威逼致死，这个差人有口莫辩，花了一笔银子上下打点，方才脱罪，却也因此忧愤成疾。汪机诊之曰：“此因费财而忧，必得喜乃愈，药岂能治哉？”于是让人用白锡熔铸成一堆假的银锭，放于病人身边，病人一见，果然心生喜悦，紧紧抓在手中不放，病也就渐渐好了。

元代名医朱震亨在他的《丹溪心法》中也记载一个以喜治悲的医案：一个秀才婚后不久妻子就暴病亡故，这让秀才悲伤不已，终日悲泣难抑，忧郁成疾。遍求当地名医，久治无效。后来请来朱震亨为其诊治，朱震亨切脉后，向秀才道喜：“贵体有喜脉，看样子应该已有身孕数月了。”如此荒诞不经的话让秀才忍俊不禁，捧腹大笑，并指朱震亨为男女不分的庸医。之后数月，秀才每想起朱震亨的话，都要大笑一回，病情也就逐渐好转，直至痊愈。

明代方孝孺《逊志斋集》载：一个地方官员，因为干旱不雨而忧虑成疾起不来了。许多医生都治不好他的病，后来一个医术高明的人把脉之后，丢下一句话：“某天晚上要下雨。”并不开药方就走了。这位官员心生疑窦：“难道说我这病就不能治了？怎会说天要下雨而不开药方呢？”到了那天果然就下雨了，而这位官员大喜，起床漫步，病也就好了。第二天医生来访，官员问他得雨而病愈的原因。医生说：“您的病，是因为忧虑成疾。您宅心仁厚，因为干旱不雨，您所忧虑的是百姓的收成，雨来了，您也就不用再忧虑了，病也就好了，何必用药呢？”

3. 恐胜喜：恐可以治喜

恐可以治喜，喜乐之情属火，火太旺就需要水来制约，而恐惧之情属水，水可以克制火，喜乐过甚就需要用恐情来平衡。喜乐过度，情绪兴奋，狂躁不安，这都属于心火上炎的症状，可以用死亡危险这样的话语来惊吓他，当然也不妨看一些惊悚片，让他心生恐惧，调动肾水来灭火，平抑过度上炎的心火。如上面提到的范进中举喜极而狂的事例，最终是让他的老丈人上前给他狠狠的一大嘴巴，结果范进的狂病果真就好了。原来他的老丈人乃一屠夫，一个满脸横肉的狠角色，平日里对这位只知子曰诗云而毫无谋生手段的女婿就看不上眼，看到范进不是言语挤对，就是吹胡子瞪眼，结果让范进见到岳丈就如老鼠见到了猫。而正是老丈人的这一巴掌让范进惊恐无比，反倒治好了他因喜乐过度而引起的狂病了。

明代《名医类案》中记载有一位姓庄的名医治喜乐之极的病人，在为患者把脉时故意失声惊叫，然后告诉患者说是去取药了，而这一去却又数日不来。医生的这一声惊叫和数日不来这一举动，让患者以为自己已经无可救药命不久矣，从而产生濒死的恐惧之情，而疾病随之痊愈了。

4. 怒胜思：怒可以治思

怒可以治思，恚怒之情属木，而思虑之志属土，肝木可以疏泄脾土，恚怒之情可以纾解因思虑太过而郁结于内的情结，化开郁滞的气机。《三国志·方技传》中记载一个典型的案例是：有一个郡守因思虑太过而得病，华佗故意收了这位郡守很多钱财，却并不给他治病，反而还留下一封信骂他，说他不仁不义，一下子就激怒了郡守，结果是“吐黑血数升而愈”。

《儒门事亲》中载有“怒胜思”的病案：一个富家妇人，思虑过度，患上了失眠症二年多了，也是久治不愈，其夫请来张从正诊治，张从正决定“以怒而激之”，故意要了很多的诊金，又留在其家饮酒数日，却最终没有留下药方就离开了。结果让病人当即大怒，极为生气，但病人当夜就睡上了香甜觉，而且是连睡上八九天不醒，自此病也就好了。这一案例中，病人因思虑过度而伤脾，张从正就激发其肝气，用肝木来疏泄脾土，让神归心，自然心安而神宁。

《四川医林人物》载有“怒胜郁”的医案：有一个书生王某，患病之后喜独居暗室，不能近灯火，如果出门到了明亮的地方，病情就会加重。遍延名医不能治好他的病。后来请来了当地名医李建昂，李建昂把脉之后也不开处方，只是向他的家人索要这位书生的文章，然后大声朗读，故意读不成句，好像其文章文理不通，以此来激怒书生。书生果然大怒，抢过文稿，并拿到灯火之下来看，竟忘了自己害怕亮光的毛病，自此病就好了。这也是因思虑而气结成郁病，得怒气疏泄而郁解的原因。

5. 思胜恐：思可以治恐

思可以治恐，恐惧之情属水，而思虑之志属土，土可以克制水。肾气虚弱的人大多疑心重，总是疑神疑鬼，担心有无妄之灾降临在自己头上，其实只要深入思考，把问题弄明白，也就能化解心头的疑虑。有一个成语“杯弓蛇影”，典出《晋书》，说的是乐广有一个很要好的朋友，好久没有见到了。一打听，原来这位朋友前次来自己家喝酒，隐约看见杯中有一条小蛇，但这位朋友碍于情面还是硬着头皮喝下了，结果一病不起。乐广的厅堂上悬挂一把弓，弓上还用油漆画上一条蛇，乐广猜想到，可能杯中之蛇只是弓的影子，吓着自己的朋友了，于是请来这位朋友，还原当时的情景，重新设宴饮酒，问他是否又见到了蛇，朋友回答说见到了，乐广指着墙上的弓解释说杯中蛇只是弓的影子，友人恍然大悟，病也就豁然而愈了。

《儒门事亲》还记载有这样一个案例：一个叫卫德新的人，他的妻子一次旅宿于外，半夜遭盗贼抢劫，惊坠于床下，从此一听到响声，就会晕厥过去不省人事，一家人做事走路都得蹑手蹑脚，不断弄出声响来，持续了一年多，久治无效。最后请张从正为其诊治，张从正治病的方法就是让两个丫鬟抓住她的手按在高椅之上，当着她的面拿木棍猛地敲打坐几，妇人大惊，张从正对她说：“我拿木棍敲坐几，这有什么可怕的？”待妇人稍微安定之后又敲打，而妇人的情绪也渐渐缓和下来。如此三五次，又拿木棍敲击门板，还让人在妇人不知情的情况敲打妇人背后的窗户，妇人虽然受到惊吓却也不再像原先那么惊怕了，笑着问：“你这算什么治病的方法？”张从正回答说：“《黄帝内经》上说‘惊者平之’，平者，常也，平常见之必无惊。”这天夜里还派人敲击门窗，一直持续到天亮，而妇人再也不害怕了，此后就算闻雷声也不会惊骇。她的丈夫卫德新原来并不佩服张从正，而自此之后心悦诚服，而且终身捍卫张从正的声誉，如果有人说张从正不懂医道，甚至会拔出刀剑来。

然而在现实生活中，有许多事理并不是都讲得通，未必都能让患者化解心头的疑虑，这时不妨来一个善意的谎言，顺水推舟，患者可以接受的思维习惯，来消除患者的恐惧和疑虑。如《晏子春秋》中记载这样一个故事：齐景公生病卧床十多日，有一夜梦见自己与两个太阳争斗，最后斗败了。这个特殊的梦让齐景公心生恐惧，第二天对晏子说：“昨天夜里我梦见自己和两个太阳打斗，而我没有打赢，我恐怕是快要死了吧？”晏子建议招来占梦的巫师为景公解梦。晏子预先在门口等候占梦者，告知实情，然后让占梦者按照晏子的说辞来为景公解梦，占梦者面见景公时说：“您的病是阴气太重，而太阳属阳，是阳气祛除您身上的阴气，这说明您身上的病很快就会好了。”果然过两三天，齐景公的病就完全好了。

养心为要

七情虽然各有所主，分属五脏，但都要经过心这一关，都是首先发于心，而应于五脏。这是因为“心为君主之官”，心中藏神，不仅主宰着五脏六腑、四肢百骸等生理机体，同时也主宰着七情六欲，主导人的各种心理活动和情绪活动。如《灵枢·邪客》中就说：“心者，五脏六腑之大主也，精神之所舍也，其脏坚固，邪弗能容也，容之则伤心，心伤则神去，神去则死矣。”由此可见，心是主导人的心理活动的主要脏器。正是由于心在七情五志中起到主导的作用，因此七情内伤，不仅伤及本脏，也一定会伤及心。

因此，要做到七情和顺，执中而不偏，首先要注意修养心性。

心主导喜乐之情，而喜乐之情是最具幸福感的一种情志，是精神乐观的表现。因而，养心就是要培养心中的喜乐之情。喜乐之情可以让人志和神安，气血通畅。笑是喜乐之情的外在表现，俗话说“笑一笑，十年少”，笑是一帖医病的良方，是健身养生的最佳法门。据说英国著名化学家法拉第长年伏案工作，废寝忘食，神经高度紧张，从而身体变得虚弱不堪，经常头痛失眠，久治不愈。一位医术高明的医生给他开了一张与众不同的药方，药方是一句英国谚语：“一个丑角进城，胜过一打医生。”自此，法拉第经常光顾剧院，去欣赏喜剧、滑稽戏、马戏团演出，让小丑的滑稽表演成为自己的治病良方，久而久之，头不痛了，身体也好了。

笑能让气血通畅，而气血的通畅是健康的基础，也是长寿的保证。笑还能化解忧愁悲伤，解除烦恼，驱散心中积郁，消除疲劳。

世界五大长寿之乡的我国广西巴马瑶族自治县，据统计，60%以上老人性格乐观开朗，处事从容态度温和，长寿老人没有发现性格孤僻忧郁的，有些百岁老人还能上山砍柴。

心中藏神，养心更要安神。让自己心存喜悦容易，而让自己心安神宁，就不易了。修养心性，包括一个人的道德修为、理想志趣、情操等。因此，可以说养心就是养德，只有德行修养提高，才能做到心安神宁。《素问·上古天真论》中提到的“恬淡虚无”、“精神内守”无疑是修养心性的总纲，先秦诸子的相关阐述无不与之相通，而后世医家的说明也无不基于此。

一个道德涵养高的君子，通晓造化之理，洞达人情物理，心怀坦荡，无所系累。

普通人要做像庄子一样通达而且坦荡，绝非易事。然而，努力提高自身的修养，保持平和恬淡的心态，明白哪些是自己该得的，哪些是自己应当放下的，心不为物累，不被外界所诱惑，就不会心神迷乱。

清代魏琇《续名医类案》中记载这样一个案例：镇阳地方一个士人，身材魁梧，意气雄豪，喜欢结交英雄豪杰，年纪才三十多，就已经入仕成为五品官员，出入则车骑塞道，居家则姬妾环身，饮食起居无不如意，可谓少年得志。但三年后却因犯事而被罢官，从此一蹶不振，心思郁结，忧虑不已，最终导致饮食无味，精神萎靡，日渐消瘦羸弱。此后又借酒浇愁，贪杯不已，从此几乎沦落成为废人一个。司马光曾经告诫他的儿子说：“由俭入奢易，由奢入俭难。”像这个案例，一个身心强健的青壮年，突然富贵，也突然困顿，端得起，却放不下，致使心思郁结，忧愁不已，最终消沉颓废，衰弱不堪。

结语：心态决定一切

美国结核病专家特鲁多有著名的一段话：“有时是治愈，常常是帮助，总是去安慰。”

依据多年的从医经验，以医者论，以有的放矢的鼓励，恰到好处的安慰，帮助患者树立战胜疾病的信念，培育良好的心态，亦是治病的良方。

因此，对我们每一个人而言，不仅要有正确的养生保健方法，还要保持一份乐观豁达、与人为善的心态，从中发现幸福的真谛，这才是让自己健康长寿的真正良药。

附 三 中药名称及方剂笔画索引

一 画

二 画

三 画

四 画

五　画

六　画

七　画

八 画

九　画

十画

十一画

十二画

十三画

十四画

十五画

十六画及以上

常见植物名词图例

◆叶

叶形　叶片的全形，常见有下列各种。

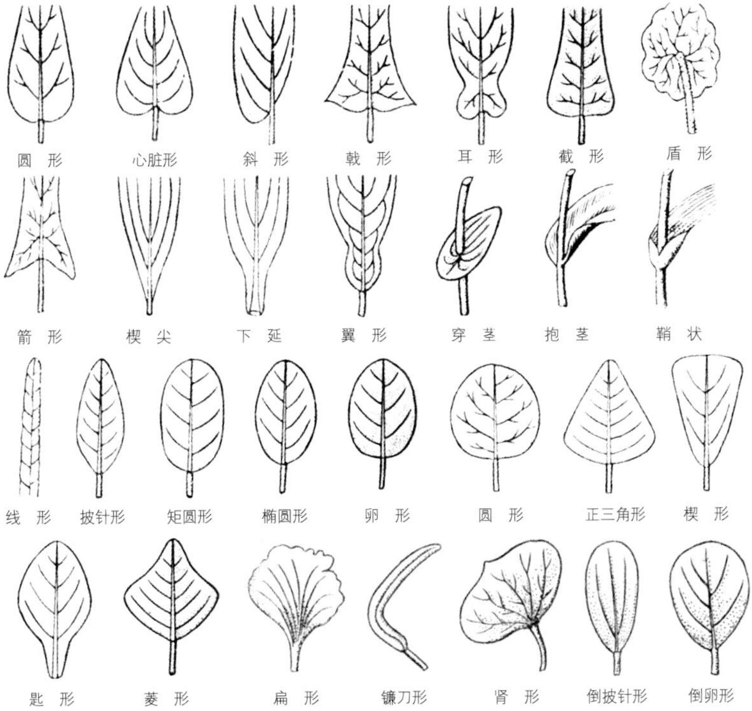

圆形　心脏形　斜形　戟形　耳形　截形　盾形

箭形　楔尖　下延　翼形　穿茎　抱茎　鞘状

线形　披针形　矩圆形　椭圆形　卵形　圆形　正三角形　楔形

匙形　菱形　扁形　镰刀形　肾形　倒披针形　倒卵形

叶片各部分名称

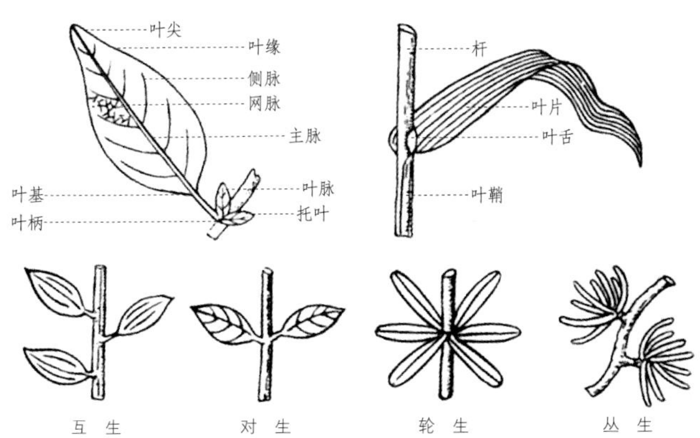

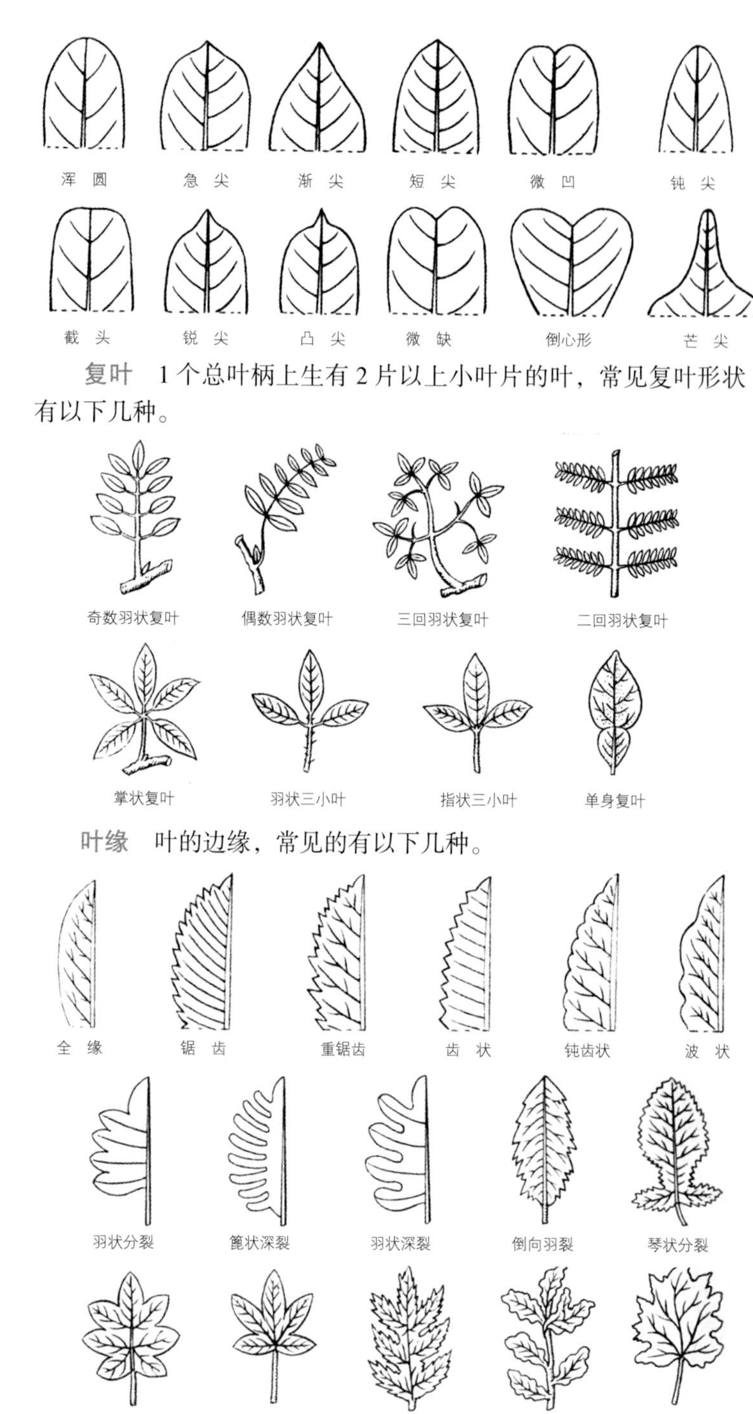

复叶 1个总叶柄上生有2片以上小叶片的叶，常见复叶形状有以下几种。

叶缘 叶的边缘，常见的有以下几种。

叶脉　叶片上的脉纹，常见的有以下几种。

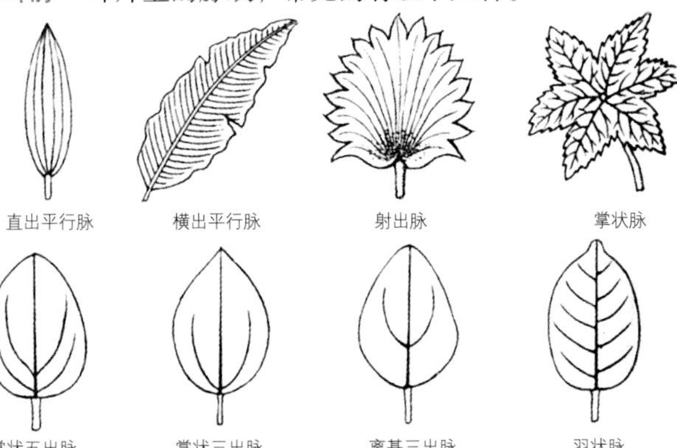

叶质　指叶的厚薄、粗细、软硬。

革质　叶片厚而韧，略像皮革。

纸质　叶片薄嫩像纸，如一见喜。

肉质　叶片厚而多汁，如马齿苋。

◆花

花的各部

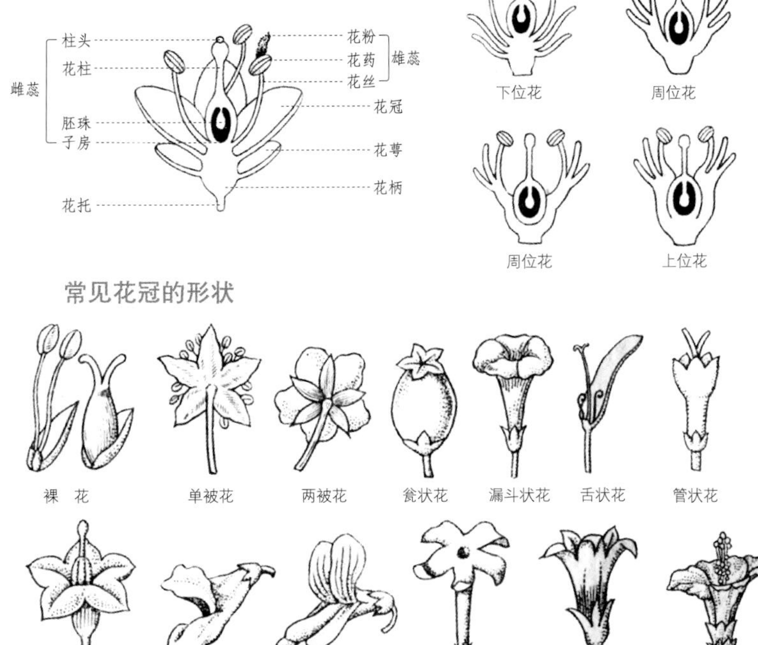

花序　花在花枝上的排列情况

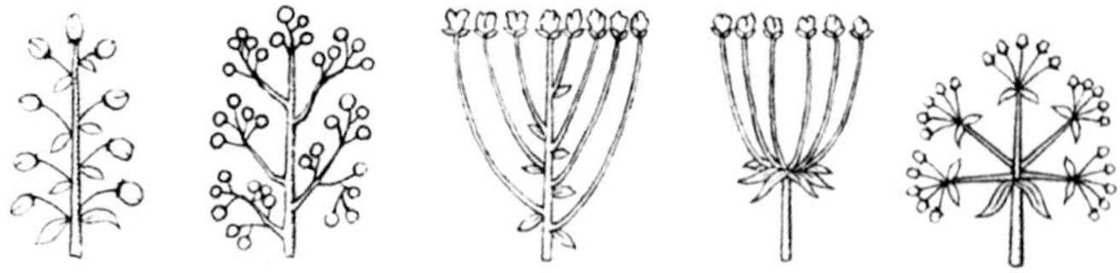

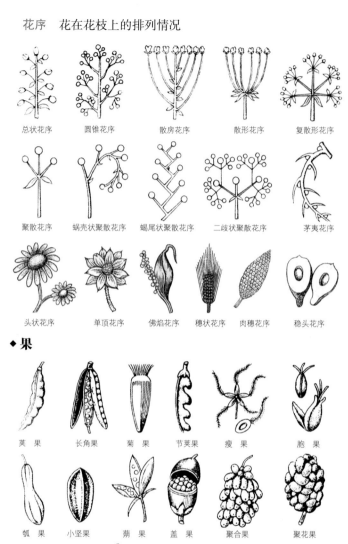

总状花序　圆锥花序　散房花序　散形花序　复散形花序

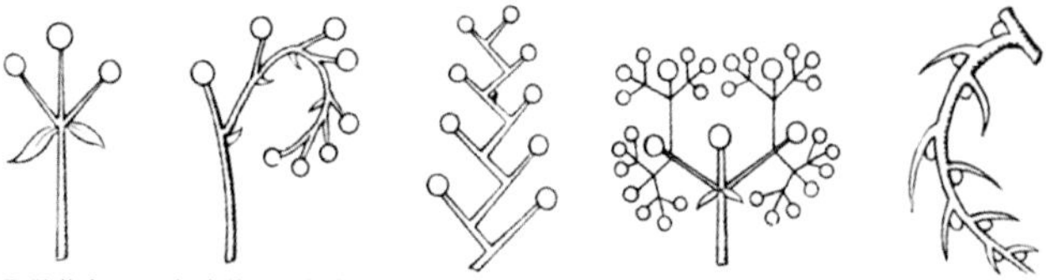

聚散花序　蜗壳状聚散花序　蝎尾状聚散花序　二歧状聚散花序　茅夷花序

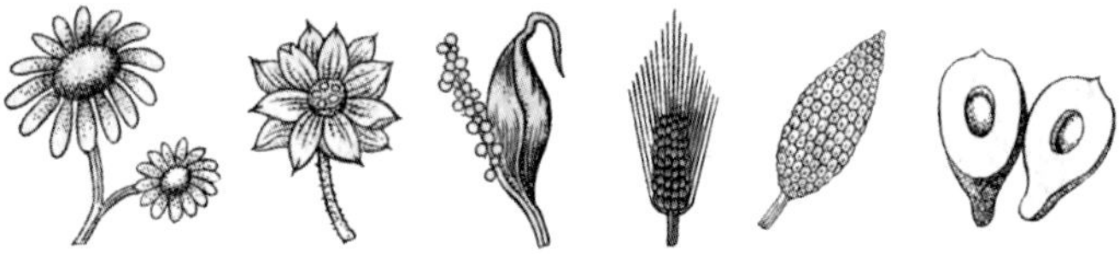

头状花序　单顶花序　佛焰花序　穗状花序　肉穗花序　稳头花序

◆果

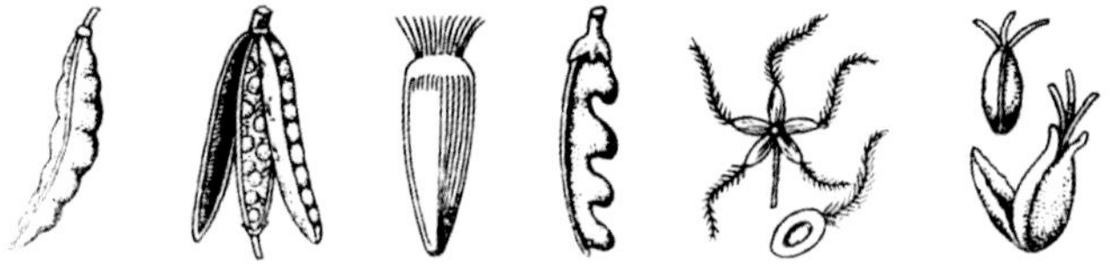

荚　果　长角果　菊　果　节荚果　瘦　果　胞　果

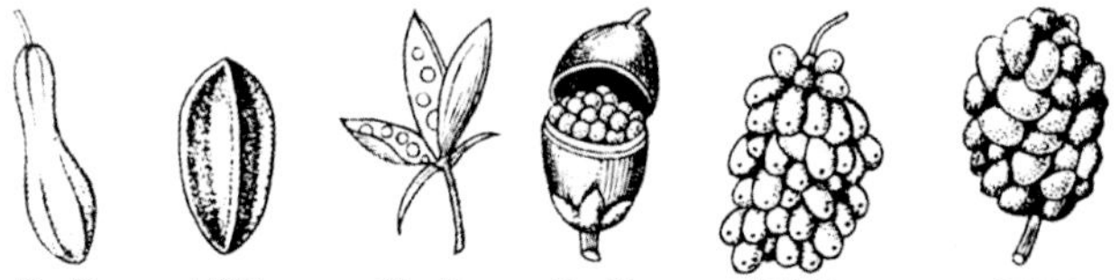

瓠　果　小坚果　蒴　果　盖　果　聚合果　聚花果

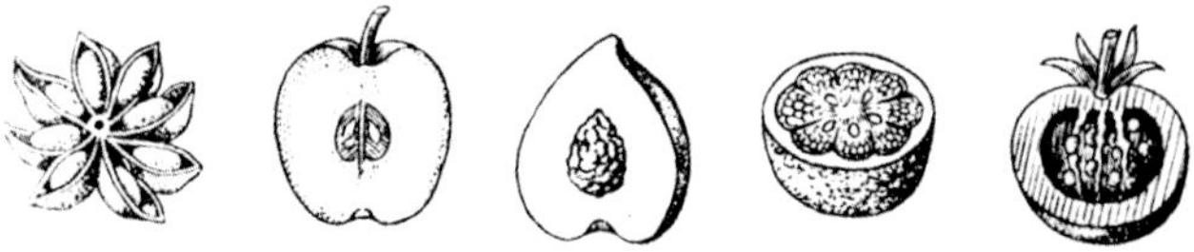

蓇葖果　梨　果　核　果　柑　果　浆　果

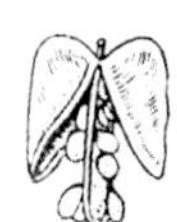
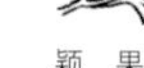
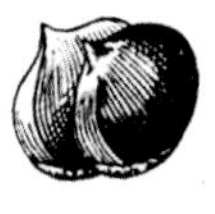
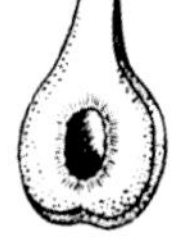
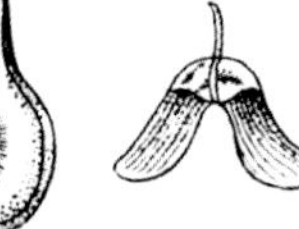
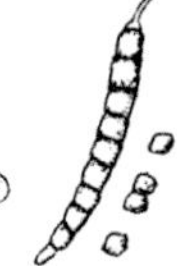

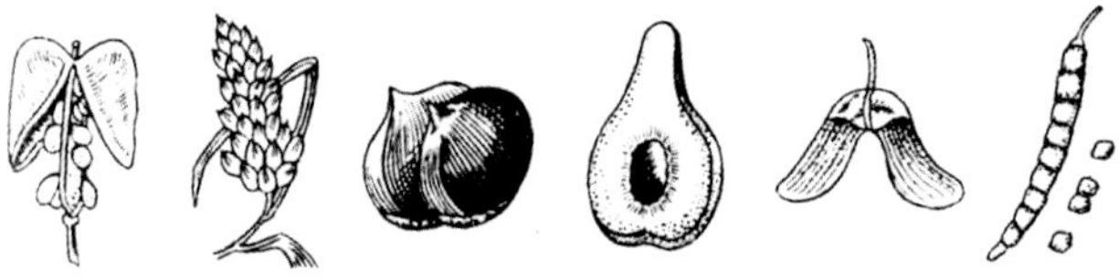

短　角　颖　果　坚　果　榕　果　翅　果　节　果

再版后记

拙著《450种中草药彩色图鉴》自2015年出版至今，深受读者青睐，已多次重印。在中医略显式微的今天，这本继承传统中医文化、介绍中草药的书籍能得到广大读者的喜爱，从个人的角度来说，颇感欣慰。作为一名中医师，我真切地希望，有更多的国人来关注中医和中草药。

在我看来，医学研究不应只有冰冷的机器和实验室，医生们关注的也不应只是人的生理和病理，而更应该是人本身。医学是对生命的尊重，是对人性的关爱，是终极关怀。医学也不仅仅只是一种可以治病疗伤的技术活儿，它更应该是一种文化。这一点不论西医或者是中医，都应该是一样的。

上海中医药大学何裕民教授曾在凤凰卫视《世纪大讲堂》作题为《什么是好的医学》的演讲，他说："我们把医学的概念异化了。把医学看成就是治病，治病就是高科技，最后成本越来越高，手段越来越先进，但是失去了人性。"作为一个从业四十多年的临床医生，这话让我深有感触。中医已传承数千年，天然中草药千百年来一直为中华民族的健康保驾护航。今天，中医药在世界范围内日渐受到重视，中医文化在全球的影响日益扩大。中医针灸在欧美许多国家已经被立法纳入医保体系，基于中草药的理论而发现、开发的药物，被全世界越来越多的医患所接受，造福了无数人类。作为中国人，作为中医传承的一分子，我们更不要轻易忽视传统医学中的宝藏。

2015年，习近平总书记给中国中医科学院成立

60 周年的贺信中说："中医药学是中国古代科学的瑰宝，也是打开中华文明宝库的钥匙。当前，中医药振兴发展迎来天时、地利、人和的大好时机，希望广大中医药工作者增强民族自信，勇攀医学高峰，深入发掘中医药宝库中的精华，充分发挥中医药的独特优势，推进中医药现代化，推动中医药走向世界，切实把中医药这一祖先留给我们的宝贵财富继承好、发展好、利用好，在建设健康中国、实现中国梦的伟大征程中谱写新的篇章。"好风凭借力，扬帆正当时，但愿这股好风，能助中医事业扬帆奋进，驶向灿烂前程。

此次本书的修订更正了第一版中的一些错误，补充了近百种实用处方并配代表性图片，书稿更臻完善。本书介绍的验方使用时应遵医嘱，请在医生的指导下使用。在此，真诚感谢中国医学科学院药用植物研究所林余霖研究员为书稿进行了细致的审订，还要向范育斌、李声国、吴金华、戴文寿诸同道表达最诚挚的谢意，他们为本书提供了许多宝贵的民间验方。同时我要感恩先父戴良鸿先生，是他在我还是懵懂少年时就教会并督促我背《汤头歌》、诵《药性赋》、辨识百草，引导我走进中医的神奇世界，从此传承中医成了我毕生的追求。在编写此书的过程中，还得到我的家人的理解和支持，也得到许多朋友的鼓励和帮助，在此一并致谢。

戴义龙　于闽中莆阳佛日山下摩沙小阁

庚子年一月

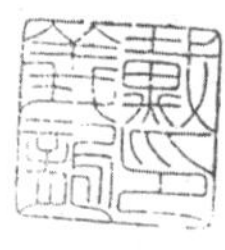
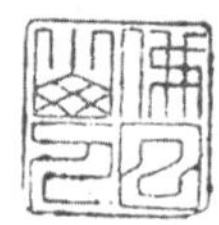